CARDIAC ANESTHESIA

A Problem-Based Learning Approach

心脏手术麻醉

基于问题的学习方法

原　著　［美］Mohammed M. Minhaj

主　译　雷　翀　董海龙

译　者　（按姓氏笔画排序）

王丽妮　方宗平　邓　姣　邢　东　成丹丹

苏斌虓　李　新　杨谦梓　吴志新　张　慧

陈　宇　陈　敏　范倩倩　周伟玲　赵　静

钟海星　侯丽宏　聂　煌　柴　薪　崔园园

路志红　霍　佳

世界图书出版公司

西安　北京　上海　广州

图书在版编目（CIP）数据

心脏手术麻醉：基于问题的学习方法 /（美）穆罕默德·M. 明哈杰（Mohammed M. Minhaj）主编；雷翀，董海龙主译．—西安：世界图书出版西安有限公司，2021.1
书名原文：Cardiac Anesthesia:A Problem-Based Learning Approach
ISBN 978-7-5192-8061-1

Ⅰ．①心… Ⅱ．①穆… ②雷… ③董… Ⅲ．①心脏外科手术—麻醉学 Ⅳ．① R654.2

中国版本图书馆 CIP 数据核字（2020）第 261768 号

书　　名　心脏手术麻醉——基于问题的学习方法
XinZang ShouShu MaZui JiYu WenTi de XueXi FangFa
原　　著　［美］Mohammed M. Minhaj
主　　译　雷　翀　董海龙
责任编辑　岳姝婷
装帧设计　新纪元文化传播
出版发行　世界图书出版西安有限公司
地　　址　西安市高新区锦业路 1 号都市之门 C 座
邮　　编　710065
电　　话　029-87214941　029-87233647（市场营销部）
029-87234767（总编室）
网　　址　http://www.wpcxa.com
邮　　箱　xast@wpcxa.com
经　　销　新华书店
印　　刷　西安牵井印务有限公司
开　　本　889mm × 1194mm　1/16
印　　张　26.75
字　　数　750 千字
版次印次　2021 年 1 月第 1 版　2021 年 1 月第 1 次印刷
版权登记　25-2020-199
国际书号　ISBN 978-7-5192-8061-1
定　　价　360.00 元

医学投稿　xastyx@163.com ‖ 029-87279745　029-87284035
☆如有印装错误，请寄回本公司更换☆

致我的家人，感谢你们一如继往地支持我。

致本书的作者们，感谢你们对本书付出的时间和精力，我们的读者将会从中受益。

致我的朋友和工作中的导师，感谢你们这些年对我的指导。

致我在牛津的团队，尤其是 Andrea、Allison、Tiffany、Kate 及 Devasena，感谢你们在本书出版中付出的努力。

原著作者

Contributors

Samantha Arzillo, MD
Department of Anesthesiology
University of Florida
Gainesville, FL

Shyamal Asher, MD
Assistant Professor
Department of Anesthesia and Critical Care
University of Chicago
Chicago, IL

Dalia A. Banks, MD, FASE
Division Chief
Cardiothoracic Anesthesiology
University of California San Diego
San Diego, CA

Mark A. Chaney, MD
Professor of Anesthesia
Department of Anesthesia and Critical Care
University of Chicago
Chicago, IL

Sheela Pai Cole, MD, FASE
Clinical Associate Professor
Anesthesiology, Perioperative and Pain Medicine
Stanford University
Stanford, CA

Aaron B. Dahl, MD
Assistant Professor
Department of Anesthesia and Critical Care
University of Chicago
Chicago, IL

Allison Dalton, MD
Assistant Professor
Department of Anesthesiology and Critical Care
University of Chicago
Chicago, IL

Danisa Daubenspeck, DO
Department of Anesthesia and Critical Care
University of Chicago Medical Center
Chicago, IL

Richa Dhawan, MD, MPH
Clinical Associate
University of Chicago Medical Center
Chicago, IL

Andrew Disque, MD
Assistant Clinical Professor
Department of Anesthesiology and Perioperative Medicine
David Geffen School of Medicine
UCLA Medical Center
Los Angeles, CA

Lorent Duce, MD
Assistant Professor
Division of Cardiothoracic Anesthesia
Department of Anesthesiology
University of Florida
Gainesville, FL

Frank Dupont, MD
Associate Professor
Department of Anesthesiology and Critical Care
University of Chicago
Chicago, IL

R. Eliot Fagley, MD
Section Head for Critical Care Medicine
Department of Anesthesiology
Virginia Mason Medical Center
Seattle, WA

Andrew Feider
Clinical Assistant Professor
Department of Anesthesia
University of Iowa

Renata G. Ferreira, MD
Associate Professor
Cardiothoracic Anesthesiology Division

Department of Anesthesiology and Pain Medicine
University of Washington
Seattle, WA

Kevin Fitzmartin, MD
Anesthesia Critical Care Fellow
Department of Anesthesia and Critical Care
University of Chicago
Chicago, IL

Amanda Frantz, MD
Assistant Professor
Department of Anesthesiology
Division of Critical Care Medicine
University of Florida
Gainesville, FL

Rebecca M. Gerlach, MD, FRCPC
Assistant Professor
Director, Anesthesia Perioperative Medicine Clinic
Department of Anesthesia and Critical Care
University of Chicago
Chicago, IL

Samit Ghia, MD
Assistant Professor
Department of Anesthesia, Perioperative and Pain Medicin
Icahn School of Medicine at Mount Sinai
Mount Sinai St. Luke's and West Hospitals
New York, NY

Jennette D. Hansen, MD
Cardiothoracic Fellow
Department of Anesthesia and Critical Care
University of Chicago
Chicago, IL

Ryan Hood, MD
Department of Anesthesiology
Northwestern University
Feinberg School of Medicine
Chicago, IL

Silas Hoxie, MD
Department of Anesthesiology, Critical Care, and Pain Medicine
Northshore University HealthSystem
Evanston, IL
Clinical Instructor
University of Chicago Pritzker School of Medicine
Chicago, IL

Aaron Hudson, MD
Department of Anesthesiology
Feinberg School of Medicine
Northwestern University
Chicago, IL

Julie L. Huffmyer, MD
Associate Professor of Anesthesiology
Department of Anesthesiology
University of Virginia
Charlottesville, VA

Denise Joffe, MD
Associate Professor of Anesthesiology
University of Washington
Seattle, WA

Aalok Kacha, MD, PhD
Assistant Professor
Department of Anesthesia and Critical Care
University of Chicago
Chicago, IL

Amanda M. Kleiman, MD
Assistant Professor of Anesthesiology
Department of Anesthesiology
University of Virginia
Charlottesville, VA

Katherine Kozarek, MD
Department of Anesthesiology
Northwestern University
Chicago, IL

Melanie Mei Liu, MD
Acting Assistant Professor
Division of Cardiothoracic Anesthesiology
Department of Anesthesiology and Pain Medicine
University of Washington
Seattle, WA

Stefan Lombaard, MBChB, FANZCA
Clinical Associate Professor
Cardiothoracic Anesthesiology Division
Department of Anesthesiology and Pain Medicine
University of Washington
Seattle, WA

Michael E. Lowe, MD
Cardiothoracic Anesthesia Fellow
Department of Anesthesia and Critical Care
University of Chicago
Chicago, IL

Georg Burkhard Mackensen, MD, PhD, FASE
Professor of Anesthesiology
Chief, Division of Cardiothoracic Anesthesiology
Department of Anesthesiology and Pain Medicine
University of Washington
Seattle, WA

Sohail K. Mahboobi, MD, FASA
Staff Anesthesiologist and Residency Program Director
Department of Anesthesiology
Lahey Hospital & Medical Center
Burlington, MA
Assistant Professor of Anesthesiology
Tufts University School of Medicine
Boston, MA

Edward McGough, MD, FCCP
Associate Professor
Division of Cardiac Anesthesiology
Division of Critical Care Medicine
Department of Anesthesiology
University of Florida College of Medicine
Gainesville, FL

Brandon Merling, MD
Anesthesiologist
Midwest Anesthesia Partners, LLC
Chicago, IL

Mohammed M. Minhaj, MD, MBA, FASA
Professor
Vice-Chair for Finance/Operations
Associate Chair for Faculty Development
Department of Anesthesia and Critical Care
University of Chicago
Vice-President of the Medical Staff Organization
University of Chicago Medicine
Chicago, IL

Eric Ness, MD
Resident Physician
University of Virginia Department of Anesthesiology
Charlottesville, VA

Junaid Nizamuddin, MD
Assistant Professor
Department of Anesthesia and Critical Care
University of Chicago
Chicago, IL

Todd Novak, MD
Department of Anesthesiology, Critical Care, and Pain Medicine
Northshore University HealthSystem
Evanston, IL
Clinical Assistant Professor
University of Chicago Pritzker School of Medicine
Chicago, IL

Komal Patel, MD
Associate Clinical Professor
Department of Anesthesiology and Perioperative Medicine
David Geffen School of Medicine
UCLA Medical Center
Los Angeles, CA

Vijal Patel, MD
Anesthesia Critical Care Fellow
Department of Anesthesia and Critical Care
University of Chicago
Chicago, IL

Blake Perkins, MD
Cardiothoracic Anesthesiology Fellow
Texas Heart Institute
Baylor College of Medicine
Houston, TX

Carly Peterson, MD
Assistant Professor of Anesthesiology
Department of Anesthesiology and Pain Medicine
University of Washington Medical Center
Seattle, WA

Lauren Powlovich, MD
Resident Physician
Department of Anesthesiology
University of Virginia
Charlottesville, VA

Heather Reed, MD
Cardiac Anesthesiologist
Envision Physician Services
North Florida Regional Medical Center
Gainesville, FL

Joseph D. Roberts, MD
Assistant Professor
Department of Anesthesia and Critical Care
University of Chicago Medical Center
Chicago, IL

Michael Ross, MD
University of California San Diego
San Diego, CA

Andreas Schuler, MD
Resident Anesthesiology and Pain Medicine
University of Washington
Seattle, WA

Alan Schurle, MD
Chief Resident
Department of Anesthesia and Critical Care
University of Chicago
Chicago, IL

Daniel Smith, MD
Resident Physician
Department of Anesthesiology
University of Virginia
Charlottesville, VA

Christopher Spencer, MD
Resident Physician
Department of Anesthesiology
University of Virginia
Charlottesville, VA

D. Keegan Stombaugh, MD
Anesthesiology Resident
Department of Anesthesia and Critical Care
University of Chicago
Chicago, IL

Kei Togashi, MD, MPH
Assistant Professor
Cardiothoracic Anesthesia Division
Cardiothoracic Critical Care Division
Department of Anesthesiology and Pain Medicine
University of Washington
Seattle, WA

Arturo G. Torres, MD
Clinical Assistant Professor of Anesthesiology
Division of Critical Care Medicine
Department of Anesthesiology
University of Florida College of Medicine
Section Chief
Surgical Critical Care
VA Medical Center North Florida/South Georgia
Gainesville, FL

Ahmed Zaky, MD, MPH, FCCM
Associate Professor
Department of Anesthesiology and Perioperative Medicine
The University of Alabama at Birmingham
Birmingham, AL

译者名单

Translators

主　译

雷　翀　空军军医大学西京医院麻醉与围术期医学科

董海龙　空军军医大学西京医院麻醉与围术期医学科

译　者（按姓氏笔画排序）

王丽妮　空军军医大学西京医院麻醉与围术期医学科

方宗平　空军军医大学西京医院麻醉与围术期医学科

邓　姣　空军军医大学西京医院麻醉与围术期医学科

邢　东　空军军医大学西京医院麻醉与围术期医学科

成丹丹　空军军医大学西京医院麻醉与围术期医学科

苏斌虓　空军军医大学西京医院麻醉与围术期医学科

李　新　空军军医大学西京医院麻醉与围术期医学科

杨谦梓　空军军医大学西京医院麻醉与围术期医学科

吴志新　空军军医大学西京医院麻醉与围术期医学科

张　慧　空军军医大学西京医院麻醉与围术期医学科

陈　宇　空军军医大学西京医院麻醉与围术期医学科

陈　敏　空军军医大学西京医院麻醉与围术期医学科

范倩倩　空军军医大学西京医院麻醉与围术期医学科

周伟玲　空军军医大学西京医院麻醉与围术期医学科

赵　静　空军军医大学西京医院麻醉与围术期医学科

钟海星　空军军医大学西京医院麻醉与围术期医学科

侯丽宏　空军军医大学西京医院麻醉与围术期医学科

聂　煌　空军军医大学西京医院麻醉与围术期医学科

柴　薪　空军军医大学西京医院麻醉与围术期医学科

崔园园　空军军医大学西京医院麻醉与围术期医学科

路志红　空军军医大学西京医院麻醉与围术期医学科

霍　佳　空军军医大学西京医院麻醉与围术期医学科

引言

Introduction

如何使用本书

我们不从经验中学习，我们从反思经验中学习。

—— John Dewey

John Dewey 的这句话作为儿科基于问题的学习方法（PBL）教育丛书的引言，体现了 PBL 的精髓。虽然知识是 Bloom 分类法中学习的基础，但让学员相互促进并使他们参与 Bloom 模型中更高层次的学习非常重要。这些活动包括应用、分析及评估临床场景。PBL 给参与者提供获得这些技能的机会，并可提升其对临床场景的判断能力。理想情况下，这是 Bloom 学习分类学的最高等级，即为学习者创造新知识。

PBL 方法于 1969 年被引入医学教育，在医学本科生和研究生教育中获得了巨大的成功。我很高兴 PBL 形式在我们专业中具有持续的吸引力，这通过许多大型麻醉会议中设有 PBL 板块和针对不同麻醉亚专科的丛书即可证明。

读者可以利用本书来巩固将要进行的手术操作，或将本书作为一个促进与学习者或与同事进行案例讨论的工具。我希望这本书能为读者提供就“什么”“如何”及“为什么”等问题展开热烈讨论的机会，这些问题都与特定临床场景下的患者照护有关，尤其是“正确”方法并非唯一时。

本书所选的案例都来自我们临床中经常遇到的场景，但希望本书或其他任何一本书能涵盖所有的临床场景是不现实的。若将来准备再版，欢迎大家提出增补章节的建议。

感谢您阅读此书。

Mohammed M. Minhaj

郑重声明

本书记载的诊断、治疗方法均基于发行时的最新信息。作者与出版社已经尽其所能，以期本书内容准确无误。由于医学是不断发展的学科，书中内容难免会出现不准确、不完善之处。

因此，在实际的诊断、治疗中，如果使用不为大众熟知、还未广泛得到临床应用的新药，以及应用这些药品实施检查和诊断时，请先阅读药品说明书或医疗器械、试剂的说明书，并充分理解熟悉诊疗技术，始终保持谨慎。

随着未来医学研究和医疗科技的进步，本书再版之时，如因根据本书中的药品、检查方法、诊断、治疗方法等造成不可预知的医疗意外，作者和出版社概不负责，望读者谅解。

目 录

Contents

第1部分 心 脏

第 2 部分 胸 科

第 3 部分 其他特殊案例

第1部分 心 脏

A 手术操作

PART

第 1 章

心脏手术患者的术前评估

Rebecca M. Gerlach

典型案例和关键问题

因严重主动脉瓣狭窄拟接受主动脉瓣置换（AVR）联合或不联合冠状动脉旁路移植术（CABG）的 74 岁老年男性患者，于麻醉术前评估门诊就诊，他的手术被安排在 3 周后。患者在过去 6 个月内表现出运动后呼吸困难症状逐渐加重，超声心动图提示严重主动脉瓣狭窄，主动脉瓣口面积为 $0.92cm^2$。之后行冠状动脉造影发现左前降支（LAD）堵塞 70%，回旋支（Cx）堵塞 40%，右冠状动脉（RCA）堵塞 60%。在常规的麻醉术前评估之外，医生针对其健康状况进行了进一步评估，若患者的健康状况得到优化，将改善其高风险手术后的预后。除心血管疾病外，患者有糖尿病病史 7 年，平日服用二甲双胍控制。最近，患者每晚使用 15 单位的甘精胰岛素，餐时使用浮动剂量的普通胰岛素。患者诉其血糖经常超过 250mg/dL。

心脏手术后，糖尿病控制不佳患者的相关术后风险有哪些？如何评估其长期血糖控制效果？

数月前，血液检查示该患者的糖化血红蛋白（HbA1c）为 9.6%，这增加了其深部胸骨伤口感染的风险。他的血糖控制在开始胰岛素治疗后得到改善，因此医生决定重复血液检查。

回顾系统病史时，患者自诉打鼾但不认为患有阻塞性睡眠呼吸暂停（OSA）。体检时发现患者超重，脖子较粗。他没有定期看保健医生，但是日常服用血管紧张素转换酶（ACE）抑制剂治疗高血压。

心脏手术后，与怀疑或确诊 OSA 患者相关的不良术后事件有哪些？可疑 OSA 患者，是否有确诊的筛选工具？术前该患者应该做哪些检测？

阻塞性睡眠呼吸暂停与心脏手术后房颤及其他心肺并发症相关。患者坦承他的鼾声较大，别人通过紧闭的房门也能听见，在白天也常感疲乏。计算 STOP-Bang 评分（图 1.1）（http:// www.stopbang.ca/osa/ screening.php），他在打鼾、疲乏、高血压、体重指数（BMI）超过 $35kg/m^2$、年龄超过 50 岁、男性等方面得分。由于他总分较高（6 分），医生安排下周进行夜间分段睡眠测试。如果前半夜确定 OSA 阳性，在后半夜医生将滴定持续气道正压（CPAP）治疗，使患者在术前能更早地接受治疗。

患者自诉 4 年前有短暂性脑缺血发作（TIA），此后每天服用 325mg 阿司匹林，但不确定自己做过哪些检查。他描述自己左侧面部肌力弱，但未经治疗后痊愈。目前患者无神经功能缺陷，虽然没有发现颈动脉杂音，但有心前区收缩期杂音，向双侧颈动脉发散，这使评估具有挑战性。

CABG 手术前所有患者均应行颈动脉成像吗？

虽然 CABG 术前不必进行常规颈动脉筛查，但是患者有 TIA 病史并且在颈动脉区域有阳性体征，所以预约了颈动脉双功能超声。若患者有颈动脉狭窄，将启动多学科手术管理计划，以决定治疗这一疾病的最佳方案，可以在心脏手术前或与心脏手术同时进行。

鉴于患者的年龄和慢性胃炎病史，医生担心

STOP-Bang 评分≥5 为中至重度睡眠呼吸暂停高风险

S——打鼾

· 声音大到通过紧闭的房门也能听见

T——疲乏

· 白天常感疲乏或困倦

O——观察到有呼吸暂停

· 睡眠时被观察到呼吸暂停

P——血压

· 需要治疗的高血压

B——体重指数

· 超过 35kg/m^2

A——年龄

· 超过 50 岁

N——颈围

· 男性超过 43cm，女性超过 41cm

G——性别

· 男性

图 1.1 确定手术前患者发生阻塞性睡眠呼吸暂停风险的 STOP-Bang 量表[43]

患者可能存在缺铁性贫血，为此安排了血液检查。

缺铁性贫血如何诊断，可以在手术前进行治疗吗?

医生计划检查患者的铁蛋白含量是否降低（<30μg/L），但是有炎症时该指标通常会出现假性升高，所以也要查看转铁蛋白饱和度（TSAT）是否降低（<20%），这是铁缺乏的敏感指标。术前缺铁性贫血最快速的治疗方法是静脉内给予铁剂，最好使用给药时无过敏风险的新剂型，而不是过去的右旋糖酐铁制剂。

患者询问自己的手术风险时，即使医生尚未获得术前检查的所有信息，仍应尽量向患者做出一些解释。

如何计算心脏手术围手术期风险?

首先，我们可以使用最简单的在线计算工具评估心脏手术风险，这是基于欧洲数据的 EuroSCORE（http:// www.euroscore.org/ calc.html）。使用该计算工具，计算出患者有 1.82% 的死亡风险。此时，患者可能仍有一些疑问，他希望了解术后发生卒中和其他严重并发症的风险。医生花费几分钟使用欧洲胸外科医师学会在线成人心脏手术风险计算工具（http:// riskcalc.sts.org/stswebriskcalc/#/）后，确定其死亡风险为 2.4%，发生永久性脑卒中的风险为 3.1%，发生肾衰竭的风险为 6.4%，机械通气时间延长的风险为 12%。

患者非常担心这些风险，医生应尽可能防止这些事件的发生。同时，患者还想知道术前如何调整他的用药。医生注意到患者血压，为 165/84mmHg，心率 75 次 / 分，吸入空气时氧饱和度为 94%。

应该如何调整患者的术前用药?

医生告诉患者其阿司匹林应减至“婴儿”用量（81mg），这一剂量可有效预防心血管事件发生且出血风险低。由于其 TIA 病史，嘱患者用药至手术当天而非术前 3d 停药。嘱患者手术当天停用二甲双胍和任何浮动剂量的胰岛素，在术前一晚使用全量甘精胰岛素（15U）。医生想维持患者的基础胰岛素，因为患者禁食期间不需要负荷剂量（即营养性）的胰岛素。医生考虑是否应该继续给予患者 ACE 抑制剂，因为这是患者唯一的抗高血压药物，且今日就诊时患者也处于高血压状态。但是与患者交谈之后，复查患者血压已经降至 135/78mmHg。医生认为继续用药导致围手术期低血压的风险不利于手术，因此让患者术前 24h 停药。医生注意到患者没有使用 β 受体阻滞剂，但他患有冠状动脉疾病且在瓣膜手术后有发生房颤的风险。然而，距离手术只有 3 周时间，且患者有 TIA 病史，由于担心增加术前卒中的风险，因此医生决定术前不启用 β 受体阻滞剂。医生还注意到患者目前没有使用他汀类药物，因此决定现在开始 6 周的短期疗程，直到患者的丙氨酸氨基转移酶（ALT）和肌酸激酶（CK）检查结果恢复正常。医生今天必须要给患者的初级保健医生发一封传真以说明评估情况，要求她追踪患者长期服用他汀类药物的情况。

1 周后医生获得了患者的术前检查结果，其 HbA_{1C} 已经降至 7.8%，虽然还未达理想数值，但是现有证据不支持为进一步治疗而推迟手术。患者睡眠试验结果阳性，为重度 OSA，呼吸暂停低通气指数（AHI）为 52，他已经接受了 10cmH_2O（1cmH_2O=0.098KPa）的 CPAP 治疗。

超声显示患者存在严重左颈内动脉狭窄，狭窄达 95%，右侧狭窄 50%。他还有缺铁性贫血，血红蛋白（Hb）9.5mg/dL，铁蛋白 18μg/L，TSAT 12%。患者基础肌酐值正常。医生与患者讨论后，他同意手术时尽量避免输血。

为了治疗贫血你会推迟手术吗？治疗同时存在的颈动脉狭窄和严重冠状动脉疾病的方法有哪些？

在与心脏外科医生、血管外科医生及患者的初级保健医生讨论之后，决定推迟心脏手术进行静脉内铁剂治疗，目标是患者手术前血红蛋白达到 13mg/dL，估计这个过程需要 3~4 周。医生开始采用质子泵抑制剂治疗患者的胃炎，并且预约胃肠科医生在手术后对其缺铁性贫血原因进行进一步检查。同时血管外科医生推荐，患者在优化血红蛋白治疗期间接受左侧颈动脉支架置入术。患者颈动脉支架术后需要接受 1 个月氯吡格雷和阿司匹林治疗后，才能再次预约心脏手术；手术前 7d 停用氯吡格雷。因此，他预约 6~7 周后接受心脏手术。这期间也可以继续改善患者的 HbA_{1C}，并在手术前继续使用 CPAP。在颈动脉支架术后，患者预约拜访了初级保健医生并开始使用低剂量 β 受体阻滞剂。患者对这一治疗方案非常满意，并感谢了医生为降低他手术风险做出的努力。

讨　论

围手术期医学

麻醉临床实践的范围在持续扩大，最近围手术期医学在本领域彰显出突出的重要性。麻醉医生在确定风险降低策略以改善患者预后及保持性价比高的患者照护方面处于独特地位。有些围手术期风险是心脏手术固有的，不容易调节；但是，这些患者通常存在严重合并症，这将增加风险。确定潜在的可调节的危险因素是改善预后的重要目标。麻醉医生领导的术前评估门诊是实施这一评估的理想方式，特别是在手术前数天到数周进行时，可以保证有足够的时间来实施降低风险的策略。

术前评估心脏手术患者与对所有手术患者一样，包括仔细询问病史与进行体格检查，以确定需要进行的术前检查。存在危险因素时可能需要进行特殊检查以明确疾病诊断或评估对已知疾病的控制程度。仅仅因为患者要接受心脏手术而进行“常规”或“筛查”性特殊检查是不合适的。例如，不鼓励在 CABG 前常规行颈动脉双功能超声，因为为了发现有显著颈动脉疾病的患者就需要筛查很多患者，没有证据显示常规筛查能改善神经系统预后[1,2]。

病　史

无论在术前门诊还是手术前，特殊病史在风险评估和麻醉规划中都扮演着重要角色。关注病史的特点有助于决定手术的迫切性和术前优化是否可能降低围手术期风险。表 1.1 提供了一些值得注意的特征，如果从病史采集中获知这些特征，可能会对降低围手术期风险产生重要影响。

体格检查

接受心脏手术的患者经常有体格检查异常（如心脏杂音）；但是，针对性的体格检查旨在确定有助于风险评估和麻醉计划的体征。体格检查中的异常发现将提示麻醉医生和外科医生注意围手术期风险的增加，详见表 1.2。

气道评估一直是麻醉前体格检查的必要环节，对于心脏手术患者尤其重要，因为很多患者无法耐受短时的缺氧。由于低心输出量、严重血

表 1.1　与围手术期风险有关的病史特征

系统	相关症状	对围手术期风险的影响
心血管	原发疾病进展迅速 静息或轻微活动发生呼吸困难或心绞痛症状 近期心肌梗死 端坐呼吸或其他心力衰竭症状 心悸或晕厥 / 晕厥前期 有症状的外周血管疾病或肢体血运不良证据	术前失代偿或麻醉诱导期再发缺血性事件的风险 心力衰竭失代偿和容量超负荷，CPB 脱机困难 围手术期心律失常 / 术后房颤 可能发生血管并发症（如夹层动脉瘤、血栓性事件、低灌注）
呼吸	慢性阻塞性肺疾病经常恶化 哮喘控制不佳，需要急救吸入器 近期肺部感染 打鼾病史伴有日间嗜睡或确定有呼吸暂停 肺高压病史	围手术期支气管痉挛或肺炎导致插管时间延长或呼吸机依赖 由于气道梗阻导致通气或插管困难 右心衰竭，CPB 脱机困难
内分泌或代谢	糖尿病控制不佳 未得到控制的甲状腺疾病 近期不正常的体重降低 / 恶病质或体重增加	胸骨切口感染 高血糖导致利尿 / 脱水 甲状腺素导致心律失常或心功能不全 虚弱致恢复时间延长 / 需要复健
神经或肌肉骨骼	CVA 或 TIA 病史 出现神经功能异常 功能差或需要支持性照护	围手术期 CVA 需要抗血小板药物 恢复期延长或需要复健 插管时间延长或通气支持
血液	凝血功能障碍病史（出血或凝血异常） 贫血	围手术期血栓 术中抗凝是个挑战 需要桥接抗凝治疗 术后出血 需要围手术期输血
胃肠道	食管疾病（例如狭窄、静脉曲张、溃疡） Zenker 憩室 弛缓不能 吞咽困难症状 食管手术或切除病史	放置 TEE 探头时有食管穿孔或溃疡风险 不能获得足够的 TEE 图像来指导外科操作
泌尿生殖	肾脏疾病或肾衰竭病史 透析病史或正在透析 前列腺疾病	围手术期容量超负荷 体外循环和心脏停搏液使用后高血钾 围手术期需要透析 CPB 全身肝素化后创伤性置管导致后续出血

CPB：体外循环；CVA：脑血管事件；TEE：经食道超声；TIA：短暂性脑缺血发作

表 1.2　与围手术期风险有关的体格检查特征

系统	相关体征	相关风险
生命体征	心率或心律异常	需要治疗的术后房颤
	血压升高	围手术期心脏传导阻滞
	低血压	血管并发症 / 夹层动脉瘤风险
	低氧饱和度（特别是从基线值开始下降）	围手术期器官灌注不良导致 CVA 或肾脏损伤
	BMI 增高	发生未被诊断的肺部疾病或心力衰竭
		气道管理困难，动脉和中心静脉置管困难
气道	潜在困难面罩通气（如胡须、牙齿缺失、脖子粗、肥胖、下颌不能前突、巨舌）	诱导后低氧诱发快速心血管衰竭 / 心肌缺血
	潜在困难插管（如 Mallampati 分级Ⅲ ~ Ⅳ级、困难气道病史、张口受限、上切牙突出、甲颏间距短、颈部伸展受限）	诱导后高碳酸血症诱发肺血管阻力增加和右心衰竭
心血管	脉搏细弱	动脉置管困难
	心力衰竭（外周水肿、第三心音、肺底部湿性啰音）	围手术期失代偿或 CPB 脱机困难
	颈动脉杂音	未诊断的颈动脉狭窄，围手术期 CVA
	心脏杂音	心脏瓣膜疾病
	出现 CIED- 起搏器或 ICD	需要在围手术期对设备进行重置
呼吸	呼吸急促	未诊断的慢性肺病
	使用辅助呼吸肌	插管时间、机械通气时间延长
	呼吸窘迫	CPB 脱机时低氧
神经	精神状态改变或记忆缺失 / 痴呆	麻醉苏醒延迟
	嗜睡	在重症监护室出现术后认知功能障碍或谵妄
	运动或感觉缺陷	手术后恢复存在挑战

BMI：体重指数；CIED：心脏植入式电子装置；CPB：体外循环；CVA：脑血管事件；ICD：植入式心律转复除颤仪

管疾病或严重冠状动脉缺血导致患者储备降低，若患者发生困难通气或困难插管可能很快失代偿，出现血流动力学不稳定。心肌肥厚（偏心性或向心性）导致心肌质量增加，增加了心肌氧需求，进一步加剧了患者在血流动力学衰竭时有效复苏的难度。肺高压时，术前镇静或通气不足引起的二氧化碳增加，可导致肺血管压力陡增和右心室（RV）功能衰竭。因此，推荐对潜在的困难气道采取保守的方法，任何体格检查中困难气道的体征都值得重视。

术前检查

根据是否存在异常的危险因素，心脏手术的术前检查包括血型和其他血液检查（如全血细胞计数、电解质、肌酐）。依据风险评估决定是否进行额外的特殊检查。

风险评估和特定疾病的管理

大部分患者都会在手术前进行麻醉前评估，但是对于存在围手术期并发症风险的患者，如心脏手术患者，在手术前一段时间接受评估可能从中获益。这样保证了对患者的合并症进行优化管理的时间，需要时还可以进行多学科讨论外科管理策略。

糖尿病和心脏手术　欧洲胸外科医师协会（STS）的执业指南系列中提出了控制围手术期血糖使死亡或主要并发症风险最小化的潜在获益，其中推荐静脉胰岛素治疗将糖尿病患者的血糖控制在 180mg/dL 以下[3]。这一建议主要基于早期研究，这些研究表明围手术期高血糖增加了

死亡率和感染并发症的风险[4-6]，同时观察到在一个医学中心实施标准的静脉注射胰岛素方案后，死亡率和手术部位感染显著降低[7]。然而，关于如何控制术前升高的 HbA_{1C}（即最近3个月血糖控制的标记物）的建议尚不明确，为了更好地控制血糖而推迟手术的风险要与直接进行手术的风险权衡。患者血糖控制改善的可能性也是决定是否进行手术的一个因素[8]，最好有内分泌学家参与决策。

尽管存在一些相互矛盾的证据，但术前 HbA_{1C} 水平升高与心脏手术后早期[9,10]和晚期[11,12]的死亡率、围手术期心肌梗死[10,13]、胸骨伤口或其他术后感染[14-16]之间存在相关性。虽然文献中没有提供“分界值”，但有研究机构指出 HbA_{1C} 超过8.6%时CABG后的院内死亡风险增加4倍，即使围手术期积极使用了静脉胰岛素治疗[10]。另一所机构报道，若患者 HbA_{1C} 超过8%，将不进行择期心脏手术[13]。虽然没有必要为了使 HbA_{1C} 达到“理想”的低于7%而推迟手术，但有必要确定 HbA_{1C} 显著升高的患者。对已知糖尿病患者或疑似但未确诊糖尿病患者（如病理性肥胖、随机血糖 >200mg/dL、长期使用激素）的术前评估应该包括将最近一次 HbA_{1C} 纳入评估进行风险分层。

阻塞性睡眠呼吸暂停 出现OSA与术后并发症风险增加相关，包括呼吸衰竭（如机械通气时间延长、再次气管内插管、无创机械通气），心脏事件（如心肌缺血、心律失常、心搏骤停），以及非预期的转入重症监护病房（ICU）[17,18]。困难气道管理与存在OSA的相关性非常大，这两种情况有相同的解剖学异常和病理生理改变[19]。特别是心脏手术后，OSA与术后房颤（POAF）[20]、机械通气需求延长[21]及谵妄[22]的发生率升高相关。择期CABG手术后，更高的AHI指数（说明OSA更严重）与急性肾脏损伤发生率升高相关[23]。因此，应该在心脏手术前评估OSA的风险。

心脏手术患者中未诊断出OSA的概率高，心脏手术前筛查中发现中至重度OSA的发生率为47%~56%[24,25]。有许多筛查工具可用于评估OSA风险，包括柏林量表、Epworth睡眠量表、美国麻醉医师学会（ASA）清单及STOP-Bang量表[26]（图1.1）。术前希望使用特异性高的工具，因为这有助于在时间或资源有限时确定使用测试的目标。STOP-Bang量表在术前被广泛使用，因为其使用相对简单且特异性好。评分5~8分提示中/重度OSA的可能性高，5分时诊断重度OSA（AHI > 30）的灵敏度为56%，特异度为74%[27]。

目前，术前短期（如数天至数周）的CPAP治疗是否能降低围手术期风险还不明确，但长期（如 > 3个月）CPAP治疗已经显示可获益。坚持CPAP治疗降低射频消融手术后房颤复发的风险，可能与CPAP治疗后左心房容积减少和心室质量降低有关[28,29]。开始CPAP治疗3个月后评估OSA患者，经胸超声心动图发现患者右心室舒张末直径、左心房容积、右心房容积及肺高压程度显著改善[30]。心脏手术后，坚持CPAP治疗的OSA患者，其术后房颤发生率显著降低[风险比0.59（0.40，0.86）][31]。CPAP治疗甚至可能改善认知功能，在一项研究中发现，仅接受3个月CPAP治疗的OSA患者，其中68%的患者语言记忆缺陷恢复正常[32]。因此，在可能的情况下，对确诊OSA的患者进行术前CPAP治疗，以帮助患者获得最佳的术后恢复似乎是合理的。

颈动脉疾病 由于颈动脉疾病和冠状动脉疾病之间的相关性，CABG手术前通常需要行颈动脉双功能超声以发现隐匿性疾病。然而，无选择性实施该项检查时，仅有约6%~10%的患者存在严重颈动脉狭窄[2,33]。通过严重颈动脉疾病的危险因素来帮助确定是否需要该检查，这些危险因素包括年龄超过65岁、高血压、冠状动脉左主干狭窄、外周血管疾病及脑血管事件病史[33]。美国心脏协会（AHA）在CABG手术的实践指南中推荐选择性筛查和多学科团队协作来处理严重颈动脉疾病[34]。

心脏手术患者并存颈动脉狭窄的管理有几种

可能的方案；然而，关于最佳方案尚存争议。治疗方案包括延期处理颈动脉疾病、分期行颈动脉内膜切除术（CEA）后行心脏手术、分期行颈动脉支架术（CAS）后行心脏手术，或心脏手术同时行 CEA 或 CAS。支持延迟治疗者认为颈动脉狭窄是弥漫性动脉粥样硬化疾病的标志，这增加了脑卒中风险，而预防性颈动脉血管重建并不能降低这种风险[35]。目前，对于有症状的狭窄、双侧 70% ~99% 狭窄或单侧 70%~99% 狭窄伴对侧闭塞，许多人会考虑适当干预；而对单侧无症状疾病的治疗更具争议[35]。对于严重的心脏和颈动脉疾病患者，通常选择在心脏手术的同时对颈动脉进行干预，这可能会增加围手术期卒中或死亡的风险。行分期 CEA 患者心肌梗死的风险更高，而行 CAS 的患者必须在规定时间内坚持双联抗血小板治疗。为每个患者选择的方案必须是通过多学科讨论确定的个体化方案，以适应临床情况。

缺铁性贫血　术前贫血在心脏手术患者中常见，这会导致围手术期输血量增加、死亡率增加、术后心血管事件发生率更高及住院时间延长[36,37]。心脏手术前约 1/4 贫血患者存在铁缺乏，而其他半数患者可能有功能性铁缺乏（即慢性疾病或慢性炎症导致的贫血）[38]。重要的是，人们越来越意识到缺铁会影响术后恢复的效果，因为即使没有明显的贫血，缺铁也会增加疲劳，不利于恢复[39,40]。

如果在心脏手术前发现铁缺乏，最适宜的方式是静脉补充铁剂治疗。口服铁治疗有胃肠道不良反应，很多患者不能耐受，而且至少需要 6~8 周才能起效。与蔗糖铁（Venofer）需要多次治疗相比，更新型的静脉注射铁制剂，如三羧酸麦芽糖铁（Injectafer），仅需要 1~2 次输注就能纠正患者的铁缺乏。对于大多患者而言，用以下公式计算总铁缺乏在 1000~1500mg:

总铁缺乏 = 体重 ×（目标 Hb – 实际 Hb）× 2.4 + 500（计算时体重单位为“kg”，Hb 单位为“g/dL”）

治疗 3 周后生成血红蛋白效应最大；但是，50% 的效应发生在开始 5d[41]，因此，即使在手术前不久才开始治疗铁缺乏也可能是值得的。

结　论

- 接受心脏手术患者的围手术期并发症风险增加，可通过完善的病史和体格检查评估潜在可优化的危险因素。
- 术前检查是根据危险因素而选择的，而不是为了“常规”或“筛查”目的，以减少不必要的检查。
- 术前 HbA_{1C} 升高可确定为控制不佳的糖尿病，并提示感染并发症和围手术期死亡风险增加。
- 阻塞性睡眠呼吸暂停是术后房颤、谵妄及肺部并发症的危险因素。可以在心脏手术前进行 OSA 筛查，并在可能时开始 CPAP 治疗。
- 心脏手术前颈动脉狭窄的最佳治疗方案尚不清楚，但严重或有症状的狭窄的处理需要术前多学科参与规划。
- 可治疗的贫血在心脏手术前常见，会导致不必要的输血。应该筛查缺铁性贫血和静脉补铁。

复习题

1. 以下哪项不是心脏手术前用于术前风险评估的工具？
   A. 欧洲胸外科医师协会（STS）在线风险计算工具
   B. STOP-Bang
   C. 校正心脏风险指数（RCRI）
   D. EuroSCORE
2. 下列各项均可作为心脏手术术前检查的适应证，除外：
   A. 配型并筛查预测输血的需求
   B. 有心衰竭病史者行凝血酶原时间 / 国际标准化比值（PT/ INR）检查

C. 糖尿病病史者进行 HbA_{1C} 检查

D. 计划 CABG 手术者行颈动脉双功能超声

3. 关于心脏手术患者的糖尿病管理，以下说法最正确的是?

A. 术前所有皮下注射胰岛素都应停用以避免低血糖

B. STS 成人心脏手术临床实践指南推荐对糖尿病患者静脉给予胰岛素治疗，将血糖控制在 180mg/dL 以下

C. STS 临床实践指南推荐，患者 HbA_{1C} 超过 8% 时推迟其择期心脏手术

D. 二甲双胍应在心脏手术前停用，而磺脲类和噻唑烷二酮类可继续用于血糖控制

4. 你正在评估一位 67 岁男性患者 CABG 术前的情况。他患有高血压，通过口服药物控制糖尿病和慢性肾脏疾病，肌酐值 2.3mg/dL。睡觉时鼾声很大但是没有发现夜间呼吸暂停。他确实感觉工作时容易疲乏。他的 BMI 为 39。气道检查发现 Mallampati 分级为Ⅲ级，甲颏间距缩短，颈部活动正常。他的颈围是 35cm。该患者的 STOP-Bang 评分为多少?

A. 5 分

B. 6 分

C. 7 分

D. 8 分

5. 以下关于治疗并存颈动脉狭窄和冠状动脉疾病的说法，哪项是正确的?

A. 将单侧无症状颈动脉狭窄 70% 的手术治疗推迟到心脏手术后是可以接受的方法

B.CABG 前常规筛查颈动脉双功能超声可能在 1%~2% 患者中发现严重颈动脉狭窄

C. 颈动脉狭窄患者与无狭窄患者围手术期发生卒中的风险相同

D. 眩晕、意识模糊和发音困难是颈动脉区域卒中的典型表现

6. 关于心脏手术前的术前贫血，下列哪个陈述是正确的？

A. 缺铁性贫血可以在术前用口服铁有效治疗

B. 铁蛋白水平超过 30μg/L 可排除铁缺乏

C. 静脉铁剂治疗至少需要 3 周才能使血红蛋白计数发生变化

D. 大多数缺铁性贫血患者需要 1000~1500 mg 的静脉铁剂补充铁缺乏

答　案

1. C。RCRI 是用于评估非心脏手术围手术期发生严重心脏事件风险的工具，不用于心脏手术[42]。选项 A 不正确是因为 STS 在线风险计算工具用于成人心脏手术（http://riskcalc.sts.org/stswebriskcalc/ #/ ），根据从 STS 数据库参与机构得到的比较数据来提供围手术期风险评估。相似的，选项 D 不正确因为 EuroSCORE（http:// www.euroscore. org/ calc.html） 基于欧洲心脏手术的数据收集，也可以提供风险数据。选项 B，STOP-Bang 是一种有效的评估 OSA 围手术期风险的工具，可用于心脏手术前的筛查[43]。

2. D。颈动脉双功能超声不作为 CABG 术前的筛选检查，而是根据风险因素（年龄 >65 岁、冠状动脉左主干狭窄、外周血管疾病、既往脑血管事件）或体格检查结果（颈动脉杂音、颈动脉区域神经病变）来决定是否进行[33]。选项 A、B 和 C 都适于术前检查。术前检查血型和筛查是否存在抗体。右心衰竭及可能有肝瘀血时，要警惕 PT/INR 异常 。如果在过去 3 个月内没有进行 HbA_{1C} 检测，可以进行该检查以评估糖尿病患者的长期血糖控制。详见表 1.3。

3. B。STS 建议对围手术期高血糖进行静脉胰岛素治疗，以保持血糖低于 180mg/dL[3]。选项 A 不正确，因为实践指南也提供了糖尿病治疗管理的推荐，建议禁食时停用营养性（即一次剂量或快速起效的）胰岛素，但继续使用基础胰岛素（如甘精或地特胰岛素）。选项 C，虽然 HbA_{1C} 超过 8% 与不良事件相关，但不清

表 1.3 基于风险因素的术前检查推荐适应证

类型	检查	需要进行检查的临床情况
血液	包含血小板计数的 CBC	贫血、肾脏疾病、吸收不良 / 胃炎、酒精滥用 / 肝硬化、癌症、营养不良、出血史、近期使用肝素、预计手术失血
	肌酐	肾脏疾病、高血压、糖尿病、长期 NSAID 使用
	电解质	利尿剂、使用 ACE 抑制剂 /ARB、肾脏疾病、酒精滥用、营养不良
	血糖和（或）HbA_{1C}	糖尿病（HbA_{1C}，如果过去 3 个月未检测）、病态肥胖、长期使用类固醇
	铁检测：铁蛋白、TSAT	贫血、慢性失血病史、胃分流手术史、吸收不良
	肝脏检查	右心衰竭、严重三尖瓣反流、严重肺高压、酒精滥用、肝脏疾病、出血异常
	PT/INR	酒精滥用、营养不良、使用华法林、异常出血的个人或家族史、肝脏瘀血
	PTT	使用肝素、异常出血的个人或家族史
	TSH、游离 T_4	甲状腺肿、甲状腺疾病、贫血因素、未诊断的心肌病
	血型和筛查	预计需要输血
特殊检查	胸部 X 线检查	检查阳性肺部症状、心力衰竭、评估已经存在的肺部疾病
	ECG	心律失常病史、心悸或心率 / 节律不规律、心肌梗死病史、心脏传导阻滞、ICD 或起搏器、肺高压、OSA、晕厥、使用地高辛、其他心脏阳性体征
	多导睡眠图	怀疑 OSA（如筛查试验得分较高）
	颈动脉双功能超声	既往卒中史 /TIA 病史伴颈动脉区域症状、颈动脉杂音、冠状动脉左主干疾病、严重外周血管疾病、已知颈动脉疾病
	肺功能检查	临床怀疑 COPD、神经肌肉异常、无法解释的呼吸困难、低氧

ACE：血管紧张素转化酶；ARB：血管紧张素受体阻滞剂；CBC：全血细胞计数；COPD：慢性阻塞性肺疾病；ECG：心电图；HbA_{1C}：糖化血红蛋白；ICD：植入式心脏除颤器；INR：国际标准化比值；肝脏检查：白蛋白、胆红素、天冬氨酸氨基转移酶；NSAID：非甾体抗炎药；OSA：阻塞性睡眠呼吸暂停；PT：凝血酶原时间；PTT：部分凝血活酶时间；T_4：甲状腺素；TIA：短暂脑缺血发作；TSAT：转铁蛋白饱和度；TSH：促甲状腺激素

楚延迟手术是否会改善风险，因此现在尚无对分界值的明确推荐。选项 D 不正确，因为术前禁食时要停用所有的口服降糖药物以防止发生低血糖的风险 [3]。

4. B。患者的 STOP-Bang 评分为 6 分。以下是他的得分项：S，鼾声大；T，日间疲乏；P，诊断为高血压；B，BMI 超过 35kg/m^2; A, 年龄超过 50 岁；G，男性 [43]。患者为中至重度 OSA 的风险增加，需要在手术前进行多导睡眠检测。详见表 1.1。

5. A。单侧无症状颈动脉狭窄的最佳管理是存在争议的，回顾性研究显示预防性血管再通可能并不能降低卒中风险，因此延迟治疗是个可接受的策略 [35]。对于有症状的颈动脉疾病、双侧 70%~99% 狭窄或单侧 70%~99% 狭窄伴有对侧闭塞的患者，根据心脏疾病的严重程度可能应该接受治疗 [34]。选项 B 不正确，因为常规筛查中有 6%~10% 的患者存在严重颈动脉狭窄 [2,33]。选项 C 不正确，因为严重颈动脉狭窄患者的卒中风险是增加的，原因是这可能代表着弥漫性动脉粥样硬化疾病 [33]。但是，尽管有发生狭窄的可能和较高的卒中发生率，但在许多卒中病例中没有建立因果关系，也不明确颈动脉血管重建是否能预防卒中 [33]。选项 D 不正确，因为这些表现是典型的后循环梗死（如眩晕、意识模糊）或腔隙性梗死（如发音困难）。颈动脉区域梗死的症状包括失语症、黑矇、单侧手臂或腿部无力或面部下垂。

6. D。铁的缺乏可以通过患者的体重乘以期望增加的血红蛋白数乘以换算系数来计算；但是，

对于大多数成人患者，1000~1500mg 静脉铁剂是合适的。选项 A 不正确，静脉铁剂是最适合的术前治疗，因为其耐受性好（与口服铁剂不同）且起效迅速。选项 C 不正确，因为初始血红蛋白反应在 5d 内就能出现，全部效应在 3 周达到最大[41]。选项 B 不正确，因为铁蛋白是一种急性期反应物，在炎症时经常异常性升高[41]。即使在这种情况下 TSAT 也是铁缺乏的特异性标志物，所以如果铁蛋白在 30~100μg/L，同时 TSAT 低于 20%，即说明患者存在铁缺乏，需要治疗。

参考文献

[1] Adams BC, Clark RM, Paap C, et al. There is no benefit to universal carotid artery duplex screening before a major cardiac surgical procedure. Ann Vasc Surg, 2014,28:93–101.

[2] Masabni K, Sabik JF 3rd, Raza S, et al. Nonselective carotid artery ultrasound screening in patients undergoing coronary artery bypass grafting: Is it necessary ?J Thorac Cardiovasc Surg, 2016, 151:402–408.

[3] Lazar HL, McDonnell M, Chipkin SR, et al. The Society of Thoracic Surgeons practice guideline series: Blood glucose management during adult cardiac surgery. Ann Thorac Surg, 2009,87:663-669.

[4] Latham R, Lancaster AD, Covington JF, et al. The association of diabetes and glucose control with surgical-site infections among cardiothoracic surgery patients. Infect Control Hosp Epidemiol, 2001,22:607–612.

[5] Estrada CA, Young JA, Nifong LW, et al. Outcomes and perioperative hyperglycemia in patients with or without diabetes mellitus undergoing coronary artery bypass grafting. Ann Thorac Surg, 2003,75:1392–1399.

[6] Gandhi GY, Nuttall GA, Abel MD, et al. Intraoperative hyperglycemia and perioperative outcomes in cardiac surgery patients. Mayo Clin Proc, 2005,80:862-866.

[7] Furnary AP, Zerr KJ, Grunkemeier GL, et al. Continuous intravenous insulin infusion reduces the incidence of deep sternal wound infection in diabetic patients after cardiac surgical procedures. Ann Thorac Surg,1999,67:352–360; discussion 360–362.

[8] Giori NJ, Ellerbe LS, Bowe T, et al. Many diabetic total joint arthroplasty candidates are unable to achieve a preoperative hemoglobin A_{1C}, goal of 7% or less. J Bone Joint Surg Am, 2014,96:500–504.

[9] Hudson CC, Welsby IJ, Phillips-Bute B, etc. Glycosylated hemoglobin levels and outcome in non-diabetic cardiac surgery patients. Can J Anaesth, 2010,57:565–572.

[10] Halkos ME, Puskas JD, Lattouf OM, et al. Elevated preoperative hemoglobin A_{1C}, level is predictive of adverse events after coronary artery bypass surgery. J Thorac Cardiovasc Surg, 2008, 136:631–640.

[11] Xue FS, Liu GP, Sun C. Assessing relationship between preoperative hemoglobin A_{1C} levels and long-term mortality after coronary artery bypass grafting. Int J Cardiol,2016,206:114–115.

[12] Alserius T, Anderson RE, Hammar N, et al. Elevated glycosylated haemoglobin (HbA_{1C}) is a risk marker in coronary artery bypass surgery. Scand Cardiovasc J, 2008, 42:392–398.

[13] Knapik P, Ciesla D, Filipiak K, et al. Prevalence and clinical significance of elevated preoperative glycosylared hemoglobin in diabetic patients scheduled for coronary artery surgery. Eur J Cardiothorac Surg, 2011,39:484-489.

[14] Gatti G, Perrotti A, Reichart D, et al. Glycated hemoglobin and risk of sternal wound infection after isolated coronary surgery. Circ J,2016,81:36–43.

[15] Narayan P, Kshirsagar SN, Mandal CK, et al. Preoperative glycosylated hemoglobin: a risk factor for patients undergoing coronary artery bypass. Ann Thorac Surg, 2017,104:606–612.

[16] Finger B, Brase J, He J, et al. Elevated hemoglobin A_{1C}, is associated with lower socioeconomic position and increased postoperative infections and longer hospital stay after cardiac surgical procedures. Ann Thorac Surg, 2017, 103:145–151.

[17] Hai F, Porhomayon J, Vermont L, et al. Postoperative complications in patients with obstructive sleep apnea: a meta-analysis. J Clin Anesth, 2014, 26:591-600.

[18] Mokhlesi B, Hovda MD, Vekhter B, et al. Sleep-disordered breathing and postoperative outcomes after elective surgery: analysis of the nationwide inpatient sample. Chest,2013, 144:903–914.

[19] Hiremath A, Hillman D, James A, et al. Relationship between difficult tracheal intubarion and obstructive sleep apnoea. Br J Anaesth, 1998,80:606–611.

[20] Sezai A, Akahoshi T, Osaka S, et al. Sleep disordered breathing in cardiac surgery patients: the NU-SLEEP trial. Int J Cardiol, 2017, 227:342–346.

[21] Ding N, Ni BQ, Wang H, et al. Obstructive sleep apnea increases the perioperarive risk of cardiac valve replacement surgery: a prospective single-center study. J Clin Sleep Med, 2016, 12:1331–1337.

[22] Roggenbach J, Klamann M, von Haken R, et al. Sleep-disordered breathing is a risk factor for delirium after cardiac surgery: a prospective cohort study. Crit Care, 2014,18:477.

[23] KuaJ, Zhao LP, Kofidis T, et al. Sleep apnoea is a risk factor for acute kidney injury after coronary artery bypass grafting. Eur J Cardiathoracic Surg, 2016,49:1188–1194.

[24] Uchoa CHG, Danzi-Soares NJ, Nunes FS, et al. Impact of OSA on cardiovascular events after coronary artery bypass surgery. Chest, 2015,147:1352–1360.

[25] Foldvary-Schaefer N, Kaw R, Collop N, et al. Prevalence of undetected sleep apnea in patients undergoing cardiovascular surgery and impact on postoperative outcomes. J Clin Sleep Med, 2015, 11:1083–1089.

[26] Ramachandran SK, Josephs LA. A meta-analysis of clinical screening tests for obstructive sleep apnea. Anesthesiology, 2009, 110:928–939.

[27] Chung F, Subramanyam R, Liao P, et al. High STOP-Bang score indicates a high probability of obstructive sleep apnoea. Br J Anaesth, 2012, 108:768–775.

[28] Neilan TG, Forhad H, Dodson JA, et al. Effect of sleep apnea and continuous positive airway pressure on cardiac structure and recurrence of atrial fibrillarion.J Am Heart Assoc, 2013, 2:e000421.

[29] Naruse Y, Tada H, Satoh M, et al. Concomitant obstructive sleep apnea increases the recurrence of atrial fibrillation following radiofrequency catheter ablation of atrial fibrillation: clinical impact of continuous positive airway pressure therapy. Heart Rhythm, 2013, 10:331–337.

[30] Colish J, Walker JR, Elmayergi N, et al. Obstructive sleep apnea: effects of continuous positive airway pressure on cardiac remodeling as assessed by cardiac biomarkers, echocardiography, and cardiac MRI. Chest, 2012,141:674–681.

[31] Wong JK, Mariano ER, Doufas AG, et al. Preoperative treatment of obstructive sleep apnea with positive airway pressure is associated with decreased incidence of atrial fibrillation after cardiac surgery. J Cardiothorac Vasc Anesth, 2017, 31:1250–1256.

[32] Zimmerman ME, Arnedt JT, Stanchina M, et al.Normalization of memory performance and positive airway pressure adherence in memory-impaired patients with obstructive sleep apnea. Chest, 2006, 130:1772–1778.

[33] Narayan P, Khan MW, Das D, et al. Carotid artery screening at the time of coronary artery bypass—does it influence neurological outcomes? Int J Cardiol, 2017, 243: 140–144.

[34] Hillis LD, Smith PK, Anderson JL, et al. 2011 ACCF/ AHA guideline for coronary artery bypass graft surgery: executive summary: a report of the American College of Cardiology Foundation/American Heart Association Task Force on Practice Guidelines Developed in Collaboration with the American Association for Thoracic Surgery, Society of Cardiovascular Anesthesiologists, and Society of Thoracic Surgeons. J Am Coll Cardiol, 2011,58:2584–2614.

[35] Masabni K, Raza S, Blackstone EH, et a Does preoperative carotid stenosis screening reduce perioperative stroke in patients undergoing coronary artery bypass grafting? J Thorac Cardiovasc Surg, 2015, 149:1253–1260.

[36] David O, Sinha R, Robinson K, et al. The prevalence of anaemia, hypochromia and microcytosis in preoperative cardiac surgical patients. Anaesth Intensive Care,2013, 41:316–321.

[37] Hogan M, Klein AA, Richards T. The impact of anaemia and intravenous iron replacement therapy on outcomes in cardiac surgery. Eur J Cardiothorac Surg,2015,47:218–226.

[38] Abraham J, Sinha R, Robinson K, et al. Aetiology of preoperative anaemia in patients undergoing elective cardiac surgery—the challenge of pillar one of patient blood management. Anaesth Intensive Care, 2017, 45:46–51.

[39] Piednoir P, Allou N, Driss F, et al. Preoperative iron deficiency increases transfusion requirements and fatigue in cardiac surgery patients: a prospective observational study. Eur J Anaesthesiol, 2011, 28:796–801.

[40] Lasocki S, Chudeau N, Papet T, et al. Prevalence of iron deficiency on ICU discharge and its relation with fatigue: a multicenter prospective study. Crit Care, 2014, 18:542.

[41] Muñoz M, Acheson AG, Auerbach M, et al. International consensus statement on the perioperative management of anaemia and iron deficiency. Anaesthesia, 2017, 72:233–247.

[42] Fleisher LA, Fleischmann KE, Auerbach AD, et al. 2014 ACC/ AHA guideline on perioperative cardiovascular evaluation and management of patients undergoing noncardiac surgery. A Report of the American College of Cardiology/American Heart Association Task Force on Practice Guidelines. J Am Coll Cardiol, 2014, 64:e77–e137.

[43] Chung F, Yegneswaran B, Liao P, et al. STOP questionnaire: a tool to screen patients for obstructive sleep apnea. Anesthesiology, 2008, 108:812–821.

（雷 翀 译，侯丽宏 审）

第 2 章
冠状动脉旁路移植术

Danisa Daubenspeck, Mark A. Chaney

典型案例和关键问题

一例伴高血压、高血脂及糖尿病病史的75岁男性患者于运动时发生胸痛。患者至急诊科就诊，12导联心电图显示数个导联ST段压低。后续冠状动脉造影显示左前降支（LAD）近端75%狭窄，左回旋支（LCx）近端80%狭窄。考虑到冠状动脉病变的位置和严重程度，患者准备接受冠状动脉旁路移植术（CABG）[1,2]。

什么是冠状动脉旁路移植术？

患者有不稳定性心绞痛，结合ECG发现患者存在心肌缺血。有严重多支冠状动脉疾病（CAD）和糖尿病的患者，与植入支架相比，用CABG治疗可降低其长期死亡率[3]。因此，心脏外科医生决定将左侧乳内动脉（LIMA）和隐静脉旁路移植至LAD和LCx。为了实施该手术，医生希望有一个“无血”外科视野，心脏在体外循环（CPB）辅助下停跳。

什么是体外循环？

体外循环从右心（通常是腔静脉接收血液）血液进入静脉储血罐，在此可向其中加入液体、血液及药物。然后血液通过膜式氧合器，在此处接受氧气并移除二氧化碳，在血液回流入患者左心（通常是升主动脉）前加温或冷却，以实现机体灌注。

如果你是该患者的麻醉医生，患者已经躺在手术台上，你将使用哪些通路和监测方式？

除美国麻醉医师学会（ASA）标准监测外，使用近红外光谱（NIRS）监测患者脑氧合。在诱导前建立有创动脉血压监测。静脉通路方面，计划用外周静脉诱导，诱导后放置颈内中心静脉置管（CVC）。通过CVC的一个通道放置了肺动脉导管（PAC），然后放入经食道超声心动图（TEE）探头。

如何进行麻醉诱导，目标是什么？

诱导的主要目标是减轻喉镜插管的应激反应并维持血流动力学稳定。对于该冠心病患者，目标应该是实现心肌的最大氧供（减少心动过速和低血压发生）。静脉给予患者2mg咪达唑仑（分次）、200μg芬太尼及30mg丙泊酚诱导。为了防止丙泊酚诱发的低血压，还静脉内给予了150μg去氧肾上腺素。一旦患者意识消失，静脉给予0.6mg/kg罗库溴铵以获得骨骼肌松弛的效果。最后，用直喉镜经口放置气管导管。

如何维持麻醉？在CPB之前的阶段应该准备应对哪些事件？

一旦确定气管导管在正确的位置，患者获得足够的机械通气后，用至少0.5 MAC（最小肺泡浓度）的挥发性麻醉剂异氟烷来维持麻醉。CPB前这一阶段的特征是切皮和打开胸骨引起的高度手术应激。患者麻醉深度足够很重要。在此期间，确保所有的监测运行良好，静脉通路通畅。从PAC获得血流动力学参数，进行基础TEE检查，获得动脉血气检测电解质，确保氧合和通气正常。

心脏外科医生要放置插管以准备开始 CPB，在 CPB 开始前你必须做什么？

患者在 CPB 开始前必须抗凝。静脉内给予肝素并且用活化凝血时间（ACT）评估抗凝效果。一旦充分抗凝，术者在升主动脉进行动脉插管。为了减少主动脉夹层的风险，需要将患者的收缩压降至 80~100mmHg[4]。然后，术者在右心房或上、下腔静脉进行插管进行静脉引流。CPB 开始前应确保足够的麻醉深度、适当抗凝、监测及管路在位并确认。当 CPB 顺利开始后，停止静脉输液并关闭机械通气功能。

现在是 CPB“全流量”，下一步将发生什么？

一旦确定有足够的动静脉流量通过 CPB 管路，患者体温被降至 32℃，夹闭主动脉，给予心脏停搏液使心脏停搏[5]。CPB 过程中，灌注师给予患者挥发性麻醉剂维持麻醉[6]。通过静脉推注血管收缩剂维持合适的平均动脉压（MAP）。

术者完成了旁路移植，患者复温，开放升主动脉。现在该脱离 CPB，为了保证平稳脱机，你应该检查哪些项目？

脱机前，应确定患者已经被复温至至少 36℃，心率和节律正常，心脏收缩正常（TEE 图像确定）。若心脏节律不正常，患者可能需要临时起搏器。此时，可以考虑加用正性肌力药物（如多巴酚丁胺）来辅助心脏收缩。将患者再次与麻醉机连接，确定充分的氧合和通气。打开挥发罐给予患者挥发性麻醉剂，确保足够的麻醉深度。保证有扩容剂可用，如晶体液、胶体液或血液制品。一旦血容量从 CPB 管路回到心脏，可以通过扩容剂和血管收缩剂来维持足够的血压。成功脱离 CPB 且心功能尚可的患者，从静脉给予其鱼精蛋白逆转肝素的抗凝效应。

CPB 后的管理中有哪些重要因素？

关胸时，持续监测患者的心率、节律、前负荷、后负荷及收缩力。目前，输注 3μg/（kg·min）多巴酚丁胺辅助心脏收缩。ECG 显示患者为正常窦性心律，心率 76 次 / 分。动脉血压显示平均动脉压降至 50mmHg 之下，静脉推注 50~100μg 去氧肾上腺素。观察外科术野并与术者讨论止血是否充分。术者提出患者“渗血”，所以考虑给予血制品。患者尿量正常，约为 1mL/（kg·h）。最后，手术结束时将患者从手术床移至转运床，转运至重症监护室。

讨　论

由于冠心病较普遍，所以 CABG 是最常见的外科手术之一（美国每年有 400 000 例）[7]。CABG 通过正中开胸，将患者自身的血管作为移植物移植至发生严重粥样硬化疾病的区域[7]。通常，将 LIMA 移植至 LAD，用隐静脉作为其他血管的移植物。Loop 等人的里程碑性研究和之后的其他研究显示，LIMA 的使用降低了合并症发生率、再次手术的需求及总体死亡率[8,9]。为了实施 CABG，通常需要使患者心脏停搏。这通过向置于主动脉根部或冠状窦的导管输入高钾停跳液来实现。前者称为顺行灌注心脏停搏，后者为逆行灌注心脏停搏。为了提供“无血”术野，在升主动脉上放置夹闭钳。为了实现这些条件，大部分 CABG 手术在 CPB 辅助下完成。近年来，不需要 CPB 的非体外循环下 CABG（OPCABG）手术量在增加。CABG 手术（特别是那些使用 CPB 的）对麻醉医生而言具有挑战，其任务是监测和维持血流动力学稳定，同时确保足够的麻醉深度。

心脏手术的监测

心脏手术患者通常处于疾病非常严重的状态，导致血流动力学不稳定，因此需要严密监测。所有心脏手术患者都需要用 5 导联 ECG 监测心率和节律，以及识别心律失常和心肌缺血。无创血压监测不适合，需要动脉置管进行连续血压监测。此外，动脉置管也有利于在术中频繁抽血监测氧合、通气、电解质、血红蛋白，以及通过ACT评估肝素化程度。最常用的动脉置管位置是桡动脉，需要时也可使用股动脉和肱动脉。动脉置管通常在诱导之前，因为诱导和置入喉镜都可能会导致血压的剧烈变化，需要处理。使用脉搏血氧饱和度和二氧化碳图来监测肺部。体温监测非常重要，因为常采用低温，低温会导致凝血功能障碍和心律失常。可通过食管、鼻咽及膀胱温度来监测中心体温。此外，在CPB回路中监测血液温度。通过置入尿管监测尿量。

任何患者的麻醉管理都需要静脉通路，心脏病患者亦然。除了外周静脉通路，放置中心静脉导管是为了给血管收缩剂、容量治疗及其他药物提供给药通道，用于测定中心静脉压（CVP），以及为放置PAC提供管路。中心静脉导管可放置于颈内静脉、锁骨下静脉或股静脉。根据3SITES试验，锁骨下静脉置管的导管相关性血源感染和深静脉血栓的发生率更低，但这个穿刺部位对技术要求更高，会导致更多的机械性并发症，如气胸[10]。

中心静脉导管用于监测CVP，CVP是右房压的替代指标。通过中心静脉导管置入PAC，其尖端在肺动脉。PAC监测的血流动力学参数包括肺动脉压、肺毛细血管楔压、心输出量及混合静脉血氧饱和度。这些参数加上CVP可用于评估右心和左心功能、终末器官氧利用情况及辅助血流动力学管理[11]。

PAC的使用一直存在很多争议，ASA已经发布了临床实践指南[11]。是否放置PAC通常取决于麻醉医生和手术医生的判断，很大程度上取决于不同机构的习惯。TEE常用于评估容量状态，确定CPB插管的正确位置和评估心功能。特别是CABG手术，TEE在CABG前后评估节段性室壁运动障碍（心肌活动度），以及发现新出现的缺血方面非常有用。ASA也发布了TEE的临床实践指南，指出使用TEE应该“考虑用于冠状动脉旁路移植术中”[12]。

麻醉诱导

不常规给予患者术前用药（静脉用苯二氮䓬类），特别是在不稳定患者中应避免使用。诱导药物通常取决于麻醉医生和患者的情况。接受CABG手术患者的麻醉诱导目标是提供合适的插管条件，同时管理因使用喉镜导致的血流动力学异常。最常见的药物组合包括遗忘性药物、阿片类药物，也许还有小剂量的其他静脉镇静催眠药物。为了减少许多静脉麻醉药物导致的低血压和心肌抑制，许多麻醉医生倾向于给予患者大剂量阿片类药物的麻醉技术[13]。最近，使用低剂量阿片类药物和短效静脉镇静催眠药已经成为“快通道心脏麻醉管理”的一部分。一篇Cochrane综述指出，使用这种方法进行麻醉诱导和维持，术后可更早拔管，在重症监护室的停留时间也更短[14]。常用的短效阿片类药物包括芬太尼和舒芬太尼。遗忘性药物包括短效的苯二氮䓬类（咪达唑仑）或吸入麻醉剂。其他静脉麻醉药物有丙泊酚、依托咪酯或氯胺酮。

为了有利于气管插管，必须使用骨骼肌松弛剂，可选的药物有罗库溴铵、泮库溴铵、维库溴铵或顺式阿曲库铵。若怀疑为困难插管且没有其他禁忌证时，可使用琥珀酰胆碱。应该准备好急救药物，如阿托品、麻黄碱、去氧肾上腺素、肾上腺素及血管升压素。应该常备静脉用肝素，以在心血管衰竭时可以立刻开始CPB。患者麻醉深度足够时，可进行经口气管插管。挥发性麻醉剂通常用于麻醉维持，这类药物均可以一定程度上降低体循环阻力，抑制心肌收缩力[15]。通常，由于费用和可获得性等因素，在心脏手术中最常使用异氟烷来维持麻醉。

体外循环开始前阶段

CPB开始前阶段的操作有切皮、劈开胸骨、分离LIMA和隐静脉等血管移植物，以及置管。在切开胸骨之前的阶段，应该确保气管导管的位置合适，各种管路和监测功能正常。进行基础TEE检查和动脉血气分析。胸骨切开是一项刺激性较强的外科操作，可能会引起高血压和心动过速。静脉推注一定剂量的阿片类药物可减轻此类反应。一些研究显示，芬太尼累积剂量达到或超过 50μg/kg 可显著降低心脏手术中儿茶酚胺的释放[13]。为了减少劈开胸骨时对肺的损伤，通常需要使肺塌陷。在二次手术胸骨切开时，心包可能在胸骨下形成瘢痕粘连（不中断通气）。这种情况存在损伤心室的风险，因此需要采用一些预防性措施，如使用摇摆锯和预防性外周置管以备紧急启动 CPB[5]。

启动体外循环

一旦分离并获取血管移植物，外科医生将置管进行 CPB 的准备。在置管前必须对患者进行充分抗凝。通常为患者静脉内给予 300U/kg 初始剂量的肝素，肝素剂量滴定给予直至适宜的 ACT 值。大家对目标 ACT 值的界定有较大差异，但是大部分都接受超过 400s 可以开始 CPB[16]。一旦达到 ACT 的目标值，外科医生将放置插管。此时应确定麻醉深度足够。升主动脉是最常用的动脉插管位置。最常用的静脉插管方法是双腔静脉法，即插管置于上腔静脉和下腔静脉。通常先放置动脉插管，此时外科医生通常要求将收缩压降至 80~100mmHg，以避免主动脉夹层的风险[5]。通过观察适当的压力波形可以确定动脉插管的位置。然后放置静脉插管和冠状窦插管（如果使用逆行性心脏灌注停跳）。在开始 CPB 前，麻醉医生应该确定几个因素：抗凝程度、麻醉深度、动静脉插管的位置及引流是否足够。这也是确定所有监护设施在正确位置且工作正常、导尿管已经排空的良好时机。急性肾脏损伤（AKI）是与 CPB 相关的常见并发症[17,18]。

体外循环

体外循环回路（图 2.1）是模拟心肺设计的，从患者体内引流出静脉血，氧合并移除二氧化碳，然后将血液输送回患者的动脉循环中[4]。CPB 回路包含一个静脉储血罐、一个膜式氧合器和一个离心泵[6,19]。在静脉储血罐中，可加入晶体液、胶体液、血液制品及药物。膜式氧合器和心脏交换器排出二氧化碳并氧合血液，在血液回到患者体内之前改变温度。通过主动脉根部或冠状窦的插管给予高钾停跳液使心脏停搏。回路也有内置的安全机制以除去空气和其他杂质[4]。

一旦满足了所有 CPB 的条件（表 2.1），患者就可以开始 CPB 了，此时灌注师、麻醉医生和外科医生同时对患者进行管理。灌注师松开静脉管路的夹闭钳，将血液引流入静脉储血罐。当所有的血液进入静脉储血罐时达到全流量[4]。此时，麻醉医生停止机械通气。麻醉维持通常采用吸入麻醉剂，由灌注师将其直接输入 CPB 回路实现[6]。一旦患者的 CPB 达到全流量 [2.4~2.8 L/（min・m^2）]，外科医生将用阻闭钳阻闭升主动脉并给予心脏停搏液。

CPB 时，麻醉医生监测患者的 MAP、体温和尿量。ECG 监测至给予患者心脏停搏液，此时心脏电活动停止。CPB 时常实施治疗性低温（30℃ ~34℃）以降低代谢率，保护重要器官免于缺血损伤。CPB 时的 MAP 目标尚存在争议。有观点主张较低的 MAP（50~60mmHg），这样可减少对血液成分的损伤，术野中血液更少，通过减少侧支冠状动脉血流来加强心肌保护[4,20]。另有观点认为较高的 MAP（70~80mmHg），特别是对于有高血压或脑血管疾病的高风险老年患者，可以为有缺血风险的组织提供侧支血流，减少器官血流灌注降低的风险[20]。目前没有足够证据推荐最优 MAP 目标，每例患者都应该采取

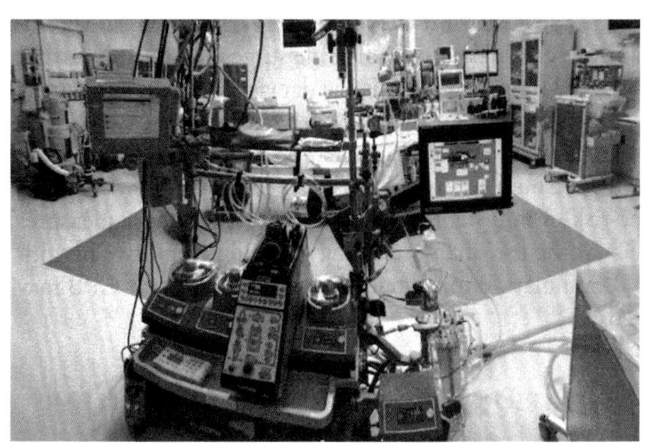

图 2.1 体外循环机

表 2.1　体外循环开始前的核查清单

可变因素	操作
抗凝	静脉给予肝素；确定 ACT 足够（通常 >400s）
麻醉	确保足够的麻醉深度，需要时追加静脉麻醉药物；确保有足够的静脉麻醉药物
插管	使用 TEE 帮助确定主动脉和静脉插管的正确位置和通畅度
药物	确定所有输注药物均停用（除外抗纤溶药物），确定在体外循环时备有足够的血管收缩剂和血管扩张药物进行血流动力学管理
监测	确保所有监测在位且运行良好，特别是动脉测压管、TEE 探头、体温探头及 PAC；确保静脉通路可用
尿量	在体外循环开始前检查和记录尿量，发现体外循环过程中可能引发的任何急性肾脏损伤

个体化管理。通过静脉给予血管收缩剂（去氧肾上腺素或血管升压素）治疗低血压。通过静脉给予血管扩张剂（硝酸甘油或尼卡地平）治疗高血压，但麻醉医生应该首先确定麻醉深度足够。

双频谱指数（BIS）监测是唯一被美国食品药品监督管理局（FDA）批准用于评估麻醉深度的监测，但其发现和预防术中知晓的能力未被证实。BIS 监测使用脑电图变量计算获得一个从 0 到 100 的分数，40~60 分表示发生术中知晓的可能性较低[21-23]。关于 BIS 使用的研究还在进行，到目前为止，ASA 关于术中知晓和脑功能监测的实践建议推荐，脑监测不是常规必要的，应该针对性使用[12]。

近红外光谱监测可用于监测脑氧饱和度，从而避免发生神经系统并发症。Murkin 和 Slater 等人的随机对照研究显示，监测脑氧饱和度可能预防脑氧饱和度降低的事件，这些事件与 CABG 术后认识功能减退和住院时间延长具有潜在的相关性[24,25]。脑氧饱和度降低时需要立即采取措施增加脑部氧合，干预措施包括提高 MAP 或输注红细胞增加血液中的血红蛋白和氧含量[4]。

体外循环脱机

一旦手术的血管移植部分完成就可以开始脱离 CPB，该过程很多方面与开始 CPB 程序相反。第一阶段从复温开始，通过 CPB 回路的热交换器给回输入动脉的血液加温，实现患者体温缓慢增加[4]。没有确定的复温速度，但快速复温可能导致术后认知功能障碍[26]。这与中枢神经系统接受更多的血流量（与机体剩余部分相比）有关，中枢神经系统高温导致自由基产生增加，增加兴奋性神经递质的产生，细胞内酸中毒和氧供需失衡，最终引起神经系统损伤[4,26]。脱离 CPB 之前恢复正常体温是目标，之后进一步复温，在离开手术室前患者体温不超过 37℃[26]。

一旦患者复温，术者将松开升主动脉阻闭钳。此时，由于血管扩张，患者可能有一过性低血压，可通过静脉给予血管收缩剂处理。CPB 停机前，麻醉医生应该完成核查（表 2.2），并准备监测和管理心脏生理的基本元素：心率、节律、前负荷、后负荷及心肌收缩力。此外，应该再次开始机械通气，恢复麻醉药物的使用。由于 CPB 过程中没有机械通气，双肺通常存在显著肺不张，可能需要使用持续气道正压（CPAP）来复张萎陷的肺泡。一项关于 CPB 时给予患者不同通气策略的综述显示，吸入氧浓度（FiO_2）0.21~1.0 时给予 5~15mmHg 的 CPAP，以及停机前给予 1~3 次压力为 35~40mmHg 的肺活量式呼吸，至少在 CPB 后短时间内都能改善氧合[27]。

移除阻闭钳和复温均能引起心率和节律的变化。室颤较常见，需要除颤，可能还需要起博。术者可能已经放置心外膜起搏导线，因此麻醉医生应该检查和准备好起搏器。在脱离 CPB 前必须评估心脏功能，可通过肺动脉导管或 TEE 实现。起搏、用血液制品或其他扩容液体优化前负荷或使用正性肌力药物优化心收缩力，都可以增强心脏功能。心脏手术后双心室起搏（BiPACS）试验显示，开胸心脏手术后使用双心室起搏，心输出

表 2.2　体外循环脱机时的核查清单

可变因素	操作
麻醉	再给予静脉麻醉药物。打开挥发罐给予挥发性麻醉药
电解质	评估动脉血气，纠正任何电解质异常
药物	准备好血管活性药和正性肌力药物，在需要时给予
监测	确定所有监测和警报打开；确认所有管路和监测的位置与功能正常
心率 / 节律	观察 ECG，确定心率正常，是正常的窦性心律。决定是否需要起搏或除颤
经食道超声	使用 TEE 评估心脏收缩力和心输出量，检查是否出现节段性室壁运动异常；确保心脏排气充分
温度	检查膀胱、食道及血液的温度，目标温度应该在 34℃ ~35℃
通气	开始机械通气，通过脉搏氧饱和度、呼气末二氧化碳及动脉血气来确定氧合与通气足够

量增加 13%[28]。多种血管加压剂和正性肌力药物可以在尝试脱机时开始使用，以优化心肌收缩力和 MAP。常用血管加压剂包括去氧肾上腺素、去甲肾上腺素及血管升压素。常用的正性肌力药物包括多巴酚丁胺、多巴胺、肾上腺素及米力农。

由于胸腔向大气开放，心脏的不同部位可能有空气聚集。气体栓塞的后果可能是灾难性的，可能会影响患者脱离 CPB 的能力。麻醉医生使用 TEE 发现心脏或大血管内存在气体时，要与术者沟通进行适当的排气操作。所有在 CPB 过程中没有使用的监测设备，如脉搏血氧饱和度，应该开机并检查，确保这些设备准备开始收集数据。动脉血气评估可能发现电解质异常，如低血钙、高血钾、低血钾或低血镁，这些都需要治疗。

麻醉医生应该使用核查清单（表 2.2）确定 CPB 脱机前所有的标准都达到要求。脱离 CPB 的步骤从灌注师阻断静脉管路、减少血液回流入静脉储血罐开始。心脏开始充盈，前负荷的增加使心脏逐渐开始承担输出功能。心脏开始搏动后，灌注师缓慢减少泵流量。此时，麻醉医生应该准备好使用前面提及的药物，以支持患者的 MAP 或心脏收缩力。如果最低的 CPB 支持通常为 1L/min 流量或更低，能维持血流动力学稳定，就可以停止 CPB。若 CPB 停止并夹闭血管插管后，MAP 和心脏功能正常，术者可以开始去除血管插管。

此时麻醉医生给予患者鱼精蛋白拮抗肝素的抗凝作用。静脉插管很快被拔除，但是动脉插管通常留在原位，直至至少给予了半量鱼精蛋白后。鱼精蛋白通过与肝素分子结合形成 1∶1 复合物而逆转肝素的作用。通常剂量是每 100 单位初始剂量的肝素给予 1mg 鱼精蛋白。鱼精蛋白反应分为Ⅰ型、Ⅱ型、Ⅲ型[29]。Ⅰ型反应是由于给药速度太快导致短暂的低血压。Ⅱ型反应包括过敏反应和类过敏反应。既往有致敏史的患者会发生过敏反应，通常由免疫球蛋白 E 介导，导致组胺和前列腺素释放，可能会危及生命[5,30]。类过敏反应不需要之前的暴露，通常是由于免疫球蛋白 G 活化了补体系统[5]。Ⅲ型反应导致肺高压，通常造成急性右心衰竭和心血管衰竭[29]。为了避免或预防此类反应的发生，通常给予患者 10mg 试验剂量的鱼精蛋白。若没有反应，通常可以安全地给予剩余剂量。

鱼精蛋白导致低血压的因素，包括组胺释放和增加一氧化氮产生，引起随后的血管扩张[31]。矛盾的是，鱼精蛋白也能在易感个体造成严重肺高压，虽然其机制尚不明确，但目前认为是血栓素释放的结果[32]。由于以上有些反应严重威胁生命安全，通常建议在 10~15min 内缓慢给予初始剂量，但具体的给药速度取决于每个机构的常规习惯。

体外循环后

体外循环后的阶段包括拔除插管和拮抗肝素，直至患者转入重症监护室。外科医生将关闭胸骨、筋膜及皮肤。在此期间，麻醉医生将持续监测本章一直讨论的那些参数：前负荷、后负荷、收缩力、心律及心率。这些指标和一些治疗策略举例见图 2.2。同时也包括维持麻醉深度、足够的通气和氧合。

这个阶段的特点是监测出血和可能需要输注适宜的血液制品，因为很多患者存在凝血功能异常。实际上术后出血是心脏手术后最常见的并发症之一，高达 20% 的患者会发生[33]。凝血异常的原因有手术创伤、血液与 CPB 回路接触的时间、低温及肝素的使用[34]。CPB 回路影响凝血的机制非常复杂，包括活化炎性介质（损伤凝血功能并导致纤溶），但是凝血异常的主要原因与血小板功能障碍相关。这是由于回路表面和低温作用对血小板的损伤，影响了血小板聚集[34]。

选择输注血液制品的类型和剂量应该基于对术野出血的观察、与手术团队的讨论，以及不同的实验室检查结果，如全血细胞计数、凝血酶原时间、部分凝血活酶时间、纤维蛋白原含量及血栓弹力图（TEG）。在心脏手术中通常使用的血液制品包括红细胞、新鲜冰冻血浆、血小板及冷沉淀。特殊的因子浓缩物如Ⅶ因子和凝血酶原复合物（PCC）可在严重难治性凝血功能异常时使用，但是其可获得性取决于各机构条件。

关闭胸腔、盖好敷贴后，小心地将患者移至

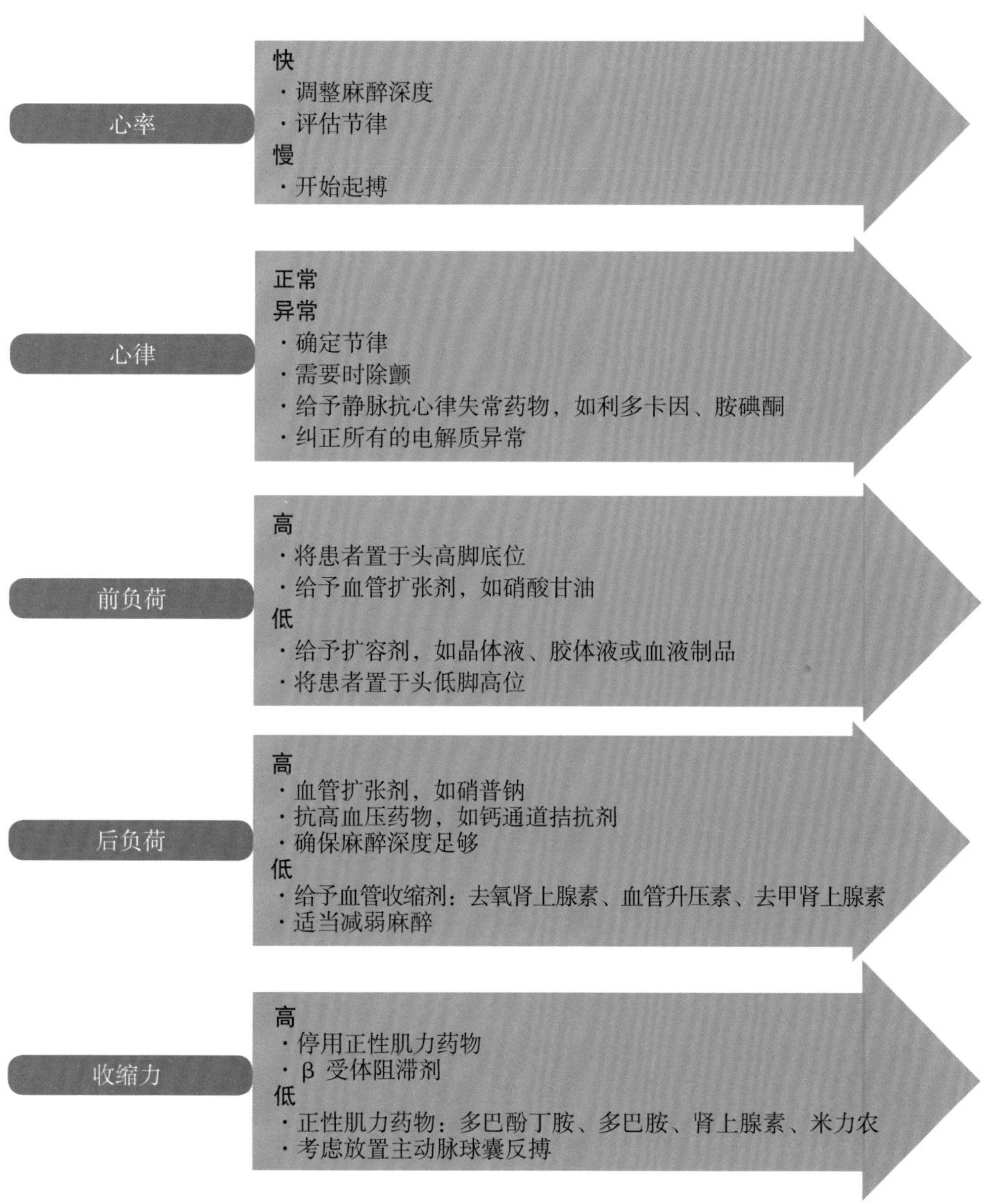

图 2.2　心血管生理指标的管理

转运床。转运时必须对所有的管道、监测和气管导管进行细致的管理，以确保所有设备在位。患者在血流动力学稳定前不能离开手术室，麻醉医生准备好安全转运所需的所有设备。

结　论

- CABG，使用血管移植物在冠状动脉粥样硬化区域建立旁路，适用于急性 ST 段抬高性心肌梗死（STEMI）而不适于支架植入或发生机械并发症，如心室破裂或瓣膜病，严重的三支血管病变，左主干冠状动脉疾病，或包括 LAD 的两支血管病变（狭窄 > 70%）不适合进行支架植入的患者。
- 为了提供合适的手术条件，患者接受 CPB 辅助，并使用停跳液使心脏停搏。
- 心脏手术常用的管路和监测包括标准 ASA 监测，以及动脉置管、中心静脉导管、肺动脉导管、BIS、NIRS 及 TEE。
- 麻醉诱导的目标包括为插管提供合适的条件，同时减少血流动力学不稳定。常用诱导方法包括使用遗忘性药物 [如苯二氮䓬类、阿片类、镇静催眠药（如丙泊酚）]。挥发性麻醉剂通常用于麻醉维持。
- 启动 CPB 包括放置动脉和静脉插管，需要用肝素抗凝，并使用 ACT 监测。
- CPB 回路通过将血液从静脉循环中引流出，氧合，清除二氧化碳，将血液回输入动脉循环，来模拟心肺功能。
- 在启动和脱离 CPB 过程中主要监测的生理指标有心率、节律、收缩力、前负荷及后负荷。
- 除了 CPB 时循环回路行使呼吸系统的功能，灌注师给予麻醉药物的那段时间，持续监测氧合、通气及麻醉深度是麻醉医生的工作。
- CPB 后出血是常见的并发症，应该通过输注适宜的血液制品来治疗，由观察术野和实验室检查结果指导治疗。

复习题

1. 接受心脏手术患者常用的通路 / 监测包括：
   A. 动脉通路
   B. 中心静脉通路
   C. 频繁的血气分析
   D. 经食道超声心动图
   E. 以上全部
2. 接受心脏手术患者的全麻诱导：
   A. 需要经食道超声心动图辅助
   B. 需要快速完成
   C. 可能需要使用正性肌力药物和血管收缩剂
   D. 总是需要给予静脉阿片类药物
   E. 只能在择期手术中使用
3. 从经食道超声心动图中获取的重要信息包括：
   A. 心室收缩力
   B. 瓣膜功能
   C. 降主动脉病变
   D. 容量状态 / 前负荷
   E. 以上全部
4. 体外循环：
   A. 总是在心脏手术中使用
   B. 总是需要大剂量的肝素
   C. 在抗凝后才可以启动
   D. 通常需要低温
   E. 没有有害的生理作用
5. 在体外循环期间的任务包括：
   A. 监测、评估、管理血压
   B. 监测、评估、调节流量
   C. 监测温度
   D. 监测尿量
   E. 以上全部
6. 使用主动脉阻闭钳：
   A. 在体外循环开始前
   B. 横置于升主动脉
   C. 有助于实施逆行性心脏停搏
   D. 所有心脏手术都需要
   E. 横置于主动脉弓

7. 在以下哪项环节之后可脱离体外循环：
   A. 重新开始机械通气
   B. 完成外科操作
   C. 恢复正常体温
   D. 心肌收缩力适宜
   E. 以上全部
8. 用于增强心肌收缩力的药物有：
   A. 去甲肾上腺素
   B. 多巴酚丁胺
   C. 血管升压素
   D. 去氧肾上腺素
   E. 亚甲蓝
9. 用于增加全身血管阻力的药物有：
   A. 去氧肾上腺素
   B. 去甲肾上腺素
   C. 亚甲蓝
   D. 多巴胺
   E. 以上全部
10. 鱼精蛋白：
   A. 在体外循环脱机前给予
   B. 应该快速给予
   C. 每个患者的用量是标准化的
   D. 给药可能引起血流动力学不稳定
   E. 在心脏手术中总是需要使用

答　案

1. E。动脉通路在诱导前建立，用于监测诱导期患者的血流动力学，同时为频繁采血评估电解质、氧合、通气及肝素化程度提供通道。中心静脉通路用于给药，如血管升压药或正性肌力药物，同时为放置肺动脉导管提供通道。经食道超声心动图为评估心脏功能提供重要信息。
2. C。许多用于全麻诱导的药物导致全身血管阻力降低和心肌抑制，这些效应对于心脏手术患者可能是灾难性的。因此，诱导给药时通常需要同时给予不同的正性肌力或血管收缩药物，用于支持患者的血流动力学。虽然诱导药物通常包含阿片类药物，但这不是必需的，取决于麻醉医生的决定。
3. E。经食道超声心动图是将一超声探头放置于食道内观察心脏。使用经食道超声心动图不仅可观察心脏的腔室和瓣膜，还能评估大血管。通过观察心室的收缩和大小，麻醉医生可以评估心脏的功能和容量状态。
4. C。在体外循环期间，纤维蛋白和纤维蛋白原沉积于回路表面。凝血酶附着在纤维蛋白和纤维蛋白原上，诱导更多的凝血酶产生和血小板活化[34]。这种在体外循环系统内凝血系统的激活对患者来说是灾难性的，所以充分的抗凝是必要的。有些患者的情况不适于使用肝素，在这种情况下，可以使用其他抗凝药物。
5. E。由于体外循环回路取代了心肺系统功能，因此许多涉及心肺系统的变量在体外循环期间不用监测。全身血管阻力和容积状态的监测与处理在体外循环中非常重要，通常需要麻醉医生和灌注师之间进行适当的沟通。体外循环常伴随肾功能不全，因此测定体外循环前后和体外循环中的尿量也很重要。
6. B。主动脉阻闭钳横置于升主动脉，在动脉插管的近端，确保没有血液从动脉系统逆流入心脏，并且通过阻闭钳近端插管输注的用于使心脏停搏的心脏停搏液不进入体循环。
7. E。一旦旁路移植完成，将开始体外循环脱机流程。在脱机前确保患者心肺功能稳定非常重要。这包括重新开始机械通气，用动脉血气和脉搏氧饱和度监测氧合与通气，使用经食道超声心动图观察心脏确保足够的心脏收缩力。在体外循环中通常实施治疗性低温，但可能影响体外循环后的心脏功能和凝血功能。因此，在体外循环脱机前恢复正常体温非常重要。
8. B。去甲肾上腺素是直接 α_1、α_2 和 β_1 受体激动剂。主要用于使血管收缩和增加全身血管阻力。多巴酚丁胺是直接 β_1 受体激动剂，用于增加心脏收缩力。血管升压素，也被称为抗利尿激素，通过作用于平滑肌血管升压素 -1 受体产生血管收缩作用。去氧肾上腺素是直接 α_1 受体激动剂，用于增加全身血管阻力 [5]。亚甲蓝是鸟苷酸环化酶抑制剂，可最大限度地降低一氧化氮环鸟苷单磷酸（cGMP）对平滑肌的血管舒张作用，从而可用于增加全身血管阻力 [35]。

9. E。多巴胺作用于多种受体，包括 α_1、β_1、β_2 及多巴胺能受体。通过作用于这些受体，多巴胺能用于增加收缩力、心率及全身血管阻力。作用于多巴胺能受体引起肾脏和肠系膜血管扩张，增加这些区域的血流 [5]。其他所列药物的解释，见问题 8 的答案。

10. D。鱼精蛋白在体外循环脱机后给予，用于逆转肝素的抗凝作用。它与肝素分子形成 1 : 1 复合物并中和其效应。鱼精蛋白剂量根据给予的初始肝素剂量计算，基于每千克体重给予了多少单位的肝素，因此每个患者都是个体化使用的。鱼精蛋白的剂量范围是每使用 100 单位肝素给予 0.5~1.3mg 鱼精蛋白 [36]。鱼精蛋白经常引起血管扩张和低血压，因此需要缓慢给予 [31]。此外，鱼精蛋白存在产生过敏反应和类过敏反应的风险，如果没有谨慎给予，可能会造成血流动力学不稳定和心血管衰竭。

参考文献

[1] Benjamin EJ, Blaha MJ, Chiuve SE, et al. Heart disease and stroke statistics—2017 update: a report from the American Heart Association. Circulation, 2017,135(10):e146–e603.

[2] Shroyer AL, Hattler B, Wagner TH, et al. Five-year outcomes after on-pump and off-pump coronary-artery bypass. N Engl J Med,2017,377(7) :623–632.

[3] Weintraub WS, Grau-Sepulveda MV, Weiss JM, et al. Comparative effectiveness of revascularization strategies. N Engl J Med,2012,366(16): 1467–1476.

[4] Bechtel A, Huffmyer J. Anesthetic management for cardiopulmonary bypass: Update for 2014. Semin Cardiothorac Vasc Anesth, 2014,18(2):101–116.

[5] Hensley FA, Martin, Donald E, et al. A Practical Approach to Cardiac Anesthesia. 5th ed. Philadelphia, PA: Lippincott Williams & Wilkins, 2012.

[6] Barry AE, Chanty MA, London MJ. Anesthetic management during cardiopulmonary bypass: a systematic review. Anesth Analg, 2015, 120(4):749–769.

[7] Alexander JH, Smith PK. Coronary-artery bypass grafting. N Engl J Med, 2016, 374(20):1954–1964.

[8] Loop FD, Lytle BW, Cosgrove DM, et al. Influence of the internal-mammary-artery graft on 10-year survival and other cardiac events. N Engl J Med, 1986,314(1):1–6.

[9] Hlatky MA, Boothroyd DB, Reitz BA, et al. Adoption and effctiveness of internal mammary artery grafting in coronary artery bypass surgery among Medicare beneficiaries. J Am Coll Cardiol,2014,63(1):33–39.

[10] Parienti JJ, Mongardon N, Megarbane B, et al. Intravascular complications of central venous catheterization by insertion site. N Engl J Med,2015,373(13):1220–1229.

[11] American Society of Anesthesiologists Task Force on Pulmonary Artery Catheterization. Practice guidelines for pulmonary artery catheterization: an updated report by the American Society of Anesthesiologists Task Force on Pulmonary Artery Catheterization. Anesthesiology, 2003,99(4):988–1014.

[12] American Society of Anesthesiologists, Society of Cardiovascular Anesthesiologists Task Force on Transesophageal Echocardiography. Practice guidelines for perioperative transesophageal echocardiography. An updated report by the American Society of Anesthesiologists and the Society of Cardiovascular Anesthesiologists Task Force on Transesophageal Echocardiography. Anesthesiology,2010,112(5):1084–1096.

[13] Bovill JG, Sebel PS, Stanley TH. Opioid analgesics in anesthesia: with special reference to their use in cardiovascular anesthesia. Anesthesiology, 1984,61(6):731–755.

[14] Wong WT, Lai VK, Chee YE, et al. Fast-track cardiac care for adult cardiac surgical patients. Cochrane Database Syst Rev,2016,9:CD003587.

[15] Ozarslan NG, Ayhan B, Kanbak M, et al. Comparison of the effects of sevoflurane, isofiurane, and desfiurane on microcirculation in coronary artery bypass graft surgery. J Cardiothorac Vasc Anesth, 2012,26(5) :791–798.

[16] Miles LF, Coulson TG, Galhardo C, et al. Pump priming practices and anticoagulation in cardiac surgery: results from the global cardiopulmonary bypass survey. Anesth Analg, 2017,25 (6): 1871–1877.

[17] Lee EH, Chin JH, Joung KW, et al. Impact of the time of coronary angiography on acute kidney injury after elective off-pump coronary artery bypass surgery. Ann Thorac Surg, 2013,96(5): 1635–1641.

[18] Mangano CM, Diamondstone LS, Ramsay JG, et al.

Renal dysfunction after myocardial revascularization: risk factors, adverse outcomes, and hospital resource utilization. The multicenter study of perioperative ischemia research group. Ann Intern Med, 1998, 128(3):194–203.

[19] Gravlee GP. Cardiopulmonary Bypass: Principles and Practices. 3rd ed. Philadelphia, PA: Wolters Kluwer Health/ Lippincott Williams & Wilkins, 2008.

[20] Murphy GS, Hessel EA, Groom RC. Optimal perfusion during cardiopulmonary bypass: an evidence-based approach. Anesth Analg, 2009, 108(5):1394–1417.

[21] American Society of Anesthesiologists Task Force on Intraoperative Awareness. Practice advisory for intraoperative awareness and brain function monitoring: a report by the American Society of Anesthesiologists Task Force on Intraoperative Awareness. Anesthesiology, 2006, 104(4):847–864.

[22] Punjasawadwong Y, Phongchiewboon A, Bunchungmongkol N. Bispectral index for improving anaesthetic delivery and postoperative recovery. Cochrane Database Syst Rev, 2014,6:CD003843.

[23] Kertai MD, Whitlock EL, Avidan MS. Brain monitoring with electroencephalography and the electroencephalogram-derived bispectral index during cardiac surgery. Anesth Analg, 2012,114(3):533–546.

[24] Murkin JM, Adams SJ, Novick RJ, et al. Monitoring brain oxygen saturation during coronary bypass surgery: a randomized, prospective study. Anesth Analg, 2007, 104(1):51–58.

[25] Slater JP, Guarino T, Stack J, et al. Cerebral oxygen desaturation predicts cognitive decline and longer hospital stay after cardiac surgery. Ann Thorac Surg, 2009,87(1):36–44; discussion 44–45.

[26] Grigore AM, Murray CF, Ramakrishna H, et al. A core review of temperature regimens and neuroprotection during cardiopulmonary bypass: does rewarming rate matter? Anesth Analg, 2009,109(6):1741–1751.

[27] Schreiber JU, Lance MD, de Korte M, et al. The effect of different lung-protective strategies in patients during cardiopulmonary bypass: a meta-analysis and semiquantitative review of randomized trials. J Cardiothorac Vase Anesth, 2012,26(3):448–454.

[28] Wang DY, Richmond ME, Quinn TA, et al. Optimized temporary biventricular pacing acutely improves intraoperative cardiac output after weaning from cardiopulmonary bypass: a substudy of a randomized clinical trial. J Thorac Cardiovasc Surg, 2011, 141(4):1002–1008, 1008.el001.

[29] Gravlee GP. Cardiopulmonary Bypass: Principles and Practice. 2nd ed. Philadelphia, PA: Lippincott Williams & Wilkins, 2000.

[30] Freundlich RE, Duggal NM, Housey M, et al. Intraoperative medications associated with hemodynamically significant anaphylaxis. J Clin Anesth, 2016, 35: 415–423.

[31] Hamada Y, Kameyama Y, Narita H, et al. Protamine after heparin produces hypotension resulting from decreased sympathetic outflow secondary to increased nitric oxide in the central nervous system. Anesth Analg, 2005, 100 (1):33–37.

[32] Comunale ME, Maslow A, Robertson LK, et al. Effect of site of venous protamine administration, previously alleged risk factors, and preoperative use of aspirin on acute protamine-induced pulmonary vasoconstriction. J Cardiothorac Vasc Anesth, 2003, 17(3):309–313.

[33] Moulton MJ, Creswell LL, Mackey ME, et al. Reexploration for bleeding is a risk hctor for adverse outcomes after cardiac operations.J Thorac Cardiovasc Surg, 1996, 111(5):1037–1046.

[34] Paparella D, Brister SJ, Buchanan MR. Coagulation disorders of cardiopulmonary bypass: a review. Intensive Care Med, 2004, 30(10):1873–1881.

[35] Liu H, Yu L, Yang L, et al. Vasoplegic syndrome: an update on perioperative considerations. J Clin Anesth, 2017,40:63–71.

[36] Meesters MI, Veerhoek D, de Jong JR, et al.A pharmacokinetic model for protamine dosing after cardiopulmonary bypass. J Cardiothorac Vasc Anesth, 2016,30(5): 1190–1195.

（雷 翀 译，侯丽宏 审）

第3章 主动脉瓣手术

Heather Reed, Stefan Lombaard, Samantha Arzillo

典型案例和关键问题

52岁男性患者，表现为进行性加重的气短和劳累后乏力。虽然患者不能准确描述体能下降的时间，但是他表示今年夏天在参加年度家庭聚会时发觉活动受限。既往病史包括2型糖尿病和高血压，30年前因创伤致右下肢膝关节以下截肢，每年40包的吸烟史，以及冠心病，4年前曾两次行经皮冠脉介入治疗（PCI）。4年前经胸超声心动图（TTE）发现患者有中度主动脉狭窄，轻度二尖瓣反流，双侧心室收缩功能正常。目前使用的药物包括美托洛尔25mg(每天2次)，赖诺普利5mg/d，氯沙坦50mg/d，辛伐他汀10mg/d，以及甘精胰岛素每晚用12单位。患者身高5英尺11英寸（180.34cm），体重85kg。

你的鉴别诊断是什么，还需要哪些检查来进一步评估该患者？

体格检查时，患者一般情况良好。肺部呼吸音清，心脏听诊发现收缩期喷射性杂音。无下肢水肿。心电图（ECG）显示正常窦性节律，左心室肥厚。胸片未见急性心肺功能不全的表现。TTE显示主动脉狭窄加重，平均压差41mmHg，峰流速4.1m/s。由于钙化较重，主动脉瓣显示不清，无法分辨是二叶瓣还是三叶瓣。主动脉瓣瓣口面积为0.8cm^2。二尖瓣的病理改变及双侧心室的收缩功能较之前无变化。左心室肥厚，但心腔大小正常。左室射血分数（LVEF）为60%。实验室检查显示红细胞比容42%，糖化血红蛋白（HbA_{1c}）为7%，电解质正常，肌酐为0.89。

患者还需要做其他检查吗？

左、右心导管血管造影显示有轻度的非阻塞性冠状动脉疾病。由于存在已知的严重且特征明确的主动脉狭窄，所以没有进行心室造影。肺动脉压（PAP）峰值25mmHg，平均肺动脉压15mmHg，肺毛细血管楔压8mmHg，Fick法测心输出量为5.3L/min。左回旋支和右后降支的支架通畅，没有进行血管重建的指征。

CT扫描显示主动脉瓣严重钙化，冠状动脉广泛钙化。升主动脉扩张，4.2cm×4.3cm，无夹层形成征象。主动脉弓血管分支形态正常，无明显的动脉粥样硬化性狭窄或动脉瘤。胸段降主动脉和腹主动脉无动脉瘤。腹主动脉有轻度的动脉粥样硬化钙化。颈部超声显示右侧和左侧颈内动脉狭窄率小于50%。右侧和左侧椎动脉前向血流显示清晰。

肺功能检测显示中度阻塞性通气功能障碍，支气管舒张试验FEV_1（第一秒用力呼气容积）改善明显。最大随意通气量中度下降，但与FEV_1大致成比例下降。肺容积测定显示残气量及功能残气量增加，符合空气滞留和过度通气。肺总量为正常高限。弥散功能轻度下降。3个月前的口腔检查显示无感染。基于他的年龄无须进行衰弱评估。

你将如何计算患者的胸外科医师协会（STS）风险评分，如何描述轻度、中度和重度的风险范围？

患者的胸外科医师协会风险计算结果显示如下：

手术：主动脉瓣置换

死亡风险：1.851%
并发症发病率或死亡率：15.568%
胸骨伤口深部感染：0.331%
住院时间延长：6.894%
永久性卒中风险：0.447%
机械通气时间延长：8.928%
肾衰竭：3.806%
二次手术：6.582%
住院时间较短：41.467%

提供了哪些治疗方法以备选择？

该患者可选择进行经导管主动脉瓣置换（TAVR）或开胸瓣膜置换手术，他选择了开胸瓣膜置换手术。

此时，给患者安排手术之前还需要进行其他的检查吗？

患者到达术前等候区。他否认有胸痛或胸闷的症状，自诉近2周其劳累后乏力和气短的症状较稳定。近期无发热、咳嗽。戒烟2周。当日早晨服用了美托洛尔和辛伐他汀。前一天晚上注射了6个单位的甘精胰岛素，较平时用量减少了50%。患者到达等候区时，血糖水平是160mg/dL。右手已开放20G口径的外周静脉通路。

你考虑给该患者采用什么监测？有使用肺动脉导管的指征吗？

患者到达手术室时，应该建立美国麻醉医师协会（ASA）推荐的标准监测，包括无创血压、脉搏血氧饱和度和5导联心电图。此外还需建立的监测包括有创动脉血压、经食道超声心动图（TEE）、中心静脉压、脑电双频指数、脑氧饱和度，以及放置除颤电极。

TEE的风险是什么，对于该患者是否必要？

该患者无食道狭窄和活动性胃肠道出血，最近也未行食道手术。根据ASA、心脏麻醉学会和美国超声心动图学会的指南，TEE是瓣膜手术的一级适应证。顺利置入TEE探头，无并发症发生。

TEE检查的目标是什么？术前能获得哪些超声心动图数据？

首先，TEE用以确定主动脉的病变并评估其他瓣膜、心功能和主动脉的情况。2D模式下，食管中段，深部经胃平面，峰流速为5.1m/s。该视窗所测平均跨瓣压差为60mmHg。使用连续方程法测得主动脉瓣瓣口面积为0.6cm^2。左、右心室收缩功能正常，无局部室壁运动异常。LVEF为65%。其他瓣膜正常。整个主动脉有2级动脉粥样硬化。

瓣膜置换术后应该获得哪些超声心动图数据？

当主动脉瓣置换完成，患者脱离了体外循环时，应评估新置入的主动脉瓣。瓣膜位置正常，没有中心性或瓣周漏。瓣膜有射血且功能正常。主动脉瓣的平均跨瓣压差为4mmHg。其他检查显示左、右心室功能无改变。三尖瓣、二尖瓣和肺动脉瓣无改变。

主动脉瓣置换术后潜在的并发症有哪些？

患者手术后为正常窦性心律。刚刚脱离体外循环时，左心室有气体，气体进入右冠状动脉，导致了轻度的右心功能不全。当使用了肾上腺素后心功能恢复了正常。二尖瓣前瓣没有收缩期的前向运动。患者在少量血管活性药物的支持下带气管导管被转运至ICU。

讨 论

主动脉瓣狭窄是目前最常见的原发性瓣膜疾病[1]。其自然病程在从轻度进展至重度的过程中常有一段长时间的无症状潜伏期，之后患者会进入短暂的症状期，如果不经治疗最后可导致死亡[2]。目前，重度主动脉瓣狭窄是1级手术指征[3]。本章这部分回顾了主动脉瓣的解剖，主动脉瓣狭窄的病因、发病机制、临床表现、诊断方法、风险评估及治疗。另外，还包括了麻醉医生现在及以后需要牢记的围手术期注意事项，包括监测、影像学和并发症。

病因和发病机制

有几种情况会使个体易发生严重的主动脉瓣狭窄。主动脉瓣二叶式和先天扭转的三瓣最初会有正常的瓣膜功能，但随着时间的推移，瓣膜会退化。尽管现在不常见（尤其在发达国家），但是风湿性心脏病仍然是瓣膜退化的原因，会导致严重的主动脉瓣狭窄。更为常见的原因是老龄伴发的退行性钙化[2]。

虽然没有一种明确的病因可以导致重度主动脉狭窄，但已知许多因素可以造成疾病的进展，例如机械应力、内皮功能障碍和炎症。压力和剪切力类的机械应力会导致细胞持续再生。这些压力会引起钙化，从而破坏瓣叶结构的完整性。内皮功能障碍会导致内皮失去保护作用，并使细胞通透性和黏附力增加。这些改变使脂质发生沉积，从而引起类似动脉粥样硬化样的氧化应激反应。炎症反应及炎性细胞因子的释放会导致病理性而非生理性血管生成，进而导致钙化和纤维化。炎性细胞因子也会促进细胞外基质的重塑，导致瓣环和瓣叶的钙化。遗传因素，尤其在骨代谢、脂代谢及炎症相关细胞信号水平的改变，也可能与钙化性主动脉瓣狭窄的进展有关[1,4]。

在主动脉瓣进展至重度狭窄的过程中，心脏会出现代偿性的改变以维持心输出量。左心室肥厚被认为是最早发生的代偿机制，以维持心室的射血和全身的血液供应。这种压力超负荷性肥厚使心室做功增加，同时也维持了室壁张力和收缩功能的正常。但是，这个代偿机制会损害其他方面的功能，包括心脏舒张功能障碍和冠状动脉灌注的下降。即使在静息状态下冠状动脉的氧摄取率也可达到最大（70%~80%），氧需求的增加只能靠冠状动脉血流量的增加来满足[5]。最终左心室肥厚的程度超过了毛细血管网的供应能力。此外，后负荷的增加同样使心肌做功和氧需求增加。舒张功能障碍表现为心腔扩张力的下降和心肌舒张功能受损。因储备功能下降导致的冠状动脉灌注的降低会引起心内膜下缺血。当充盈压升高时，心内膜受压，导致该层心肌的血流和氧供进一步减少[6,7]。

主动脉瓣狭窄的严重程度可以分为 A~D 4 期，其中 C 期和 D 期是重度主动脉狭窄[3]。分期如下：

- A 期：患者有发生主动脉瓣狭窄的风险。
- B 期：患者有进展性主动脉瓣狭窄。
- C 期：患者有重度主动脉瓣狭窄但无症状。该期可以进一步分为 C1 和 C2 两个亚期，分别代表了左心室功能正常和左心室功能不全期。
- D 期：患者有重度主动脉瓣狭窄且有症状。该期可进一步分为 D1~D3 三个亚期。
  - –D1：有症状的高压力梯度的重度主动脉瓣狭窄。
  - –D2：有症状的低血流 / 低压力梯度的重度主动脉瓣狭窄，伴 LVEF 的下降。
  - –D3：有症状的低压力梯度的重度主动脉瓣狭窄，伴射血分数正常或有反常性低血流的重度主动脉瓣狭窄。

这部分讨论重点关注 D 期的主动脉瓣疾病。

主动脉瓣狭窄的临床表现

对于有症状的重度主动脉瓣狭窄患者，在劳累（D1）或不劳累（D2 和 D3）的情况下会出现一系列的症状。这些症状包括呼吸困难、运动耐量下降、心绞痛及晕厥[3]。

纽约心脏协会（NYHA）的分级被用来描述这些心血管疾病患者的术前功能状态。NYHA 分级如下[8]：

- 1 级：体力活动不受限。
- 2 级：体力活动轻度受限，休息时无症状。一般体力活动会导致心力衰竭症状的出现。
- 3 级：体力活动明显受限，休息时无症状。程度低于一般体力活动即可导致心力衰竭症状的出现。

- 4级：休息时即可出现心力衰竭的症状，任何体力活动均可引起患者不适，且不适程度随活动强度增加而增加。

重度主动脉瓣狭窄患者无论有无症状均有发生猝死的风险。这种风险随着症状的发展而增加，从无症状患者每年不到1%增加至有症状患者每年约25%[6,9]。用于预测风险的标志性症状是呼吸困难、晕厥及心绞痛。症状发展后的预期生存期为2~5年[7]。

Pierard等人2014年的研究显示，术前NYHA分级为3级或4级的患者较1或2b级患者的手术死亡率显著增高（分别为10%和6%）。而且，发展为NYHA 3级或4级患者的手术死亡率也显著高于稳定在NYHA 1级的患者（分别为17%和5%）[10]。

任何患者出现主动脉瓣狭窄的症状后，包括劳累性呼吸困难、心绞痛及晕厥，都应该接受排除其他疾病的检查。对于有这些症状的患者，最初的鉴别诊断即要分辨这些症状是心源性还是肺源性。心脏原因包括心肌梗死、心力衰竭和瓣膜疾病。肺部原因包括肺水肿或肺栓塞、肺炎或慢性阻塞性肺疾病（COPD）恶化。

诊　断

经常联合使用许多诊断工具，不仅可以确定重度主动脉瓣狭窄的诊断，而且可以明确病因与伴随疾病，这些都可能影响治疗方案。本章综述了超声心动图，包括TTE和TEE、心导管检查、CT及心脏磁共振（MRI）的应用。

经胸超声心动图是一种过去常规用于评估主动脉瓣疾病的安全、无创的诊断工具。TTE也常规用于监测跟踪病情从轻度到重度的变化过程，并帮助确定手术或经导管治疗的最佳时机。TTE不仅可以评估主动脉瓣的结构和功能，而且可以评估所有其他的瓣膜及左、右心室的大小和功能，心房的大小，以及大血管的直径等。成像方式包括彩色多普勒、脉冲多普勒、连续多普勒、二维成像和三维成像。通过对主动脉瓣短轴（SAX）和长轴（LAX）的二维成像评估可以确定疾病的性质。钙化性主动脉瓣狭窄最易受影响的区域是瓣叶中心和基底部，而风湿性主动脉瓣狭窄最易受累的区域是结合部。在SAX切面上可以确定瓣叶的数量，而其他的异常，包括主动脉根部扩张或二尖瓣病变，可能分别提示二叶式主动脉瓣或风湿性疾病[11]。

连续波和脉冲波多普勒均有助于确定狭窄最严重的部位。连续波多普勒峰值血流速度可以确定重度主动脉瓣狭窄的诊断，测量从左室流出道（LVOT）到瓣下水平的血流速度可以确定狭窄的位置。仅用连续波多普勒不能区分瓣上、瓣膜和瓣下狭窄[11]。在二维成像模式中，主动脉瓣面积的计算是通过连续方程建立的。这个方程考虑了主动脉瓣、LVOT及LVOT横截面积的血流速度－时间积分（VTI）。公式如下：

主动脉瓣口面积（AVA）＝横截面积（CSA）$_{LVOT}$×VTI_{LVOT}/VTI_{AV}，其中CSA_{LVOT}是通过所测得的LVOT的直径计算的[$CSA=\pi(D/2)r^2$][11]。

因为重度主动脉瓣狭窄的症状出现较晚，所以心导管检查是一个重要的诊断工具，能够帮助我们更好地理解其症状发展。通过心导管检查可以对冠状动脉进行评估，并在必要时进行经皮介入治疗。或者根据心导管检查结果判断在进行瓣膜置换时是否需要同时进行冠状动脉旁路移植。而当重度主动脉瓣狭窄的症状和超声心动图的结果不相符时，血流动力学检测对于确定诊断很有帮助。测得跨瓣压差和心输出量后，主动脉瓣口面积可通过Gorlin公式计算获得[6]。

CT和MRI可以提供有关主动脉的其他数据，如用于评估明显的扩张或钙化，因为这两种情况可能改变手术方案或手术入路[9]。当主动脉瓣狭窄和主动脉瓣反流同时存在时，心脏MRI可以用于测量反流量。

风险评估

在考虑实施手术或经皮介入治疗前应该进行

风险评估。按照美国心脏协会 / 美国心脏病学会（AHA/ACC）瓣膜性心脏病指南，应考虑使用 STS 风险计算器、脆弱性、主要器官功能不全的情况及手术特殊困难等因素来预测风险[3]。STS 风险计算器利用现有的手术类型特异性模型来计算个人的手术死亡率和发生主要并发症的风险[12]。主要并发症除了胸骨深部伤口感染之外，其他均可在住院期间观察到。这一变量的观察持续至手术后 30d。主要并发症包括永久性卒中、肾衰竭、任何原因引起的再次手术、术后住院时间延长，以及胸骨深部伤口感染[13-15]。缺失的二元变量（是 / 否）均作为“否”处理，缺失的绝对值变量赋值用最低风险值，缺失的连续变量赋值用给定条件的均值[13]。

Fried 等人通过一项包括 5317 例 65 岁以上受试者的前瞻性观察性研究，制定了脆弱性定义，这一定义已被广泛接受[16]。这项研究表明，脆弱表型是一种可以导致一系列不良健康后果的高风险状态，它是跌倒、长时间住院、残疾及死亡的独立预测因子[16]。如果在定义的 5 项指标中参与者有 3 个及以上呈阳性，则确定为脆弱表型。总体来说，这些指标包括萎缩、虚弱、耐力或精力差、行动迟缓及低体力活动水平[16]。每种指标的检测都很简单，可以在手术前的访视中实施。患者自述的无意中体重缺失和疲劳可以被采纳。也可使用抑郁量表确定是否存在疲劳。可使用明尼苏达业余时间活动量表让患者进行体力活动的自我评估。也可进行握力和步行测试[16]。截至目前，一些脆弱性指数已经用于心脏手术前的风险评估[17]。

重要器官功能障碍的评估可以有多种方法，但最终任何显著的心脏、呼吸、肾脏、胃肠道或中枢神经系统功能障碍都应予以考虑。在 2014 年 AHA/ACC 瓣膜性心脏病指南中，提供了对每个器官系统功能障碍进行评估的实例[3]。

多种独立危险因素均可用于预测单纯主动脉瓣置换术（AVR）患者的院内死亡率。它们包括年龄大于 55 岁、术前已出现血流动力学不稳定、入院时有充血性心力衰竭的症状、糖尿病、需要或不需要透析的肾衰竭、升主动脉广泛钙化及肺动脉收缩压高于 50mmHg[7]。

治疗选择

2014 年的瓣膜性心脏病指南就 AVR 的时机提出了一些建议。下表总结了推荐级别（COR）和证据水平（LOE）[3]：

主动脉瓣的手术选择包括开胸 AVR 和 TAVR。开胸瓣膜置换手术是治疗重度有症状主动脉瓣狭窄的金标准。手术可以经胸骨正中切

推荐	COR	LOE
对病史或运动试验中有症状的高压力梯度的重度主动脉狭窄（AS）（D1 期）患者进行 AVR	Ⅰ	B
无症状的重度 AS（C2 期）患者，当 LVEF<50% 时进行 AVR	Ⅰ	B
重度 AS（C 或 D 期）患者在进行其他心脏手术时建议同时进行 AVR	Ⅰ	B
无症状的重度 AS（C1 期，主动脉血流速度≥ 5.0m/s）患者手术风险较低时，进行 AVR 是合理的	Ⅱa	B
无症状的重度 AS（C1 期）患者伴有运动耐量降低或运动时血压下降，进行 AVR 是合理的	Ⅱa	B
有症状的低流量 / 低压力梯度重度 AS 患者伴有 LVEF 下降（D2 期），同时低剂量多巴酚丁胺应激试验显示在任一多巴酚丁胺剂量下，主动脉血流速度达到 4.0m/s（或平均压力梯度 40mmHg）且瓣膜面积为 1.0cm^2 时，进行 AVR 是合理的	Ⅱa	B
有症状的低流量 / 低压力梯度重度 AS 患者（D3 期），其血压正常且 LVEF ≥ 50%，如果临床、血流动力学及解剖数据支持瓣膜梗阻是导致症状最可能的原因时，进行 AVR 是合理的	Ⅱa	C
中度 AS（B 期；主动脉血流速度 3.0~3.9m/s）患者接受其他心脏手术时，同时进行 AVR 是合理的	Ⅱa	C
无症状的重度 AS（C1 期）患者，在病情进展很快且手术风险较低时，可以考虑 AVR	Ⅱb	C

开进行，也可以经胸壁小切口行微创手术。两种方法均需体外循环和心脏停搏。开胸手术时瓣膜的选择几乎没有限制，包括支架瓣膜、无支架瓣膜、机械瓣膜及同种异体移植物。与开胸手术相比，TAVR 目前已被批准用于中危或高危患者，但在低危患者群体中的应用目前处于临床试验阶段。瓣膜的类型和尺寸在选择时均有一定的限制。

术中注意事项

不同医疗机构对有创和无创监测手段均有自己的偏好。对于所有全身麻醉下的外科患者，至少需要建立标准的 ASA 监测项目。此外，一些机构会使用额外的无创监测项目，包括脑氧饱和度、脑电双频指数和除颤电极。在进行外科 AVR 手术时通常会建立一些有创监测，包括麻醉诱导前通过桡动脉或股动脉置管监测动脉内血压、中心静脉压、肺动脉压及 TEE。随着更为简单的 TAVR 术式的建立，TAVR 术中不再使用中心静脉压、肺动脉压和 TEE 超声心动图，以及一些无创监测项目，如脑氧饱和度和脑电双频指数。

血流动力学目标是维持窦性节律和增加前、后负荷。

术中超声心动图

术中在瓣膜修复前进行 TEE 检查有几个目标，不仅为了确诊和完善诊断，还包括进行综合评估旨在发现可能导致麻醉和手术计划调整的新的病理改变。体外循环后进行 TEE 检查的目的是评估手术干预的结果并进行全面的心脏评估，以在完全脱离体外循环之前发现可能需要干预的新的病理状况[18]。关于如何进行全面 TEE 检查的详细描述见 2013 美国超声心动图学会（ASE）指南[19]。

检查主动脉瓣的主要切面是食管中段短轴（ME SAX）、食管中段长轴（ME LAX）、经胃长轴（TG LAX）和经胃深部长轴（DTG LAX）。2D 的 ME SAX 切面可以评估整个瓣膜的功能和瓣叶结构，钙化和缩窄在这一切面上很容易被评估。主动脉瓣狭窄可表现为瓣叶增厚或钙化、交界处融合和瓣叶运动减弱[20]。彩色多普勒可以识别伴随的中心性或偏心性主动脉瓣反流。ME LAX 切面可以综合评估瓣膜功能及近端主动脉和左室流出道的结构。在这一切面中也可评估是否存在主动脉瓣下隔膜和不对称性室间隔增厚。还可对主动脉瓣环、主动脉窦、窦管结合部及升主动脉进行二维测量。与 AV SAX 类似，这一平面的彩色多普勒可以识别偏心性或中心性主动脉瓣反流。使用 M 型超声可以通过一个简单的公式对反流束进行量化和分级：反流束宽度/左室流出道宽度[19,20]。TG SAX 视图更多用于测量流经主动脉瓣的血流速度。

连续波多普勒可以测量平均压力梯度、峰值压力梯度及峰值血流速度，这些参数决定了狭窄的程度。脉冲波多普勒可以测量左室流出道的血流速度，这是使用连续方程计算主动脉瓣面积的必要数据。当同时存在主动脉瓣反流时，可通过测量压力半降时间（压力梯度从最大降低到一半所需的时间）对反流程度进行分级。通常，多普勒波束不能在 TG LAX 切面上正确排列，这影响其获得准确数据。当发生这种情况时，可以使用 DTG LAX 切面，这个切面更常用于精确的多普勒测量[20]。这个切面的获得较难，并且由于需要使探头前屈所以更易引起损伤[21]。

结　论

- 主动脉瓣狭窄可以继发于二叶式主动脉瓣、风湿性心脏病或退行性钙化。
- 主动脉瓣狭窄的典型三联征包括劳力性呼吸困难、心绞痛及晕厥。
- 多种影像学检查可以确定主动脉瓣狭窄的严重程度，包括 TTE、TEE、心导管检查、CT 及心脏 MRI。

- 有症状的重度主动脉瓣狭窄需要手术治疗，可以选择开胸手术或 TAVR。
- 在手术期间，应该采用 ASA 标准监测，此外还可以使用脑电双频指数、脑氧饱和度、除颤电极、动脉置管、中心静脉压及 TEE 监测。肺动脉导管的使用应根据每位患者的具体情况决定。
- 术中应使用 TEE，在体外循环开始前、瓣膜置换后及脱离体外循环后进行详细检查。
- 可能发生的术后并发症包括（但不局限于）住院时间延长、伤口感染、大出血、因任何原因需要再次手术、肾衰竭及永久性卒中。

复习题

1. 重度主动脉瓣狭窄患者的血流动力学目标是：
   A. 增加前负荷、降低后负荷、窦性心动过速
   B. 降低前负荷、增加后负荷、正常窦性节律
   C. 增加前负荷、增加后负荷、正常窦性节律
   D. 增加前负荷、增加后负荷、窦性心动过速
2. 一例 50 岁男性患者，表现为逐渐加重的劳力性呼吸困难，曾发作过一次心绞痛，其他方面健康。体格检查时听到收缩期杂音。以下哪项不应作为患者的初步检查项目？
   A. 胸部 X 线检查
   B. TTE
   C. ECG
   D. 脆弱性评估
3. 以下哪项是开胸 AVR 的指征？
   A.85 岁男性，有症状的重度主动脉瓣狭窄，在家时因为活动性 COPD 加重而吸氧治疗
   B.55 岁健康女性，二叶式主动脉瓣，无症状的轻度主动脉瓣狭窄
   C.34 岁女性，有症状的重度主动脉瓣狭窄，伴活动性心内膜炎
   D.90 岁女性，有症状的重度主动脉瓣狭窄，左室射血分数 15%，既往脑血管意外有麻痹性后遗症，同时有活动性肺水肿
4. TTE 检查时，以下哪一项不用于确定主动脉狭窄的严重程度？
   A. 主动脉瓣口面积
   B. 峰值 – 峰值主动脉瓣压力梯度
   C. 平均主动脉瓣压力梯度
   D. 主动脉射血速度峰值
5. 已知患有重度主动脉瓣狭窄、糖尿病、外周动脉疾病的患者，以下哪项检查在术前进行会影响手术治疗？
   A.ECG
   B.TTE
   C. 运动应激试验
   D. 心导管检查

答　案

1. C。主动脉瓣狭窄患者的左室顺应性降低，左室舒张末压升高，因此，必须保持足够的前负荷以维持正常的每搏量。虽然这些患者的后负荷大部分取决于狭窄的瓣膜，但因为许多患者已经发展成左心室肥厚，因此保持较高的体循环血管阻力是必要的，这样可以维持冠状动脉灌注压，降低心内膜下缺血的风险。在主动脉瓣狭窄中，心房收缩可贡献高达 40% 的每搏量；因此，保持正常窦性心律非常重要。
2. D。这个问题中，患者可能患有心脏或肺部疾病。因此，基础的影像学检查应包括胸部 X 线片、TTE 和心电图。考虑到患者没有其他病史且年龄不足 65 岁，无须进行脆弱性评估。
3. C。这个患者患有活动性心内膜炎，这是 TAVR 的禁忌证。鉴于她主动脉瓣狭窄是重度且有症状，确实需要手术治疗，她的选择应该是开胸瓣膜置换手术。B 选项中的患者此时不需要手术，应继续由心脏病专家随访。A 和 D 选项中的患者在此时均有活动性肺部疾病的发作，应在手术前用药优化患者的状态。
4. B。峰值 – 峰值主动脉瓣压力梯度是在心导管检查中测量的左心室压力峰值和主动脉压力

峰值之间的差异。这些压力处于心脏周期的两个不同时间，这意味着这种梯度不是生理性测量值，通常在其他数据无法得出确切结论时使用。TTE 检查对于主动脉瓣狭窄的测量包括主动脉瓣面积、平均主动脉瓣压力梯度及主动脉峰值射血速度，所有这些参数都用于对主动脉瓣狭窄严重程度进行分类，如下表所示：

	主动脉硬化轻度	主动脉瓣狭窄中度	主动脉瓣狭窄重度	主动脉瓣狭窄
主动脉瓣面积（cm^2）		>1.5	1.0~1.5	<1.0
平均主动脉瓣压力梯度(mmHg)		<20	20~40	>40
峰值主动脉射血速度（m/s）	≤ 2.5	2.6~2.9	3.0~4.0	>4.0

5.D。已知这个患者有重度主动脉瓣狭窄，需要进行某种形式的外科干预。但是，该患者有两种冠状动脉疾病的同类疾病（糖尿病和外周动脉疾病），这使他存在发生阻塞性冠状动脉疾病的风险。基于这些信息，应进行心导管检查以评估冠状动脉。必要时应进行经皮介入治疗，或评估在 AVR 时进行冠状动脉旁路移植术的必要性。心电图、TTE 和运动负荷试验不会直接影响外科手术。

参考文献

[1] Parolari A, Loardi C, Mussoni L, et al. Nonrheumatic calcific aortic stenosis: an overview from basic science to pharmacological prevention. Eur J Cardiothorac Surg, 2009,35(3):493−504.

[2] Horstkotte D, Loogen F. The natural history of aortic valve stenosis. Eur Heart J, 1988, 9(suppl E):57−64.

[3] Nishimura RA, Otto CM, Bonow RO, et al. 2014 AHA/ACC guideline for the management of patients with valvular heart disease: a report of the American College of Cardiology/American Heart Association Task Force on Practice Guidelines. J Am Coll Cardiol, 2014, 63(22):e57−e185.

[4] Izquierdo-Gomez MM, Hernandez-Berancor I, Garcia-Niebla J, et al. Valve calcification in aortic stenosis: etiology and diagnostic imaging techniques.Biomed Res Int, 2017, 2017:5178631.

[5] Ramanathan T. Coronary blood flow. Contin Educ Anaesth Crit Care Pain, 2005, 5(1):61-64.

[6] Carabello BA, Paulus WJ. Aortic stenosis. Lancet, 2009,373 (9667):956−966.

[7] Kaplan JA, Reich DL, Savino JS. Kaplan's cardiac anesthesia: the echo era. 6th ed. St. Louis, MO: Saunders/Elsevier, 2011.

[8] American Heart Association. Classes of heart failure[2017-5-31], http://www. heart.org/HEARTORG/Conditions/HeartFailure/AboutHeartFailure/Classes-of-Heart-Failure_UCM_ 306328_ Article.jsp-.WfsNRjuhTBI.

[9] Chacko M.Aorticvalve stenosis: perioperative anaesthеticimplications of surgical replacement and minimally invasive interventions. Contin Educ Anaesth Crit Care Pain, 2012, 12(6):295−301.

[10] Pierard S, de Meester C, Seldrum S, et al. Impact of preoperative symptoms on postoperative survival in severe aortic stenosis: implications for the timing of surgery. Ann Tharac Surg, 2014,97(3):803−809.

[11] Baumgartner H, Hung J, Bermejo J, et al. Recommendations on the echocardiographic assessment of aortic valve stenosis: a focused update from the European Association of Cardiovascular Imaging and the American Society of Echocardiography. J Am Soc Echocardiogr,2017,30(4):372−392.

[12] Statistical methodology for STS risk models and performance measures, https://www, sts.org/sites/default/files/files/PDF/STS-Surgeon Composite Technical Appendix-Updated Feb2015.pdf

[13] Shahian DM, O'Brien SM, Filardo G, et al. The Society of Thoracic Surgeons 2008 cardiac surgery risk models: part 1—coronary artery bypass grafting surgery. Ann Thorac Surg, 2009,88(1, suppl):S2−S22.

[14] O'Brien SM, Shahian DM, Filardo G, et al. The Society of Thoracic Surgeons 2008 cardiac surgery risk models: part 2—isolated valve surgery. Ann Thorac Surg, 2009,88(1, suppl):S23−S42.

[15] Shahian DM, O'Brien SM, Filardo G, et al. The Society of Thoracic Surgeons 2008 cardiac surgery risk models: part 3—valve plus coronary artery bypass grafting surgery. Ann Thorac Surg, 2009,88(1, suppl):S43−S62.

[16] Fried LP, Tangen CM, Walston J, et al. Frailty in older adults: evidence for a phenotype. J Gerontol A Biol Sci Med Sci, 2001, 56(3):M146–M156.

[17] Furukawa H, Tanemoto K. Frailty in cardiothoracic surgery: systematic review of the literature. Gen Thorac Cardiovasc Surg, 2015, 63 (8):425–433.

[18] American Society of Anesthesiologists and Society of Cardiovascular Anesthesiologists Task Force on Transesophageal Echocardiography. Practice guidelines for perioperative transesophageal echocardiography. An updated report by the American Society of Anesthesiologists and the Society of Cardiovascular Anesthesiologists Task Force on Transesophageal Echocardiography. Anesthesiology, 2010, 112(5): 1084–1096.

[19] Hahn RT, Abraham T, Adams MS, et al. Guidelines for performing a comprehensive transesophageal echocardiographic examination: recommendations from the American Society of Echocardiography and the Society of Cardiovascular Anesthesiologists.J Am Soc Echocardiogr, 2013,26(9):921–964.

[20] Mathew JP, Ayoub CM. Clinical manual and review of transesophageal echocardiography. New York, NY: McGraw-Hill, Medical Publication Division, 2005.

[21] Hilberath JN, Oakes DA, Shernan SK, et al. Safety of transesophageal echocardiography. J Am Soc Echocardiogr, 2010,23(11): 1115–1127, quiz 1220–1221.

（赵 静译，侯丽宏审）

第 4 章

二尖瓣手术

Sohail K. Mahboobi

典型案例和关键问题

61 岁女性患者，既往有糖尿病、高血压和哮喘病史，出现进行性加重的呼吸急促和疲劳。患者还自诉有心悸和头晕。体格检查发现患者双肺有啰音，心尖部可闻及 3/6 的收缩期杂音。心电图（EKG）显示房颤（AF），心室率 102 次 / 分。经胸超声心动图显示重度偏心性二尖瓣反流（MR）和二尖瓣后叶（PmL）脱垂。基于以上发现和持续加重的症状，拟为患者进行二尖瓣修复术（MVR）或置换手术。患者入手术室时左肘前静脉留置有 20G 的静脉导管，经鼻导管吸氧，流量 2L/min。

你对 MR 如何分类，MVR 的指征是什么？

建立美国麻醉医师学会（ASA）推荐的常规监测项目后，在患者右侧肘窝处进行静脉穿刺置入 16G 的导管，行左侧桡动脉穿刺置管。使用芬太尼、异丙酚和罗库溴铵进行麻醉诱导后顺利插管。根据需要给患者输注去氧肾上腺素以维持足够的血压。在超声引导下经右侧颈内静脉放置肺动脉导管，并顺利置入经食管超声心动图（TEE）探头。

二尖瓣手术前在手术室进行 TEE 检查的意义是什么？

TEE 检查发现左心房（LA）/ 左心室（LV）扩张和二尖瓣后叶（PmL）的 P2 段脱垂，它附着的腱索断裂。重度二尖瓣反流，有前向偏心性反流束指向房间隔。左心室功能接近正常，估计射血分数（EF）为 50%。基底部室间隔肥厚和微量三尖瓣反流。

与外科团队回顾并讨论 TEE 的发现后，我们决定尝试对二尖瓣进行手术修复。经胸骨正中切开，肝素化后放置体外循环的主动脉和双腔静脉插管。

为什么 MVR 相对于 MV 置换更有益处？

行主动脉和静脉插管后建立体外循环（CPB），患者体温被降至 32℃。经左心房切开暴露二尖瓣（MV）。术中检查证实了 TEE 的发现，后叶 P2 段的腱索断裂。术者对后叶脱垂的节段进行了三角形切除，并放置成形环以加强两个叶的对合。在左心室注射生理盐水来评估瓣膜的修复情况，检查是否有残余的反流或瓣叶的脱垂。评估修复效果后，关闭左心房并复温。

MVR 的各项技术是什么？

开始复温并查找心腔是否存在空气及评估瓣膜修复质量后，CPB 流量逐渐减少。当心室开始收缩射血时进行 TEE 检查，结果显示二尖瓣前叶（AmL）有收缩期前向运动（SAM），造成左心室流出道（LVOT）梗阻和轻度持续性 MR。逐渐增加容量负荷，使用去氧肾上腺素提升血压并增加全身血管阻力（SVR）后，逐渐脱离 CPB，以尝试保守治疗 SAM 征。脱离 CPB 后，患者的血流动力学仍不稳定，收缩压在 70mmHg 左右，TEE 检查可见持续性 SAM 和 LVOT 梗阻。这时，术者决定通过外科手术纠正 SAM 征，并重新建立 CPB。再次行左心房切开术，采用滑动技术降低 PmL 的高度，使 AmL 和 PmL 的对合点远离 LVOT 和室间隔。为了评估修复效果及 SAM 征的纠正情况，给左心室注入生理盐水，标记 AmL 和 PmL 的对合点，通过“墨水试验”确保对合点远离 LVOT，且不存在可能导致 SAM 征的 AmL 冗余部分。

如何在术前预测患者有发生 MVR 术后 SAM 征的风险，有什么策略可以避免这种情况？

术者通过左心室注入生理盐水完成对第二次修复效果的评估后，关闭左心房，再次复温。再次减少 CPB 流量，以评估瓣膜修复情况及是否有残余 SAM。TEE 检查显示 LVOT 血流没有梗阻，也没有 SAM 的迹象。患者仍存在轻度至中度的 MR。

如果第一次修复后仍然存在明显的反流，你在重新修复和瓣膜置换之间如何选择？

仔细地进行超声心动图评估瓣膜后，发现由于后叶的长度缩短，PmL 无法参与对合，从而导致明显的反流。因此，术者决定不再重新修复瓣膜，而使用人工瓣膜进行置换。

你推荐使用哪种人工瓣膜，生物瓣还是机械瓣？

重新建立 CPB 并再次降温，使用心脏停搏液使心脏停搏后，经左心房暴露 MV。取出先前放置的成形环，置入生物瓣膜。术者扩大了主动脉瓣（AV）和 MV 之间的纤维环区域，以确保人工瓣膜可以在瓣环上固定良好。并行循环时，使用 TEE 对人工瓣膜进行评估，显示瓣膜功能正常，瓣膜位置良好，瓣前有明显的中等大小的瓣周漏。

瓣周漏有什么意义，你如何对瓣周漏进行最好的定位，还有哪些其他技术可以用来修复术后瓣周漏？

术者基于瓣周漏的位置和大小，再次建立了 CPB。手术探查发现 AV 与 MV 之间的纤维区撕裂，术者对这个区域进行了手术修复。并行循环下进行 TEE 检查，结果显示没有瓣周漏，人工瓣膜功能正常。逐渐停止 CPB。开始输注去氧肾上腺素和去甲肾上腺素以维持正常血压。测得的心输出量为 2.2L/min，心指数为 1.2L/(min·m^2)。超声心动图检查显示术前功能正常的左心室出现严重的功能下降。

哪些原因可以导致 MV 术后左心室功能衰竭？

为了改善左心室收缩力，开始使用正性肌力药物肾上腺素和米力农。仍继续联合应用去甲肾上腺素和去氧肾上腺素以维持正常血压和 SVR。左室功能逐渐改善，心指数提高到 2L/(min·m^2)。使用鱼精蛋白拮抗肝素作用。患者被转移至术后心脏重症监护室（ICU），继续镇静并维持气管插管。

除了手术，还有哪些方法可以用来治疗二尖瓣反流？

在 ICU 期间，患者在术后第 1 天逐渐停用了缩血管药物，经胸超声心动图显示心脏功能和瓣膜功能均正常。在术后第 7 天，顺利拔管出院。

患者术后保持无症状约 15 年，后随访发现渐进性气短复发。经胸超声心动图显示患者出现生物瓣膜退行性改变，导致中度 MR，需要再次手术。

二次二尖瓣手术时都有哪些选择？

基于患者之前接受的手术和年龄，建议对发生退行性变的人工瓣膜进行非手术治疗。为患者实施了经心尖入路的经导管 MV 置入术，手术过程顺利。

讨　论

二尖瓣是一个双叶鞍状瓣膜，由二尖瓣瓣环、前叶和后叶、前外侧和后内侧乳头肌、腱索及左心室组成。二尖瓣位于主动脉瓣后面，二者之间仅由纤维区隔开。PmL 在解剖学上有独特扇贝样的皱褶结构将瓣叶分成 3 部分。这些扇贝结构有助于后叶各部分之间相互滑动以保证密闭性。通过这些结构将 PmL 标记为 P1、P2 和 P3 段，与之相对应的 AmL 节段被标记为 A1、A2 和 A3（图 4.1）。AmL 和 PmL 在前后交界处连接。AmL 和 PmL 由腱索支撑，腱索是一种线状结构，起源于前外侧和后内侧乳头肌，附着于二尖瓣叶的下表面 [1]。二尖瓣叶的 A2P2 部分构成马鞍的最高点，前后交界处构成鞍的较低点。这种形状有助于二尖瓣承受左心室收缩产生的对二尖瓣叶的压力 [2]。

二尖瓣反流

在发达国家，二尖瓣反流（MR）比二尖瓣狭窄（MS）更常见，原因之一是这些国家风湿热的发病率较低。重度 MR 需要手术治疗的概率约为 2%。男女患者的发病率相似 [3]。

按照 Carpentier 的描述，通常根据潜在的病理学将 MR 分为 3 型。Ⅰ型 MR 的瓣叶活动正常，由于心内膜炎或其他原因导致瓣环扩张或瓣叶穿孔。Ⅱ型 MR 因瓣叶脱垂或连枷样运动所致，原因是黏液瘤病导致的腱索延长、腱索断裂或乳头肌断裂。Ⅲ型 MR 是由于瓣叶运动受限，并进一步分为 2 种类型：风湿性疾病引起的ⅢA 型和缺血性或特发性心肌病引起的ⅢB 型 [4]。

需要修复的 MR 的两个最常见原因是二尖瓣退行性病变和功能性二尖瓣反流（FMR）。大约 70% 的 MVR 患者是退行性二尖瓣疾病，20% 是 FMR[5]。虽然风湿性疾病在美国并不常见，但仍然是发展中国家二尖瓣疾病最常见的原因。其他带来二尖瓣手术的少见原因是感染性心内膜炎和结构缺陷，如二尖瓣裂隙（图 4.1）。

“退行性疾病”这一术语用于描述多种 MV 的病理机制，包括腱索延长或断裂、钙化、瓣叶增厚和冗余，以及瓣环的扩张。黏液瘤病是另一个用来描述由于细胞增殖和糖胺聚糖累积而引起的涉及瓣叶和腱索变化的术语 [6,7]。弹性纤维缺乏症（FED）是退行性 MV 疾病的一种，可引起腱索的延长甚至断裂，导致瓣叶节段的脱垂或连枷运动，多数情况下累及的是后叶 P2 段。这些患者因为突然发生的二尖瓣反流而出现症状，通常病史较短。由于黏液瘤样改变导致的二尖瓣病变通常累及两个瓣叶的多个节段及瓣下结构，称为 Barlow 病。退行性病变引起的二尖瓣疾病，尤其是累及后叶的，进行 MVR 手术的成功率很高。然而，如果这些退行性改变累及前叶或同时累及前后叶，成功修复是很有挑战性的，失败率较高，可能需要再次手术 [8]。

在 FMR 中，即使有重度反流的情况，二尖瓣结构也是正常的。这种 MV 是由于心室扩张（包

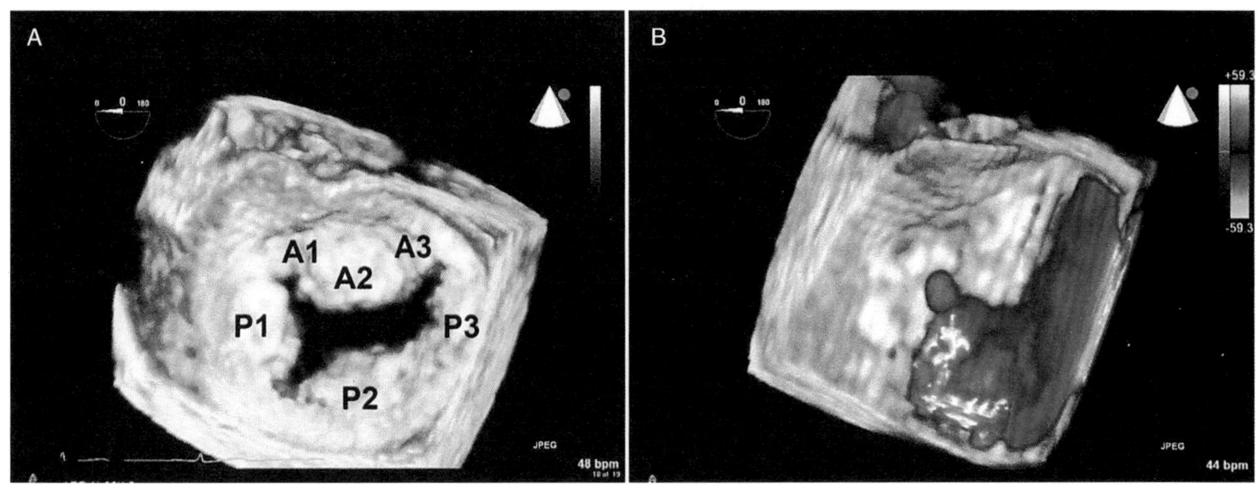

图 4.1 A. 二尖瓣的三维重建影像，显示了黑白（A）和彩色（B）视窗下二尖瓣前叶和后叶的各个部分。后叶 P1 和 P2 之间的裂隙导致了二尖瓣反流

括缺血性和非缺血性）引起乳头肌移位和瓣叶栓系引起的，这种情况限制了瓣叶的运动，阻止了它们的正常合拢。FMR 常见于下壁心梗后，因为瓣环前部由瓣膜间的纤维区和室间隔给予了更好的支撑。缺血事件后左心室发生重构，左心室形态的改变引起了瓣叶栓系，导致二尖瓣反流。左室前壁心梗可导致弥漫性对称性的心室重构，这可以引起前叶和后叶多个节段的栓系，因为起源于前外侧乳头肌的腱索同时附着在前叶和后叶上。下壁心梗时，栓系主要发生在 P3 段[9]。因 FMR 进行 MVR 的手术效果不如退行性 MR 的效果持久，复发率高达 20%~30%[10]。

风湿性疾病引起的 MV 形态改变几乎涉及瓣膜的所有组成部分，导致瓣叶增厚和钙化、交界区融合、腱索缩短及瓣膜回缩。对风湿性二尖瓣疾病进行瓣膜修复具有挑战性，失败率更高，因此通常不推荐[11]。

当 MV 有结构缺陷或处于疾病进程中时，很容易发生心内膜炎，但是即使结构正常的瓣膜也可能发生心内膜炎。感染过程导致瓣叶破坏、穿孔，甚至脓肿形成。可能需要通过外科手术清除心内膜炎病灶，并用心包补片修补穿孔来治疗潜在感染，病情严重的患者可能需要更换瓣膜。

二尖瓣裂隙大多为先天性的。前瓣裂与其他先天性心脏病有关，如心内膜垫缺损。后瓣裂通常与其他先天性缺陷无关，也可能因退行性瓣膜病而发生在生命后期[12]。

两个乳头肌的血供在缺血性 MV 疾病的进展中发挥重要作用。前外侧乳头肌具有双重血供，受缺血影响较小，它由左前降动脉和旋支动脉的对角支或锐缘支供血。后内侧乳头肌的血供来自右冠状动脉。由于其供血系统单一，后内侧乳头肌在心肌梗死时特别容易受累，甚至发生断裂，需要进行 MV 置换[13]。

出于治疗的考虑，将 MR 分为两大类：原发性（由于瓣膜结构问题）和继发性（由于其他疾病进程）。手术修复的指征取决于 MR 发生的机制和严重程度。根据疾病的严重程度，这两大类又被细分为不同的阶段。

二尖瓣反流的分期

原发性 MR　原发性 MR 根据瓣膜形态、疾病进展和症状被分为 4 期。A 期包括有发生 MR 的风险，并有轻度二尖瓣异常，如轻度二尖瓣脱垂、增厚或瓣叶受限的患者。B 期是进展性 MR，包括瓣膜异常更加严重的患者，如严重脱垂、风湿性改变或既往有感染性心内膜炎。C 期为重度 MR，分为两个亚类：C1[重度 MR 左室收缩末期内径（LVESD）<40mm，左室射血分数（LVEF）>60%] 或 C2（重度 MR 的 LVESD ≥ 40mm，LVEF ≤ 60%）。D 期患者有 MR，且出现呼吸困难、疲劳、端坐呼吸及心悸等症状[14]。

继发性 MR　继发性 MR 也像原发性 MR 一样分为 4 个阶段。A 期患者的 MV 解剖结构正常，有冠心病或心肌病病史，被认为有发展为 MR 的危险。B 期为进展性 MR 患者，包括有轻度瓣叶增厚或瓣环扩张并有局部室壁运动异常的 MR 患者。C 期为重度 MR，患者有二尖瓣反流和左室功能不全，有效反流口面积（EROA）≥ 0.4cm^2，且反流量≥ 60mL。D 期包括有症状的 MR 患者。

值得注意的是，相对于原发性 MR，由于继发性 MR 左心室收缩功能降低，较小的反流容积可能代表着更大的反流指数。同样，即使继发性 MR 中较小的 EROA 也可能导致不良后果。既往推荐中，继发性 MR 中 EROA>0.2cm^2 就被认定是重度 MR。最近已对其进行了修订，继发性 MR 中 EROA>0.4cm^2 才被认为是重度 MR。然而，重要的是要明白，对于继发性 MR 在诊断重度 MR 时，EROA>0.2cm^2 的指标敏感性更高，而大于 0.4cm^2 的指标特异性更好[15]。由于这些原因，在决定是否手术时，将临床表现和超声心动图结果结合起来是必要的。在手术室进行术前 TEE 检查，不仅可以确定反流机制，而且可以为术后修复效果提供一个参考基线。选择修复还是置换瓣膜取决于 MV 疾病的类型和分期。

MV 疾病的手术指征：对于慢性原发性 MR，A 期和 B 期患者需要定期监测以评估疾病是否进展。如果 B 期患者需要接受另一种心脏手术，如冠状动脉旁路移植术，则可以考虑同时进行 MVR。对于左室功能正常的 C1 期患者，如果手术成功率 >95%，死亡率 <1% 时，可以考虑进行 MVR。如果 C1 期患者的连续影像学检查发现 EF 进行性下降，左心室体积进行性增大，建议进行 MV 手术。如果病变累及后叶或两个瓣叶且可以成功修复时，则应考虑进行 MVR。C2 期患者，EF 为 30%~60% 且 LVESD ≥ 40 时，可进行外科处理。D 期患者应进行 MV 手术。对于解剖结构良好且预期寿命较长，但因严重合并症而被认为外科手术高风险的 D 期患者，可考虑经导管 MVR。二尖瓣反流时进行二尖瓣手术的指征见下表[15]：

	原发性 MR	继发性 MR*
A（有 MR 风险）	定期监测	定期监测
B（进展性 MR）	定期监测，或在患者接受其他心脏手术时进行 MVR	定期监测（即使患者接受其他心脏手术，同期进行 MVR 的益处也不确定）
C（无症状的重度 MR）	C1——MVR：如果成功率 >95%，预期死亡率 <1%； MV 手术：如果连续影像学检查显示 LV 体积进行性增大，或 EF 进行性降低； 定期监测：如果手术成功率 <95%，预期死亡率 >1% C2——MV 手术	定期监测，或如果患者拟接受其他心脏手术（如 CABG、AVR），则同期进行 MV 手术
D（有症状的重度 MR）	MV 手术 如果患者有合理的预期寿命、解剖结构良好，但手术风险过高，考虑经导管 MVR	MVR 或瓣膜置换

*：考虑治疗潜在疾病，如冠状动脉疾病、心力衰竭；有指征时，考虑同步复律治疗。AVR：主动脉瓣置换；CABG：冠状动脉旁路移植；EF：射血分数；LV：左心室；MR：二尖瓣反流；MV：二尖瓣；MVR：二尖瓣修复

对于继发性 MR 患者，治疗潜在性疾病应该是第一步，如冠状动脉疾病和心力衰竭；因为即使成功处理了二尖瓣病变，未予治疗的原发疾病的病理生理也可能导致不良结果。对 A 期和 B 期患者可定期监测。新的数据显示，即使在 B 期患者接受其他心脏手术时同期进行 MVR，也没有任何受益[15]。对 C 期患者可以定期监测，或当其接受另一个心脏手术时考虑同时进行 MV 手术。D 期患者可考虑行 MV 手术。

基于许多已经证实的优点，二尖瓣修复术通常比置换术更可取。MVR 后患者早期和晚期的存活率更高，能够保留正常的心脏功能和解剖结构，改善患者的生活方式，良好的疗效可维持长达 25 年，卒中和感染的风险低，且不需要抗凝[16,17]。

当有 MVR 指征时，有多种技术可用于修复瓣膜。Ⅰ型二尖瓣病变有瓣环扩张或瓣叶穿孔，可用成形环或心包补片治疗。Ⅱ型瓣叶脱垂的 MV 病变可采用三角形或四边形瓣叶切除，使用或不使用滑动成形和成形环的方法进行修复。另一种选择是根据瓣膜的病理改变，将正常瓣叶的腱索转移到病变部位，或植入 Gore-Tex™ 人工腱索。Ⅲ型病变可通过交界处切开、腱索分离或瓣环成形来进行修复[18]。

MVR 修复不充分时的并发症之一是出现 SAM，导致 LVOT 梗阻和血流动力学不稳定。简单地说，瓣叶组织相对于瓣环大小过多时，就可能发生二尖瓣修复后 SAM。收缩期血流通过 LVOT 时产生牵引力，过多的瓣叶为其提供了更大的表面积，因而造成 LVOT 的梗阻。尽管过多的 AML 和 PML 都可以导致 SAM，但当 PML 相对较大且前叶与后叶的比值（AL/PL）达到 1.3 时，患者更容易发生 SAM，因为此时两个瓣叶的对

合点向 LVOT 移位。同样，当瓣叶对合点至室间隔的距离（C-sept 距离）≤ 25mm 时，患者发生修复后 SAM 的风险增加[19]。这些参数可以通过术前 TEE 检查获得（图 4.2）。导致 SAM 的其他危险因素包括左心室较小、瓣环未扩张和基部室间隔肥厚。

如果患者术后有发生 SAM 的风险，可以使用多种外科技术来降低其发生率。这些技术包括选择足够大小的成形环，切除部分后叶以降低后叶的高度，通过滑动瓣膜成形术使瓣膜对合点更加后移远离左室流出道，对过大的后叶使用更短的人工腱索使其移位到左心室等。对 SAM 的处理取决于其严重程度和对血流动力学的影响。测量 LVOT 血流速度有助于判断 SAM 的严重程度。伴有 LVOT 血流速度正常与微量 MR 的 SAM 征，可通过容量管理和血管收缩剂进行处理。如果 LVOT 血流速度更高（>3.5m/s），MR 为持续少量或更多，则需要再次手术，但是文献显示 MVR 后发生 SAM 时，需要手术矫治的概率较低[20]。

在瓣膜修复后、关闭心房前评估 MV 的对合程度，对于获得功能正常的瓣膜非常重要。通常采用生理盐水试验，这是评估修复后瓣膜的最简

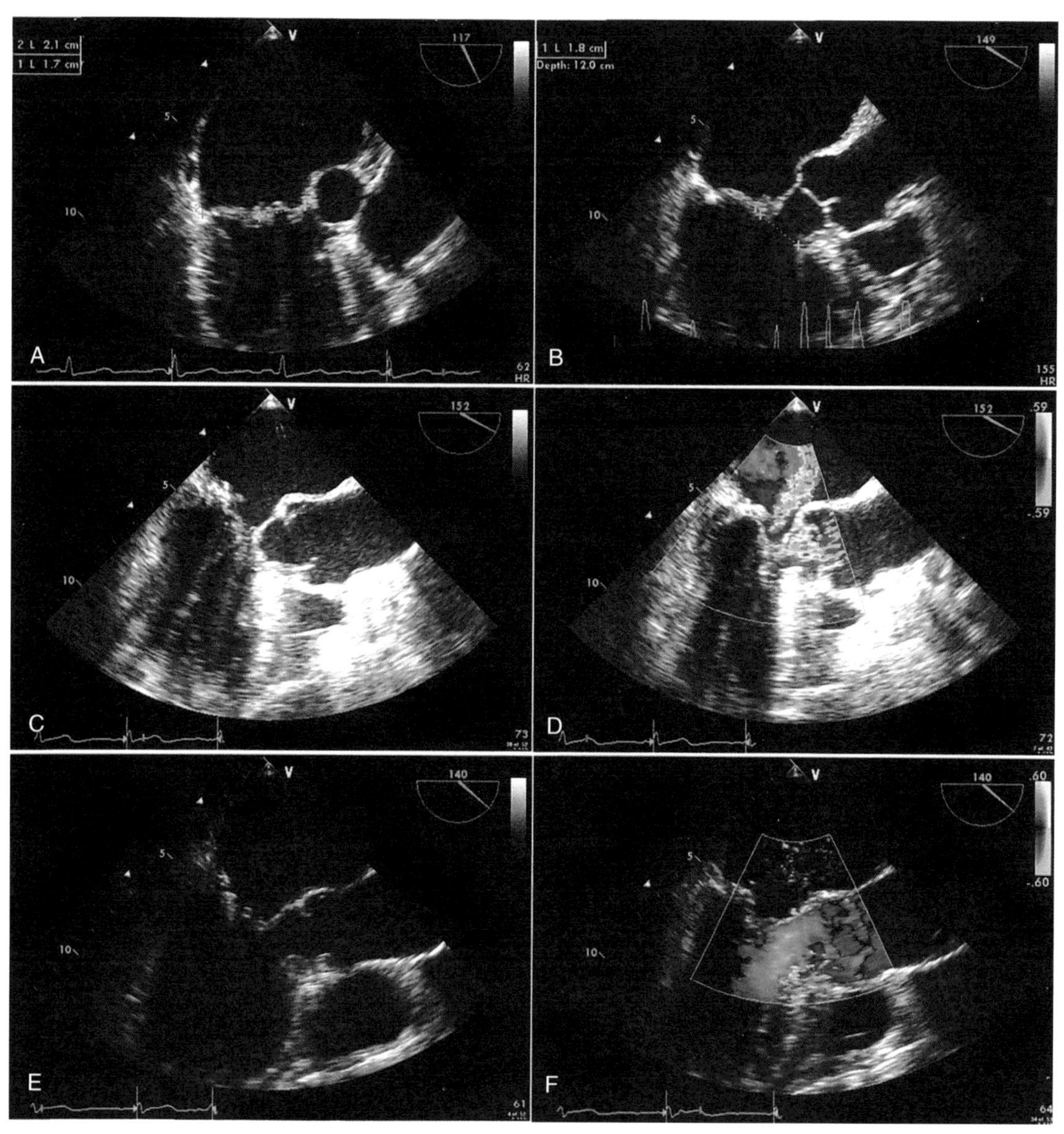

图 4.2 二尖瓣修复术后发生收缩期前向运动（SAM）和左室流出道（LVOT）梗阻的患者的经食道超声影像。AL/PL 比值为 0.8（A），C-sept 距离为 1.8cm（B）。患者修复术后发生 SAM（C 和 D）。缩短了后瓣叶长度（E）使瓣叶对合点远离 LVOT，SAM 得到了解决（F）

单和最常用的方法，通过在左心室注射生理盐水建立一个有压力的左心室来评估二尖瓣是否有渗漏或脱垂。另一个评估方法是墨水试验，用墨水标记两个瓣叶的对合点，以明确瓣膜对合表面，但这种方法通常不是单独通过盐水试验来评估的。这两种试验对于预测术后瓣膜功能都有帮助，但可能都不完全准确，因为生理盐水试验在停搏心脏中的发现与术后正常收缩的心脏存在差异[21]。

如果第 1 次修复后存在持续性 MR，应结合患者的基础状态数据，仔细分析手术过程。如果 TEE 检查显示导致持续性 MR 的病理改变可纠正，则应再次尝试修复 MV。然而，当患者存在基础 EF 值降低、CPB 时间过长和导致持续性 MR 的机制可疑等情况时，与进行另一次不成功的瓣膜修复尝试相比，MV 置换可能更有益，预后更好。

如果决定更换瓣膜，选择生物瓣膜还是机械瓣膜取决于患者的意愿和瓣膜对患者的价值、长期抗凝问题、年龄及潜在风险。年龄 70 岁以上或抗凝治疗有禁忌的患者，推荐使用生物瓣膜。年龄小于 50 岁且无抗凝禁忌证的患者，推荐使用机械瓣膜。对于 50~70 岁的患者，应根据患者的自身因素和个人偏好进行个性化选择[15]。

二尖瓣修复的最终目标是维持瓣叶的活动性和正常对合。任何原因带来的手术技术缺陷均可造成手术即刻或迟发的失败，从而导致患者需要再次 MV 手术。恰到好处的 MV 手术取决于医生对 MV 工作机制的理解、过硬的专业知识和技术。由于治疗的最终目的是矫正 MR，患者在手术结束时应无或仅有微量 MR。任何轻度或重度 MR 都是不可接受的，因为这些患者手术的远期失败率很高[22]。

人工瓣膜置换术后瓣周漏可以即刻发生，在体外循环结束后手术室内进行的 TEE 检查中即可看到，也可以在一段时间后瓣环组织退行性变后发生。瓣周漏是一种湍流血流束，起源于人工瓣膜缝合环外侧。总体发生率为 6%~15%[23]。二尖瓣假体更容易发生瓣周漏。瓣环的大量钙化和感染导致组织松脆易碎，可能导致瓣周漏的发生。任何在手术室内发现的持续性瓣周漏后期都会逐渐加重。持续性的，特别是血流速度很快的瓣周漏可导致溶血性贫血和相应的症状，如黄疸、疲劳和瘀点。较大的渗漏可导致充血性心力衰竭和肺高压。由于这些原因，在人工瓣膜置换术后仔细寻找任何明显的瓣周漏非常重要，如果可能的话，在离开手术室前通过手术进行纠正。为定位瓣周漏的位置，需要使用 TEE 进行多个平面的二维（2D）或三维（3D）成像检查。利用 3D 超声心动图加彩色多普勒，有可能在一个视图中定位瓣周漏（图 4.3）。如果患者术后出现明显的渗漏（中到重度）和症状（疲劳、呼吸困难、溶血性贫血），而其基础状况不适宜再接受手术探查，则可通过放置 Amplatzer 血管塞（St. Jude Medical）进行经皮瓣周漏封堵。这项技术的禁忌证包括心内膜炎、因广泛裂开所致的瓣膜活动和心内血栓形成[24]。

由于血流反流回左心房的阻力较低，重度 MR 患者术前的左心室功能可能被高估为正常。MVR 后左心室的后负荷增加，左心室收缩功能障碍将更加明显甚至加重。修复术后早期出现左室功能减退很常见，麻醉医生应随时准备使用正性肌力药物以帮助左心室收缩。在某些基础 EF 已有下降的 MR 患者中，预防性使用主动脉内球囊反搏可以帮助患者脱离 CPB。同样，在某些情况下，走行于二尖瓣环前外侧的回旋支动脉受到医源性损伤，可导致累及基底和中间下外侧壁的新的局部室壁运动异常[25]。其他医源性损伤也可能发生，例如伤及主动脉瓣、冠状窦和传导系统，因为它们在解剖结构上邻近二尖瓣。在 MVR 或置换术后评估主动脉瓣功能非常重要，因为主动脉瓣与二尖瓣之间只有一个纤维结构相隔，任何对二尖瓣的干预都可能导致主动脉瓣变形和功能障碍（图 4.4）。

如果患者由于一些情况不适合接受外科手术，还有许多经皮技术可用于二尖瓣修复，

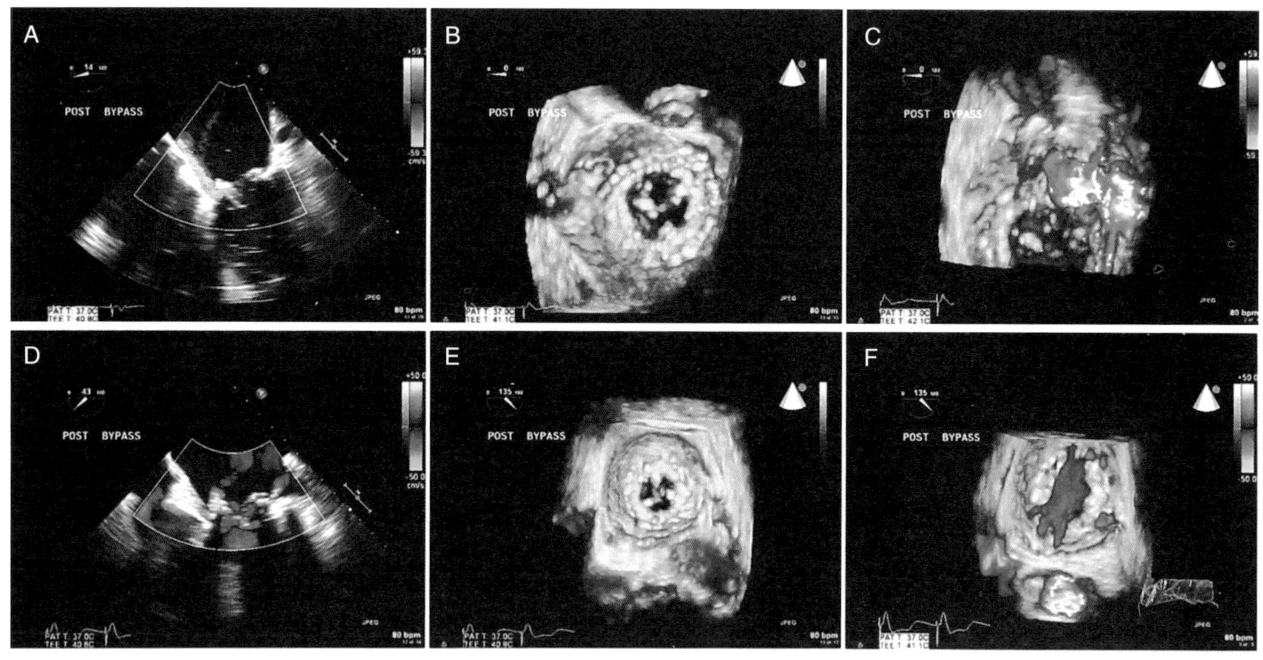

图 4.3　二尖瓣置换术后瓣周漏。存在瓣膜前方的瓣周漏（A），可以通过彩色 3D 重建（B，C）进行定位。另一例（D）显示了瓣膜前方和后方的瓣周漏，彩色 3D 重建显示有多个瓣周漏（E，F）

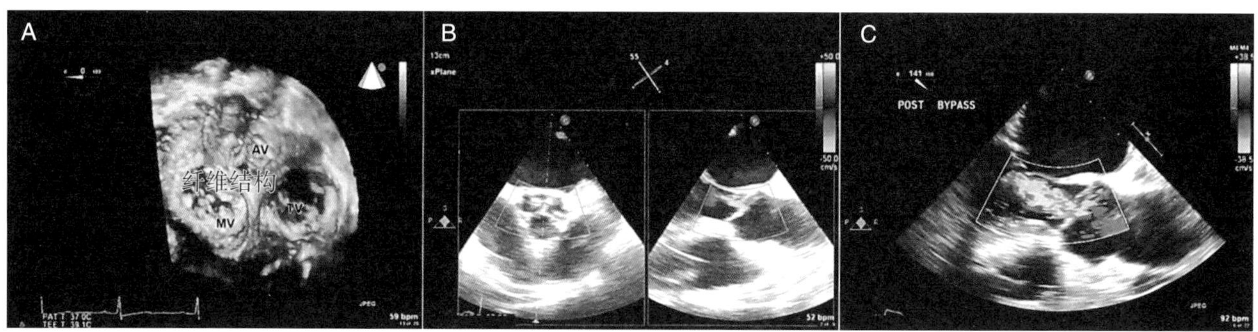

图 4.4　MV 术后主动脉瓣反流加重。MV 在主动脉瓣前方，二者仅由纤维区域分隔（A）。一个瓣膜的手术可以使另一个瓣膜发生扭曲变形。术前微量的主动脉瓣反流（B）在 MV 术后变为中至重度（C）。对两个瓣膜中的任何一个进行手术干预后，都需要对两个瓣膜的功能进行评估，这非常重要。TV：三尖瓣；AV：主动脉瓣；MV：二尖瓣

其中一种技术是使用 MitraClip（Evalve Inc, Redwood City, CA）。MitraClip 是基于“Alfieri 修复”的一种“缘对缘”的手术理念，这一理念是将前叶和后叶在瓣叶中间的一点进行缝合。MitraClip 装置可以在 TEE 引导下经皮在瓣叶脱垂相对的部分放置一个或多个夹子。其风险包括瓣叶穿孔和损伤、持续性 MR、夹子位置错误，及后期纤维化导致瓣口狭窄（图 4.5）。详细讨论见第 20 章。

瓣环扩张主要发生在后部，并且由于冠状窦靠近瓣环后部，有许多技术是将装置放置在冠状窦中以帮助修复扩张。这些装置的主要目的是推压瓣环的后部以改善瓣叶的对合。然而，冠状窦不是直接挨着瓣环后部，它主要是一个心房结构，因此这常会降低这些干预措施的成功率。此外，大约 64% 的患者的回旋支动脉位于冠状窦和二尖瓣环之间，这些装置放置在冠状窦中向内推压瓣环时，回旋支动脉可能会受压从而导致缺血[26]。

人工心脏瓣膜的正常使用寿命大约为 15~20 年。这些瓣膜逐渐发生退行性改变，从而需要更换。根据患者的身体状况和医生擅长领域的不同，有多种瓣膜置换策略可供选择。一种选择是重新经胸骨正中切口进行开胸瓣膜置换，但既往

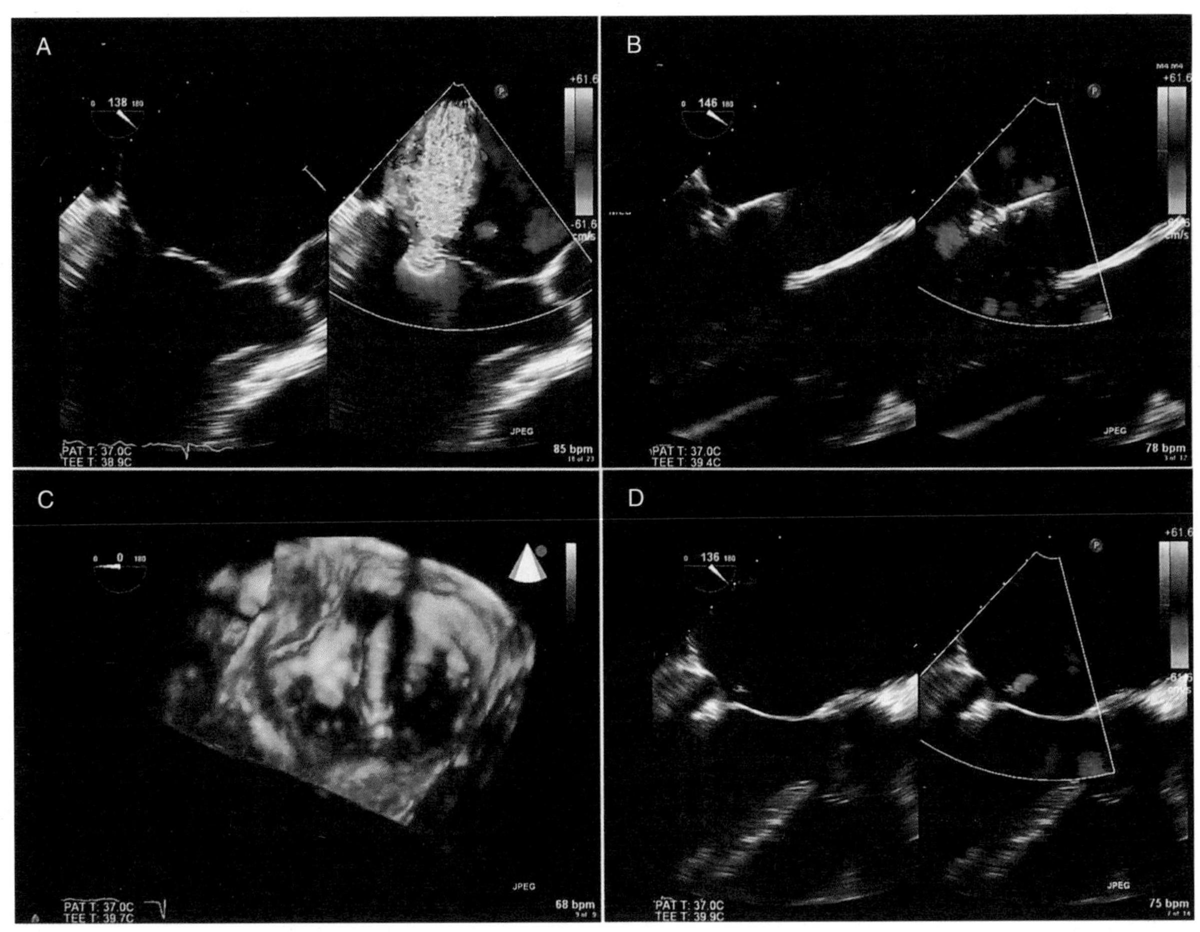

图 4.5 MitraClip 的应用。发现重度二尖瓣反流（A）。TEE 引导下经导管放置 MitraClip 的 2D（B）和 3D（C）图像。放置 MitraClip 后，反流从重度变为微量（D）

手术造成的广泛组织粘连及多处心脏结构与胸骨的毗邻关系增加了损伤风险。例如，右心或移植的冠状动脉桥可以粘连在胸骨后，在切开胸骨时可能受损伤。也可选择经右胸入路避免二次胸骨切开，经股动脉和颈内静脉插管建立 CPB。如果患者的身体状况和合并症不适宜二次手术探查和 CPB，则可以通过心尖入路，在以前放置的人工瓣膜处经导管放置一个瓣膜。这种技术的创伤较小，越来越多的医疗中心对这种手术的经验逐渐丰富（图 4.6）。

二尖瓣狭窄（MS）：导致 MS 的最常见原因是风湿性心脏病。其他原因包括瓣环和瓣叶的严重钙化、感染性心内膜炎，以及多种系统性疾病，如类风湿性关节炎和系统性红斑狼疮。

根据美国心脏协会 / 美国心脏病学会（AHA/ACC）瓣膜性心脏病治疗指南，MS 可分为 4 期[14]。A 期患者出现舒张期瓣膜轻度隆起，被认为有发展成 MS 的风险。B 期是进展期 MS，舒张期瓣叶至少有中度隆起，伴有进行性风湿性改变，如瓣叶交界部融合。C 期为重度 MS，患者虽然无症状，但 MV 面积小于或等于 1.5cm^2。有重度 MS 且有症状者为 D 期。

由于风湿性疾病引起的 MS 患者随着病情的发展可逐渐出现疲劳和劳力性呼吸困难，甚至会出现胸痛、咯血和心律失常等症状。逐渐出现的改变包括瓣膜进行性增厚、瘢痕形成，瓣环、瓣叶、瓣下结构的钙化及瓣叶交界部融合。随着病情的进展，跨瓣压差逐渐增大，患者的症状也会加重。左心房的增大，及房颤（AF）时的血液淤滞可导致血栓栓塞事件。

外科手术治疗 MS 比药物治疗的效果更为确切。药物治疗包括使用利尿剂、控制心率及抗凝治疗。推荐的 3 种手术方法是经皮二尖瓣球囊交界切开术（PMBC）、手术二尖瓣交界切开术

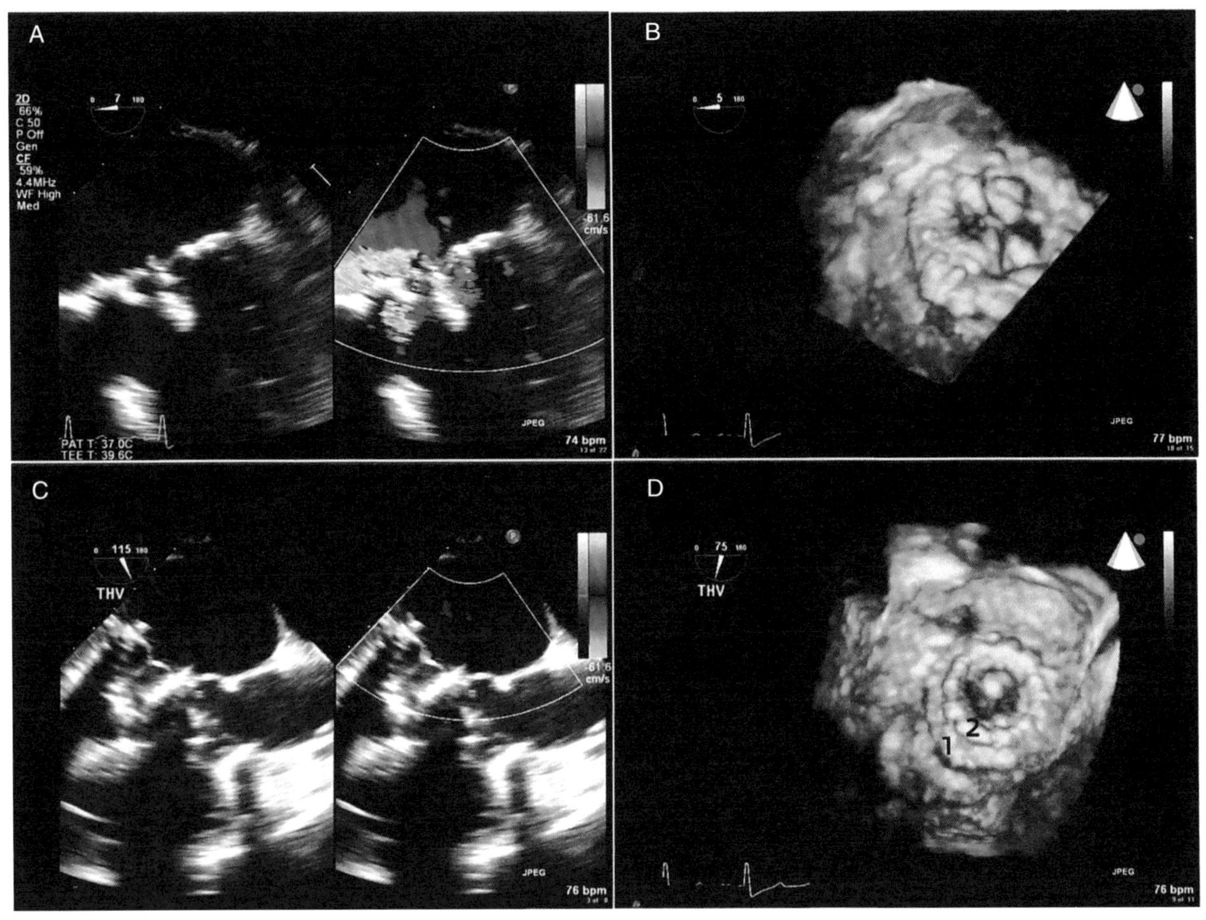

图 4.6 在发生退行性变的二尖瓣人工瓣膜（A，B）处经导管二尖瓣置入术（C，D）。注意图 D 中发生退行性变的旧的生物瓣的瓣环（1）和新放入的二尖瓣人工瓣膜（2）。THV：经导管心脏瓣膜

及 MV 置换术。MVR 未能被证明有效，因为原发性疾病的进展会导致修复手术早期即失败。PMBC 是一种经皮手术，通过使用球囊来分离融合的二尖瓣交界。PMBC 的效果基本等同于开放性交界切开术，同样可使患者受益[27]。如果瓣膜严重钙化并累及瓣下组织，PMBC 则具有更高的并发症发生率和复发的风险。存在左房血栓和中至重度 MR 是 PMBC 的禁忌证，因为 PMBC 后 MR 会恶化。PMBC 可用于不适合接受外科修复的患者以减轻他们的症状。PMBC 的并发症包括重度 MR、血栓栓塞和永久性房间隔缺损，因为这一操作通常采用经间隔入路暴露二尖瓣。如果瓣膜形态不适合进行 PMBC，可以行手术二尖瓣交界切开术。PMBC 和手术二尖瓣交界切开术都不是 MS 的最终治疗方法，最终需要手术置换二尖瓣。

结　论

总之，MR 是一种常见的瓣膜病，MVR 是首选的外科治疗策略，因为它相对于瓣膜置换术而言具有良好的长期临床获益。成功的外科瓣膜修复需要手术医生对正常瓣膜的生理学及反流机制均有透彻的理解。由于瓣膜解剖和生理结构的复杂性，以及外科手术后瓣膜功能迅速变化的机制，麻醉医生在确定主要病理机制、建议瓣膜是否可以进行修复及评价手术修复是否成功等方面至关重要。

复习题

1. 需要手术治疗的 MR 的病因学中最常见的是：
   A. 功能性 MR

B. 二尖瓣瓣叶裂隙
C. 退行性 MV 疾病
D. 风湿性心脏病

2. 根据 MR 的 Carpentier 功能分类，感染性心内膜炎引起的瓣叶穿孔属于：
A. Ⅰ型
B. Ⅱ型
C. ⅢA 型
D. ⅢB 型

3. 二尖瓣修复比二尖瓣置换更加可取是基于以下原因，除了：
A. 术后仅需极少的抗凝治疗
B. 改善术后长期生存及自身瓣膜的使用寿命
C. 抵抗感染性心内膜炎
D. 更好地保留心脏功能

4. 所有以下因素都会使二尖瓣修复术后发生 SAM 的风险增加，除了：
A. 前叶和后叶的比值≤ 1.3
B. 对合点与间隔的距离≥ 2.5cm
C. 近侧前间隔基底部肥厚
D. 瓣环未增大

5. 与前外侧乳头肌相比，后内侧乳头肌更容易受到缺血的影响，因为：
A. 它位于左心室的后部
B. 它较前外侧乳头肌更小
C. 它较前外侧乳头肌发出的腱索更少
D. 它是单一血供，而前外侧乳头肌是双重血供

6. 以下关于二尖瓣叶裂隙的说法正确的是：
A. 前叶裂隙是随时间推移，瓣叶发生退行性变引起的
B. 后叶裂隙较前叶裂隙更为常见
C. 前叶裂隙大部分与先天性心脏畸形有关
D. 后叶裂隙大部分与先天性心脏畸形有关

7. 以下原因会导致 MVR 的失败，除了：
A. 手术技术失误
B. 病情逐渐进展
C. 使用了柔性成型环
D. 使用了刚性或半刚性成型环

8. 导致 MS 的最常见原因是：
A. 功能性二尖瓣疾病
B. 退行性二尖瓣疾病
C. 风湿性二尖瓣疾病
D. 感染性心内膜炎

9. 下面哪一项不是原发性 MR 患者接受二尖瓣手术的指征？
A. 有症状的重度 MR
B. 进展期 MR，患者需要接受其他心脏手术时
C. 无症状的重度 MR，当左心室进行性增大时
D. 无症状的重度 MR，当手术成功率 <95%，而死亡率 >1% 时

10. 下面哪一项是继发性 MR 患者接受二尖瓣手术的指征？
A. 患者有发生继发性 MR 的风险
B. 进展期继发性 MR 患者拟接受 CABG 手术
C. 无症状的重度继发性 MR 患者拟接受 CABG 手术
D. 无症状的重度继发性 MR 患者

答 案

1. C。二尖瓣手术最常见的病因是退行性疾病，包括弹性纤维疾病和黏液瘤样变性。风湿性疾病在发达国家并不常见，但在发展中国家仍然存在。FMR 和瓣叶裂隙不是最常见的原因，尽管许多这类患者可能需要接受二尖瓣手术。

2. A。二尖瓣瓣叶活动正常，由于瓣环扩张或瓣叶穿孔引起的二尖瓣反流属于Ⅰ型。由于瓣膜发生黏液瘤样改变而引起瓣叶脱垂和连枷的属于Ⅱ型。Ⅲ型包括瓣叶活动受限，其中ⅢA 型因风湿性疾病引起，ⅢB 型因心室扩张和重塑引起。

3. A。MVR 患者无须抗凝。与瓣膜置换术相比，MVR 具有抗感染性，并提高了生存率。MVR 还可以保持左心室功能，因为维持正常左心室功能所需要的所有结构的解剖位置无改变。

4. B。患者自身二尖瓣的某些特征能够预示修复术后 SAM 的发生率更高。C-Sept 距离小于或等于 2.5cm 会使瓣叶对合点滑入 LVOT 并导致 SAM。后叶较长或前、后瓣叶均较长时会使对合点靠近 LVOT，而过长的前叶也会导致 SAM。同样的，前基底部室间隔肥厚和未扩张的瓣环也会增加 SAM 征的风险。

5. D。前外侧乳头肌受缺血的影响较小，是因为它有来自左前降支和回旋支的双重血供，而后内侧乳头肌仅有来自右冠状动脉的单一血供。

6. C。二尖瓣前叶裂隙大多是先天性的，且与心内膜垫缺损有关，而后叶裂隙可以是后天获得的，由瓣膜的退行性改变引起而与先天性缺陷无关。前叶裂比后叶裂更常见。

7. D。MVR 失败的 3 个最重要的原因是：修复失误导致的急性失败、修复失误导致的延迟失败及原发性疾病的进展。与使用刚性或半刚性环相比，使用柔性成型环会使 MVR 的失败率和 MR 复发率增加。

8. C。MS 最常见的病因是风湿热。虽然风湿性疾病在发达国家发病率很低，但在发展中国家仍很普遍。退行性二尖瓣病变、功能性二尖瓣病变和心内膜炎常导致 MR。

9. D。根据 2017 版关于 2014 版 AHA/ACC 瓣膜管理指南的重点更新，建议对重度 MR 患者进行定期监测。当手术成功率大于 95% 且预计死亡率小于 1% 时，有手术指征。所有其他情况都是 MVR 或瓣膜置换的适应证。

10. C。根据 2017 版关于 2014 版 AHA/ACC 瓣膜管理指南的重点更新，C 期继发性 MR 患者（无症状重度 MR）应给予定期监测，只有在进行其他心脏手术（如 CABG 或主动脉瓣置换）时才考虑同时实施二尖瓣手术。对有继发性 MR 风险的患者和处于进展期的继发性 MR 患者，应给予定期监测；即使患者需要进行其他心脏手术，也不需要同期进行二尖瓣手术。

参考文献

[1] Sidebotham DA, Allen SJ. Intraopcrarive transesophageal echocardiography for surgical repair of mitral regurgitation. J Am Soc Echocardiogr,2014,27:345−366.

[2] Padala M, Hutchison RA, Croft LR, et al. Saddle shape of the mitral annulus reduces systolic strains on the P2 segment of the posterior mitral leaflet. Ann Thorac Surg,2009,88(5): 1499−1504.

[3] Jones EC, Devereux RB, Roman MJ, et al. Prevalence and correlates of mitral regurgitation in a population-based sample (the Strong Heart Study). Am J Cardiol, 2001, 87(3):298−304.

[4] Carpentier A. Cardiac valve surgery—the "French correction". J Thorac Cardiovasc Surg, 1983,86(3):323−337.

[5] Enriquez-Sarano M, Akins CW, Vahanian A. Mitral regurgitation. Lancet,2009,373(9672):1382−1394.

[6] Han RI, Black A, Culshaw G, et al. Structural and cellular changes in canine myxomarous mitral vane disease: an image analysis study. J Heart Valve Dis,2010, 19(1):60−70.

[7] Gupta V, Barzilla JE, Mendez JS, et al. Abundance and location of proteoglycans and hyaluronan within normal and myxomatous mitral valves. Cardiovasc Pathol, 2009,18 (4):191−197.

[8] David TE, Ivanov J, Armstrong S, et al. A comparison of outcomes of mitral valve repair for degenerative disease with posterior, anterior and bileaflet prolapse. J Thorac Cardiovasc Surg,2005,130(5):1242−1249.

[9] Watanabe N, Ogasawara Y, Yamaura Y, et al. Geometric differences of the mitral valve tenting between anterior and inferior myocardial infarction with significant ischemic mitral regurgitation: quantitation by novel software system with transthoracic real-time three-dimensional echocardiography. J Am Soc Echocardiogr, 2006,19 (1):71−75.

[10] Acker MA, Parides MK, Perrault LP, et al. Mitral valve repair versus replacement for severe ischemic mitral regurgitation. N Engl J Med, 2014, 370(1):23−32.

[11] Choudhary SK, Talwar S, Dubey B, et al. Mitral valve repair in a predominantly rheumatic population. Long term results. Tex Heart 1nst J, 2001,28(1):8−15.

[12] Wyss CA, Enseleit F, Van Der Loo B, et al. Isolated cleft in the posterior mitral valve leaflet: a congenital form of mitral regurgitation. Clin Cardiol, 2009,32:553−560.

[13] Czarnecki A, Thakrar A, Fang T, et al. Acute severe mitral regurgitation: consideration of papillary muscle architecture. Cardiovasc Ultrasound, 2008,6: 5.

[14] Nishimura RA, Otto CM, Bonow RO, et al. 2014

AHA/ACC guideline for the management of patients with valvular heart disease: a report of the American College of Cardiology/American Heart Association Task Force on Practice Guidelines. Circulation, 2014,129(23):2440–2492.

[15] Nishimura RA, Otto CM, Bonow RO, et al. 2017 AHA/ACC focused update of the 2014 AHA/ACC guideline for the management of patients with valvular heart disease: a report of the American College of Cardiology/American Heart Association Task Force on Clinical Practice Guidelines. J Am Coil Cardiol, 2017,70(2):252–289.

[16] Enriquez-Sarano M, Schaff HV, Orszulak TA, et al. Valve repair improves the outcome of surgery for mitral regurgitation: a multivariate analysis. Circulation, 1995,91 (4): 1022-1028.

[17] Suri RM, Schaff HV, Dearani JA, et al. Survival advantage and improved durability ofmitral repair for leaflet prolapse subsets in the current era. Ann Thorac Surg, 2006,82(3):819–826.

[18] Chikwe J, Adams DH. State of the art: degenerative mitral vane disease. Heart Lung Circ, 2009, 18:319–329.

[19] Maslow AD, Regan MM, Haering JM, et al. Echocardiographic predictors of left ventricular outflow tract obstruction and systolic anterior motion of the mitral vane after mitral valve reconstruction for myxomatous valve disease.J Am Coil Cardiol,1999,34(7):2096–2104.

[20] Crescenzi G, Landoni G, Zangrillo A, et al. Management and decision making strategy for systolic anterior motion after mitral valve repair. J Thorac Cardiovasc Surg, 2009,137(2):320–325.

[21] Watanabe T, Arai H. Leakage test during mitral vane repair. J Thorac Cardiovasc Surg, 2014,62(11):645–650.

[22] Anyanwu AC, Adams DH. Why do mitral vane repair fail? J Am Soc Echocardiogr, 2009, 22 (11): 1265–1268.

[23] O'Rourke DJ, Palac RT, Malenka DJ, et al. Outcome of mild periprosthetic regurgitation detected by intraoperative transesophageal echocardiography. J Am Coll Cardiol, 2001, 38:163–166.

[24] Eleid MF, Cabalka AK, Malouf JF, et al.Techniques and outcomes for the treatment of paravalvular leak. Circ Cardiovasc,2015,8(8):e001945.

[25] Grande AM, Fiore A, Massetti M, et al.Iatrogenic circumflex coronary lesion in mitral valve surgery: case report and review of the literature. Tex Heart Inst J,2008,35(2):179–183.

[26] Fedak PW, McCarthy PM, Bonow RO. Evolving concepts and technologies in mitralvalverepair. Circulation,2008, 117(7):963-974.

[27] Ben Farhat M, Ayari M, Maatouk F, et al.Percutaneous balloon versus surgical closed and open mitral commissurotomy: seven-year followup results of a randomized trial. Circulaton,1998,97(3):245-250.

（赵 静译，侯丽宏审）

第5章 心脏肿瘤

Katherine Kozarek, Ryan Hood

典型案例和关键问题

一例62岁男性患者，新近诊断心脏肿块，入院行外科手术评估。患者有晕厥史，检查内容包括实验室检查、心电图、胸部X线片、头部计算机断层成像（CT）及经食道超声心动图（TEE）。体格检查无异常。TEE显示左心房有肿块。

一般人群中心脏肿瘤的发病率是多少，鉴别诊断有哪些，常见的症状和体征是什么，心脏肿瘤有哪些不同类型？

患者接受术前心脏磁共振成像（MRI）检查，证实在心脏舒张期有一个巨大的、有弹性的左心房肿块部分通过二尖瓣脱垂进入左心室，并伴有二尖瓣反流。肿块似乎穿透左心房壁。计划对该患者行外科手术切除。

如何诊断心脏肿瘤？有哪些影像学检查方式，它们各自的优势和局限性是什么？

术中发现左心房肿块侵蚀左心房后壁穿透至右肺静脉附近，该患者接受了完全左心房肿块切除，牛心包左心房重建，右肺静脉重建和再植入。

有哪些治疗选择？肿瘤位置如何影响手术入路，何时提示可行自体心脏移植？心脏肿块患者在麻醉诱导和维持过程中有哪些潜在顾虑？

肿块的病理学符合高级别心源性肉瘤。患者术后22d出院，接受进一步化疗。不幸的是，尽管接受了治疗，患者仍因疾病复发死亡，在最初诊断后仅存活了24个月。

讨　论

流行病学和临床表现

原发性心脏肿瘤的发病率在一般人群中为0.001%~0.03%[6,7]。约75%原发性肿瘤为良性[4]，远期预后良好。剩余25%为恶性肿瘤[7]。继发性或转移性心脏肿物较常见，一般人群的发病率为0.7%~3.5%[8]。恶性肿瘤患者预后差；原发性恶性肿瘤患者的5年生存率为30%，转移性肿瘤患者的5年生存率为26%[4]，原发性心脏良性肿瘤女性发病率为男性的2倍；恶性肿瘤发病率没有明显的性别差异[7]。

原发性良性肿瘤　最常见的原发性心脏良性肿瘤是黏液瘤、脂肪瘤、乳头状纤维弹性瘤、横纹肌瘤及纤维瘤。黏液瘤约占原发性肿瘤的50%，是最常见的原发性心脏肿瘤，也是成人最常见的良性心脏肿瘤[1]。最常位于左心房，并常在卵圆窝附近借蒂附着于房间隔[3]。黏液瘤通常是可移动的，表面光滑或绒毛状，后者易发生肿瘤破裂和栓塞事件[8]。幸运的是，黏液瘤一般可手术完全切除，但复发率为5%[9,10]。家族性黏液瘤综合征即Carney综合征，约占所有黏液瘤的10%，其特征是复发性心脏和表皮黏液瘤、皮肤色素沉着和内分泌紊乱。虽然散发性黏液瘤通常影响中年患者，但与Carney综合征相关的肿瘤发生在年轻患者中，且常在手术切除后复发[2,11]。

脂肪瘤占手术切除心脏肿物的0.5%[12]。脂肪瘤通常是孤立性的，见于右心房或左心室，或与房间隔相连[11]。乳头状纤维弹性瘤是罕见的心内膜肿瘤，通常见于二尖瓣或主动脉瓣。它们在形态上与Lambl赘生物相似，是发生在瓣膜闭合处的薄纤维结构，但通常体积较大[2]。它们也可能被误认为是赘生物，但通常不会引起瓣膜功能障碍或损伤[1]。这些肿瘤很小，表面通常有薄的乳头状线，并在患者80岁左右时出现症状[8,11]。类黏液瘤、纤维弹性瘤易发生栓塞。

横纹肌瘤是儿童最常见的原发性心脏肿瘤[12]。横纹肌瘤通常为多个，常见于左心室、右心室或室间隔。这些肿瘤与结节性硬化症密切相关，是一种以多器官系统良性肿瘤、癫痫和发育迟缓为特征的综合征[3]。该肿瘤有一半自发体积缩小或自行消退，因此通常可保守治疗。对于有症状的患者或顽固性心律失常的患者，建议进行手术[11]。

纤维瘤是儿童中第二常见的良性肿瘤。它们常发生钙化，位于左心室或室间隔。肿物位置使患者发生并发症（包括猝死）的风险增加，因此建议手术切除。手术通常可完全切除，肿瘤复发罕见[2]。

恶性肿瘤　原发性心脏恶性肿瘤极为罕见。由于该疾病的侵袭性和复发率高，故预后差。这些肿块最常见于右心，常累及心包[13,14]。肉瘤占原发性恶性肿瘤的75%，包括血管肉瘤、横纹肌肉瘤、纤维肉瘤及平滑肌肉瘤[11]。血管肉瘤最常见，占恶性心脏肿瘤的30%，最常见于中年患者并具有高度侵袭性[1]。横纹肌肉瘤是儿童最常见的恶性心脏肿瘤。常见于左、右心室，发病率相同，可累及瓣膜、心肌壁、心包及纵隔[4,15]。纤维肉瘤占恶性心脏肿瘤的10%，累及成人，多发，左、右心室均可发生[4,10]。平滑肌肉瘤少见，高度侵袭性肿瘤，常见于左心房，可累及二尖瓣和肺静脉。复发率高，预后差[1]。淋巴瘤占原发性心脏恶性肿瘤的25%。它们主要影响慢性免疫抑制的患者。这些肿瘤通常位于右心房或右心室。首选的治疗方法是化疗[11,16]。

转移性肿瘤通过直接向邻近结构扩散、淋巴播散或血源性播散转移到心脏。最常见的转移性疾病是白血病、淋巴瘤、恶性黑色素瘤，以及肺和乳腺肿瘤[7,11]。

临床表现　心脏肿块的患者的症状和体征是由肿瘤的位置、大小、组织学及疾病范围决定的[17,18]。诊断可能会延迟，因为症状通常是非特异性的，可能会发展到肿瘤相当大或表现为更常见的情况，如心力衰竭或瓣膜病[1]。体格检查，如杂音、周围水肿或颈静脉压升高等检查结果可反映病变程度[7]。4个主要病理过程引起症状：肿瘤阻断血流，侵犯心内或周围结构，肿瘤栓塞，释放细胞因子或肿瘤溶解物[1]。肿物阻碍瓣膜或左、右心室流出道血流分别引起功能性瓣膜狭窄或心力衰竭的症状[6]。右心肿瘤引起右心衰竭症状，患者可能出现外周水肿、腹水、肝淤血的症状。左侧心脏肿瘤可导致肺水肿、呼吸困难、疲劳、肺动脉高压等症状[1]。

活动性肿瘤患者可能有阵发性或体位性症状，如劳力性呼吸困难、端坐呼吸、疲劳、心悸、胸痛及晕厥。肿瘤可侵犯心内和心外结构。破坏瓣膜的肿块可引起瓣膜反流或狭窄的生理学，而心肌壁的侵入可引起肥厚性或限制性心肌病的症状。侵袭到传导系统的肿块会导致心律失常和不同程度的心脏传导阻滞。如果肿瘤突破心包膜，就会发生心包积液或心脏压塞。肿瘤侵犯上腔静脉（SVC）可引起SVC综合征，肿瘤侵袭至冠状动脉可导致心肌缺血[4]。

某些肿瘤，特别是黏液瘤和纤维弹性瘤是脆弱的，可能会碎裂而导致栓塞事件。左侧肿块栓塞到脑循环或外周动脉循环，分别引起脑卒中或肢体缺血。右侧肿瘤进入肺循环，导致低氧血症、肺动脉高压或右心力衰竭[11]。肿瘤也可能发生溶解或释放炎症物质，导致全身性症状，如发热、寒战、疲劳、体重减轻及关节炎[17,18]。这些非特异性症状表现类似于自身免疫性疾病，可导致心脏肿瘤的延迟诊断并延长检查时间。

一些肿瘤类型表现出特征性的体征或症状，可以提供诊断和预后信息。黏液瘤患者通常有一系列与流出道阻塞、肿瘤栓塞和系统症状相关的症状。横纹肌瘤和纤维瘤可导致心脏阻塞或猝死[10,11]。血管肉瘤患者表现为右心症状、SVC综合征、累及三尖瓣及心包积液[2]。心脏淋巴瘤为侵袭性肿瘤，因此，患者可能表现为右心衰竭、肺动脉高压、心律失常、SVC综合征、心包积液或心脏压塞[19]。

诊 断

心脏肿瘤诊断的主要目标是早期发现和确定组织特征，有助于开展积极的治疗干预。快速诊断扩展了治疗选择，因为晚期疾病经常无法手术[7,20]。心脏肿瘤常通过影像学诊断。初步检查包括心电图、胸部X线和实验室检查。它们可能表现为容量超负荷、心脏肿大、心包和胸腔积液或炎症标志物升高，但这些发现很少能确诊，都需要进一步的检查[21]。

二维（2D）经胸超声心动图（TTE）、2D和三维（3D）TEE、MRI和CT扫描是诊断心脏肿物最常用的影像学方法。这些方法旨在确定肿物的位置、大小、组织学、范围及血流动力学影响。影像学还指导选择保守治疗或外科治疗，评估转移性疾病，并协助外科决策[22]。每种方法都有优点和局限性，术者可根据临床情况决定采用哪种技术。由于治疗因病因不同而有差异，因此对心脏肿物的准确评估和诊断至关重要。心脏肿物的鉴别诊断包括原发性或继发性肿瘤、血栓、赘生物、正常解剖结构及影像学伪影[23]。血栓通常采用内科治疗，而肿瘤通常需要手术切除。

超声心动图通常是最先用于心脏肿物检查的方法。TTE评估心内结构的位置、大小、附着部位和累及程度，并实时评估肿块的动态影响。TTE的另一个优点是便携、无创及经济。然而，图像采集的质量取决于操作者，还可能会受到患者肥胖或肺部疾病的影响。虽然TTE是一种评价心脏肿物的合适的筛查工具，但TEE通常能提供对肿物及其影响的更好的评估[11,22,24]。与TTE一样，TEE可以在床旁进行，既省时又经济。因为它具有更宽的成像平面、改进的空间分辨率且更接近感兴趣的结构，TEE具有更优越的诊断能力；对于TEE而言，检测心脏肿物的灵敏度为96%~100%，而TTE[14,16,25,26]的灵敏度为90.9%~95.2%。TEE比TTE对心包、SVC、肺动脉、肺静脉、左心耳、降主动脉及心脏后肿物的检出率高。TEE在评估肿块附着部位、迁移率及侵入邻近结构方面也更有效[11,24,26,27]。

尽管TEE有很多优点，但它有几个局限性。由于气管的干扰，前纵隔或主动脉前的肿物的成像效果很差。在检测室壁血栓和常见于左心房黏液瘤方面，TTE通常优于TEE，后者通常出现在左心房，这是TTE最理想的成像区域[26,28]。TEE和TTE都不能准确评估组织构成或提供组织学诊断[15,25]。

3D TEE成像可以更精确地显示心脏肿物的特征。与2D TEE相比，它能更准确地评估肿物的结构、附着位置、血管组成及异质性[8,22,29]。在Muller等人的研究中，心脏肿瘤的3D TEE成像在超过1/3的患者中提供了关于肿物特征的新信息[29]。然而，3D TEE不能评估心脏外的转移性疾病，不能完全显示纵隔和升主动脉前肿物的图像[17,22]。

心脏MRI可以通过一个更宽的成像平面对肿块组织和血管进行进一步评估，从而可以评估心外疾病。与其他成像方法相比，该方法提高了时间和空间分辨率，提供了肿瘤形态、侵入邻近结构和血流动力学影响的详细评估[16,22]。MRI上的恶性肿块通常表现为多个边界不清的不可移动肿瘤，侵犯周围的心肌，表现为高强化，由异质性组织组成，常与心包积液或淋巴结肿大有关[22,30,31]。评估肿物血管构成有诊断价值，无血管的血栓在MRI上不显示对比增强，但高血管性恶性肿物显示增强[30,31]。更宽的成像域也提高了诊断的准确性。心脏MRI可以检测纵隔、心包和胸外结构中的肿物，以上是超声心动图无法显示的区域[26]。MRI对儿童患者和肾功能不全患者是安全的，因为患者不需要暴露于造影剂或电离辐射。尽管有许多优点，但MRI耗时且昂贵，不能在床边或手术室进行。它需要患者的配合，且禁止在有起搏器、植入式心脏除颤器及大脑动脉瘤夹的患者中使用[3,11,22,31]。

心脏CT成像与MRI相似，其时空分辨率高，成像窗口宽。CT可快速生成高质量图像，描绘恶性肿物的形态学特征，并筛查转移性疾病。但是，它将患者暴露于电离辐射下，需要使用碘造影剂，并且与MRI相比图像质量稍差[1,11,16]。CT通常用于超声心动图图像不佳或MRI有禁忌证的情况[22]。

超声心动图通常是评估心脏肿物的初始工具。其他影像学检查，如MRI和CT，用于获得更详细的肿块特征、对邻近结构的影响及转移瘤的评估。虽然复杂的成像方式可以评估肿块特征，具有一定诊断价值，但活检仍是用于确诊的方法[22]。

治　疗

心脏肿瘤的治疗需要多学科的协作，涉及心脏病学家、肿瘤学家、外科医生及麻醉医生。最佳的处理方法通常是手术切除肿物。第一个成功切除心脏肿瘤的报道是在1954年由Crafoord完成的，体外循环（CPB）的出现使之成为可能[14]。此后，尽管外科技术有了显著的进步，但治疗仍具有挑战性。部分原因是心脏肿瘤十分罕见，欠缺指导治疗的临床数据和经验[18]。对于该疾病的管理没有循证指南，治疗主要以病例报告、病例系列和最佳实践政策为指导。

恶性肿瘤往往生长迅速、侵袭性强，发现时患者已处于疾病晚期，这是另一个挑战。晚期疾病改变了心血管生理，影响肿瘤切除，需要复杂的重建和较长的CPB时间，使手术切除和麻醉管理更加复杂[18]。心脏肿块切除的手术技术通常包括胸骨正中切开、双腔静脉插管、CPB及心脏停搏[16]。并不是所有的心脏肿瘤都能接受外科手术。心脏淋巴瘤首选化疗，横纹肌瘤可保守治疗，晚期恶性或转移性疾病可排除手术干预[13]。

对于不考虑病理的患者，通常建议手术切除心脏肿瘤[4]。良性肿瘤预后良好，但如前所述，可能会引起栓塞或流出道梗阻。早期切除可预防卒中、心力衰竭和心律失常等并发症。外科治疗通常可治愈良性肿瘤，并发症发生率和死亡率较低[10,32]。

恶性肿瘤通常具有侵袭性，预后不良。心脏肉瘤患者被诊断后平均生存时间为9.6~16.5个月[33]。外科治疗很少能治愈恶性肿瘤，但可能会延长生存时间和减轻症状。早期的识别和广泛的切除为手术患者提供了长期无疾病生存的最佳机会，而手术边缘无肿瘤组织残留有利于生存[17,21,32]。如果肿瘤累及房间隔、心房游离壁，或者只是心室或瓣膜的一小部分，则更有可能被完全切除。有趣的是，无论肿瘤是否被完全切除，接受手术的患者症状都会缓解。减瘤手术也减轻了肿瘤负担，可进一步接受化疗[20,32]。因此，虽然需要完全切除肿瘤才能获得延长生存，但尝试手术切除恶性肿瘤也是合理的。

肿瘤的位置及邻近结构累及情况决定了手术方式。应选择避免影响肿瘤和导致肿瘤移位的静脉和动脉CPB插管部位。如果肿瘤累及SVC、下腔静脉（IVC）或右心房，可考虑股静脉插管。如果心房、房间隔或心室游离壁的大部分受累，这些腔室将被切除并重建，通常使用牛心包或Dacron™补片材料[21,34]。治疗取决于肿瘤累及范围，有些患者可能需要同时进行瓣膜修复或替换，房间隔缺损修补，或者冠状动脉旁路移植。在关闭前应对4个腔室都进行检查，以确保没有残留肿瘤[4]。

位于左心后部的肿瘤是一个巨大的挑战。由于暴露差，手术很复杂，阻碍了根治性肿瘤切除。肿瘤切除不彻底导致复发早、预后差。因此，心脏自体移植被用来解决左侧心脏肿瘤切除本身的困难。手术包括按常规方式开始CPB；行SVC和IVC、左心房、肺动脉、肺静脉及主动脉的横断术；然后移开心脏进行肿块切除。心脏自体移植可改善心脏结构的可视化和可及性，有助于完全切除位于心脏后部的肿瘤，并为更有效的修复提供更优的暴露。Reardon 及其同事报告了一组以心脏自体移植方式切除肿瘤患者，与进行了标准肿瘤切除方法的患者相比，其中位生存期延长 [35]。取决于切除的自身心脏组织的量和修复的复杂性可能发生左心衰竭或右心衰竭 [4]。

已有报道称，将原位心脏移植（OHT）作为不可手术的良性肿瘤和尽管接受合适的药物治疗仍有持续症状的患者的治疗方法，也可用于恶性肿瘤而无转移疾病的患者。然而，OHT 是一种罕见且有争议的治疗方法，因为伦理问题和患者服用必需的免疫抑制药物会有肿瘤复发的风险 [10]。

化疗和放疗在心脏恶性肿瘤治疗中的作用尚不明确。大型试验没有评估这些治疗方案对此类患者的疗效，小型研究已经显示了不同程度的成功 [16,21]。在手术边缘肿瘤切除不彻底、疾病复发或侵袭性肿瘤的情况下进行化疗可能是合理的 [18]。放射治疗在治疗这些患者中的效用有限，由于心脏毒性效应可能限制了最佳治疗剂量 [13]。因为总体而言化疗和放疗没有改善生存质量或减轻症状，手术切除仍是治疗的首选 [18,20]。

心脏肿瘤手术切除患者的麻醉管理受肿瘤位置、相关合并症和血流动力学的影响 [1]。麻醉诱导的目标包括维持心肌收缩力、右心室和左心室前负荷、窦性心律、全身血管阻力，以及冠状动脉灌注压。肿瘤引起的右室流出道梗阻会影响右心室输出量，进而降低左心室前负荷。由于流出道梗阻和低心输出量引起的低血压可小心静脉输液治疗。肌力增加可加重动力性流出道梗阻，加重低血压。活动性肿瘤可导致瓣膜或腔室的动态梗阻，症状与位置相关，仰卧位或正压通气时加重 [5]。与肿瘤负荷相关的并发症，如肺动脉高压、右心室压力、容量超负荷及右心衰竭等，随着右心室后负荷的增加，有心血管衰竭的风险。正压通气增加肺血管阻力，降低右心室每搏量，可诱发右心功能弱的患者的右心室功能衰竭。在这些患者中，应注意避免低氧血症、高碳酸血症、酸中毒及低体温。应维持冠状动脉灌注压，以确保有足够的氧气输送到右心室 [1,5]。与肿瘤阻塞相关的功能性三尖瓣、二尖瓣或主动脉瓣狭窄患者需要提高全身血管阻力、前负荷和收缩力，以维持心输出量。

对心脏压塞患者的麻醉诱导包括维持自主呼吸、心肌收缩力，提高外周血管阻力和心率。在诱导期间，外科医生和灌注师应在场，以防患者心血管衰竭需要快速开始体外循环。

中心静脉导管的放置可能会导致肿瘤移位，尤其是右心肿物。大肿瘤栓塞肺循环可能突发心血管衰竭。在放置中心静脉导管时，在 TEE 直视下小心推进导丝，以尽量减少肿瘤栓塞的风险。将 Swan-Ganz 导管的放置推迟到 CPB 后阶段是合理的。如果担心肿瘤移位，中心静脉导管可以放置在股静脉、左锁骨下静脉或左颈内静脉 [5]。

经食道超声心动图常规用于心脏肿瘤手术切除患者的术中管理。用于明确诊断，评估附加疾病，并实时评估肿物产生的生理影响。在 CPB 结束后，TEE 用于确认肿块是否完全切除，并评估术后并发症，如瓣膜反流；切除心肌壁时，评估是否存在房间隔或室间隔缺损；评估双心室功能，特别是在进行大重建的患者 [36]。

心脏肿物患者围手术期心律失常的风险增加，心脏手术操作可能会增加心律失常的风险。维持窦性心律在流出道梗阻时对维持心输出量至关重要。对心律失常应积极进行药物治疗，或进行复律或除颤。在进行刺激最大的手术操作之前，特别是喉镜直视下气管插管、切皮和胸骨切开时，患者应被充分麻醉，以尽量减少心律失常的发生 [5]。

结　论

心脏肿瘤罕见，但临床影响显著。患者表现出与流出道梗阻、肿瘤侵袭、栓塞事件相关的症状，以及与肿瘤细胞因子释放相关的非特异性症状。良性肿瘤经适当治疗后预后良好，但可引起心力衰竭症状、心律失常和脑卒中。恶性肿瘤侵袭性强，长期生存率低。TTE、TEE、MRI 和 CT 是诊断心脏肿瘤最常用的影像学方法。尽管影像学技术取得了显著进展，但组织活检是确诊的必要条件。快速诊断可迅速治疗良性和恶性肿块。良性肿瘤的早期切除可预防与肿瘤栓塞、瓣膜功能障碍和心力衰竭有关的长期并发症。恶性肿瘤的积极外科治疗可以延长患者的生存期并改善症状。广泛的肿瘤负荷可能需要复杂的切除和重建；心脏自体移植提高了小部分患者的肿瘤切除成功率和生存率。化疗和放射治疗的作用仍不明确。由于肿瘤引起的生理变化，心脏肿瘤患者的术中管理是一个挑战。为了优化血流动力学和预防不必要的并发症，医生必须了解肿块的位置、范围和血流动力学影响。

复习题

1. 成年人最常见的良性心脏肿瘤是什么？
   A. 脂肪瘤
   B. 黏液瘤
   C. 横纹肌瘤
   D. 横纹肌肉瘤
2. 成年人最常见的恶性心脏肿瘤是什么？
   A. 转移性肿瘤
   B. 平滑肌肉瘤
   C. 淋巴瘤
   D. 肉瘤
3. Carney 综合征的特征是：
   A. 错构瘤，癫痫，发育迟缓
   B. 纤维瘤，基底细胞癌，骨骼异常
   C. 黏液瘤，皮肤色素沉着，内分泌失调
   D. 脂肪瘤，垂体腺瘤，甲状腺髓质癌
4. 哪些肿瘤经常引起栓塞？
   A. 脂肪瘤
   B. 黏液瘤
   C. 血管肉瘤
   D. 纤维瘤
5. 以下哪项是心脏肿瘤患者的常见症状或体征？
   A. 心律失常
   B. 心力衰竭
   C. 二尖瓣狭窄
   D. 以上全部
6. 以下哪项不是 TEE 在心脏肿瘤诊断中的局限性？
   A. 左心耳显影不足
   B. 升主动脉显影不足
   C. 患者因素，如身体习惯
   D. 无法评估转移性疾病
7. 哪种成像方式最能反映心脏肿物的组织组成？
   A. TTE
   B. TEE
   C. MRI
   D. CT
8. 心脏自体移植对哪些肿瘤的切除特别有用？
   A. 侵袭性肿瘤
   B. 右心室肿瘤
   C. 心房肿瘤
   D. 左心室肿瘤
9. 心脏恶性肿瘤患者除手术切除外，应常规接受化疗。
   A. 正确
   B. 错误
10. 与恶性心脏肿瘤不同，良性肿瘤很少引起并发症，而且通常是保守治疗。
    A. 正确
    B. 错误

答　案

1. B。2. A。3. C。4. B。5. D。 6. A。7. C。8. D。9. B。10. B。

参考文献

[1] Castillo JG, Silvay G. Characterization and management of

cardiac tumors. Semin Cardiothorac Vasc Anesth, 2010, 14 (1): 6–20.

[2] Maraj S, Pressman GS, Figueredo VM. Primary cardiac tumors. Int J Cardiol, 2009, 133 (2): 152–156.

[3] Capotosto L, Elena G, Massoni L, et al. Cardiac tumors: echocardiographic diagnosis and forensic correlations. Am J Forensic Med Pathol, 2016, 37 (4): 306–316.

[4] Hoffmeier A, Sindermann JR, Scheld HH, et al. Cardiac tumors—diagnosis and surgical treatment. Dtsch Arztebl Int, 2014, 111 (12): 205–211.

[5] Essandoh M, Andritsos M, Kilic A, et al. Anesthetic management of a patient with a giant right atrial myxoma. Semin Cardiothorac Vasc Anesth, 2016, 20 (1): 104–109.

[6] Reynen K. Frequency of primary tumors of the heart. Am J Cardiol, 1996, 77 (1): 107.

[7] Simpson L, Kumar SK, Okuno SH, et al. Malignant primary cardiac tumors: review of a single institution experience. Cancer, 2008, 112 (11): 2440–2446.

[8] Mankad R, Hermann J. Cardiac tumors: echo assessment. Echo Res Pract, 2016, 3 (4): R65–R77.

[9] Espinola-Zavaleta N, Lozoya-Del Rosal JJ, Colin-Lizalde L, et al. Left atrial cardiac myxoma. Two unusual cases studied by 3D echocardiography. BMJ Case Rep, 2014. DOI:10.1136/ bcr–2014–205938.

[10] Gowdamarajan A, Michler RE. Therapy for primary cardiac tumors: is there a role for heart transplantation? Curr Opin Cardiol, 2000, 15 (2): 121–125.

[11] Ragland MM, Tak T. The role of echocardiography in diagnosing space—occupying lesions of the heart. Clin Med Res, 2006, 4 (1): 22–32.

[12] Burke A, Tavora F. The 2015 WHO classification of tumors of the heart and pericardium. J Thorac Oncol, 2016, 11 (4): 441–452.

[13] Lestuzzi C, De Paoli A, Baresic T, et al. Malignant cardiac tumors: diagnosis and treatment. Future Cardiol, 2015, 11 (4): 485-500.

[14] Meng Q, Lai H, Lima J, et al. Echocardiographic and pathologic characteristics of primary cardiac tumors: a study of 149 cases. Int J Cardiol, 2002, 84 (1): 69–75.

[15] Altbach MI, Squire SW, Kudithipudi V, et al. Cardiac MRI is complementary to echocardiography in the assessment of cardiac masses. Echocardiography, 2007, 24 (3): 286–300.

[16] Shanmugam G. Primary cardiac sarcoma. Eur J Cardiothorac Surg, 2006, 29 (6): 925–932.

[17] Catton C. The management of malignant cardiac tumors: clinical considerations. Semin Diagn Pathol, 2008, 25 (1): 69–75.

[18] Reardon MJ, Walkes JC, Benjamin R. Therapy insight: malignant primary cardiac tumors. Nat Clin Pract Cardiovasc Med, 2006, 3 (10): 548–553.

[19] Nijjar PS, Masri SC, Tamene A, et al. Benefits and limitations of multimodal imaging in the diagnosis of a primary cardiac lymphoma. Tex Heart Inst J, 2014, 41 (6): 657–659.

[20] Putnam JB Jr, Sweeney MS, Colon R, et al. Primary cardiac sarcomas. Ann Thorac Surf, 1991, 51 (6): 906–910.

[21] Yu L, Gu T, Shi E, et al. Primary malignant cardiac tumors. J Cancer Res Clin Oncol, 2014, 140 (6): 1047–1055.

[22] Zhou W, Srichai MB. Multi-modality imaging assessment of pericardial masses. Curt Cardiol Rep, 2017, 19: 1–7.

[23] Plana JC. Three-dimensional echocardiography in the assessment of cardiac tumors: the added value of the extra dimension. Methodist Debakey Cardiovasc J, 2010, 6 (3): 12–19.

[24] Xia H, Gan L, Jiang Y, et al. Use oftransesophageal echocardiography and contrast echocardiography in the evaluation of cardiac masses. Int J Cardiol, 2017, 236: 466–472.

[25] Patel R, Lim RP, Saric M, et al. Diagnostic performance of cardiac magnetic resonance imaging and echocardiography in evaluation of cardiac and paracardiac masses. Am J Cardiol, 2016, 117 (1): 135–140.

[26] Engberding R, Daniel WG, Erbel R, et al. Diagnosis of heart tumours by transoesophageal echocardiography: a multicenter study in 154 patients. European Cooperative Study Group. Eur Heart J, 1993, 14 (9): 1223–1228.

[27] Shyu KG, Chen JJ, Cheng JJ, et al. Comparison of transthoracic and transesophageal echocardiography in the diagnosis of intracardiac tumors in adults. J Clin Ultrasound, 1994, 22 (6): 381–389.

[28] Mugge A, Daniel WG, Haverich A, et al. Diagnosis of noninfective cardiac mass lesions by two-dimensional echocardiography. Comparison of the transthoracic and transesophageal approaches. Circulation, 1991, 83 (1): 70–78.

[29] Muller S, Feuchmer G, Bonatti J, et al. Value of transesophageal 3D echocardiography as an adjunct to conventional 2D imaging in preoperative evaluation of cardiac masses. Echocardiography, 2008, 25 (6): 624–631.

[30] Esposito A, De Cobelli F, Ironi G, et al. CMR in the assessment of cardiac masses: primary malignant tumors. JACC Cardiovasc Imaging, 2014, 7 (10): 1057–1061.

[31] Pazos-Lopez P, Pozo E, Siqueira ME, et al. Value of CMR for the differential diagnosis of cardiac masses.JACC Cardiovasc Imaging, 2014, 7 (9); 896–905.

[32] Murphy MC, Sweeney MS, Putnam JB Jr, et al. Surgical treatment of cardiac tumors: a 25-year experience. Ann Thorac Surg, 1990, 49 (4): 612–617.

[33] Orlandi A, Ferlosio A, Roselli M, et al. Cardiac sarcomas:

an update. J Thorac Oncol, 2010, 5 (9): 1483–1489.

[34] Darwazah AK, Eida M, Batrawy M. Myxoma at junction of inferior vena cava and right atrium: surgical excision. Tex Heart Inst J, 2011, 38 (5): 591–593.

[35] Reardon MJ, Malaisrie SC, Walkes JC, et al. Cardiac autotrans-plantation for primary cardiac tumors. Ann Thorac Surf, 2006, 82 (2): 645–650.

[36] Dujardin KS, Click RL, Oh JK. The role of intraoperative transesophageal echocardiography in patients undergoing cardiac mass removal. J Am Soc Echocardiogr, 2000, 13 (12): 1080–1083.

（张 慧译，雷 翀审）

第 6 章 机器人冠状动脉旁路移植术

Richa Dhawan

典型案例和关键问题

一例58岁的男性患者接受择期全内窥镜冠状动脉旁路移植术（TECAB）。该患者最近有新发的劳累性呼吸困难病史，需要进行心脏检查。心导管检查发现，患者冠状动脉后降支（PDA）、左前降支（LAD）及回旋支有明显堵塞。他被确定为机器人冠状动脉介入治疗的候选人。该患者有高血压和轻度慢性阻塞性肺疾病。

TECAB的手术策略有哪些，TECAB有哪些方法和类型，选择TECAB患者的标准是什么？

患者被安排进行杂交手术，两个血管的TECAB和术后冠状动脉支架置入PDA。外科医生计划进行非体外循环（CPB）下不停搏两支血管的TECAB，移植左乳内动脉（LIMA）至LAD和桡动脉“Y”形移植至回旋支。术者计划获取右侧桡动脉，并要求在对侧放置桡动脉测压管道。全身麻醉和气管插管后，右颈内静脉置入三腔导管。放置经食道超声心动图（TEE）探头。

哪些血管的冠状动脉移植术可在TECAB下实施？TECAB的方法如何影响中心静脉置管？描述非体外循环心脏不停搏的手术过程。

在光纤辅助下放置左侧9F Arndt支气管封堵器。胸部和双侧腹股沟区域备皮，获取桡动脉并备用。患者的手臂固定在两侧，达·芬奇手术系统（Intuitive Surgical, Sunnyvale, CA）的机器人手术臂就位。向支气管封堵器套囊充7mL空气以实现单肺通气。机器人鞘卡放置在第2、第4和第6个肋间隙。达·芬奇机器人就位固定，温暖湿润的二氧化碳用于填充和扩大胸腔内的空间。患者血压下降，血氧饱和度逐渐降至92%。患者随后出现窦性心动过缓。

TECAB手术的手术室设置是什么？在TECAB过程中，特定的麻醉挑战和考量是什么？患者是否需要肺隔离，有哪些不同的肺隔离方法？

降低充气压力，根据TEE评估的前负荷输注胶体液。通气侧肺使用呼气末正压。血压几乎没有改善，血氧饱和度增加到95%；但是，患者持续心动过缓。给予患者小剂量阿托品，其心率和血压随之升高。切除心包外脂肪，暴露并打开心包。定位冠状动脉目标血管，用骨骼化方法取下LIMA。注射肝素。二氧化碳分压（$PaCO_2$）升高，动脉血气证实出现呼吸性酸中毒。增加分钟通气量以抵消呼吸性酸中毒和$PaCO_2$的升高。

描述非体外循环不停搏的手术过程。胸腔二氧化碳充气（二氧化碳气胸）后，低血压和缺氧的鉴别诊断是什么？

通过肋下鞘卡置入心脏固定器，并将其放置在目标冠状动脉的心外膜上。放置心脏固定器后，心电图（ECG）观察到较明显的ST段抬高，并在TEE经胃短轴切面观察到左心室前壁运动减弱。固定器被移除；然而，ST段改变和运动减弱持续存在。患者出现进展性低血压和心动过速。由于血流动力学不稳定和急性缺血，决定进行 CPB。准备 CPB 管道，经股动、静脉插管。由于心动过速和吻合移植血管的潜在困难，外科医生决定使用主动脉内阻闭球囊导管（EAOBC）来实现心脏停搏。外科医生要求用 TEE 确定上腔静脉（SVC）插管和 EAOBC。注射更大剂量的肝素用于获得 CPB 需要的适当的活化凝血时间。

心脏固定器的风险和获益是什么？描述远程灌注技术。SVC 中插管的正确位置和 EAOBC 在 TEE 上的正确位置分别是什么？使用 EAOBC 的禁忌证是什么？

由于冠状动脉疾病会导致广泛阻塞，外科医生要求放置冠状窦导管以实施逆行灌注心脏停搏。放置右颈内静脉三腔导管，经导丝置入单腔鞘管。在透视和 TEE 引导下，通过鞘管插入冠状窦导管。当导管上的气囊充气时，压力波形逐渐变为心室波形。在透视引导下注射造影剂进行闭塞性静脉造影可以清晰显示冠状窦。在右颈内静脉放置一个并行的双腔引导管，建立血管通路。通过引导管将肺动脉引流管置入主肺动脉，压力波形描记作为正确位置的标志。

放置冠状窦导管和逆行灌注心脏停搏液的获益和风险有哪些？哪些 TEE 视图可以指导冠状窦导管放置？静脉造影如何协助诊断冠状窦穿孔？

EAOBC 充气，右侧脑氧饱和度突然从基线降低。血压和红细胞比容在正常范围内。TEE 评估 EAOBC 显示导管的远端移位，导致无名动脉阻塞。外科医生将导管调整到正确的位置，右脑氧饱和度增加。CPB 开始，移植血管吻合顺利完成。复温和恢复患者的血容量后，ECG 模式改变为心室纤颤。松开机器操作臂，用体外除颤电极对患者除颤。正常窦性心律恢复，对接机械操作臂，停止 CPB。

低脑氧饱和度的鉴别诊断是什么？哪些干预措施可以优化脑氧饱和度？描述机器人心脏手术室颤处理的特殊挑战。

患者情况稳定，转入重症监护室（ICU）。拔管 1h 后，患者主诉剧烈疼痛，深呼吸困难。急性疼痛管理会诊建议进行椎旁阻滞控制疼痛。除了口服对乙酰氨基酚和氢可酮外，还进行了左侧椎旁阻滞。患者疼痛明显减轻，术后 2d 转出 ICU，术后 4d 出院。

讨 论

同行评议的文献证实，机器人心脏手术是冠状动脉血管重建和瓣膜修复 / 置换术安全有效的手术选择[1-3]。与传统开胸手术相比，TECAB 的潜在优势包括促进恢复，短期和中期移植血管通畅率相似，以及可使用双侧乳内动脉进行血管重建，这可能会提高患者的晚期存活率[4-6]。胸骨完整，降低了某些高危患者（如糖尿病患者、病态肥胖患者）胸骨切口感染的风险。患者选择对于手术顺利进行和减少并发症非常重要。相对禁忌证包括既往的胸腔手术、胸膜粘连、严重肺病不能耐受单肺通气、扩张型心肌病或血流动力学不稳定导致胸腔内空间受限（表 6.1）。达・芬奇手术系统是目前唯一被美国食品和药品监督管理局批准的、能够实施 TECAB 程序的机器人系统。它由一个外科医生控制台、带器械的患者侧器械车及视频系统组成。一旦机器人手臂通过鞘口与患者对接，外科医生可坐在远程控制台上控制并精确操作机器人手腕和手臂。该系统的特点使其有别于传统的腔镜系统。机器人关节手腕的运动范围得到扩展，震颤减轻，运动缩放，视觉效果得到改善，眼睛和手与器械一致[7]。应调整麻醉设备、铺单和静脉注射杆的位置，给患者侧器械车和机械臂提供空间。

外科手术操作

全内窥镜下冠状动脉搭桥术可以在非 CPB

表 6.1 患者选择

相对禁忌证	禁忌证
再次手术	急性心肌梗死
胸部放疗史	心源性休克
严重胸部创伤	不能耐受单肺通气：严重肺部疾病
心包炎	胸廓畸形
胸膜炎	停搏 TECAB：不能放置 EAOBC（AI、Asc Ao 疾病）
	停搏 TECAB：不能放置远端灌注管（PVD）

AI(aortic insufficiency)：主动脉瓣关闭不全；Asc Ao(ascending aorta)：升主动脉；EAOBC（endoaortic balloon clamp）：主动脉内球囊阻闭器；PVD（peripheral vascular disease）：外周血管疾病；TECAB（total endoscopic coronary artery bypass）：全内镜下冠状动脉旁路移植术

心脏跳动下，也可在 CPB 下心脏停搏的情况下进行。在心脏不停搏和心脏停搏成功的单支和多支血管重建均有报道[8,9]。多支血管 TECAB 操作可与经皮冠状动脉重建非 LAD 病变杂交手术同时进行[10]。支架置入术也可安排在术后几天患者出院前进行。多血管 TECAB 可显著延长手术时间，且中转开胸手术发生率高。移植动脉可以是左内乳或右乳内动脉（LIMA/RIMA）。也可以进行“Y”形移植和续贯移植。“Y”形移植可以从乳内动脉（IMA）开始，用桡动脉移植入远端目标冠状动脉。序贯移植是将单个 IMA 移植入多个目标冠状动脉。

根据不同的方法和是否使用CPB，手术程序、鞘口切口和使用灌注插管可能有所不同。非体外循环 TECAB 常规消毒准备腹股沟区，这样就可以进行紧急插管，胸部也为可能的胸骨切开做准备。通常，机器人鞘口被放置在第 2、第 4 和第 6 肋间隙中。左肺放气后，接入达·芬奇机器人，温暖、湿润的二氧化碳被用来扩张并扩大胸腔内的空间。切除心包外脂肪，暴露并前后打开心包。确定目标冠状动脉。用骨骼化方法取下 1~2 个 IMA（图 6.1）。肝素化后，将移植动脉远端夹闭并从胸壁取出。对于不停跳 TECAB，使用了一个肋骨下鞘口用第 4 个机械臂放入了心脏固定器。固定器通过减少心脏运动来帮助解剖冠状动脉。一个内窥镜吸引固定器可以用来提起心脏的侧壁，暴露钝缘支和回旋支动脉。

心脏的抬高和压迫会导致低血压和降低心输出量。麻醉管理包括允许短期低血压，少量使用血管升压素、液体或释放固定器。如果血流动力学不稳定持续存在，可以开始 CPB。IMA 移植血管的准备包括使用血管扩张剂扩张血管。血管扩张剂的全身效应可能会导致一过性低血压。

一旦分离了目标冠状动脉，它将被阻断，然后进行吻合（图 6.1）。阻断目标冠状动脉可能导致心律失常、急性心肌缺血及低血压。在 TEE 上监测新的局部室壁运动异常或 ECG 上 ST 段抬

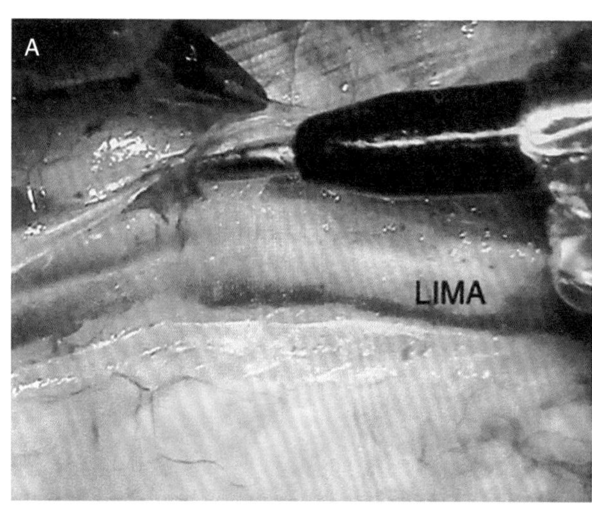

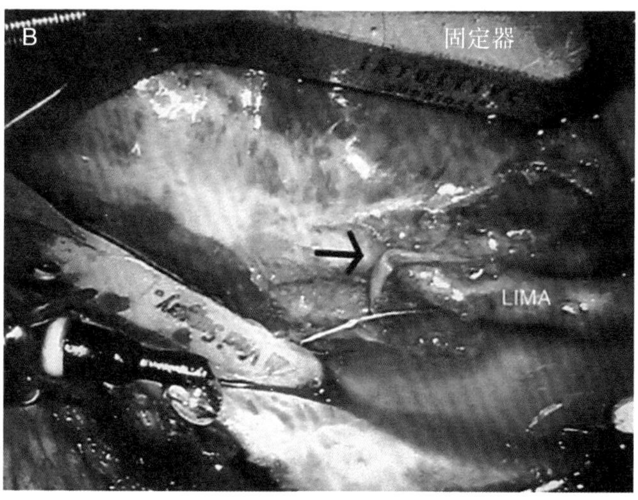

图 6.1 A. LIMA 被骨骼化并从前胸移除。B. 固定器减少心脏运动，将 LIMA 连接到目标冠状动脉。箭头指向血管吻合处

高/压低对早期识别心肌缺血有重要意义。与外科医生的持续沟通对于患者的良好预后也是必不可少的。

监　测

TECAB 手术的监护类似于传统 CABG，有一些特定的挑战和考量（表 6.2）。ECG 导联的放置考虑到前胸需做手术准备，放置机器人鞘卡和紧急胸骨切开术。胸廓二氧化碳充气和 ECG 导联的侧胸壁放置的影响可能降低 ECG 电压或改变电轴。有创动脉压监测通常是通过桡动脉置管进行的。如果 CPB 计划腋动脉插管，则应使用对侧桡动脉进行血压监测；否则，CPB 管路压力将干扰血流动力学监测。如果计划用 EAOBC，则需要进行双侧桡动脉插管和压力监测，以确保正确的球囊位置。左桡动脉压降低可提示 EAOBC 远端移位，导致左锁骨下动脉阻塞。TEE 也是验证球囊正确定位的关键。探头可以在放置中心静脉导管前置入，以协助确认导丝在右心房。TEE 对早期发现缺血引起的室壁运动变化也很重要。TECAB 患者的节段性室壁运动异常与单肺通气、二氧化碳充气和暂时性冠状动脉闭塞有关[11]。脑氧饱和度监测虽然不是强制性的，但在发现 EAOBC 错位中起着重要的作用。导管的远端移位会导致单侧或双侧脑氧饱和度降低。脑氧饱和度降低的其他重要原因包括红细胞比容、血压、吸入氧浓度或脑代谢的降低。

核心和外周体温监测应该像传统的 CABG 一样进行。在非体外循环 TECAB 期间，患者可能会因长期暴露于温度较低的手术室及全身麻醉的血管舒张特性而导致温度重新分布、二氧化碳气胸、驱动空气加热区域有限和给予冷液体而失去核心体温。应保持常温防止心律失常、心动过速、血小板功能紊乱及纤溶增强导致的出血增加。体外循环下 TECAB 需要低温实现心肌和脑保护。如果发生无脉室性心动过速或室颤，应使用体外除颤电极进行治疗。在实施电击之前，必须松开机械臂以防止对机器人造成损坏。无法放置内部除颤电极时，胸部按压也很困难。与 ECG 导联类似，除颤电极必须放置在远离机器人鞘卡的位置，以避让紧急胸骨切开位置。

肺隔离

肺隔离是辅助 TECAB 的重要环节，因为胸腔内空间的增加可以增加心脏暴露和减少运动。典型的，在前胸放置机器人鞘卡之前使左肺塌陷。手术期间保持单肺通气。肺隔离有多种策略，它们各有优缺点（表 6.3）。支气管封堵器通常

表 6.2　监测考量

监测	特别考量
ECG	侧位/后位放置电极，为手术切口/紧急胸骨切开术避开前胸壁位置
动脉血压监测	如果计划进行 EAOBC，则进行双侧上肢测压；有助于发现 EAOBC 错位； 在获取“Y”形移植血管时，对侧桡动脉测压
脑氧饱和度监测	有助于发现 EAOBC 错位
TEE	心脏/瓣膜功能； 评估导丝、CPB 插管、EAOBC
温度监测	低温和心脏停搏提供心肌/脑保护； 心脏搏动时保持常温
体外除颤电极	放置时应该避开手术切口/紧急胸骨切开位置； 无法内部除颤

CPB（cardiopulmonary bypass）：体外循环；ECG（electrocardiogram）：心电图；EAOBC（endoaortic occlusion balloon clamp）：主动脉内球囊阻断器；TEE（transesophageal echocardiography）：经食道超声心动图

放置在左支气管，或使用左侧双腔管（图 6.2）。低氧血症和高碳酸血症可在开始单肺通气后发生，并导致肺血管阻力增加。右心室功能和三尖瓣反流可能因后负荷增加而恶化。低氧血症的治疗策略包括对充气侧肺增加呼气末正压、对非通气肺使用持续呼气末压，使肺复张，增加吸入氧的浓度，恢复双肺通气。另一个策略是使用二氧化碳吹气和压力在保持低潮气量的同时来维持肺的塌陷。这降低了低氧血症的发生率；然而，二氧化碳气胸可导致胸腔内压升高，可能影响静脉回流，增加肺血管阻力，降低心输出量。动脉氧分压降低，吸气峰压升高，中心静脉压和动脉二氧化碳张力增加 [12]。

通常，接受非体外循环 TECAB 的患者在手术结束时拔管。然而，二氧化碳气胸和单肺通气造成的明显的高碳酸血症和呼吸性酸中毒可阻碍拔管。一般情况下，在整个手术过程中保持单肺通气和二氧化碳气胸，直到机器人手臂松开。小切口的缝合很快，有些患者可能没有足够的时间恢复完全的呼吸功能和动脉二氧化碳分压的正常化。

CPB 下的 TECAB

根据手术策略的不同，TECAB 手术有几个独特的麻醉挑战。肺动脉引流管和经皮冠状静脉窦导管用于体外循环下心脏停搏行 TECAB 的患者。远程灌注插管用于 CPB。股动静脉插管是常用的；然而，腋窝和锁骨下动脉灌注可用于进展期主动脉或外周动脉疾病患者 [13]。股动脉插管逆行灌注是主动脉疾病患者术后神经系统并发症的一个重要危险因素，但在低风险患者中，并发症相当于顺行灌注 [14,15]。

股动脉插管有一个侧支，允许将 EAOBC 插入升主动脉。导管在 TEE 引导下置入升主动脉，位于主动脉瓣和冠状动脉口的远端（图 6.3）。当使用 EAOBC 时，需要双侧桡动脉测压监测无名动脉和左锁骨下动脉的灌注。静脉引流并确认无左心室射血后，EAOBC 充气，并在 TEE 上再

表 6.3　单肺通气策略

技术	优点	缺点
DLT Robertshaw Carlens White Bryce-Smith	允许隔离任何一个肺 移位概率低 可对任一肺进行 CPAP 和抽吸	某些患者的放置存在挑战 最小尺寸为 28F 导管 放置时潜在的创伤 手术结束时需要 ETT 换管
支气管封堵器 Arndt Cohen Fuji 单封堵器	可通过单腔管放置，无须换管 困难气道更容易插管 与较少的气道损伤相关 可分离单个肺叶 可用于较小的患者	可能会移位 难以放置 塌陷的肺难以吸引 很难将 CPAP 应用于塌陷侧肺
Fuji 单通气管 植入封堵器	更容易放置 手术结束时不需要 ETT 换管 能选择性阻断肺叶 可对塌陷侧肺应用 CPAP 和抽吸	肺塌陷较慢 ETT 管腔减小 套囊容量和压力更大
Rusch EZ 封堵器	容易放置 可隔离任意一侧肺 比 DLT 创伤小	可能很难调整封堵器 可能需要更长的塌陷时间

CPAP（continuous positive airway pressure）：持续气道正压；DLT（double-lumen endotracheal tube）：双腔气管插管；ETT（endotracheal tube）：气管内导管

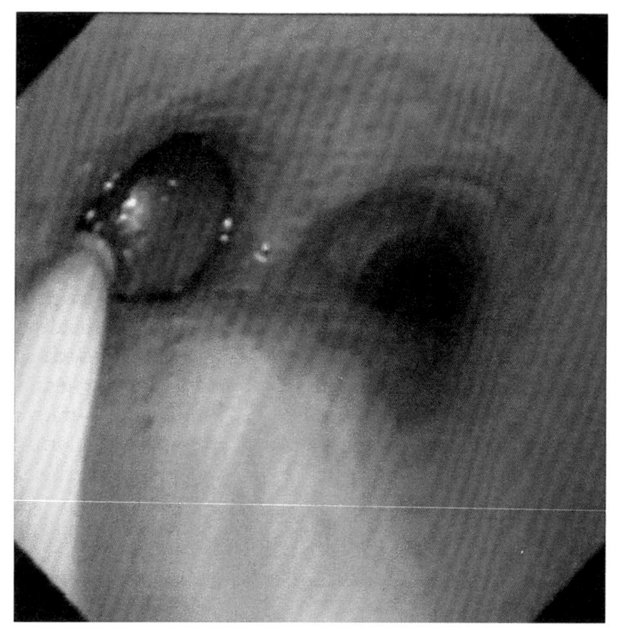

图 6.2 Arndt 支气管封堵器在左主支气管的正确位置。套囊应充气以密封和隔离左肺

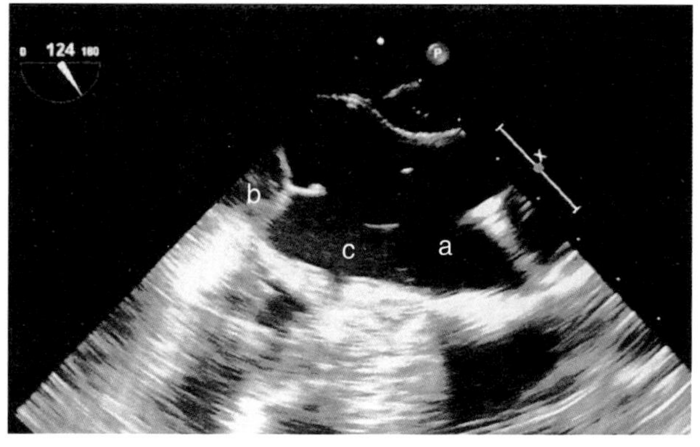

图 6.3 升主动脉在 TEE 食道中段长轴平面的图像。a 为气囊充气时，EAOBC 处于正确位置。充气后，球囊表现为无回声（暗），与球囊相连的导管表现为强回声（白）。b 为主动脉瓣，c 为冠状动脉口

次确认位置。顺行灌注心脏停搏液通过导管中心管腔注入。如果心脏停搏液注入出现问题，或者桡动脉压力或脑氧饱和度降低，充气后应在 TEE 上验证导管和球囊的位置。肺动脉引流管和冠状静脉窦导管通常通过颈内静脉的单独鞘管置入。通常情况下，右颈内静脉同时置入两个单独的导管。虽然左颈内静脉和锁骨下静脉可用于置入导管，但由于额外的转角，冠状静脉窦导管的置入可能更具挑战性[16]。在插入导管前给予患者肝素，以降低血栓形成的发生率。在 TEE 和透视引导下，在置入肺动脉引流管之前放置冠状窦导管。食管中段的双腔静脉切面有助于引导冠状窦导管朝向冠状窦口。在导管推进过程中，0° 的深胃底四腔心切面使冠状窦进入近场视野。一旦导管被导入窦口，可以使用透视和出现心室的压力波形将其引导到正确的位置（图 6.4）。

逆行灌注停跳液有益处，也有风险，其可能导致冠状窦的灾难性夹层 / 穿孔（表 6.4）。放置冠状窦导管的一个潜在的灾难性风险是球囊过度膨胀或推进导管导致冠状窦损伤。静脉造影将显示冠状静脉外的造影剂外渗，可能在周围组织或心包间隙出现染色 / 发红。心包积液和心包腔有空气是静脉损伤的标志。

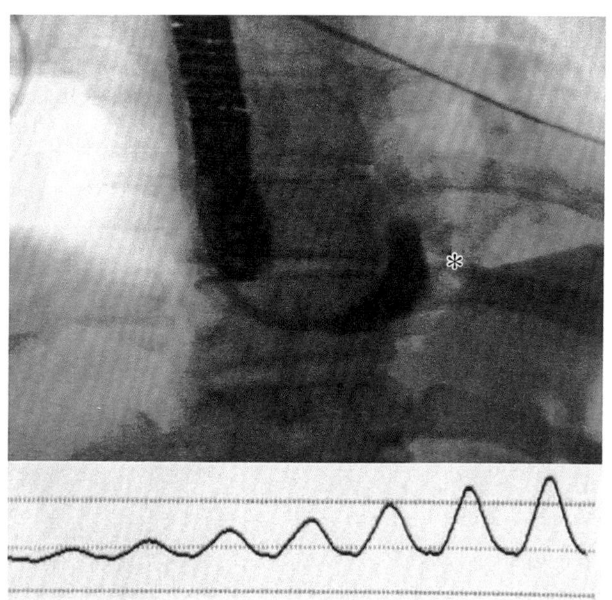

图 6.4 原位导管冠状窦阻塞性静脉造影。气囊充气后相应的心室样压力波形。*：冠状窦导管球囊充气

表 6.4 逆行灌注心脏停搏液（RCP）

优点	缺点
对 CAD 患者更有效	放置时冠状窦损伤 / 夹层
主动脉瓣关闭不全或主动脉根部开放手术更有效	接触放射性染料和辐射
之前冠状动脉移植物动脉瘤栓塞的风险较低	右心室及后间隔的潜在灌注不良
可治疗冠状动脉空气栓塞	管路放置需额外时间
可不中断手术实施	

CAD（coronary artery disease）：冠状动脉疾病；RCP（retrograde cardioplegia）：逆行灌注心脏停搏液

肺动脉引流管的位置与肺动脉导管相似，压力波形描记作为正确定位的标志。导管尖端应位于主肺动脉内，以便有效地进行左心室减压。并非所有患者都需要肺动脉引流管。例如，在没有主动脉瓣反流的患者中，单支血管 TECAB 不需要使用导管进行心室减压。

快通道麻醉

非 CPB 的 TECAB 患者应考虑早期拔管和出院。限制使用长效苯二氮䓬类药物、镇痛剂和肌肉松弛剂有助于患者早期恢复神志和呼吸功能，允许术中拔管 [17,18]。心脏手术后早期拔管可降低总住院费用，减少术后呼吸和心脏并发症 [19,20]。术后早期拔管与血液制品的使用、ICU 和住院时间的缩短有关 [21]。多模式术后疼痛管理是早期拔管和恢复的重要组成部分。麻醉维持应考虑使用芬太尼和瑞芬太尼等作用较短的术中阿片类药物，并联合使用不损害呼吸功能的术后疼痛管理技术（神经阻滞、区域置管或非甾体抗炎药）。快通道心脏手术并不适合所有患者，应考虑具体因素。

术后疼痛控制

有鞘口切口的患者术后疼痛明显。这种术后疼痛可延迟气管拔管，增加肺部并发症发生率，增加 ICU 和住院时间，降低患者满意度 [22-24]。许多方法对 TECAB 术后疼痛控制有效，包括在鞘口切口部位的局部浸润、椎旁阻滞、胸段硬膜外镇痛、非甾体抗炎药和阿片类药物 [25]。心脏手术后硬膜外麻醉可降低儿茶酚胺水平，减弱交感神经对疼痛的反应，并可导致心肌耗氧量减少 [26,27]。多项研究表明，在心脏手术中使用硬膜外镇痛实现可靠的镇痛，减少术后心律失常，改善肺部功能 [28,29]。然而，对于常规心脏手术，其安全性和硬膜外血肿的风险限制了其使用。

椎旁阻滞也能在 TECAB 术后提供足够的镇痛作用，并且安全性高。与硬膜外镇痛相比，患者在椎旁阻滞后发生尿潴留和低血压的可能性较小 [30]。在超声引导下，定位椎旁间隙，给予局部麻醉药物。这种阻滞可以在多个水平上单侧或双侧进行。椎旁间隙包括胸脊神经、交感干和后支。它还与硬膜外腔连通，这可能会导致局部麻醉剂在硬膜外的扩散。可在椎旁间隙放置导管，允许术后持续输注局部麻醉剂。

结　论

- TECAB 手术过程复杂，可根据患者的特征和血流动力学的不同进行处理。麻醉医生应该能熟练使用的不同策略。
- TEE 对于评估心室 / 瓣膜功能，以及在使用内固定器和放置冠状动脉圈套期间评估新的局部室壁运动异常至关重要。
- 成功的肺隔离增加了胸腔内工作空间和限制肺部扩张运动。二氧化碳胸腔充气可引起血流动力学和呼吸系统紊乱。麻醉医生应熟悉各种实现肺隔离的方法和治疗低血压和低氧。
- CPB 辅助 TECAB 的采用远程灌注插管。麻醉医生通过 TEE 确定正确的位置协助静脉插管。桡动脉压和脑氧饱和度的降低可提示 EAOBC 的错位。
- 术后疼痛控制应包括多模式镇痛策略，允许早期拔管和恢复。

复习题

1. 以下哪项不是 TECAB 单肺通气的策略？
   A. 双腔气管导管
   B. 支气管封堵器
   C. 左主支气管主干插管
   D. EZ 封堵器
2. 下列哪项表示 EAOBC 的正确位置？
   A. 球囊应位于近端降主动脉
   B. 球囊应位于冠状动脉口的远端和无名动脉的近端
   C. 球囊应该靠近主动脉瓣

D. 球囊可以阻挡无名动脉，但不能阻挡冠状动脉口

3. TEE 适用于 TECAB 以下指证，除了：

A. 冠状动脉圈套的正确定位

B. 发现局部室壁运动异常

C. 远端灌注插管定位

D. EAOBC 定位

4. EAOBC 导管的位置不当会导致：

A. 脑氧饱和度的增加

B. 冠状动脉口注入空气

C. 右桡动脉压力降低

D. 股动脉假性动脉瘤

5. 二氧化碳胸腔充气可以有以下效果：

A. 动脉氧分压升高

B. 肺血管阻力降低

C. 静脉回流改善

D. 胸膜腔内压增高

6. 以下是冠状窦损伤的潜在征象，除了：

A. 静脉造影染色

B. 心包空气

C. 新的局部室壁运动异常

D. 新的心包积液

7. 以下哪项是快通道心脏手术的麻醉策略？

A. 诱导期大剂量吗啡静脉注射

B. 术后多模式镇痛

C. 手术结束时充分肌松

D. 手术结束时把双腔管换成单腔管

8. 以下都是术后疼痛控制的选择，除了：

A. 锁骨上阻滞

B. 椎旁阻滞

C. 非甾体抗炎药

D. 鞘口局部浸润

9. 关于逆行灌注心脏停搏液，下列哪项是正确的？

A. 它对高钾血症患者是有用的

B. 可以不中断手术给药

C. 对严重冠状动脉疾病患者可能有害

D. 它会加重主动脉瓣反流

10. 以下都是非体外循环下 TECAB 的禁忌证，除了：

A. 急性心肌梗死

B. 心源性休克

C. 严重肺病

D. 多支冠状动脉疾病

答　案

1. C。 2. B。 3. A。 4. C 。 5. D。 6. C。
7. B。 8. A。 9. B。 10. D。

参考文献

[1] Nifong LW, Chitwood WR, Pappas PS, et al. Robotic mitral valve surgery: a United States multicenter trial. J Thorac Cardiovasc Surg, 2005,129:1395–1404.

[2] Argenziano M, Katz M, Bonatti J, et al. Results of the prospective multicenter trial of robotically assisted totally endoscopic coronary artery bypass grafting. Ann Thorac Surg, 2006,81:1666–1674.

[3] Bonaros N, Schachner T, Lehr E, et al. Five hundred cases of robotic totally endoscopic coronary artery bypass (TECAB) grafting; predictors of success and safety. Ann Thorac Surg, 2013, 95:803–812.

[4] Gao C, Yang M, Wu Y, et al. Early and midterm resuks of totally endoscopic coronary artery bypass grafting on the beating heart.J Thorac Cardiovasc Surg, 2011, 142:843–849.

[5] Puskas JD, Sadiq A, Vassiliades TA, et al. Bilateral internal thoracic artery grafting is associated with significantly improved long-term survival, even among diabetic patients. Ann Thorac Surg, 2012,94:710–715.

[6] Tatoulis J. Total arterial coronary revascularization-patient selection, stenoses, conduits, targets. Ann Cardiothorac Surg, 2013,2:499–506.

[7] Ballantyne GH, Moll F. The da Vinci telerobotic surgical system: the virtual operative field and telepresence surgery. Surg Clin N Am, 2003,83:1293–1304.

[8] Bonatti J, Schachner T, Bonaros N, et al. Robotic totally endoscopic double-vessel bypass grafting: a further step toward closed-chest surgical treatment of multivessel coronary artery disease. Heart Surg Forum, 2007, 10:E239–E242.

[9] Dhawan R, Roberts JD, Wroblewski K, et al. Multivessel beating heart robotic myocardial revascularization increases morbidity and mortality. J Thorac Cardiovasc Surg, 2012, 143:1056–1061.

[10] Reicher B, Poston RS, Mehra MR, et al. Simultaneous "hybrid" percutaneous coronary intervention and minimally invasive surgical bypass grafting: Feasibility, safety, and clinical outcomes. Am Heart J, 2008, 155:661–667.

[11] Mierdl S, Byhahn C, Lischke V, et al. Echocardiographic findings in minimally invasive coronary artery bypass grafting: the role of intrathoracic CO_2-insufflation and single lung ventilation. Heart Surg Forum, 2004, 5:S398–S419.

[12] Byhahn C, Mierdl S, Menninger D, et al. Hemodynamics and gas exchange during carbon dioxide insufflation for totally endoscopic coronary artery bypass grafting. Ann Cardiothorac Surg, 2001,71:1496–1501.

[13] Bonatti J, Garcia J, Rehman A, et al. On-pump beating-heart with axillary artery perfusion: a solution for robotic totally endoscopic coronary artery bypass grafting? Heart Surg Forum, 2009, 12:E131–E133.

[14] Grossi EA, Loulmet CF, Schwartz CF, et al. Evolution of operative techniques and perfusion strategies for minimally invasive mitral valve repair. J Thorac Cardiovasc Surg, 2012, 143:S68–S70.

[15] Ward AF, Loulmet DF, Neuburger PJ, et al. Outcomes of peripheral perfusion with balloon aortic clamping for totally endoscopic robotic mitral valve repair. J Thorac Cardiovasc Surg, 2014, 148:2769–2772.

[16] Clements F, Wright SJ, Bruijn N. Coronary sinus catheterization made easy for port-access minimally invasive cardiac surgery. J Cardiothorac Valve Anesth, 1998,12:96–101.

[17] Dowd NP, Karski JM, Cheng DC, et al. Fast-track cardiac anaesthesia in the elderly: effect of two different anaesthetic techniques on mental recovery. Br J Anaesth, 2001, 86:68–76.

[18] Hemmerling TM, Russo G, Branco D. Neuromuscular blockade in cardiac surgery: an update for clinicians. Ann Card Anaesth, 2008, 11:80–90.

[19] Cheng DC, Karski J, Peniston C, et al. Early tracheal extubation after coronary artery bypass graft surgery reduces costs and improves resource use: a prospective, randomized, controlled trial. Anesthesiology,1996, 85:1300-1310.

[20] Cheng DC, Karski J, Peniston C, et al. Morbidity outcome in early versus conventional tracheal extubation after coronary artery bypass grafting: a prospective, randomized controlled trial. J Thorac Cardiovasc Surg, 1996,112:755–764.

[21] Zaouter C, Imbault J, Laroussc L, et al. Association of robotic totally endoscopic coronary artery bypass graft surgery associated with a preliminary cardiac enhanced recovery after surgery program: a retrospective analysis. J Cardiothorac Vasc Anesth, 2015, 29:1489-1497.

[22] Nay PG, Elliott SM, Harrop-Griffiths AW. Postoperative pain; expectation and experience after coronary artery bypass grafting. Anaesthesia, 1996, 51:717–804.

[23] Liu SS, Block BM, Wu CL. Effects ofperioperative central neuraxial analgesia on outcome after coronary artery bypass surgery; a meta-analysis. Anesthesiology, 2004, 101:153–161.

[24] Bignami E, Landoni G, Biondi-Zoccai GG, et al. Epidural analgesia improves outcome in cardiac surgery: a meta-analysis of randomized controlled trials. J Cardiothorac Vase Anesth, 24: 586, 2010.

[25] Mehta Y, Arora D, Sharma KK, et al. Comparison of continuous thoracic epidural and paraverrebral block for postoperative analgesia after robotic-assisted coronary artery bypass surgery. Ann Card Anaesth, 2008,11:91–96.

[26] Moore CM, Cross MH, Desborough JP, et al. Hormonal effects of thoracic extramural analgesia for cardiac surgery. Br J Anaesth, 1995,75:387–393.

[27] Kirno K, Friberg P, Grzegorczyk A, et al. Blood flow and metabolism and central hemodynamics. Anesth Analg, 1994,79:1075–1081.

[28] Scott NB, Turfrey DJ, Ray DAA, et al. A prospective randomized study of the potential benefits of thoracic epidural anesthesia and analgesia in patients undergoing coronary artery bypass grafting. Anesth Analg, 2001,93:528-535.

[29] Fawcett WJ, Edwards RE, Quinn AC, et al. Thoracic epidural analgesia started after cardiopulmonary bypass: adrenergic, cardiovascular and respiratory sequelae. Anaesthesia, 1997, 52:294–299.

[30] Mathews PJ, Govenden V. Comparison of continuous paravertebral and extramural infusions of bupivacaine for pain relief after thoracotomy. Br J Anaesth, 1989,62:204–205.

（张 慧 译，雷 翀 审）

第 7 章
机器人二尖瓣手术

Samit Ghia

典型案例和关键问题

54 岁男性患者，就诊时自诉 1 年前即开始出现气短、胸闷。休息可改善呼吸困难症状，自发病以来症状持续出现。他的体格检查显示明显的收缩期杂音。近期的经胸超声心动图（TTE）显示二尖瓣黏液瘤、二尖瓣脱垂、严重二尖瓣反流。患者被转诊入学术机构评估接受外科手术可行性。

机器人二尖瓣手术的适应证和禁忌证是什么？

除了心电图（ECG）、胸部 X 线和基本的实验室检查，患者转诊入心脏内科还进行了冠状动脉计算机断层扫描（CT）和经食道超声心动图（TEE）检查。冠状动脉 CT 显示患者无冠状动脉病变，而经食道超声心动图显示二尖瓣后瓣 P2 段呈连枷状（脱垂）。

术前主要关注什么？在入室之前我们还需要再做些检查？

患者入手术室后，先给予咪达唑仑镇静后行右侧桡动脉穿刺置管。然后给予芬太尼、丙泊酚和罗库溴铵诱导后，插入单腔气管内插管（SLT）。随后，放置 TEE 探头、左侧桡动脉置管，两路右侧颈内中心静脉管路。在超声心动图和透视的辅助下，将一根冠状窦（CS）导管穿过中心静脉，通过中心静脉尾部插入 CS，而肺动脉管路则通过中心静脉头端放置于主肺动脉。CS 导管肺动脉管路与体外循环（CPB）机器连接，由灌注师进行适当预充。

机器人二尖瓣手术中是否需要特殊的监测，接受这类手术的患者需要肺隔离或者单肺通气吗？

术中超声心动图不仅证实了 P2 段脱垂伴腱索断裂，而且显示了后瓣叶 P1 段和 P2 段间的裂隙。

手术从切开右侧股动脉和放置胸腔鞘口开始。肝素化后，进行动静脉插管，在升主动脉置入球囊。通过股动静脉插管开始 CPB，达·芬奇手术系统（Intuitive Surgical，Sunnyvale,CA）固定于胸腔鞘口处。胸腔充气后，打开心包，当主动脉内球囊适当充气且位置合适时，顺行灌注使心脏停搏。

二尖瓣成形或者置换手术术中经食道超声心动图（TEE）的作用是什么？机器人二尖瓣手术有什么不同的手术策略？

心脏活动时，心脏节律重新出现。超声心动图显示主动脉内球囊向主动脉瓣方向移位，阻碍了顺行性心脏停搏液进入冠状动脉。由于重新放置球囊失败，放气后并取出球囊。通过 CS 导管进行逆行性灌注心脏停搏液不充分，所以用位于心尖部的右心室起搏导管替代。心脏颤动性停搏后，通过切开的左心房可以直视二尖瓣。通过后叶四边形切除，滑动成形，裂缝修补及瓣环成形环，确保复杂的修复手术。灌注师注意到静脉储血器中平面不能维持，血红蛋白含量减少需要输血。修复完成后，关闭左心房，除颤恢复心脏的电节律。在患者脱离 CPB 之前开始输注多巴酚丁胺，撤出达·芬奇手术系统后，发现患者腹胀。检查股动脉后发现插管置入位置撕裂。

这类手术的预期并发症有哪些？哪些方法可以实现心脏停搏？

修复完股动脉后，缝合腹股沟和胸腔鞘口切口。拔出右心室起搏导管和肺动脉管路。TEE 显示二尖瓣反流已经解决伴偶发收缩期二尖瓣前向运动，右室射血分数减小。由于疼痛，患者出现轻微的血压升高和心率增快，给予静脉注射芬太尼。患者带气管插管转运至重症监护室（ICU）。

这类患者应该在离开手术室之前拔管吗？用于改善术中和术后镇痛的策略有哪些？

手术当天，患者的血红蛋白水平增加，当晚较晚时，安全地拔出气管导管。术后第 1 天（POD1）早晨停止多巴酚丁胺的输注，TTE 显示收缩期前向消失，右心室功能正常。随着腹膜后血肿吸收，腹胀减轻。稍后患者被转出 ICU，并且在 POD 2 出院回家。

讨 论

机器人二尖瓣手术出现之前，微创技术就已经受到青睐。第 1 例尝试使用较小切口实现直视，其结果与胸骨切开手术效果相当[1]。第 2 次进步发生在 1996 年，当时 Carpentier 和 Chitwood 使用透视分别实施了第 1 例二尖瓣修复和置换手术[1]。微创和胸腔镜手术取得了令人鼓舞的结果，使 Carpentier 在 1998 年用达·芬奇手术系统的原型实施了第 1 例机器人二尖瓣修复手术[1]。在 2002 年，美国食品和药品监督管理局（FDA）批准了用达·芬奇手术系统实施二尖瓣手术，这比 Chitwood 在北美完成第 1 例机器人二尖瓣修复手术晚了两年。

患者选择

最新的二尖瓣手术适应证是 2014 年美国心脏协会 / 美国心脏病学会（AHA/ACC）指南 2017 年重点更新和 2017 年欧洲心脏病学会 / 欧洲心胸外科协会（ESC/ EACTS）发布的指南[2-4]。根据更新的 AHA/ACC 指南，Ⅰ类适应证包括[2,3]：

①原发慢性重度 MR 有临床症状的患者，LVEF >30%；

②原发慢性重度 MR 无临床症状的患者，左室功能不全 [LVEF 30%~60% 和（或）LVESD ≥ 40mm]；

③临床症状重的重度 MS 患者，无高手术风险，有 PMBC 禁忌证；

④重度 MS 患者由于其他原因行心脏手术。

没有确切的指征倾向于使用机器人。没有禁忌证的患者可以选择使用机器人来实施修复或者置换手术，特别是更倾向于避免胸骨切开手术的患者。

- 机器人二尖瓣手术的相对禁忌证包括[5]：

①正中开胸史；

②中度肺功能不全；

③无症状 CAD 或需要 PCI 的 CAD；

④轻度血管疾病；

⑤无症状 CVD；

⑥ LV 功能减退，EF<30%；

⑦轻度或中度 AS 或 AI；

⑧中度的瓣环钙化。

- 机器人二尖瓣手术的绝对禁忌证包括[5]：

①右侧开胸史；

②重度肺功能不全；

③ 30d 内心肌梗死 / 心肌缺血；

④需要 CABG 的 CAD；

⑤重度血管疾病；

⑥ CVD 或 30d 内脑卒中病史；

⑦右心室功能减退；

⑧重度肺动脉高压；

⑨重度 AS 或 AI；

⑩重度的瓣环钙化；

⑪严重的肝脏疾病或凝血功能障碍。

另外，患者的体型也会影响机器人手术。矮小和肥胖的患者将对机器人端口的放置和对接造成困难，这些将限制机器人获得最佳手术暴露的效果[6]。由于在该领域的进展和外科专业的提升，相对禁忌证较少禁用机器人手术[1,5]。例如，通过逆行灌注心脏停搏实现心肌保护，合并主动脉瓣反流和冠状动脉疾病的二尖瓣手术患者术前预先放置支架[5]。然而，当患者有多重合并症时，应当考虑传统手术方式。

外科技术

不同的外科医生实施这一手术的方式不同。我们总结了最常用的技术。在手术切皮前，手术的成功与否很大程度上取决于患者的体位。患者轻微左侧卧位，距仰卧位约 30°，以优化放置胸腔套管口[1]。经过消毒和铺单后，随后插入 CPB 的血管管路。动脉插管优选股动脉，除非血管太小或有严重的血管疾病，此时腋动脉不失为另一种选择[1]。

静脉插管时可以进行双腔静脉插管或单管插管。在双腔静脉插管时，分别通过颈静脉和股静脉进入上腔和下腔静脉[1]。单套管的前缘有开口，在合适的位置可引流上腔静脉、右心房和下腔静脉的血液。外周插管后，胸部切口放置套口。5 个套口及其目的和最佳放置位置为[7]：

①摄像机——第 4 肋间距右侧乳头外侧 2cm；

②操作臂——第 4 肋间，摄像机套口旁；

③左机械臂——第 2 肋间距腋前线前约 2cm；

④右机械臂——腋前线第 6 肋间隙；

⑤左心房牵开器——第 4 肋间，摄像机端口内侧约 4cm[7]。

胸腔充气后接入达·芬奇手术系统（图 7.1）。术野暴露后，切开心包。

通过外周插管启动体外循环。进行二尖瓣修复或置换手术需要心脏停搏，有多种方法来实现心脏停搏。一种方法是在升主动脉插入套管给予顺灌心脏停搏液，用一个有角度的长血管钳经皮插入，置于升主动脉心脏停搏套管的远端[1,8]。另一种方法是使用主动脉内阻闭球囊（一种尖端带球囊的套管），通过股动脉插入[9]。球囊充气放置于适当位置（TEE 引导下），位于

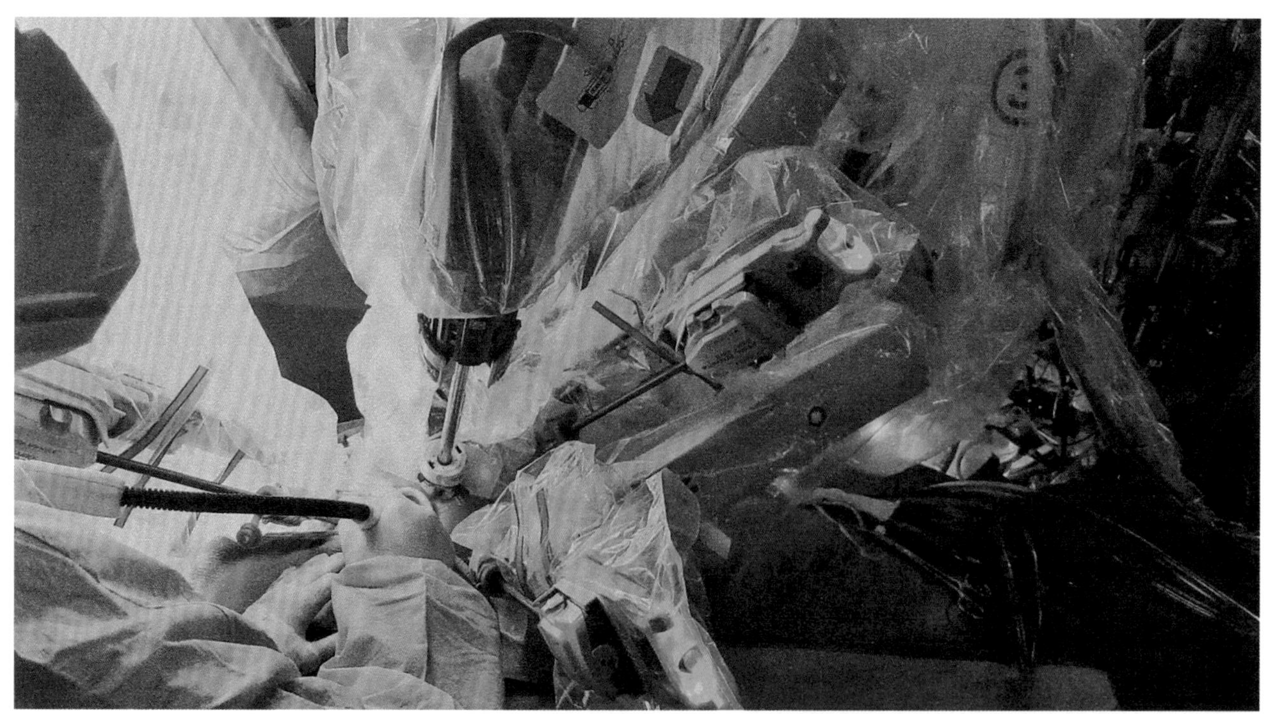

图 7.1 达·芬奇®手术系统通过 5 个胸腔套口接入右侧胸腔。手术助手正在通过操作臂套口放置设备

冠状动脉开口远端窦管交界处，充当腔内主动脉钳的，通过主动脉窦内充气球囊远端端口顺灌心脏停搏液[9]。

切开的左心房接近二尖瓣，开始修复或置换瓣膜[1]。实施修复或置换的确切技术取决于瓣膜病理情况和外科医生的偏好。退行性疾病是二尖瓣反流最常见的原因，与风湿性、缺血性或心内膜炎相比，最适合外科修复[10]。二尖瓣修复技术包括：

① 切除术，三角形或者四边形；

② Neochord；

③ 腱索移植；

④ 瓣叶滑动成形；

⑤ 瓣叶折叠成形；

⑥ 裂隙关闭；

⑦ 瓣环成形术，部分或完全成形[5]。

由于增加了可操作性，机器人为外科医生提供了更复杂的修复技术（图 7.2）[1]。左心室充满盐水测试修复情况，检查是否有渗漏，如果测试结果较好，先关闭心房，可放置心房和心室起搏导线，引流管和胸腔管通过鞘卡切口隧道放置，以避免需要新的切口。

机器人手术和传统手术有明显差异[11]：

- 机器人手术：
  - 入路：小的胸壁套口切口。
  - CPB 插管：CPB 外周动脉静脉插管。
  - 主动脉夹闭：套口阻闭钳横向夹闭或主动脉内球囊。
- 传统手术：
  - 入路：切开胸骨。
  - CPB 插管：CPB 升主动脉和右心房或者双腔静脉插管。
  - 主动脉夹闭：主动脉横向阻闭。

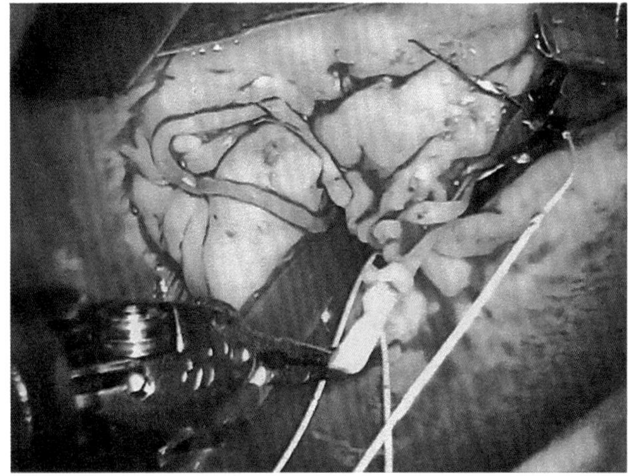

图 7.2 机器臂增加了可操作性，使术者能实施复杂二尖瓣修复

术前评估

根据机器人二尖瓣手术的适应证和禁忌证，在接受机器人二尖瓣手术之前，必须对患者进行适当的评估。血液学和凝血检查使麻醉医生对可能的出血风险保持警惕，从而降低输血阈值[6]。虽然证据表明，与传统的开胸手术相比，机器人心脏手术输血的需求较低，但仍应谨慎进行血型筛查和血液配型[6]。

患者应接受 TTE 和 TEE 评估二尖瓣疾病和瓣环钙化程度。超声心动图还将发现并存疾病，包括心力衰竭和额外的瓣膜病变。术前检查也应评估外周和冠状血管[12]。了解外周血管是 CPB 插管的关键。胸部、腹部和盆腔的 CT 血管造影将提供有关股动静脉、主动脉和冠状动脉的信息[12]。用左心导管冠状动脉造影可排除冠状动脉解剖和冠状动脉中的任何病变，这会极大地影响心脏停搏液的灌注。由于单肺通气和用二氧化碳进行胸腔充气导致潜在的高碳酸血症，肺动脉高压患者可能需要右心导管检查[5]。

在所有适当的检查完成后，为了实施机器人二尖瓣手术，对患者进行药物优化，外科医生、麻醉医生、体外循环灌注师及护士之间应该就手术方案进行详细的讨论[13]。讨论的重点应该包括镇痛策略、可能需要单肺通气、插管部位、CPB 与心脏停搏液的计划[13]。

镇　痛

与胸骨切开相比，机器人手术的一个优势是减少疼痛[6]。但机器人二尖瓣手术仍然会引起疼痛，有不同的策略可以缓解疼痛[13]。目前我们提倡早日拔管和出院，这提高了减少阿片类药物的重要性[13]。非阿片策略包括非甾体抗炎药，在手术当天早上开始使用药物或局部麻醉进行术后镇痛[13]。在实施区域阻滞之前，必须进行凝血功能检查[13]。CPB所需要的抗凝使麻醉医生不愿意实施椎管内麻醉[14]。另一种选择，椎旁阻滞，导致椎管内血肿和交感神经阻滞引起的低血压的风险更小[13]。一项前瞻性随机研究发现，机器人二尖瓣修复手术中使用椎旁阻滞，可降低疼痛评分和减少阿片类药物的使用[15]。与椎旁阻滞可能需要多次注射才能覆盖必要的皮肤感觉区域不同，胸肌阻滞和前锯肌平面阻滞可以覆盖多个套口部位[13]。胸肌Ⅱ阻滞通常覆盖T_2~T_4皮区，而前锯肌平面阻滞可覆盖T_2~T_7皮区[13]。周围神经阻滞在超声引导下变得容易得多。

麻醉诱导

麻醉诱导应考虑手术指征和患者合并症。二尖瓣疾病患者可能还有其他瓣膜病变、心力衰竭和冠状动脉疾病，这对麻醉诱导有很大影响。如果患者是二尖瓣狭窄，其麻醉管理将致力于避免心动过速，维持左心室前负荷，并认识到可能伴随的肺动脉高压和右心衰竭[16]。诱导二尖瓣反流患者应侧重于避免增加后负荷和全身血管阻力来维持前向血流[16]。麻醉医生还应以维持窦性心律为目标，维持心房的收缩作用，避免延长收缩期，增加反流量的心动过缓发生。

单肺通气和二氧化碳气胸

虽然有些外科医生可以在双肺通气下进行手术，但套口放置和心包暴露需要右肺隔离[13]。不进行肺隔离时，放置套口时外科医生将要求停止通气。然而，如果需要右肺塌陷，对表现出肺部问题的患者，如慢性阻塞性肺疾病或吸烟史，应进行肺功能检查[6]。肺容积和肺容量明显减少的患者不能耐受单肺通气，单肺通气忌用于此类患者[6]。若无禁忌证，肺隔离可以通过SLT插入支气管封堵器或双腔气管插管（DLT）实现[13]。选择支气管封堵器还是DLT受患者因素和麻醉医生经验的影响[14]。在怀疑或已知的困难气道中，由于DLT比较粗重，最初应谨慎放置SLT[13]。用SLT插管后，可以通过换管器换成DLT，也可以将支气管封堵器放置在右侧主支气管[13]。需在ICU拔管时，优选带支气管封堵器的SLT，避免患者开始和结束时更换插管[13]。然而，目前我们提倡早拔管，许多患者在手术室拔管，离开手术室时不需要换管[13]。由于右肺上叶的开口位置不恒定，左侧DLT优于右侧DLT或支气管封堵器[13]。

无论采用何种方法，由于不通气肺内分流和通气肺的通气/血流比失衡，单肺通气患者CPB后低氧血症明显加重[14]。治疗方案包括不通气肺的持续气道正压（CPAP；用支气管封堵器时较难实现），通气肺的呼气末正压（PEEP），或提供更高的吸入氧流量[6,13]。如果CPAP或PEEP不能改善低氧血症，另一种选择是间歇性两肺通气以恢复氧饱和度[13]。

右侧胸腔充入二氧化碳正负两方面的影响。二氧化碳充气减少了CPB末的心内空气和着火的风险[13]。另一方面，高碳酸血症可引起高血压、心动过速、加剧肺动脉高压和冠状动脉血管收缩[6,13]。与低充气压和流速不同，张力性二氧化碳气胸会阻碍静脉回流，并导致血流动力学不稳定[6,13]。

监护和管路

机器人二尖瓣手术对麻醉监护和管路影响较大。二氧化碳气胸，加上由于大的无菌区域准备导致电极放置不当，极大地影响了ECG读取[6]。胸腔充气也会阻碍除颤电流至心脏，如果需要外部除颤，应停止使用[6]。二氧化碳气胸持续不断地向全身循环输送二氧化碳，充分体现了用二氧化碳的波形图指导调整呼吸通气参数以去除二氧化碳的重要性[13]。

除了标准监测外，在给予区域麻醉或全身

麻醉诱导之前，有创动脉压力监测是必要的[6]。如果使用主动脉内球囊阻闭升主动脉，则需测量双上肢动脉压力监测[6]。单独的右上肢动脉压力降低提示球囊移位并阻塞无名动脉流的血流[6]。脑氧饱和度，除了显示足够的脑灌注外，还可以发现主动脉内球囊移位阻塞无名动脉，导致右侧脑氧饱和度降低[6]。近红外血氧测定可以放置在腿部插管远端的位置，监测氧饱和度水平和可能的远端缺血征象[17]。温度监测对于 CPB 期间心脏冷灌停跳和复温的管理至关重要[6]。理想情况下，应该记录两个部位的温度，即膀胱和一中心部位（如食管）[6]。应根据 CPB 和心脏停搏的计划，放置一或两路中心静脉，最好放在右颈内静脉。

体外循环

心脏手术中的其他常规有创监测包括通过中心静脉和肺动脉导管测量中心静脉压和肺动脉压。在机器人二尖瓣手术中，其他有创管路优选。在经皮 CPB，外科医生可能要求放置肺动脉引流管，而不是肺动脉导管。引流管将血液从肺动脉引流到 CPB 机器，以减少流向左心的流量，应该在放置 CS 导管时给予肝素[6]。在 TEE 和透视的引导下通过右颈内静脉将 CS 导管置入 CS[6]。到达 CS 口时，推荐用透视辅助观察导管在 CS 前进通过中心静脉[18]。如果漂浮通过静脉，给球囊充气后，通过 CS 导管传输心室样波形，注入对比剂生理盐水将只描绘 CS[18]。放置此导管时应小心谨慎，暴力操作可能导致 CS 或中心静脉损伤，需要紧急开胸手术[18]。一旦成功放置，导管连接到 CPB 机器，使灌注师可实施逆行灌注心脏停搏[6]。逆行灌注心脏停搏在主动脉瓣关闭不全或冠状动脉疾病引起的顺行灌注心脏停搏不充分时很有帮助[6]。在主动脉内球囊近端移位时，顺行灌注心脏停搏也可能不充分[6]。主动脉内球囊阻闭器，一种尖端带球囊的导管，由外科医生通过股动脉放置，当充气至 300mmHg 时，理想的位置在冠状窦远端的窦管连接处[6]。除了球囊移位外，球囊脱落栓塞斑块，损伤主动脉，有 0.3% 的夹层风险[6]。

如果心脏不能停搏或停搏不充分，或主动脉内球囊放置存在高风险，则必须提供心肌保护的替代方案[19]。一种选择是中度低温和由右心室起搏导线引起的心室颤动[19]。起搏导线带球囊尖端导管，在透视和超声心动图引导下，通过右颈内静脉引导鞘置入，放置于位于右心室心尖部[19]。通过简短地测试其起搏能力来确认合适的位置[19]。根据外科医生的要求，右心室以每分钟 200 次的速度快速起搏，直到实现持续的室颤[19]。一旦达到了心肌保护的需求，体外除颤器电极贴片可以使用 200J 的能量除颤转复室颤，移除起搏导线。

术中超声心动图

经食管超声心动图是大多数心脏手术的必要条件，也是成功进行机器人二尖瓣手术所必需的。可视导丝通过上腔静脉进入右心房辅助置入中心静脉[13]。正如前面所讨论的，超声心动图对于置入 CS 导管和肺动脉引流管非常重要[13]。指导 CS 导管放置的最佳视窗是深部四腔心平面和改良的双腔静脉平面，在这些视窗中可以看到冠状静脉窦口[18]。肺动脉引流管没有典型的肺动脉导管那么坚硬，易发生缠绕，用超声心动图很容易发现[14]。在需要颤动性停搏时，超声心动图可以帮助确认起搏导线定位在右心室的心尖部[19]。在手术操作前，麻醉医生应进行全面的超声心动图检查，包括但不限于：

- 评估二尖瓣。
- 评估左心室功能。
- 明确可能存在的主动脉瓣反流，必须进行逆行灌注心脏停搏。
- 评估是否发生心房分流（图 7.3）[13,14]。

一个病例报告中描述，术中一根导丝穿过卵圆孔，并导致左心房穿孔[20]。由外科医生进行股动静脉插管时，需要分别看见导丝位于降主动脉和下腔静脉[13]。如果需要单独的上腔静

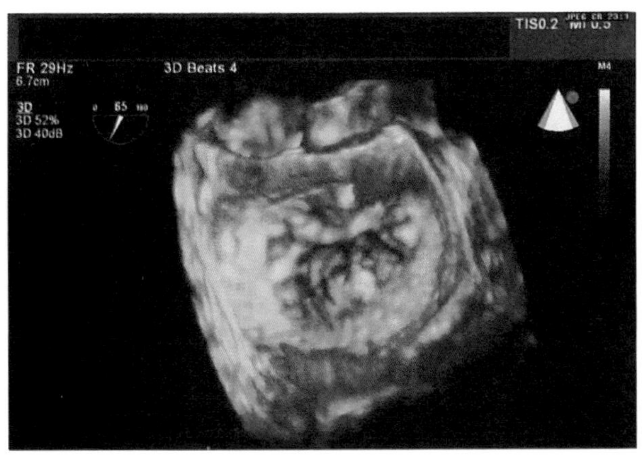

图 7.3　三维超声心动图显示二尖瓣 P2 段脱垂

脉引流，超声心动图将帮助外科医生确定导管的位置在右心房－上腔静脉交界处[13]。使用单静脉导管，需要食道中段双腔静脉平面显示导管穿过下腔和上腔静脉[6,13]。然后，外科医生将主动脉内球囊阻闭器穿过升主动脉，并依靠超声心动图定位于主动脉根部上约 2cm[13]。主动脉球囊充气时用食道中段主动脉瓣长轴平面获得其最佳的视野，在 CPB 期间，维持这个平面发现可能的移位[6]。瓣膜修复或置换完成后，应评估残留疾病和适当的功能（图 7.4）[13]。如果满意，在完全撤离 CPB 之前，应使用超声心动图评估心内气体和帮助排气[13]。与透视相比，Wang 及其同事发现在机器人心脏手术中，用 TEE 引导 CPB 的外周插管的成功率更高，而并发症发生率更低[10]。对于这些步骤和评估，三维超声心动图非常有益。

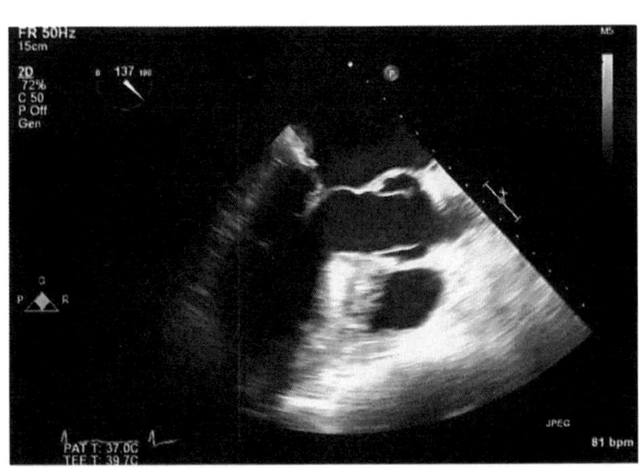

图 7.4　二维食道中段长轴平面显示成功修复二尖瓣

早期拔管

机器人二尖瓣手术避免了胸骨切开，有助于加速患者的康复和出院。这从早拔管开始，通过区域镇痛、减少镇静和肌松药物的使用实现。大多数医疗机构的目标是在手术室拔管，或在进入 ICU 的头几个小时内拔管。到达 ICU 的插管患者应该接受镇静，使其在不影响呼吸功能时尽早苏醒，如右美托咪定。

并发症

传统胸骨切开手术的许多并发症，如出血或感染，也可能发生于机器人手术。此外，在机器人二尖瓣手术中使用的技术也带来了一组不同的潜在并发症[5]。左臂过度向后拉伸后可导致臂丛神经损伤[6]。患者轻微的左侧卧位会增加右心室功能障碍的风险，因为该体位使左心室的气体更容易进入右冠状动脉[5]。CPB 时通过股动、静脉逆行插管增加了血管损伤的风险，可能导致腹膜后出血，动脉血流减少引起的腿部缺血和主动脉夹层[5]。当机器人与端口连接时，患者必须保持无体动，因为体动会导致在套口部位撕裂或伤及胸腔内器官[21]。机器人二尖瓣手术会增加患者肺部并发症的风险，包括膈神经损伤和单侧肺水肿[5]。术后并发症包括心房颤动和胸腔积液。心房颤动是左心房切开的结果，可预防性或在出现后使用胺碘酮治疗[20]。胸腔积液可以用大量利尿剂治疗[20]。

结　论

- 机器人二尖瓣手术始于 2000 年左右，现已经被广泛接受，并成为传统开胸手术的替代方法。
- 包括麻醉医生、外科医生、灌注师及护士在内的心脏外科团队之间的沟通，对患者的安全和成功的外科管理至关重要。
- 与传统开胸心脏手术相比较，机器人的使用使麻醉管理在不同方面都有差异 。

• 其中一个方面是并发症，如我们的病例中出现的主动脉内球囊移位和股动脉出血。

• 经食管超声心动图对于机器人二尖瓣手术的许多方面都是至关重要的，而不仅仅是在修复或置换前后评估瓣膜。

• 回顾性比较机器人与传统开胸二尖瓣修复手术，发现机器人手术死亡率较低，但进一步确证需要多中心前瞻性随机对照试验[6]。

• 医疗机构的经验与并发症的发生率和死亡率、住院时间、医院资源及费用利用率成反比[22]。

复习题

1. 下列哪一项是机器人二尖瓣手术的绝对禁忌证?
   A. 中度瓣环钙化
   B. 开胸手术史
   C. 重度肺动脉高压
   D. 需要经皮冠状动脉介入治疗的冠状动脉疾病
2. 什么情况最有可能需要逆行灌注心脏停搏?
   A. 二尖瓣关闭不全
   B. 二尖瓣狭窄
   C. 主动脉瓣反流
   D. 主动脉瓣狭窄
3. 麻醉医生应该在哪里放置导管来实现逆行灌注心脏停搏?
   A. 肺动脉
   B. 冠状静脉窦
   C. 股静脉
   D. 心中静脉
4. 下列哪一项可以帮助放置冠状窦导管?
   A. 经食道超声心动图
   B. 透视
   C. 压力传导
   D. 以上所有
   E. 以上都不是
5. 下列哪一项不是二尖瓣修复的外科技术?
   A. 裂隙切除术
   B. Neochord
   C. 裂隙关闭术
   D. 四角切除术
6. 机器人二尖瓣手术所必需的心脏停搏可以通过快速右心室起搏引起的室颤性停搏来实现。
   A. 正确
   B. 错误
7. 以下哪一项是机器人二尖瓣手术的镇痛策略?
   A. 椎旁神经阻滞
   B. 前锯肌平面阻滞
   C. 胸段硬膜外阻滞
   D. 肋间神经阻滞
   E. 以上所有
8. 机器人二尖瓣手术部分左侧卧位，降低了冠状动脉空气栓塞的风险。
   A. 正确
   B. 错误
9. 以下哪一项是确认主动脉内球囊阻闭器正确位置的理想视窗?
   A. 食管中段主动脉瓣短轴平面
   B. 食管中段双腔静脉平面
   C. 上食管升主动脉短轴平面
   D. 食管中段主动脉瓣长轴平面
10. 下列哪支血管最有可能被主动脉内球囊阻闭器阻塞?
    A. 左颈内动脉
    B. 左锁骨下动脉
    C. 无名动脉
    D. 右股静脉

答　案

1.C。 2.C。 3.B。 4.D。 5.A。 6.A。 7.E。 8.B。 9.D。 10.C。

参考文献

[1] Bush B, Nifong LW, Alwair H, et al. Robotic mitral

valve surgery—current status and future directions. Ann Cardiatharac Surg, 2013,2(6):814–817. DOI: 10.3978/j.issn.2225-319X.2013.10.04

[2] Nishimura RA, Otto CM, Bonow RO, et al. 2014 AHA/ACC guideline for thc management of patients with valvular heart disease: executive summary: a report of the American College of Cardiology/ American Heart Association Task Force on Practice Guidelines. J Am Coll Cardial, 2014,63(22):2438–2488.

[3] Nishimura RA, Otto GM, Bonow RO, et al. 2017 AHA/ACC focused update of the 2014 AHA/ACC guideline for the management of patients with valvular heart disease: a report of the American College of Cardiology/American Heart Association Task Force on Clinical Practice Guidelines. J Am Coll Cardiol, 2017, 135 (25):e1159–e1195.

[4] Baumgartner H, Falk V, Bax JJ, et al. 2017 ESC/EACTS guidelines for the management of valvular heart disease: the Task Force for the Management of Valvular Heart Disease of the European Society of Cardiology (ESC) and the European Association for Cardio-Thoracic Surgery (EACTS). Eur Heart J, 2017,38(36):2739–2791.

[5] Chitwood WR. Robotic mitral valve surgery: overview, methodology, results, and perspective. Ann Cardiothorac Surg, 2016, 5(6):544–555.

[6] Bernstein WK, Walker A.Anestheticissues for roboticcardiac surgery. Ann Cardiac Anaesth, 2015,18(1):58-68. DOI: 10.4103/0971-9784.148323

[7] Algarni KD, Suri RM, Daly RC. Robotic-assisted mitral valve repair: surgical technique. Multimed Man Cardiothorac Surg, 2014, 2014. DOI: 10.1093/mmcts/mmu022

[8] Mandal K, Alwair H, Nifong WL, et al. Robotically assisted minimally invasive mitral valve surgery. J Thorac Dis,2013,5 (suppl 6):S694–S703. DOI: 10.3978/j.issn.2072–1439.2013.11.01

[9] Donias HW, Karamanoukian HL, D'ancona G, et al. Minimally invasive mitral valve surgery: from port access to fully robotic-assisted surgery. Angiology, 2003,54(1):93–101.

[10] Wang Y, Gao CQ, Wang G, et al. Transesophageal echocardiography guided cannulation for peripheral cardiopuhnonary bypass during robotic cardiac surgery. Chin Med J, 2012, 125 (18):3236–3239.

[11] Cao C, Wolfenden H, Liou K, et al. A meta-analysis of robotic vs. conventional mitral valve surgery. Ann Cardiothorac Surg,2015,4(4):305–314. DOI: 10.3978/j.issn.2225-319X.2014.10.05.

[12] Cao C, Clark AL, Suri RM. Robotic surgery is the optimal approach for mitral surgery. Ann Cardiothorac Surg, 2016,5(6):563–566. DOI: 10.21037/acs.2016.10.01

[13] Rehfeldt KH, Andre JV, Ritter MJ. Anesthetic considerations in robotic mitral valve surgery. Ann Cardiothorac Surg, 2017,6(1):47–53. DOI: 10.21037/acs.2017.01.10

[14] Rehfeldt KH, Mauermann WJ, Burkhart HM, et al. Robot-assisted mitral valve repair. J Cardiothorac Vase Anesth, 2011,25(4):721–730.

[15] Neuburger PJ, Ngai JY, Chacon MM, et al. A prospective randomized study ofparavertebral blockade in patients undergoing robotic mitral valve repair. J Cardiothorac Vasc Anesth, 2015,29(4):930–936.

[16] Paul A, Das S. Valvular heart disease and anaesthesia. Indian J Anaesth, 2017, 61 (9):721–727. DOI: 10.4103/ija. IJA_378_ 17

[17] Wolfe JA, Malaisrie SC, Farivar RS, et al. Minimally invasive mitral valve surgery II: surgical technique and postoperative management. Innovations (Phila), 2016,11(4):251–259.

[18] Miller GS. Coronary sinus catheter placement. http://ht.edwards. com/ scin/ edwards/ sitecollectionimages/ products/ port%20access/ ar04025.pdf. Published 2008. Accessed October 17, 2017.

[19] Hollatz A, Balkhy HH, Chaney MA, et al. Robotic mitral valve repair with right ventricular pacing—induced ventricular fibrillatory arrest. J Cardiothorac Vase Anesth, 2017, 31(1):345–353.

[20] Levan P, Stevenson J, Develi N, et al. Cardiovascular collapse after femoral venous cannula placement for robotic-assisted mitral valve repair and patent foramen ovale closure. J Cardiothorac Vase Anesth, 2008,22(4):590–591.

[21] Lee JR. Anesthetic considerations for robotic surgery. Korean J Anesthesiol, 2014,66 (1):3–11.

[22] Suri RM, Dearani JA, Mihaljevic T, et al. Mitral valve repair using robotic technology: safe, effective, and durable. J Thorac Cardiovasc Surg, 2016, 151(6): 1450–1454.

（周伟玲 译，雷 翀 审）

第 8 章

心脏压塞

Todd Novak, Silas Hoxie

典型案例和关键问题

50 岁女性风湿性心脏病患者，最初因拟行二尖瓣置换术就诊。术中情况平稳，体外循环结束后超声心动图检查显示生物瓣膜在二尖瓣位置固定良好，未见明显二尖瓣反流，双心室功能良好。在被转入重症监护病房后的几个小时里，她需要不断增加去甲肾上腺素剂量来维持血压，且尿量减少。心率为 118 次 / 分，血压为 86/52mmHg。患者四肢发凉，心指数从 3L/（min・m^2）降到 1.7L/（min・m^2），肺动脉和中心静脉压明显升高。脉搏氧饱和度测定显示波形较差，但当数值出现时，显示刚过 90%。约 1h 前，吸气氧浓度已增加到 100%。心电图（ECG）显示窦性心动过速，无明显 ST 段改变。纵隔无新增引流超过 2h。实时经胸超声心动图（TTE）显示一个大的心包血肿压迫左心房。其他重要的发现包括左心室充盈不足但功能良好，右心室扩张和功能不全。二尖瓣和三尖瓣流速在呼吸周期中无明显变化。患者被紧急送回手术室进行开胸探查，从心包腔取出新鲜血液和一个大血栓，并修复左心房的一个小撕裂口（图 8.1）。患者的血流动力学很快好转，术后患者病情平稳。

心脏压塞是什么，鉴别诊断有哪些？

心脏压塞是一种临床综合征，心包腔内液体积聚导致心包内压升高，从而导致心室充盈和心输出量减少。这是一个危及生命的急症，需要及时识别并治疗，以防止心血管衰竭。与此类似的情况，开胸心脏手术后不久出现心动过速和低血压时，鉴别诊断时应该高度怀疑心脏压塞。心肌缺血引起的心源性休克也应考虑在内。冠状动脉左回旋支靠近二尖瓣后瓣环，在二尖瓣置换术时该血管可能发生扭曲或损伤[1]。由于患者接受正压机械通气，也应考虑张力性气胸。其他可能造成该临床表现的原因包括二尖瓣脱垂、主动脉夹层和肺栓塞。

心脏压塞的病理生理学原理是什么？

心包内压增加产生压塞，影响心脏充盈，压迫部分或全部心腔。心包内压升高降低了心脏的充盈压，即跨壁压（心内压减去心包压），导致舒张期充盈受损[2]。快速进展时，心包腔相对较小（约 20~50mL）。一旦心包腔充满，心包的伸展就会很快达到极限，液体进一步积聚将快速增加心包内压（图 8.2）。相反，在慢性心包积液中，心包可以通过拉伸来适应液体的缓慢积累，尽管最终心包顺应性降低，心包容积的进一

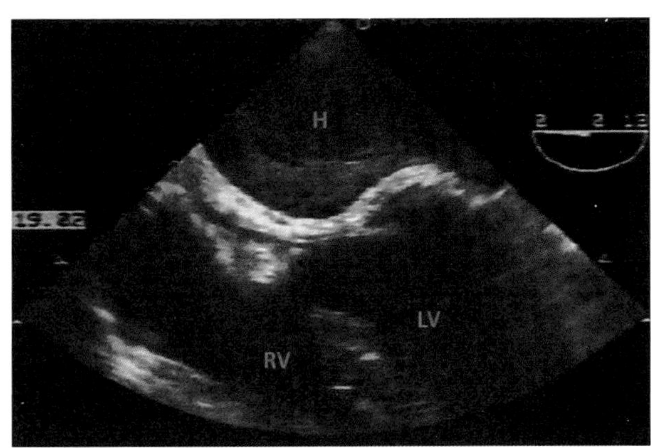

图 8.1 经食道超声心动图图像（食管中段四腔心平面）显示大的心包血肿（H）导致局部心脏压塞。几乎完全压迫闭塞了左心房。LV：左心室；RV：右心室。引自 e-echocardiography.com

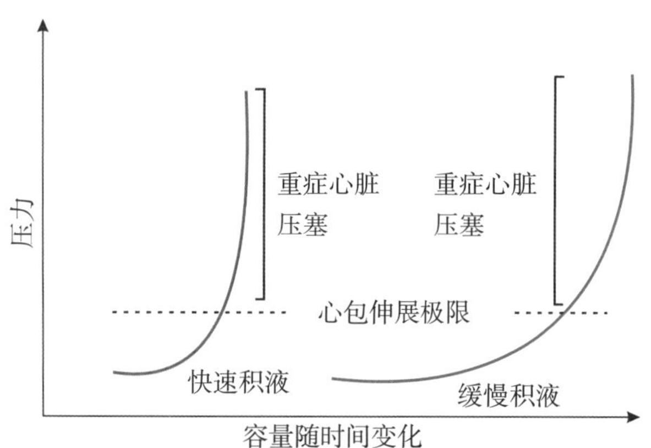

图 8.2 急性和慢性心包积液时，心包腔内压力－容量关系。渗液快速积聚时，在心包储备容积和心包伸展达到极限后，心包液体容量的少量变化导致压力急剧上升。慢性积液时，随着心包的伸展更大量的渗液缓慢渗出，心包顺应性变得更强。引自 Spodick DH.Acute cardiac tamponade. N Engl J Med, 349, 684–690. 经美国麻州医学协会许可使用

步增加将导致其出现压塞的生理变化。在这两种情况下，导致心脏压塞的不是心包积液的绝对体积，而是心包压力的增加。

该患者的经食道超声心动图有什么发现?

心脏压塞时的一个重要发现是在多个平面上出现一个围绕心脏周围的大的（>20mm）、无回声区（黑色）（图 8.3）。然而，在心脏手术后，如图 8.1 所示，液体可能积聚于一个心腔，导致局部填塞。这些积液通常是血凝块或纤维类物质，是高回声的（白色或灰色），难以与心肌组织区分。因此，单凭一个视窗不足以做出快速诊断，需要额外的超声心动图视窗。无论积液是围绕心脏还是局部的，心脏压塞中最敏感地发现是心腔塌陷（图 8.4）[3]。更常累及右侧心腔，因为其心腔内压力较低。右心室游离壁塌陷通常发生在舒张早期，而右心房塌陷发生在舒张晚期，常持续至收缩期。左心房塌陷不常见，但在心脏压塞中具有特异性[4]。左心室塌陷罕见，因为其肌肉发达。其他发现包括扩张的下腔静脉（IVC），中心静脉压增加，在自主呼吸患者，腔室流入和流出速度有显著变化。

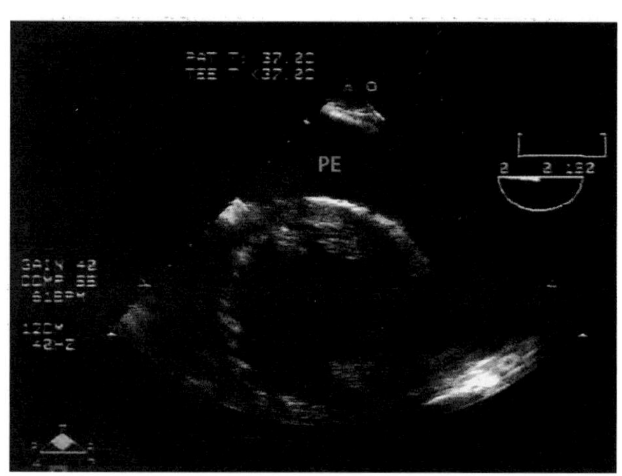

图8.3 经食道超声心动图图像（经胃中乳头肌短轴平面）显示心脏压塞。心包积液（PE）是围绕心脏的低回声区。引自 e-echocardiography.com

自主呼吸和机械通气心脏压塞患者的超声心动图有何不同表现?

自主呼吸患者经瓣膜多普勒流速呼吸变异度增大，机械通气患者无此表现。在自主吸气时，脉冲波多普勒发现舒张期跨三尖瓣血流明显增加，跨二尖瓣血流减少[5]。呼气相情况正好相反。另一方面，正压通气患者跨瓣血流变化较小，不应依赖多普勒评估来诊断心脏压塞[6]。自主呼吸的患者，由于心室充盈的不均衡，吸气时室间隔显著向左心室移动。

手术的选择是什么?

心脏压塞明确的治疗方法是引流压迫心包内容物，应该尽快进行。方法包括经皮穿刺技术（心包穿刺）和开放手术，根据临床情况、紧迫性、可用资源及医生的专业技术来决定具体方法。选择心包穿刺是因为相对容易实施和能够在床旁进行（推荐用影像指导），但有很高的复发风险，在局限性积液的情况下（常见于术后患者）效果不佳。开放性手术可排出积聚的液体和固体内容物，以及纠正出血。这些技术包括胸骨切开 / 再次胸骨切开，剑突下引流，并建立腹膜或胸膜－心包窗。

如何进行心脏压塞患者的麻醉管理?

考虑局部麻醉下联合或不联合使用静脉镇静药物进行操作的可行性，特别是在不稳定的患者

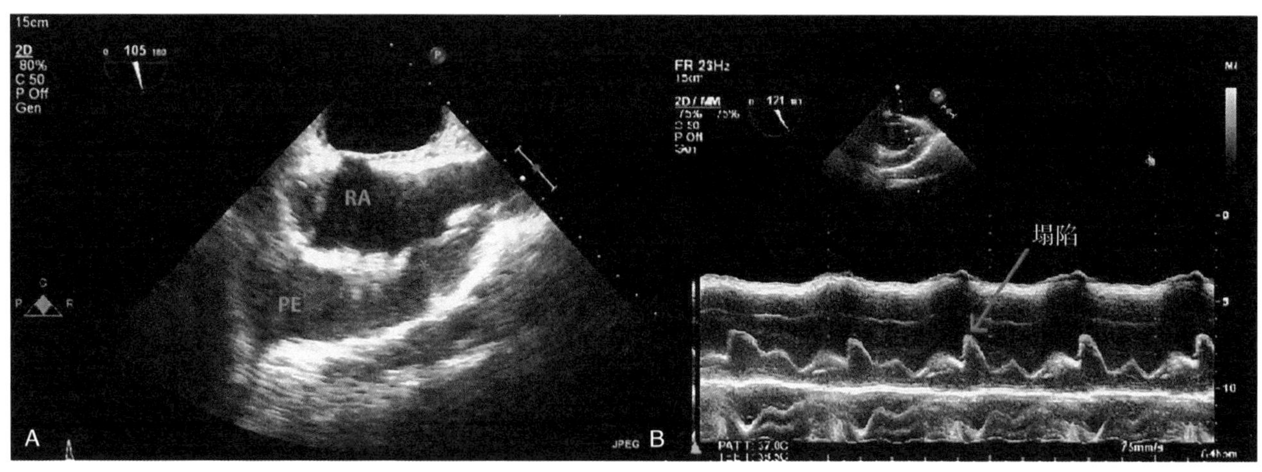

图 8.4 经食道超声心动图图像显示心脏压塞：A. 食道中段双腔静脉平面；B. M- 型多普勒。M- 型多普勒证实舒张晚期和收缩早期右心房（RA）塌陷（*）。PE：心包积液。引自 e-echocardiography.com

中。如需全身麻醉，应持续监测血压，如果血流动力学情况恶化，外科小组应随时准备进行手术。避免使用抑制心肌或导致血管扩张的药物；因此，常用氯胺酮和依托咪酯进行麻醉诱导。血管收缩剂和正性肌力药物（去甲肾上腺素和肾上腺素）应随时可用。通常避免机械通气，但如果气道压力保持在较低的水平，临床上可能不会产生不良效应。

讨 论

心脏压塞是一种危及生命的临床疾病，心包积液会导致心室充盈显著减少和血流动力学不稳定。在填塞的初始阶段，体征和症状往往是不明显的；因此，了解发生的生理变化对于心血管系统功能衰竭前的快速识别和治疗非常关键。当血流动力学不稳定的原因不确定时，应始终考虑心脏压塞诊断，特别是最近接受心脏手术的患者。

病 因

任何导致心包积液的过程都有可能恶化为心脏压塞。一些影响心包间隙的病变，有很高的概率发展为心脏压塞，包括细菌、真菌感染及恶性肿瘤。胸部创伤、介入心脏操作和 A 型主动脉夹层是最常见的、急性的、危及生命的原因。与麻醉医生相关的心脏压塞原因如下：

- 常见原因。
  - 胸部外伤：钝性和穿透性损伤。
  - 介入心脏操作：植入永久起搏器；植入临时起搏器；经皮血管造影 / 血管成形术 / 瓣膜操作；激光引导电极取出术；心脏射频消融术；心脏活检。
  - 心脏手术：术后出血；激光引导电极取出术；临时性心外膜电极取出。
  - 心肌梗死：心室游离壁破裂。
  - 主动脉病变：A 型主动脉夹层。
  - 中心静脉导管：置入时游离壁穿孔；游离壁的侵蚀（全肠外营养）。
  - 体外膜式氧合器（ECMO）插管。
- 更不常见原因：
  - 感染：细菌性包括肺结核、贝纳柯克斯体、其他（罕见）；病毒性包括人体免疫缺陷病毒、EB 病毒、巨细胞病毒、肠道病毒；真菌性和寄生虫非常罕见。
  - 炎症和自身免疫：系统性红斑狼疮、类风湿性关节炎、白塞综合征。
  - 新生物 / 肿瘤：原发性或继发性恶性肿瘤。
  - 代谢病：尿毒症、黏液腺瘤。
  - 特发性病变。
  - 药物：华法林和新的口服抗凝剂。
- 其他压塞样生理变化的原因：

– 渗出性缩窄性心包炎。
– 心包积气。
– 外部压迫（纵隔肿块或血肿，大量胸腔积液）。

病理生理学

当心包内液体超过心包间隙通常存在的量（约 20~50mL）时发生心包积液，当积液显著增加导致心腔压缩时会引起压塞。这种压迫的严重程度不是由心包积液的绝对量决定的，而是由心包压力的增加决定的，进而决定症状的严重程度。慢性积液时，心包能够伸展；然而，在急性填塞中，少量心包液体的增加就会使心包拉伸达到极限。即使是少量液体的进一步积累也会显著增加心包内压（图 8.2）。相反，慢性心包积液的缓慢积累使心包能够容纳更多的积液（有时≥2L），而不会产生血流动力学后果，尽管心包最终会变得没有顺应性，此时心包积液的少量增加将导致压塞生理。随着心包压力的不断增加，心脏腔被压缩，导致心肌舒张顺应性下降[7]。结果导致静脉回流和心输出量的大幅度下降，最终平均舒张心包和心室压力在 15~30mmHg[8]。

心脏的充盈压力或跨壁压力，定义为心内压减去心包压力[2]。通常情况下，心包压力同胸膜腔内压力变化，吸气相下降。但填塞时，心包压力升高，在吸气时降低幅度至低于胸膜腔内压力，导致跨壁压降低。跨壁压下降首先导致右心充盈受损，随着心包压力的持续上升，最终左心受到影响。需注意，机械通气可能会加速心脏压塞导致的心血管功能受损。正压通气增加的胸膜内压传递到心包腔，进一步降低跨壁压[9]。这种现象的实际临床意义尚存争议，特别是在气道压力低的情况[4]。

旨在维持心输出量和动脉压的代偿机制包括肾上腺素能介导的心率和血管张力的增加。神经体液反应也试图通过增加血容量来维持循环稳态，在心包压升高的情况下增加跨壁压。

临床特征

心脏压塞患者因临床情况和心包积液的慢性程度而呈现不同的临床表现。急性压塞可在几分钟内发展，通常表现为心源性休克[7]。局部压塞通常是急性的，只有当一部分心脏受到血肿或局部积液的影响时，功能受损才发生。由于只有特定的心腔受压，临床表现和生理特征不显著，但应该保持高度怀疑，特别是在心包切开、心肌梗死或介入心脏治疗之后。亚急性压塞的临床表现不显著，通常为非特异性症状（即呼吸困难、呼吸过速和胸痛）在数天至数周内发展；然而，一旦达到心包内压的危急值，便会出现压塞的体征和症状（图 8.2）。最后，低压压塞发生在之前存在心包积液的无症状患者，没有血流动力学紊乱，但在严重低血容量后会出现症状和体征[10,11]。在这种情况下，相对较低的心包压力导致心室受压，因为心内压更低。在血液透析、大出血或应用大量利尿剂的情况下，可能会出现低压压塞。

根据心脏压塞的严重程度和类型，生理表现可能有所不同。在压力上升形成压塞之前，诊断可能仍然不确定，因为没有任何特征性体征是高度敏感或特异的[10]。窦性心动过速通常是为了代偿每搏量的减少，尽管有一些例外（即黏液水肿和尿毒症患者的心动过缓）[12]。心脏压塞的病理性特征是经典的贝克三联征（低血压、心音减弱和颈静脉怒张），但这 3 个症状很少同时出现[13,14]。几乎总是出现相对或绝对低血压，并因为心输出量急剧下降可能伴随肢体湿冷和发绀。由于心包积液的隔离作用，在体格检查时听诊心音遥远。这类患者几乎均可见颈静脉怒张，甚至在非仰卧位时，头皮和前额位置上也可能很明显。低压压塞和局部压塞只有在左侧腔室受到影响时可能不符合以上表现，此时心内静脉压相对正常（即 6~12mmHg）[10]。

奇脉，通常被定义为吸气时收缩压大幅度降低（>10mmHg），常见于自主呼吸心脏压塞患者。通常吸气时，由于静脉回流到右心增加而左心充盈减少，心输出量和血压（<10mmHg）轻微下降。但心脏压塞时，右心静脉回流增加是以牺牲左心充盈为代价，因为总心脏容量固定。心包腔空间有限，大量心包积液使心脏所能占据的空间变得固定。吸气时，静脉回流的增加使室间隔向左偏移，从而减少左心室的容积并影响其充盈。由于心包积液已经减少了左心容积，导致左心每搏量显著减少，吸气时收缩压大幅度下降。在机械通气的患者中，观察到的奇脉变化被减弱甚至逆转；也就是说，收缩压在吸气时升高，呼气时降低[15]。应注意的是，奇脉并不是心脏压塞特有的，这一生理表现也存在于其他病理条件下（即肺栓塞、阻塞性肺疾病、严重出血、肥胖、阻塞性睡眠呼吸暂停）[16]。此外，某些并存疾病，如主动脉瓣反流、心力衰竭或房间隔缺损，可能会改变心内压，导致心脏压塞时不出现奇脉。

诊　断

如果患者血流动力学不稳定，病史和体检提示心脏压塞，紧急治疗可以挽救生命，绝不能为了进一步检查而推迟治疗。然而，时间允许时，进一步检查可以包括胸片、ECG，最重要的是超声心动图。在慢性积液至少达到 200mL 时，正位胸部射线图将显示一个扩大的烧瓶状的心脏轮廓和清晰的肺野（图 8.5）[17,18]。而在急性压塞时，当心包不能伸展适应增加的心包液时，胸部射线图将显示正常的心脏大小。胸部射线在诊断填塞时既不敏感也不特异。

ECG 通常显示窦性心动过速。其他 ECG 结果可能包括弥漫性低电压和心电交替[18,19]（图 8.5）。增加的心包积液的隔离作用和心肌炎症被认为会导致低电压[20,21]；这一发现是非特异性的（也见于可以在慢性阻塞性肺疾病、气胸、肥胖及心肌病等）。当电轴和电压都随心跳而变化时出现心电交替，被认为是心脏在心包积液中的摆动所致。心电交替是心脏压塞最特异的体征，特别是当 P 波和 QRS 波同时改变时。但这一发现并不敏感，仅见于大量心包积液[11]。

超声心动图提供了有关心包积液的位置、大小及血流动力学意义，以及是否发生压塞的重要信息。由于可能被误诊为其他具有相似体征和症状的疾病，超声心动图是确定病因的非常有价值的诊断工具。引起心动过速、中心静脉压升高和奇脉的情况包括：

①非心脏原因：严重哮喘，张力性气胸，上腔静脉综合征，极端肥胖（如肺栓塞）；

②心脏原因：心脏压塞，缩窄性心包炎，限制型心肌病，急性右心衰竭。

超声心动图考量

超声心动图已成为确定心脏压塞诊断的首选影像学检查，应立即进行[22-24]。计算机断层扫

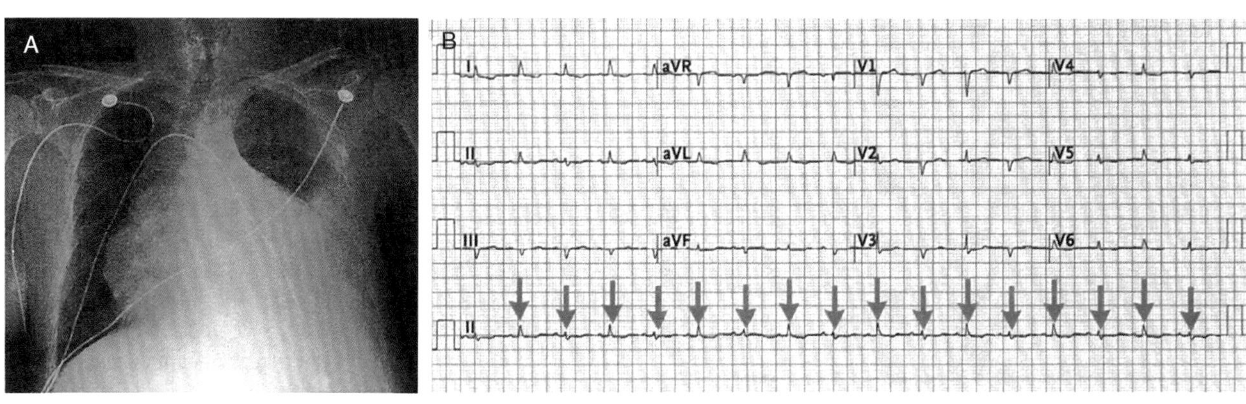

图 8.5　A. 正位胸部影像图显示一个扩大的烧瓶状的心脏轮廓和清晰的肺野，提示慢性心包积液。B. 心电图显示低电压和心电交替。心包积液增加和心肌验证导致电压降低（Bruch 和 Oliver）。每次心跳 QRS 复合波的幅度和电轴改变时出现心电交替（箭头）。引自 Jehangir W, Osman M. Images in clinical medicine, electrical alternans with pericardial tamponade. N Engl J Med, 2015,373,8. 经美国麻州医学协会允许使用

描（CT）和磁共振成像（MRI）往往不太容易获得，通常是不必要的，除非不能进行超声心动图检查。压塞的经典表现为周围液体层、压缩心腔、高心室射血分数及随呼吸周期变化的流入和流出速度[11]。超过50mL的液体积聚通常会导致整个心脏周围的无回声的心包间隙，根据这一层间隙的大小，积液量被区分为少量（9mm或更小）、中量（10~19mm）和大量（>20mm）[23]。渗出液可以自由流动，倾向于聚集在心包间隙低垂部分，或者可能是局限性的，此时相邻的心脏部位最受影响。积液的量可能与症状不相符，尤其是在后一种情况。由于心包粘连，心脏手术后更常见的是凝结和局限性积液，TEE优于TTE[25,26]。心脏后血肿可能特别难以通过经胸超声发现；因此，建议如果术后患者怀疑压塞，TTE检查为阴性，则应强烈考虑紧急行TEE检查[27]。

压塞最具特征的超声心动图表现是心腔塌陷（图8.4）。这最常影响右心房，若发生于心动周期至少30%时间内，诊断压塞高度敏感和特异[3,28]。第二常受影响的是右心室，在舒张早期最常发生右心室流出道附近塌陷[26]。而右心房容易在舒张末期持续至收缩期塌陷。左心房压缩发生在少数病例，但它是一个高度特异性的发现[4]。吸气时（自主呼吸患者），室间隔突入左心室解释了体格检查发现的奇脉。M型超声心动图有助于发现心腔塌陷和间隔移位，尤其有助于将结构的运动与心动周期联系起来（图8.4）[24]。IVC扩张（>21mm）在吸气时保持其直径的50%以上是另一个常见发现（所谓的IVC过度扩张），但90%的灵敏度和指示性的中心静脉压升高并非特异性发现[29]。但是，自主呼吸患者无IVC过度扩张可排除压塞。

多普勒也有助于超声心动图的诊断，包括典型呼吸周期中跨瓣血流的显著变化。心包压升高和心包内容积固定决定了心脏的充盈以左右交替的方式进行（“一方以另一方为代价”）。这一周期的特点是由呼吸周期中胸腔内压力的波动决定的，因而心脏压塞时，通过每个腔室的流量的变化比在正常情况下更显著[5]。通过脉冲波多普勒测量的流速是一个很好的血流替代指标。脉冲多普勒光标可放置三尖瓣测量右心室流入，置于右心室流出道（经胃视图最佳）测量右心室流出，置于二尖瓣处测量左心室流入，置于左心室流出道（深部胃底）测量左心室流出。呼吸变异度右心室流入超过25%，左心室流入超过15%，左、右心室流出超过10%，提示压塞。根据美国超声心动图学会2013年的指南，左心室流入变异30%或右心室流入变异60%可诊断压塞[24]。重要的是，要注意呼吸变异应该只发生在自主呼吸的患者。一项犬心脏压塞模型研究表明，正压通气时，呼吸周期中跨二尖瓣流量只有轻微的变化，提示心包积液压缩心腔是限制心室充盈的主要因素，胸膜和气道压的变化几乎没有额外的影响[6]。

医疗管理

虽然在试图稳定病情恶化的患者时必须进行医疗处置，但应尽快通过引流进行明确的治疗。临时措施包括支持心输出量的策略，例如谨慎输注液体或输注血管升压素和正性肌力药物来增加心脏充盈[4]。这些措施是暂时的，获益有限。

大多数心脏病学教科书中都提到有液体复苏的指征[30]。生理原因类似于低血容量休克：由于静脉压接近心内压，最初的液体治疗被认为可有效增加心脏充盈[8]。犬心脏压塞模型实验支持了这个观点[31]。但液体治疗的实际临床收益最近受到了质疑。有观点认为，正常血容量患者积极复苏，最坏的情况可能是会加剧压塞和导致肺水肿，最好的情况也只有一些临床收益[11]。这一观点的基础是担心血管内容量的增加会导致右心室容积增加和室间隔移位（从而使左心室充盈进一步降低），以及左心室舒张末期压的增加（从而导致肺水肿的风险）。有趣的是，临床数据显示在低血压的患者中液体治疗最有效[30]，但大部分收益仅在首次给予250~500mL时能观察到[32]。另一方面，对于低血容量患者，如低压压塞或穿透伤的创伤患者，更积极补液的效用被普遍接受。总而言之，在缺乏完善的指南的情况下，应根据具体的临床情况和现有的血流动力学和超声心动图数据，以适当地警惕和预备进行液体治疗。

血管活性药物和正性肌力药物也可能提供有限的血流动力学益处。由于压塞生理学通常涉及固定的、低的每搏量，维持心输出量主要依赖心率、足够的前负荷和心肌收缩力。多巴酚丁胺因变时性和变力性的理论优势而被应用，动物研究表明它有增加器官灌注和延迟乳酸性酸中毒发作的潜力[33]。然而，Martins 等人的临床研究发现，给予患者多巴胺和异丙肾上腺素后，其心输出量只有轻微的改善，血压或器官灌注没有改善。有趣的是，给予患者去甲肾上腺素之后，其血压改善虽然轻微但确实有[34]。有人认为，压塞时输注这些药物的实际临床效果可能是有限的，因为内源性儿茶酚胺刺激可能已经最大化[11]。也就是说，当面对不稳定的患者和不稳定的血流动力学时，没有人会放弃血管活性药物的干预（即使效果不佳），去甲肾上腺素和肾上腺素是合理的选择。

心包穿刺和手术治疗

心脏压塞的明确治疗方法是引流外来心包内容物，当面对危及生命的血流动力学应即刻实施，生命体征更稳定的情况下可限期执行。这可以通过针头心包穿刺或各种开放的手术方法来实现。由于不稳定的患者正位于心内压力 – 容量曲线非常陡峭的部分，仅引流出 50mL 的液体即可获得显著的临床改善[4]。

如果计划心包穿刺，用超声心动图或透视影像指导可以帮助减少潜在的并发症，如冠状动脉撕裂、刺破心腔及气胸[22]。然而，在即将发展为循环衰竭的情况下，“盲探”穿刺是合理的[11]。一个大型病例系列研究证实了超声心动图引导心包穿刺的相对安全性，成功率为 97%，总并发症发生率为 4.7%，仅 1 例在操作时死亡，所有数据都优于盲穿（相关的发病率和死亡率分别为 20% 和 6%）[22]。通常用一个 16G 或 18G 的套管针插入剑突和左侧肋缘之间。最初以 15° 的角度绕过肋缘，然后向左肩方向进针，直到抽出液体。然后取出针芯，置入一根导丝，随后用 Seldinger 技术插入一个猪尾导管。通常留置导管，直到引流量少于 50mL/d[11]。尽管该操作相对安全，但由于积液复发率高（可能接近 60%），心包穿刺已非优选[35]。

通常需要开放手术引流的情况有：积液持续存在或在心包穿刺后复发，有大量的心包血块，积液局限性且无法用针取出，或者怀疑有大量的持续出血时[26]。如果压塞在术后立即发生，心胸外科团队经常选择再次胸骨切开以进行纵隔探查，可直接引流并确定和纠正出血的来源[27]。主动脉夹层、穿透性创伤和心室破裂的心包积血也应行纵隔探查。其他手术方法包括剑突下和肋下心包切开术、建立腹膜 – 心包或胸膜 – 心包窗。后者可以通过胸腔镜或小的前胸切口完成[36]。开放手术可更有效地清除凝块、其他纤维蛋白碎片，并处理局限性积液，所有这些都是心脏手术后常见的心脏压塞[25]。剑突下入路包括减少术后疼痛和机械通气需求，但可能增加复发率[35]。可能需要开胸术或胸腔镜来纠正侧壁或心尖部局限性积液[26]。尽管上述方法各有优势，但手术策略的选择往往取决于医生的专业知识和偏好。

麻醉管理

当手术干预需要麻醉支持时，却缺乏循证学的证据来指导术中管理。麻醉实施者在处理这些危重患者时应考虑到几个因素。

首先，应考虑进行审慎的镇静和局部麻醉的可能性，特别是病情不稳定的患者。文献中许多病例报告描述，通常通过剑下入路，在局部麻醉和少量咪达唑仑、芬太尼或氯胺酮镇静下进行[37]。如必要，排出一定量的液体，待血流动力学改善后，可以进行全麻诱导和更广泛的探查。

全身麻醉往往需要在干预之前进行，特别是需要 TEE 的心脏手术后的患者。麻醉的诱导和维持通常是可能的，不会使临床情况恶化，但需要实施者深思熟虑。如果时间允许，在开始之前放置动脉导管进行持续血压监测是有用的，因为监测可以快速识别和治疗随时发展的低血压。经典的教学要求手术部位进行无菌准备，并要求团队成员在诱导前穿手术衣、戴手套，但病例的具体情况可以决定这些措施的必要性。应避免使用抑制心肌功能（通过降低心肌收缩力、减慢心率和降低交感神经兴奋性）或导致严重血管扩张的药物，因为使用这些药物后可能立即出现心输出量急剧下降甚至心搏骤停。氯胺酮和依托咪酯通常是由于其相对稳定的血流动力学特征而被选择。前者应谨慎使用，因为心肌抑制可能发生在儿茶酚胺储备耗尽的患者。在考虑依托咪酯时，应考虑到其潜在肾上腺抑制和与危重患者死亡率增加相关的可能[38]。无论选择何种药物诱导，都应立即给予血管活性药物和正性肌力药物（肾上腺素和去甲肾上腺素，如前文所讨论的）静脉推注或者静脉泵注。

通常应避免对心脏压塞患者使用正压通气。胸腔内压力的增加可以降低跨壁压力，增加右心室后负荷（加重室间隔移位），进一步减少静脉血回流到右心房。这些变化一旦突然发生，可能使代偿机制不堪重负，进一步导致心输出量急剧下降。据报道，气道表面麻醉后，由纤支镜引导的清醒气管插管可能有益，可保留患者的自主呼吸，并且可以预先谨慎使用镇静催眠药物[39]。但以这种方式建立和确保气道比较耗时，需要考虑推迟最终治疗的风险和受益。尽管如此，也有人认为，机械通气对心脏压塞生理的实际临床影响很小，只需要气道压力（即潮气量）保持在最低限度[4]。这一观点与超声心动图评估压塞期间心室充盈相符，正压通气期间二尖瓣流入的呼吸变异度很小[6]。

结　论

心脏压塞危及生命，及时识别和恰当的治疗对患者的生存至关重要。所有麻醉医生都应该能够识别压塞的体征和症状，迅速进行鉴别诊断，并在适当的时候进行进一步的检查。由于超声心动图通常是首选检查，了解常见的超声心动图表现是有帮助的，使用 TEE 指导外科治疗，甚至是必不可少的。适当的医疗管理，虽然是暂时的，效益有限，但仍应酌情启动。应尽快实施压塞的确定性治疗，移除压缩性的心包内容物，麻醉医生应熟悉可能使用的各种经皮和外科技术。

- 心脏压塞是一种危及生命的情况，心包腔内积聚液体使心包内压升高，导致心室充盈和心输出量减少。
- 决定心脏压塞严重程度的不是心包积液的绝对体积，而是心包压力的增加程度。
- 贝克三联征（低血压、心音减弱及颈静脉怒张）是压塞的病理标志，但这 3 个体征很少同时出现。压塞的体征或症状都不是高度敏感或特异的。
- 奇脉是由于静脉回流增加到右心室，以牺牲左侧充盈为代价，因为心脏总容量固定。吸气时，静脉回流增加导致室间隔向左移位，这进一步减少了已经减少的左心室容积，降低了心输出量。
- 超声心动图是确诊压塞的首选方法，应尽快进行。
- 超声心动图的表现包括心腔压缩（最特异），心包积液（可能是心脏周向液体层或更多的是局部聚集），跨瓣流速随呼吸变化（自主呼吸患者），室间隔移位和下腔静脉扩张（敏感但不特异）。
- 去除压迫性的心包内容物是唯一确定的治疗压塞的方案。
- 心包穿刺的益处包括操作相对容易、安全，以及可以在病情迅速恶化的患者床旁实施。然而，在某些情况下，它可能是无效的。

- 在某些情况下优选开放手术，包括排出局限性积液（常出现在心脏手术术后）。技术包括胸骨切开和剑下、肋下和胸廓切口，目的是引流或建立胸膜 / 腹膜 – 心包窗。
- 医疗处理是暂时的且收益有限，包括使用血管活性药物（肾上腺素和去甲肾上腺素）和输注液体。后者被认为对低血容量患者（创伤、低压压塞等）最有益。在正常血容量患者中，应谨慎地进行液体治疗。
- 很少有基于循证医学的麻醉管理建议。应考虑局部麻醉和轻度镇静。应该避免使用抑制心肌功能或导致血管扩张的药物。正压通气可能对心脏充盈和输出量产生负面影响，但如果气道压力低，临床后果可能并不显著。

复习题

1. 什么是贝克三联征？
   A. 高血压，心音减弱，颈静脉压增高
   B. 高血压，听诊摩擦音，颈静脉压增高
   C. 低血压，听诊摩擦音，颈静脉压增高
   D. 低血压，心音减弱，颈静脉压增高
2. 下列哪一项检查提供了能及时诊断心脏压塞的最有用的信息？
   A. 超声心动图
   B. 胸片
   C. ECG
   D. 磁共振成像（MRI）
3. 关于心脏压塞，下列哪一种说法是正确的？
   A. 奇脉总是存在
   B. 在机械通气患者中，奇脉的跨瓣血流模式被减弱或逆转
   C. 心脏的充盈压力或跨壁压力，被定义为心内压减去胸膜内压
   D. 心包积液的绝对体积决定了临床症状的严重程度
4. 可能导致心动过速、中心静脉压升高及奇脉的情况包括：
   A. 严重哮喘
   B. 张力性气胸
   C. 急性肺栓塞
   D. 病态肥胖
   E. 以上全部
5. 关于低压填塞，下列哪一项是正确的？
   A. 中心静脉压升高通常是明显的
   B. 可能是由于血容量不足引起的
   C. 奇脉总是存在
   D. 临床诊断是明确的
6. 哪种超声心动图特征对压塞的诊断最具特异性？
   A. 机械通气患者二尖瓣 E 波速度的变化
   B. 下腔静脉扩张
   C. 室间隔移位
   D. 右心房塌陷，持续半个心动周期
7. 在压塞的术中管理方面，下列哪一种麻醉技术与增加发病率或死亡率有关？
   A. 进行局部麻醉和氯胺酮镇静
   B. 依托咪酯代替丙泊酚进行全麻诱导
   C. 避免正压通气
   D. 有创血压监测
   E. 以上都不是
8. 一例患者在当天较早时接受了开胸心脏手术，有临床和 ECG 证据显示压塞。滴定使用血管活性药后生命体征稳定。最佳处理包括：
   A. 紧急到手术室进行再次开胸手术
   B. 观察，纠正凝血功能障碍（如有），并给予静脉输液
   C. 床旁心包穿刺术
   D. 心脏磁共振成像评估后部积液
9. 在已知压塞的低血压患者中，下列哪种液体治疗策略最合理？
   A. 自由式液体复苏，特别是当出现肺水肿时
   B. 限制液量
   C. 输注 500mL 晶体液并评估患者反应
   D. 适度利尿
10. 在已知压塞的低血压患者中，应首先使用下列哪种药物？
   A. 多巴胺
   B. 去甲肾上腺素

C. 硝酸甘油

D. 呋塞米

答 案

1. D。贝克三联征，由 Claude S.Beck 在 1935 年首次描述，表现为低血压、心音减弱及颈静脉怒张。三联征同时出现在心脏压塞患者中并不常见，但三联症同时出现时心脏压塞的特殊病理学特征，可确定诊断[13-14]。相对或绝对低血压是由心输出量减少引起的，颈静脉扩张是由于中心静脉压升高和舒张期心脏充盈受损引起的。体格检查时发现的心音减弱是由于心包积液的隔离作用。摩擦音出现于心包炎而非压塞。
2. A。虽然心脏压塞是一种临床诊断，但二维和多普勒超声心动图是确定心包积液及其血流动力学意义的最重要的诊断试验。ECG 通常会显示非特异性窦性心动过速。广泛低电压和心电交替也可能存在。低电压是非特异的，也会出现于慢性阻塞性肺疾病、气胸、肥胖及心肌病患者。虽然出现心电交替可能提示压塞，但也可以出现于没有压塞的心包积液。胸部 X 线检查在诊断压塞时既不敏感也不特异。磁共振成像耗时，不是怀疑心脏压塞时的检查选择。
3. B。奇脉被定义为在自主呼吸患者的吸气相收缩压剧烈下降（>10mmHg）。这不是压塞的特异性征象，也可以在其他情况下看到（如肺栓塞、阻塞性肺疾病、严重出血、肥胖、阻塞性睡眠呼吸暂停）。压塞患者有并存疾病，如主动脉瓣反流、心力衰竭或房间隔缺损，心内压可能改变，导致奇脉消失。在压塞患者的自主呼吸的吸气相，舒张期经三尖瓣血流明显增加，经二尖瓣血流减少。呼气相正好相反。相反，机械通气患者舒张期跨瓣血流模式减弱或逆转。心脏的充盈压力称为跨壁压力，定义为心内压力减去心包压力。在压塞时，吸气相上升的心包压降低的幅度与胸膜腔内压不同。结果是跨壁压力降低，心脏充盈受损。引起心脏压迫的不是心包积液的绝对容积，而是心包腔压力的增加。少至 200mL 的心包积液即可能导致急性压塞，而慢性积液时，可能需要超过 2L 才会导致压塞。
4. E。当静脉回流有剧烈变化时，这些体征可能出现。严重的哮喘会导致胸腔内压力的巨大变化，导致严重的肺的过度膨胀和心脏受压。张力性气胸是由于胸膜腔压力增加而导致纵隔移位。肺栓塞可出现这些体征，是由于急性右心室功能障碍和吸气相过多的血液积聚在肺部。在病态肥胖的患者中，由于腹围增加对胸壁和膈肌的压迫作用而增加呼吸做功，导致胸腔内压力大幅度波动，从而导致心脏充盈的变化。
5. B。对于之前存在心包积液的患者，相对较低的心包压力则可出现压塞生理，出现低压心脏压塞。这些患者出现严重低血容量后就会出现心脏压塞的症状和体征。心脏压塞的典型表现，如中心静脉压升高和奇脉，通常不出现；因此，识别这种综合征可能具有挑战性。低压压塞可能出现在这些患者中，如血液透析、大出血或积极给予利尿剂后。
6. D。虽然二尖瓣 E 波速度的变化（它提供了左心室充盈的替代标志）可以诊断自主呼吸患者的心脏压塞，然而在机械通气患者中，这种变化减弱或反向。下腔静脉直径的增加是高度敏感的，但不是特异性的。室间隔向左移位是奇脉产生的原因，但这可能发生在其他情况下，如慢性阻塞性肺疾病或肺栓塞。右心房塌陷持续超过心动周期的 30%，另一方面，若接近 100%，则是心脏压塞的特异标志。
7. E。很少有基于循证医学心脏压塞术中的管理建议。许多病例报告描述了仅用局部麻醉和镇静成功管理患者。显然这是一种保守的方法，但这种方法并不一定能降低死亡率，也不能排除局限性积液或纠正手术出血。通常认为避免使用具有心肌抑制和血管扩张作用（丙泊酚）的麻醉药是有益的；我们认为一种特定药物相对于另一种药物的优势并不是基于临床数据结果。也就是说，依托咪酯和氯胺酮是常用的镇静催眠选择。通常应避免正压通气，但如果气道压力低，可能不会对临床造成重大损害。有创血压监测是有帮助的，但具体益处尚未在临床上得到证实。

8. A。心脏压塞的确切治疗方法是引流心包内容物，需要分别对稳定和不稳定的患者进行紧急和限期处理。术后患者的压塞通常是局限性的且含有凝块，往往使经皮干预无效。虽然有必要纠正凝血障碍，但不建议观察已知的压塞。在心脏磁共振成像情况稳定、诊断可能存在疑问的情况下，可能是有用的，但对于有临床和超声心动图的心脏压塞证据的患者则没有必要。

9. C。虽然液体疗法被普遍认为在心脏压塞中是有益的，但最近它在心脏压塞管理中的价值遭到了质疑。临床研究表明只有轻度的益处，在低血压患者中，输注 250~500mL 的晶体液后作用是最明显的。一项研究提出了对左心室舒张末期压力升高和额外液体引起肺水肿可能的担忧。此外，右心室前负荷升高可增加室间隔移位，从而损害左侧充盈。在低血容量的患者中，充分的液体复苏是有必要的，包括创伤、夹层导致心包积血或“低压”心脏压塞，但是如果出现肺水肿，进行充分补液是不明智的。

10. B。在治疗心脏压塞时，血管活性药物的使用没有明确的建议。有限的临床数据显示，在使用去甲肾上腺素和多巴胺后，心输出量都有所改善，但只有前者导致轻度血压上升。血管扩张剂在涉及动物模型的、较早期的研究中显示可能有效，但没有经临床证实。一些指南明确指出，应避免使用这些药物（Ⅲ C 类证据）。如果有大量胸腔积液，可考虑使用呋塞米，但这可能对充盈压力和心输出量有不利影响，不应作为一线治疗。肾上腺素将是另一个合理的选择。

参考文献

[1] Grande AM, Fiore A, Massetti M, et al. Iatrogenic circumflex coronary lesion in mitral valve surgery: case report and review of the literature. Tex Heart Inst J, 2008,35 (2): 179–183.

[2] Boltwood CM Jr. Ventricular performance related to transmural filling pressure in clinical cardiac tamponade. Circulation, 1987,75(5):941–955.

[3] Reydel B, Spodick DH. Frequency and signiflcance of chamber collapses during cardiac tamponade. Am Heart J, 1990,119(5):1160–1163.

[4] O'Connor CJ, Tuman KJ. The intraoperarive management ofparients with pericardial tamponade. Anesthesiol Clin, 2010,28 (1):87–96.

[5] Appleton CP, Hatle LK, Popp RL. Cardiac tamponade and pericardial effusion: respiratory variation in transvalvular flow velocities studied by Doppler echocardiography. J Am Coll Cardiol, 1988, 11 (5): 1020–1030.

[6] Faehnrich JA, Noone RB Jr, White WD, et al. Effects of positive-pressure ventilation, pericardial effusion, and cardiac tamponade on respiratory variation in transmitral flow velocities. J Cardiothorac vasc Anesth, 2003,17(1):45–50.

[7] Reddy PS, Curtiss EI, Uretsky BF. Spectrum of hemodynamic changes in cardiac tamponade. Am J Cardiol, 1990,66(20):1487–1491.

[8] Hoit BD. Pericardial disease and pericardial tamponade. Crit Care Med, 2007,35(8, suppl):S355–S364.

[9] Möller CT, Schoonbee CG, Rosendorff C. Haemodynamics of cardiac tamponade during various modes of ventilation. Br J Anaesth, 1979, 51(5):409–415.

[10] Cooper JP, Oliver RM, Currie P, et al. How do the clinical findings in patients with pericardial effusions influence the success of aspiration ? Br Heart J, 1995,73(4):351–354.

[11] Spodick DH. Acute cardiac tamponade. N Engl J Med, 2003, 349(7):684–690.

[12] Adler Y, Charron P, Imazio M, et al. 2015 ESC guidelines for the diagnosis and management of pericardial diseases: the Task Force for the Diagnosis and Management of Pericardial Diseases of the European Society of Cardiology (ESC) endorsed by: the European Association

for Cardio-Thoracic Surgery (EACTS). Eur Heart J, 2015,36:2921.

[13] Sternbach G. Claude Beck: cardiac compression triads. J Emerg Med, 1988,6(5):417–419.

[14] Beck CS. Two cardiac compression triads. JAMA, 1935,104:714.

[15] Wong FW. Pulsus paradoxus in ventilated and non-ventilated patients. Dynamics, 2007, 18 (3): 16–18.

[16] Swami A, Spodick DH. Pulsus paradoxus in cardiac tamponade: a pathophysiologic continuum. Clin Cardio1, 2003,26(5):215.

[17] LeWinter MM, Hopkins WE. Pericardial diseases//Mann DL, Zipes DP, Libby P, et al, eds. Braunwald's Heart Disease: A Textbook of Cardiovascular Medicine. 10th ed. Philadelphia, PA: Saunders Elsevier, 2015, 1640–1645.

[18] Jehangir W, Osman M, Images in clinical medicine. Electrical alrernans with pericardial tamponade. N Engl J Med, 2015,373:8.

[19] Maisch B, Seferovic PM, Ristic AD, et al. Guidelines on the diagnosis and management of pericardial diseases executive summary; the Task Force on the Diagnosis and Management of Pericardial Diseases of the European Society of Cardiology. Eur Heart J, 2004, 7:587–610.

[20] Oliver C, Marín E Pineda J, et al. Low QRS voltage in cardiac tamponade: a study of 70 cases. Int J Cardiol 2002,83:91–92.

[21] Bruch C, Schmermund A., Dagres N., et al. Changes in QRS voltage in cardiac ramponade and pericardial effusion: reversibility after pericardiocentesis and after anti-inflammatory drug treatment. J Am Coll Cardiol, 2001, 38:219-226.

[22] Tsang TS, Enriquez-Sarano M, Freeman WK, et al. Consecutive 1127 therapeutic echocardiographically guided pericardiocenteses: clinical profile, practice patterns, and outcomes spanning 21 years. Mayo Clin Proc,2002,77(5):429–436.

[23] Jung H. Pericardial effusion and pericardiocentesis: role of echocardiography. Korean Circ J, 2012, 42(11):725–734.

[24] Klein AL, Abbara S, Agler DA, et al. American Society of Echocardiography clinical recommendations for multimodality cardiovascular imaging of patients with pericardial disease: endorsed by the Society for Cardiovascular Magnetic Resonance and Society of Cardiovascular Computed Tomography. J Am Soc Echocardiogr, 2013, 26(9):965–1012.

[25] Kronzon I, Cohen ML, Winer HE. Cardiac tamponade by loculated pericardial hematoma: limitations of M-mode echocardiography. J Am Coll Cardiol, 1983, 1:913–915.

[26] Chandraratna PA, Mohar DS, Sidarous PF. Role of echocardiography in the treatment of cardiac tamponade. Echocardiography, 2014,31 (7):899–910.

[27] McCanny P, Colreavy F. Echocardiographic approach to cardiac tamponade in critically ill patients.J Crit Care, 2017,39:271–277.

[28] Gillam LD, Guyer DE, Gibson TC, et al. Hydrodynamic compression of the right atrium: a new echocardiographic sign of cardiac tamponade. Circulation, 1983, 68(2): 294–301.

[29] Himelman RB, Kircher B, Rockey DC, et al. Inferior vena cava plethora with blunted respiratory response: a sensitive echocardiographic sign of cardiac tamponade. J Am Coll Cardiol, 1988, 12(6):1470–1477.

[30] Sagristà-Sauleda J1, Angel J, Sambola A, et al. Hemodynamic effects of volume expansion in patients with cardiac tamponade. Circulation, 2008, 117(12): 1545–1549.

[31] Gasco JA, Martins JB, Marcus ML, et al. Effects of volume expansion and vasodilators in acute pericardial tamponade. Am J Physiol, 1981, 240(1):H49–H53.

[32] Singh V, Dwivedi SK, Chandra S, et al. Optimal fluid amount for haemodynamic benefit in cardiac tamponade. Eur Heart J Acute Cardiovasc Care, 2014, 3 (2): 158–164.

[33] Zhang H, Spapen H, Vincent JL. Effects of dobutamine and norepinephrine on oxygen availability in tamponade-induced stagnant hypoxia: a prospective, randomized, controlled study. Crit Care Med, 1994,22(2):299–305.

[34] Martins JB, Manuel WJ, Marcus ML, et al. Comparative effects of catecholamines in cardiac tamponade: experimental and clinical studies. Am J Cardiol, 1980, 46(1):59–66.

[35] Langdon SE, Seery K, Kulik A. Contemporary outcomes after pericardial window surgery: impact of operative technique.J Cardiothorac Surg, 2016, 11:73.

[36] Azam S, Hoit BD. Treatment of pericardial disease. Cardiovasc Ther, 2011,29(5):308–314.

[37] Aye T, Milne B. Ketamine anesthesia for pericardial window in a patient with pericardial tamponade and severe COPD. Can J Anaesth, 2002,49(3):283–286.

[38] Flynn G, Shehabi Y. Pro/con debate: is etomidate safe in hemodynamically unstable critically ill patients? Crit Care, 2012,16(4):227.

[39] Breen PH, MacVay MA. Pericardial tamponade: a case for awake endotracheal intubarion [Letter].Anesth Analg 1996,83:658.

（周伟玲 译，雷 翀 审）

第 9 章

输血困境 / 血栓弹力图

Lorent Duce, Amanda Frantz

典型案例和关键问题

拟行主动脉瓣置换术的 68 岁男性患者，就诊于术前麻醉评估门诊。他是耶和华见证会信徒（JW），有二叶式主动脉瓣导致的主动脉狭窄、高血脂、高血压及置入药物洗脱支架（DES）的冠状动脉疾病病史。其症状包括疲倦感加重和劳力性呼吸困难，经连续超声心动图确诊为主动脉狭窄。上次来院前，他发生了心绞痛，并进行了左心导管置入术和多次经胸壁心脏超声检查，提示逐渐加重的瓣膜疾病，伴有严重主动脉狭窄（主动脉瓣口面积 $0.7cm^2$，峰流速 400cm/s，跨瓣平均压差 41mmHg）。此外，他还曾因右冠状动脉病变而接受了经导管 DES 支架植入术。术后患者开始了阿司匹林和氯吡格雷合用的抗血小板双抗治疗（DAPT）。他因血液保护和主动脉瓣置换术进入了三级护理单元。

患者与输血治疗相关宗教信仰会给我们什么启示？

许多耶和华见证会的患者即使在危及生命的情况下依然拒绝输血[1]。首先，耶和华见证会成员不接受输注全血或主要血液成分，包括红细胞、血浆和血小板。根据个人信仰的不同，部分成员接受某些血浆组分，如冷沉淀、重组凝血因子、白蛋白，以及某些使用患者自身血液的操作，如血液回收和血液稀释。值得注意的是，如果自体血曾从循环中分离过，也将不被这类患者接受，因此自体血预存也不能作为可选操作[2]。

我们可以为耶和华见证会成员提供哪些选项？

无血手术已不是一种新技术[3]，对于拒绝围手术期使用自体血的患者，我们也有很多相应的治疗策略。从术前评估开始，医生就必须重视与患者的提前交流，明确其在手术室可以接受的复苏用品和血浆组分。除了晶体液，还有许多其他的液体可用于扩充容量（如白蛋白），但患者可能不会接受其为血浆替代物。而该案例中的老年患者也拒绝使用胶体液作为替代。如果女性患者术前血红蛋白低于 12g/dL、男性患者低于 13g/dL[4]，需进一步进行贫血相关检查并开始治疗潜在病因。有研究推荐，对于初始血红蛋白低于 14g/dL 的患者使用促红细胞生成素（EPO）以改善围手术期并发症发生率和死亡率[5]。出于同样的考虑，无论初始血红蛋白值是多少，所有患者都应接受口服补铁治疗。医护人员应该尽量限制抽血，并使用儿童采血管（小容量）采集血液行实验室检查。本患者的术前检查结果显示初始血红蛋白 15.1g/dL，红细胞比容 43.6%。

术中，可以采用血液回输、体外循环的自体血逆预充技术（RAP）、常温代替低温体外循环技术及尽量减少有创外科操作等方法减少出血。术前访视中，必须向患者说明血液回输技术的用法，因为一些耶和华见证会信徒不接受离开过身体的血液，即便血液回输技术中的血液一直参与患者的血液循环。外科手术团队也必须在关胸前进行严格止血，因为术后出血可能会增加这类患者的死亡率。

术后，需严格观察患者的胸部引流管和外科敷料以明确出血情况，如怀疑出血，应尽早进行二次手术止血。同时，使用儿童储血管，尽量减少实验室血液检查，以保存更多的血液。

哪些附属治疗可以替代输血？

重度主动脉狭窄患者常患有 2A 型血管性血友病（von Willebrand 病）[6]，其原因可能是血流通过主动脉瓣时的机械梗阻，导致了血管性血友病因子（vWF）的水解和那些大 vWF 多聚体的损失。2A 型血管性血友病可应用去氨加压素（DDAVP）治疗[7]，其可将血浆 vWF 和Ⅷ因子水平提高至基线的 2~5 倍[8]。

很久以来，有人认为 DDAVP 可以减少失血，从而减少输血[9]，但相关证据不足，存在争议。最近的 Cochrane 综述认为应用 DDAVP 减少成年心脏手术患者的红细胞输注容积和总失血量的作用较小，可能没有临床意义[10]。Wademan 和 Galvin 发表的 meta 分析研究了 DDAVP 对减少心脏手术患者的出血和输血量的作用，但是所回顾的 19 项研究结果并不支持所有心脏手术患者常规应用 DDAVP。只有一个亚组的患者有可能受益于 DDAVP 治疗，患者特征包括术前 7d 内接受过阿司匹林治疗、CPB 时间超过 140min，以及术前和术中通过血栓弹力图（TEG）或血小板功能检测确诊血小板功能异常[11]。对于这些患者，可以在 CPB 结束、肝素拮抗后，给予 0.3μg/kg 的 DDAVP 单次静脉注射治疗。

心脏手术患者的哪些生理改变会导致额外出血风险并增加输血需要？

导致心脏手术患者凝血障碍的原因分为术前因素和术中因素。绝大多数出血是由于先天或后天的血小板功能障碍[12]。本案例中的患者因为近期植入的 DES，为了预防支架血栓服用了抗血小板药物进行抗凝治疗。因为心脏手术出血风险增高，根据指南让患者停用抗凝药物，以保证术前的血小板功能恢复正常十分重要。

患者经历体外循环时，多种病因都可引起血小板功能障碍，包括药物、低温、创伤诱导的血小板活化（如吸引导管的使用）、血小板受体下调、低钙血症、代谢性酸中毒及血液稀释[13]。在体外循环开始以前，患者的血液先要经肝素抗凝治疗；而当体外循环结束时，需应用鱼精蛋白逆转抗凝作用。而抗凝药物和鱼精蛋白都可抑制血小板功能[13]。此外，体外循环系统自身也有肝素镀膜，以防止使用过程中血块形成。这一系列操作都会导致血小板的消耗和隔离，从而造成血小板减少症。

哪些诊断性检查可以评估凝血功能障碍，如何根据实验结果指导液体治疗？

在体外循环手术前后，可以出现从出血到血栓倾向的不同状态，因此便利的床旁凝血功能检测对于患者管理极为重要。TEG 是一种床旁的全血检查，可以用于评估血凝块形成和溶解的速度及能力[14]。其他检测指标，如活化部分凝血活酶时间（aPTT）、国际标准化比值 / 前凝血酶时间（INR/PT）、全血细胞计数（CBC）及纤维蛋白原等也可用于以指导液体治疗。

TEG 检测可用于指导心脏手术术中的液体治疗（图 9.1），而表 9.1 提供了 TEG 中测量的不同因素的意义。如果患者的反应时间（R）延长，可能提示凝血因子缺乏，需要输注冰冻血浆。而血小板输注的评估可以根据最大振幅（MA）的降低程度来评估，但要注意通过血常规检查与血小板减少症进行鉴别。以往血常规只能进行血小板定量，根据 TEG 评估血小板的质量或形成

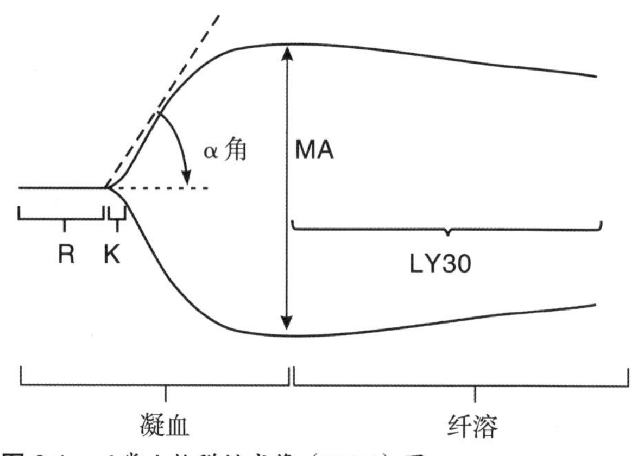

图 9.1 正常血栓弹性成像（TEG）图

表 9.1　TEG 变量

变量	单位	测量内容
反应时间（R）	分钟（min）	血凝块开始形成或振幅达 2mm 的时间
血凝块动力学（K）	分钟（min）	血凝块延长到振幅达 20mm 的时间
α 角（α）	角度（°）	形成坚固血凝块的速度，是血小板和纤溶酶原功能的指标
最大振幅（MA）	毫米（mm）	血凝块总长度
LY30	比例（%）	纤维蛋白溶解程度

血凝块的能力代替血常规成了输血治疗的指导。TEG 在治疗中的另一个重要优势就是可以通过降低的 LY30 检测纤维蛋白的溶解，从而指导抗纤溶治疗，如氨甲环酸（TXA）和 6- 氨基己酸（EACA, Amicar）。而 TEG 图形正常则提示医生寻找手术相关出血，这类出血的止血方法只有手术干预止血。图 9.2 中显示了不同凝血障碍时的 TEG 图形及其输血建议。

你认为心脏手术患者的输血指证是什么？

复杂心脏手术可能失血较多，导致超过 67% 的患者需要输血[15]。有确凿证据显示，贫血所致组织供氧不足风险增高会对心脏手术患者的预后产生不良影响[16]。但另一方面，输血也可能产生感染和非感染风险。因此，麻醉医生必须根据不同情况综合考虑输血治疗的利弊。对于非心脏手术患者，一般的输血指征公认为血红蛋白水平低于 7~8g/dL 且伴有器官组织缺氧的表现[17]。但是，大多数临床医生应用于心脏手术患者的输血阈值更低，最终可能会根据每个患者的实际情况综合考虑活动性出血等因素，但似乎大多数患者也可以耐受限制性的输血策略。最新的研究对比了严格输血和自由输血策略对中、高度死亡风险心脏手术患者的影响，发现按照严格指征输注红细胞并不影响各种原因（心肌梗死、卒中、新

正常
R、K、MA、Angle= 正常
抗凝剂 / 血友病
因子缺乏
R、K= 延长；MA、Angle= 降低
血小板阻滞剂
血小板减少症 / 血小板病
R= 正常；K= 延长；MA= 降低
纤维蛋白溶解（UK、SK 或 t-PA）
出现 t-PA
R= 正常；MA= 持续下降
LY30>7.5%；WBCLI30<97.5%；LY60>15.0%；
WBCLI60<85%

高凝状态
R、K= 降低
MA、Angle= 增加

弥散性血管内凝血
阶段 1
高凝状态伴继发纤维蛋白溶解
阶段 2
高凝状态

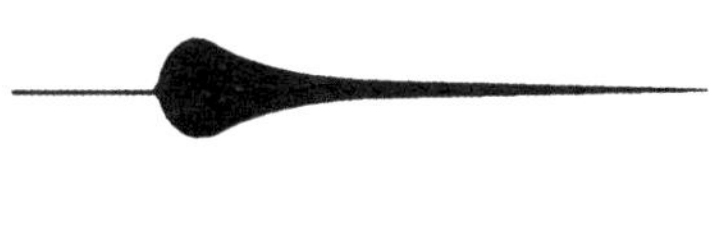

图 9.2　凝血异常在血栓弹性成像（TEG）中的表现。UK：尿激酶；SK：链激酶，t-PA：组织纤溶酶原激活剂；WBCLI30：30 分钟白细胞裂解指数；WBCLI60：60 分钟白细胞裂解指数

发需要透析的肾衰竭）导致的死亡转归，还可以减少输血量。此研究的严格输血指征定为血红蛋白水平低于 7.5g/dL[18]。

讨 论

无血心脏手术的术前血液保护

现今，大量的医学文献都是病案分析和回顾性综述，导致针对围手术期血液保护和 JW 患者的研究缺乏。一项 meta 分析回顾比较了 1999—2016 年的 6 项研究中 JW 患者心脏手术与输血患者的预后[19]。虽然该研究中缺乏循证医学文献，但是依然能证明术中血液保护技术及刺激红细胞生成的新药物应用可以在不使用同种异体血液输注的情况下保证心脏手术顺利进行。

相较于其他心脏手术患者，很多 JW 的患者术前血红蛋白的水平更高[19]。因为他们被鼓励服用铁、叶酸和维生素 B_{12} 等补剂以刺激红细胞生成。如果术前血红蛋白水平低于 14g/dL，JW 患者将需接受为期 1 个月的 EPO 治疗。其他研究建议应使患者血红蛋白在围手术期达到最佳状态，因为术前血红蛋白低（<12g/dL）是增加死亡率和术后并发症发生率的独立危险因素[20]。遗憾的是，由于时间限制，这些方法不适用于急症或急诊心脏手术，只能用于择期或半择期患者。

促红细胞生成素是一种天然激素，是红细胞生成的主要调节物，在组织缺氧或严重的失血性应激时产生[21]。EPO 可以增加骨髓中红细胞生成，以维持重要脏器的氧供[22,23]。EPO 可通过重组 DNA 技术生产，并在 1989 年获美国食品药品监督管理局（FDA）批准用于治疗慢性肾衰竭[24]。FDA 后来将 EPO 的适应证扩展为治疗多种原因导致的贫血，包括拟行择期的非心脏、非血管手术患者的术前贫血[24]。但考虑到血栓形成和死亡率的风险增加，EPO 的适应证并未纳入心脏手术患者。多家机构也报道过 EPO 用于心脏手术患者的经验，尤其是拒绝输血的患者，患者预后良好[20, 25]。

其他血液保护的措施还包括限制性抽血、抽血时使用儿童抽血管、术前停用抗血小板药物、术前诊断检查（如经皮血管造影术）时避免血肿形成。

当停用抗血小板药物和抗凝药物时，临床医生需要考虑停药相关的风险。心脏病患者常伴有房颤等心律失常，伴有射血分数降低，冠状动脉支架或机械瓣膜。上述合并症可能将心脏病患者至于可能危及生命的血栓倾向中。

美国心脏学会（ACC）曾发表了冠脉支架植入术后的抗血栓治疗指南。根据 2016 年 ACC 的指南，对于 DES 置入后应用 DAPT 治疗的稳定性缺血性心脏病患者（SIHD），除了终身服用小剂量阿司匹林，还应该在早期联合使用至少 6 个月的 P2Y12 抑制剂及氯吡格雷治疗。择期非心脏手术需在裸支架（BMS）置入术后 30d，或 DES 置入术后 6 个月再进行。冠脉支架植入术后行 DAPT 治疗的患者如果必须进行手术治疗，且该手术要求必须停用 P2Y12 抑制剂，则应尽量继续使用阿司匹林，并在术后尽快恢复使用 P2Y12 抑制剂[26]。在本例患者中，考虑到患者不能输血，而氯吡格雷可能导致不可接受的高出血风险，但 DES 置入仅在 3 个月前，所以最终决定术前 7d 停用氯吡格雷，但围手术期持续应用小剂量阿司匹林。

有证据支持 ISTH/SCC 问卷在评估术前出血风险时，与系列实验室检测同样有效[27]。对于限制抽血的患者来说，问卷调查是一种理想的方式。问卷覆盖了患者的基本病史，包括容易出血的症状和体征，例如，患者是否有鼻衄、皮肤出血、口腔出血及不可控的外科出血病史。对于需要血液保护的患者，应用该问卷评估患者可能存在的凝血障碍有助于指导其应进行多少实验室检查。

还有其他可选的方案也需要告知患者，包括但不限于重组Ⅶa 因子或浓缩凝血酶原复合物。

这些药物可以在发生不可控出血时作为促血栓形成药物，但是否接受使用该药物，取决于患者个人的决定。

术中管理

CPB 时低温被作为神经保护措施，但其可能诱发酶功能失调，进而导致凝血障碍。而手术创伤引起组织凝血活酶的活化导致的纤溶状态，又会加剧凝血状态。而由于血液稀释、相对低体温症，以及抗凝药物的使用所导致的不可避免的凝血因子减少，使患者在心脏手术中的止血能力更加复杂化。为避免纤维蛋白溶剂，可以给予氨基己酸（EACA）等药物防止纤溶酶原转化为纤溶酶。其他经过讨论的方法还有在特定人群中使用 DDAVP，合适的患者还可进行急性等容血液稀释治疗（ANH）。

急性等容血液稀释是一种收集储存患者全血，并在结束 CPB、逆转肝素化后再自体回输的技术。因为采集的是全血，所以患者的凝血因子和血小板也可以不经稀释全部重输。血液收集的容积取决于患者术中的血红蛋白水平，采集血液目标为体内血红蛋白水平降至 9g/dL。可根据以下公式进行计算[28]：

体重 =IBW+0.33×（实际体重－ IBW）

收集血量 =[体重 ×70×（Hb －目标 Hb）]/Hb

全麻诱导后开始急性等容血液稀释，并通过大口径的中心或外周静脉导管完成。抽血时推荐使用动脉置管密切监测血压以防低血压发生。自体血收集时，血液从中心静脉通道经连接管路至含柠檬酸盐抗凝的储血袋中。而需另建静脉通路给药和输注晶体液进行容量替换。采集的血液需在手术过程中持续摇匀，最多可在室温储存 8h，回输时应该使用过滤式静脉输血管。

ANH 也有一些禁忌证，但最终还是要考虑患者的个体化特征。使用 ANH 的主要顾虑为前负荷的显著下降，因此在严重的主动脉瓣狭窄或左主干病变时可能存在危险，应禁忌使用。考虑到血液保护的选择较少，本例患者在诱导后采集了 900mL 自体血，并于 CPB 后进行了回输。

术后管理

数据显示 JW 患者和接受输血患者的院内死亡率和术后 30 天死亡率没有差别。而无血手术对于术后次要指标，如新发房颤、手术出血导致二次手术、ICU 停留时间延长等也没有显著影响[25]。虽然上述研究的样本量不是很大，但让我们注意到对充分准备的 JW 患者行心脏手术的风险并不高于普通患者。

铁剂和 EPO 等术前给药可以在术后继续服用，以刺激造血。如前所述，术后要密切观察术后辅料和胸腔引流量，因为 JW 患者需行二次手术止血的出血阈值要远低于接受输血的患者。此外，术后仍要使用儿童采血管以最大限度地减少抽血。

凝血级联反应 凝血级联反应可被多种不同机制激活，通过内源性或外源性通路活化共同通路。在 CPB 手术时，体外循环系统等带阴离子的异物表面激活了内源性通路，通过Ⅻ因子引起共同通路的凝血放大级联效应[29]。直接血管内皮损伤使组织因子暴露，可激活外源性通路，进而通过激活Ⅶ因子，导致共同通路中最终凝血酶原到凝血酶的转换（图 9.3）。血液检查中，PT 反映了外源性通路，aPTT 则更准确地反映内源性通路的活化。但体内两条通路并非独立而是同时发生的，因此实验室指标并不能真实反映血凝状况。

目前体内凝血的主流理论是一个基于细胞的模型，在止血过程中整合了血小板、炎症因子、内皮细胞等细胞成分。这一模型分为 3 个阶段：起始阶段、放大阶段和扩增阶段。起始阶段包括了Ⅶa 因子和组织因子的结合，继而激活Ⅹ因子产生凝血酶。放大阶段则是新产生的凝血酶，激活血小板、Ⅴ因子和Ⅸ因子。而活化的Ⅹ因子启动了最后的扩增阶段，使凝血酶进一步生成，并激活了内源性通路。

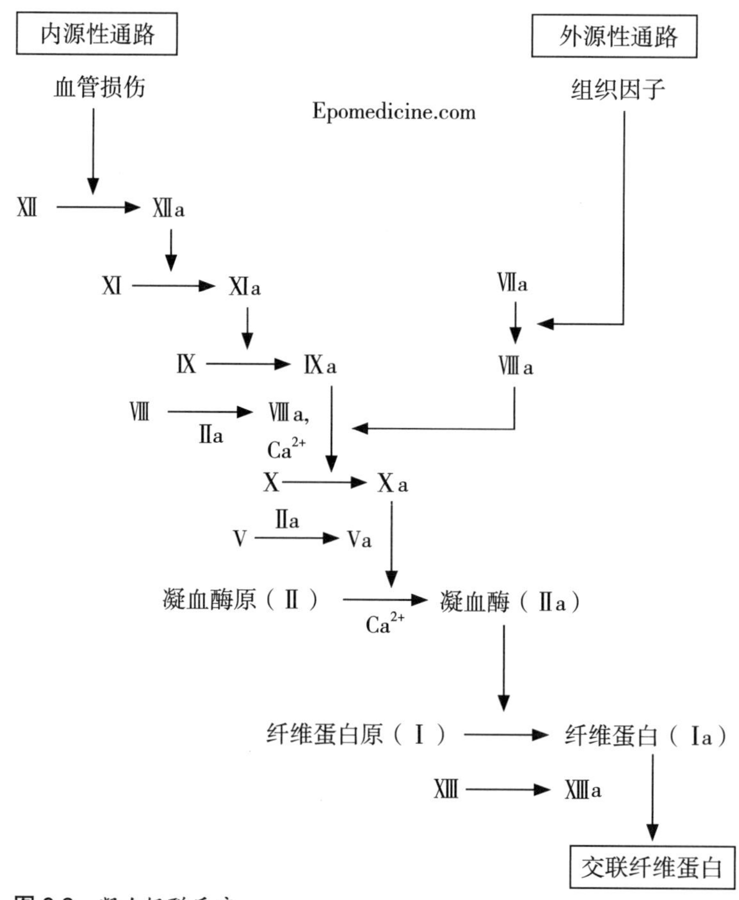

图 9.3 *凝血级联反应*

心脏外科手术患者凝血障碍的诊断 TEG 优于传统的实验室检测，主要表现为 TEG 可检测血凝的不同组分及组分间的关系。血小板、纤维蛋白原、凝血蛋白的实时相互作用为确定凝血级联反应缺陷的具体步骤提供了可能性[30]。治疗干预措施则依赖于医生对术后出血病因的诊断，如对于凝血障碍和手术出血的治疗策略完全不同。

TEG 不仅可诊断出血原因，也可用于确定高凝状态。高凝时，TEG 轨迹的 R 期显著延长，但不可用于预测血栓事件[29]。许多研究也发现了 TEG 的局限性，指出其不能检测接受抗凝治疗（阿司匹林或氯吡格雷等）的患者的血小板功能障碍[29]。本例患者应监测 TEG、血小板计数和纤维蛋白原值，但考虑到 CPB 时间较短，且患者不能接受输血，所以决定避免任何不必要的抽血，并未进行以上实验室检查。

结 论

- 纤维蛋白的形成不再单独被定义为内源性和外源性凝血级联反应。取而代之的是基于细胞的模型，反映了血小板功能、炎症标志物和内皮细胞相互作用对血凝块形成的影响。
- 优化 JW 患者的围手术期状态的工作包括促进造血、根据指南停用抗凝药物，以及与患者针对术中个性化用药的告知与讨论。
- 不可控制的术后出血常常危及不能接受血液制品的 JW 患者的生命。因此，JW 患者二次手术的阈值较低，常需要二次手术进行止血以降低患者的并发症发生率和死亡率。

复习题

1. 体外循环结束，由于外科医生无法充分止血，送检 TEG 分析以排查潜在的凝血障碍。结果显示 LY30 分钟振幅减小，其余参数均正常。如果患者是耶和华见证会成员，拒绝接受血液制品，那么以下哪个是合适的治疗方案？

A. 由于患者拒绝血液制品，所以什么也不给

B. 给患者输血是医生的职业道德义务

C. 给予 TXA 治疗纤溶

D. 送一个样本来评估纤维蛋白原、CBC 和活化凝血时间（ACT），因为 TEG 可能不准确

2. 你的术前门诊有一位拟行冠状动脉旁路移植手术治疗运动引起的心绞痛的患者，他拒绝血液制品输注。患者 CBC 显示血红蛋白 11g/dL。术前应采取什么措施以避免输血？

A. 补充促红细胞生成素和铁剂 2 周后，对患者进行进一步贫血检查

B. 联系外科医生，通知他们应该取消这个患者的手术，因为患者的贫血使患者不适合做心脏手术

C. 让患者开始口服铁剂，因为没有证据表明 EPO 可以改善围手术期患者的造血功能

D. 继续进行手术，并告知患者拒绝血液制品会增加术中死亡的可能性

3. 一例患者在主动脉瓣置换术后被送往心血管 ICU。到达时，右侧胸腔引流管内有 100mL 血性渗出。你查看病历后，注意到一份拒绝使用血液制品的签字同意书。术后化验结果显示，CBC 血红蛋白为 10g/dL，TEG 检测正常。下一步该如何进行管理？

A. 如果胸腔引流在下一个小时内增加到 200mL，通知外科医生需要二次手术止血

B. 再次抽血并进行其他实验室检查，包括 PTT、INR/ PT 及纤维蛋白原测试，因为 TEG 在术后不可靠

C. 在患者术后需要紧急的、挽救生命的输血时，联系健康护理委托人取得输血知情同意书

D. 这是开胸瓣膜置换术的正常术后情况，现在不需要进一步的观察或监测，直到胸腔引流管输出达到 500mL

4. 下列关于凝血级联反应的叙述哪一个是正确的？

A. 凝血级联的内源性和外源性途径通过两个独立的因子激活最终的共同途径，均产生纤维蛋白

B. 因子Ⅸ被内源性和外源性途径共用来启动最终的共同途径

C. 最后的共同途径是由凝血酶原激活形成凝血酶

D. 如果没有辅助因子钙和维生素 A，凝血级联反应就不能被激活

5. 急性等容血液稀释 ANH 是一种安全的患者自体血采血和输血方法，其禁忌证是什么？

A. 充血性心力衰竭病史

B. 主动脉严重狭窄或严重左主干病变

C. 无禁忌证

6. 根据 2016 年 ACC 指南，SIHD 患者在 DES 植入后使用 DAPT 治疗，择期手术应延迟多久？

A. 择期非心脏手术应该在 BMS 植入后推迟 30d，DES 植入后最好推迟 6 个月

B. 择期非心脏手术在 BMS 植入后应延迟 45d，DES 植入后最佳延迟 9 个月

C. 择期非心脏手术在 BMS 植入后应延迟 60d，DES 植入后最好延迟 5 个月

答 案

1.C。 2.A。 3.A。 4.C。 5.B。 6.A。

参考文献

[1] Why don’t Jehovah’s Witnesses accept blood transfusions? from https:/ /www. jw. org/en/jehovahs-witnesses/faq/ jehovahs-wtnesses- why-no-blood-transfusions/. Accessed December 11, 2017.

[2] Watch Tower Bible and Tract Society. Keep Yourself in God’s Love. Wallkili, NY: Watch Tower Bible and Tract Society of Pennsylvania, 2014:215–218.

[3] Ott DA, Cooley DA. Cardiovascular surgery in Jehovah's Witnesses. Report of 542 operations without blood transfusion. JAMA, 1977,238:1256–1258.

[4] Study Group on Iron Deficiency Anaemia. Iron deficiency anaemia. Report of a study group. http ://apps.who.int/iris/bitstream/10665/ 40447/1/WHO_TRS_182.pdf. World Health Organization Technical Report Series No. 182. Published 1959. Accessed December 2, 2017.

[5] Vaislic CD, Dalibon N, Ponzio O, et al. Outcomes in cardiac surgery in 500 consecutive Jehovah's Witness patients: 21 year experience. J Cardiothorac Surg, 2012,7:95. DOI: 10.1186/1749-8090-7-95.

[6] Vincentelli A, Susen S, Le Tourneau T, et al. Acquired von Willebrand syndrome in aortic stenosis. N Engl J Med, 2003,349:343–349.

[7] Velik-Salchner C, Eschertzhuber S, Streif W, et al. Acquired von Willebrand syndrome in cardiac patients. J Cardiothorac Vasc Anesth, 2008,22:719–724.

[8] Franchini M. The use of desmopressin as a hemostaric agent: a concise review. Am J Hemato1,2007, 82:731–735.

[9] Steinlechner B, Zeidler P, Base E, et al. Patients with severe aortic vane stenosis and impaired platelet function benefit from preoperative desmopressin infusion. Ann Thorac Surg, 2011, 91(5):1420–1426.

[10] Desborough MJ, Oakland K, Brierley C, et al. Desmopressin use for minimising perioperative blood transfusion. Cochrane Database Syst Re v, 2017, 7:CD001884.

[11] Wademan BH, Galvin SD. Desmopressin for reducing postoperative blood loss and transfusion requirements following cardiac surgery in adults. Interact CardioVasc Thorac Surg, 2014,18:360–370.

[12] Sniecinski RM, Chandler WL. Activation of the hemostatic system during cardiopulmonary bypass. Anesth Analg, 2011, 113:1319–1333.

[13] Görlinger K, Shore-Lesserson L, Dirkmann D, et al. Management of hemorrhage in cardiothoracic surgery. J Cardiothorac Vase Anesth, 2013,27(suppl 4):S20–S34.

[14] Enriquez LJ, Shore-Lesserson L. Point-of-care coagulation testing and transfusion algorithms. Br J Anaesth, 2009, 103 (suppl 1): 14–22.

[15] McQuilten ZK, Andrianopoulos N, Wood EM, et al. Transfusion practice varies widely in cardiac surgery: results from a national registry. J Thorac Cardiovasc Surg, 2014, 147:1684-1690.e 1.

[16] Musallam KM, Tamim HM, Richards T, et al. Preoperative anaemia and postoperative outcomes in non-cardiac surgery: a retrospective cohort study. Lancet, 2011,378:1396–1407.

[17] Carson JL, Stanworth SJ, Roubinian N, et al. Transfusion thresholds and other strategies for guiding allogeneic red blood cell transfusion. Cochrane Database Syst Rev, 2016, 10:CD002042. DOI: 10.1002/14651858.CD002042.pub4.

[18] Mazer CD, Whitlock RP, Fergusson DA, ct al. Restrictive or liberal red-cell transfusion for cardiac surgery. N Engl J Med, 2017,377(22):2133–2144.

[19] Vasques F, Kinnunen EM, Pol M, et al. Outcome of Jehovah's Witnesses after adult cardiac surgery: systematic review and meta-analysis of comparative studies. Transfusion, 2016, 56:2146–2153. DOI:10.1111/trf. 13657

[20] Tanaka A, Ota T, Uriel N, et al. Cardiovascular surgery in Jehovah's Witness patients: the role of preoperative optimization. J Thorac Cardiovasc Surg, 2015, 150:976–983.el–e3.

[21] Jelkmann W. Regulation of erythropoietin production. J Physiol, 2011,589:1251–1258.

[22] Tran DH, Wong GT, Chee YE, et al. Effectiveness and safety of erythropoiesis-stimulating agent use in the perioperative period. Expert Opin Biol Iher, 2014, 14:51–61.

[23] McKoy JM, Stonecash RE, Cournoyer D, et al. Epoetin-associated pure red cell aplasia: past, present, and future considerations. Transfusion, 2008,48:1754–1762.

[24] US Food and Drug Administration. PROCRIT' (Epoetin alfa) for injection. https://www. accessdata.fda.gov/drugsatfda_docs/label/2010/103234s5199lbl.pdf. Accessed December 20, 2017.

[25] Duce L, Cooter ML, McCartncy SL, et al. Outcomes in patients undergoing cardiac surgery who decline transfusion and received erythropoietin compared to patients who did not: a matched cohort study. Anesth Analg,2018,127(2):490-495.DOI:10.1213/ANE.0000000000002418

[26] Levine GN, Bates ER, Bittl JA, et al. 2016 ACC/AHA guideline focused update on duration of dual antiplatelet therapy in patients with coronary artery disease. A report of the American College of Cardiology/American Heart Association Task Force on Clinical Practice Guidelines. Circulation, 2016,68(10): 1082–1115.

[27] Ghadimi K, Levy JH, Welsby IJ. Perioperative management of the bleeding patient. Br J Anaesth, 2016, ll7(suppl 3):iiil8–iii30. DOI: 10.1093/bja/aew358

[28] McCartney S, Guinn N, Roberson R, et al. Jehovah's Witnesses and cardiac surgery: a single institution's experience. Transfusion, 2014, 54 (10, pt 2):2745–2752.

[29] Welsh KJ, Padilla A, Dasgupta A, et al. Thromboelastography is a suboptimal test for determination of the underlying cause of bleeding associated with cardiopulmonary by pass and may not predict a hypercoagulable state. Am J Clin Pathol, 2014, 142(4):492–497.

[30] Galvez CK, Cortes LC. Thromboelastography: new concepts in haemostasis physiology and correlation with trauma associated coagulopathy. Colombian J Anesthesiol,2012,40(3): 224–230.

（钟海星 译，邓 姣 审）

第 10 章
肺动脉血栓内膜剥脱术

Michael Ross, Dalia A. Banks

典型案例和关键问题

49 岁的女性患者，既往有抗磷脂抗体综合征的病史，并伴有慢性血栓栓塞性肺动脉高压（CTEPH），拟行肺动脉血栓内膜剥脱术（PTE）。几年前，患者在足部手术术后康复期，曾罹患深静脉血栓（DVT）和大面积肺栓塞（PE）。之后发展为急性心肺衰竭，需要机械通气。患者接受了肝素及华法林桥接的溶栓治疗。最终要求置入 Greenfield 下腔静脉（IVC）过滤器。

记录显示，过去的一年中，患者出现进行性劳累性呼吸困难至不能步行一条街的程度 [纽约心脏协会（NYHA） Ⅲ级]。最近，她的症状进展到在房间走动即会导致气短，同时下肢水肿加重。日常用药为口服西地那非 50mg，每天 3 次；口服呋塞米 40mg，每天 2 次；口服华法林 2.5mg/d。既往无过敏史。查体：身高 162cm，体重 83.9kg；体重指数 31.8（肥胖）；肤色暗淡，口唇发绀；端坐，口述 3~5 个词语便呼吸困难；正接受 10L 的面罩吸氧气治疗。其他数据如下：

气道：Ⅱ级，下颌骨和颈椎运动自如。

肺：肩胛骨之间可闻及清晰的收缩期杂音。

心脏：规律的Ⅱ / Ⅵ级收缩期杂音。

腹部：膨隆，肝大。

四肢：双下肢水肿。

生命体征：血压（BP）为 105/58mmHg；心率（HR）105 次 / 分；呼吸频率（RR）19 次 / 分；氧饱和度（SpO_2）在 10L 面罩吸氧气下 89%。

实验室检查：血小板 230×10^9/L；肝酶中度升高。

心电图（ECG）：窦性心律，心率 114 次 / 分，电轴右偏，不完全性右束支传导阻滞（RBBB）；下壁劳损型表现。

胸部 X 线（CXR）：肺野清晰（双侧血管影减少）。

超声心动图（ECHO）：射血分数（EF）为 73%；轻度左室舒张功能障碍（LVDD）；右心室（RV）明显扩大、心肌肥厚，功能轻度降低；右心房（RA）明显扩大，中度三尖瓣反流（TR）；TR 射流包络速度 5m/s；肺动脉压（PAP）为 100mmHg + 中心静脉压（CVP），楔压为 6mmHg。

右心导管检查（RHC）：右心房压力（RAP） 为 18mmHg；RV：105/15mmHg；PAP：107/55mmHg（74mmHg）；心输出量（CO）3.1L；心指数（CI）1.0L/（min · m^3）；肺血管阻力（PVR）1738 dynes/s · cm^{-5}；左心导管检查。

通气 / 血流（V / Q）扫描：中、重度通气血流比失调。

肺血管造影：提示 CTEPH。

最常见的高凝性疾病有哪些？

- 遗传性高凝病包括：

V 因子缺乏（最常见）；凝血酶原基因突变；纤维蛋白原水平升高；抗凝的天然蛋白（称为抗凝蛋白，如抗凝血酶、蛋白 C 和蛋白 S）缺乏；血小板“黏稠”；纤溶系统异常。

- 获得性高凝疾病包括：

癌症；近期创伤或手术；怀孕和外源雌激素的使用；激素替代疗法；任何原因导致的制动（如

疾病、手术、长时间飞机旅行）；肝素诱发的血小板减少；抗磷脂抗体综合征；既往 DVT 或 PE 病史；骨髓增生异常，如真性红细胞增多症或原发性血小板增多症。

CTEPH 患者肺动脉高压的病理生理学改变是什么？

大多数经历 PE 的患者几乎可以完全清除血凝块并恢复正常的肺血流。据估计，经历急性 PE 的患者中有 0.57% ~3.8% 会发展成慢性肺动脉高压。推测可能是未完全溶解的栓塞物质逐渐形成了纤维阻塞网。当大量纤维物质阻塞肺血管床时，PVR 升高。当未受影响的肺血管容量无法代偿心输出量时，就会发生肺动脉高压。CTEPH 患者也可能发生血栓残留或栓塞复发引起肺血管重塑，也是导致肺动脉压升高的因素之一[1]。

疾病的临床症状和体征是什么？

最初，CTEPH 患者只有很少的体征和症状。这个阶段被认为是“蜜月期”，RV 可以代偿 PVR 的初始增加。在此初始阶段之后，当 RV 无法顺应肺压力的增加而增强其收缩力时，会出现症状。特别是劳累时，会出现左心室（LV）的前负荷和心输出量不足。晚期症状包括晕厥、胸闷、咯血、外周水肿、腹水及早饱。CTEPH 患者中发现的常见体格检查结果可以包括第二心音肺动脉瓣成分亢进、心前区检查中 RV 膨隆及肺动脉（PA）独特的收缩期“咔嚓”音。

行 PTE 之前，对 CTEPH 患者进行的代表性诊断评估是什么？

CTEPH 的诊断评估具有多个目的：确定疾病的手术可行性，确认慢性血栓栓塞性疾病是引起肺动脉高压的主要原因，评估通过手术干预改善症状和血流动力学的可能性，以及评估合并症对围手术期预后的影响。诊断评估通常包括选择性数字减影肺血管造影、经胸超声心动图（TTE）、V/Q 扫描、计算机断层扫描肺血管造影（CTPA）、RHC、左心导管检查及冠状动脉造影[1]。

适合 PTE 手术的典型患者有哪些特点？

存在严重功能性心脏损害，心功能通常为 NYHA Ⅲ或Ⅳ级的患者。他们还必须具有肺血管堵塞的显著血流动力学表现，同时 PVR 大于 300dynes/s · cm^{-5}，PAP 大于 25mmHg。PVR 大于 1000dynes /s · cm^{-5} 和超过体循环血压的 PAP 并不少见。合并直接危及生命的并发症是手术的相对禁忌证。基于患者心肺功能不佳状况，患者必须有手术意愿，并能够接受与手术相关的死亡风险。在经验丰富的机构，根据手术亚型的不同，估计围手术期死亡率为 1.3% ~3%[1,2]。

对有明显肺动脉高压的患者，麻醉的影响和注意事项是什么？

对接受心脏手术或普外科手术的肺动脉高压（PAH）患者进行麻醉管理极具挑战，因为围手术期很容易发生 PVR 升高，并可能引发右心室衰竭，从而导致死亡。RV 的耐受性是一个主要问题。通常，静脉麻醉药对低氧性肺血管收缩，PVR 和氧合的影响小于挥发性药物。据报道，一氧化二氮可增加 PVR，但在这些患者中并非不禁忌。异氟醚能降低 PAP，可能对患者有益，并且已在非心脏手术中频繁使用。在这些患者中，芬太尼可作为辅助或主要麻醉剂使用，因为芬太尼几乎不会引起心肌抑制，并具有良好的循环稳定性[3]。

对这种患者，你将如何安全地进行全身麻醉诱导？血流动力学目标是什么？

患者入室时已有 18 号外周静脉导管和右桡动脉导管，建立了标准监测。预充氧 10min 至患者 SpO_2 达 100%。全身麻醉诱导方案如下：依托咪酯 10mg、芬太尼 250μg、咪达唑仑 5mg 及罗库溴铵 100mg，同时以 5μg/（kg · min）的剂量泵注多巴胺。该患者面罩通气易行，气管插管（ETT）顺利，固定后给予 0.5 MAC（最低肺泡浓度）异氟烷机械通气。

在到达手术室并全面监护之前，通常使用最小量术前镇静或不使用。尽管焦虑和疼痛会导致患者的PVR升高，但缺乏监护下过度镇静会导致不必要的缺氧和高碳酸血症。诱导期间的血流动力学目标通常是维持足够的全身血管阻力（SVR）。出现CTEPH的患者通常会出现心肌肥厚和RV扩大。因此，通过维持全身压力来优化冠状动脉血流和氧气供应至关重要。这些患者的PVR被认为是恒定的，但诱导过程中应考虑避免缺氧、高碳酸血症和酸中毒，从而防止肺动脉压力进一步升高。为了防止换气不足和胸壁僵硬，通常在面罩通气和滴定肌肉松弛剂后再施用麻醉药。对于即将发生心脏衰竭或严重疾病的患者，通常在诱导前先滴定强心药[3]。

哪些参数可以提示CTEPH患者的心脏衰竭？

- RV舒张末期压力大于14mmHg。
- 严重的TR。
- PVR> 1000dyne/s · cm^{-5}。
- 心指数小于1.5L/（min · m^3）。

诱导后重要的监测有哪些？

诱导后立即放置颈内静脉导管和肺动脉导管（PAC）。因体外循环（CPB）时间和停搏时间延长，因此放置了股动脉导管。桡动脉导管测压可能会大大低估CPB术后的全身压力。术中经食道超声心动图（TEE）在监测和评估PTE期间的心功能方面很有价值。在整个过程中都对经过处理的脑电图进行监控。这可以确认等电脑波图（EEG）。同时使用脑血氧饱和度测定法。通过使用具有温度监控功能的导尿管，评估核心温度的直肠探针和评估脑温的鼓膜探针来监测温度。PAC可监测血液温度，从而来量化热梯度[3]。

CTEPH患者预期的TEE检查结果如何？如何区分RV压力超负荷与容量超负荷？

CTEPH患者可以通过超声心动图发现具有心功能失常的RV扩张，RV压迫LV，室间隔反常运动，RA、TR扩张，PA干和右肺动脉（RPA）血栓。右室壁增厚可能很严重，并且经常可以看到节制索突出。收缩末期室间隔的反常运动表示压力超负荷，舒张末期室间隔的反常运动提示容量超负荷。经胃RV评估可显示“D”形心室。RV扩张可引起三尖瓣环形扩张，从而导致不同程度的TR。三尖瓣扩张的严重程度通常与RV扩张程度有关[4]。

由于RA压力升高可导致房间隔开孔，CTEPH患者卵圆孔未闭发生率也增加。TEE时使用彩色多普勒血流（CFD）可以在食道中段房间隔水平了解RV流入、流出或双向分流情况。同样，用生理盐水发泡试验可以评估是否存在卵圆孔未闭（PFO）[3-4]。

体外循环后，ETT出现大量深色血液，最可能的原因是什么，你将如何处理？

导致ETT出血的两种PTE手术并发症可能是再灌注性肺水肿（RPE）和气道出血。通常，在CPB开始之前检查ETT是否存在明显出血或泡沫状血性分泌物非常重要。

再灌注肺水肿通常表现为粉红色的带血痰。这些发现代表了再灌注损伤和毛细血管通透性的增加，而明确的出血通常表明PA中的血气屏障被破坏。

如果在CPB开始之前发现出血，则可以使用光纤支气管镜来确定出血位置。一旦定位，隔离患处的治疗方法首选通过ETT进行支气管封堵。目的是防止血液积聚在肺的其他部位，这会影响氧合和通气。对于再灌注损伤或轻微的气道出血，保守治疗包括增加呼气末正压（PEEP）、拮抗肝素、局部使用血管收缩药（如加压素或肾上腺素），以及纠正凝血病[3,5]。

讨 论

在美国，估计每年有500 000例患者发展为

PE。这些患者中约有 10% 会在 1h 内因心血管衰竭或呼吸衰竭而死亡，而多达 3.8% 的 PE 患者会继续发展为 CTEPH[6]。CTEPH 是重度肺动脉高压的主要原因之一，被世界卫生组织（WHO）归为Ⅳ级肺动脉高压（表 10.1）。在美国，此类患者每年大约会新增 500~2500 例[7]。尽管 CTEPH 的治疗有许多进展，但 PTE 仍是首选的治疗方式，可以治愈该病。该治疗包括去除任何慢性血栓形成的物质（图 10.1），以及去除脉管系统的内膜层。CTEPH 如果不经治疗，随疾病进展，最终会导致 RV 衰竭和死亡。

发病机制

慢性血栓栓塞性肺动脉高压是由未完全清除的或复发的肺栓子引起的，被认为是肺动脉高压的毛细血管前病因。未清除的血栓最终导致管腔内纤维化和肺血管狭窄。受血栓影响区域远端的脉管系统发生重塑。内膜增厚是 CTEPH 患者的一种重要组织学改变，也是强调内膜切除术是首选治疗方法的原因。如果合并多种疾病，则会导致 PVR 增加，从而导致肺动脉高压和不可避免的右心功能障碍[8]。有趣的是，只有小部分 CTEPH 患者存在潜在的凝血障碍或纤维蛋白溶解缺陷。

表 10.1　世界卫生组织（WHO）肺动脉高压分型修订版

WGO 分型	特征
Ⅰ型	肺动脉高压（PAH）和其他亚型的 PAH，包括药物 / 毒素诱发、HIV 感染、结缔组织疾病、遗传型
Ⅱ型	左心室收缩或舒张功能障碍，瓣膜疾病（二尖瓣关闭不全、主动脉瓣关闭不全）或先天性心脏病
Ⅲ型	呼吸系统疾病和低氧血症导致的肺动脉高压
Ⅳ型	慢性血栓栓塞性肺动脉高压（CTEPH）患者
Ⅴ型	病因不明或多因素机制，例如代谢障碍、血液系统疾病、全身性疾病

临床表现

缺乏典型症状，但是进行性劳累性呼吸困难通常是 CTEPH 患者的早期症状。此外，多达 25%~30% 被诊断为 CTEPH 的患者没有 PE 或 DVT 病史。由于这些原因，如果患者表现出运动耐力差或病因不明的劳累性呼吸困难，而缺乏既往急性血栓栓塞事件的证据，则鉴别诊断时

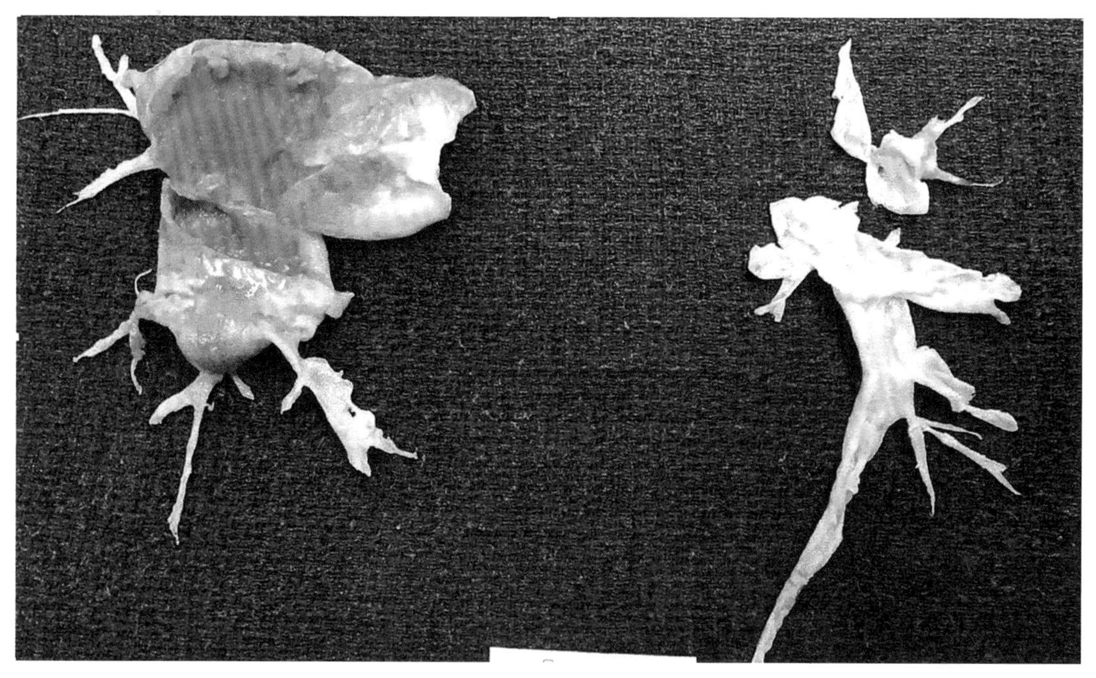

图 10.1　PTE 手术时清除的血栓栓塞物质

CTEPH 的可能性应该很高[9]。最初的症状常被认为源于更常见的疾病，例如肥胖、失调、阻塞性肺疾病或其他心源性病因。患者可以保持数月至数年无症状。在这个蜜月期，RV 可以增加收缩力以保持足够的 LV 前负荷。当 RV 收缩力的增加不足以代偿 PVR 的逐渐升高而导致心输出量下降时，就会出现症状。最初通常发生在劳累期。另外，由于肺泡无效腔的增加，会出现分钟通气量代偿性增高。随着 CTEPH 的发展，导致 PVR 和 RV 衰竭加剧、晕厥、胸闷、咯血、周围性水肿、腹水及早饱等症状变得更加普遍[7]。

CTEPH 的体征与其他病因的肺动脉高压相似。心脏听诊提示肺动脉瓣听诊区第二心音亢进。CTEPH 患者进行心前区检查时可表现出右心室隆起，并且 PA 会有独特的收缩期“咔嗒”声。这种收缩期杂音或摩擦是血液流经部分阻塞的肺血管时发生湍流引起的。这种体征可在高达 30% 的 CTEPH 患者查体时发现，并且是该疾病所独有的[10]。

随着疾病的进展，右心力衰竭竭的症状变得常见，包括颈静脉怒张、右心室抬举、第二心音固定分裂、右心室奔马律、肝大、腹水及周围性水肿。发绀的出现表明 PA 系统压力增高导致血流通过 PFO 右向左分流[6]。

肺功能检查提示肺容量和通气量正常至轻度降低。大多数情况下，一氧化碳的扩散能力下降，有时这是肺功能检查中唯一的异常情况。无效腔增加，导致大量 CTEPH 患者发生低氧血症。由于分钟通气量增加，二氧化碳数值通常会轻度降低。

CTEPH 的诊断方式和评估

对 CTEPH 的诊断可能具有挑战性，通常需要多种方式来确定。一旦确认，评估的目标是确定患者是否适于 PTE 手术。该评估包括对合并症的评估，这些合并症可能会导致患者手术风险增加。由于临床表现不明确，CTEPH 的确诊通常会有所延误。诊断性评估通常包括选择性数字减影肺血管造影、TTE、V/Q 扫描、CTPA、RHC、左心导管检查及冠状动脉造影。

- 选择性数字减影血管造影是评估 CTEPH 的金标准。血管造影可以评估疾病的程度和手术可行性，并可以在手术期间提供解剖学指导。CTEPH 的血管造影检查结果包括血管网、带状变窄（血管腔内血栓栓塞组织，随后形成疤痕）、内膜不规则、囊袋缺损、血管突然变窄，以及 PA 的近端阻塞。

- 经胸超声心动图是一项有价值的无创检查，通常应用于无法解释的呼吸困难的初始检查中，有助于诊断 CTEPH。超声心动图检查结果若与肺动脉高压和 RV 衰竭表现一致，如扩张性 RV 功能障碍，RV 压迫 LV，收缩期室间隔向 LV 弯曲（提示 RV 压力超负荷）和 TR，通常是诊断 CTEPH 的第一个明确线索。TTE 还可以评估并排除其他心脏异常，如 LV 功能障碍、瓣膜疾病或先天性心脏病。生理盐水发泡试验造影有助于发现 PFO 或引起分流的间隔缺损[3,4]。

- 病因不明的呼吸困难患者，建议进行通气灌注闪烁显像以筛查 CTEPH。V/Q 扫描时，CTEPH 患者将出现节段性或大口径灌注缺陷，这样可以将 CTEPH 患者与小血管疾病引起的肺动脉高压患者区分开。小血管疾病引起的肺动脉高压患者将显示出亚节段灌注缺陷，表现为灌注扫描斑驳或正常。V/Q 扫描尤为重要，因为如果灌注扫描正常，则排除了手术治疗 CTEPH 的可能性。

- 胸部计算机断层扫描（CT）和 CT 血管造影在 CTEPH 评估中的作用逐渐增加。检查发现可包括 PA 增大、右心扩张或肺实质的“马赛克灌注”；灌注不良的肺区域可能会出现疤痕样缺损，受慢性血栓影响的血管口径会缩小。CT 扫描可作为其他评估方式的补充，并可将 CTEPH 与其他肺实质疾病区分开来。

- 右心导管检查可显示肺动脉高压的严重性。通常，患者的 PVR 大于 300dyes/s · cm^{-5}，平均 PAP 大于 25mmHg。PVR 大于 1000dyes/s · cm^{-5} 和超系统性 PAP 并不少见。心输出量减少也可能是 RV 衰竭或功能障碍的表现。

PTE 手术适应人群

确诊 CTEPH 后，下一步重要的是评估患者是否为手术适应人群。利用上述方法，外科医生可以确定哪些病变可以进行动脉内膜切除术。根据术者的经验，从 PA 主干到分支，甚至远达节段性病变，都可以进行手术切除 [11]。以前，手术仅适用于重度肺动脉高压和右心衰竭的患者。最近，手术适应证已扩展到静息肺动脉压正常的有症状 CTEPH 患者。Taboada 等人发现静息肺动脉压正常的有症状 CTEPH 患者，PTE 后的功能状态和生活质量显著改善 [12]。

治疗方案

尽管近年来 CTEPH 引起的肺动脉高压治疗取得了新的进展，但治疗结果仍然常常具有不充分性且持续时间较短。尚未显示出药物治疗和抗凝治疗可以改善该患者的生存率 [2]。CTEPH 唯一明确的治疗方法是手术。PTE 被视为首选的治疗方法。如果成功，PTE 可以永久缓解症状并显著改善血流动力学，通常可以治愈该病。其他可选的外科手术是肺移植，由于供体的可获得性、排斥反应的风险及长期免疫抑制药物的作用，这种方法被认为是过时的和次优的。

PTE 手术技术

肺血栓内膜切除术除了要从肺血管系统中切除慢性血栓栓塞物质外，还需要切除患病 PA 的内膜层。该治疗的目标是改善血流动力学损害，减少 V/Q 不匹配，治疗呼吸困难并预防疾病进展。通常，实施标准的胸骨正中切开术。通过二尖瓣和主动脉插管建立 CPB。需要深低温停循环（DHCA）实现术野无血，以便看清远端节段性血管并行内膜切除术。在准备 DHCA 时，先对患者进行降温，将冷却毯或冰敷在患者头部周围。将患者降温至核心温度 20℃及鼓膜温度 15℃。在深低温停循环期间，使用丙泊酚以达到等电脑电图。进行血栓内膜切除术后，将患者体温重新升至 36.5 ℃ [3]。

通常，每个肺需 DHCA 20min。每次 DHCA 之间通常需要进行 10min 的灌注。在近心端进行 PA 切口，每个切口约 1~2cm。动脉内膜切除平面向下延伸至中膜水平。将纤维状物质与血管壁分离，并根据术中所见延伸操作至亚节段血管水平 [3]。

动脉内膜切除术根据血栓栓塞物质划分的手术类型，与手术难易度相关。根据外科手术的发现，有 4 种级别的肺动脉栓塞。0 级为没有证据表明存在慢性血栓栓塞性疾病。Ⅰ级疾病的特征是 PA 主干中有阻塞性血栓栓塞物质，ⅠC 级是Ⅰ级的子集，字母“C”表示 PA 主干的完全闭塞，导致整个肺部无灌注。Ⅱ级指在肺叶大叶分支水平或上叶动脉远端发现阻塞性物质。Ⅲ级指疾病始于节段分支。Ⅳ级代表血栓栓塞性亚节段疾病。由于病变位于远端位置，Ⅲ级和Ⅳ级的外科手术更具挑战性 [3,12]（表 10.2）。

麻醉管理

术前评估和管理 患者通常在术前接受全面的检查，并在术前 1d 入院。在术前，所有患者都将放置 IVC 过滤器，以防止术后血栓进入肺血管。右心导管检查（RHC）有助于确定肺动脉高压的严重程度。重要且准确地测量 PAP、PA 饱和度、RA 压力、心输出量及 PVR 等指标可帮助明确高危患者。右心室舒张末期压力大于 15mmHg 和 RA 高压可诊断右心衰竭。PVR 大于 1100dynes/s · cm^{-5}，平均肺动脉压（mPAP）大于 50mmHg，预示着围手术期死亡率较高。TTE 可以提供有关右心功能、右心扩张、TR 严重程

表 10.2　CTEPH 的手术分级

分类	说明
Ⅰ级	血栓栓塞物质位于左、右肺动脉主干
ⅠC 级	左或右肺动脉完全阻塞，导致整个肺无灌注
Ⅱ级	疾病始于大叶分支水平
Ⅲ级	始于节段分支的远端疾病
Ⅳ级	血栓栓塞性疾病仅发生于亚节段水平

度及心内分流的信息，并且可以识别 RA 或 PA 主干中的血栓。此信息有助于指导全身麻醉安全诱导。

诱导之前，先建立大口径外周静脉通路和桡动脉置管。在给予任何镇静剂之前，通常最好先在手术室内建立完善的监测。重要的是要认识到，过度镇静会导致不必要的高碳酸血症和缺氧，从而导致 PVR 恶化，但焦虑和疼痛也有同样的作用。术前测量值是从 RHC 获得的，通常诱导后放置 PAC。

诱导和血流动力学管理 因为存在严重的肺动脉高压和右心室受损，对大多数接受 PTE 的患者，诱导是一个关键时期。CTEPH 患者的 PVR 被认为是恒定的，通过药物来降低 PVR 通常收效甚微。更重要的是，应竭尽全力避免可使 PVR 恶化的状况，如缺氧、高碳酸血症和酸中毒。其他重要参数包括维持正常窦性心律、足够的正性肌力和足够的 SVR。维持 SVR 对维持充足的 RV 冠状动脉灌注至关重要。平均动脉压的显著降低可导致 RV 灌注减少和心脏衰竭。升压药（如去氧肾上腺素和血管升压素）有助于治疗低血压，以维持适当的 RV 冠状动脉灌注。

麻醉诱导用药需根据疾病的严重程度调整。依托咪酯是该类患者人群常见的诱导药，因为它对交感神经张力和心肌收缩力影响最小。芬太尼等麻醉药，应在充分的面罩通气后再缓慢施用，以免通气不足和胸壁僵硬。快速插管以控制气道及过度通气，这对避免 PVR 升高至关重要。可以给予肌松药（如琥珀酰胆碱）或快速顺序诱导剂量的罗库溴铵以达到快速插管，尤其是在面罩通气困难的情况下。被确定为心血管衰竭高风险的患者，应在诱导前开始使用一种适宜的正性肌力药物。

插管后，放置中心静脉导管、PA 导管和 TEE 探头。如果因为显著的 TR 或严重的 RV 扩张而引起 PA 导管放置困难，可在 TEE 引导帮助下放置 PA 导管。除桡动脉置管外，还需要股动脉置管。为停止循环全身降温后，桡动脉管路测压会低于实际的全身动脉压。降温会导致血流重新分布而远离远端肢体 [13]。

整个过程中都要使用脑血氧饱和度监测，以帮助监测和估计脑部氧供。使用 SEDline（Sedline Inc., San Diego, CA）脑功能监测仪监测意识水平，确保等电脑电图，并在停循环之前确认大脑的最低氧利用率。同时监测膀胱、直肠和鼓膜温度，PA 导管监测血液温度。直肠和膀胱温度用于估计核心温度，而鼓膜读数用于估计脑温度。

头部包裹冷却毯，以在循环停止期间冷却头部。头部包裹系统由两部分组成，“Polar Care 500”冷却装置和实际的“头套”。所使用的头套实际上是设计用于肩部手术术后的冷疗垫，但它可以用作头套并且比用冰袋包裹头部更容易（图 10.2）。

深部低温停循环 进行 CPB 后开始降温。停循环前给予患者 30mg/kg 的甲泼尼龙，起到细胞稳定剂的作用并减轻炎症反应。变温时应再给予 500mg 的甲泼尼龙。灌注医生还可给予患者 15mg/kg 的苯妥英钠，以预防癫痫发作。在进行 DHCA 之前，必须对患者进行降温（鼓膜温度 18℃或更低，膀胱 / 直肠温度≤ 20℃），脑电图仪必须是等电的（由 SEDLine 监测），停止 TEE 监测，停止输液，并且关闭所有监测压力管路的旋塞。在开始 DHCA 之前，立即给予 2.5mg/kg

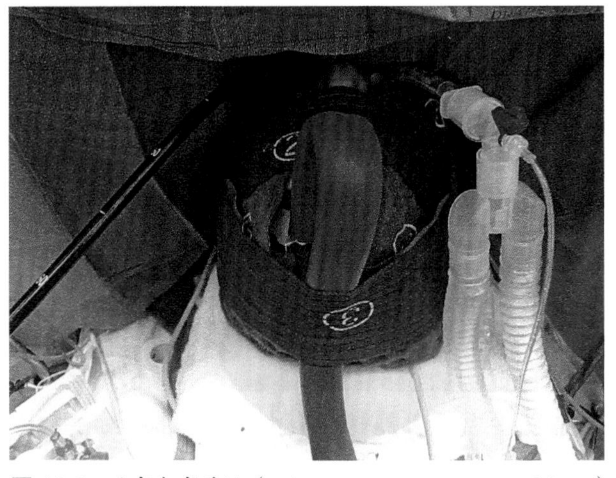

图 10.2 头部包裹系统（Polar Care; Breg, Inc, Vista, California）

丙泊酚以确保完全出现爆发性抑制。

体外循环的复温和脱机　根据患者的体重，复温至目标温度 36.5℃，可能需要长达 120min 的时间。CPB 脱机与其他心脏手术病例相似。根据动脉内膜切除的程度，通常 PVR 和右心功能会明显改善。旁路手术后通常需要正性肌力药支持，尤其是在残留肺动脉高压的情况下。放置心外膜电极用于起搏。通常心房节律较快，达 90~100 次 / 分，这样可以使 RV 填充不完全，从而最大限度地减小室壁张力。为代偿增加的无效腔，同时弥补体温过低和循环停止引起的代谢性酸中毒，手术后仍需要更高的分钟通气量。

为确保从手术室到重症监护病房（ICU）的运输过程中有足够的通气，需要使用便携式呼吸机来转运患者。如果术后情况不复杂，通常可以在术后第 2 天或第 3 天将患者从 ICU 转出，并在手术后 1~2 周出院。

PTE 患者的术后治疗

PTE 患者术后独特的处理原则与 CPB 时间延长和深低温停循环的生理效应有关。体外循环时间延长使患者处于因凝血病和血小板计数减少而引起的显性纵隔失血的风险中。经常可以观察到肝功能酶和肌酐短暂的升高，这被认为是长时间低灌注所致。在大多数情况下，这些短暂的肝、肾异常会自行改善，很少导致永久性器官功能损害。循环停搏总时间延长会增加术后谵妄及精神状态改变的风险 [14]。

通常 PTE 术后即刻会出现 PVR 和 PAP 的显著降低，随后右心功能也会改善。但是在术后头几天，不同程度的残余 RV 收缩功能障碍并不少见。这可能是深低温和心脏停搏的残余效应共同导致的。可以在此期间小剂量输注药物（如多巴胺）以维持心输出量。这些因素也可能导致短暂的窦房结功能障碍，需要临时心房起搏。残留的肺动脉高压也可能是 PTE 术后 RV 功能障碍的原因。残留的肺动脉高压可能是无法手术切除的血栓栓塞物质残留而引起的，或者可能是大量的并存远端动脉病变引起的。据报道，手术患者残余肺动脉高压的发生率为 5% ~35% [15]。

气道出血　需要注意的两个潜在并发症是再灌注性肺水肿和肺出血。据报道，肺出血的发生率在 0.5% ~2%。确定是哪种并发症后，可在 CPB 分离之前，尝试在 ETT 下方放置软吸管来抽吸。再灌注性肺水肿的特征是粉红色泡沫痰。再灌注性肺水肿的发生是因为以往阻塞血管的血流量及通透性增加。肺出血的特征是血色暗淡，表明 PA 的血 – 气屏障已破裂。

如果通过抽吸 ETT 判定为出血，可以使用光导纤维支气管镜来判定出血的位置。如果定位了出血点，首选治疗方法是通过 ETT 使用支气管封堵术。支气管封堵术可隔离患处并防止血液积聚，这可能会影响氧合和通气。

其他保守治疗技术包括：增加 PEEP，拮抗肝素，使用局部血管收缩药（如加压素或肾上腺素），以及纠正凝血病。在双心室功能受限且通气 / 氧合持续下降的情况下，静脉 – 静脉体外膜肺氧合（ECMO）是可行的选择。

经食道超声心动图在 PTE 手术中的应用

CTEPH 患者因 PVR 升高而引起的长期压力导致右侧心脏结构发生各种形态变化。全面的心脏检查除了排除其他并存心脏疾病外，重点还在于右心的结构和功能。食道中部（ME）四腔心视图常见的发现包括 RV 肥大、RV 收缩功能障碍及房间隔和室间隔的反常运动。以上描述的这些结构变化是长期 RV 压力和容量超负荷的直接结果。严重的 CTEPH 伴 RV 严重扩张可导致显著的左心室充盈不足。最终，发生右心室衰竭，并导致右侧舒张压和容积升高。在 TEE 上，以上问题可表现为房间隔右偏（图 10.3）。此外，RV 扩张可导致三尖瓣环明显扩张，该扩张可导致明显的 TR。大多数 CTEPH 患者由于瓣环扩张导致了严重的功能性 TR，PTE 术后不需进行三尖瓣瓣环成形术，TR 的严重程度也可显著降低 [16]。

RV 一旦扩张到 LV 大小的 2/3 以上并共享一部分左心室尖，则可见右心室扩张明显。当 RV 大于 LV 大小并形成整个心尖时，即发生了严重的 RV 扩张。RV 肥大定义为舒张末期游离室壁厚度超过 10mm，可以在 ME 四腔心，RV 流入 / 流出道或经胃底（TG）左心室乳头肌短轴视图下进行测量。

健康的患者的整个心动周期中，其室间隔都向 RV 凹入。相比之下，患有 CTEPH 的患者通常会出现室间隔变平的现象，从而形成特征性“D”形室间隔，这一现象在 TG 经胃底左心室乳头肌短轴视图中很明显。右心室容量超负荷时，室间隔在右心室舒张末期变平，而右心室压力超负荷时，室间隔在右心室收缩末期变平。严重的 RV 压力升高和扩张最终会导致 LV 充盈受损及心输出量降低。严重的 CTEPH 和 RV 衰竭患者，右心压力和容量会严重升高，从而导致整个心动周期中隔向左偏斜（图 10.4）。慢性 RA 压力升高导致 PFO 发生率升高。每位拟行 PTE 手术的患者，都会对房间隔进行 CFD 检查，并进行气泡试验以排除 PFO。要从 ME 四腔心、ME 双峰和 ME RV 流入 - 流出切面等多个角度评估房间隔。

结 论

- CTEPH 的特征是因反复出现或未清除的血凝块造成肺血管阻塞，从而导致 PVR 增加，严重的肺动脉高压和右心衰竭。
- CTEPH 是一种未被充分认识的疾病，由于症状存在非特异性，通常难以诊断。
- PTE 手术是 CTEPH 患者最有效的治疗方法。
- 由于 PVR 升高导致心输出量降低，患者可能出现劳累性呼吸困难和运动不耐受的症状。另外，由于肺泡无效腔增加，患者的分钟通气量增加。
- 右心导管检查可帮助确定疾病的严重程度。PVR 大于 1000dynes/s · cm^{-5} 时，围手术期死亡率会增加。
- PTE 手术要注意的两个并发症是再灌注性肺水肿和气道出血。

复习题

1. 根据 WHO 对肺动脉高压的分类，CTEPH 被认为是哪一型？
   A. Ⅰ型

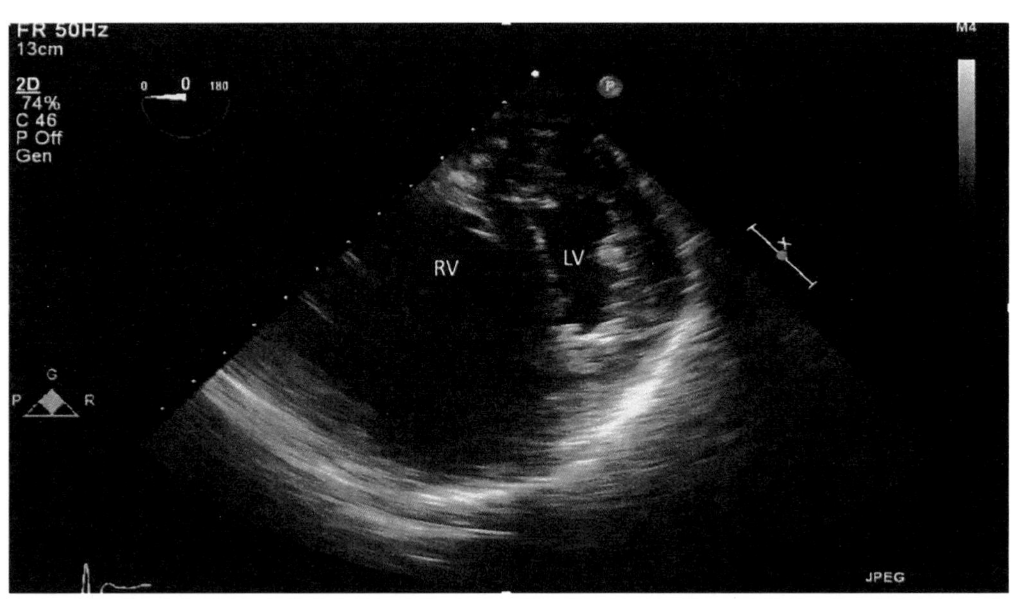

图 10.3　经胃底左心室乳头肌短轴视图显示 RV 严重扩张，引起特征性的“D”形征象。在收缩末期室间隔偏向左侧，突出显示 RV 压力超负荷

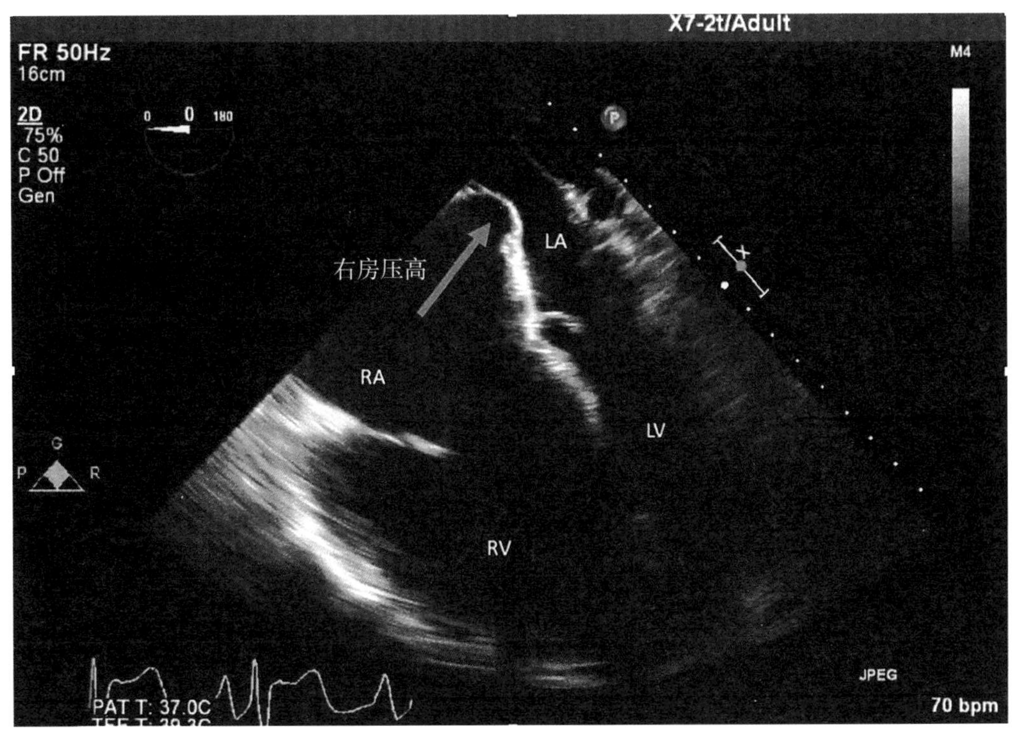

图 10.4 食道中段四腔视图显示右心室严重扩张。房间隔向左偏，提示右房压高

B. Ⅱ型

C. Ⅲ型

D. Ⅳ型

E. Ⅴ型

2. 40 岁的女性，既往曾有高血压病史，有 DVT 病史并诊断为 CTEPH，拟行 PTE 手术。哪些发现与诱导时心血管衰竭高风险相符？

A. TEE 显示左室壁运动异常

B. 术前肌钙蛋白升高

C. PVR>1100dynes/ s · cm^{-5}，mPAP > 50mmHg

D. RA 压力为 10mmHg

3. 一例诊断为 CTEPH 的 55 岁男性患者正在接受 PTE 手术。术前 TEE 显示 RV 严重扩张，收缩功能降低。麻醉后，患者的血压从 130/85mmHg 降至 80/30mmHg。一线治疗方案是什么？

A. 5%白蛋白 500mL，推注

B. 头高脚底卧位

C. 无须治疗

D. 去氧肾上腺素

4. 患者因劳累出现不明原因的呼吸困难，怀疑 CTEPH。哪些体格检查发现可将 CTEPH 与其他肺动脉高压病因区分开？

A. 颈静脉扩张

B. 固定的第二心音分裂

C. 外周水肿

D. 肺区收缩期喷射性杂音

5. 65 岁的女性患者，有多发性 DVT 和 PE 病史，诊断为双侧 CTEPH，肺动脉造影可见远端疾病。从体外循环中分离后，用软吸引管吸引立即可见深色血液。诊断是什么？

A. 肺出血

B. 再灌注性肺水肿

C. 气管损伤

D. 急性肺栓塞

6. 65 岁女性患者，有多发性 DVT 和 PE 病史，诊断为双侧 CTEPH，肺动脉造影可见远端疾病。与体外循环分离后，软吸引管吸引立即显示粉红色泡沫痰。诊断为再灌注损伤。再灌注性肺水肿有哪些治疗方法？

A. 增加 PEEP

B. 肝素逆转

C. 局部应用缩血管药

D. 以上都是

7. 在对一例因严重 CTEPH 而接受 PTE 手术的患者进行平稳诱导和插管后，该患者没有其他并存的肺部疾病，换气过度后，$EtCO_2$（潮气中的 CO_2）达到 22mmHg。抽取动脉血气，显示 $PaCO_2$ 为 42mmHg（动脉 CO_2 分压）。A-a 梯度增加的原因是什么？

A. 无效腔增加

B. 设备错误

C. 分流增加

D. 心输出量减少

8. ME 四腔视图中显示的哪些结构异常可以提示 RV 衰竭？

A. 左心室运动减弱

B. 可见节制带

C. 右向左分流的 PFO

D. 房间隔右偏

9. 一例患有严重 CTEPH 的 70 岁女性患者接受了 PTE。由于远端栓塞，外科医生需要采取更长时间的深低温停循环。在转运至 ICU 之前，患者严重低血压。TEE 检查发现，RV 收缩功能明显降低。可能是什么原因？

A. 心脏停搏的残余效应

B. 慢性血栓栓塞性物质残留

C. 体温过低残余效应

D. 以上都是

10. 一例患有严重 CTEPH 的 70 岁女性患者接受了 PTE。由于远端栓塞，外科医生需要采取长时间的深低温停循环。在转运至 ICU 之前，患者严重低血压。TEE 检查发现，RV 收缩功能明显降低。合适的一线治疗是什么？

A. 推注液体

B. 多巴酚丁胺

C. 多巴胺

D. 推注去氧肾上腺素

答　案

1. D。CTEPH 被认为是 WHO Ⅳ型。

2. C。重度 CTEPH 患者诱导时发生心血管衰竭的风险很高。RA>14mmHg，CI<1.5L/（min・m^3），严重 TR，PVR>1100dynes/s・cm^{-5}，mPAP>50mmHg 提示严重 CTEPH，预示着围手术期死亡率较高[14]。这些患者在麻醉诱导前开始使用正性肌力药有益。

3. D。维持 SVR 对维持足够的 RV 冠状动脉灌注至关重要。平均动脉压显著降低可导致 RV 灌注减少和心脏衰竭。升压药（如去氧肾上腺素和加压素）有助于治疗低血压，以维持足够的 RV 冠状动脉灌注。

4. D。CTEPH 患者心前区检查时可表现为 RV 隆起，并且肺动脉区有独特的收缩期“咔嚓”声。这种收缩期杂音或摩擦音是由流经部分阻塞的肺血管时发生湍流引起的。这种体格检查发现可在多达 30% 的 CTEPH 患者中发现，并且是该疾病所独有的[16]。其他答案可以在任何病因的肺动脉高压中找到。

5. A。肺出血的特征是黑血，表明肺动脉的血－气道屏障被破坏，而再灌注性肺水肿则是由粉红色带血痰确定的[3]。答案 C 和 D 不符合题干描述。

6. D。保守治疗包括 PEEP，通过支气管阻塞对出血的肺段进行隔离，逆转肝素和纠正凝血病，通常可以减少小量出血和再灌注损伤[3]。

7. A。随着 CTEPH 的进展和 PVR 的恶化，无效腔的增加会导致 CO_2 A-a 梯度显著升高。$EtCO_2$ 并不是 CTEPH 患者通气的可靠指标。过度换气后评估动脉血气梯度的严重程度是确定充分通气的最准确方法。

8. D。房间隔右偏可能是 RV 衰竭的替代结果。严重的 RV 功能障碍导致右室容积增加及舒张压升高，并传递至 RA。当发生明显的 RV 衰竭时，RA 压力升高并高于左房压力，从而导致房间隔向右偏斜。CTEPH 患者由于长期升高的 RA 压力，PFO 发生率较高，但这一发现并不表明 RV 衰竭。节制带很容易被观察到，并且有显著的 RV 扩张，但没有显示 RV 收缩功能的信息。

9. D。PTE 术后即刻，通常 PVR 和 PAP 显著下降，右心功能随之改善[20]。然而，在术后第 1 天出现不同程度的残余右室收缩功能障碍并不少见，这可能是深低温和心脏停搏的残余效应共同作用。残余肺动脉高压也可能是 PTE 手术后 RV 功能障碍的原因。残留肺动脉高压可能是由于残留的血栓栓塞性物质无法通过手术切除而发生的。

10.C。如问题 9 所述，PTE 手术后即刻出现的短暂性 RV 功能障碍可能是由多种因素引起的。小剂量输注正性肌力药物，如多巴胺，有助于维持这段时间的心输出量。液体推注可能导致容量超负荷和 RV 扩张，从而使 RV 功能恶化。多巴酚丁胺可减少后负荷并进一步减少 RV 灌注。去氧肾上腺素将有助于增加对 RV 的灌注压，但由于它对收缩力没有影响，因此不作为一线治疗。

参考文献

[1] Banks DA, Pretorius GV, Kerr KM. Pulmonary Endarterectomy: Part I. Pathophysiology, Clinical Manifestations, and Diagnostic Evaluation of Chronic Thromboebolic Pulmonary Hypertension. Semin Cardiothorac Vasc Anesth, 2014, 22. Pii: 1089253214536621.

[2] Jamieson SW, Kapelanski DP, Sakakibara N, et al. Pulmonary endarterectomy: experience and lessons learned in 1500 cases. Ann Thoracic Surg, 2003, 76:1457–1462.

[3] Banks DA, Pretorius GV, Kerr KM, et al. Pulmonary Endaterectomy: Part II. Operation, Anesthetic Management, and Postoperative Care. Semin Cardiothorac Vasc Anesth, 2014, 7. Pii: 1089253214537688

[4] Raisinghani A, Ben-Yehuda O. Echocardiography in chronic thromboembolic pulmonary hypertension. Semin Thorac Cardiovasc Surg, 2006, 18(3):230.

[5] Cronin B, Maus T, Pretorius V, et al. Management of pulmonary hemorrhage after pulmonary endarterectomy with venovenous extracorporeal membrane oxygenation without systemic anticoagulation.JCVA, 2014,28 (6): 1667–1676.

[6] Pengo V, Lensing AW, Prins MH, et al. Incidence of chronic thromboembolic pulmonary hypertension after pulmonary embolism. N Engl J Med, 2004,350(22):2257–2264.

[7] Fedullo PF, Auger WR, Kerr KM, et al. Chronic thromboembolic pulmonary hypertension. N Engl J Med, 2001, 345:1465–1472.

[8] McNeil K, Dunning J. Chronic thromboembolic pulmonary hypertension (CTEPH). Heart, 2007,93(9): 1152–1158.

[9] Auger WR, Kerr KM, Kim NH, et al. Evaluation of patients with chronic thromboembolic pulmonary hypertension for pulmonary endarterectomy. Pulm Circ, 2012,2:155–162.

[10] Auger WR, Moser KM. Pulmonary flow murmurs: a distinctive physical sign found in chronic pulmonary thromboembolic disease. Clin Res, 1989,37:145A.

[11] D'Armini AM, Morsolini M, Mattiucci G, et al. Pulmonary endarterectomy for distal chronic thromboembolic pulmonary hypertension. J Thorac Cardiovasc Surg, 2014,148(3):1005–1101.

[12] Madani MM. Surgical treatment of chronic thromboe-mbolic pulmonary hypertension: pulmonary thromboendar-terectomy. Methodist DeBakey Cardiovasc J, 2016,12(4): 213.

[13] Baba T, Goto T, Yoshitake A, et al. Radial artery diameter decreases with increased femoral to radial arterial pressure gradient during cardiopulmonary bypass. Anesth Analg, 1997,85:252–258.

[14] Wragg RE, Dimsdalc JE, Moser KM, et al. Operative predictors of delirium after pulmonary thromboendarterectomy. A model for postcardiotomydelirium? J Thorac Cardiovasc Surg, 1988,96:524–529.

[15] Corsico AG, D'Armini AM, Cerveri I, et al. Long-term outcome after pulmonary thromboendarterectomy. Am J Respir Crit Care Med, 2008,178:419–424.

[16] Sadeghi HM, Kimura BJ, Raisinghani A, et al. Does lowering pulmonary arterial pressure eliminate severe functional tricuspid regurgitation? J Am Coll Cardiol,2004,44(1): 126–132.

（成丹丹 译，邓 姣 审）

第 11 章

成人先天性心脏病

Carly Peterson, Denise Joffe

现今患有先天性心脏病（CHD）的成年人数量已经超过了儿童患者[1]。随着外科手术和体外循环技术的发展，手术修复新生儿和婴儿的复杂心脏缺损成为可能。但是，许多现今已成年的CHD（ACHD）患者在当时原始的手术和体外循环技术下只能接受姑息性手术而非修复手术，这样他们可以维持相对较好的氧饱和度（>75%）和可以耐受的血流动力学状态，进而在较年长时可全面修复心脏缺损。姑息性手术包括体肺动脉分流术（PA）或肺动脉环缩术，其可以减轻患儿发绀、肺循环负荷、组织灌注不足，以及血压、容量负荷异常导致的心肌功能异常。但长期的异常生理会导致成人期显著的心肺异常及多系统脏器功能异常[2-4]。

约 40% 接受过姑息性手术的患者仍残留病变，成年后需接受二次心脏手术[1-5]。这些患者中，约 20% 患者的心脏缺陷是更严重的遗传疾病的一部分，伴有气道畸形、泌尿生殖系统畸形、神经肌肉和神经认知异常。还有少量的患者有未诊断或未经治疗 CHD，并在成年后首次修复。这些患者常为单纯的心脏分流或成人瓣膜病变患者，可以更直接地进行处理（表 11.1）。

不论患者是进行心脏或非心脏手术，对于整个手术团队来说，认识到 CHD 的解剖特征会变化并可能明显改变护理的各个方面是非常重要的。这些特性可能影响最简单的注意事项，如术前禁食的时间、静脉置管位置的选择、监视器的位置、预期的胃管位置；也会影响较复杂的因素，包括体外循环的实施，或暴露主动脉或食道的开胸位置（表 11.2）。

考虑到 CHD 涉及的范围，大多数 ACHD 的患者最好在有专门项目的医院接受熟悉他们疾病的医生的治疗[1-5]。

典型案例和关键问题

34 岁的女性患者，有复杂的内脏异位病史，既往行 Damus-Kaye-Stansel（DKS）术、双侧双向 Glenn 术及外侧隧道丰唐手术，现出现逐渐加重的运动不耐受、外周水肿和发绀。服用药物包括华法林和依那普利。拟择期行心导管置入术。

生命体征为：正常窦性心律，心率 95 次 / 分，血压为 120/80mmHg，血氧饱和度 83%。最近一次经胸超声心动图（TTE）显示：功能正常的右侧优势不平衡房室管、中度右侧房室瓣反流（AVVR）、无阻塞 DKS 吻合，以及双侧双向 Glenn 吻合。侧隧道丰唐开窗伴右向左分流。肝功能测试结果（LFT）略微升高，红细胞比容为 45%。

何为肺 – 体循环血流量(Qp/Qs)，如何测量？

Qp/Qs 是肺循环血流量与体循环血流量的比值。在正常的心脏中，血液从右到左依次流动。下腔静脉（IVC）和上腔静脉（SVC）的去氧血及冠脉窦（CS）一小部分的血液，统称为体循环静脉流，从 PA 中流出；这些就是总肺循环血流（Qp）。同样体积的血液在肺中重新氧合，再经主动脉流出，这是总体循环血流（Qs）。在无心脏分流的患者中，Qp/ Qs 接近相等（1∶1），

表 11.1 先天性心脏病的相关病损、手术修复及可能的长期并发症

病损	常见相关病损 / 修复	修复后的长期问题
简单 CHD		
ASD	LSVC、MV 病、肺静脉回流异常	复发 MV 病、LVOTO（原始 ASD）、心律失常、SVC 和肺静脉阻塞（窦静脉 ASD 修复）
VSD	主动脉瓣疾病（AI 尖端脱垂）、右心室双腔心	残留 VSD、PHTN、AI、RVOTO、传导阻滞
PDA	VSD、ASD	婴儿期修复无问题，否则可能 PHTN，心内膜炎
二叶式主动脉瓣	VSD、PDA、主动脉狭窄、降落伞形二尖瓣、subAS	AS、AI、残留主动脉狭窄、VSD、二尖瓣狭窄、主动脉下狭窄（膜部）
PS	单纯 PS 简单，否则复杂	复杂 PS，PI，RV 功能异常
PAIVS	RV 依赖的冠脉循环 / 肺瓣膜穿孔、RVOT 扩大、RV 到 PA 导管、BT 分流、$1^1/_2$V 或 SV 修补	冠状动脉缺血、PS、PI、导管阻塞、SV 状态的并发症（见正文）
复杂 CHD		
AVC	房室瓣异常、原始 ASD、限制性 VSD、瓣下型 VSD	复发的 AVV 疾病（5%~10%）、LVOTO（5%）、残留 VSD、房性心律失常、传导阻滞、Gerbode 分流（LV 到 RA）
TOF	PA、AVC、冠状动脉异常、主肺动脉侧支血管 /TOF 修复、单源化手术、AVC 修复、PVR	PI、PS、残留 VSD、RV 或 LV 功能异常、PA 分支狭窄、TR、导管阻塞、致死性心律失常、PFO、AI、升主动脉动脉瘤
dTGA	VSD、PS、LVOTO、弓阻塞及冠状动脉走行异常和（或）起源异常 / 大动脉转位术（ASO），Rastelli、Nikaidoh 手术，Mustard 和 Senning 心房调转术	冠状动脉缺血、心室功能障碍、新生肺动脉和主动脉瓣狭窄，PA 分支狭窄、RV 到 PA 导管狭窄反流、VSD 封堵器相关 LVOT 梗阻、VSD 残留、主动脉弓梗阻、新主动脉根部扩张和新主动脉瓣反流、PHTN、房性心律失常、肺体循环静脉补片狭窄和泄漏（心房转位）、肺下阻塞（心房转位）、系统（RV）衰竭（心房转位）
LTGA（CCTGA）	VSD、PS、体循环 AVV 的三尖瓣下移畸形、右位心，注意冠状动脉与心室一致、WPW、传导阻滞 / 简单修复损伤后遗留 CCTGA 解剖结构、双转位、半 Mustard 和 Glenn 手术	如进行过保留 RV 为体循环心室的修复：RV 衰竭、TR、传导阻滞、修复后残留缺损；如出现双转位、半 Mustard 手术或 ASO 手术，并发症同前，如 Glenn 手术，并发症同后
TAPVR	PFO、ASD	肺静脉疾病和阻塞
SV	见正文	SV 收缩舒张功能障碍、心律失常、AVVR、主动脉弓梗阻、限制性 ASD、血栓形成、主肺动脉侧支、静脉侧支、AVM、纤维素性支气管炎、PLE
永存总动脉干	主动脉弓梗阻，AP 窗	肺动脉异常、永存动脉干瓣狭窄 / 关闭不全、RV 到 PA 导管阻塞 / 关闭不全、主动脉弓梗阻、主动脉根部扩张、PFO
主动脉缩窄	二叶主动脉瓣、VSD、subAS、MV 异常、颅内动脉瘤	残余缩窄、动脉瘤剥离 / 破裂、HTN、CAD
三尖瓣下移畸形	TR、WPW、PS、PA、VSD/ 2 室修复伴 TV 修复 / 置换 /$1^1/_2$-V 或 SV 修复（通常为 Starnes 手术，有孔补片 TV 修补术）	右心衰竭、TR、发绀、PFO/ASD、PS、心律失常、传导阻滞、SV 姑息术的并发症、反常栓塞

续表

病损	常见相关病损 / 修复	修复后的长期问题
右心室双出口（DORV）	如有主动脉瓣下 VSD 则有 TOF 样生理，或有肺动脉瓣下 VSD/TOF 样修补，ASO 和 VSD 补片修补术，则为 TGA 样生理，如果是不能分隔大血管的原理大动脉缺口的室间隔缺损，行 SV 修补	同 TOF，TGA 和 SV 修补问题

AI：主动脉瓣关闭不全；AP：主 – 肺动脉窗；ASD：房间隔缺损；AVC：房室管；AVM：动静脉畸形；AVV：房室瓣；AVVR：房室瓣反流；BT：锁骨下动脉 – 肺动脉吻合术；CAD：冠状动脉疾病；CCTGA：先天性矫正型大动脉转位；dTGA：右旋大动脉转位；HTN：高血压；LSVC：左上腔静脉；LTGA：左大动脉转位；LVOTO：左室流出道梗阻；MV：二尖瓣；PA：肺动脉；PAIVS：室间隔完整型肺动脉闭锁；PFO：卵圆孔未闭；PHTN：肺动脉高压；PI：肺功能不全；PLE：蛋白丢失性肠病；PS：肺动脉瓣狭窄；PVR：肺瓣膜置换术；RV：右心室；RVOT：右室流出道；RVOTO：右室流出道梗阻；subAS：主动脉瓣下狭窄；SV：单心室；SVC：上腔静脉；TAPVR：总肺静脉回流异常；TOF：法洛四联症；TR：三尖瓣反流；TV：三尖瓣；$1^1/_2$V：$1^1/_2$ 心室；VSD：室间隔缺损；WPW：预激综合征

表 11.2　CHD 的长时程心脏和非心脏后遗症

心脏	心室收缩、舒张期扩张并功能障碍，心律失常和传导异常，PHTN，残存分流，瓣膜性心脏病，PA 和主动脉动脉瘤 / 狭窄，肺静脉阻塞
非心脏	红细胞增多症，凝血功能障碍，SVC 综合征，胆石症，肾结石，肾脏疾病，CNS 异常，肺病，上肢大小差异（BT 分流），脊柱侧弯

BT：锁骨下动脉 – 肺动脉吻合术；CNS：中枢神经系统；PA：肺动脉；PHTN：肺动脉高压；SVC：上腔静脉

见图 11.1。

存在心脏分流时，这个比值通常是不正常的。如果想象成正常心脏中有一堵防渗透的墙分隔左右两侧将有助于理解[6]。如果没有左向右分流，PA 内的血氧含量不可能超过 SVC、IVC 和 CS 的加权和（图 11.2A）。常见的左向右分流包括房间隔缺损（ASD）、室间隔缺损（VSD）、动脉导管未闭（PDA）和主动脉肺动脉侧支（APC）。

分流既可存在于心内（如 ASD 或 VSD），也可是心外的（如 PDA 或血液从主动脉分流到 PA 的 APC）。同样，主动脉的血液饱和度是每条肺静脉的血液饱和度乘以每条静脉的血流量比例的结果。如果主动脉饱和度降低，提示存在右向左分流。右向左心内分流的疾病包括法洛四联症、Glenn 解剖异常和三尖瓣下移畸形（图 11.2 B）。心外的右向左分流可能是静脉侧支流向肺静脉或左心房（LA）导致的。当然，如果存在肺部疾病导致了肺静脉血氧饱和度的降低，那么即便没有右向左分流，主动脉的饱和度也会很低。如果是孤立的左向右或右向左分流，一般称为简单分流。但如果 PA 的饱和度大于体循环静脉流，而主动脉饱和度低于肺静脉血流，分流也可能是复杂、双向的（图 11.2C）。大多数未经手术修复的发绀性心脏病患者，如永存动脉干（图 11.3A）、大动脉转位（TGA；图 11.3B）及全肺静脉回流异常（TAPVR；图 11.3C）的患者均存在复杂的双向分流，其 Qp/Qs>1[6]。

分流的存在、大小和方向通常需要在导管室测量，但是比值可以在手术室（OR）中进行计算，以辅助评估修复后的残余分流情况。

在导管置入的实验室检查中，Qp 和 Qs 需分别测量，并计算其比值。通常情况下，心输出量采用热稀释测量，但对于 CHD 患者并不准确，这有两个原因：首先，热稀释法测量 Qp，然后假设 Qs 是相等的，但在存在心脏分流时并非如此。其次，存在分流时，冷造影剂的再循环会造

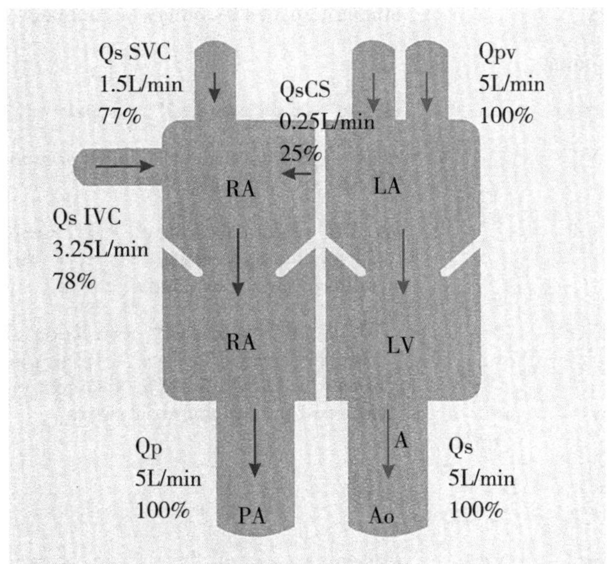

图 11.1 正常心脏示意图，箭头的方向表示血流，颜色表示饱和度。PA 的饱和度是 SVC、IVC 和 CS 饱和度的加权和（见正文）。请注意，如果没有从左到右的分流，PA 饱和度不会高于静脉饱和度。此外，除非存在从右到左的分流，主动脉的饱和度不会低于肺静脉的饱和度。本例患者中 Qp=Qs，故解剖结构正常。Ao：主动脉；CS：冠状静脉窦；Qp：肺总血流（5L/min, 100%）；Qpv：肺静脉血流（5L/min, 100%）；Qs：体循环总血流（5L/min, 100%）；QsCS：CS 的体循环血流量（0.25L/min, 25%）；QsIVC：IVC 的体循环血流量（3.25L/min, 78%）；QsSVC：SVC 体循环血流量（1.5L/min, 77%）

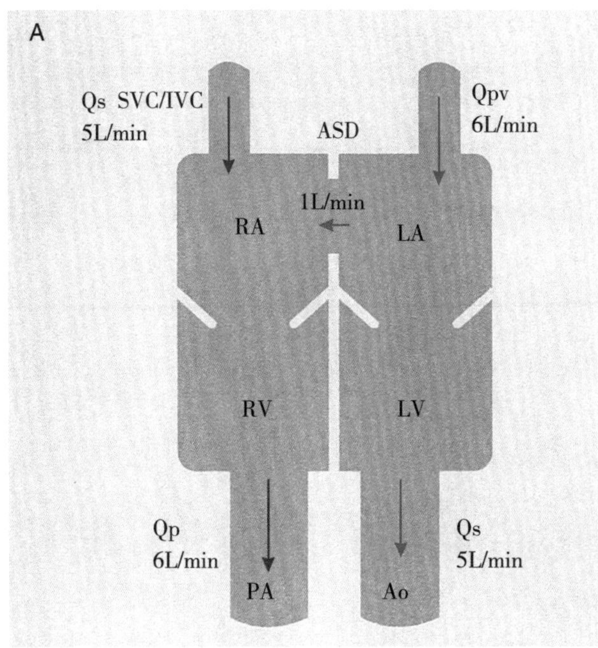

图 11.2 A.Qp/Qs >1.5 ∶ 1。ASD 就是简单左向右分流的例子。注意含氧血液（1L/min）返回了肺循环，所以 PA 的氧饱和度比体循环静脉的饱和度更高

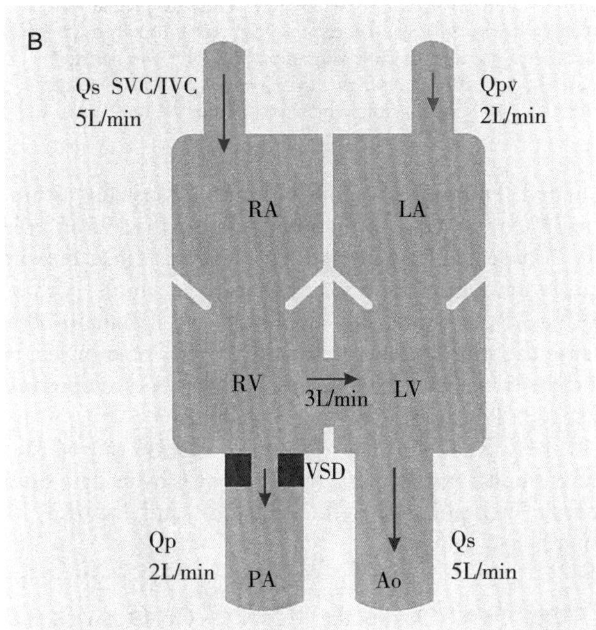

图 11.2 B. Qp/Qs<1。法洛四联症是一个简单的从右到左分流的例子。注意，由于右室流出道阻塞（RVOTO），3L/min 的体循环静脉血流通过 VSD 从右向左分流。动脉饱和度低于 PV 饱和度。Qp<Qs，则是一个发绀型病变伴肺血流（PBF）减少的例子

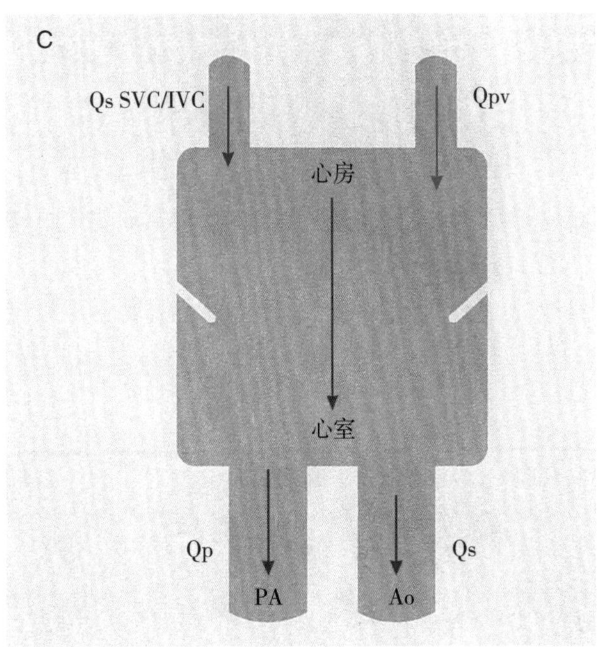

图 11.2 C. 复杂的双向分流。这是一个有单心房、单心室及两条通畅的大血管的单心室（SV）生理“格式”图。生命的最初几个小时后，PVR 下降，因此更多的血流进入肺部，然后从主动脉流出。注意，PA 饱和度高于正常水平，而主动脉饱和度低于正常水平，使这成为复杂的双向分流。还要注意，Qp > Qs，这是发绀型病变伴 PBF 增多的例子

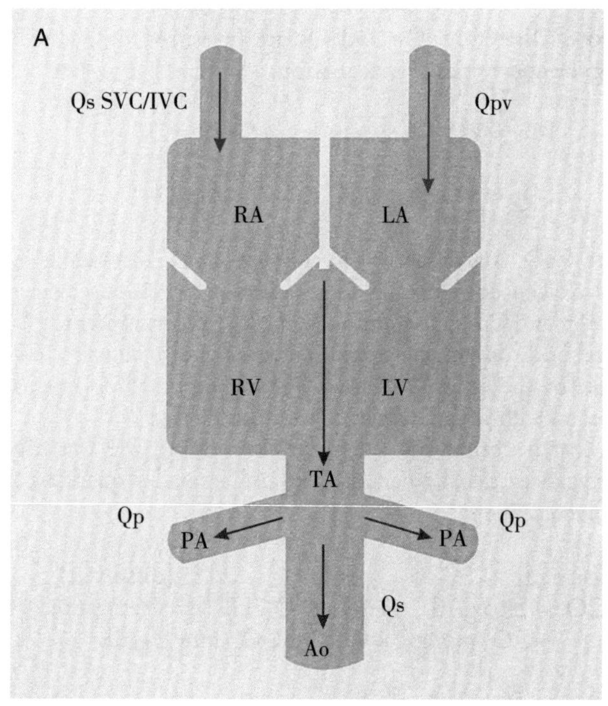

图 11.3　A. 总动脉干。PA 和主动脉起源相同。PA 饱和度高于正常水平，主动脉饱和度低于正常水平

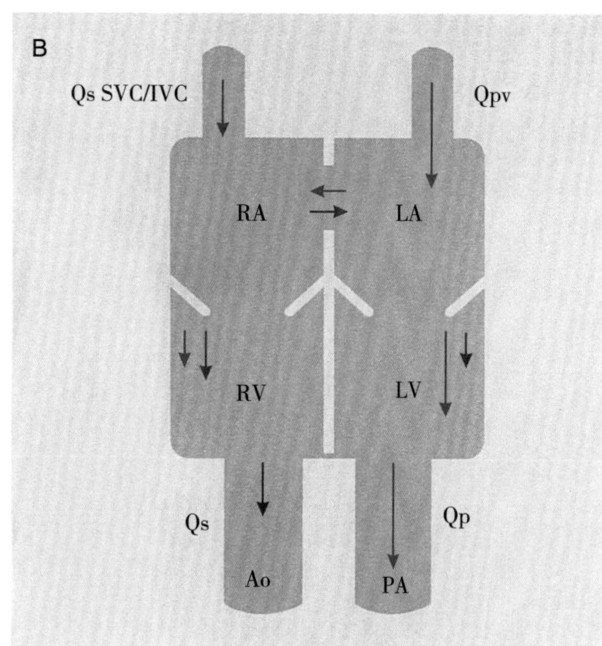

图 11.3　B. 大动脉转位（TGA）。主动脉起源于右心室，肺动脉起源于左心室。PA 饱和度高于去氧合静脉血，主动脉饱和度低于氧合的 PV 血。注意大部分体循环静脉血再循环到主动脉，大部分 PV 血再循环到肺。少量的血液通过 ASD 进行了交换，在其他病变中被认为是“分流”；然而在 TGA 中，这是主动脉和肺静脉血（运氧能力）唯一的氧气来源（见正文中的有效血流）

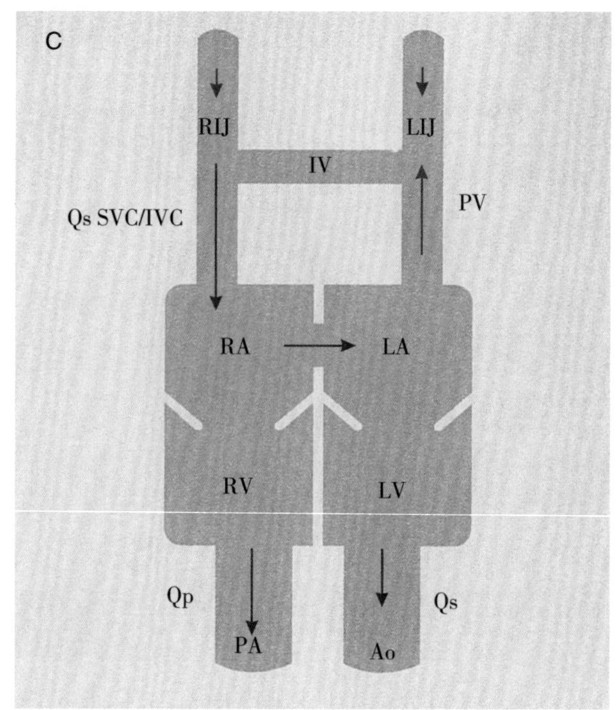

图 11.3　C. 总肺静脉异常回流（TAPVR）。在此病变中，所有的肺静脉均引流异常。TAPVR 有 4 种类型：心包上型、心脏型、心包下型及混合型，通常分别引流至无名静脉、冠状窦、IVC 或混合引流。本示例中阐明了一种通过垂直静脉流入无名静脉的心包上变异。注意静脉血流量的饱和取决于与颈内静脉流量入口异常连接的位置。最终，当血液进入心脏时，它通常已经混合完成，所有的心室都有相同的饱和度。这是一种独特的病变。因为 PA 饱和度高于正常水平，而主动脉饱和度低于正常水平，所以这是一种双向分流

成对血流量的低估[7]。因此，应该采用更合理的 Fick 方程式对 Qp 和 Qs 进行分别计算：

$Qs = VO_2$（消耗）$/ CaO_2 - CvO_2$

$Qp = VO_2$（摄取）$/ CpvO_2 - CpaO_2$

其中，CaO_2 为动脉血氧含量；CvO_2 为体循环静脉氧含量；$CpvO_2$ 为肺静脉氧含量；$CpaO_2$ 是肺动脉氧含量。VO_2 是身体的总耗氧量，也等于肺脏所摄取的 VO_2；这通常是根据耗氧量表的正常值来估计的。

氧含量通过血红蛋白携带的氧量和少量溶解氧之和来计算：

携带　　　　　　+　　　　　溶解

CO_2 = Hb（g/dL）×1.34mL O_2/Hb（g）× 饱和度 +PO_2（mmHg）×0.003mL O_2/（mmHg/dL）

由于吸入的氧气通常为室内空气中的氧（21%），所以溶解氧含量可以忽略不计。因此，

CO_2=Hb（g/dL）×1.34mL O_2/Hb（g）×饱和度

一般从主动脉、SVC 和 PA 中采样，进而计算动脉、体循环静脉和 PA 血液中的氧含量。肺静脉氧饱和度一般被假定为 96% 或等于体循环氧饱和度（当高于 96% 时），除非怀疑肺脏疾病，否则须进行直接测量。值得注意的是，存在 PDA 或 APC 这种心外分流时，很难采集到可靠的 PA 样本，因为分流的血液常常进入远端的主 PA 或左 PA，因此静脉血液的不完全混合导致无法精确测量 PA 的氧饱和度。

手术室中，也可不精确测量 Qp 或 Qs，而应用结合了简单公式和常规影响因素的数学运算得到 Qp/Qs 的“捷径”版：

Qp/Qs=VO_2（摄取）/$CpvO_2$−$CpaO_2$/VO_2（消耗）/CaO_2−CvO_2

Qp/Qs=CaO_2−CvO_2/$CpvO_2$−$CpaO_2$

如前文所述，身体总耗氧量等于摄入量，所以 VO_2（摄取）和 VO_2（消耗）可以互相抵消，而吸入低浓度氧时溶解氧可忽略不计，所以（Hb×1.34）可以被剔除。因此简化的 Qp/Qs 变成了下列公式：

Qp/Qs=SaO_2−SvO_2/$SpvO_2$−$SpaO_2$

SVC 和 PA 可以由外科医生采集，如果存在 PA 导管或 PA 置管，麻醉医生也可直接从 PA 中采集血样，还可从引导器中采样以获得 SVC 饱和度（并非 RA 饱和度）。这些血样必须采自疑似分流的近心端，因此 RA 饱和度并不能取代 SVC 血样的饱和度。通常来说，指脉氧饱和度监测足以估计主动脉和肺静脉饱和度，但是怀疑右向左分流时，肺静脉饱和度应该假定为 96%。如果患者吸入高于 50% 的氧气，那么为了精确计算就需计入溶解氧含量。

如果 Qp/Qs 大于 1.5：1~2：1 则认为存在临床显著的左向右分流，如果低于 1 提示右向左分流。

什么是“单心室”生理？

如果患者的生理表现和治疗方式都和 SV 解剖一致，那么这种心脏缺损就被称为“单心室”（SV）。更常见的是，其中一个心室过小，虽然很少有患者有两个足够大的心室，但是不能封闭的 VSD 或存在内脏异位，所以静脉回流不能被阻隔至合适的心室。最常见的 SV 缺损为左心发育不全综合征（HLHS）、三尖瓣闭锁、单纯左心室（LV）或右心室、室间隔完整型肺动脉闭锁（PAIVS），不平衡房室通道和内脏异位综合征。SV 解剖修复是一种姑息性治疗，需要在新生儿期进行 2~3 次手术。第 2、3 次手术要随着 PVR 降低分期进行。治疗计划的策略是让所有体循环静脉血液被动经过肺脏再返回 SV 以射入主动脉。

在新生儿期，SV 患儿会根据解剖不同而出现以下 5 种不同症状中的一种：

①如果肺动脉流出道存在梗阻，PDA 闭锁后会出现发绀。

②如果主动脉流出道梗阻，导管闭锁后必然出现心源性休克。

③如果没有大血管（或流出道）存在梗阻，随着 PVR 的降低，将逐步出现肺脏过度循环，导致充血性心力衰竭（CHF）、呼吸衰竭、PHTN，最终出现心源性休克。

④在某些情况下，虽然存在显著的肺血流梗阻，但生理表现仍可称为是“平衡的”，即没有肺脏过度循环或极度发绀（动脉血氧饱和度在 75%~85%），也没有体循环血流梗阻。

⑤最后，也可能存在极为少见的双侧流出道梗阻，导致了心源性休克和发绀。

姑息上述异常的手术被定义为一期手术。

在肺血流减少的病例中，需要采用导管支架，即改良的 Blalock-Tausig（BT）支架或 Sano 分流以维持肺循环（图 11.4）。导管支架可以维持动脉导管存在。改良的 BT 分流使用合成移植物吻合锁骨下动脉和 PA（图 11.4A），而 Sano 分流则是心室到 PA 的分流（图 11.4B）。

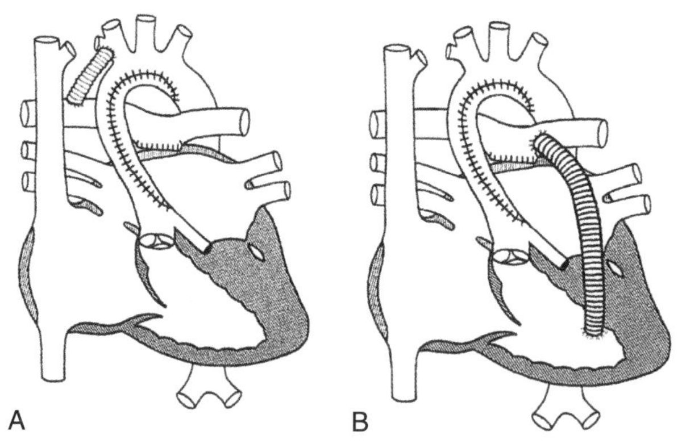

图 11.4 左心发育不全综合征（HLHS）示意图。提供 PBF 的两种技术。A. 血液通过改良的 Blalock-Taussig 分流（从锁骨下动脉移植物到 PA）供应。B. 肺血流由 RV 向 PA 分流（Sano 分流）提供

如果体循环流出道梗阻，则必须进行 DKS 或 Norwood 手术（图 11.5A）。DKS 手术主要是通过吻合分离的（新脉管）PA 近心端根部与梗阻的左室流出道，为体循环心室提供血流出口，用于治疗主动脉下梗阻。而 Norwood 手术包括 DKS 和对发育不全主动脉的扩大。DKS 中到达发育不全的升主动脉的逆向血流可灌注冠状动脉。根据心内解剖结构，可能还需要扩大房间交通以消除双侧心脏的梗阻。因为肺动脉流出道成了新主动脉，所以肺血流还需要 Sano 或改良的 BT 分流。

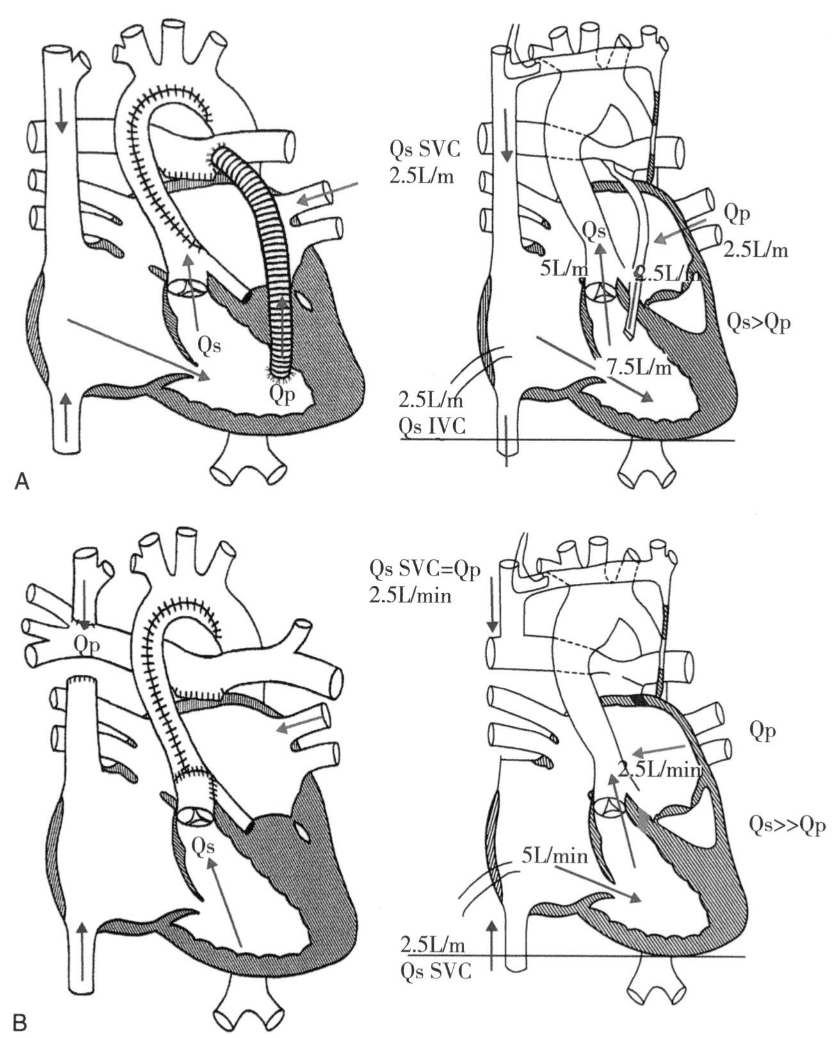

图 11.5 A. 左心发育不全综合征（HLHS）Norwood 术后状态。静脉血从腔静脉流入，与含氧的肺静脉血流混合。然后，混合血通过单右心室进入 DKS（新主动脉），通过 Sano 分流管进入肺。请注意，Qp ≈ Qs。此外，还存在一个双向分流，因为 Qp 比 Qs SVC 和 Qs IVC（从左到右的分量）饱和度更高，而 Qs 比 Qpv（从右到左的分量）发绀程度更重。B. 左心发育不全综合征 (HLHS)Glenn 术后的状态。SV 通过 Glenn 通路从 IVC 和肺静脉射血。Qp<< Qs，但是 SV 现在和正常心脏做同样的体积功。还要注意，分流器只是从右向左的

复合一期手术较少用于 HLHS 或变异患者，但可考虑用于高危或体外循环（CPB）禁忌的患者。在某些心脏中心，复合一期姑息手术也是常规技术选择。手术包括 PDA 支架、球囊扩张 ASD 及外科放置双侧 PA 环缩。

如果大血管均无梗阻，那么 PA 环缩可限制 PBF。循环平衡的患者可不进行一期手术。最后，对于有罕见的重度双流出道梗阻的患儿，唯一适宜的治疗方法就是心脏移植。

患儿在 4~6 月龄时需进行二期手术，将 SVC 的血液引入 PA，称为上腔 – 肺动脉吻合术，也被称为双向 Glenn 手术或半丰唐手术。已经接受过复合手术的患者则需同时行 Glenn 和 Norwood 手术，但不进行 Sano 分流，这是二期手术。二期手术虽不能改善主动脉血氧饱和度（维持在 75%~85%），但是可以显著减少 SV 的工作容积（图 11.5B）。丰唐手术是姑息手术的最后阶段，包括导流 IVC 血液至 PA，分离体肺循环。近 10 年，多数外科医生选择放置心外导管作为导流通路（图 11.6A）。放置心内隔档是一种不太常用的替代方法，也被称为侧隧道丰唐手术（图 11.6B ）。过去进行过不同的直接心房 –PA 吻合术，但其会导致血流动力学状况差，心房大面积扩张和心律失常。尽管该术式已不再使用，仍有许多患者具有丰唐连接手术术后的变化。

丰唐手术后，Glenn 的 SVC 血流和丰唐的 IVC 血流都直接进入 PA，因此腔静脉压力（SVC 压力和 IVC 压力）与 PA 分支的压力都应一致，否则可能在上述循环中存在梗阻。跨肺压（TPG）也被称为 Glenn 压，是近端 CVP/PA 血压和远端心房压力差，理想值为 5~10mmHg。TPG 较低者更好，如果存在升高，可能是由于手术或 PA 导管阻塞、PVR 升高、AVVR、肺静脉狭窄、限制性房间隔、舒张或收缩功能异常、APC 或主动脉弓梗阻。丰唐手术后，唯一的强制性分流是 CS 的去氧血液进入了共同心房。如果采用了开孔式改良丰唐手术，也可存在第二个小分流。这

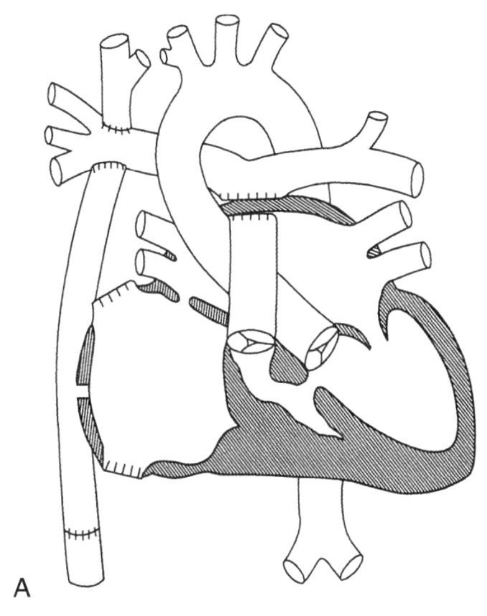

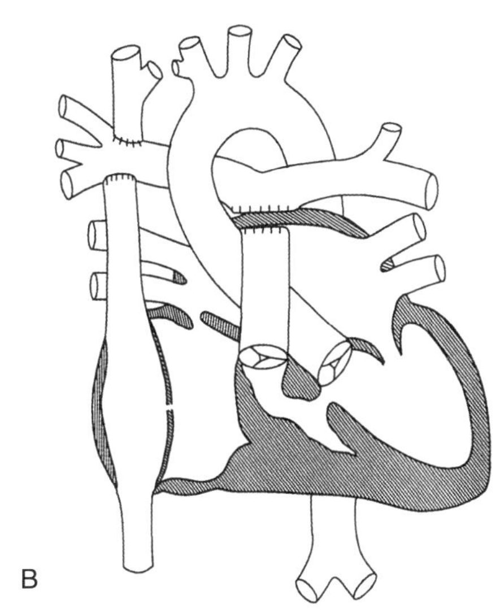

图 11.6　A. 心外丰唐手术。B. 侧隧道丰唐手术和心内隔档

一开孔可以让丰唐路径中升高的血压向共同的心房中泄压，这被证明可以减少术后胸腔积液和低心输出量的发生，但会加重发绀[8]。尽管存在右到左分流，但是术后即刻的动脉血氧饱和度很少低于 85%。

丰唐手术的时间尚存争议。以前，一般在 5 岁以内手术。但这一策略近期受到了质疑，因为长时间的高体循环静脉压（在最佳病例状况下，也至少 8~10mmHg）可导致肝肾疾病。延迟丰唐手术可以推迟这些并发症的发生，但应注意，由于独立的 Glenn 生理状况，患者的发绀和运动不耐症状会更为显著，使早期丰唐手术更为必要。

对本患者的 CHD 和症状的讨论

复杂内脏异位的解剖特征为主要内脏在胸腔和腹腔内的分布异常。心脏异常可包括以下类型：心腔位置的异常（反转或模糊），不同类型的 SV 解剖特征，体循环、肺循环静脉及 CS 流出道异常，包括房室通道缺损、大血管狭窄等多种瓣膜异常。最常见的静脉异常之一就是与奇静脉或半奇静脉相连的上腔静脉中断，除肝静脉外的 IVC 血液经奇静脉引流。对于这些患者，Glenn 吻合术可以将除了肝静脉外的所有静脉血引流至肺脏，这一静脉肺引流术也称为 Kawashima Glenn 术。这些患者“完全丰唐手术”需要将肝静脉阻隔至 PA。

内脏异位综合征也可伴有无脾或多脾及腹腔脏器的异位。此外，双肺的形态或出现一致的支气管分支或肺叶解剖，即患者同时有两个左肺或右肺。本例患者患有一种变异的不平衡型房室通道缺陷，导致了 SV 解剖。因为她需要行 DKS 术，所以我们可以推断瓣下或瓣膜处存在体循环流出道梗阻。该患者有双侧 SVC 但是没有无名静脉（或桥静脉），因此需行双侧双向的 Glenn 手术。她的 Glenn 血流随呼吸波动，呈现典型的相血流模式，证实流出道上没有梗阻。她的丰唐隔档上存在开窗。虽然 TTE 显示她的心室功能正常，但是必须考虑到她有中度 AVVR，所以对于单心室功能尤其是 RV 形态的评估可能并不准确。她的氧饱和度也低于预期。

丰唐手术后的患者最常见的发绀原因是什么？

我们现在知道，丰唐手术后患者动脉氧饱和度低于正常的原因主要是 CS 血流或丰唐循环开窗。重度发绀可能由于右向左分流，如开窗处血流量过大，体循环静脉向肺静脉或共同心房形成侧支，或肺内分流。

最常见的肺内分流是由于动静脉畸形（AVM）、固有肺脏疾病或纤维素性支气管炎。AVM 常见于有 SV 生理特征的患者，尤其是行过 Kawashima Glenn 手术的或者 Glenn 和丰唐手术间隔较久的患者。有证据显示，肝脏会分泌一种叫作“肝因子”的物质，并直接灌注肺脏，以避免 AVM 的发展[9]。大多数行 Glenn 吻合术的患者除了 SVC 到 Glenn 分流的连接没有额外来源的肺血流。因此，肝血流进入 IVC 后绕过肺脏直接射入了体循环。肝因子可能在体循环中被代谢，所以当其抵达肺脏时已不再是有效成分。AVM 可以通过超声或导管置入诊断。

纤维素性支气管炎是由于包含纤维组织和细胞的支气管管型导致的气道梗阻和严重低氧血症。对于罕见的 SV 生理特征的患者发生此病的原因和好发人群并不明确，但是淋巴流和引流的异常可能是影响因素之一。考虑到经历的各种外科手术及其相关医疗问题，包括肺炎、胸腔积液及急、慢性抽吸，这些患者也可能成为慢性肺部疾病的高危人群。

对于患有纤维素性支气管炎和原发性肺脏疾病的患者，吸氧治疗通常可以缓解低氧；但对于存在 AVM 或右向左心脏分流的患者，由于血液绕过了肺泡（AVM）或直接绕过了肺脏（右向左分流），吸氧并不能明显改善缺氧。常须进行心内导管检查来明确发绀的病因。大开窗或 AVM 也可分别通过封闭开窗部位或放置封堵线圈在导管室治疗。

何为“丰唐失败”？

丰唐手术作为一种姑息手术，可以产生“纠正”后的生理状态。但因为没有肺循环心室，会导致如前文所述的体循环静脉压显著升高。此外，还缺少脉动性肺血流。而这些异常会导致肝硬化、肝癌、微循环异常、血栓栓塞、AVM、纤维素性支气管炎及蛋白丢失性肠病（PLE）。PLE 与胸腔积液、外周性水肿及顽固性腹水的发生相关。此外，SV 患者需要接受多次心脏外科手术，而这些手术都有相应的并发症及长期的患病率，并残留心脏病理生理，如收缩性或舒张性心脏衰竭、心律失常、AVVR、有症状心力衰竭导致的发绀，以及功能受限的状态。如果上述情况非常严重，那么这些症状就构成了“丰唐失败”。早期患者可通过药物或间断的介入治疗或外科手术纠正，但是大多数患者最终都需要进行心脏移植。

为了使 SV 生理患者的长期生存最大化，出生后医疗管理的目标就是最小化 PVR 并保护心室的收缩和舒张功能。对体循环静脉梗阻、瓣膜性心脏病、残存分流、肺静脉梗阻、限制性心房交通、大 APC 的早期积极治疗有可能改善生存。这些患者需要先天性心脏病专科医生的终身密切随访[8]。

SV 修复与 $1^1/_2$V 修复的区别是什么？

当肺循环心室没有有效的流出道时，需进行分期的 SV 修复，直至进行丰唐手术。但如果肺循环心室能够喷射出不少于 IVC 的血流则不需要。$1^1/_2$V 修复术包括 Glenn 手术和心内分流封闭术。SVC 血流通过 Glenn 进入 PA，而 IVC 的血液通过肺循环心室射入 PA（图 11.7）。也可能出现肺循环心室可得到足够的发育的 CHD 变异，如 PAIVS 和 Ebstein 异常。由此，RV 输出可以消除由于 SV 修复导致的慢性 IVC 高压，此外还可将含有肝因子的 IVC 血液输送至 PA。

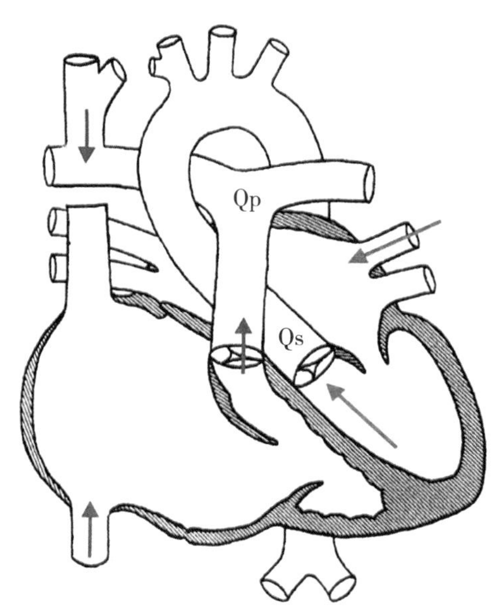

图 11.7 对 Ebstein 异常和 RV 发育不全患者的 $1^1/_2$ 心室修复。RV 太小，无法同时射出 SVC 和 IVC 的血流，但足以射出 IVC 的血流。Glenn 手术后 SVC 血液被动地流向 PA，而 RV 将 IVC 血液射入肺脏。与丰唐手术相比，这种手术的主要优点是避免了体静脉高压，并将肝因子输送到肺部；主要的缺点是 SVC 压力升高和搏动，形成慢性“SVC 综合征”

ACHD 患者的麻醉监护与管理特点是什么，以及其如何指导治疗？

如果存在右向左分流，脉搏氧极其有助于 PDA 患者的治疗。通过放置导管前（通常是右手）和导管后（大脚趾）的脉搏氧可以对从右到左分流的情况进行预估。如果导管前饱和度不变，而导管后饱和度降低，提示 PVR 增高。如果导管前和导管后饱和度均下降，则其病因更可能是原发性肺部疾病，而非 PVR 增高。对于有此生理特征的患者，动脉置管应于右上肢，此时动脉血气可反映脑内氧供情况。

侵入性或非侵入性血压监测都应靠近疑似主动脉梗阻或狭窄的部位，以便更好地评估脑灌注压。

外周静脉导管可用于辅助诊断持续性左侧 SVC、心内分流和 AVM。正常情况下，在超声心动图上，造影剂或手振生理盐水注入外周静脉导管后，LA 内不会出现气泡。然而，如果在前 3 次心跳中发现气泡，其病因很可能是心内分流；如果它们出现在第 3~5 个心动周期则更可能是因为 AVM，因为气泡通过肺循环的时间要长于通过心内缺损的时间。当出现持续 LSVC 时，它通常流向 CS，因此，注射到左上肢静脉的手振盐水首先出现在 CS，然后是 RA。如果存在无名静脉，气泡将很快从右侧 SVC 进入 RA。120° 的经食道超声心动图（TEE）的中食道改良双腔层面视图是一个评估 LSVC 的理想成像平面，因为此时可同时看到 CS 和 SVC。如果 LSVC 是无顶的（即直接排入 LA），将会看到气泡从 CS 的缺损中流出至 LA。通过观察注射到下肢静脉的手振生理盐水在共同心房内的气泡情况，也可协助判断丰唐阻隔术后所开小窗的通畅性。虽然气泡是一个有用的诊断工具，但因为许多 ACHD 患者存在右向左分流，所以必须牢记气泡可能导致体循环的空气栓塞，并仔细在所有静脉通路中进行排气。

TEE 是大多数心脏外科手术的常规操作，但是它对于简单的血管环切除，或仅以主动脉弓远端、降主动脉近端评估为放置（探头）的唯一指征的操作帮助不大。当 TEE 的使用人群存在此类解剖变异时，最好有一位 CHD 专家对研究和手术结果进行解释。还需注意许多患者的 RV 压力升高是由于右室流出道阻塞，而非 PHTN。此外，由于 PA 不再与心脏相连，对于行 Glenn 或丰唐手术的患者无法通过三尖瓣反流速度来测量 PA 压力。

为什么最佳通气策略对CHD患者如此重要？

通气参数对 CHD 患者的血流动力学有巨大影响。麻醉医生应该了解吸入氧浓度和不同的通气策略对患者生理情况的影响。PVR 可随 F_{IO_2} 和 pH（通过 $PaCO_2$）波动。而吸氧治疗或过度通气会降低 PVR，所以常用于 PHTN 的治疗。

正压通气（PPV）除了众所周知的对心功能和 PVR 的影响外，还必须考虑对 Glenn 或丰唐手术患者的肺血流的影响，以促进被动肺血流。如果能选择维持自主呼吸的麻醉技术，应尽可能避免 PPV。也可以选择需要患者负压吸气来触发通气的通气模式。如果必须要进行 PPV，则应选择高潮气量和低呼吸频率，并设置最低的吸气峰压和最小呼气末正压（PEEP），因为这样通常可以维持最低的平均气道压[8]。

脑血流也是 Glenn 分流的一个主要决定因素，所以应维持正常到轻微升高的 PCO_2 来促进脑血管扩张并增加肺血流量[12,13]。值得注意的是，这一脑血管扩张作用只可用于单独的 Glenn 手术患者，而非丰唐手术患者，因为丰唐手术后的 IVC 也会流入肺部（图 11.5B、图 11.7）。

对于 Glenn 分流的患者，CPB 期间的通气管理必须与外科医生协作进行，以便松开 SVC 钳夹的即刻对肺进行通气。否则，肺萎陷引起的 PVR 升高将直接传递到 SVC，引起脑静脉高压[8]。近红外光谱（NIRS）监测是一种非常有用的辅助手段，可以在这些患者脑灌注减少时提醒麻醉医生。

对于需要首次心脏修复的 ACHD 患者麻醉和手术需要注意什么？

这些患者构成了 CHD 患者的一小部分。大多数成人期诊断的 CHD 患者都有左向右分流的病变，如 ASD、小 VSD，或者包括二叶主动脉瓣或 Ebstein 异常的瓣膜性心脏病[1,3]。在发达国家，较复杂 CHD 患者在成年期首诊并不常见。

典型的未修复 ASD 患者常抱怨运动不耐受、肺水肿或心悸。随着年龄的增长，舒张功能下降，这些症状通常会进一步加重，导致左向右的分流增大。大多数 ASD 或小 VSD 患者的动脉饱和度正常，除非 ASD 是无顶 CS 型或患者已发展为艾森门格综合征。当严重的 PHTN 导致左向右分流方向逆转时就会发生艾森门格综合征，其在 ASD 患者中的发生率低于 5%[1]。简单型 ASD 患者的超声心动图通常显示为 RA 和 RV 容量过负荷。如果 ASD 有足够的边缘可以固定封堵器，就可行介入手术治疗；但对患有静脉窦 ASD、原始 ASD 或 CS 型 ASD 的患者则需要行外科补片修补。

小到中度 VSD 患者的症状与 ASD 相似，但较大 VSD 的患者更有可能表现为发绀和艾森门格综合征的表现而非 CHF 症状。有较小 VSD 的患者通常可在超声心动图上看到LA 和LV 扩张，并可能伴有三尖瓣（TV）动脉瘤或主动脉瓣关闭不全（AI）。当 TV 瓣叶与邻近的 VSD 合并时，就会发生 TV 动脉瘤，对此一般不需修复，除非影响了 TV 功能。当右侧瓣或非冠瓣的尖端脱垂至缺损部位时会发生 AI，而这些患者在手术闭合 VSD 时可能需要悬吊主动脉瓣尖[1]。如果患者存在发绀，超声心动图显示 RV 肥大伴有室间隔扁平，通过 VSD 的低速分流，或者不存在 PS 时应用 VSD 或三尖瓣反流（TR）血流测量出来的 RV 压力升高，那么应该怀疑 RV 和 LV 之间存在有最小压力差的更大的非限制性缺损。这一系列的发现提示艾森门格综合征，应在手术修复前行导管检查。大多数 VSD 需要手术修复，但是有些 VSD 可被专家行介入修复。

对于患有双尖瓣主动脉瓣和严重主动脉瓣狭窄或关闭不全的患者，其治疗方案和指南与主动脉瓣疾病的患者相似。根据 TV 的病理程度和 RV 的大小与功能，在成年后出现 Ebstein 异常的患者可能需要 TV 修复或置换，ASD 封闭或双向 Glenn 手术（$1^1/_2$ 心室修复）[10]。

介入手术的麻醉管理取决于患者和手术相关因素[14]。如果应用心内超声心动图（ICE）和透视检查，那么手术可以在镇静状态下进行。然而，当使用 TEE 或者在长时间或复杂的情况下（如曾行修复术的 CHD 患者），通常需要全身麻醉。心脏病专家在大多数手术会进行股动脉置管。如果需要，也可以在中心静脉置管上附加大口径延长管使用。重要的是要记住，如果是球囊扩张、主动脉缩窄支架放置或封堵 APC 或 PDA 介入手术，以股动脉置管为手术入路时，其测验可能不够可靠。此时，麻醉医生可选择在右上肢另外放置动脉置管测压。

当需行心脏外科手术时，应根据患者因素和临床状况来决定有创导管植入的时机，通常在诱导后这些监测通道可安全置入。除个别的主动脉缩窄或血管环修复术需开胸完成外，大多数手术都可通过胸廓切开术完成。除了简单的血管环外，几乎所有的手术都需进行中央静脉置管。

患者的静脉解剖和拟行手术会影响中心静脉置管的位置，所以了解这些情况非常重要。例如，如果有持续的 LSVC 到 CS 的引流，则中央静脉通路应选择右侧的 IJV 或锁骨下静脉。如行 Warden 手术来关闭静脉窦型 ASD，则可以考虑将中心静脉置管放置在左侧的 IJV，因为这样不会干扰 SVC 的离断及与 RA 附件的重连。术后读数异常升高提示可能存在 TEE 无法发现的 SVC-RA 附件的吻合口狭窄。在 Glenn 术后，SVC 将直接引流至 PA，因此中心静脉置管末端是在 PA 中，而非心内；此时应考虑放置较短的、不太硬的中心静脉导管取代长的硬导管。此外，中心静脉读数将反映 PA 压力，除非行部分 $1^1/_2$ 心室修复，否则中心静脉压不会搏动。为测量 PA 压力或心输出量，PAC 的选择需要权衡利弊，包括其可能损伤到修复或替换瓣膜、心房内隔档及由于解剖异常导致的放置技术挑战。此外，要知道心输出量测量在心脏分流或明显 TR 的患者中并不准确，而这两种情况在 ACHD 患者中都很常见[7]。在这种情况下，可使用手术放置导管直接传递 PA 压力，必要时可使用 SVC 饱和度来估计心输出量。此外，还应使用尿量、NIRS 和血清乳酸测量等方法评估体循环灌注情况。

在没有桥静脉的 LSVC 存在时，CPB 需调整在 LSVC 中加入第 3 个静脉套管。此时，如果 NIRS 监测值低或不对称，则提示脑静脉引流不充分，可能与套管错位有关。

在全血流量旁路手术中，如果出现动脉置管的压力波动，则可能有静脉插管位置不佳、AI 或 APC 或 PDA 等其他先天性心脏异常。即使放置了交叉钳，患有 APC 或 PDA 的患者仍然会有过多的肺静脉回流、左心扩张或动脉窃血。因此早期结扎 PDA 以避免过多的肺血流是十分必要的，但是成年人的 PDA 往往钙化，使手术结扎成了潜在的高风险操作。旁路手术开始时，在 PA 周围放置止血带也可减少肺血流和体循环窃血。APC 患者可能需要改变体外循环操作，以尽可能减少静脉回流和改善手术暴露。中度或深度低温使更低的血流量成为可能，此外，pH 态血气管理较 α 态提高了脑血流量并减少了侧支循环窃血。但更好的策略是在手术前行介入 PDA 关闭或 APC 线圈封堵术。

冠状动脉起始于肺动脉或其他冠状动脉异常的患者可能需要其他的心脏停搏技术，以确保足够的心肌保护。

当对患者的解剖结构和生理特征不熟悉时，医生必须仔细回顾旁路手术管理的每一个方面。

ACHD 患者再次心脏手术的指征是什么，其中特殊的麻醉注意事项是什么？麻醉医生应特别注意的外科手术事项是什么？

ACHD 患者再次心脏手术的最常见指征（> 50%）是需要更换 RV 到 PA 的管道或肺动脉瓣；但随着介入治疗下经皮瓣膜置换术数量的增加，需要进行外科手术置换的次数逐步减少[15]。其他常见的再次心脏手术还包括起搏器植入、心律转复除颤器（ICD）置入，由于之前修复过的瓣膜的进展或生长造成的人工瓣膜相对不足所需的瓣膜手术，进一步的姑息性手术和心脏移植术[4]。随着 ACHD 人口的老龄化，患者还可能对后天的心脏疾病进行再次手术治疗。

再次心脏手术的常规麻醉注意事项主要与 ACHD 患者的情况相关。麻醉医生应做好应对技术挑战的准备，因为 CHD 的解剖异常和之前的手术都会影响动、静脉的正常解剖。血压监测应放在 BT 分流术的对侧肢体，并靠近阻塞。中心静脉置管的位置可能需要依据血管张力、静脉解剖和体外循环计划的置管位置决定。再次打开胸骨的过程中，可能会损伤位置靠前的无名静脉，因此应同时在患者右侧放置大口径静脉通路。如前所述，提前了解进行过 Glenn 或丰唐手术患者的解剖和静脉连接位置对解释静脉压力和外循环管理至关重要。对于仅行过 Glenn 手术的患者，SVC 压力反映 PA 压力，IVC 压力反映心房压力（压力差即为 TPG）。对于丰唐手术后患者，SVC、IVC 和 PA 的压力应该相似。TPG 只能通过直接测量共同心房压力来确定，此外有开窗的患者可以通过超声心动图测量开窗的压力梯度进行评估。

术前 CT 扫描和血管超声用于评估心脏与胸骨的距离，以及周围静脉和动脉插管部位的大小和血管张力。

根据手术和静脉解剖，可选用标准的单房、双腔或三腔插管。心内心房隔档的患者需要双腔插管。在 Glenn 或丰唐手术的患者中，至双腔管于 SVC 和丰唐环路中。对于 IVC 离断靠奇静脉延续的患者，对单心房或双腔静脉谨慎插管（在本病例中，为 SVC 和肝静脉）放置下级套管引流肝静脉是必须的[16]。TEE 引导可能有助于确保插管合适的放置。对于已行 Kawashima Glenn 手术的患者，无论是否进行了丰唐手术，都应将 SVC 置管的位置放在奇静脉开口的下方、Glenn 的上方，就像对肝静脉或丰唐手术的插管一样。NIRS 监测有助于确保足够的脑引流，当麻醉医生对此有任何顾虑时都须及时与外科医生沟通。

再次开胸手术时可能因粘连、心脏和主要血管损伤、心律失常、分流和移植物破坏而引起大出血，导致多达 5%~10% 的患者血流动力学严重紊乱[4]。因此手术时需要进行精细的操作，这一过程可能非常漫长和烦琐。卵圆孔未闭（PFO）或其他残留的心内分流增加了再次开胸心脏损伤时体循环空气栓塞的风险。因此，如果患者存在术前导管置入，一些中心会选择在导管室内进行 PFO 封堵。

对于再次开胸手术风险较高的患者，为手术可能出现的意外做准备，可以在再次开胸手术前预防性地进行外周股静脉插管。在紧急情况下，股静脉插管可以在丰唐患者中推进到 PA，或在有奇静脉延续的 IVC 阻断患者中穿入扩张的奇静脉，并能引流大部分的静脉回流。如果股静脉存在血栓或不通畅，则可选择腋静脉和颈静脉作为替代。在没有 LSVC 引流至 CS 的患者中，左侧的 IJV 可作为中心静脉通道，以保留右侧的 IJV 进行紧急置管。右侧 IJV 中可置入导管，并纳入手术消毒区域，以便外科医生使用。考虑到 SV 生理学患者复杂的体循环静脉解剖，特别是那些只做过 Glenn 手术或有异位综合征的患者，所有团队成员必须都熟悉手术置管计划和紧急备用计划。

如果可进行腋动脉插管，那么放置的双动脉置管测压结果应完全一致，可辅助确认动脉弓内的血流通畅。有些患者的股动脉置管可能导致体外循环后、阻断钳放置前的“南北综合征”。

此时是由于原始心输出量足够，使心脏将去氧的血液喷射至头部，而股动脉置管将含氧血输送到身体的其他部位，就会发生这种情况。这种情况下，应持续使用“最小”通气，直至心脏交叉阻闭。放置在上、下肢的近红外光谱监测仪和脉搏血氧仪可以提醒麻醉师，患者需要一定的通气。必要时应放置股动脉插管，且若预计分离和体外循环时间较长时，应考虑放置逆行灌注导管。应根据静脉回流是否充足、流速，以及腔静脉和主动脉的可及性，考虑在充分暴露后进行胸内中心置管。

如果再次开胸时发生大出血，维持灌注节律是至关重要的，因为这不仅能维持心输出量，还能避免心外分流或 AI 患者的心脏扩张。特别是在这些患者中，非灌注节律将使血液持续进入心脏而导致 LV 扩张。在快速补液时，应立即进行心脏电复律和电解质补充。外科医生必须控制出血，可能需要在紧急 CPB 时使用外周插管。因可见度差而无法确定和控制出血部位时，阻断循环进行修复有时是必要的。虽然深低温停循环（DHCA）提供了一定程度的脑保护，但在这种紧急情况下，没有足够的冷却时间，所以降低室温并将患者头部包裹在冰中是很重要的。循环停止时间应尽量缩短，一旦出血得到控制，应重新开始体外循环。

在极少数的 PAIVS 患者中存在一种罕见但可能致死的冠状动脉畸形 [11]。这些患者中有一小部分具有 RV 依赖的冠状动脉循环，为了避免心脏骤停，必须对他们的麻醉和手术管理进行调整以保护冠状动脉灌注。大量心肌的灌注依赖 RV 冠状动脉瘘管，这些患者在其固有的冠状动脉中有近端冠状动脉狭窄，依赖高于体循环压力的 RV 压力来灌注他们的冠状动脉循环。这些患者成年后就诊时，应该已接受过丰唐手术与 SV 姑息术。在所有的手术过程中，都应注意保持升高的 RV 压力，应避免低血容量，在所有过程中，甚至体外循环过程都避免心脏负荷不足。这需要调整体外循环管理，以保持右心充盈。应该使用心电图（ECG）和 TEE 监测以及时发现心肌缺血。

ACHD 患者的心脏移植通常涉及非常复杂的手术重建，这一点在制定麻醉计划和指导术中 TEE 成像时必须考虑到。

由于解剖异常，ACHD 患者的起搏器和 ICD 的放置及电生理（EP）过程往往更为复杂 [1,3,5]。特别是 SV 患者可能没有直接的中央静脉回流入心脏。放置了心房隔档的患者需要 EP 医生有专业的 CHD 知识，以保证置入的装置不会导致心房隔档的阻塞或穿孔。许多患者在儿童时期因身材瘦小或解剖结构异常，放置了心外膜起搏器导线，而更换心内导线可能需要部分胸骨切开术，而不仅仅是剑突下切口。当可能进行胸骨切开术时，必须为再次心脏手术做好必要的准备，并对包括再次开胸的潜在风险进行风险收益分析。如果主要目的是抗心律失常治疗，那么皮下 ICD 可能是更好的选择。

有关于 CHD 患者非心脏手术围手术期转归的资料吗？

大约 8% 的 ACHD 患者入院接受非心脏手术，而随着越来越多的患者存活至成年，这一比例还在增加 [2]。ACHD 患者接受非心脏手术的死亡率约为 4.8%，而同年龄对照组患者的死亡率约为 1.8%[2,3,5]。ACHD 患者非心脏手术的并发症发生率也较高，包括急性肾衰竭、肺炎、深静脉血栓、肺水肿、卒中、心肌梗死及心脏骤停 [2,3]。

绝大多数 ACHD 患者在社区医院接受了非心脏手术，并由缺乏先天性心脏异常专业知识的护理人员进行护理。许多患者和护理人员可能会产生错觉，认为患者的 CHD 已被“治愈”。此外，由于 CHD 术后随诊情况不佳，患者在术前可能没有得到心脏病专家足够的护理。这些因素可能导致这些患者围手术期的不良结局。除了儿童早期封堵的 PDA、部分 ASD、小 VSD 等简单病变外，大部分 CHD 病变仍有部分后遗效应，患者仍需长期随访（表 11.2）。

对于行非心脏手术的 ACHD 患者，有哪些麻醉注意事项？

在规划麻醉时，尽可能获得更多的医疗和手术史是至关重要的。令人惊讶的是，很少有患者了解他们自己的疾病，而且他们也很少能够提供任何书面材料。考虑非心脏的医学和心理社会问题，特别是对有相关综合征和遗传异常的患者考虑到这些问题是非常重要的。患者在心脏手术后通常有非心脏相关的疾病，包括神经功能障碍和肾功能障碍[4]。获得性疾病也很重要，如高血压、糖尿病、睡眠呼吸暂停、冠心病及获得性瓣膜性心脏病（表 11.3）[5, 17]。

运动耐力是衡量心肺储备能力的重要指标。应获得动脉饱和度，根据病史和体格检查决定实验室检测项目，通常包括完整的血细胞计数、电解质、基本的生化、肝功能和凝血功能检测。红细胞比容升高提示可能具有长期发绀。除了病情最简单的患者外，所有患者都需要近期的心电图和 TTE 检查。

拟行择期手术的患者最好在术前咨询 ACHD 心脏专科医生。应鼓励麻醉医生和 ACHD 心脏专科医生之间的沟通以制定更合理的围手术期计划。复杂 CHD 患者需要进行紧急或急诊手术时，应考虑转运给有条件的医院或人员。风险最高的患者包括 SV 生理患者、发绀性心脏病、PHTN、心室功能差、明显的残留病变、严重的左室流出道梗阻[18]。如果无法转移，那么最好咨询熟悉 CHD 疾病的 ACHD 专家或心脏麻醉医生。

术中麻醉方案应根据患者的病史和手术过程制定。区域麻醉虽然可避免 PPV，但由于抗凝或外科手术的类型，通常并不可行。了解心率、前负荷、后负荷及收缩力的变化如何影响患者的生理功能有助于合理选择强心药物、血管升压药及肺血管扩张剂。监视器的位置可能需要做出前述的调整。需要时应该考虑使用 TEE。有起搏器和 ICD 的患者可能需要对他们的设备进行围手术期重新编程。应将除颤设备准备作为手术常规。

根据指南使用抗生素预防管理和细致的静脉通道排气都是必要的。在异位综合征患者中，使用双腔气管插管进行单肺通气是不可能的，因此必须采用其他的肺隔离技术。液体和通气管理应根据患者的解剖和临床情况进行调整。除了最简单的病例外，应考虑将所有患者转至重症监护病房进行术后监护。对其他医护人员（如护士和呼吸治疗师）进行有关患者病情的教育也极为重要。图示阐述患者解剖和血流对解释这些复杂的病变非常有帮助，而且应该对所有的医护人员都可见。

表 11.3　ACHD 患者可能影响医疗和外科治疗方式的解剖异常相关病变

病变	常见相关异常
TOF-PA	主 – 肺动脉侧支，右侧主动脉弓，既往 BT 分流
永存动脉干	右侧主动脉弓
大动脉转位	右侧主动脉弓
室间隔完整型肺动脉闭锁	RV 依赖的冠状动脉循环，BT 分流，右侧主动脉弓
内脏异位综合征	异常静脉解剖[LSVC、双侧 SVC、中断 IVC 伴（半）奇静脉连接]，无顶 CS，双侧对称肺，心脏位置异常，腹腔脏器异位及其他（见“单心室患者”内容）
单心室患者	残留主动脉缩窄（HLHS），LSVC，AVM，Glenn 术后 SVC 无心内解剖连接或丰唐手术后 SVC 或 IVC 无连接，开窗术，静脉 – 静脉侧支，主肺动脉侧支
主动脉缩窄	差异血压
动脉导管未闭	氧饱和度不同（如果 PHTN）
血管环	挤压气道和食道，主动脉弓位置异常

致谢：特别感谢帮助我们进行设计的 Ryan Sun，以及校对手稿的 Phyllis Manner

结　论

随着 ACHD 患者数量的增加，麻醉医生也可能在临床操作中看到更多的患者。理想情况下，应该根据患者的解剖和生理情况咨询专家后，精心设计方案。对管理的许多方面都需要深思熟虑，并基于患者的解剖和生理状况进行一定的修改。为了安全地护理这些复杂的患者，护理团队的所有成员都必须了解这些问题。考虑到所需要的庞大的多学科团队，大多数研究表明，这些患者最好在 ACHD 专科中心接受治疗。

复习题

1. 下面哪个选项存在双向分流？
   A. SaO_2 85%, SvO_2 65%, $SpvO_2$ 98%, $SpaO_2$65%
   B. SaO_2 100%, SvO_2 75%, $SpvO_2$ 100%, $SpaO_2$75%
   C. SaO_2 85%, SvO_2 65%, $SpvO_2$ 98%, $SpaO_2$ 75%
   D. SaO_2 89%, SvO_2 65%, $SpvO_2$ 89%, $SpaO_2$ 65%
   E. SaO_2 97%, SvO_2 65%, $SpvO_2$ 98%, $SpaO_2$ 80%
2. 下面哪个选项存在简单右向左分流？
   A. SaO_2 85%, SvO_2 65%, $SpvO_2$ 98%, $SpaO_2$ 65%
   B. SaO_2 100%, $SvO_2$75%, $SpvO_2$ 100%, $SpaO_2$ 75%
   C. SaO_2 85%, SvO_2 65%, $SpvO_2$ 98%, $SpaO_2$ 75%
   D. SaO_2 89%, SvO_2 65%, $SpvO_2$ 89%, $SpaO_2$ 65%
   E. SaO_2 97%, SvO_2 65%, $SpvO_2$ 98%, $SpaO_2$ 80%
3. 下面哪个选项存在简单左向右分流?
   A. SaO_2 85%, SvO_2 65%, $SpvO_2$ 98%, $SpaO_2$ 65%
   B. SaO_2 100%, SvO_2 75%, $SpvO_2$ 100%, $SpaO_2$75%
   C. SaO_2 85%, SvO_2 65%, $SpvO_2$ 98%, $SpaO_2$ 75%
   D. SaO_2 89%, SvO_2 65%, $SpvO_2$ 89%, $SpaO_2$ 65%
   E. SaO_2 97%, SvO_2 65%, $SpvO_2$ 98%, $SpaO_2$80%
4. 下面哪位患者可能从吸氧治疗中受益?
   A. SaO_2 85%, SvO_2 65%, $SpvO_2$ 98%, $SpaO_2$ 65%
   B. SaO_2 100%, SvO_2 75%, $SpvO_2$ 100%, $SpaO_2$ 75%
   C. SaO_2 85%, SvO_2 65%, $SpvO_2$ 98%, $SpaO_2$75%
   D. SaO_2 89%, SvO_2 65%, $SpvO_2$ 89%, $SpaO_2$ 65%
   E. SaO_2 97%, SvO_2 65%, $SpvO_2$ 98%, $SpaO_2$80%
5. 下列哪个选项是正确的？
   A. 将手振生理盐水注入右手静脉可用于诊断持续性 LSVC
   B. 若向外周静脉注射造影剂后，3 次心跳内 LA 可见的气泡，与 AVM 最一致
   C. 导管前处理可能因患者动脉弓解剖结构变异而不同
   D. 最好在患者 BT 分流前侧放置动脉导管
   E. 对于持续性 LSVC 的患者，最好在左侧的 IJV 中放置中心静脉导管
6. 下列哪一项关于施行 Glenn 吻合术的选项是错误的？
   A. TPG 若为 20mmHg，最有可能是 PHTN 的结果
   B. 如果左房压（LAP）为 15mmHg，Glenn 压为 20mmHg，最可能出现的问题是 PHTN
   C. 低通气有助于改善氧合
   D. SVC 和 PA 的压力应该是相同的
   E. 任何减少 Glenn 血流的事件都会导致缺氧。
7. 下列哪个病变及其共存解剖异常是最正确的？
   A. VSD 和右侧主动脉弓
   B. 内脏异位和右侧胃泡
   C. 主动脉窄缩和气道受压

D. 永存动脉干和 LSVC

E. 静脉窦 ASD 和 TAPVR

8. 下列哪一项诊断下，患者的动脉血氧饱和度正常？

A. 无顶的 CS ASD

B. 未修复的 TA

C. 静脉窦 ASD

D. 艾森门格综合征

E. 行 Kawashima Glenn 手术的患者

答　案

1.C。 2.A。 3.E。 4.D。 5.C。 6.B。 7.B。 8.C。

参考文献

[1] Warnes CA, Williams RG, Bashore TM, et al. ACC/AHA 2008 guidelines for the management of adults with congenital heart disease. J Am Coll Cardio1,2008, 52(23):e 143–e263.

[2] Maxwell BG, Wong JK, Kin C, et al. Perioperative outcomes of major noncardiac surgery in adults with congcnital heart disease. Anesthesiology, 2013, 119:762–769.

[3] Karamlou T, Diggs BS, Person T, et al. National practice patterns for management of adult congenital heart disease: operation by pediatric heart surgeons decreases in-house death. Circulation, 2008, 118:2345–2352.

[4] Giamberti A, Chessa M, Abella R, et al. Morbidity and mortality risk factors in adults with congenital heart disease undergoing reoperations. Ann Thorac Surg, 2009, 88:1284–1290.

[5] Zomer AC, Verheugt CL, Vaartjes I, et al. Surgery in adults with congenital heart disease. Circulation, 2011, 124:2195–2201.

[6] Joffe DC, Shi MR, Welker CC. Understanding intracardiac shunts. Paediatr Anaesth, 2018, 28:316–325.

[7] Reuter DA, Huang C, Edrich T, et al. Cardiac output monitoring using indicator-dilution techniques: basics, limits and perspectives. Anesth Analg, 2010, 110: 799–811.

[8] Jonas RA. Comprehensive Surgical Management of Congenital Heart Disease. New York, NY: Oxford University Press, 2004.

[9] Kavarana MN, Jones JA, Stroud RE, et al. Pulmonary arteriovenous malformations after superior cavopulmonary shunt: mech anism and clinical implications. Expert Rev Cardiovasc Ther, 2014, 12(6):703–713.

[10] Ross FJ, Latham GJ, Richards M, et al. Perioperative and anesthetic considerations in Ebstein's anomaly. Semin Cardiothorac Iasc Anesth ,2016, 20(1):82–92.

[11] Giglia TM, Mandell VS, Connor AR, et al. Diagnosis and management of right ventricle-dependent coronary circulation in pulmonary atresia with intact ventricular septum. Circulation, 1992, 86:1516–1528.

[12] Bradley SM, Simsic JM, Mulvihill DM. Hypoventilation improves oxygenation after bidirectional superior cavopulmonary connection. J Thorac Cardiovasc Surg, 2003, 126:1033–1039.

[13] Bradley SM, Simsic JM, Mulvihill DM. Hyperventilation impairs oxygenation after bidirectional superior cavopulmonary connection. Circulation, 1998, 98:II-372–II-377.

[14] Souter KJ, Pittaway AJ, Peterson CE. Non operating room anesthesia//Barash PK (ed.), ClinicalAnesthesia. 8th ed. Philadelphia, PA: Lippincott, 2017, 880–896.

[15] Armstrong AK, Balzer DT, Cabalka AK, et al. One-year follow-up of the Melody transcatheter pulmonary vane multicenter post-approval study. JACC Cardiovasc Interv, 2014, 7(11): 1254–1262.

[16] Pantin EJ, Naftalovich R, Denny J. Echocardiographic identification of an interrupted inferior vena cava with dilated azygous vein during coronary artery bypass graft surgery. Anesth Analg, 2016, 122:358–360.

[17] Cannesson M, Earing MG, Collange V, et al. Anesthesia for noncardiac surgery in adults with congenital heart disease. Anesthesiology, 2009, 111:432–440.

[18] Foster E, Graham TP, Driscoll DJ, et al. Task force 2: Special health care needs of adults with congenital heart discase. J Am Coll Cardiol, 2001, 37:1176–1183.

（钟海星 译，邓 姣 审）

第 12 章 非体外循环下冠状动脉搭桥术（OPCAB）

Andrew Feider

典型案例和关键问题

一名 76 岁的男性患者因胸痛和呼吸困难加重到医院就诊。该患者既往有冠心病、高血压、2 型糖尿病、动脉粥样硬化及左颈动脉内膜剥脱术的病史。冠状动脉造影显示严重的三支血管疾病，涉及近端左前降支（LAD）动脉近段、左回旋支（LCx）动脉中段和右冠状动脉（RCA）近段。经胸超声心动图显示左室射血分数（LVEF）为 40%，胸部计算机断层扫描（CT）显示升主动脉、主动脉弓和降主动脉广泛的动脉粥样硬化和钙化。患者拟接受心脏外科手术，计划进行非体外循环下冠状动脉搭桥术（OPCAB）。

该患者为什么要进行冠状动脉旁路移植术？为什么选择 OPCAB 而不是体外循环下冠状动脉旁路移植术？

手术前 1d 由麻醉医生对患者进行评估。该患者正在接受二甲双胍和胰岛素治疗糖尿病，二甲双胍是入院时开始服用的。赖诺普利和美托洛尔很好地控制了患者的高血压，手术当天早上患者停服赖诺普利，但将按计划使用美托洛尔。颈动脉多普勒显示右颈动脉狭窄 65%，左颈动脉狭窄小于 50%。他的肌酐清除率正常，血红蛋白为 12g/dL。根据 EuroSCORE Ⅱ估计他的死亡风险为 3.43%。

EUROSCORE Ⅱ值是否适用于 OPCAB？

将患者带到手术室，放置美国麻醉医师学会（ASA）规定的标准监护及 5 导联心电图（ECG）。建立外周静脉通路，并在给氧后给予患者咪达唑仑。在麻醉诱导之前进行桡动脉置管。该患者是“快通道”拔管方案的适应人群，因此他接受了芬太尼（15~20μg/kg）、依托咪酯（0.2~0.3mg/kg）和罗库溴铵的麻醉诱导。小剂量的去氧肾上腺素可将患者的平均动脉压（MAP）维持在正常范围。插管后，置入经食道超声心动图（TEE）探头，并放置右颈内静脉导管和肺动脉（PA）导管。手术台上置有循环水床垫，静脉输液管已与液体加热器连接，手术室的环境温度升至 23℃。用异氟烷、芬太尼和罗库溴铵维持麻醉。

为什么温度管理对 OPCAB 如此重要？

外科医生已完成胸骨切开术，游离了左乳内动脉（LIMA），并取得了大隐静脉用于冠状动脉移植。整个手术过程都使用了自体血回输装置。切开并牵拉心包后，按 200U/kg 的剂量给予患者普通肝素，使目标活化凝血时间（ACT）大于 300s。外科医生计划先将 LIMA 移植到 LAD 中部，然后再将大隐静脉从主动脉搭桥至左钝缘支和 RCA。

为什么在 OPCAB 中移植顺序很重要？麻醉医生如何在血管阻闭时降低冠状动脉缺血程度？

给患者预充 5% 白蛋白 500mL，并置于头低脚高位。将 Octopus 组织稳定器（Medtronic, Minneapolis, MN）放置在 LAD 移植段上方，并阻闭 LAD。LIMA-LAD 吻合完成，释放组织稳定器。主动脉 – 大隐静脉吻合后，在心尖放置

Urchin®心脏定位器（美敦力），以便将大隐静脉移植到阻塞的冠状动脉边缘。牵拉心脏时，血压会迅速下降。经TEE评估的心脏功能似乎正常，但左心室（LV）小且充盈不足。通过热稀释法测得的心输出量（CO）明显降低。给予额外的液体推注，并开始推注去甲肾上腺素以增加MAP。打开右侧胸膜腔，手术床向右倾斜，以利于心脏向右放置，这样更容易接近移植部位的外侧部。

OPCAB期间心脏位置对心输出量有多大影响，冠状动脉血流量是否也受影响？OPCAB期间心输出量监测的可靠性如何？

LCx阻闭后不久，ECG侧壁导联中可见ST段抬高。随着去甲肾上腺素输注速度的增加，血压升高。但是，利用TEE在食管中段四腔切面发现左室外侧壁室壁运动异常。在吻合过程中，外科医生放置了一个冠状动脉内分流以帮助心肌灌注，ST段改变和室壁运动异常均得到解决。移植成功，解除冠状动脉阻闭。

OPCAB期间TEE评估室壁运动异常的可靠性如何，可能获得经胃影像检查结果吗？

外科医生对RCA进行定位并为最后的移植做准备。在RCA阻闭试验时，由于窦房结（SA）局部缺血而发生严重的心动过缓。放置心外膜起搏线，以备吻合过程中需要时使用。RCA被阻闭，在吻合过程中再次放置分流器。在吻合中途，患者出现右心室（RV）功能恶化，血压随之降低。开始为患者输注肾上腺素，在完成吻合的同时改善心功能。一旦解除RCA阻闭，就停止肾上腺素输注，RV功能完全正常。

主动脉内球囊反搏在OPCAB阻闭期间有助于冠状动脉灌注吗？

肝素被鱼精蛋白逆转，ACT恢复到基线值。通过热稀释CO监测和TEE可以确认RV和LV功能正常。还必须排除持续性室壁运动异常。必须维持正常的血糖，从自体血回输装置中回收的血液可以重新输注给患者。完成止血后，外科医生闭合胸腔，并将患者转到重症监护病房（ICU）。

讨论

历史上，冠状动脉旁路移植术（CABG）是在体外循环（CPB）的基础上进行的，这包括交叉夹闭升主动脉和心脏停搏。对于已经出现左主干病变或严重三支血管病变的稳定型心绞痛患者，外科CABG比经皮冠状动脉介入治疗（PCI）更适用（证据水平：A）[1]，该术式还有其他一些适应证。OPCAB是一种心脏不停搏、不使用CPB的CABG手术。这项技术在20世纪90年代发展起来，并在21世纪初得到普及。OPCAB的发展目标是减少CPB术后并发症，即脑功能障碍。脑并发症可以通过多种机制发生，首先，在主动脉插管或交叉夹闭过程中，大范围的动脉粥样硬化斑块可以栓塞到脑血管。其次，心脏手术后会发生弥漫性神经心理功能障碍。这是一种更大范围的脑损伤，其病因尚不清楚[2]。首次开展OPCAB手术时，人们普遍认为CPB是导致弥漫性神经心理功能障碍的主要因素，可能是微栓子对大脑的冲刷作用所致。因此，OPCAB可使患者受益良多。外科医生不仅可以避免患者暴露于体外循环，而且从理论上讲也可以避免主动脉插管和交叉夹闭引起的巨大栓塞并发症。

随后的几项研究试图证实这一假设。其中最大的一个，退伍军人事务部随机体外循环/非体外循环（ROOBY）研究组前瞻性地将2203例计划进行紧急或择期冠状动脉搭桥术的患者随机分为体外循环组或非体外循环组。研究发现，OPCAB组和体外循环下心脏动脉搭桥术（ONCAB）组在30天死亡率或主要并发症（包括卒中和神经心理转归）方面没有区别[3]。此外，他们发现接受OPCAB的患者比原计划拟完成的移植血管量更少，而与ONCAB组相比，血管造影随访发现移植通畅率更低[4]。5 年随访结果显示，OPCAB 组生存率较低，大血管事件发生率较高[5]。这一证据似乎驳斥了 OPCAB 对神经功能有益的理论。它还表明，OPCAB 因为移植血管通畅率低，实际上可能是有害的。这一结果是可以理解的，因为在搏动的心脏上进行冠状动脉吻合术所需的技术能力比在不搏动的心脏上要高得多。也有人假设冠状动脉内分流术的使用会损伤血管内皮，增加血管栓塞或狭窄的发生。

ROOBY 试验有一些争论。主要的争论意见是，试验中的研究对象大多是年轻的“低风险”患者。合并症更多的老年患者，其神经功能预后不良的风险更高，因此 ROOBY 试验可能尚未发现 OPCAB 的潜在优点。德国老年患者非体外循环冠状动脉旁路移植术（GOPCABE）的研究试图揭示这一优点。他们招募了 75 岁以上的患者，并将他们随机分为 OPCAB 或 ONCAB 组。随后，他们发现两组在死亡率、心肌梗死、卒中或肾衰竭方面，没有发现任何差异[6]。综上所述，这些研究表明，接受冠状动脉搭桥术的所有患者，甚至那些从未接触过体外循环的患者，都有类似的卒中风险。这促使我们重新评估弥漫性神经心理功能障碍的原因，有时被称为“体外循环脑”。现在有大量证据表明，它可能与 CPB 完全无关。相反，它可能与麻醉药物、低灌注或大手术期间发生的全身炎症反应综合征有关。这一主题仍有争议，需要进一步的研究来评判该病的发病机制。

尽管人们对 OPCAB 的热情在这些研究发表后有所降低，但仍有许多精通这项技术的外科医生选择性地将其用于可能从 OPCAB 受益的小群体患者中。可能受益的患者是那些有巨大栓塞性卒中风险的患者。这些患者往往是患有主动脉粥样硬化疾病或既往有卒中或短暂性缺血事件史的老年患者。这些患者在主动脉插管或完全性主动脉交叉夹闭期间发生斑块栓塞的风险较高。此外，由于这些患者往往年龄较大，移植血管通畅率降低可能并不重要，因为患者年龄大，剩余寿命较短。

此外，OPCAB 最近在微创心脏手术或混合手术中的作用有所扩大。在极少数情况下，任何主动脉钳夹或操作都是禁忌的（例如，瓷化主动脉、严重的动脉粥样硬化疾病），可以对 LAD 冠状动脉使用单个 LIMA 吻合进行标准 OPCAB 手术。患者术后不久即可接受经皮冠状动脉支架置入术。这种混合技术不涉及对升主动脉的任何操作。微创直接冠状动脉搭桥术（MIDCAB）是一种 OPCAB，利用一个 2~3 英寸（1 英寸约为 2.54cm）的小切口暴露心脏的前部。改良开胸牵开器和心肌稳定装置有助于优化冠状动脉吻合术的条件（图 12.1）。这最常用于完成从 LIMA 到 LAD 的吻合。完全内窥镜下冠状动脉搭桥术（TECAB）是一种内窥镜机器人外科手术，无须切开胸骨或打开胸腔。完全通过 3~4 个小孔进入心脏，这些小孔用于放置内窥镜和机械臂。这些微创技术可以提高康复率和减少住院时间，但还需要进一步研究，以便更好地将死亡率、发病率、卒中率及移植血管通畅率与标准 OPCAB 进行比较[7]。

OPCAB 期间的麻醉管理

术前评估的许多方面对于选择 OPCAB 的患者至关重要。左心室和右心室收缩功能的评估很重要，因为射血分数降低的患者在术中不太可能耐受心脏的固定，并且在手术期间和术后

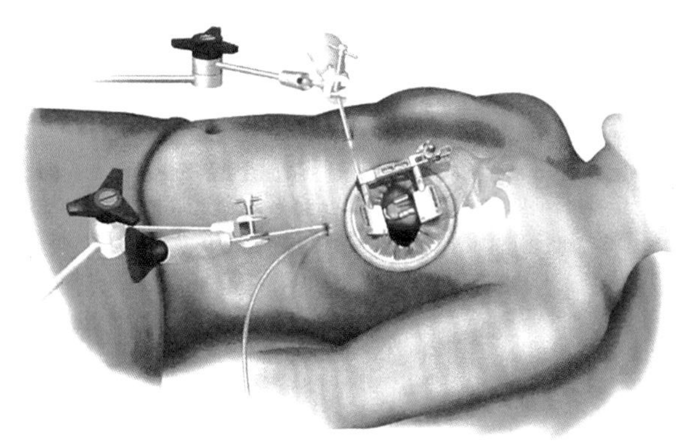

图 12.1 微创直接冠状动脉搭桥术 (MIDCAB)(ⓒ Medtronic 2017，经许可使用)

更需要正性肌力药物。LVEF 严重降低的患者在手术开始时可能需要提前放置主动脉内球囊反搏（IABP）或根本不考虑使用 OPCAB。心脏导管检查报告也非常重要，因为它可以指出哪些区域的心肌缺血风险最高，并有助于预测外科医生会选择哪些潜在的远端移植位点。可以使用更新的 EuroSCORE Ⅱ风险模型来计算心脏手术的总体死亡风险，该模型来自 154 家医院 22 381 例接受心脏大手术患者的数据[8]。该模型考虑了年龄、性别、肾功能不全、LVEF 及纽约心脏协会分类等因素。随后的研究表明，EuroSCORE Ⅱ是一项理想的预测 OPCAB 死亡率的指标。此外，较高的 EuroSCORE Ⅱ值准确预测到中转为 ONCAB 的可能性更高[9]。

OPCAB 的麻醉诱导与 ONCAB 非常相似。应放置标准监护，包括 5 导联心电图及外部除颤器电极片，以防心律不齐。诱导前应建立有创动脉压监测，以便密切监测血压。任何患有严重冠状动脉疾病的患者在计划诱导时都必须考虑同样的血流动力学因素。这意味着最大化心肌氧输送，同时减少氧需求。应避免心动过速或肌力增加，并应将动脉血压和氧合维持在正常水平，以便进行充分的冠状动脉灌注。动脉低血压是最需要避免的事件，因为它肯定会导致心肌缺血。诱导前应给予足够的前负荷，并使用血管舒张作用最小的麻醉剂。镇静药和苯二氮䓬类药物是有效的，依托咪酯是另一种合理的选择。氯胺酮虽能有效维持全身血管阻力，但会增加心率，对心肌耗氧量有不良影响。尽管避免低血压是当务之急，但过高的血压会增加心肌壁张力并加重冠状动脉缺血，尤其是对于 LVEF 降低的患者。在诱导过程中，应使用芬太尼等快速起效的麻醉剂来减弱插管和切皮时的交感神经反应。间歇性推注 β 受体阻滞剂（如艾司洛尔），可用来对抗急性心动过速。

快通道心脏麻醉是采用低剂量阿片类药物为主的全身麻醉，结合在 ICU 中定时拔管的方案。一般来说，快通道方案的目标是在患者到达 ICU 后 8h 内拔管。尽管采用快通道方案的患者有相似的发病率和死亡率风险，但他们在 ICU 的住院时间往往较短[10]，因此可以降低医疗成本。OPCAB 患者可能适合快通道心脏麻醉，在计划诱导和维持时应考虑到这一点。避免大剂量的阿片类药物和苯二氮䓬类药物将有助于早期拔管。

麻醉诱导后，应放置中心静脉导管。在整个过程中，必须使用中心静脉导管来输注血管活性药物，在遇到大量失血的情况下，还需要进行容量复苏。体外循环的一个优点是任何失血都可以通过切开心脏抽吸收集，并通过动脉插管直接回输。在 OPCAB 过程中，由于没有插管，所以采用自体血回收装置抽吸，处理后提供给麻醉医生进行输注。任何形式容量复苏，无论是回收血液、晶体液、白蛋白或血制品，都必须由麻醉医生通过现有的静脉通路输注。因此，在大出血的情况下，充分的静脉通路是非常重要的。准备接受多条移植血管或 LVEF 基础值较低的 OPCAB 患者，必须使用 PA 导管。如果要进行多条血管移植，尤其是在 RCA 或 LCx 分布区域时，心输出量可能会严重受损，因为这些区域操作需要对心脏进行大幅地扭转。连续心输出量 PA 导管可能会特别有用，因为它将连续显示数据，而无须手动进行热稀释心输出量测量。这些导管中的混合静脉血饱和度读数对心输出量下降特别敏感。涉及 LAD 吻合术的单血管 OPCAB 可能不需要 PA 导管，特别是患者的 LVEF 尚可时。

经食道超声心动图检查是 OPCAB 期间非常有价值的监测手段，尤其是对于计划进行多根血管移植或 LVEF 基础值较低的患者。比较手术开始和结束时的图像是很重要的，可以发现任何持续的新的局部室壁运动异常。如果存在的话，它们可能是术后发病率增加的一个指标[11]。如果在冠状动脉吻合过程中存在血流动力学不稳定，TEE 可用于指导治疗，但由于心脏位置偏移而受到限制。通常，在这段时间里，经胃成像很难或者无法进行。但是有证据表明，食管中段的四腔和两腔视图可在 LAD 和 LCx 血运重建期间检测室壁运动异常提供足够的图像[12]。尽管检测室壁运动异常是 OPCAB 的一个重要方面，但固定心脏而导致的心输出量急剧下降是低血压的主要原因。心输出量的减少通常是由于 RV 充盈不良引起的，但也可能是由于 RV、LV 或 LV 流出道的直接受压所致[13]。前负荷不足通常是通过在跨胃短轴视图中识别出缩小的、充盈不足的左心室来诊断的。但由于在手术的这一阶段无法获取这个平面的视图，必须采用其他心输出量测量方法。一项研究指出，降主动脉速度时间积分（VTI）乘以心率的测量值与热稀释心输出量测量值的变化密切相关。此外，混合静脉血氧饱和度变化的加入显著改善了该模型[14]。

温度管理是心脏手术的一个重要方面。患者体温过低主要通过血小板功能障碍导致凝血病，但也可能增加手术部位伤口感染的概率并延长苏醒[15]。一项接受髋关节置换术患者的研究显示，当患者的核心温度降至 35℃以下时，失血量显著增加[16]。OPCAB 在这方面提出了独特的挑战。这些患者的整个胸部和双腿都将作为手术区域，这不仅使大面积的体表暴露造成对流热损失，而且否定了在患者的任何部位上覆盖暖风毯的可能性。在需要 CPB 的心脏手术过程中，灌注医生可以通过调节输送到动脉插管的血液温度来调节体温。但在 OPCAB 过程中，这是不可能的，因此给体温过低的患者加温可能会困难得多。在整个手术过程中，可以采用一些技术来维持正常体温。首先，手术前应在手术台上放置循环暖水毯，并在整个过程中使用。其次，应在所有大通量静脉输液管线上放置温液装置。第三，可以利用低新鲜气流量技术使来自肺和气道的蒸发热损失最小化。最后，如果之前的技术无法维持正常体温，则可能需要提高室温。

OPCAB 对术中抗凝的管理与体外循环下冠状动脉搭桥术不同。需要 CPB 的病例，通常使用肝素抗凝，肝素的剂量范围为每千克 300~400U，以达到 ACT 大于 400~480s 的目标。这种大剂量的肝素是预防体外循环机和氧合器血栓形成所必需的。在 OPCAB 中，不使用 CPB 机器，但仍需要一定程度的抗凝。这是为了防止冠状动脉在阻闭时形成血栓，以及吻合术完成前移植血管内形成血栓。对 8 篇关于 OPCAB 抗凝管理的论文进行了回顾，发现不同地区和机构之间的做法差异很大[17]。但是他们的结论是，最好的证据支持临床实践使用“半剂量”肝素，目标 ACT 大于或等于 300s。大多数外科医生希望在病例结束时完全逆转鱼精蛋白。

进行冠状动脉吻合的那段时间对麻醉师来说是最大的挑战。那时心脏转位和冠状动脉血流阻闭都会导致血流动力学不稳定和心肌缺血。维持足够的心输出量和血压并限制缺血程度是当务之急。在此期间，可以同时使用外科手术和麻醉技术使心肌缺血最小化（表 12.1）。

表 12.1　减少 OPCAB 期间心肌缺血的技术

麻醉技术	外科技术
输注血管升压素	首先移植有侧支的血管
输液	如果已生成侧支，尽早进行 LIMA 到 LAD 的吻合
头低脚高位	首先进行近端 SVG 吻合术
避免 / 限制正性肌力药物的使用	测试阻闭的血管，必要时使用冠状动脉内分流
保持足够的氧供（SvO_2> 60%）	使用机械稳定装置
心动过缓时使用心外膜起搏	尽量减少右心室压迫
使用吸入卤化麻醉剂维持麻醉	对最初不稳定的患者使用术前 IABP

IABP：主动脉内球囊反搏；LAD：左冠状动脉前降支；LIMA：左乳内动脉；SVG：大隐静脉移植；SvO_2：混合静脉血氧饱和度

麻醉医生可以采取多种措施来限制冠状动脉吻合术期间的心肌缺血，但维持适当的全身血压至关重要。这将增加冠状动脉灌注压力，从而增加心肌氧的输送。输注升压素，如去氧肾上腺素、去甲肾上腺素或血管升压素，可以帮助维持全身血压。适当的前负荷也可能会有所帮助，可以通过补液或头低脚高位来增加前负荷[18]。心率和收缩力增加会增加心肌耗氧量，并可能加剧缺血，因此最好避免使用正性肌力药。但是，如果心脏输出量太低而无法维持足够的器官灌注，尽管可能会导致心肌耗氧量增加，但仍需要正性肌力药，例如多巴酚丁胺或肾上腺素。如果在 TEE 上显示不扩张左心室的情况下，即可达到 60%以上的混合静脉氧饱和度和 MAP 超过 70mmHg，则不需要正性肌力药[19]。优化氧供意味着要保持较高的动脉血氧饱和度及足够的血红蛋白。尚未确定绝对的输血阈值，应根据患者情况确定最佳血红蛋白水平。如果在冠状动脉吻合期间大的 RCA 血流中断，则可能发生严重的心动过缓。如果观察到这种情况，则应开始心外膜起搏，直到血流恢复，窦性心律恢复正常为止。

钙拮抗剂、血管紧张素转化酶抑制剂、钠－氢离子交换抑制剂、葡萄糖－胰岛素－钾溶液及通过抗氧化剂抑制中性粒细胞都曾被提议作为防止再灌注损伤的药理方法，但有的临床数据有限，有的临床结果不一致[19]。吸入麻醉药已显示对人体具有心脏保护作用，因此在 OPCAB 期间用于麻醉维持。它们通过一种 KATP 通道开放参与的类似于缺血预处理的机制发挥保护作用[20]。比较 CABG 患者使用七氟醚或异丙酚的研究显示，接受七氟醚的患者术后左心室功能更好，肌钙蛋白 I 释放更少[21]。

在 OPCAB 冠状动脉吻合术中，外科医生也可以使用许多技术来减少心肌缺血，移植顺序是最重要的考虑因素之一。一般情况下，应先移植有侧支供应的血管，这有两大好处。首先，如果阻闭的冠状动脉具有良好的侧支，则缺血和血流动力学的不稳定性将会降低。第二，当阻闭可能没有良好侧支的后续冠状动脉时，已经有一些冠状动脉灌注的恢复[22]。在移植顺序的早期进行 LIMA 到 LAD 吻合也可能是有益的。LIMA-LAD 吻合无须太多心脏操作即可完成，除非 LAD 的侧支循环不良，否则通常耐受性良好。一旦 LAD 血流恢复，心脏可以耐受随后移植中更剧烈的心脏操作。先行大隐静脉移植近端吻合，也可在阻闭远端吻合位置后更迅速地重建冠状动脉血流。冠状动脉内分流术被广泛用于远端吻合口建立过程中维持一定程度的冠状动脉血流。许多外科医生会测试阻闭目标冠状动脉，如果在 ECG 上注意到明显的 ST 段改变，TEE 上发现壁运动异常，则会放置冠状动脉内分流器以建立冠状动脉血流。

在 OPCAB 手术中，心脏固定的外科技术对于维持血流动力学的稳定也非常重要。使用现代的第三代心脏稳定装置（图 12.2），有助于提供良好的手术暴露，而不会严重影响冠状动脉血流和心输出量。尽量减少右心室受压有助于保持心脏预负荷，保持心输出量和系统血压较高。已显示对高危患者（如患有严重近端疾病的患者，接受多支血管 CABG 的患者和 LVEF 降低的患者）早期放置 IABP，在 OPCAB 期间会增强心脏固定和冠状动脉吻合期间的血流动力学稳定性[23]。如果患者表现出血流动力学不稳定的早期迹象，则应考虑植入 IABP。

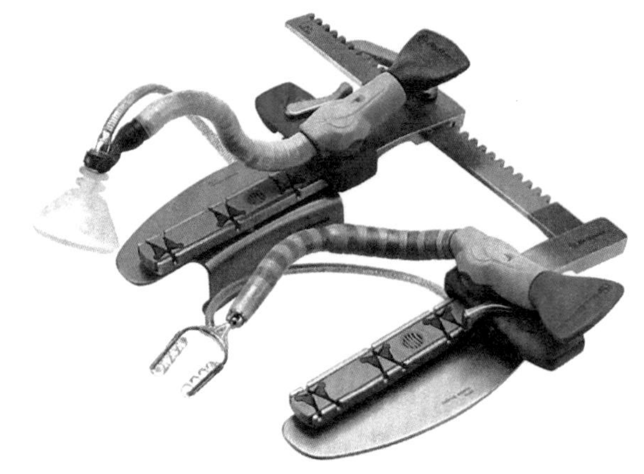

图 12.2 第三代根尖抽吸装置和组织稳定装置（© Medtronic 2017，经许可使用）

结　论

● OPCAB 是一种心脏外科手术，虽然现在应用有所减少，但在某些情况下仍会继续使用。

● 它还在 MIDCAB 和 TECAB 手术中有额外的作用。

● 可以在 EuroSCORE Ⅱ的帮助下评估风险。

● 对接受多支血管移植或 LVEF 降低的患者，术中监护应包括 5 导联心电图、有创动脉通路、PA 导管及 TEE。

● 非体外循环心脏手术期间，温度管理至关重要。

● OPCAB 的肝素剂量策略与需要 CPB 的心脏手术策略不同。

● 有几种策略可帮助麻醉医生在进行冠状动脉吻合时限制心肌缺血的程度。

● 最重要的是与手术团队进行适当的计划和沟通，以便在整个手术过程中保持患者血流动力学的稳定性。

复习题

1. 一名 72 岁男性，患有严重的三支冠状动脉疾病，LVEF 为 35%，拟行体外循环下冠状动脉搭桥术，正在接受麻醉诱导。以下哪种诱导药物最好？
   A. 异丙酚
   B. 依托咪酯
   C. 氯胺酮
   D. 苯巴比妥
2. 在麻醉诱导和插管过程中，严重左主干病变和左室射血分数（LVEF）尚可的患者，心率增加到 115 次 / 分，在前导联和侧导联均可见 ST 段压低。最好的初始药理学干预是什么？
   A. 艾司洛尔
   B. 去氧肾上腺素
   C. 硝酸甘油
   D. 芬太尼
3. 在 OPCAB 过程中，下列哪一种操作会最大限度地增加心肌需氧量？
   A. 容量推注
   B. 给予艾司洛尔
   C. 给予去氧肾上腺素
   D. 降低吸入氧浓度
4. 哪种患者特征不属于 EuroSCORE Ⅱ模型的一部分？
   A. 纽约心脏协会分类
   B. 肌酐清除率
   C. 年龄
   D. 体重指数
5. 在冠状动脉缺血期间，吸入麻醉剂通过什么机制保护心肌？
   A. 心肌细胞 K_{ATP} 通道的开放
   B. 抑制心肌细胞内 Na^+-H^+ 交换
   C. 限制钙流入心肌细胞的肌浆网
   D. 减弱了中性粒细胞对缺血性损伤的反应，从而限制了再灌注损伤
6. 在 OPCAB 期间，在冠状动脉吻合期间进行心脏固定后，心输出量减少的机制是什么？
   A. 左室流出道梗阻
   B. 右心室充盈不足
   C. 冠状动脉扭转
   D. 肺静脉引流减少
7. 在远端大隐静脉冠状动脉移植血管吻合之前，将第一左钝缘分支的近端阻闭。在心脏的哪个部位，你最有可能在 TEE 上看到室壁运动异常？
   A. 右室自由壁
   B. 左室下壁
   C. 左室侧壁
   D. 左室前壁
8. 一例患者正在接受 OPCAB 治疗，在第二次冠状动脉吻合术中，尽管平均动脉压为 72mmHg，但混合静脉血氧饱和度（SvO_2）降低至 50%。哪种干预措施对提高 SvO_2 无益？

A. 提高吸入氧浓度
B. 输注红细胞
C. 开始输注多巴酚丁胺
D. 开始输注肾上腺素

9. 外科医生正在将离体大隐静脉移植到 RCA。患者的心率突然从 75 次 / 分降至 45 次 / 分。哪种干预最有效？
A. 开始心外膜起搏
B. 使用阿托品
C. 开始输注肾上腺素
D. 开始输注硝酸甘油

10. 以下哪项不是在 OPCAB 期间心脏固定后，IABP 增加血流动力学稳定性的机制？
A. 减少后负荷
B. 舒张压升高
C. 增加心输出量
D. 心率增快

答 案

1. B。依托咪酯是最佳的诱导用药，因为它不会显著降低心输出量或全身动脉血压。因此，它不会对冠状动脉灌注压产生负面影响，并能维持心肌氧供需平衡。丙泊酚和苯巴比妥会显著降低全身血压，这将减少心肌供氧。氯胺酮会增加心率和心肌耗氧量。
2. A。心率的增加可能会增加心肌耗氧量并引起缺血。艾司洛尔是一种快速起效的选择性 β_1 受体阻滞剂，能迅速降低心率。去氧肾上腺素和硝酸甘油不会显著影响心率，在这种情况下也不会有太大帮助。芬太尼能明显降低插管时疼痛引起的交感神经反应，从而降低心率。但是，它不会像艾司洛尔那样立即产生效果，因此这不是最佳的初始干预措施。
3. C。输注去氧肾上腺素会增加左心室的后负荷压力。这显著增加了室壁张力和心肌需氧量。尽管容量推注可以增加室壁张力，但较高的全身血压引起的压力超负荷会比容积超负荷更大程度地增加心肌耗氧量。艾司洛尔的给药是不正确的，因为它会降低心肌的需氧量。吸入氧浓度的降低会减少心肌的供氧量，而不是需求量。
4. D。体重指数不是 EuroSCORE Ⅱ模型的一部分变量。
5. A。吸入卤化剂（如异氟烷和七氟醚）诱导线粒体内 K_{ATP} 通道的开放，这是缺血预处理信号转导的主要机制。尽管其他 3 个答案都是减少缺血性损伤的机制，但都不是由吸入麻醉剂引起的。
6. B。右心室充盈减少导致的前负荷降低是导致心输出量减少的主要原因。虽然左室流出道梗阻和冠状动脉血流阻塞也被认为是其机制，但其作用不如右心室充盈不良突出。OPCAB 期间肺静脉引流减少与心脏固定无关。
7. C。第一左钝缘支是冠状动脉回旋支的主要分支，主要供应左室外侧壁。右室游离壁通常由右冠状动脉供血。左室下壁由后降支供血。最后，左室前壁由 LAD 动脉的分支供血。
8. D。尽管开始输注去氧肾上腺素会提高 MAP，但它可能不会增加血压正常患者的混合静脉血氧饱和度（SvO_2）。在左心室功能降低的情况下，去氧肾上腺素可能会进一步降低 SvO_2。增加吸入氧浓度和红细胞比容将增加组织的氧传递，从而提高 SvO_2。开始输注多巴酚丁胺会增加心输出量，并提高 SvO_2。
9. A。该患者可能因为窦房结灌注减少而出现心动过缓。在 OPCAB 冠状动脉吻合术中，阻闭 RCA 是常见的。由于窦房结功能异常，所以阿托品和肾上腺素的疗效很低。因此，心外膜起搏是正确的方式。在这种情况下，硝酸甘油不会影响心率。
10. D。主动脉内球囊反搏在舒张期展开，因此会增加舒张压。由于心肌主要在舒张期进行心肌灌注，因此 IABP 的存在会增加冠状动脉灌注并在危象时期（例如，在 OPCAB 期间发生的危象）维持血流动力学稳定。对于心室功能减退的患者，IABP 还可以通过降低后负荷来提供帮助，这会导致心输出量的增加。IABP 对心率没有影响。

参考文献

[1] Eagle KA, Guyton RA, Davidoff R, et al. ACC/AHA 2004 guideline update for coronary artery bypass graft surgery: summary article: a report of the American College of Cardiology/American Heart Association Task Force on Practice Guidelines (Committee to Update the 1999 Guidelines for Coronary Artery Bypass Graft Surgery). Circulation, 2004, 110(9): 1168–1176.

[2] Gottesman RE, Wityk RJ. Brain injury from cardiac bypass procedures. Semin Neurol, 2006, 26(4):432–439.

[3] Shroyer AL, Grover FL, Hattler B, et al. On-pump versus off- pump coronary-artery bypass surgery. N Engl J Med, 2009, 5,361(19): 1827–1837.

[4] Hattler B, Messenger JC, Shroycr AL, et al. Off-pump coronary artery bypass surgery is associated with worse arterial and saphenous vein graft patency and less effective revascularization: results from the Veterans Affairs Randomized On/Off Bypass (ROOBY) trial. Circulation, 2012, 125(23):2827–2835.

[5] Shroyer AL, Hattler B, Grover FL. Five-year outcomes after on-pump and off-pump coronary-artery bypass. N Engl J Med, 2017, 377(19):1898–1899.

[6] Diegeler A, Börgermann J, Kappert U, et al. Off-pump versus on- pump coronary-artery bypass grafting in elderly patients. N Engl J Med, 2013, 368(13): 1189-1198.

[7] Cao C, Indraratna P, Doyle M, et al. A systematic review on robotic coronary artery bypass graft surgery. Ann Cardiothorac Surg, 2016, (6):530–543.

[8] Nashef SA, Roqucs F, Sharples LD, et al. EuroSCORE II. Eur J Cardiothorac Surg, 2012, 41(4):734–744.

[9] Borde D, Asegaonkar B, Apsingekar P, et al. Risk stratification in off-pump coronary artery bypass (OPCAB) surgery-role of EuroSCORE II. J Cardiothorac Vase Anesth, 2015, 29(5): 1167–1171.

[10] van Mastrigt GA, Maessen JG, HeijmansJ, et al. Does fast-track treatment lead to adccreasc of intensive care unit and hospital length of stay in coronary artery bypass patients ? A meta-regrcssion of randomized clinical trials. Crit Care Med, 2006, 34(6):1624–1634.

[11] Moisés VA, Mesquita CB, Campos O, et al. Importance of intraoperativc transesophageal echocardiography during coronary artery surgery without cardiopulmonary bypass. J Am Soc Echocardiogr, 1998, 11(12):1139–1144.

[12] Wang J, Filipovic M, Rudzitis A, et al. Transcsophageal echocardiography for monitoring segmental wall motion during off-pump coronary artery bypass surgery.Anesth Analg, 2004, 99(4):965–973.

[13] Couture P, Denault A, Limoges P, et al. Mechanisms of hemody-namic changes during off-pump coronary artery bypass surgery. Can J Anaesth, 2002, 49(8):835-849.

[14] Grow MP, Singh A, Fleming NW, et al. Cardiac output monitoring during off-pump coronary artery bypass grafting. J Cardiothorac Vasc Anesth, 2004, 18(1):43–46.

[15] Saad H, Aladawy M. Temperature management in cardiac surgery. Glob Cardiol Sci Pract, 2013, 2013(1):44–62.

[16] Schmied H, Kurz A, Sessler DI, et al. Mild hypothermia increases blood loss and transfusion requirements during total hip arthroplasty. Lancet, 1996, 347(8997):289–292.

[17] Rasoli S, Zeinah M, Athanasiou T, et al. Optimal intraoperative anticoagulation strategy in patients undergoing off-pump coronary artery bypass. Interact Cardiovasc Thorac Surg, 2012, 14(5):629–633.

[18] Gründeman PF, Borst C, van Herwaardcn JA, et al. Vertical displacement of the beating heart by the octopus tissue stabilizer: influence on coronary flow. Ann Thorac Surg, 1998, 65(5):1348–1352.

[19] Kwak YL. Reduction of ischemia during off-pump coronary artery bypass graft surgery. J Cardiothorac Vase Anesth, 2005, 19(5):667–677.

[20] Weber NC, Schlack W. The concept of anesthetic-induced cardioprotection: mechanisms of action. Best Pract Res Clin Anaesthesiol, 2005, 19(3):429–443.

[21] De Hert SG, ten Broecke PW, Mertens E, et al. Sevoflurane but not propofol preserves myocardial function in coronary surgery patients. Anesthesiology, 2002, 97(1):42–49.

[22] Puskas JD, Vinten-Johansen J, Muraki S, et al. Myocardial protection for off-pump coronary artery bypass surgery. Semin Thorac Cardiovasc Surg, 2001, 13 (1):82–88.

[23] Craver JM, Murrah CP. Elective intraaortic balloon counterpulsation for high-risk off-pump coronary artery bypass operations.Ann Thorac Surg, 2001, 71 (4):1220–1223.

（成丹丹 译，邓 姣 审）

第13章 快通道康复

Arturo G. Torres, Edward McGough

典型案例和关键问题

一位60岁男性患者正在接受三支冠状动脉旁路移植术（CABG）和主动脉瓣置换术。该患者有冠心病、中度主动脉瓣反流、高血压、慢性阻塞性肺疾病、2型糖尿病及慢性肾病病史。术前左心导管检查显示左冠状动脉明显狭窄，射血分数（EF）降低（35%），左心室舒张末压为16mmHg。采用咪达唑仑5mg、芬太尼250μg和丙泊酚40mg平稳地诱导麻醉。整个过程采用七氟醚维持，共使用芬太尼1500μg。体外循环（CPB）开始之前的过程是平稳的。当体外循环停止时，经食道超声心动图（TEE）显示EF降低（25%），但注射小剂量肾上腺素和升压素后血流动力学良好。体外循环持续150min，主动脉阻闭持续70min。心脏外科医生正在计划进行快通道心脏护理（FTCC），并向您询问是否可以早期拔管。

什么是FTCC途径?

快通道心脏护理是围手术期的一种途径，在特定的心胸外科手术患者中促进根据生理参数执行程序性早期拔管，而不是基于时程拔管。选择FTCC首先要进行术前评估，以确定患者的潜在合并症和进行医疗状况优化。在手术室（OR）时，对机体影响较小的麻醉药（低剂量阿片类药物和苯二氮䓬类药物）和相对较短的CPB持续时间促进了在手术完成后数小时内按时拔管。虽然公认的拔管时间是术后6h，但并非绝对。随后患者应尽早活动和康复，以便早日出院。

FTCC是怎样演进的?

20世纪80年代和90年代，为了减少麻醉引起的应激反应，大剂量阿片类药物麻醉诱导（芬太尼剂量为50~100μg/kg）成为常态。这些方法导致患者术后使用呼吸机的时间延长。当时，人们认为长时间的镇痛镇静（注射镇痛药物时复合镇静）可以维持血流动力学的稳定，让暴露于体外循环后损伤的心肌得以休息。新的研究表明，通过大剂量镇静剂基础上的麻醉实现夜间“心肌休息”，其结局并不优于吸入麻醉。随着设备、外科技术及麻醉技术的改进，大多数情况下已不再使用大剂量的阿片类药物。过去的30年中，某些患者可在心脏手术后早期拔管已成为标准。

哪些患者可以考虑进行FTCC？

所有患者都应考虑进行FTCC。所有围手术期相关团队都应分享这一理念。首先使用标准化的风险评估工具（如STS胸外科医师协会风险计算器和EuroSCORE），该工具可根据患者的人口统计学和临床变量，对心脏手术后的发病率和死亡率进行有效预测。尽管不是专门针对FTCC的具体选择，但风险分层有助于初步考虑。一般来说，所有择期的低至中度风险的心脏手术患者都是候选者。根据术中和术后早期的病程，甚至更高风险的患者也可以考虑。

哪些术前和术中因素影响患者的FTCC候选资格?

在围手术期有几个成功的独立预测因素支持

FTCC。这些以患者的基本功能状态和术中、术后管理为中心。术前风险评估为 FTCC 的初步选择提供了依据。低危患者一般在 70 岁以下，首次接受择期手术，功能状态良好，EF 保持正常，肺动脉压正常。

良好的术中预测指标包括最低的血管活性药需求，搭桥手术少于 120min 及主动脉交叉阻闭时间少于 70min。麻醉管理包括将阿片类药物（<20μg/kg 的芬太尼）和苯二氮䓬类药物（<0.2mg/kg 的咪达唑仑）的剂量保持在合理范围内，以促进早期拔管。建立目标导向的容量管理策略以避免容量过度导致的不平衡至关重要。

目前有哪些证据支持 FTCC？

到目前为止，人们认为 FTCC 并不逊于传统护理。二者不良事件的风险是相似的。对适当选择的患者早期拔管与让患者持续插管以度过所谓的“旁路术后风暴”一样安全。使用 FTCC 已被证实可以减少机械通气时间。但患者拔管后是否应该留在重症监护病房（ICU）尚不明确。在全面实施 FTCC 的中心，患者进入专门的术后护理单元直到拔管，然后进入低一个等级的护理单元，直至出院，完全跳过了 ICU。这种情况是例外，但这种模式将逐渐成为 FTCC 患者的护理标准。

FTCC 失败的预测因素是什么？

在非同质群体中，目前文献报道的快通道失败（FTF）率为 11%~46%，差别很大是因为对失败的定义比较广泛。拔管失败并不是唯一的标准。评估的其他参数包括转移回更高级别的护理单元、不能从 ICU 转移出来或终止原来程序设定的拔管途径。仅由于无法拔管引起的失败占所有失败的 11%。FTF 背后的共同因素大多是不可改变的：年龄、性别、肾功能不全及既往存在的心力衰竭。这些因素加上术中和术后并发症，如 CPB 延长或出血，可能进一步增加 FTF 的风险。术后出血和呼吸窘迫是需要重新插管或需要 ICU 护理的两个最常见的诱发事件。

长期体外循环对 FTCC 的决定有何影响？

CPB 持续时间延长已被证实是无明显心力衰竭或肺衰竭情况下持续机械通气的独立预测因素。这种术后泵损伤的模式类似于急性呼吸窘迫综合征（ARDS），即全身炎症损害导致肺内皮通透性增加。随着酶活性的增加，中性粒细胞分离被认为是罪魁祸首。还应考虑导致肺顺应性降低的其他过程，包括鱼精蛋白反应、输血相关的急性肺损伤、体温过低及体外循环非通气期间的肺容量损失。

有充血性心力衰竭的患者不符合 FTCC 的资格吗？

充血性心力衰竭并不一定会使患者失去 FTCC 的资格，尽管先前存在的心力衰竭，尤其是纽约心脏协会分级高于Ⅲ级，是并发症的独立预测因素。如果患者在术前使用利尿剂、β 受体阻滞剂、他汀类药物、抗凝药及高血压治疗，且病情已经调整至最优，术中情况也比较稳定，仍然可以选择早期拔管。缩短 CPB 和主动脉阻闭时间将防止 CPB 后即刻心功能进一步下降。需要稳定剂量的血管活性药物输注的患者仍可以在严密监测下进行 FTCC。

目前全面实现 FTCC 的益处存在哪些障碍？

许多中心正在向围手术期促进早期拔管的 FTCC 途径过渡，障碍一般出现在术后阶段。美国的许多中心仍然在 ICU 进行所有心胸患者的恢复，术后护理相关的大部分费用都发生在 ICU。理想情况下，FTCC 的整个过程可以完全绕过 ICU，仅有特定患者需要经历中间医疗护理（IMC）类单元。术后护理的这种转变必须得到所有相关方的支持：外科、管理及护理人员。

预计哪些患者需要长期机械通气？

术后机械通气时间超过 24h 即被认为是延

长。但随着人口老龄化和心脏外科手术复杂性的增加，插管的需求可能超过24h。Sharma 等人[1]回顾性分析了32 045 例心脏外科患者，建立了延长机械通气时间的风险指数，并在同一队列中进行验证。该指数使用术前和术中收集的常规变量，包括既往心脏手术史、左室射血分数降低、休克、先天性心脏修复及 CPB 时间延长。

机械通气如何帮助搭桥后心脏？

FTCC 的前提是早期拔管可降低并发症发生率和资源利用率。然而，病情较重的患者可能难以从正压通气（PPV）过渡到自主通气。这与机械通气与心血管功能相互作用的复杂病理生理学有关。PPV 时，胸腔的加压阻碍了静脉回流到右心，从而降低了前负荷。它也会根据肺容积的不同而不同程度地影响肺血管阻力。心室跨壁压的降低有利于左心室，并导致后负荷的降低。向自主通气过渡的过程会将由 CPB 和长期舒张性心脏病来源的容积压力加至顺应性较差的心室，压力和容量增加可能引起肺水肿，并导致呼吸窘迫。

讨 论

早期拔管是中、低风险患者 CPB 术后的护理标准。预防性延长机械通气，以抵御体外循环后相关的生理风暴是一种过时的做法，已不建议用于大多数患者[2]。FTCC 整合了以生理目标值为引导的早期协议拔管，代替时间为引导。FTCC 的其他原则包括术前评估以优化医疗和帮助患者选择（图 13.1）[3]。不同的机构间存在差异，但目标是相似的。传统方法严重依赖于术中和术后大剂量麻醉药的使用，导致带管时间延长。现在，常规做法或多或少地整合了早期拔管，而并未精简剩余的术后护理[4]。

20 世纪 60 年代，早期的冠状动脉手术被认为是严重缺血性心脏病患者的最后选择。当时的麻醉剂（氟烷和硫喷妥钠）会导致血流动力学不稳定，所以无法使用。因此，大剂量的阿片类药物麻醉使心脏在麻醉诱导和维持过程中更加平稳[2]。大剂量阿片制剂的使用引起的呼吸抑制需要延长通气时间。因有其临床意义，当时这是个“受欢迎”的副作用，为稳定患者的心肺状况和体温提供了时间，并允许随时返回手术室以控制出血。对于较旧的 CPB 回路，较高的术后炎症反应的风险增加了多器官功能障碍的发生率，也需要更长的机械通气时间来观察。另一个普遍的观点是，强阿片镇痛可以降低术后缺血的风险[2]。

20 世纪 90 年代，随着外科手术和麻醉技术的进步，心脏外科手术数量激增，这导致术后 ICU 护理需求量更大。重症监护病房护理费用的

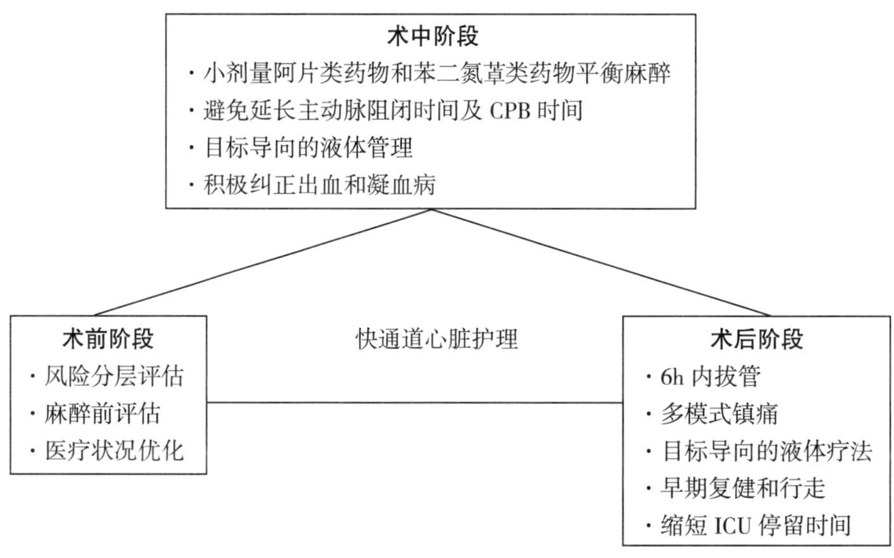

图 13.1　快通道心脏护理 (FTCC) 的不同阶段

上涨令人望而却步。随着全球医疗费用的不断增长，寻找以更低成本提供相同质量医疗服务的方法已成为当务之急。心脏手术是一项昂贵的、资源密集型工作。随着人口的老龄化，以及冠心病、心脏瓣膜病等老年性疾病的日益普遍，改善成本控制将成为心脏手术计划生存的关键。在有固定年度预算的环境中，例如具有政府补贴的全民医疗保健的国家，所用资源的减少可以转化成为同一预算提供更多服务。在对某项服务有固定支付的环境中，例如在美国，实施诊断相关的医疗群组支付，如果无法控制成本，医院可能会在心脏外科手术上亏损，从而导致对项目的投资减少或关闭。因此，成本控制的重点是降低 ICU 资源利用率，特别是减少术后机械通气时间。一个突出的目标就是针对使用大剂量阿片类药物的麻醉实践。当时，出现了新的、更具有心脏稳定性的挥发性气体和静脉诱导药物。平衡麻醉的概念得到关注，并降低了对大剂量阿片类药物麻醉的依赖[5]。平衡麻醉减少了阿片类药物的总使用量，并允许更早地拔管。这已经在一些研究中得到证实，证明了使用小剂量阿片类药物麻醉早期拔管的安全性和有效性[2]。

在过去的 10 年中，一些 meta 分析比较了 FTCC 与传统医疗的疗效。早期的研究仅关注麻醉方面的影响：小剂量阿片类药物对不良反应和通气时间延长的影响。恢复过程本身是相似的，因此一旦患者拔管，ICU 停留时间和住院时间的减少并没有改变。

如前所述，与 FTCC 相关的干预措施涵盖了整个围手术期。对于符合 FTCC 条件的患者，最终目标是缩短他们的 ICU 停留时间和住院时间。最新的 Cochrane meta 分析对 28 项 FTCC 试验的 4438 例患者进行了分析，结果显示，支持 FTCC 优于传统护理的证据薄弱[6]。在减少 ICU 停留时间和住院时间方面，结果不一。具体来说，实施了全部 FTCC 变化的中心，其患者住院时间有所缩短[6]。尽管插管时间和 ICU 停留时间显著缩短，但综合考虑，由于测量结果的高度异质性，全部研究总的结果并不显著。在大多数研究中，与常规治疗相比，实施程序性拔管方案确实使机械通气时间缩短了 6h[6]。不良事件或并发症发生率没有差异。大多数患者都比较健康、年轻，并且都是首次接受血管重建手术。更重要的是，meta 分析并没有将重点放在 FTCC 的整个护理过程上，而是集中在术中麻醉变化的影响，并不是 FTCC 所包含的术后护理过程。最近的研究表明，FTCC 也可以在高风险手术中进行，并具有积极的结果[7]。

自 2011 年以来，快通道心脏护理，尤其是早期拔管已被公认为一项质量指标。离开手术室后的通气时间是 STS 数据库中记录的众多变量之一。单纯的 CABG 或瓣膜手术患者及 CABG 联合瓣膜手术患者，术后 6h 内拔管率是 FTCC 的质量指标之一。通气时间延长是另一项指标，STS 定义术前未插管的患者在离开手术室后持续通气超过 24h 为通气时间延长。2011 年 12 月，国家质量协会（NQF）将离开手术室超过 24h（机械通气）的标准，定义为一项 CABG 手术患者的并发症。

对于参与 STS 数据库的病例，目标是在 6h 内使所有合并或不合并瓣膜手术的 CABG 及所有瓣膜手术的患者拔管。根据 NQF 标准，CABG 术后插管时间超过 24h 的患者被判定患有并发症。由于基于这两个标准的结果均已记录并公开报道，因此 FTCC 和早期拔管对于在美国有一个高排名的心脏外科项目至关重要。支付医疗费用的政府组织和团体可以使用其中的一些基准来决定将哪些项目包含或排除在他们的网络内。像 STS 这样的总体质量结果常被用于针对潜在患者的（心脏外科）项目营销及医疗机构或系统的整体营销。

FTCC 的下一步是统一缩短住院时间和 ICU 停留时间，这通常涉及工作流程和患者流程大范围重新设计。正因为如此，该机构的所有患者都得到了优化出院进程的治疗，即便是那些没有被归类为“快速通道”的患者。在高成本的环境（如提供大量辅助服务和高护患比的 ICU）中停留的时间少似乎可以保证节约成本。缩短住院总时间将降低医院的成本。研究显示， FTCC 很难实现大量的成本节约，因为一些主要的成本驱动因素仍然存在，如术中花费、有充足的ICU工作人员，以及在低一级护理单元需要降低病房护患比的需求[4]。从医疗保健系统的角度来看，如果患者出院更快，但之后需要更昂贵的护理，如住院康复服务、疗养院护理或额外的家庭护理，则相关的医疗保健支出总额可能不会减少。

为了充分利用 FTCC 节省成本的潜力，术后护理过程也需要不断发展。人们提出了两种从常规医疗方法中演化而来的 ICU 停留时间延长相关的途径。一种是仅对心胸患者设立的单独的心脏恢复区域，可以是 ICU 的一部分，也可以是独立的。稳定 24~48h 后，这些患者可以转入外科病房，而不需要 ICU 级别的监护或资源。另一个途径是在相同的环境但降低护理级别，允许更高的护患比。最后，有一些专业中心完全绕过 ICU，这一技术被称为超快速通道法[4]。

手术室内拔管术也适用于部分患者。这些患者可以在手术室拔管，然后转移到麻醉后恢复室，而无须 ICU 监护。Subramaniam 等人确定了心脏手术后手术室内成功拔管的独立影响因素，并将这些因素整合，建立了一套有效的拔管预测评分[8]。年龄较小、体重指数较低、术前白蛋白大于 4g/dL、无慢性肺病和糖尿病、择期手术及单纯的 CABG，都是与手术室内拔管独立相关的有利术前因素。术中预测因素包括低剂量芬太尼（<20μg/kg 芬太尼）和 CPB 后应用短效吸入麻醉剂[8]。

患者选择是一个动态过程，需要不断地重新评估手术和麻醉的进展轨迹。STS 风险计算器和 EuroSCORE 是最常用的风险分层方法，可以合理预测心胸外科手术的结果和并发症[9]。初步风险分层可用来预测并发症或考量是采用常规护理还是 FTCC。进一步的 FTCC 选择包括多学科的术前评估。医疗、麻醉和外科团队各自评估其外科手术计划中可更改的危险因素。术前评估的目标包括两个方面：首先确定患者的病情，然后对计划实施的手术和麻醉干预进行风险评估。

高危患者有共同的基线特征，这可能会使他们无法加入 FTCC。那些 EF 降低特别是低于 30% 的患者、左主干病变患者、糖尿病伴弥漫性冠状动脉阻塞患者、肾功能不全（肌酐 >2.0mg/dL）患者、有症状的实质性肺病患者及高龄患者，需要更仔细的检查和积极的优化[9]。这些因素中的大多数因慢性病程而无法改变。尽管如此，即使是被认为具有高风险的患者，仍有可能满足在医生的监督下早期拔管的条件[4]。

FTCC 失败或需要长时间通气的患者的特征是可变的（图 13.2）。失败通常表现为呼吸窘迫或持续性出血。两项最大的前瞻性试验研究了超过 2500 例患者的 FTF，确定了几个因素[1]。在这些研究中，失败的定义很宽泛：30d 内死亡，在低一级护理单元停留超过 48h，住院期间转入 ICU。然而，有很多患者即使存在 FTF 风险，也可以在 24h 内拔管，很难分离出一个可以预测失败的变量。患者病情越重，手术越复杂，发生 FTF 的概率就越高。FTCC 的选择是一个动态的过程，受整个围手术期影响。所有的 FTCC 通路都有一个共同的步骤，即获取医生对临床恶化早期症状的认可。

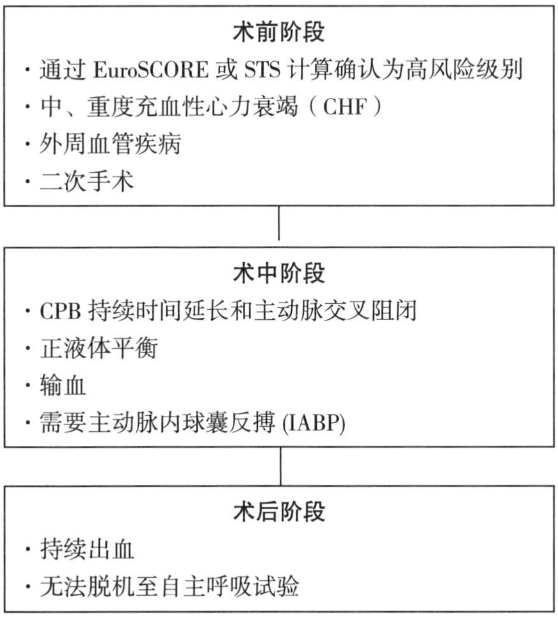

术前阶段

- 通过 EuroSCORE 或 STS 计算确认为高风险级别
- 中、重度充血性心力衰竭（CHF）
- 外周血管疾病
- 二次手术

术中阶段

- CPB 持续时间延长和主动脉交叉阻闭
- 正液体平衡
- 输血
- 需要主动脉内球囊反搏 (IABP)

术后阶段

- 持续出血
- 无法脱机至自主呼吸试验

图 13.2 围手术期快通道失败 (FTF) 的危险因素

快通道失败会带来更高的成本。Spier 等人调查了 2004—2007 年弗吉尼亚州的所有心脏外科手术患者。他们估计，单独的 CABG 病例的基线成本为 26 056 美元。当患者发生 STS 定义的术后并发症时，费用可增加 2574~62 773 美元[10]。通气时间延长（定义为在离开手术室后带管时间超过 24h）的额外费用为 40 704 美元。这项研究和其他类似研究并未证明快速拔管能够降低成本，但它们一致表明，快速拔管失败是成本显著提高的标志[10]。

术中麻醉管理是影响 FTCC 的关键因素。长效麻醉药和大剂量的苯二氮䓬类药物的引入有助于早期拔管。一些中心在术中过渡为使用瑞芬太尼，直至体外循环终止。他们在 CPB 后滴定最少的长效麻醉剂，以便尽早拔管[11]。液体管理也至关重要。术中和术后阶段的液体需求量因麻醉、手术及 CPB 影响引起的血流动力学波动而变化。采用动态参数或超声心动图指导的围手术期目标导向液体治疗可减少术后并发症[12]。术中最好避免液体正平衡，因为即使刚超过 500mL 的液体正平衡也会导致肺水肿[13]。

CPB 后进入 ICU 的患者，需要一定程度的液体治疗来解决微循环功能障碍引起的血流动力学不稳定。通过使用对液体治疗反应的动态参数而不是通常的静态压力参数，可以改善预后[12]。总体而言，液体管理不是一种良性的干预措施，低血容量和高血容量这两种极端状态都会导致术后并发症增加。对于 FTCC 患者，略微液体负平衡有助于促进早期拔管[12]。体外循环持续时间是改变 FTCC 进程的一个重要因素，因为血液暴露到体外循环回路的非内皮表面，不可避免地引起全身炎症反应。长期体外循环的其他改变包括体温波动、缺血再灌注损伤、输血、液体需求增加及血液稀释[9]。非手术失血也随着 CPB 时间的延长而增加。这被认为是由于血小板暴露在 CPB 设备的合成表面而导致血小板功能障碍所引起[14]。其他凝血异常是由异常激活引起的，导致血栓形成和纤溶失衡。任何接受长期体外循环的患者，无论其风险水平如何，都应接受密切监测。随着体外循环时间的延长，呼吸衰竭和出血的风险增加。时间延长的定义是超过 120min[14]。

协议拔管是 FTCC 的核心组成部分。各机构之间的顺序步骤和评估是相似的。脱机过程在手术后立即开始，通常不是医生驱动的，除非有问题或偏差（图 13.3）。脱机协议基于某些标准。这些标准是在呼吸机脱机至自主呼吸试验（SBT）期间持续评估的心肺变量。脱机最重要的一步是加速 SBT（图 13.4）。另一个预测拔管成功的变量是最小分泌负担。在典型的 FTCC 适应人群中，除非存在潜在的肺炎或慢性阻塞性肺疾病恶化，分泌负担应该是最小的。目前大多数的通气脱机方案有助于确定那些患者可以在无辅助的条件下呼吸，而不是确定拔管能否成功[15]。从 PPV 到拔管的过渡增加了 LV 的工作量。因为产生胸腔负压，左心室的前负荷和后负荷都会增加[16]。CPB 后的 LV 仍因心脏停搏引起的舒张期停搏而尚无顺应性。因此，前负荷增加可能导致肺水肿和呼吸困难的风险增加。透壁左室压力增加引起的后负荷增加也会导致左室劳损。机械通气脱机时，应谨慎维持当前的血管活性药物输注。血管活性药物输注通过增加左心室做功维持足够的灌注，

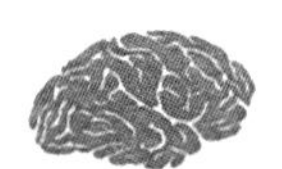
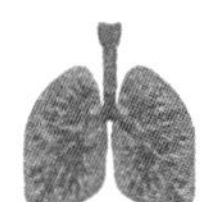
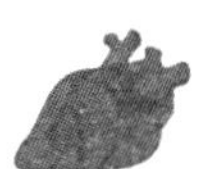
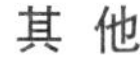

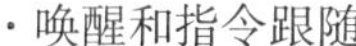

图 13.3 FTCC 早期拔管成功的标志。PPV: 正压通气

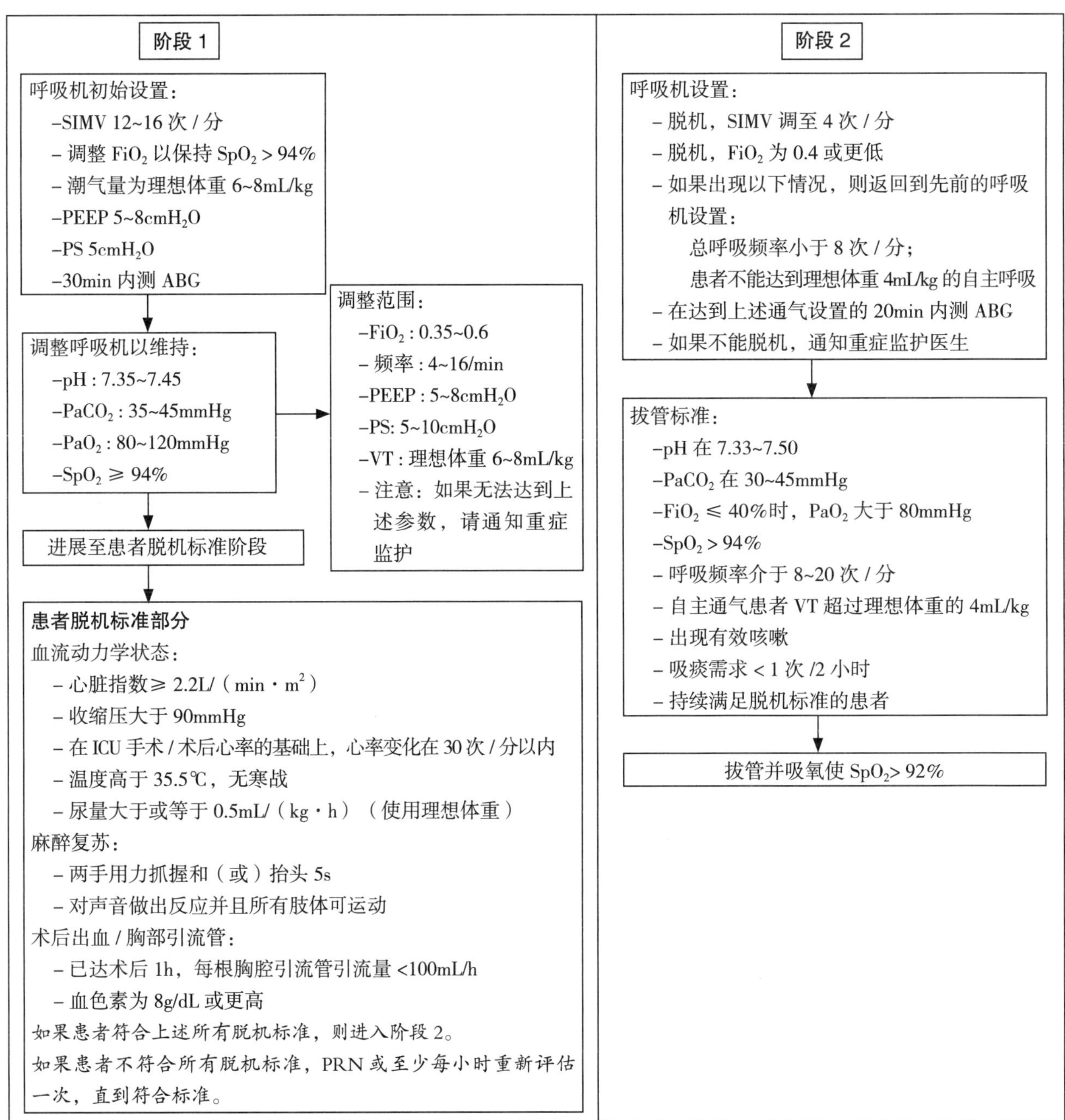

图 13.4 程序性拔管途径。ABG: 动脉血气；PRN: 根据需要；SIMV: 同步间歇指令通气；VT: 潮气量。引自梅奥诊所和佛罗里达大学途径

帮助 PPV 过渡到自主呼吸[16]。液体输注需求应降到最低，还应维持血流动力学稳定。从 PPV 到自主通气的转变实质上是一项心血管压力测试。

结 论

总之，所有接受心胸外科手术的患者都是潜在的 FTCC 患者。所有围手术期团队都需要认可和支持这种行之有效的方法。这个过程是动态的，需要持续地进行重新评估，以确保在整个围手术期过程中都能成功实施。

复习题

1. 心胸外科患者手术后，与传统的术后护理相比，FTCC 的主要优势是什么？

A. 较早出院
B. 呼吸道感染率降低
C. 减少机械通气的需求
D. 降低成本和资源利用率

2. FTF 患者术后表现如何?
A. 低血压
B. 急性肾损伤
C. 急性呼吸窘迫综合征
D. 出血

3. 在考虑 FTCC 候选人时，哪个因素最不重要?
A. 液体管理
B. 术中麻醉药品的使用
C. 体外循环时间
D. CPB 期间的温度管理

4. FTCC 患者拔管过程中最重要的步骤是什么?
A. 确保脱机前有足分的气体交换
B. 进行 SBT
C. 确保已停用所有血管活性药物
D. 脱机使同步间歇指令通气（SIMV）过渡到 SBT

5. CPB 患者术中的液体处理原则包括以下内容，除了哪一项?
A. 使用液体治疗反应的动态参数
B. 维持中心静脉压大于 10mmHg
C. 限制液体总量
D. 及早使用升压药

6. 哪个因素不能预测 CPB 患者的机械通气时间延长?
A. 充血性心力衰竭
B. 既往的心脏手术
C. 慢性阻塞性肺疾病
D.CPB 持续时间延长

7. 哪位患者可能不是 FTCC 的候选者?
A. 一名 50 岁男性，接受非复杂性三支动脉 CABG，持续 180min
B. 一名 70 岁女性，单纯主动脉瓣置换术后 EF 尚可伴慢性肾脏疾病
C. 一名 45 岁男性，CPB 后需要主动脉内球囊反搏（IABP）以维持 EF
D. 一名 65 岁女性，单纯 CABG 后充血性心力衰竭

8. 比较 FTCC 与传统护理时未评估哪些不良事件?
A. 大出血
B. 败血症
C. 肺栓塞
D. 卒中

9. 哪种因素在决定拔管准备方面的作用最小?
A. 分泌负担
B. 肺顺应性
C. 执行命令的能力
D. 用力肺活量大于 10mL/kg

10. 哪种手术最有可能使 FTCC 失败?
A. 一名 50 岁男性，急诊行三支动脉 CABG
B. 常规四血管 CABG，EF: 30%
C. 严重主动脉瓣病变的手术治疗
D. 一名 60 岁女性，行两支动脉 CABG 联合二尖瓣置换术

答　案

1. C。根据目前的研究 [6]，唯一一致的发现是早期拔管和机械通气时间减少超过 6h。由于不一致的术后护理过渡，与缩短住院时间相关的经济影响并不显著。两组患者的感染风险仍然相同，部分原因是无法提前将患者转移出 ICU。

2. D。大出血和呼吸窘迫是最常见的两种即时 FTF 表现 [4]。术后即刻呼吸窘迫通常不是由 ARDS 引起的。急性呼吸衰竭的原因与肺不张、肺水肿及通气不足有关 [9]。

3. D。体外循环期间的温度管理仍然是一个有争议的话题 [2]。在体外循环过程中没有明确的温度控制指导。然而，在拔管前纠正术后体温过低是至关重要的。其他选项是心胸外科手术风险增加的已知预测因素 [5]。

4. B。无论采用哪种机械通气脱机方法，进行SBT对促进早期拔管的成功都至关重要。最佳的气体交换是重要的一步，但是除非涉及这些值，否则它不应决定向SBT的发展。成功的SBT包括气体交换、气道通畅能力和肺顺应性测定。
5. B。对于液体疗法指导，前负荷的静态参数（如中心静脉压）不如动态参数（如脉压变化、每搏量变化）可靠[12]。中心静脉压受许多以静脉回流和心脏功能曲线为中心的变量的影响。使用静态充盈压力会增加不必要的液体负荷，这在术后阶段可能是有害的。
6. C。根据近期CPB后患者需要延长通气时间超过48h的风险衍生指标，与其他选项相比，慢性阻塞性肺疾病的影响最小[2]。尽管如此，基线肺功能仍然是术前评估和优化的一个重要变量。
7. C。无论术前评估如何，术中有重大变化的患者（如需要IABP的新发性心力衰竭）都不应成为FTCC候选人。尽管其他选择都涉及风险因素，但仅这些因素本身，不应排除他们尝试FTCC途径的可能。
8. C。最近的Cochrane meta分析检查了FTCC与常规治疗的不良反应，但不包括发生肺栓塞或深静脉血栓形成的风险[6]。这些事件在CPB术后即刻患者中较少发生。对其他选项的评估，组间没有发现差异。
9. D。单凭用力肺活量参数不能预测拔管的准备程度。其他3项中的任何一种都可以阻止拔管。用力肺活量纳入其他脱机参数时[如快速浅呼吸指数（RSBI）等]可在脱机过程中为临床医生提供指导。
10. A。与常规或紧急手术相比，急诊心胸外科手术风险更高。没有时间对患者进行药物优化。紧急、二次和复杂手术具有更高的术后并发症发生率和死亡率[4]。其他选项有中等风险，但只要术中过程没有明显问题，就可以成功地实施快速康复途径。

参考文献

[1] Sharma V, Rao V, Manlhiot C, et al. A derived and validated score to predict prolonged mechanical ventilation in patients undergoing cardiac surgery. J Thorac Cardiovasc Surg, 2017, 153:108–115.

[2] Silbert B, Myles P. Is fast-track cardiac anesthesia now the global standard of care ? Anesth Analg, 2009, 108:689–691.

[3] Pande R, Nader D, Donias H, et al. Fast-tracking cardiac surgery. Heart Surg Forum, 2003, 6:244–284.

[4] Bainbridge D, Cheng D. Current evidence on fast track cardiac recovery management. Eur Heart J Suppl, 2017, 19:A3 -A7.

[5] Cheng D, Karski J, Peniston C, et al. Morbidity outcome in early versus conventional tracheal extubarion after coronary artery bypass grafting: a prospective randomized controlled trial. J Thorac Cardiovasc Surg, 1996, 112:755–764.

[6] Wong W, Lai V, Chee Y, et al. Fast-track cardiac care for adult cardiac surgical patients. Cochrane Database Syst Rev, 2016,9:CDO03587.

[7] Ramaraj J, Roy C, Kumar N, et al. "Fast-tracking" in patients undergoing coronary artery surgery with severely impaired left ventricular function. Ann Card Anaesth, 1999,2:12–15.

[8] Subramaniam K, DeAndrade D, Mandell D, et al. Predictors of operating room extubation in adult cardiac surgery. J Thorac Cardiovasc Surg, 2017, 154:1656–1665.

[9] St. André A, DelRossi A. Hemodynamic management of patients in the first 24 hours after cardiac surgery. Crit Care Med, 2005,33:2082–2093.

[10] Speir AM, Kasirajan V, Barnett SD, et al. Additive costs of postoperative complications for isolated coronary artery bypass grafting patients in Virginia. Ann Thorac Surg, 2009, 88:40–46.

[11] Youssefi P, Timbrell D, Valencia O. Predictors of failure in fast-track cardiac surgery. J Cardiothorac vasc Anesth, 2015, 29:1466–1471.

[12] Bignami E, Guarnieri M, Gemma M. Fluid management in cardiac surgery patients: pitfalls, challenges and solutions. Minerva Anestesiol, 2017, 83:638–651.

[13] Toranlan F, Senay S, Gullu U, et al. Readmission to the intensive care unit after fast-track cardiac surgery: an analysis of risk factors and outcome according to the type of operarion. Heart Surg Forum, 2010, 13:E212–E217.

[14] Salis S, Mazzanti V, Merli G, et al. Cardiopulmonary

bypass duration is an independent predictor of morbidity and mortality after cardiac surgery. J Cardiothorac Vasc Anesth, 2008, 22:814–822.
[15] Blackwood B, Alderdice F, Burns K, et al. Use of weaning protocols for reducing duration of mechanical ventilation in critically ill adult patients: Cochrane systematic review and meta-analysis. BMJ, 2011, 342:c7237.
[16] Pinsky M. Cardiopulmonary interactions: physiologic basis and clinical applications. Ann Am Thorac Soc, 2018, 15 (suppl 1):S45–S48.

（成丹丹 译，邓 姣 审）

第14章 主动脉瓣狭窄患者的非心脏手术

Blake Perkins, Frank Dupont

典型案例和关键问题

一例73岁、体重83kg的男性患者拟行择期腹股沟疝修复术，病史包括高血压、关节炎及主动脉瓣狭窄。多年前因肺炎入院时检出主动脉瓣狭窄，此后间断由心脏专家评估，但患者承认上一次检查距今已逾2年。患者无法回忆起末次心脏超声检查的具体时间。在进行系统检查时，患者主诉呼吸困难与呼吸费力，但没有晕厥史、胸痛或心悸。体检于右侧第二肋间闻及4/6级全收缩期杂音。该患者的麻醉医生在术前准备区域见到了患者。

患者术前是否需要心脏评估？

你从回顾患者的电子病历开始进行术前检查，以更好地了解对患者的医疗诊断和即将进行的手术。电子病历中可见一项4年前住院时的心脏超声检查，开具经食管超声（TEE）检查的原因是新发气短。TEE揭示中度主动脉瓣狭窄，最高流速（Vmax）3.0m/s，主动脉瓣平均压差30mmHg。X线片显示左下肺实变，诊断为肺炎并接受治疗，肺炎被认为是气短的病因。患者被告知需要找心脏专科医生随诊主动脉瓣狭窄问题。患者自述有时心脏医生会给他开心脏超声检查单。但过去1年未行任何心脏超声。你与外科同事商议调整手术间患者顺序，以在术前协调进行TEE检查。

如果这是急诊手术，是否应行心脏超声或心电图检查？

外科医生同意将手术移至下午早些时候。患者进行了心电图检查（EEG），结果显示窦性心律、左心室肥大，既往入院没有此结果，患者以往不曾有此诊断。新的TEE结果显示左心室收缩功能正常，主动脉瓣狭窄恶化，Vmax为4.1m/s，平均压差为45mmHg。

你是否推荐推迟疝修复术以对主动脉瓣狭窄进行更明确的治疗？如果是，更推荐球囊主动脉瓣成形术还是主动脉瓣置换术？

你与患者讨论了自己在围手术期的角色，以及他更进一步的检查。他认为疝对自己生活的影响远超过主动脉瓣狭窄，在讨论中，患者坚决拒绝心脏检查，因为他的一位亲属在心脏手术后去世，所以要求你治疗他以达到可以进行当日手术的目的。

患者询问你术前可否采取措施以降低风险，你会如何对患者解释他在围手术期可能面临的风险？

你向患者解释他的主动脉瓣狭窄很严重，围手术期致残甚至死亡的风险都会提高，但患者仍然坚持手术。你询问外科主治医师是否可以在局部麻醉与最低镇静水平下完成手术，术者更倾向于腔镜修复，以达到康复更快、瘢痕更小的目的。你对术者说明麻醉可能诱发患者更多潜在的风险，但术者确信他可以迅速完成手术。

你会如何实施全麻诱导，需要采用哪些监护设备？

在手术室，连接EEG与指脉搏氧后，你在2%利多卡因局部麻醉（简称“局麻”）皮下浸润下进行了右侧桡动脉穿刺置管。充分预给氧后，给予依托咪酯、芬太尼、咪达唑仑诱导全身麻醉（简称“全麻”），插管时注意到患者心率增加至 130 次 / 分，血压降至 72/35mmHg。

该患者围手术期的血流动力学目标是什么？

患者被置于头高脚低位，加速补充液体的同时给予去氧肾上腺素。维持窦性心律，心率逐渐降至基线 80 次 / 分，血压 127/81mmHg。给予抗生素后开始手术。外科团队对患者进行腹腔充气时，你注意到患者血压突然下降，请外科医生停止充气，同时再次给予去氧肾上腺素维持动脉压高于 65mmHg。外科主治医师认为其中一个鞘卡已经穿透腹膜外隙进入腹腔，再次充气，患者血压开始下降，你要求外科团队减少充气，同时呼叫麻醉医生获取经食管超声（TEE）设备。TEE 检查显示患者左心室功能正常但心室欠充盈。你继续快速补充液体，给予血管收缩药，结合减少腹腔充气量后，患者血压平稳，继续手术。

患者是否应该收治入院过夜，需要进行哪些监测？

手术结束，患者拔管后顺利置入 2L 鼻导管，转移至麻醉后恢复室，之后转移至监测病房过夜。由于患者被留夜观察，患者家属比较担心，但你向他们解释患者接受了很多的液体治疗以支持术中血压，所以需要留院过夜。第 2 天拔除动脉导管，患者回家。

讨 论

主动脉瓣狭窄的病因学

主动脉瓣狭窄是 65 岁以上患者最常见的动脉瓣病变，可见于 2%~9% 的患者[1,2]。不同于主动脉瓣狭窄，主动脉硬化的患病率在 85 岁以上患者中高达 75%。主动脉瓣狭窄患者跨主动脉血流受阻，主动脉瓣狭窄有多种病因：风湿性心脏病、单叶或二叶主动脉瓣、瓣叶钙化性蜕变等。钙化性主动脉瓣狭窄的发生率随岁龄增长而增长。据推测，随着全球人口老龄化，因主动脉瓣狭窄而需要手术的患者人数也会急剧增多。与冠状动脉疾病一样，钙化性主动脉瓣狭窄在高脂血症男性患者更多见。钙化性主动脉瓣狭窄被认为是由于瓣膜随年龄磨损而产生的。最近的证据显示，退化与炎症性改变使瓣膜增厚并限制瓣膜的正常活动。危险因素包括吸烟、糖尿病肾脏疾病、高血压、男性及高胆固醇血症。先天性二叶主动脉瓣是 65 岁以下主动脉瓣狭窄患者的最常见病因，人群患病率 1%[3]。二叶主动脉瓣常伴有其他心脏异常，如升主动脉瘤或主动脉缩窄（常见于儿科患者）。主动脉瓣膜的风湿性心脏病特点是纤维小叶增厚和钙化。虽然在美国与欧洲不常见，但它是世界上其他地区瓣膜性心脏病的主要病因，常伴有三尖瓣缩窄。

主动脉瓣狭窄的病理生理

正常的主动脉瓣有一个 2.6~3.5cm^2 的主动脉瓣区域（AVA）[2]，AVA 缩窄阻碍血流并在左室流出道与主动脉之间形成一个压力梯度。正常的疾病进展每年使 AVA 缩小 0.1cm^2，最高跨瓣压每年增加 10mmHg[4]，当瓣膜逐渐使左心室压力增高时，左心室张力也增高。早期，左心室通过向心性肥大维持相同的每搏量。虽然收缩力被保留，但氧需增加，冠状动脉血流减少，可能引起心绞痛。向心性左心室肥大降低心室顺应性，因此增加心室舒张末期压力。

图 14.1 显示早期主动脉瓣狭窄患者的典型压力容量曲线。患者变得更依赖于前负荷来维持动脉收缩以保障足够的每搏量。左心室更高的舒张压也需要维持系统循环阻力和血压以保证冠状动脉灌注不受损害。除了心绞痛、呼吸困难和呼吸费力，主动脉瓣狭窄的另一个症状是晕厥。主动脉瓣狭窄导致的晕厥常发生在用力时，当搏出量受限时，全身血管舒张会引起动脉系统血压下降。晕厥可能是动脉或室性快速心律失常引起

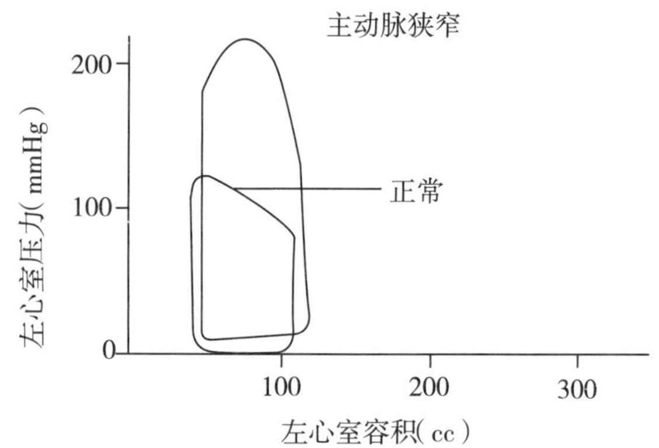

图 14.1 一例主动脉瓣狭窄患者的压力容量曲线。最高收缩压反映了跨瓣膜的高压梯度，舒张充盈的斜率反映了向心性肥大失代偿

的。晚期，由于左心室纤维化重塑导致偏心性心室肥大和心力衰竭，在很长一段时间的潜伏期过后，主动脉瓣狭窄的预后取决于心绞痛、晕厥及心力衰竭等症状开始的时间。如图 14.2 所示，预后很差，患者出现症状后预期寿命限于几年，主动脉瓣置换有益于延长生存期、改善症状和左心室收缩功能。

主动脉瓣狭窄的诊断

详细的查体 、ECG、心脏超声、胸片及心脏导管可以帮助诊断主动脉瓣狭窄。在手术当天，患者可能诊断为主动脉瓣狭窄，但伴或不伴明显症状。体检时，可闻及明显的收缩期杂音，所测第二肋间尤著。这种诊断虽然不准确，但与狭窄严重程度并不一定相关，因为严重的主动脉瓣狭窄，杂音会由于流经主动脉瓣的血流减少而减弱。ECG 可能会显示左心室肥大，非特异性 ST-T 改变。X 线片则可能显示主动脉瓣区域严重钙化，心脏体积增大，尽管胸片也可能显示正常。超声检查是主动脉瓣狭窄标准的无创诊断工具。主动脉瓣的二维或三维图像显示瓣膜的解剖变化。多普勒可以测量跨膜压梯度和主动脉瓣区域大小。根据简化的伯努利公式，压力梯度与血流速度平方的 4 倍成比例。一个精确的压力梯度不会受血流方向的影响，主动脉瓣区域可以通过连续性公式计算。公式基于所有由左心室射出的每搏量都流经狭窄瓣口的概念。因此每搏血量在主动脉瓣膜两侧的容量是一致的。

根据 2014 年美国心脏病学会和美国心脏协会（ACC/AHA） 瓣膜性心脏病临床指南，主动脉瓣狭窄的诊断和适当分级是基于最大跨主动脉瓣流速和平均压差，而不是仅基于主动脉瓣口面积决定的 [5]。 先天性瓣膜病患者严重主动脉瓣狭窄为最大跨膜流速 > 4.0m/s（对应保留左心室功能情况下跨瓣膜压差 >40mmHg）。由于流速依赖于血流量，依靠流速对主动脉瓣狭窄进行分级受到一定的限制，例如，严重主动脉瓣狭窄的患者，如果射血分数较低或者有三尖瓣反流，

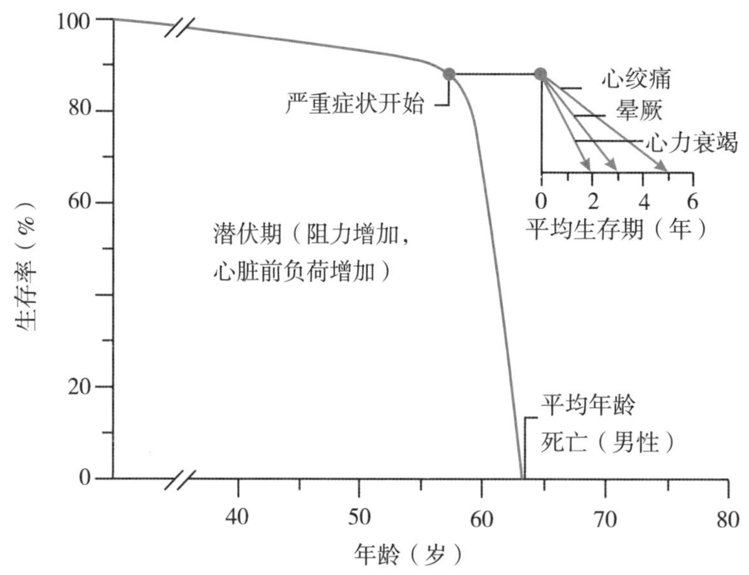

图 14.2 主动脉瓣狭窄患者的生存时间

也可能显示为射血速度较慢。射血分数较低的患者瓣口面积和多巴酚丁胺负荷超声心动图可以用来诊断和分级。指南对主动脉瓣狭窄的分级从 A（具有发展为瓣膜病的风险）到 D（症状严重），其中较重的级别还有亚分类（表 14.1）[5]，当超声结果不确切或者有分歧时，心导管有时用于评估狭窄程度。评估有症状患者是否有冠心病以判断是否需要冠状动脉旁路移植术和主动脉瓣置换时，也可以使用心导管诊断。

主动脉瓣狭窄的治疗

主动脉瓣狭窄的治疗包括主动脉瓣置换手术（SAVR），经导管主动脉瓣置换（TAVR），球囊主动脉瓣成形术或药物治疗。需要主动脉瓣置换的患者应该在择期非心脏手术前进行置换以降低围手术期风险[6]。由包含一名心脏内科专家和一名心胸外科专家的多学科心脏团队来决定主动脉瓣置换的方法，团队一起考量患者的合并症、手术风险、体弱程度，以及 SAVR 或 TAVR 的倾向性（图 14.3）[6]。

如果手术置换主动脉瓣的风险过高，可以考虑 TAVR。重度主动脉瓣狭窄的患者，球囊瓣膜成形术可以作为实施 SAVR 或 TAVR 前症状严重时的一个过渡，可以适度降低跨瓣膜压差并改善症状。有些病例可出现严重并发症，也常发生再狭窄。球囊瓣膜成形术不能作为手术或经导管主动脉瓣置换的代替。

主动脉瓣狭窄唯一确切的治疗方式就是主动脉瓣置换（AVR），药物治疗包括逐步上调滴定低剂量降压药物控制高血压的目标导向治疗，若患者心力衰竭严重失代偿，可在重症监护室使用血管舒张药的同时进行药物治疗，若在有创监护下治疗，可降低系统血管阻力并改善左心室功能[7]。

主动脉瓣狭窄患者的围手术期风险

在主动脉瓣狭窄风险逐渐增加的老龄化人群中，可能出现需要非心脏手术的主动脉瓣狭窄患者。进行风险分层并在围手术期采用一定预防措施优化血流动力学指标后，可以顺利进行手术。许多研究都表明，中度或重度主动脉瓣狭窄患者在进行非心脏手术时或手术后罹患心脏并发症的风险较高[8, 9]。患者通常年纪较大，胆固醇水平较高，同时合并冠状动脉疾病。低密度脂蛋白沉积于冠状动脉的机制与沉积于主动脉瓣的机制相同。高 LDL 水平可以导致更多的冠状动脉疾病和进行性主动脉瓣狭窄疾病。

即使不进行手术，射血分数降低和重度主动脉瓣狭窄患者的基本预后也会变差，一项研究显示主动脉瓣狭窄患者的心源性死亡率为 13%，心脏并发症的发生率为 17.3%[8]。尽管有些研究没有阐明主动脉瓣狭窄的严重程度，但有研究描述具有主动脉瓣狭窄的患者致残率与死亡率均升高。Goldman 原始心脏风险指数中，严重主动脉瓣狭窄患者围手术期死亡率高达 13%，而无主动脉瓣狭窄患者死亡率仅 1.6%[8]。随着麻醉技术与手术方法的进步，具有显著主动脉瓣狭窄患者非心脏手术的心脏风险已经降低。在 2005 年的一项回顾性研究中，主动脉瓣狭窄患者心肌梗死的风险相比对照组增加了 55%（3.86% *vs.* 2.03%），但死亡率没有明显升高[10]。随后一项研究报道患者术后 30 天死亡率为 2.1%，对照组为 1%[11]。最近一项对已发表数据的分析得出的结论是：在心脏超声、心导管治疗、麻醉与外科技术发展及患者术后照护高度发展之前所开展的研究中，非心脏手术患者受主动脉瓣狭窄的影响被过度强调了[2]。在这些技术发展之前，许多患者被认为不适于接受非心脏手术，图 14.4 为决定患者接受非心脏手术是否有高风险建立了路径。

如果患者要在非心脏手术前进行主动脉瓣置换术，AVR 本身也存在风险。瓣膜置换的手术风险约为 6%~13%，还可能发生植入物相关并发症[12]。球囊主动脉瓣成形术的风险则为再狭窄、新发的主动脉瓣关闭不全、主动脉夹层，以及心导管相关并发症。

表 14.1　主动脉瓣狭窄的分级

分级	定义	瓣膜解剖	瓣膜血流动力学	血流动力学影响	症状
A	**具有 AS 风险**	二叶主动脉（或其他先天瓣膜解剖异常） 主动脉瓣硬化	主动脉 Vmax < 2m/s	・无	无
B	**进展性 AS**	二叶主动脉瓣轻到中度瓣膜钙化或三叶主动脉瓣系统动态降低 风湿性瓣膜病伴有瓣膜融合	轻度 AS：主动脉 Vmax 2.0~2.9m/s 或平均 AP < 20mmHg 中度 AS：主动脉 Vmax 3.0~3.9m/s 或平均△ P 20~39=Ha	可能出现早期 LV 舒张功能失常 LVEF 正常	无
C	**无症状严重 AS**				
C1	无症状严重 AS	严重的瓣叶钙化或先天性主动脉瓣狭窄伴瓣叶开放严重受限	主动脉 Vmax ≥ 4m/s 或平均△P ≥ 40mmHg AVA 常≤ $1.0cm^2$（或 AVAi ≤ $0.6cm^2/m^2$） 严重 AS 是主动脉 Vmax ≥ 5m/s 或平均△ P ≥ 60mmHg	LV 舒张功能失常 中度 LV 肥大 LVEF 正常	无：为确定症状，实施运动试验是合理的
C2	LV 功能失代偿的无症状严重 AS	严重的瓣叶钙化或先天性主动脉瓣狭窄伴瓣叶开放严重受限	主动脉 Vmax ≥ 4m/s 或平均△P ≥ 40mmHg AVA 常≤ $1.0cm^2$（或 AVAi ≤ $0.6cm^2/m^2$）	LVEF < 50%	无
D	**有症状严重 AS**				
D1	有症状严重高梯度 AS	严重的瓣叶钙化或先天性主动脉瓣狭窄伴瓣叶开放严重受限	AVA 常≤ $1.0cm^2$（或 AVAi ≤ $0.6cm^2/m^2$），但可能由于 AS/AR 混杂而更大 主动脉 Vmax ≥ 4m/s 或平均△P ≥ 40mmHg	左心室舒张功能失调 左心室肥大 可能出现肺动脉高压	劳累性呼吸困难或运动耐量降低 劳累性心绞痛 劳累性晕厥或晕厥先兆
D2	伴有 LVEF 减弱的有症状严重低血流 / 低梯度 AS	严重的瓣叶钙化伴瓣叶动态严重减低	AVA ≤ 1.0 cm^2/m^2，静息主动脉 Vmax < 4m/s 或平均△P< 40mmHg 多巴酚丁胺负荷超声心动图显示在任何血流速度下，AVA ≤ $1.0cm^2$ 而 Vmax > 4m/s	左心室舒张功能失调 左心室肥大 LVEF<50%	HF 心绞痛 晕厥或晕厥先兆
D3	LVEF 正常的症状严重的低梯度 AS 或双向低血流的严重 AS	严重的瓣叶钙化伴瓣叶动态严重减低	AVA ≤ $1.0cm^2$，静息主动脉 Vmax < 4m/s 或平均△P< 40mmHg AVA 指数≤ 0.6 m^2/m^2 每搏量指数 < $35mL/m^2$ 患者血压正常时检测（收缩压 <140mmHg 时）	相对左室壁厚度增加 LV 小，每搏量低 舒张充盈受限 LVEF ≥ 50%	HF 心绞痛 晕厥或晕厥先兆

AR：主动脉反流；AS：主动脉瓣狭窄；AVA：主动脉瓣口面积；AVAi：主动脉口瓣口面积与体表面积比例；BP：血压；HF：心力衰竭；LV：左心室；LVEF：左室射血分数；△P：压力梯度；Vmax：最大主动脉流速

重度 AS 有症状
（D 级）
Ⅰ类
Ⅱa 类
Ⅱb 类
低手术风险
中度手术风险
高手术风险
极高手术风险
手术 AVR
（Ⅰ类）
手术 AVR
（Ⅰ类）
TAVR
（Ⅱa 类）
手术 AVR 或 TAVR
（Ⅰ类）
TAVR
（Ⅰ类）

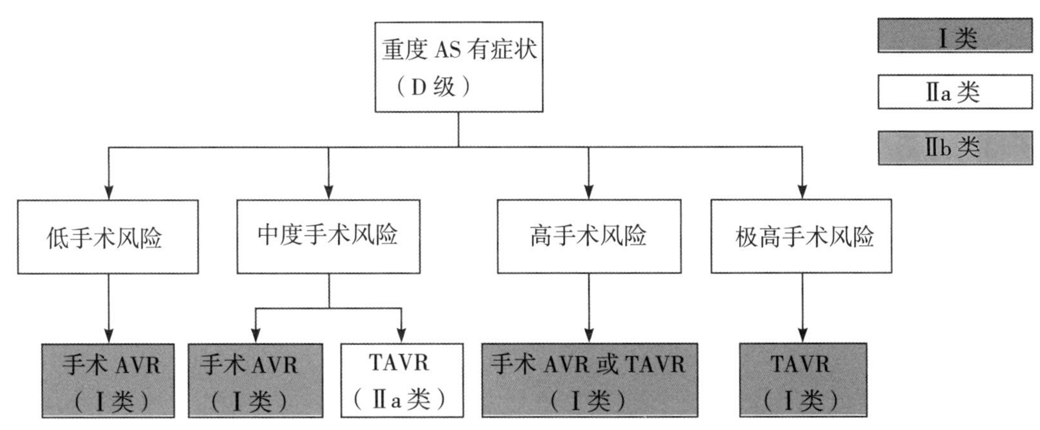

图 14.3 重度有症状的主动脉瓣狭窄患者选择经导管主动脉瓣置换（TAVR）或主动脉瓣置换手术（SAVR）的选择流程图。AS：主动脉瓣狭窄；AVR：主动脉瓣置换

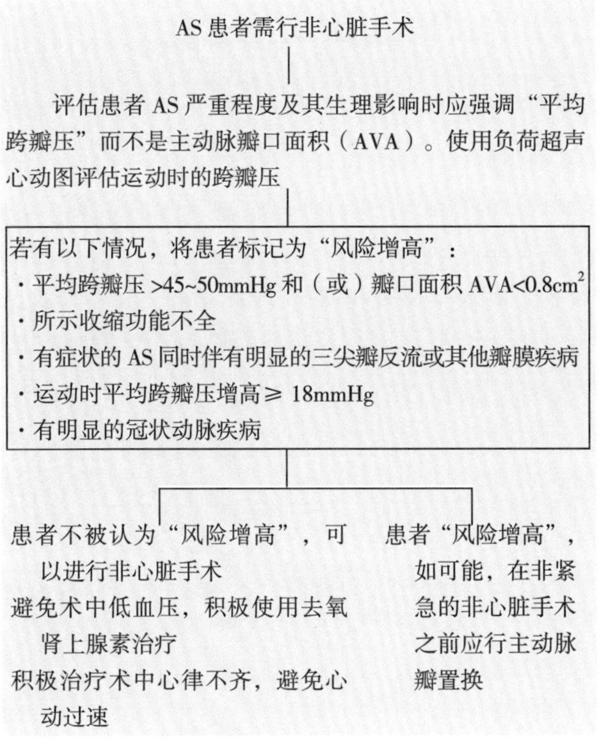

AS 患者需行非心脏手术
评估患者 AS 严重程度及其生理影响时应强调“平均跨瓣压”而不是主动脉瓣口面积（AVA）。使用负荷超声心动图评估运动时的跨瓣压
若有以下情况，将患者标记为“风险增高”：
· 平均跨瓣压 >45~50mmHg 和（或）瓣口面积 AVA<0.8cm²
· 所示收缩功能不全
· 有症状的 AS 同时伴有明显的三尖瓣反流或其他瓣膜疾病
· 运动时平均跨瓣压增高≥ 18mmHg
· 有明显的冠状动脉疾病
患者不被认为“风险增高”，可以进行非心脏手术
避免术中低血压，积极使用去氧肾上腺素治疗
积极治疗术中心律不齐，避免心动过速
患者“风险增高”，如可能，在非紧急的非心脏手术之前应行主动脉瓣置换

图 14.4 评估主动脉瓣狭窄患者是否适于进行非心脏手术的流程。AS：主动脉瓣狭窄

术前考量

非心脏手术患者的心脏评估可能会比较复杂，因为患者的术前心脏病史常常是未知的。针对疑有冠状动脉疾病而拟行非心脏手术患者的心脏评估指南，建议行分段术前评估[13]。评估手术的紧急程度、既往是否有明显或不稳定心脏病史、围手术期风险、手术类型及心脏疾病，可能对手术计划造成的影响。瓣膜性心脏病患者Ⅰ类推荐“具有临床意义的疑似中度或更严重瓣膜狭窄或反流的患者，若之前 1 年内没有做心脏超声检查，或者上次检查后有明显的临床状态或体格检查结果变化，需行术前心脏超声检查”[13]。需行瓣膜置换的患者应在接受非心脏手术前接受瓣膜置换术，以最大程度降低围手术期风险。而针对主动脉瓣，“无症状的重度主动脉瓣狭窄患者，具有合适的术中和术后血流动力学监测条件时可行风险增高的非心脏手术”[13]。

术中考量

如果主动脉瓣狭窄患者的前负荷、系统血管阻力、心脏收缩力均正常，且维持窦性心律，可以实施全身麻醉。主动脉瓣狭窄患者术中出现低血压并需要血管收缩药比例在 15%~74%[14,15]。动脉血压目标应满足舒张压大于 60mmHg，以维持足够的冠状动脉灌注。由于流出受阻，全麻导致的全身血管阻力下降并不能被心脏输出增加所代偿。系统血管阻力的下降可引发恶性循环：低冠状动脉灌注压使心室顺应性降低，导致心肌缺血、收缩乏力，进一步低血压。因此，低血压需要使用去氧肾上腺素等 α 受体激动剂积极处理，通过反射性的变时效应的减小来提高冠状动脉灌注压。预防心动过速最为重要。如果患者并发主动脉瓣关闭不全或左心室功能不全，心率应控制在正常范围或稍快。患者依赖心房驱血来维持足够的左心室舒张末期容积。液体管理目标为补偿

术中丢失，以及平衡吸入或静脉麻醉药引起的血管舒张，维持正常的灌注压。如果手术刺激产生短暂的高血压反射，硝酸甘油等扩血管药物的应用需谨慎。即便短暂的低血压也可能降低心脏灌注压并引起更多的心律失常。耗时较长的手术，诱导时大剂量的阿片类药物可钝化插管引起的交感反应并预防心动过速。短小手术，如疝修补术，则不太容易出现交感反应。应准备好除颤仪随时治疗快速心律失常。心肺复苏对这类患者效果较差，因为流出道梗阻，很难通过胸腔按压产生足够的血流。中、重度主动脉瓣狭窄患者的麻醉管理包括足够的前负荷、正常到稍高的系统血管阻力、正常收缩力及窦性心律。

有创监测　AHA/ACC 指南对监测提出了Ⅱa 类建议，“在无症状重度主动脉瓣狭窄的患者，实施适当的术中和术后血流动力学监测是合理的”[5]。提前动脉导管监测血压可以帮助缩短发现高血压或低血压的时间。中心静脉通路、肺动脉导管及心脏超声是其他常用的监测。有了中心静脉通路，给予血管活性药就更方便。主动脉瓣狭窄伴左心室或合并右心室功能不全和肺动脉高压的患者，肺动脉导管可以指导血流动力学管理[16]。TEE 可为左心室动能、容量状态及其他瓣膜异常提供信息，有助于围手术期管理。置入有创中心静脉导管时需谨慎，因其可能引起血流动力学变化。例如，置入中心静脉导管时患者可能出现心律不齐，而放置 TEE 探头时可能出现心动过速。所有有创监测均有风险、益处和禁忌证。

腔镜手术　腔镜手术患者注气时易发生剧烈的血压变化，根据不同的气腹压力，气腹可能快速降低前负荷并增加系统血管阻力。有一些依赖前负荷维持足够每搏量的患者此时可能比较危险。降低充气速度，并将压力控制在 12mmHg 以内，可能减轻血流动力学变化的程度。疝修复术前予腹膜外腔充气比气腹对血流动力学影响更小[17]。而该患者鞘卡进入腹腔引起了气腹。总的来说，腔镜修复术比开腹手术更有优势：恢复时间短，术后疼痛也较轻[18]，应权衡此优势与腹腔充气带来的血流动力学变化和患者体位摆放相关的风险。

全身麻醉或局部麻醉　传统上，主动脉瓣狭窄患者常接受全身麻醉。全麻的优势包括能够提供最好的手术条件，限制患者体动，以及便于在需要时置入 TEE 探头等有创监测。局麻技术在维持血流动力学目标方面更具优势。对此腹股沟疝修补术病例，更推荐使用复合或不复合镇静的局部神经阻滞以期血流动力学变化更小。单独使用髂腹股沟或髂腹下阻滞配合外科术野区域阻滞可能防治全麻带来的血流动力学变化。此外，区域麻醉也可提供绝佳的术后镇痛。

对许多麻醉医生来说，主动脉瓣狭窄患者是蛛网膜下腔麻醉的相对禁忌证（甚至部分人是绝对禁忌证）。蛛网膜下腔麻醉减少静脉回流并降低系统血管阻力，因此促进反射性心动过速，与前文所述主动脉瓣狭窄患者血流动力学目标完全相反。但如果全麻带来额外的风险，也可以通过缓慢给药、促进血流动力学代偿反应（足够的容量补充，血压没有突然下降的过程）来安全实施硬膜外麻醉或蛛网膜下腔麻醉（通常是持续）。术中、术后出现的血压下降，需要通过容量治疗和去氧肾上腺素治疗来维持系统血管阻力和满足前负荷。尽管该患者更适于区域阻滞，但也有先天性主动脉瓣狭窄患者成功应用腰硬联合麻醉的报道[19]。先天性主动脉瓣狭窄的孕妇，椎管内麻醉时必须缓慢，以维持全身血管阻力[20]。

预防性抗生素的应用　瓣膜狭窄患者具有发生感染性心内膜炎的风险。过去这些患者常在术前应用抗生素预防，包括牙科治疗前。由于缺乏除最高风险人群的相关研究证据，2008 年及以后的 ACC/AHA 指南中移除了预防感染性心内膜炎这项推荐。而高风险患者包括有人工瓣膜置换史的患者、既往曾患感染性心内膜炎的患者、部分先天性心脏病患者，以及曾因瓣膜病接受过心脏移植需行涉及牙龈组织或根尖区域的牙科治疗的患者。除非有证据表明黏膜感染，对需胃肠或生殖系统管道手术的患者没有证据支持需要行

心内膜炎的预防[6,21]。

术后考量

主动脉瓣狭窄患者具有术后心脏合并症的风险[8]。术中的血流动力学目标也应维持到术后：充足的前负荷、全身血管阻力及窦性心律。根据手术的侵袭性和血流动力学状态，可能需要监护床或重症监护室监护。继续使用有创监护手段，如动脉导管、中心静脉导管、肺动脉导管，在监护室重复进行 TTE 或 TEE 以指导术后复苏。主动脉瓣狭窄的患者必须给予充分的镇痛，术后疼痛导致的儿茶酚胺飙升可能导致心动过速及高血压等血流动力学改变。在此例腹股沟疝修复术中，如果使用区域阻滞或局麻，可能可以实现当天出院。另一方面，采用了全麻或硬膜外 / 蛛网膜下腔麻醉的患者，可以收住入院过夜监测血流动力学变化。

结　论

- 65 岁以上人群的主动脉瓣狭窄患病率为 2%~9%，随着老龄化，需要手术的患者人数可能增加。
- 重度主动脉瓣狭窄的定义为跨瓣最大流速≥ 4m/s 或平均跨瓣压≥ 40mmHg。
- 多学科心脏团队的术前评估可对风险进行评级以指导围手术期管理。
- 有症状的重度主动脉瓣狭窄患者在择期非心脏手术前进行 AVR 可能有益。
- 无症状的明显主动脉瓣狭窄患者行非心脏手术有发生心脏并发症的风险，但有了合适的围手术期血流动力学监测，可以进行择期手术。
- 发生低血压和心动过速可以导致冠状动脉灌注压不足，心律不齐或缺血、心力衰竭、死亡。
- 血流动力学目标包括维持窦性心律、前负荷和系统血管阻力以保证足够的心脏灌注压。
- 患者术后可能需要监护床或重症监护治疗监测血流动力学变化。

复习题

1. 主动脉瓣狭窄早期的患者可出现以下症状，除了：
   A. 心室向心性肥大
   B. 左心室收缩功能正常
   C. 左心室顺应性增加
   D. 左心室舒张末压增高
   E. 依赖心房收缩维持前负荷
2. 以下所有关于重度主动脉瓣狭窄晚期患者的诊断发现均有可能，除外：
   A. 左心室扩张
   B. 左室射血分数低于 50%
   C. 收缩期杂音减低
   D. 主动脉瓣口面积小于 1cm²
   E. 平均跨瓣压大于 40mmHg
3. 以下主动脉显著狭窄患者非心脏手术的麻醉风险均属实，除了：
   A. 有症状的重度主动脉瓣狭窄患者择期手术应推迟，直到接受确定的治疗
   B. 患者围手术期风险增高，包括心肌缺血和可能死亡
   C. 上肢或下肢手术患者可以选择外周神经阻滞
   D. 全麻诱导可能导致急性低血压进而引起心肌缺血
   E. 蛛网膜下腔麻醉由于能够阻断围手术期应激反应，是一种可选的麻醉手段
4. 以下严重主动脉瓣狭窄患者的治疗选项不包括：
   A. 有症状患者可实施 AVR
   B. 无症状且左室射血分数低于 50% 的患者可行 AVR
   C. 有症状患者行球囊瓣膜成形术
   D. 采用 β 受体阻滞剂治疗
   E. 经导管主动脉瓣置换
5. 针对主动脉瓣狭窄患者的围手术期管理，应排除以下哪一项？
   A. 对左心室顺应性降低患者应维持前负荷

B. 保持后负荷较高以维持足够的冠状动脉灌注压

C. 维持正常收缩力

D. 维持心率在基线以下以避免缺血

E. 维持正常的窦性心律

6. 当最大跨瓣膜射血速度______时，可诊断重度主动脉瓣狭窄。

A. 大于 1m/s

B. 大于 2m/s

C. 大于 3m/s

D.4m/s 或更高

E. 大于 5m/s

7. 当跨瓣压______时，可诊断重度主动脉瓣狭窄。

A.50mmHg 或更高

B.40mmHg 或更高

C.30mmHg 或更高

D.20mmHg 或更高

E.10mmHg 或更高

8. 主动脉瓣口面积______时，可诊断重度主动脉瓣狭窄。

A.1cm^2 或更小

B.1~1.5cm^2

C.1.5~2cm^2

D.2~3cm^2

E.3cm^2 或更大

9. 若患者拟行涉及牙龈组织的操作，以下情况均应给予抗生素预防感染性心内膜炎，除了：

A. 择期先心病手术

B. 曾接受过心内膜炎治疗的患者

C. 所有主动脉瓣狭窄患者

D. 有瓣膜疾病的心脏移植患者

E. 人工瓣膜置换术后患者

10. 早期主动脉瓣狭窄患者的正常 ECG 表现可能包括：

A. 左束支传导阻滞

B. 肢导联电压降低

C. 心房纤颤

D. 左心室肥大

E. 完全性心脏传导阻滞

答 案

1. C。 主动脉瓣狭窄早期左心室向心性肥大导致左心室顺应性降低，心室肥大维持收缩功能并增加左心室舒张末期压力，与正常的左心室相比，心室肥大患者的心房收缩可以提供最高 40% 的前负荷。

2. E。 在主动脉瓣狭窄晚期，渐进性左心室重构导致异位扩张，射血分数减少。尽管心脏超声测量主动脉瓣面积（<1cm^2）不受心室功能异常的影响，受抑制的收缩力使收缩期杂音减小，跨瓣压减小。

3. E。ACC/AHA 指南表示，有症状的重度主动脉瓣狭窄患者，在瓣膜损伤接受确切治疗前不应进行择期手术，因其围手术期合并症的风险增高。合并症包括全麻诱导后低血压、心肌缺血甚至可能死亡。重度主动脉瓣狭窄患者的最佳麻醉方案应集中在位置系统血管阻力、正常窦性心律和足够的前负荷。尽管局部神经阻滞对血流动力学的影响最小，椎管内麻醉可能引起外周血管舒张、反射性心动过速和心脏前负荷降低。

4. D。 ACC/AHA 指南指出，重度主动脉瓣狭窄的唯一确切治疗手段是 AVR。基于患者的合并疾病和手术风险，Ⅰ类有症状和左心室功能异常的无症状患者应进行 SAVR 或 TAVR。球囊瓣膜成形术可用于有症状患者 AVR 术前过渡。β 受体阻滞剂不在指南推荐范围之内，并在每搏量固定的情况下可能诱发低血压。

5. D。重度主动脉瓣狭窄患者的麻醉血流动力学目标包括维持正常的窦性心律以满足足够的前负荷和收缩力，以及通过使用去氧肾上腺素等血管活性药物维持正常或较高的后负荷以维持冠状动脉灌注。当每搏量固定时，心率减慢可能引起低血压。

6. D。根据 ACC/AHA 指南，跨主动脉瓣最高射血速度达到 4m/s 或更高时、平均跨瓣压达到 40mmHg 或更高时，以及主动脉瓣面积≤ 1cm^2

时可诊断重度主动脉瓣狭窄。

7.B。同题 6。

8.A。同题 6。

9. C。更新的 ACC/AHA 指南对原发性主动脉瓣狭窄患者，没有推荐预防感染性心内膜炎。但对于接受过心脏移植且合并结构异常引起的瓣膜反流的患者，需进行预防。仅有主动脉瓣狭窄的患者不推荐。

10. D。主动脉瓣狭窄早期患者的心电图发现可能揭示左心室肥大，显示为心前区和邻近导联左心室高电压，形成原因是固定的流出梗阻导致需要更大的心室体积射血。在稍晚期，患者左心室发生明显重构后，可能出现房颤和左束支传导阻滞。除非患者并存缺血性心脏病，一般不出现完全性心脏传导阻滞。

参考文献

[1] Lindroos M, Kupari M, HeikkiläJ, et al. Prevalence of aortic valve abnormalities in the elderly: an echocardiographic study of a random population sample. J Am Coll Cardiol, 1993, 21(5): 1220 1.

[2] Samarendra P, Mangione MP. Aortic stenosis and perioperative risk with noncardiac surgery. J Am Coil Cardiol, 2015, 65(3):295–302.

[3] Augoustides JG, Wolfe Y, Walsh EK, et al. Recent advances in aortic valve disease: highlights from a bicuspid aortic valve to transcatheter aortic valve replacement. J Cardiothorac Vase Anesth, 2009, 23(4):569–576.

[4] Otto CM, Burwash IG, Legget ME, et al. Prospective study of asymptomatic valvular aortic stenosis. Clinical, echocardiographic, and exercise predictors of outcome. Circulation, 1997, 95(9):2262–2270.

[5] Nishimura RA, Otto CM, Bonow RO, et al. 2014 AHA/ACC guide-line for the management of patients with valvular heart disease: executive summary: a report of the American College of Cardiology/ American Heart Association Task Force on Practice Guidelines. Circulation, 2014, 129(23):2440–2492.

[6] Nishimura RA, Otto CM, Bonow RO, et al. 2017 AHA/ACC focused update of the 2014 AHA/ACC guideline for the management of patients with valvular heart disease: a report of the American College of Cardiology/American Heart Association Task Force on Clinical Practice Guidelines. Circulation, 2017, 135(25):el 159-el 195.

[7] Khot UN, Novaro GM, Popović ZB, et al. Nitroprusside in critically ill patients with left ventricular dysfunction and aortic stenosis. N Engl J Med, 2003, 348(18):1756–1763.

[8] Goldman L, Caldera DL, Nussbaum SR, et al. Multifactorial index of cardiac risk in noncardiac surgical procedures. N Engl J Med,1977, 297(16):845–850.

[9] Detsky AS, Abrams HB, McLaughlin JR, et al. Predicting cardiac complications in patients undergoing non-cardiac surgery. J Gen Intern Med, 1986, 1(4):211–219.

[10] Zahid M, Sonel AF, Saba S, et al. Perioperative risk of noncardiac surgery associated with aortic stenosis. Am J Cardiol, 2005, 96(3):436–438.

[11] Agarwal S, Rajamanickam A, Bajaj NS, et al. Impact of aortic stenosis on postoperative outcomes after noncardiac surgeries. Circ Cardiovasc Lual Outcomes, 2013, 6(2): 193–200.

[12] Goodney PP, O'Connor GT, Wennberg DE, et al. Do hospitals with low mortality rates in coronary artery bypass also perform well in valve replacement ? Ann Thorac Sur, 2003, 76(4): 1131–1136; discussion 1136–1137.

[13] Fleisher LA, Fleischmann KE, Auerbach AD, et al. 2014 ACC/AHA guideline on perioperative cardiovascular evaluation and management of patients undergoing noncardiac surgery: a report of the American College of Cardiology/American Heart Association Task Force on Practice Guidelines.J Am Coll Cardiol, 2014, 64(22):e77–e137.

[14] Calleja AM, Dommaraju S, Gaddam R, et al. Cardiac risk in patients aged > 75 years with asymptomatic, severe aortic stenosis undergoing noncardiac surgery. Am J Cardiol, 2010, 105(8):1159–1163.

[15] Kertai MD, Bountioukos M, Boersma E, et al. Aortic stenosis: an underestimated risk factor for perioperative complications in patients undergoing noncardiac surgery. Am J Med, 2004, 116(1):8–13.

[16] American Society of Anesthesiologists Task Force on Pulmonary Artery Catheterization. Practice guidelines for pulmonary artery catheterization: an updated report by the American Society of Anesthesiologists Task Force on Pulmonary Artery Catheterization. Anesthesiology, 2003, 99(4):988–1014.

[17] Bannenberg JJ, Rademaker BM, Froeling FM, et al. Hemodynamics during laparoscopic extra-and intraperitoneal insufflation. An experimental study. Surg Endosc, 1997, 11 (9):911–914.

[18] Eklund A, Rudberg C, Smedberg S, et al. Short-term results of a randomized clinical trial comparing Lichtenstein open repair with totally extraperitoneal laparoscopic inguinal hernia repair. Br J Sur, 2006. 93(9):1060–1068.

[19] Kim YS, Park JH, Lee SY, et al. Combine-dspinale pidural anesthesia for lumbar discectomy in a patient with asymptomatic severe aortic stenosis: a case report. Korean J Anesthesiol, 2014, 67(2): 129–132.

[20] Van de Velde M, Budts W, Vandermeersch E, et al. Continuous spinal analgesia for labor pain in a parturient with aortic stenosis. Int J Obstet Anesth, 2003, 12(1): 51–54.

[21] Nishimura RA, Carabello BA, Faxon DP, et al. ACC/AHA 2008 guideline update on valvular heart disease: focused update on infective endocarditis: a report of the American College of Cardiology/ American Heart Association Task Force on Practice Guidelines endorsed by the Society of Cardiovascular Anesthesiologists, Society for Cardiovascular Angiography and Interventions, and Society of Thoracic Surgeons. J Am Coll Cardiol, 2008, 52(8):676–685.

（邓 姣 译，路志红 审）

第15章 左心室辅助装置患者非心脏手术的麻醉管理

Amanda M. Kleiman, Christopher Spencer, Julie L. Huffmyer

典型病例与关键问题

39岁女性患者，ASA 4级，HeartMate Ⅱ™左心室辅助装置（LVAD）置入术后，拟行腹腔镜下肾细胞癌部分肾切除术。她的病史显示非缺血性心肌病，射血分数（EF）15%，双心室除颤器置入术后，慢性肾功能不全，高血压。LVAD置入术后，她可以每天步行约3km以上，日常生活能力显著提高。她近期有血尿，发现左肾肿块，考虑肾细胞癌可能。她要求进行腔镜肾切除术以被重新列入心脏移植候选名单。目前用药包括赖诺普利、美托洛尔、胺碘酮、呋塞米、华法林及阿司匹林。

该患者曾置入HeartMate Ⅱ LVAD，这意味着什么，还有其他LVAD可用吗，它们各有什么特点？恒流式LVAD植入后的生理和血流动力学影响是什么？你会在该患者围手术期考虑哪些问题？该患者装有永久性起搏器和除颤器，针对LVAD合并起搏器/植入性心脏除颤器的麻醉考量是什么？

过去几周患者多次出现血尿，因此需要在术前短期住院接受输血和术前检查。为控制出血，术前暂停了抗凝治疗。术前实验室检查结果包括红细胞计数11 000/μL，血红蛋白（Hb）9.1g/dL，血小板97 000/μL，国际标准化比值（INR）1.7，血浆尿素氮（BUN）34mg/dL，肌酐1.6mg/dL。

LVAD植入患者为何需要抗凝治疗，他们可能发生什么并发症？是否应拮抗该患者目前的抗凝治疗，拮抗的益处和弊端有哪些？正在出血的LVAD患者或可能出现大量出血的患者还应进行什么准备？

患者状态平稳，心率75次/分，呼吸频率18次/分，呼吸空气氧饱和度98%。术前体格检查可闻及持续LVAD嗡鸣。四肢脉搏不可触及，但温暖，灌注良好。LVAD控制器显示泵速9200rpm（转/分），血流速度4.8L/min，搏动指数（PI）4.3，消耗功率6.1W，患者进入手术室时状况平稳。

应如何对该患者进行监测，如何精确监测该患者的血压？需要建立什么样的静脉通道？是否应置入中心静脉导管？是否需要肺动脉导管？应如何进行该患者的麻醉诱导和维持？

设置好监测后，静脉给予患者2mg咪达唑仑并在超声引导下成功左侧桡动脉置管，患者基础血压89/71mmHg，平均动脉压（MAP）77mmHg。然后患者接受预给氧2min，全麻诱导用药：80mg利多卡因、100μg芬太尼、100mg丙泊酚及50mg罗库溴铵，诱导后患者血压降至62/48mmHg。

你计划如何处置患者的低血压？

LVAD泵速暂时降至8000rpm，给予患者500mL晶体液，并分次注射共300μg去氧肾上腺素，血压逐渐改善，泵速也恢复至基线水平。放置右侧颈内静脉导管，采用0.8~1.0 MAC（最低肺泡浓度）七氟醚维持全身麻醉。患者按手术需求保持左侧卧位。患者血流动力学平稳，但手术分离困难，外科医生要求大角度头高脚低位以充分显露。

你对于患者体位的考虑是什么，体位变动对血流动力学稳定性的影响是什么？装有LVAD的患者腹腔镜术式的麻醉注意事项是什么？

重新摆放体位后，术者由于分离困难更换为开腹术式，并表示术野有持续渗血。估计出血已达600mL并继续增加，输注1包交叉配血后的浓缩红细胞悬液（PRBC），测得患者Hb 8.6g/dL。

是否应继续输注红细胞控制出血？你对患者增高的凝血功能有什么考虑，可以采用什么工具指导复苏？

你根据旋转血栓弹力图（ROTEM®）结果为患者输入了1个单位血小板和1单位新鲜冰冻血浆（FFP），以及一个单位的PRBC。肿物已切除，成功止血，但关闭腹部造口时，患者出现室性心动过速。

为解决这一问题应做如何处置？该如何进行高级心脏支持复苏手段？

在进行心肺复苏、体外除颤并给予肾上腺素50μg静脉注射5min后，患者成功复苏。术中经食管心脏超声（TEE）确认LVAD流入与流出道位置正确，此后手术期间患者血流动力学稳定，再无需要血管收缩或正性肌力药物情况。患者全麻总时长为5h。

患者是否应该拔管后送至术后恢复室，或应转运至重症监护室？如果术中没有出现过危及生命的心律失常，是否还需这样处置？

你选择让患者带气管插管送入心脏重症监护病房（ICU），她血流动力学稳定，呼吸动力良好，抵达ICU 3h后拔除气管插管，没有发生并发症。术后第8天（POD）出院。随访影像学检查没有发现恶性肿瘤，被重新列入心脏移植名单。

讨　论

近期，美国20岁以上人群心力衰竭的总体发生率逐步上升，预期2030年将由近期的650万增至800万以上[1]。尤其是Ⅳ级心力衰竭，2年死亡率高达75%，唯一有效的治疗方法为手术[2]。心脏移植的预期生存时间平均为9.5年[1]，但晚期心力衰竭患者每10万例患者仅有2200供体，大部分供体器官都留给了65岁以下的患者。

若是由心肌炎或心肌缺血引起的急性心力衰竭，预期可能会有临床改善，可以采用机械循环支持的方式过渡到恢复期，在让心脏休息和恢复的时候维持系统灌注。有些准备进行心脏移植的患者，为了改善受到低心输出量影响的终末器官功能，也可以采用机械支持作为过渡。但这些应用均限于特定病因的患者，也受到有限的供体器官限制。心室辅助装置最有潜力的应用方向是它的第3种应用：不符合前面两种情况患者的永久替代治疗。

历史上，终末期心力衰竭患者采用LVAD作为永久替代治疗的概念出现在一项临床试验[机械辅助装置治疗充血性心力衰竭的随机评估（REMATCH）]结果发表后。该试验随机选取了129例纽约心脏协会（NYHA）Ⅳ级的患者，分别纳入搏动式HeartMate XVE™LVAD或传统最佳药物治疗组[3]，结果显示HeartMate XVE能有效治疗高级心力衰竭并能将生存率提高2倍，改善患者的生活质量评分[3]。有REMATCH研究结果作为基础，美国食品药品监督管理局（FDA）通过了搏动式LVAD为永久替代疗法。

随着技术进步，持续流出装置也进入了临床应用，Slaughter等人比较了持续流出LVAD和搏动式流出LVAD，研究结果发表在2009年11月[4]，他们以2∶1将200例患者随机分配到持续血流装置组（HeartMate Ⅱ）和搏动式装置组（HeartMate XVE），两组患者基本状况均衡，结果发现持续血流比搏动式血流的首要研究终点——无致残性卒中或需要重新手术修复或重置装置的生存期更长[4]。HeartMate Ⅱ患者 2 年生存率显著提高，装置置换等不良事件的发生率更低[4]。与预期相符，患者的生存质量和功能改善在两组均有提高[4]。

过去 10 年，VAD 疗法的总使用率显著提高，2006 年全美 LVAD 置入数量为 98 例，2014 年上升至 2423 例[5]。有趣的是，愿意接受 LVAD 为永久辅助疗法的患者比例也提高，由 14.7% 上升至 45.7%。另外，一项发表于 2014 年的大型队列回归研究分析显示，VAD 可降低院内死亡率，由 2006 年的 30% 降至 2011 年的 10%。将 1 年死亡率由 42% 降至 26%[6]。结果，更多依赖于 VAD 的患者生存了下来，出现了许多需要进行非心脏手术的情况。因此，对 VAD 治疗的生理原则对成功的麻醉管理来说至关重要。

常用 LVAD

HeartMate Ⅱ LVAD（Thoratec Corporation, Pleasanton, CA, USA）是一种持续流出、非搏动式装置。流入道由左心室尖部抽血至泵内，流出道连接升主动脉，由泵内抽血泵入循环。持续流出装置更小、更持久，更容易置入体型较小的患者和女性患者[7]。他们因出血并发症发生残疾的情况、感染及需要修理或更换泵装置的二次手术均更少[2]。曾有人提出慢性非搏动式泵装置长期使用的安全问题，但目前的大多数证据显示心力衰竭患者采用 LVAD 治疗后的肾功能、肝功能均有所改善[7]。

HVAD®（HeartWare International Inc. Framingham, MA, USA）装置更小，对末期心力衰竭的成年人或青少年来说是更好的选择。应将其放置于心包内，可通过微创胸骨切开术置入，HVAD 可用作单独左心室或右心室支持，也可双心室应用[8]。

HeartMate3™ 左室辅助装置（HM3 LVAS; St. Jude Medical Inc., 曾用名 Thoratec Corporation, Pleasanton, CA, USA）的特点为磁悬浮转子型离心泵，血液流出道更宽，可降低对血液成分的剪应力。这一装置目前正接受 MagLex Technology 主导的机械循环辅助装置患者中应用的多中心临床研究 3 评估（MOMENTUM 3）。HeartMate 3 设计的变化包括具有磁力特性的离心泵、可置入胸腔内部、与 HeartMate Ⅱ相比泵速更低（5000~6000rpm）[9]。

患者住院时，有许多短期支持装置可供选择，使患者有机会恢复或更换其他中转或长期设备（表 15.1），有些设备可以植入皮下，包括 Impella®（Abiomed, Danvers, MA, USA）和 TandemHeart™（Cardiac Assist Inc., Pittsburgh, PA, USA）。而其他装置，包括 CentriMag™（St. Jude Medical Inc., St. Paul, MN, USA），则通过胸骨切开术在撤除心肺转流装置时置入[2]。

LVAD 生理学

为了解持续 LVAD 的功能，理解轴向血流的生理很重要。泵需要一定的前负荷与后负荷，但并不符合增加每搏量会引起收缩力增加的 Frank-Starling 关系[10]。LVAD 只能将抽入的血液泵出，如果灌注不足，流出也就不够。流入管道将左心室尖部的血液泵入 LVAD 装置，流出管道将血液从 LVAD 送入升主动脉，叶轮是泵的唯一可动部件，由电磁驱动在血液润滑的轴承上旋转[2]。泵出的血量取决于进入泵的血流，旋转速度和进出管道之间的压力差[11]。重要的是，有 LVAD 装置的患者，进入左心室的前负荷依赖维持足够的右心功能，右心衰竭会显著影响 LVAD 功能和心输出量，导致严重的全身低血压。如果装置的旋转速度增长太快，而没有提供足够的前负荷，或患者血容量降低，左室壁可能出现下吸或吸入事件，左室壁闭合，阻塞 LVAD 流入道[11]。正确的处理血流动力学不稳定患者的方法是先降低转速，给予静脉补液，或治疗右心功能异常，待患者血流动力学稳定后再增加转速。

新的第三代 VAD 整合了离心泵以代替轴向泵。泵压差是指主动脉压与左心室压之间的差异，与离心泵血流密切相关。与轴向泵相比，离

表 15.1　心室辅助装置

装置	泵特征	优点	缺点
短期辅助			
搏动式（Abiomed BVS 5000; Abiomed AB 5000®）	体外放置	可实施单心室或双心室支持，应用广泛	需要有经验的床旁照护人员，使用抗凝药，出血 / 栓塞风险较高，限制行动
非搏动式（Impella Recover LP 2.5/5/0®; TandemHeart®; Levitronix CentriMag®）	轴向血流	可实施单心室或双心室支持，置管简单，使用经验丰富	必须卧床，需要抗凝，出血 / 栓塞风险较高，不能移动
长期支持			
第一代（ThoratecpVAD/IVAD; HeartMate™IP1000, VE / XVE; Novacor®）	搏动式血流，流量替代装置，体内或体外放置	可实施单心室或双心室支持	装置较大，不适于体形较小的患者，经皮引线，泵音明显，设备故障率较高
第二代（HeartMate™; Jarvik 2000®; DeBakey®）	旋转，轴向血流	更小，置入简单，较第一代表现更好，出血 / 感染少	经皮引线，接触轴承，栓塞风险高，需要抗凝，有心室吸入风险
第三代（HeartMate™ Ⅲ，VentrAssist®; DuraHeart®; HV AD®; EVAHEART®）	旋转，离心血流	非接触性轴承（降低剪应力）HVAD：更小，经胸放置，可实施单心室或双心室支持。Heartmate Ⅲ，总体泵速降低	设备较大，经皮引线，有心室吸入风险，使用经验较少

心泵通常具有更平坦的压力 – 流量曲线。因此，对于离心泵，由于泵压差较高，收缩期和舒张期之间的流量变化较大，而对于给定的泵流量变化，泵压差的变化较小。这些效应使离心泵吸入事件的可能性更低[12]。

重要的是，有 LVAD 的患者的脉搏不仅通过主动脉瓣前向有限的射血量传递到体循环，也会通过每次左心室收缩时增加泵的前负荷来传递。泵速增高（每分钟转数）可使舒张期流经泵内的血流增多，流出主动脉瓣的每搏量减少，因此降低脉搏的搏动性（图 15.1）[11]。因此，有持续 LVAD 装置的患者常难以触及波动的脉搏。

持续血流机械辅助装置对多器官系统的部分生理影响总结见图 15.2。

术前评估

评估患者以前，了解手术术式是非常必要的，包括适宜的时机、持续时间、切口类型及创伤性。然后，需要对患者进行彻底的术前评估。有 VAD 支持的患者临床表现广泛，从社区自由活动到病情危重。了解患者在接受 LVAD 之前的终末期损伤及植入后是否有改善非常重要，尤其是肾、肝、肺及脑血管并发症。

此外，了解患者接受的 LVAD 治疗类型，以及识别能够帮助该复杂患者的资源是至关重要的。通常，管理患者 LVAD 治疗的慢性心力衰竭心脏专家可以提供大量重要的信息，心胸外科

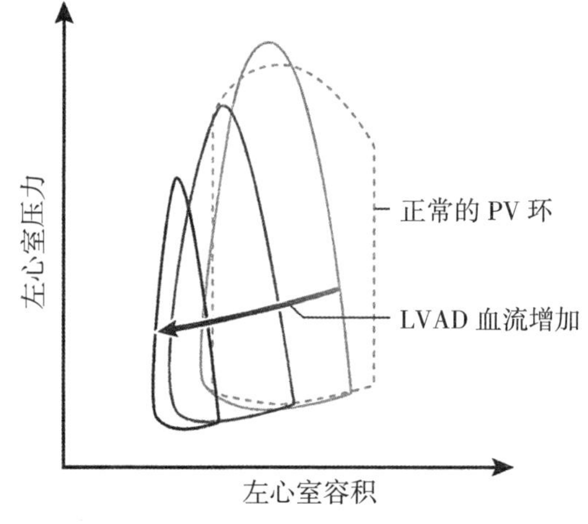

图 15.1　压力 – 容积循环描述了左心室容积和左心室压力随 LVAD 流量增加相对于正常压力 – 容积循环的相对变化和关系

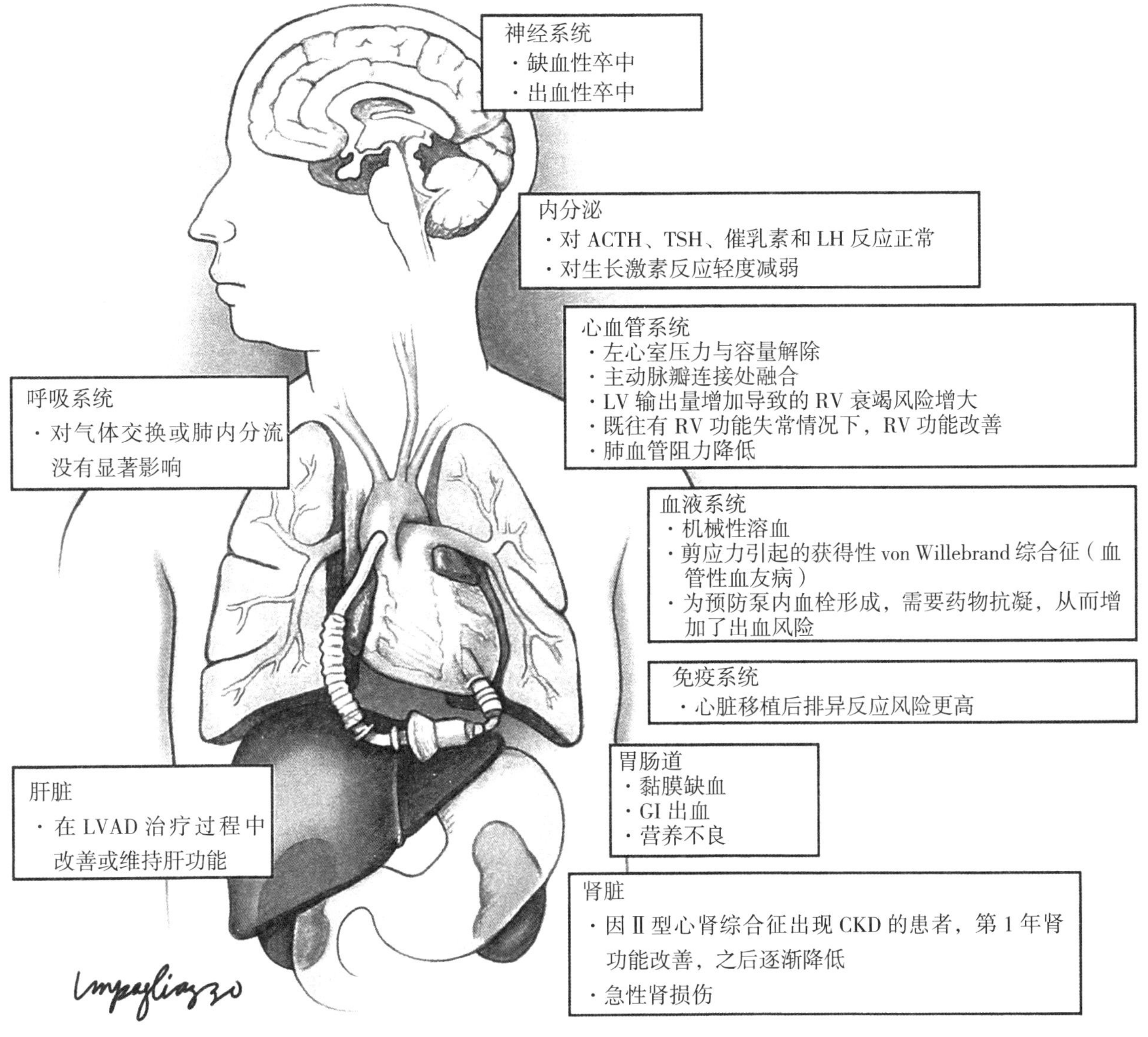

图 15.2 持续血流机械辅助装置对多器官系统的生理影响图解。ACTH：促肾上腺皮质激素；CKD：慢性肾病；GI：胃肠道；LH：促黄体激素；LV：左心室；LVAD：左室辅助装置；RV：右心室；TSH：促甲状腺激素；vWF：von Willebrand 因子

医生、心脏麻醉医生及心肺转流团队是讨论与LVAD 治疗有关问题的极好资源。

晚期心力衰竭患者常带有植入性心律转复除颤器（ICD）以防突发室性心律失常引起的心源性死亡，除颤器有 / 或无双心室起搏功能，以改善心室充盈。应询问患者的起搏器类型和设定模式、对起搏器的依赖程度、磁力反应及电池寿命。应暂停其除颤功能，但手边必须备有体外除颤设备。LVAD 患者室性心律失常风险较高的原因包括潜在的心肌病、LVAD 置入术后的心室尖瘢痕[13]。手术结束后，应注意重新激活除颤功能，确保起搏器功能正常。术中使用单极电凝代替双极电凝设备可能引起的电磁干扰更少，而电磁干扰可能影响其除颤或起搏功能。

有证据表明，在连续流装置中由于心室过度卸载引起的吸入事件可导致室性心律失常，这种心律失常通常在降低泵速、补充液体、停止吸入事件后即终止。如果患者之前没有置入除颤器，LVAD 术后可能需要置入。哥本哈根的 Andersen 等人开展了一项研究，结果显示 LVAD 置入术后心律失常发生率增高，常用的治疗方法，如 β 受体阻滞剂或胺碘酮输注，并不能降低发生率[13]。恶性心律失常的治疗必须包括复律或除颤，因为由右心流向左心室（包括 LVAD 装置）

的血流会受到影响。

作为一种植入体内的异物，LVAD 会激活凝血系统，增加血栓事件的风险。HeartMate Ⅱ内表面纹理的初始设计与血栓风险增高有关[11]，重新设计泵时，该纹理被去除，内表面改用平滑的钛，由于泵血流增加、流体动力学设计良好及持续血流而非搏动式血流，以及全 - 无循环等设计，血栓事件发生率得到改善。HeartMate 3 的设计试图改进组织相容性，例如血液剪应力进一步降低，可能会减少血栓或溶血并发症[9]。由于晚期心力衰竭患者心室扩张、收缩不良、血流停滞，也有发生血栓事件的风险[14]。LVAD 置入术后可改善，但在接近主动脉瓣区的左室流出道附近仍有部分停滞的血流。想将血栓降至最低水平，需要通过主动脉瓣自然排出一些血液，并采取适当的抗凝治疗，通常包括香豆素和阿司匹林等抗血小板药物[15]。

值得注意的是，胃肠道（GI）出血是最常见的并发症之一。持续 LVAD 置入患者 GI 出血发病率接近 15%。这一并发症可能由多种因素造成，包括药物抗凝、持续血流对 GI 血管的影响、对血液的影响，如获得性 von Willebrand 病，似乎影响了持续血流 LVAD 的大部分患者。持续的高血管剪应力使最大的 vWF 因子多聚体更容易分解[16]，降低了 vWF 诱导血小板聚集的能力，导致出血倾向。

虽然有些胃肠道出血可以通过减少抗凝药物用量和降低泵速来治疗，这样可以在短期内允许搏动式血流流过。也可以考虑维生素 K、浓缩红细胞悬液、新鲜冰冻血浆、纤维蛋白原替换及血小板来控制正在发生的出血。对于术中和术后出血风险较高的择期手术，术前几天可以用维生素 K 和新鲜冰冻血浆或凝血酶原复合物浓缩液（PCC）来逆转华法林的抗凝效应，可用普通肝素对患者抗凝桥接至手术[14]。由于 LVAD 治疗患者存在泵内血栓形成的风险，抗凝逆转必须谨慎地进行，因为逆转不当可能导致泵的更换、全身血栓栓塞，甚至死亡[14]。但有些数据显示，采用维生素 K、FFP 和 PCC 进行逆转是安全的[17]，而使用充足Ⅶa 因子逆转与血栓风险增高显著相关[18]。

此外，与任何可能出现大量失血的手术一样，麻醉团队应提醒血库注意可能出现的大量失血及随之而来的大量输血需求。

麻醉管理

LVAD 控制器持续显示装置血流（L/min）、PI（一个无量纲指标，从 1 到 10，由前负荷、收缩力和 LVAD 支持相互作用获得，代表 LVAD 给予患者的支持）、做功（W）及转速（rpm）[11]。这些指标在几次搏动后达到平衡。设备血流是通过泵速（rpm）与随时间变化的泵发动机电功耗之间的关系估计得出，设备血流是心输出量的替代。正常的 PI 范围是 3~4[2]，PI 值越高，说明 LVAD 给予的支持越少，或心室前负荷升高。PI 越低，意味着 LVAD 对患者输出了最大支持，前负荷减少[2]。使用持续性 LVAD 的患者与其他患者的监护措施一致，需常规的 ASA 监护设备。但根据手术类型的不同可能需要额外的监测。

一个带有多普勒血流探头的手动血压计可以用来监测血压。手动袖带先充气，然后缓慢放气，通过多普勒听到血流回流的值被记录为平均血压。如果存在一定的血流搏动性，无创袖带可识别一个相对较窄的脉压和相当准确的平均动脉压。该类患者更常使用动脉内导管持续监测 MAP，由于置管区域不能触及脉搏，置入动脉导管可能比较困难。在置管时降低转速允许搏动性更强的血流出现，采用常规的体表标志辅助“盲”置，或使用超声定位动脉，可能有所帮助[2]。

应根据具体情况决定是否进行有创监测。对于大多数非心脏手术，肺动脉导管是没有必要的。当需要血管活性药物输注或大口径中央静脉通路灌注大容量液体复苏等特殊情况下，中心静脉通路是有帮助的。除了评价右心室功能外，TEE 常用于监测容量状态和指导容量复苏。TEE 主要视图是经胃左、右心室的短轴视图，以评估心室充盈和容量状态，此外食管中部四腔或两腔视图对评估吸入事件也很重要，可见左室壁塌陷，左室腔消失。这些视图还可能看到左心室尖端的 LVAD 流入道，以确保室间隔没有阻挡流入管道。

麻醉技术的选择将根据手术类型或要做的手术，以及前面提到的所有术前考虑而定。由于 LVAD 不遵从 Frank-Starling 曲线，因此必须维持充盈 LVAD 的前负荷和后负荷，以保证充足的 LVAD 功能。对于患者、手术过程和外科医生来说，麻醉镇静和麻醉监护是可以接受的。由于 LVAD 治疗需要抗凝，因此神经阻滞麻醉和区域麻醉常被列为禁忌。全麻仍然是一种可接受的选择，可以使用多种药物诱导，在进行气管插管或喉罩置入后，使用挥发性麻醉药进行维持。麻醉诱导和维持没有特定的药物选择，LVAD 患者不一定需要高剂量阿片类药物的“心脏诱导”。

由于 LVAD 对血管舒张的变化和 LVAD 前负荷的降低特别敏感，可以使用小剂量的血管收缩药，如去氧肾上腺素或去甲肾上腺素，或液体快速输注来提高血压。管理持续血流左室辅助装置的一个缺陷是遇到低血压时靠采用增加设备每分钟的转数来解决，而这只会加重低血压。此外，在不增加前负荷的情况下，提高 LVAD 转速，可诱发吸入事件，引发室性心律时失常。这时应快速给予患者大量液体，并使用药物和心脏复律或除颤积极治疗心律失常。即使患者处于恶性、难以维持的心律状态下，LVAD 仍能持续工作，但由于右心室不能有效地将血液输送到左心室，左心室前负荷将受到影响，而 LVAD 的输出将进一步减少。此外，由于担心套管脱落和大出血，禁止对以往左心室辅助功能障碍的患者胸外按压。然而最近的数据表明，套管脱落的风险有可能比此前认为的要低得多[19]，最近，美国心脏协会（AHA）发表的高级心脏生命支持（ACLS）指南，对机械循环支持患者，将胸外按压列入了因急性可更正 VAD 功能失常导致的灌注不足患者的心脏复苏流程[20]。值得注意的是，不应该对全人工心脏患者进行胸外按压。

在术中出血失控的情况下，指导复苏的数据很少。如前所述，由于灾难性泵内血栓形成的风险，必须谨慎使用促凝剂。凝血功能检测，如血栓弹力图或血栓弹性描记（TEG），通常用于指导血液制品和重组凝血因子的使用，也可作为监测低凝状态和高凝状态的有用工具。通常，LVAD 患者凝血功能测量，如旋转血栓弹力图（ROTEM）会显示整体血栓强度增加 [INTEM 最大血栓硬度 （MCF）增高] 和凝血块纤维蛋白原的比例增高 （FIBTEM 显示 A10、A20 及 MCF 升高），反映炎症或高凝状态（图 15.3）。必须仔细分析功能测试中血块强度的整体增加情况，处理出血时应根据多种 ROTEM 或 TEG 测量的趋势来定，而不是绝对值[21]。

另一个可能影响 LVAD 患者血流动力学稳定性的因素是体位，因为头高脚低位和侧卧位会导

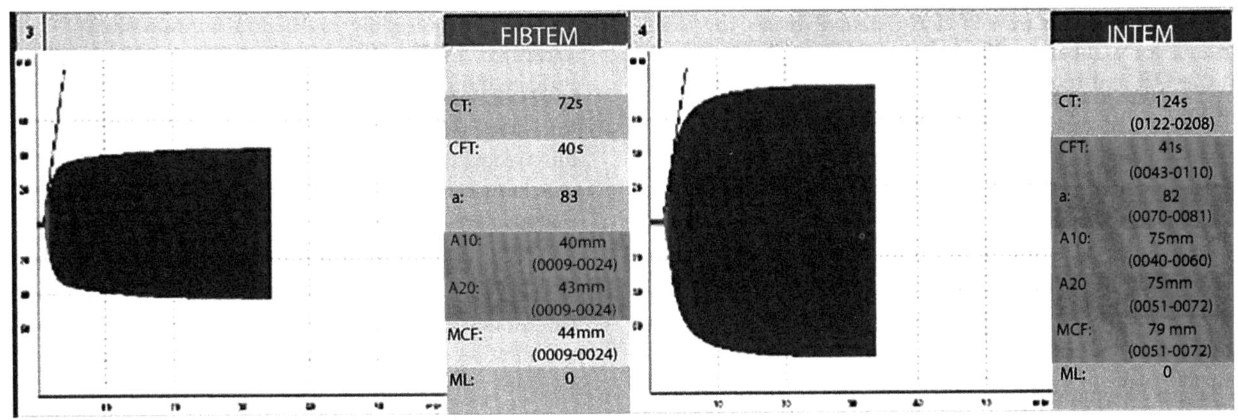

图 15.3 持续流量机械支持患者典型 ROTEM 面板示例。本图显示整体血栓强度增加 [INTEM 中最大血栓硬度（MCF）增加]，导致血栓的纤维蛋白原测量值增加（FIBTEM 中 A10、A20 及 MCF 上升），反映炎症或高凝状态

致静脉回流到心脏，继而回到LVAD的血液减少。可能需要补液或快速输液来对抗这种影响。左心室前负荷的降低会导致装置输出量的降低，因为它只能泵出所获的容量，如果左心室被吸平、抵住左心室流入套管，就会发生吸入事件。这会导致显著的全身低血压。如果缓慢进行，配合溶液输注滴定和血管活性药，体位的改变通常是可以耐受的。

LVAD患者手术，特别是腹腔镜手术，必须非常小心地进行。盲目选择腹腔镜器械置入的端口位置，可能会出现伤及LVAD装置或传动系统等潜在并发症，传动系统通过隧道进入患者右腹部。某些情况下，腹腔镜手术被认为风险太大，更倾向于选择开放性手术。因为腹腔镜手术成功显露所需要的气腹水平，可能使静脉回流至心脏与LVAD装置的血流减少、二氧化碳潴留增加，从而对患者肺血管阻力和右心功能产生不利影响。若出现急性右心室功能失常或右心衰竭，通过LVAD的系统心输出量将骤减。

最后，有LVAD本身并不是让患者插管或在ICU停留时间延长的理由。只要患者血流动力学稳定，没有大量输液可能引起气道水肿的顾虑，以及如果患者满足拔管的通用标准，可以在手术室拔管转移至合适的术后恢复场所。

结　论

- 机械循环辅助装置通常用于心肌恢复或心脏移植的过渡，但如今更常用作永久替代治疗。
- 支持的类型包括左心室、右心室和双心室。现代设备提供了连续的流动，而不是搏动式血流，出血并发症更少，感染风险降低，需要手术修复或更换泵的二次手术需求减少。
- 机械辅助装置依赖于前负荷和后负荷，但不能很好地适应其中任一因素的突然变化。在低血容量、右心室衰竭和前负荷降低的情况下也容易发生吸入事件，从而进一步降低心输出量，进而发展为室性心律失常。
- 恶性心律失常必须采用心律复转/除颤治疗。在没有足够灌注的VAD患者可以采用胸外按压，但全人工心脏患者不应使用。
- 对于血流动力学不稳定的患者，正确的处理方法是减少每分钟转数和给予静脉输液。患者稳定后，可再次提高转速。
- 侧卧位、头高脚底位和腹部充气可降低前负荷，导致血流动力学不稳，必须缓慢进行。
- LVAD支持的患者维持着通过主动脉瓣有限的输出量。增加泵的转速会使舒张期流经泵的血流减少，从而减少射血量、降低搏动性，患者通常没有可触及的脉搏。
- VAD激活凝血系统，易发生血栓栓塞，需要使用华法林和抗血小板药物进行全身抗凝。常见的并发症为消化道出血。
- 抗凝作用可通过维生素K、FFP或PCC来减轻或逆转，并在术前可通过肝素过渡。但抗凝逆转可增加泵内血栓形成的风险，必须谨慎进行。
- 接受LVAD手术的患者应使用标准ASA监护仪进行监测。血压通常用动脉导管测量。如果有出血可能，大口径静脉通道是必要的，中央通道通常也是必要的。TEE可用于监测容量状态和评估右心室功能。
- 麻醉技术因手术风险和术前考虑而异。对于某些手术操作，镇静或监护麻醉耐受良好。仔细维持前负荷和后负荷，吸入全身麻醉也可适当应用。
- 血栓弹力图或TEG可用于指导活动性出血的复苏。

复习题

1.LVAD流入套管连接下列哪两个结构？

A. 左心房和主动脉

B. 左心室和主动脉

C. 左心室和LVAD

D. LVAD 和主动脉

2. 下列哪种常用的左室辅助装置也能支持右心衰竭？

A. HeartMate Ⅱ

B. HeartMate 3

C. HeartWare HVAD

D. 主动脉内球囊反搏

3. 当 LVAD 泵速增高速时，左室压力－容积曲线将向下列哪个方向移动？

A. 左下

B. 右下

C. 左上

D. 右上

4. 下列哪一项特征最有可能导致左心室肥厚患者出现搏动？

A. LVAD 充盈增加伴心室收缩

B. 舒张期泵速高

C. 系统血管阻力增高

D. 转子的机械动作

5. 以下哪一项原则可以降低放置 LVAD 后血栓形成的风险？

A. 左心室经主动脉瓣自然射血

B. LVAD 放置时覆盖主动脉瓣

C. 用生物主动脉瓣替代天然主动脉瓣

D. LVAD 放置时切除心室动脉瘤组织

6. 55 岁非缺血性心肌病左心室肥厚患者，以血尿为主要表现。下列哪项异常最可能导致该患者血尿？

A. Von Willebrand 因子破坏

B. 肝脏促凝血因子生成障碍

C. 低纤维蛋白原水平

D. 血小板减少

7. 以下哪个 LVAD 控制台上参数用于估计设备血流？

A. 搏动指数和心率

B. 泵的转速和功耗

C. 泵转速和脉动指数

D. 系统血管阻力和心率

8. 45 岁男性，HearMate Ⅱ LVAD 置入术后，接受结肠镜检查。他有明显的桡动脉搏动，采用无创血压袖带测量他的血压。下列哪一项血压测量最能代表该患者的真实血压？

A. 舒张压

B. 平均动脉压

C. 脉压

D. 收缩压

9. 35 岁非缺血性心肌病患者拟于腹腔镜下行机器人辅助子宫切除术治疗子宫肌瘤。在二氧化碳气腹建立过程中，动脉血压从平均 75mmHg 降至 50mmHg，心率为 60 次 / 分。以下哪种初始干预措施最有可能使血压升高到基线水平？

A. 静脉单次给予阿托品 0.4mg

B. 静脉单次给予去氧肾上腺素 100μg

C. 增加 LVAD 泵转速到 12 000rpm

D. 注入 500mL 乳酸林格液

10. 65 岁男性，心肌病 HeartMate Ⅱ LVAD 置入术后，因颅内出血需要紧急开颅。术前超声心动图显示 LVAD 位置好，左心室充盈不足。但右心室扩张，收缩功能差，有中度三尖瓣反流。围手术期以下哪种干预措施对改善右心室功能最有效？

A. 吸入 NO

B. 快速输注生理盐水

C. 输注去甲肾上腺素

D. 经静脉放置起搏器

答 案

1. C。 2. C。 3. A。 4. A。 5. A。 6. A。
7. B。 8. B。 9. D。 10. A。

参考文献

[1] Benjamin EJ, Blaha MJ, Chiuve SE, et al. Heart disease and stroke statistics—2017 update. Circulation, 2017, 135:e146–e603.

[2] Thunberg CA, Gaitan BD, Arabia FA, et al. Ventricular

assist devices today and tomorrow. Journal of Cardiothoracic and Vascular Anesthesia, 2010, 24:656–680.
[3] Rose E, Gelijns A, Moskowitz A. Long-term mechanical left ventricular assistance for end-stage heart failure. New England Journal of Medicine, 2001, 345:1435–1443.
[4] Slaughter M, Rogers J, Milano C, et al. Advanced heart failure treated with continuous-flow left ventricular assist device. New England Journal of Medicine, 2009, 361:2241–2251.
[5] Kirklin J, Naftel D, Pagani F, et al. Seventh INTERMACS annual report: 15,000 patients and counting. The Journal of Heart and Lung Transplantation, 2015, 34:1495–1504.
[6] Khazanie P, Hammill BG, Patel CB, et al. Trends in the use and outcomes of ventricular assist devices among Medicare beneficiaries, 2006 through 2011. Journal of the American College of Cardiology, 2014, 63(14): 1395–1404.
[7] Russell S, Rogers J, Milano C, et al. Renal and hepatic function improve in advanced heart failure patients during continuous flow support with the HeartMate II left ventricular assist device. Circulation, 2009, 120:2352–2357.
[8] Sabashnikov A, Mohite PN, Simon AR, et al. HeartWare miniaturized intrapericardial ventricular assist device: advantages and adverse events in comparison to contemporary devices. Expert Review of Medical Devices, 2013, 10(4):441–452.
[9] Heatley G, Sood P, Goldstein D, et al. Clinical trial design and rationale of the Multicenter Study of MagLev Technology in Patients Undergoing Mechanical Circulatory Support Therapy with HeartMate 3 (MOMENTUM 3) investigational device exemption clinical study protocol. The Journal of Heart and Lung Transplantation, 2016, 35:528–536.
[10] Kartha V, Gomez W, Wu B, et al. Laparoscopic cholecystectomy in a patient with an implantable left ventricular assist device. British Journal of Anaesthesia, 2008, 100(5):652–655.
[11] Loforte A, Montalto A, Ranocchi F, et al. HearrMatc II axial-flow left ventricular assist system: management, clinical review and personal experience. Journal of Cardiovascular Medicine, 2009, 10:765–771.
[12] Lim HS, Howell N, Ranasinghe A. The physiology of continuousflow left ventricular assist devices. Journal of Cardiac Failure, 2017, 23(2):169-180.
[13] Andersen M, Videbaek R, Boesgaard S, et al. Incidence of ventricular arrhythmias in patients on long-term support with a continuous-flow assist device (HeartMate II). The Journal of Heart and Lung Transplantation, 2009, 28 (7):733–735.
[14] GarattiA, Bruschi G, Colombo T, et al. Noncardiac surgicalprocedures in patients supported with long-term implantable left ventricular assist device. The American Journal of Surgery, 2009, 197:710–714.
[15] Fries D, Innerhofer P, Streif W, et al. Coagulation monitoring and management of anticoagulation during cardiac assist device support. Annals of Thoracic Surgery, 2003,76:1593-1597.
[16] Klovaite J, Gustafsson F, Mortensen S, et al. Severely impaired von Willebrand factor-dependent platelet aggregation in patients with a continuous-flow left ventricular assist device (HeartMate II). Journal of the American College of Cardiology, 2009, 53(23):2162–2167.
[17] Jennings DL, Jacob M, Chopra A, et al. Safety of anticoagulation reversal in patients supported with continuous-flow left ventricular assist devices. ASAIO Journal, 2014, 60(4) :381–384.
[18] Bruckner BA, DiBardino DJ, Ning Q, et al. High incidence of thromboembolic events in left ventricular assist device patients treated with recombinant activated factor VII. The Journal of Heart and Lung Transplantation, 2009,28(8):785–790.
[19] Shinar Z, Bellezzo J, Stahovich M, et al. Chest compressions may be safe in arresting patients with left ventricular assist devices (LVADs). Resuscitation, 2014,85:702–704.
[20] Peberdy MA, Gluck JA, Ornato JP, et al. Cardiopulmonary resuscitation in adults and children with mechanical circulatory support: a scientific statement from the American Heart Association. Circulation, 2017,135:el 115–el 134.
[21] Kollmar JP, Colquhoun DA, Huffmycr JL. Anesthetic challenges for posterior spine surgery in a patient with left ventricular assist device: a case report. A&A Case Reports, 2017,9:77–80.

（邓 姣 译，路志红 审）

第1部分 心 脏

B 并发症

PART

第 16 章

痛苦的回忆：基于问题的方法

Ahmed Zaky

典型案例和关键问题

心脏外科重症监护病房（CICU）收治了一例在气管插管全身麻醉、体外循环下行主动脉瓣膜置换及 3 支血管的冠状动脉旁路移植术（CABG）后再次开胸的 75 岁男性患者。该患者既往病史包括 5 个月前因前壁心肌梗死放置药物洗脱支架，10 年前行组织主动脉瓣膜置换术，高血压和前列腺良性增生。既往有卡维地洛、赖诺普利、伊拉唑嗪、阿司匹林及氯吡格雷用药史。术前 5d 停用氯吡格雷。有吸烟史，吸烟指数为 20。

术前经胸超声心动图显示射血分数（EF）为 35%，平均主动脉瓣压差为 30mmHg，峰值压差为 40mmHg，主动脉瓣面积为 $0.8cm^2$。术前相关的实验室检查包括血肌酐 2.1mg/dL，红细胞比容 40%。

值得注意的是，该患者手术过程中的主动脉阻断时间为 120min，且需要输注多种血制品，包括浓缩红细胞（PRBC）、新鲜冰冻血浆（FFP）、血小板及冷沉淀。

■ 该患者的病史和病程中哪些情况容易导致术后出血，如何区分外科出血和“药物性”出血？

患者入 CICU 时经气管导管机械通气，有肺动脉导管经右颈内静脉导管插入，左桡动脉导管、左股动脉导管、两根纵隔和一根左胸膜引流管。

抵达 CICU 1h 后，显示以下生命体征：

血压：80/40mmHg

心指数：1.8L/（min・m^2）

中心静脉压（CVP）：8cmH_2O

肺动脉压（PAP）：32/18mmHg

■ 鉴别诊断是什么？为了做出诊断还需了解哪些信息，以及做什么检查？

第 1h 纵隔引流管引流出 150mL 血性液体。血乳酸值为 5.6mg/dL；血常规和凝血检查显示如下：

凝血酶原时间（PT）：22s

国际标准化比值（INR）：2.4

部分凝血活酶时间（PTT）：38s

纤维蛋白原：280mg/dL

白细胞（WBC）：10 000mm^3

血红蛋白（Hb）：7g/dL

红细胞比容（Hct）：21%

胸部 X 线片显示左肺下叶透明度降低。紧急补血，静脉推注 2L 晶体液和胶体液，肾上腺素输注量增加至 0.07μg/（kg・min）。

■ 传统凝血功能监测的局限性是什么，止血复苏目标是什么？你会让患者做血栓弹力图吗，原因是什么？你会让外科医生把患者带回手术室吗，为什么？

患者被紧急带到手术室重新探查。重新打开胸腔时发现吻合口出血，马上进行了修复，纠正出血后关胸。患者接受了 3U 的 PRBC，且持续泵注在 CICU 开始的相同剂量的血管活性药物。患者在 CICU 仍然是气管插管机械通气。

7h 后，患者纵隔管引流量明显减少。在

相同剂量的血管活性药物作用下，患者血压从115/55mmHg逐渐下降到90/45mmHg。中心静脉压（CVP）为18mmHg，平均动脉压（PAP）为25/13mmHg。

如何进行诊断？你同意关闭此患者胸腔伤口的决定吗，为什么？该患者是否存在心脏压塞，你会要求进一步做哪些检查来证实（或排除）心脏压塞？你会为该患者放置主动脉内球囊反搏吗，为什么？体外膜肺氧合有作用吗？列出该患者机械循环辅助的适应证。

患者被紧急带到手术室进行二次探查。经颈内静脉推注依托咪酯和肾上腺素进行麻醉诱导。术者发现患者有一个巨大的心外膜血肿并进行了手术。患者接受了2L的晶体液，并持续使用相同剂量的血管活性药物，他在气管插管机械通气下返回CICU。

讨　论

开放心脏手术后在CICU出现低血压是非常常见的，应从前负荷、收缩力、后负荷、心率及节律方面进行评估。前负荷低可能与低血容量或出血有关。伴有泵衰竭的收缩力降低通常是由CPB后的心肌抑顿引起的，这种情况下恢复冠状动脉血流与收缩力增加、移植失败或右心室衰竭无关。在CPB后，冠状动脉血流的恢复与收缩力的增加、移植物衰竭或右心室衰竭无关。低后负荷可能是泵长时间运转后严重血管扩张（也称为血管麻痹）的结果，如在该患者所见。需要注意由于传导系统水肿引起的不稳定心律失常，如房颤、室性心动过速及严重的心动过缓，也可能在术后发生。由于大多数患者都是使用心外膜临时起搏器起搏，因此发生心动过缓的可能性相对较小，尽管也会出现临时起搏器不能捕捉或起搏器电池失效的情况。另一种可能的诊断是心脏压塞，即血液在高压下聚集在心脏周围，机械性地干扰心室充盈，从而导致“机械性”心源性休克。因此，这种情况下鉴别诊断是以下类型之一：

①低血容量性失血性休克；

②泵故障致心源性休克；

③心脏压塞致机械性心源性休克。

详细讨论每种情况需要心脏外科再次探查。

体外循环术后凝血障碍

定义和风险因素　凝血障碍引起的大出血是体外循环心脏手术的严重并发症。尽管该领域已经取得了重大进步，但体外循环后大出血（定义为术后24h胸腔引流管出血>2000mL或需要在24h内输注10U或更多红细胞）的发生率仍高达10%，且超过5%的心脏手术患者需要重新探查才能止血[1]。

CPB术后出血的病因是多因素的。患者的血液与体外循环中使用的人工回路表面接触会引发复杂的炎症级联反应，通过多种机制对止血产生不利影响，包括增加纤维蛋白溶解，以及由于CPB预充液消耗或稀释增加而导致凝血因子减少。其他因素包括血小板功能障碍，以及由于血液稀释、隔离、破坏及消耗导致的血小板绝对数的减少（减少基础值的30%~50%）。体外循环引起的体温过低也会降低血小板和凝血因子的活性。此外，这种凝血障碍还受术前因素的影响，如患者的合并症（如肾功能不全或肝功能不全），以及在心导管检查时常用的围手术期的抗凝剂或血小板抑制剂。此外，手术本身的复杂性（复杂的主动脉手术更是如此）、体外循环时间及紧急或再次手术可能会进一步加剧出血。

该患者有多种危险因素，导致CPB后出血，包括近期使用双重抗血小板药物、术前肾功能不全、再次手术及CPB时间过长。

体外循环所致凝血障碍的发病机制　根据现代凝血理论，临床上凝血经历三大阶段：启动、放大和扩增（图16.1）。启动阶段始于组织损伤，导致内皮下组织因子（TF）暴露于循环因子Ⅶ，以及细胞外基质蛋白暴露于血小板表面。TF激活Ⅶ因子，这个复合物导致活化因子

ⅨXa 和 Xa 形成。组织因子途径抑制剂（TFPI）和抗凝血酶能迅速抑制 TF-Ⅶa-Xa-F Xa 复合物，仅保留微量凝血酶。活化阶段产生微量凝血酶后紧接着进入放大阶段，从而导致血小板活化，暴露膜磷脂，形成促凝血膜，释放颗粒内容物。凝血酶在血小板表面将 F Ⅺ裂解为 F Ⅺa，FV 裂解为 FVa。凝血酶还能从血管性血友病因子（VWF）中裂解Ⅷ因子，然后激活Ⅷ为Ⅷa。聚集到组织损伤部位的血小板为扩增阶段提供了必需的促凝血的磷脂表面，F Ⅸa 与 F Ⅷa 结合在血小板磷脂膜上，形成张力酶复合物，激活 X 因子为 F Xa，F Xa 由 F Ⅸa、F Ⅷa、F X 和钙组成。活化的 F X启动凝血酶原酶复合物，该复合物由 FVa 和 F Xa 及钙组成。凝血酶原酶复合体将凝血酶原激活为凝血酶，导致生成大量的凝血酶，之后形成纤维蛋白凝块[2]。

凝血系统的激活也会触发纤溶系统。纤维蛋白生成触发内源性纤溶酶的合成，如尿激酶和组织纤溶酶原激活物（t-PA）。此外，Ⅻa 因子还能激活纤溶酶。这种酶可将纤维蛋白和纤维蛋白原分解成 D- 二聚体，D- 二聚体是没有凝血活性的小片段。越来越多的文献报道，CPB 后纤维蛋白原（和其他凝血因子）水平显著降低，低纤维蛋白原水平与心脏手术后出血增加有关[3]。

凝血的激活也与炎症反应密切相关。止血启动、接触活化、TF 表达和其他途径增强炎症反应，共同导致终末器官损伤，作为宿主防御机制的一部分。纤溶酶和激肽释放酶通过激活接触活化系统和其他炎症通路的途径来增强炎症反应。凝血酶的生成受到高度调节，因此损伤部位可以实现止血，而不会导致全身血栓形成。此外，凝血酶还可以直接通过蛋白酶激活受体（PAR）或间接通过蛋白 C 的活化（APC）激活炎症反应。另外，凝血酶的形成还激活了血管内皮细胞表面的血栓调节蛋白 – 蛋白 C 复合物，由于 APC 抑制了因子 V 和Ⅷ，会对凝血酶的生成产生负反馈，从而进一步加剧了 CPB 的抗凝作用。几种关键的因子（如 Xa 因子）及其产物具有促炎作用。最后，Xa 因子与肥大细胞上的受体相互作用，通过多种不同的机制引起脱颗粒，包括受体激活、单核细胞和巨噬细胞的活化，以及白细胞介素 1 和肿瘤坏死因子的释放。简而言之，体外循环诱导了炎症反应相互作用和多种情况的凝血障碍，这些都与术后出血过多有关。

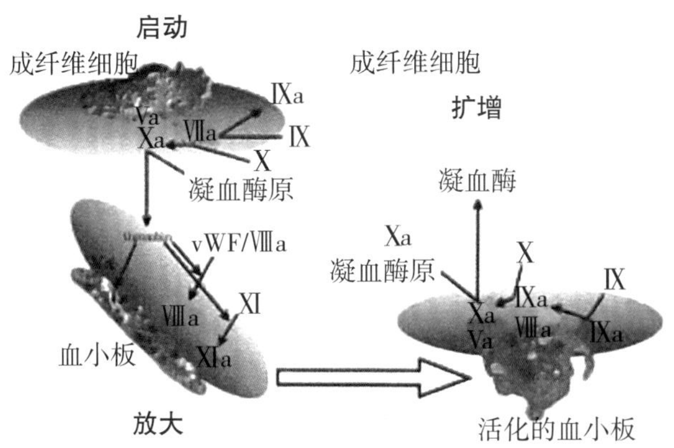

图 16.1 体外循环引起凝血障碍的发病机制：参与启动、放大和扩增的因素

常规凝血试验及其局限性 有几种实验室检查可以帮助临床医生处理已知的或可疑的凝血障碍。了解这些检测如何实施和解读，可以指导临床医生判断给患者输血的时机和输注的类型。

凝血通常通过两项总体性测试来检测，INR 和活化部分凝血活酶时间（aPTT），以及血小板计数，在某些情况下，还包括纤维蛋白原浓度。这一组测试在预测和检测围手术期凝血障碍及监测其治疗方面的作用有限[4,5]。此外，在 37℃的标准温度下进行分析会干扰低温引起的凝血障碍的检测。总体性检测即快速 aPTT 和 INR 只反映血浆中凝血酶的初始形成，不受血液中任何红细胞成分的影响。这些检测还要求凝血因子活性降至正常水平的 30% 以下才能转为阳性，这一水平基本上低于止血水平。此外，这些检测不能提供全部有关凝血的综合信息。血小板计数是纯定量的，不能检测出预先存在的、药物诱导的或围手术期获得性的血小板功能障碍。传统的凝血检测没有传达任何关于血凝块随时间的稳定性的信息；它们不能解释纤溶作用，因此也不能检测到纤溶亢进。凝血检测结果通常在抽血后40~60min可以得到，这被认为是一个很长的周转时间，以至于结果可能不能反映凝血系统的当前状态，这会导致治疗不当[6]。

传统的凝血检测尽管有其局限性，但其已经形成了多个输血法则，其中大多数都认可在PT/aPTT比值≥1.5倍正常值、血小板计数低于100 000/μL或纤维蛋白原浓度低于150mg/dL的情况下输血[7,8]。D-二聚体或纤维蛋白裂解产物的测量也可用于确定是否存在纤溶亢进。

床旁凝血检测 床旁（POC）凝血测试是接近患者的检测，目的是在较短的周转时间内检测凝血的所有阶段。POC技术可用于术前筛查凝血疾病，并可在手术室和重症监护病房中用于检测凝血疾病和监测治疗。有证据一致表明，当使用POC凝血检测指导输血时，输血需求、再次手术需求、心脏手术后胸腔管引流、住院费用及超说明书使用活化因子Ⅶ都有所减少[9-13]。POC凝血检测可分为聚集性检测和血栓弹性检测。

围手术期采用床边全血聚集性检测主要是为了检测血小板功能[14]。有出血史、红细胞比容稳定者（30%以上）、血小板计数超过100/nL时，这种检测可用于筛查原发性凝血障碍（如von Willebrand综合征）。现有的POC聚集性检测的差异主要体现在测试细胞中用于活化血小板的激动剂，如胶原蛋白、腺苷磷酸、肾上腺素、花生四烯酸及凝血酶，以及测试细胞中产生的剪切力[15]。

旋转式血栓弹力图（ROTEM®）和血栓弹力图（TEG）都是实时进行的全血POC血栓弹性凝血检测，运行特性略有不同。ROTEM和TEG通过测量和展示不断施加的旋转力的量来评估血凝块形成/溶解的动力和强度，旋转力通过形成的血凝块传递到机电转导系统。在TEG系统中，一个装有少量全血的旋转圆柱杯按4°角，每5s震荡45次，扭力丝上有根探针悬在血液中。当血凝块的黏弹性强度增加时，扭力丝将更快旋转，并由电磁传感器检测到。在ROTEM系统中，装有340μL全血的圆柱杯保持固定，而悬浮在滚珠轴承装置上的探针通过恒定的力最初按4°角每6s震荡75次。当凝块的黏弹性强度增加时，探针的旋转会受到阻碍，通过电荷耦合装置（CCD）图像传感器系统进行光学检测[16]。正如Hartert最初所描述的[17]，传统的TEG是在旋转杯中有一个自由悬挂的探针。凝血过程是通过扭力丝检测到的。由于探针是自由悬挂的，这种传统方法对急诊科和手术室经常遇到的振动和机械搅动行为非常敏感。在ROTEM系统中，这一缺陷是通过使用固定在钢轴上的旋转探针（由滚珠轴承系统稳定）和精确的光学检测方法来克服的。不过值得一提的是，据报道，最近开发的TEG 6S对振动的敏感性降低。然而，其在广泛使用之前还需要更多的研究[18]。与只能同时分析2个样品的TEG设备相比，标准的ROTEM设备可以同时分析4个样品。上述的运行特性表明，与TEG相比，ROTEM更为灵活。

虽然ROTEM和TEG在血凝块强度和动力方面提供了基本相同的信息，但这些信息是不可互换的，这是由于两者使用了不同的样本检测和凝固活化剂（表16.1、表16.2），且使用了不同的命名法（图16.1、图16.2）。如图所示，ROTEM由说明血栓形成速度和质量的变量表示（图16.1）。常用的ROTEM变量包括凝血时间（CT;s）、血凝块形成时间（CFT; s）、α角（°）、CT后10min振幅（A10; mm）、最大血凝块硬度（MCF;mm）及最大溶解率（ML; MCF后60min振幅下降百分比）。CT代表凝血的开始，而CFT和α角代表纤维蛋白聚合的初始速率。MCF是对血凝块最大黏弹性强度的测量。ML小于15%可用于诊断血栓过早破裂（高纤溶）（图16.2）。

与高岭土活化的TEG相比（大约240~280s），ROTEM的TF活化（EXTEM和FIBTEM）可使凝血活化更快（<80s）[19]。但是，现在快速TEG可将高岭土和TF的混合物活化。此外，与

表 16.1　在 ROTEM®中用的检测

检测	激活 / 抑制剂	提供的信息	液体试剂
INTEM	接触激活	通过内源性途径快速评估血凝块形成、纤维蛋白聚合和纤溶	in-tem®
HEPTEM	接触激活 + 肝素酶	无肝素影响的 ROTEM 分析：专门检测肝素（与 INTEM 比较），肝素化患者血凝块形成的评估	hep-tem®
EXTEM	组织因子激活	通过外源性途径快速评估血凝块形成、纤维蛋白聚合和纤溶	ex-tem®
FIBTEM	组织因子激活 + 血小板抑制	无血小板的 ROTEM 分析：纤维蛋白原状态的定性评估	fib-tem®
APTEM	组织因子激活 + 抑肽酶	体外纤溶抑制：与 EXTEM 相比，快速检测纤溶	ap-tem®
NATEM	只有再钙化 = 传统的 TEM（血栓弹力图）	对凝血激活 / 抑制的平衡进行非常敏感的评估	star-tem®

表 16.2　血栓弹力图检测

检测	描述
高岭土	高岭土是接触性激活剂
快速 TEG	试剂中含有组织因子和高岭土为激活剂
HTEG	试剂中含有亲脂性肝素酶中和普通肝素；与高岭土一起用于评估肝素的效果
功能性纤维蛋白原	试剂中含有组织因子和阿昔单抗，阿昔单抗是一种 GP Ⅱb/ Ⅲa 血小板受体抑制剂，可阻断血小板对凝血块形成的贡献；可定性分析纤维蛋白原对不依赖血小板的血凝块强度的贡献
天然的	仅在复钙后分析天然全血样本；由于 R 时间较长，临床使用不切实际
血小板图	利用肝素化的血液与激活剂 F（凝血酶和ⅩⅢa 因子）混合进行检测；有足够的肝素来完全抑制凝血酶的生成，而纤维蛋白原因凝血酶和ⅩⅢa 因子的存在而转化为纤维蛋白并交联

注：二磷酸腺苷（ADP）或花生四烯酸（AA）的相继加入可以在没有凝血酶的情况下测定血小板对这些激动剂的激活反应。将这些结果与高岭土分析进行比较，以确定血小板对 ADP 和 AA 的反应。该检测需要同时使用 4 个 TEG 通道（2 台设备）

高岭土 TEG 或快速 TEG 相比，EXTEM 凝血时间对华法林治疗或肝硬化引起的维生素 K 依赖凝血因子缺乏更敏感[20]。此外，接触 - 激活试验，如 EXTEM 和高岭土 TEG 在肝移植中对纤溶的敏感性低于 FIBTEM[21]。ROTEM 样本检测（FIBTEM、EXTEM 和 APTEM）包含试剂聚凝胺作为肝素中和剂，允许在 CPB 期间进行检测。最后，已经证实 ROTEM 的 FIBTEM 分析是对独立于血小板的纤维蛋白原加强血凝块强度的准确估计，但对于 TEG 来说，其功能性纤维蛋白原的分析还需要进一步验证[22]，并且与标准测试相比，已经证明其在 CPB 后复温和给予鱼精蛋白后高估了血浆纤维蛋白原[23]，这可能归因于其使用了阿昔单抗而不是细胞松弛素 D 作为血小板抑制剂。因此，与 TEG 相比，ROTEM 在心脏手术中的使用更灵活、更准确。

ROTEM 通过使用含有不同凝血的激活剂 / 抑制剂的不同试验，能够鉴别各种原因引起的凝血异常。例如，INTEM/EXTEM 分析可分别检测内源性和外源性的凝血异常。其他几种检测可以联合用于诊断特定的凝血问题；FIBTEM 是一种含有细胞松弛素 D 的改良 EXTEM 检测，它可以抑制血小板细胞骨架重组，从而抑制纤维蛋白（纤维蛋白原）与血小板 GP Ⅱb/ Ⅲa 的结合。联合应用 EXTEM 和 FIBTEM，可在 20min 内鉴别诊断血小板减少症或低纤维蛋白原血症。APTEM 也是一种改良的 EXTEM，在体外，如果出现全身纤溶，抑肽酶可以抑制纤溶酶。

HEPTEM 除了含 INTEM 试剂外，还含有肝素酶。它与 INTEM 结合起来用于诊断全身的肝素活性（图 16.2）。因此，基于 ROTEM 的复苏可以针对单个凝血因子异常，从而将滥用 FFP 和其他血液产品（如输血相关的肺损伤和循环超负荷）的风险降至最低[24]。不过，重要的是，到目前为止，美国食品和药品监督管理局尚未批准将 ROTEM 分析用于专门评估血小板功能。而 TEG 能够通过血小板图像分析来评估血小板功能。

很少有对照研究比较 ROTEM 和 TEG 的优势。从历史上看，在多试剂 TEG 发展之前，已证明多试剂 ROTEM 对凝血障碍的原因更具诊断性且重复性更好[25, 26]。最近，如上所述，人们已经注意到 ROTEM 在技术和临床上略优于多试剂 TEG。在得出确切的结论之前，还需要更多的研究来比较 ROTEM 和多试剂 TEG。

在心脏手术中使用基于 ROTEM 的目标导向血液治疗与改善预后相关。ROTEM 在心脏手术中的独特优势是通过肝素酶试剂逆转肝素效应，使诊断非肝素引起的凝血疾病成为可能。更重要的是，已经证明 ROTEM 比激活凝血时间（ACT）更能预测 CPB 脱机后给予鱼精蛋白后的出血趋势[27]。以 FIBTEM A10 为靶标有助于更准确地估计纤维蛋白原或冷沉淀剂量，从而减少过度凝血的可能性[28]。多项研究已经证明了 ROTEM 多重分析在预测有出血风险的患者、减少输血和心脏外科患者的再次入手术室率方面的准确性[29–31]。总之，POC 血栓弹性凝血监测的发展改变了内外科患者的止血管理，且已经将 POC 检测纳入了术后出血评估（图 16.3）。目前，几乎没有证据表明一种设备在结局方面优于另一种设备。

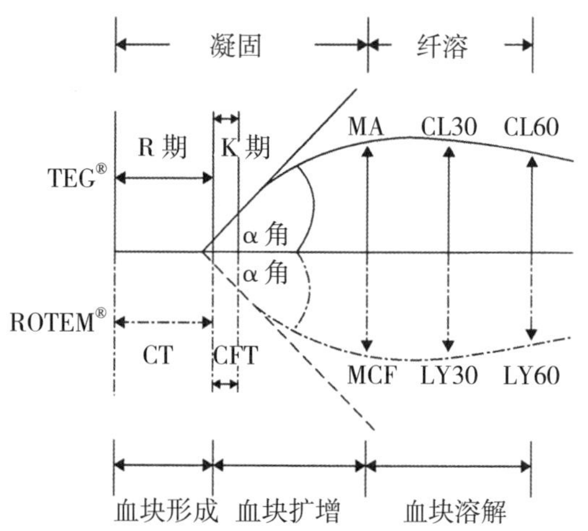

图 16.2 比较 ROTEM 和 TEG 命名的叠加图。ROTEM 的凝血时间（CT）和 TEG 的反应率（R）都定义为追踪达到 2mm 振幅所需的时间（以分钟为单位）。ROTEM 的血凝块形成时间（CFT）和 TEG 的动力学时间（K）被定义为血凝块幅度从 2mm 增加到 20mm 所需的时间。角度（α）是通过创建一条从血凝块起始点（CT 或 R）至形成的曲线的弧度所做切线来确定的。ROTEM 的最大血凝块硬度（MCF）和 TEG 的最大振幅（MA）是血凝块的峰值振幅（强度）。对于 TEG 来说，溶解 30 和溶解 60（LY30 和 LY60）是在 MA 保持不变的情况下，发生在 MA 之后 30min 和 60min 的 TEG 曲线下面积减少的百分比。对于 ROTEM，溶解指数 30（LI30）是在检测到 CT 后 30min 测量振幅时 MCF 降低的百分比

止血复苏　止血复苏分 3 个步骤进行：

①血液制品管理；

②因子浓缩物；

③药物逆转。

血液制品管理　心脏手术后出血过多，需要容量治疗，输注红细胞和凝血因子，以恢复携氧能力和止血作用，避免稀释性凝血障碍。以往凝血治疗一直以常规凝血试验为指导，并以

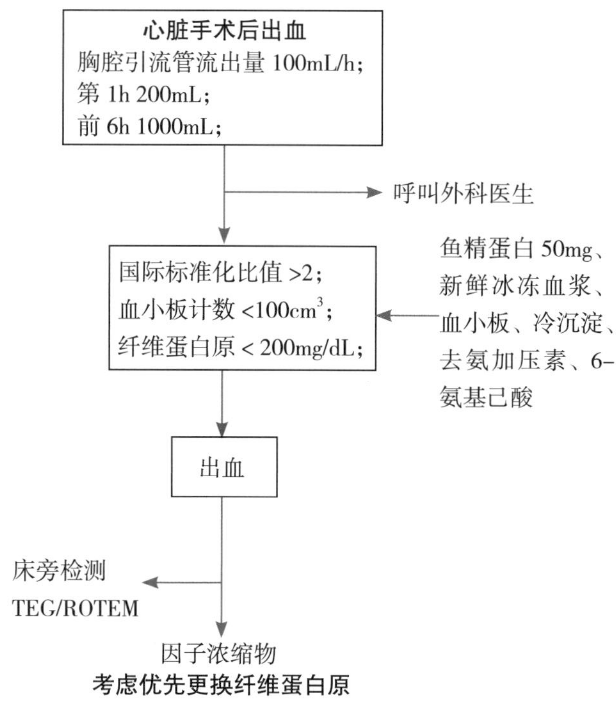

图 16.3 简化的心脏手术后出血管理法则。ROTEM：旋转式血栓弹力图；TEG：血栓弹力图

FFP、血小板和冷沉淀物形式输注同种异体血制品为基础。事实上，这两种方法都有局限性。传统的检测存在之前提到的局限性，并且已证明其对止血复苏时的需求或需要血制品的量不敏感。常规使用血液产品有其内在的风险，这些风险可能与大出血一样严重。预防性使用 FFP 并不能纠正凝血障碍，减少心脏手术后和危重患者的出血[32,33]。此外，需要大量 FFP（>15mL/kg）才能恢复有效的止血；然而，大量使用 FFP 与输血相关循环高负荷（TACO）有关，这对心肺储备有限、输血相关急性肺损伤（TRALI）、感染和败血症的患者可能是致命的[34]。此外，大量输血经常与低温和酸中毒有关，这可能会进一步加剧凝血障碍。

因此，在进行复苏的整个过程中，维持正常的体温和 pH 值至关重要[35]。鉴于这些风险，近年来开始转向使用 POC 检测和基于凝血因子的止血疗法也就不足为奇了。

因子浓缩物

纤维蛋白原浓缩物 纤维蛋白原、ⅩⅢ因子及血小板是决定血凝块坚固性的主要因素。CPB 期间和术后血浆纤维蛋白原浓度明显降低。此外，CPB 术前和术后低水平的纤维蛋白原与较高的出血风险相关[36]。纤维蛋白原只存在于血管内，在血管外没有储备，因此，在严重出血的情况下，纤维蛋白原是第 1 个降至临界水平以下的凝血因子[37]。正常血浆纤维蛋白原浓度为 200~400mg/dL，大多数输血原则建议当纤维蛋白原水平降至 150mg/dL 以下时进行治疗。在对 4606 例接受体外循环心脏手术的患者的回顾性分析中，Karkti 等人[38]证明，术后纤维蛋白原水平低于 200mg/dL 与需要大容量（>5 单位）红细胞输注明显相关。

纤维蛋白原浓缩物（Haemocomplettan®；CSL Behring, Marbury, Germany）已被批准用于治疗先天性纤维蛋白原缺乏症，对此类患者具有良好的安全性。它也被广泛用于纤维蛋白原水平较低（通常情况下低于 1.0g/L）时的大量失血。有多个小样本试验已经检测了其在心脏外科出血患者中的疗效[39,40]，结果显示，它可减少术后失血量，但对主要结果没有影响，只疑似有亚临床肺动脉栓塞。最近进行的一项随机对照研究表明，预防性使用纤维蛋白原浓缩物与术后出血减少有关，没有任何血栓发作[41]。现在还需要充足的临床试验来验证纤维蛋白原浓缩物在心脏手术患者中的使用。

凝血酶原复合物浓缩 凝血酶原复合物浓缩物（PCC）是依赖维生素 K 的凝血因子（Ⅱ、Ⅶ、Ⅸ及Ⅹ）的浓缩物，历史上曾用于血友病 B 患者的凝血因子Ⅸ的替代品。根据制备方法的不同，它们含有多种Ⅶ因子的浓缩物（3 因子的 PCC 不含活化的因子Ⅶ，而 4 因子的 PCC 还包括少量活化的因子Ⅶ）。此外，较新的制剂含有抗凝血酶Ⅲ、蛋白 S、蛋白 C 及少量肝素，以降低血栓形成的风险。这些试剂的剂量通常是基于Ⅸ因子的浓度，而Ⅺ因子和Ⅱ因子的浓度比值在不同的制剂各不相同。在美国上市的 PCC 包括 2 种 3 因子制剂：Profiline（Crifols Biologicals Inc., Los Angeles, CA, USA）和 Bebulin（Baxter, Westlake Village, CA, USA）。最近，一种Ⅳ因子制剂 Kcenta（CSL Behring）获得了美国食品和药品监督管理局的批准，而 Octaplex（Octapharma, Vienna, Austria）正在开发中。另一种类型的 PCC 是Ⅷ因子旁路剂 FEIBA（百特），它含有凝血酶原、Ⅸ因子、Ⅹ因子及小剂量的Ⅶa 因子（以及微量的凝血酶、Ⅸa 因子及Ⅹa 因子）。该因子主要用于具有Ⅷ因子抑制抗体的血友病患者；然而，它也可用于逆转华法林。PCC 和 FEIBA 被认为是血液的一部分，因此与 rF Ⅶa 和其他重组蛋白一样，可以被耶和华见证会成员接受。

多项研究已经证明心脏手术后出血时，PCC 在使 INR 正常化和减少 RBC 输注方面优于 FFP，且其血栓形成或血栓栓塞事件的风险较低[42]。然而，对于严重的围手术期出血，还需要更多可靠的数据。值得一提的是，在患者持续出血时强烈建议避免再次给予这些试剂[43]。重要的是，纠正低纤维蛋白原血症是提高体外循环术后 PCC 疗效的关键[44]。

重组Ⅶa 因子　重组Ⅶa 因子（rⅦa；Novo Nordisk, Copenhagen, Denmark），历史上用于凝血因子Ⅶ缺乏的血友病，尽管在剂量低于 90μg/kg 时有可能形成血栓，但已被用于无法控制的外科出血，且获得了很好的结果[45,46]。我们目前的做法是仅在其他治疗方案失败但仍然有顽固性的、危及生命的出血时使用 rⅦa。如果持续出血，患者可以接受单次 30μg/kg 剂量的 rⅦa，并在 2h 后再接受 1 次且是最后一次 30μg/kg 剂量的 rⅦa。与 PCC 的情况一样，rⅦa 需要其他凝血因子和血小板作为 rⅦa 的底物才能发挥作用。与使用纤维蛋白原浓缩物和 PCC 相比，人们认为在 rⅦa 出现之前使用血液产品纠正凝血障碍会较少形成血栓。

XⅢ因子和Ⅸ因子浓缩物　目前正在研究 XⅢ因子和Ⅸ因子，它们在心脏外科患者中的效果不稳定，需要更多的研究来确定可以从这些浓缩物中获益最大的合适的患者群体、合适的剂量及其与其他血制品和凝血因子浓缩物的相互作用。

药物逆转

抗纤溶药物：氨甲环酸

赖氨酸类似物　β 氨基已酸和氨甲环酸（TXA）是两种被认为与纤溶酶原上赖氨酸结合位点（纤维蛋白结合区）结合的合成剂，从而竞争性地抑制纤溶酶原向纤溶酶的转化，进而抑制纤溶[15,16]。包括回顾性研究、前瞻性随机试验和 meta 分析的多份研究一致证明，与安慰剂治疗相比，预防性使用赖氨酸类似物治疗的患者出血更少，输血需求更少，重新探查的需求也更少[8]。因此，建议在心脏手术患者中使用赖氨酸类似物（作为 1A 级建议）以降低围手术期出血的风险。

最近，关于在临床剂量范围内使用血栓素 A 与术后癫痫发作之间关系的担忧已经引起关注[47]。其机制可能是 TXA 可抑制神经递质甘氨酸，破坏血脑屏障，使血栓素 A 在大脑中积聚[48]。

硫酸鱼精蛋白　肝素反弹被认为是术后出血的重要原因。当第一批凝血样本从手术室送到 ICU 时，通过抗 Xa 分析来评估肝素是有用的。如果残余肝素水平较高（超过 0.2 抗 XaU/mL），给予 50mg 的硫酸鱼精蛋白或许可以纠正这种凝血障碍。重复测量肝素以确保肝素已被消除是很重要的，因为再给鱼精蛋白可能只会因其抗血小板作用而加剧出血[43]。

Ⅸ因子浓缩物　最近的一项研究表明，Ⅸ因子在减少 CPB 后的失血方面是有效的，尽管只是在少数患者（n=11）中有效，而在减少血制品使用量上没有统计学差异。作者还报告了 3 例不良事件，包括肺栓塞和急性肾衰竭。

去氨加压素　去氨加压素（DDAVP）是精氨酸加压素的类似物，是加压素 V2 受体的激动剂。它可刺激血管内皮细胞释放 vWF 和Ⅷ因子。vWF 通过在血小板糖蛋白 Ⅰb 受体和内皮下血管蛋白之间起蛋白质桥梁的作用来刺激血小板黏附。去氨加压素用于治疗Ⅰ型血管性血友病和轻度 A 型血友病。有一些证据表明，去氨加压素在一些接受心脏手术的患者（尿毒症患者、晚期肝功能障碍患者和最近使用阿司匹林的患者）中有轻微的止血作用[49]。

心脏压塞

心脏压塞的定义是心包内容物对心脏的显著压缩，导致心包压力高于心脏内压。心脏压塞是一种临床诊断，表现为心输出量减少、心房和心室充盈压升高及低血压。血流动力学损害的严重程度取决于心包内容物的蓄积率，急性压塞的发生率为 0.5%~5.8%。纵隔引流管堵塞导致引流量减少，加上血流动力学恶化提示可能有心脏压塞。延迟性心脏压塞通常发生在抗凝治疗期间，且发生时间较长。

临床上，心脏压塞可通过进行性的血压下降，同时伴有心动过速和奇脉的心率模式进行识别。舒张压总体升高的经典景象仅出现在 33% 的心脏压塞病例中。“区域性”心脏压塞更常见，即 CVP 升高，而肺动脉舒张压正常甚至较低。其机制是右心室的机械压迫及右心输出量减少导致左心室充盈减少。

超声心动图是非常有用的诊断心脏压塞的工具。心脏压塞符合大量心包积液的超声心动图标准，即合并有右心室舒张期塌陷和右心房收缩期塌陷；下腔静脉扩张随呼吸节律没有变化；左心室和右心室流入量随呼吸的变异度增大；其中右心室早期流入波（E 波）随自主呼吸的增加而增加，而左心室流入波则随自主呼气而发生相反的变化。变异大于 25% 用于诊断心脏压塞。在正压通气条件下，二尖瓣血流速度随呼吸的变化有可能检测不到。

胸部 X 线片可能会显示心脏轮廓增大，心脏呈球形。心电图可显示交替脉，由于心脏与胸壁之间距离的增加，电轴出现移位。其他体征包括低电压 QRS 波群和非特异性 ST-T 波改变。

心脏压塞是外科急症。明确的治疗方法是手术或经皮紧急行心包内容物引流。在术后即刻开胸进行手术引流，以寻找出血原因并进行手术治疗。外科治疗应该与辅助治疗措施相结合，如静脉输液和血制品以增加前负荷，小剂量正性肌力药以增加收缩力和心输出量，以及使用小剂量升压药以增加后负荷。

患者因出血再次急诊入手术室后，一些外科医生选择将患者胸腔敞开以确保已充分止血。一旦解决了导致胸腔敞开的凝血障碍或右心力衰竭竭问题，就会放置伤口真空装置并关胸。

心脏手术后泵衰竭

泵衰竭引起的低输出量综合征定义为心输出量或心指数降低 [<2mL/（kg · m^2）]，并伴有心肌收缩力降低、充盈压升高和全身灌注不足的迹象。心脏手术后低输出量综合征可能与体外循环后的急性心源性休克有关，其需要在床边或手术室使用机械循环辅助。

患者手术前因大面积心肌梗死而 EF 较低，转流时间长，接受过 2 次心脏手术（主动脉瓣置换术 /GABG），这些都是低泵衰竭的相关因素。

泵衰竭导致低输出量综合征的特征是心输出量减少，床旁超声心动图显示心脏充盈压升高，心肌收缩力下降，大量静脉输液后情况会变得更糟。

最初的治疗措施包括增加正性肌力药的剂量，如肾上腺素、米力农和多巴酚丁胺，以及通过推注去甲肾上腺素增加冠状动脉灌注。如果药物治疗不能恢复心肌收缩力和心输出量，通常需要机械循环辅助。

选择何种机械循环辅助方式取决于心脏本身的收缩功能。主动脉内球囊反搏（IABP）对于 EF 大于 20% 的患者可能有益。通过在舒张期充气（主动脉重搏切迹处主动脉瓣刚刚关闭后），IABP 可增加舒张期冠脉灌注，增加冠脉供应。通过在下一次收缩前放气，IABP 可降低主动脉内压和后负荷，从而减少心肌耗氧量。心输出量的增加是冠状动脉灌注增加（舒张期延长）和后负荷减少（收缩期减容）的结果。

IABP 可以在手术室或床边在超声心动图或透视的引导下放置。可以用超声心动图和胸部 X 线片来确认球囊尖端，超声心动图上可以通过在食管主动脉弓上部截面观察在左侧锁骨下方开始的球囊尖端，胸部 X 线片可以在隆突水平确认球囊尖端。

IABP 应该在 72h 内取出，以避免肢体缺血和感染等并发症。

动静脉体外膜肺氧合　动静脉体外膜肺氧合（VA ECMO）是在所有其他方式都不能支持即将面临死亡的高风险患者的心肺功能后而采用的一种抢救方式。

一般认为这类患者无法维持收缩功能。VA ECMO 可使心脏“休息”，等待进一步的评估，以有时间进行恢复、做决定、进行心脏移植或使用更长期的心室辅助装置。

患者处于危急状态时，可以在透视引导下于手术室或床旁放置动静脉体外膜肺氧合插管。

动静脉体外膜肺氧合通过体外循环绕过心脏和肺，体外循环由泵、氧合器和过滤器穿插的流入和流出导管组成，需要低剂量的肝素来维持血液循环。外周插管的常见部位是股动脉和股静脉。静脉血液从股静脉引出，含氧血液通过股动脉返回体内。通过经胸超声或经留在体内的血流动力学经食管超声心动图（hTEE）每日监测心脏功能至关重要，因为 VA ECMO 的心脏逆行血流可能会通过增加左心室后负荷阻碍心脏功能的恢复。监测终末器官灌注（乳酸和混合静脉饱和度）和功能（肾脏：尿素氮、血清肌酐；肝脏：丙氨酸和天门冬氨酸转移酶；凝血：TEG/ROTEM；脑：脑氧饱和度）也很重要。使用近红外线血氧仪和临床检查远端脉搏监测下肢缺血是非常重要的。VA ECMO 也可专门通过右心房到肺动脉的回路选择性地支持右心室。通常 VA ECMO 的持续时间为几天到几周 [50]。

结 论

恢复血流动力学是一种挑战。谨慎的怀疑精神、丰富的知识、熟练的临床技能及高效是重症监护病房在手术室团队介入之前进行管理的要素。凝血异常和心脏压塞是患者突然或紧急返回手术室的两个主要原因。为了获得最好的转归，麻醉医生、重症医生及心脏外科医生须谨慎进行协调管理。

复习题

1. 体外循环出血后最先降低的凝血因子是哪一个？
   A. Ⅱ因子
   B. Ⅻ因子
   C. Ⅹ因子
   D. Ⅰ因子
2. ROTEM 是一种床旁凝血检测。
   A. 对
   B. 错
3. rF Ⅶa 增加血栓形成的风险。
   A. 对
   B. 错
4. 低 PADP 可排除心脏压塞。
   A. 对
   B. 错
5. 血小板聚集率测定可排除血小板功能障碍。
   A. 对
   B. 错
6. 左心房舒张功能衰竭是心脏压塞的征象。
   A. 对
   B. 错
7. 下腔静脉淤滞是术后失血性休克的征兆。
   A. 对
   B. 错
8. 与其他血制品相比，输注 FFP 后急性输血相关性肺损伤的风险最大。
   A. 对
   B. 错
9. VA ECMO 会增加左心室后负荷。
   A. 对
   B. 错
10. 重新开胸与术后出血率增加有关。
   A. 对
   B. 错

答 案

1.D。 2.A。 3.A。 4.B。 5.A。 6.B。 7.B。 8.A。 9.A。 10.A。

参考文献

[1] Thiele RH, Raphael J. A 2014 update on coagulation management for cardiopulmonary bypass. Seminars in Cardiothoracic and Vascular Anesthesia, 2014, 18(2):177–189.
[2] McMichael M. New models of hemostasis. Topics in Companion Animal Medicine, 2012, 27(2):40–45.

[3] Kindo M, Hoang Minh T, Gerelli S, et al. Plasma fibrinogen level on admission to the intensive care unit is a powerful predictor of postoperative bleeding after cardiac surgery with cardiopulmonary bypass. Thrombosis Research, 2014, 134(2):360–368.

[4] Kozek-Langenecker S. Management of massive operative blood loss. Minerva Anestesiologica, 2007, 73(7/8):401–415.

[5] Koscielny J, Ziemer S, Radtke H, et al. A practical concept for preoperative identification of patients with impaired primary hemostasis. Clinical and Applied Thrombosis/Hcmostasis, 2004, 10(3): 195–204.

[6] Toulon P, Ozier Y, Ankri A, et al. Point-of-care versus central laboratory coagulation testing during haemorrhagic surgery. A multicenter study. Thrombosis and Haemostasis, 2009, 101(2):394–401.

[7] Steiner ME, Despotis GJ. Transfusion algorithms and how they apply to blood conservation: the high-risk cardiac surgical patient. Hematology/Oncology Clinics of North America, 2007, 21(l):177–184.

[8] Society of Thoracic Surgeons Blood Conservation Guideline Task Force, Ferraris VA, Brown JR, et al. 2011 update to the Society of Thoracic Surgeons and the Society of Cardiovascular Anesthesiologists blood conservation clinical practice guidelines. The alnnas of Thoracic Surgery, 2011, 91(3):944–982.

[9] Weber CF, Gorlinger K, Meininger D, et al. Point-of-care resting: a prospective, randomized clinical trial of efficacy in coagulopathic cardiac surgery patients. Anesthesiology, 2012, 117(3):531–547.

[10] Haas T, Spielmann N, Mauch J, et al. Comparison of thromboelastometry[ROTEM(R)] with standard plasmatic coagulation testing in paediatric surgery. British Journal of Anaesthesia, 2012, 108(1):36–41.

[11] Royston D, von kier S. Reduced haemostatic factor transfusion using heparinase-modified thrombelastography during cardiopulmonary bypass. British Journal of Anaesthesia, 2001, 86(4):575–578.

[12] Westbrook AJ, Olsen J, Bailey M, et al. Protocol based on thromboelastograph(TEG) out-performs physician preference using laboratory coagulation tests to guide blood replacement during and after cardiac surgery: a pilot study. Heart, Lung & Circulation, 2009,18(4):277–288.

[13] Ak K, Isbir CS, Tetik S, et al. Thromboelastography-based transfusion algorithm reduces blood product use after elective CABG: a prospective randomized study. Journal of Cardiac Surgery, 2009, 24(4):404–410.

[14] Jambor C, yon Pape KW, Spannagl M, et al. Multiple electrode whole blood aggregometry, PFA-100, and in vivo bleeding time for the point-of-care assessment of aspirin-induced platelet dysfunction in the preoperative setting. Anesthesia and Analgesia, 2011, 113(1):31–39.

[15] Adam EH, Meybohm P, Zacharowski K, et al. Perioperative point-of-care coagulation testing-recently published studies. Anasthesiologie, Intensivmedizin, Notfallmedizin, Schmerztherapie: AINS, 2013, 48(5):346–350.

[16] Bolliger D, Seeberger MD, Tanaka KA. Principles and practice of thromboelastography in clinical coagulation management and transfusion practice. Transfusion Medicine Reviews,2012, 26(1): 1–13.

[17] Hartert H. Thrombelastography, a method for physical analysis of blood coagulation. Zeitschrift fur die gesamtc experimentelle Medizin, 1951, 117(2):189–203.

[18] Gurbel PA, Bliden KP, Tantry US, et al. First report of the point-of-care TEG: a technical validation study of the TEG-6S system. Platelets, 2016, 27(7) :642–649.

[19] Williams B, McNeil J, Crabbe A, et al. Practical use of thromboelastomctry in the management of perioperative coagulopathy and bleeding. Transfusion Medicine Reviews, 2017, 31(1):11–25.

[20] Dunham CM, Rabel C, Hileman BM, et al. TEG(R) and RapidTEG(R) are unrcliable for detecting warfarin-coagulopathy: a prospective cohort study. Thrombosis Journal, 2014, 12(1):4.

[21] Abuelkasem E, Lu S, Tanaka K, et al. Comparison between thrombelastography and thromboelastometry in hyperfibrinolysis detection during adult liver transplantation. British Journal of Anaesthesia, 2016, 116(4):507–512.

[22] Solomon C, Sorensen B, Hochleimer G, et al. Compar-ison of whole blood fibrin-based clot tests in thrombelastogr-aphy and thromboelastomerry. Anesthesia and Analgesia, 2012, 114(4):721–730.

[23] Fabbro M 2nd, Gutsche JT, Miano TA, et al. Comparison of thrombelastography-dcrived fibrinogen values at rewarming and following cardiopulmonary bypass in cardiac surgery patients. Anesthesia and Analgesia, 2016, 123(3):570–577.

[24] Tanaka KA, Bolliger D, Vadlamudi R, et al Rotational thromboelastometry (ROTEM)-based coagulation management in cardiac surgery and major trauma. Journal of Cardiothoracic and Vascular Anesthesia, 2012, 26(6):1083–1093.

[25] Larsen OH, Fenger-Eriksen C, Christiansen K, et al. Diagnostic performance and therapeutic consequence

of thromboelastometry activated by kaolin versus a panel of specific reagents. Anesthesiology, 2011, 115(2):294–302.

[26] Anderson L, Quasim I, Steven M, et al. Interoperator and intraoperator variability of whole blood coagulation assays: a comparison of thromboelastography and rotational thromboelasrometry. Journal of Cardiothoracic and Vascular Anesthesia, 2014, 28 (6): 1550–1557.

[27] Petricevic M, Biocina B, Milicic D, et al. Activated coagulation time vs. intrinsically activated modified rotational thromboelastometry in assessment of hemostatic disturbances and blood loss after protamine administration in elective cardiac surgery: analysis from the clinical trial (NCT01281397). Journal of Cardiothoracic Surgery, 2014, 9:129.

[28] Gorlinger K, Dirkmann D, Hanke AA, et al. First-line therapy with coagulation factor concentrates combined with point-of-care coagulation testing is associated with decreased allogeneic blood transfusion in cardiovascular surgery: a retrospcctive, single-center cohort study. Anesthesiology, 2011, 115(6): 1179–1191.

[29] Sartorius D, Waeber JL, Pavlovic G, et al. Goal-directed hemostatic therapy using the rotational thromboelastometry in patients requiring emergent cardiovascular surgery. Annals of Cardiac Anaesthesia, 2014, 17(2): 100–108.

[30] Ji SM, Kim SH, Nam JS, et al. Predictive value of rotational thromboelastometry during cardiopulmonary bypass for thrombocytopenia and hypofibrinogenemia after weaning of cardiopulmonary bypass. Korean Journal of Anesthesiology, 2015, 68(3):241–248.

[31] Nakayama Y, Nakajima Y, Tanaka KA, et al. Thromboelastometryguided intraoperative haemostatic management reduces bleeding and red cell transfusion after paediatric cardiac surgery. British Journal of Anaesthesia, 2015, 114(1):91–102.

[32] Stanworth SJ, Grant-Casey J, Lowe D, et al. The use of fresh-frozen plasma in England: high levels of inappropriate use in adults and children. Transfusion, 2011, 51(1):62–70.

[33] Holland LL, Brooks JP. Toward rational fresh frozen plasma transfusion: the effect of plasma transfusion on coagulation test results. American Journal of Clinical Pathology, 2006, 126(1): 133–139.

[34] Bjursten H, Dardashti A, Ederoth P, et al. Increased long-term mortality with plasma transfusion after coronary artery bypass surgery. Intensive Care Medicine, 2013, 39(3):437–444.

[35] Strauss ER, Mazzeffi MA, Williams B, et al. Perioperative management of rare coagulation factor deficiency states in cardiac surgery. British Journal of Anaesthesia, 2017,119(3):354–368.

[36] Blome M, Isgro F, Kiessling AH, et al. Relationship between factor XIII activity, fibrinogen, haemostasis screening tests and postoperative bleeding in cardiopulmonary bypass surgery. Thrombosis and Hacmostasis, 2005, 93(6): 1101–1107.

[37] Karlsson M, Ternstrom L, Hyllner M, et al. Plasma fibrinogen level, bleeding, and transfusion after on-pump coronary artery bypass grafting surgery: a prospective observational study. Transfusion, 2008, 48(10):2152–2158.

[38] Karkouti K, Callum J, Crowther MA, et al. The relationship between fibrinogen levels after cardiopulmonary bypass and large volume red cell transfusion in cardiac surgery: an observational study. Anesthesia and Analgesia, 2013, 117(1): 14–22.

[39] Karlsson M, Ternstrom L, Hyllner M, et al. Prophylactic fibrinogen infusion reduces bleeding after coronary artery bypass surgery. A prospective randomised pilot study. Thrombosis and Haemostasis, 2009, 102(1):137–144.

[40] Rahe-Meyer N, Pichlmaier M, Haverich A, et al. Bleeding management with fibrinogen concentrate targeting a high-normal plasma fibrinogen level: a pilot study. British Journal of Anaesthesia, 2009, 102(6):785–792.

[41] Sadeghi M, Atefyekta R, Azimaraghi O, et al. A randomized, double blind trial of prophylactic fibrinogen to reduce bleeding in cardiac surgery. Brazilian Journal of Anesthesiology, 2014,64(4):253–257.

[42] Schick KS, Fertmann JM, Jauch KW, et al. Prothrombin complex concentrate in surgical patients: retrospective evaluation of vitamin K antagonist reversal and treatment of severe bleeding. Critical care, 2009, 13(6):R191.

[43] Davidson S. State of the art—how I manage coagulopathy in cardiac surgery patients. British Journal of Haematology, 2014, 164(6):779–789.

[44] Arnekian V, Camous J, Fattal S, et al. Use of prothrombin complex concentrate for excessive bleeding after cardiac surgery. Interactive Cardiovascular and Thoracic Surgery, 2012,15(3):382–389.

[45] Gill R, Herbertson M, Vuylsteke A, et al. Safety and efficacy of recombinant activated factor VII: a randomized placebo-controlled trial in the setting of bleeding after cardiac surgery. Circulation, 2009, 120(1):21–27.

[46] Masud F, Bostan E Chi E, et al. Recombinant factor VIIa treatment of severe bleeding in cardiac surgery

patients: a retrospective analysis of dosing, efficacy, and safety outcomes. Journal of Cardiothoracic and Vascular Anesthesia, 2009, 23(1):28–33.

[47] Martin K, Wiesner G, Breuer T, et al. The risks of aprotinin and tranexamic acid in cardiac surgery: a one-year followup of 1188 consecutive patients. Anesthesia and Analgesia, 2008, 107(6): 1783–1790.

[48] Lecker I, Wang DS, Romaschin AD, et al. Tranexamic acid concentrations associated with human seizures inhibit glycine receptors. The Journal of Clinical Investigation, 2012, 122(12):4654–4666.

[49] Carless PA, Henry DA, Moxey AJ, et al. Desmopressin for minimising perioperative allogeneic blood transfusion. The Cochrane Database of Systematic Reviews, 2004, (1): CD001884.

[50] Makdisi G, Wang IW. Extra corporeal membrane oxygenation(ECMO) review of a lifesaving technology. Journal of Thoracic Disease, 2015, 7(7):E 166-E 176.

（范倩倩 译，路志红 审）

第17章 体外循环的空气栓塞

Aaron Hudson, Ryan Hood

典型案例和关键问题

一例63岁老年男性患者，患有严重的二尖瓣反流和冠状动脉疾病，计划行二尖瓣修复和单支血管冠状动脉旁路移植术（CABG）。经桡动脉置管进行血流动力学监测后，常规全麻诱导和维持。顺利在右颈内静脉经9F鞘管置入肺动脉导管。胸骨正中切开并获取移植动脉后，开始常温体外循环（CPB）。在升主动脉内放置一个顺行性心脏停搏液导管，在整个灌注过程中给予心脏停搏液并排出空气栓塞。在CPB开始和阻断升主动脉之前，对该管道进行了检测，发现血流从主动脉流入主动脉根部引流管。开始CPB后，要求灌注师进行主动脉根部引流。但主动脉根部引流后不久，主动脉根部引流管中检测到空气。

回路中的空气是如何进入的，发生这种情况时，应该采取什么措施？

如果引流管的滚筒泵被意外装反，空气可能会进入回路。一旦怀疑有大量的空气栓塞，立即停止CPB，并纠正滚筒泵的方向。患者被置于Trendelenburg位，恢复CPB，灌注师给予患者100%氧气。然后，外科医生在SVC进行插管，再次停止顺行CPB，并开始逆行脑灌注，直到主动脉插管中观察到自由流动的血流为止。这时，重新建立顺行CPB，患者降温至24℃。皮质类固醇、甘露醇及硫喷妥钠用于进一步的脑保护。然后修复二尖瓣和完成CABG。患者复温（总低温时间为40min），手术顺利完成，无其他不良事件。患者被送到重症监护室，CT显示有轻度脑水肿。镇静2d后，患者的神经状况开始好转，术后第3天拔除气管插管。

体外循环中空气栓塞的总体发生率和死亡率是多少？

据报道，全球由于体外循环导致的空气栓塞的总发生率不足0.1%，这是自体外循环出现以来的显著改善。这种低发病率在很大程度上归因于预防技术和措施的改进。但不幸的是，CPB导致的大脑空气栓塞的死亡率仍然很高。20世纪80年代报告的死亡率高达31%，但早期发现和快速治疗措施已将死亡率降至18%以下[1-5]。

体外循环中空气栓塞的潜在原因是什么，可以预防吗？

虽然有来源于手术和麻醉的空气栓塞，但绝大多数栓塞事件与CPB有关。尽管CPB回路技术进步，心脏手术中空气栓塞的主要来源仍然是氧合器位置低或贮血器液面过低，引流管中血液的意外回流，以及心脏切开后空气仍残留在心腔中（尽管采用了传统的排气手法）。几乎所有源于CPB回路的空气栓塞事件都可以通过对灌注人员的充分培训和临床操作期间的持续警觉来预防。心脏手术团队所有成员之间进行彻底的沟通是非常重要的，这样可以防止这些灾难性事件的发生。

麻醉医生在发现空气栓塞中扮演什么角色？一旦发现空气栓塞，如何预防神经损伤？

在CPB期间，麻醉医生必须保持警惕。必

须注意避免在中心静脉导管、外周静脉管路和动脉导管中意外夹带空气。通常可以通过经颅多普勒血流或脑氧饱和度的变化来发现大脑空气栓塞。同样，经食道超声心动图在检测心腔或主动脉根部的气泡方面也非常灵敏。

如果在心腔内检测到空气，可以进行主动脉根部引流和其他常规的排气操作。如果由于 CPB 回路出现大量大脑空气栓塞，应立即停止泵流。神经功能的恢复是不确定的，但已证明改善预后的措施包括逆行脑灌注、低温、类固醇和利尿剂、高压氧及巴比妥酸盐输注。还建议将患者置于 Trendelenburg 位置，有助于防止气泡流入大脑深层结构，给予患者 100% 氧气，以对抗神经元缺血。

大面积脑空气栓塞的术后临床和影像学表现如何？

如果怀疑术中有空气栓塞，大脑的放射影响学检查提供的额外信息很少，但不应延误治疗。因为治疗的延迟与发病率和死亡率的增加有关[5]。然而，如果最初是在重症监护室怀疑发生空气栓塞，放射检查可能是适当但非必需的，不应影响立即开始的支持性治疗。根据栓塞的大小和影像学检查的时间，计算机断层扫描（CT）可以显示脑血管内的空气，如果发生了梗死也可以显示脑水肿。脑空气栓塞的临床症状取决于损伤程度，从苏醒延迟到视觉障碍、虚弱、感觉异常、癫痫、认知功能障碍及昏迷。

讨　论

发病率和病因

自 20 世纪 50 年代 CPB 用于心脏手术以来，对空气栓塞的研究使 CPB 回路取得了重大的技术进步。虽然最初更为常见，但气态微栓子的发生率已显著降低，大量空气栓塞的事件已基本消失[6]。然而，对过去不足的认识和理解对于预防这些可怕事件至关重要。一般来说，心脏手术期间空气栓塞的 3 个主要来源是手术 / 操作空气、来自 CPB 回路的空气和麻醉空气。

认识到外科手术可将空气引入脉管系统已有几个世纪，1980 年，Mills 和 Oschner 确定了心脏外科手术中空气栓塞的两个主要来源：①心跳意外恢复；②心脏切开后排除空气的措施不完善[4]。自此之后，外科医生常规对心脏进行更严格的排气，以及通过经食道超声心动图实时确认效果。外科医生的插管策略也会有显著影响。虽然与股动脉插管相比，升主动脉插管更常用，但其已被证实会增加脑空气栓塞的风险[7-9]。这可以通过将插管直接插入升主动脉而不是使用侧咬钳来部分改善，侧咬钳可能进入更多空气[10]。另一个不常见手术引起空气栓塞的机制，是主动脉切开时主动脉内球囊的放气引起的。已知这种放气可能会将室内空气吸入主动脉[11]。

与手术引起的空气栓塞的少数几个原因不同，CPB 回路引起的空气栓塞可以有多种机制。历史上，CPB 回路由一个气泡式氧合器（而不是目前使用的膜式氧合器）和一个用于全身灌注的滚筒泵组成。采用重力虹吸管进行静脉引流，仅有半数病例使用动脉滤器。一般情况下，使用带或不带滤器的体外储血罐来收集抽吸和引流的血液。然后，将该储血罐直接引流入动脉储血罐，然后作为动脉灌流液回输至患者进行全身循环。使用这种回路，严重空气栓塞的发生率较高。当时空气栓塞最主要的原因是灌注师忽视了动脉储血罐中的血液水平，这将夹带大量的空气通过滚轴泵进入全身循环。较不常见的病因包括左心室引流液反流、加压心脏切开、动脉泵头管道破裂、给予心脏停搏液期间主动脉根部进入空气和意外转动动脉泵头。事实上，所有这些事故都是外科医生或灌注师操作失误的结果[6]。

针对广泛报道的 CPB 期间空气栓塞，发明和采用专门防止此类事件发生的新技术，导致报道病例的数量大幅度减少[6]。20 世纪 70 年代，患者空气栓塞的发病率为 1/2500。但随着新工艺和技术的实施，到 20 世纪 90 年代，这种发病率减少到近 1/30 000[12]。与前几十年使用的 CPB 系统相比，现在的系统使用微孔膜氧合器和完整的静脉 / 心脏切开储液罐、更可靠的储液罐血位感应器，并增加使用气泡探测器（图 17.1）、筛管式动脉管路过滤器和离心泵[6]。将膜式氧合器放置在全身血流泵的下游是一种简单的额外保护措施，因为膜式氧合器的外壳可以驱散一些滞留的空气（图 17.2）。不幸的是，这不是一个故障 - 安全机制。由于膜式氧合器只能过滤一定容量的空气，即使使用下游膜式氧合器，也会出现因储血罐液面骤降而引起的空气夹带。

随着大量技术的进步和回路的应用，简单的认识提高对整体结果的改善所产生的影响是不可忽视的[3]。关于在 CPB 中持续发生的空气栓塞的报告已经导致许多机构采用标准化操作流程作为附加的安全措施[13]。这些方案往往是多学科的、依赖于系统的方法。此类清单所采用的共同保障措施见表 17.1。

除了手术和 CPB 来源，空气可能来源于麻醉管理过程。意外断开中心静脉管路可能会导致空气栓塞，胸腔内负压和低中心静脉压力有利于空气进入[14]。据报道，正常情况下，100mL 的

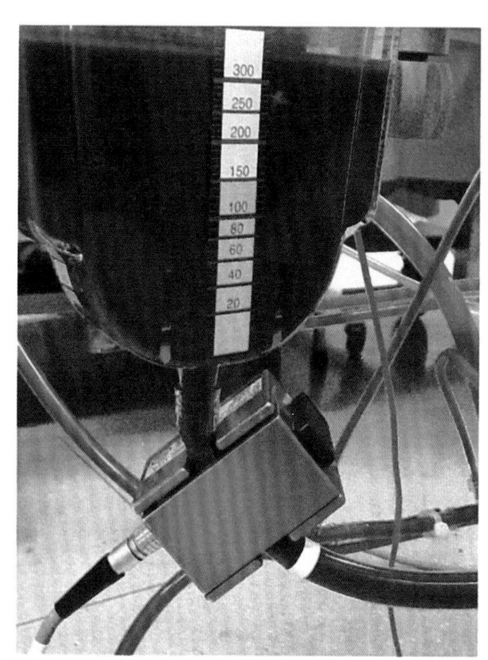

图 17.1 气泡检测器位于体外循环回路储血罐的远端

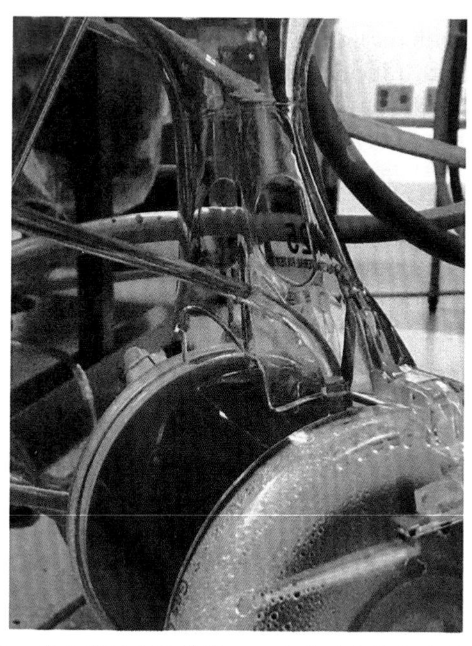

图 17.2 净化管位于体外循环回路的膜式氧合器的最高位置用于虹吸可能积聚的空气

表 17.1 有助于预防心脏手术期间体外循环来源的空气栓塞的机构安全保障措施

所有 CPB 机均应具有相同的配置。
所有 CPB 机设置应每天由两个有资质的灌注师根据检查清单单独核查。
所有 CPB 系统的吸引管和引流管都应该有单向阀。
外科医生和灌注师在将管道和患者连接前应常规检测吸引和引流管道。
应清楚标明泵头和管道方向，应该使用机械编码系统使管道单向放置。
应开展应急小组培训，以确定团队成员在发生严重空气栓塞时的职责。

空气可在 1s 内通过向大气开放的 14 号针头进入患者的静脉系统，虽然新型的经皮导管组有一个自密封端口，但如果断开连接大口径侧口可能会进入空气[15,16]。也有许多关于中心静脉导管和鞘管破裂或意外断开连接导致空气进入患者静脉循环的报道[17-21]。快速加热和输注冷的血液也会导致气体从溶液中溢出[22]。小静脉栓塞在卵圆孔未闭的情况下影响更为显著，尸检证明高达 27% 的患者存在此种情况[23]。另外，一个病例报道公布了将空气冲入桡动脉导致一例患者死亡的案例[24]。

病理生理学

对空气栓塞的生理反应取决于吸入的空气量、气体成分、进入率、患者的体位及是否存在生理分流，这些决定了栓子最终的位置。除了血流的严重阻塞可导致下游血管床的缺血性改变外，空气栓塞还可促进内皮损伤，触发与有害生理效应相关的生物活性介质释放[3]。血－气泡界面本身具有许多明显的效应。气泡表面被认为是血液中的一个异物表面，它引发微血栓形成、血小板活化和聚集，以及中性粒细胞活化。中性粒细胞活化导致血栓素、白三烯和前列腺素的释放，从而导致血管通透性增加和血流动力学变化[25]。空气栓塞导致的内皮功能障碍被认为是继发于气泡接触对内皮细胞产生的剪切应力[26]。

栓塞的气体成分也会影响病理生理。动物模型实验显示，二氧化碳或氧气栓子比含有大量氮成分的空气栓子具有更好的耐受性[27]。空气已经被证明可在循环中保持更长的时间，并给心脏外科手术患者带来很大的风险。

认识到静脉空气栓塞与动脉空气栓塞的区别和独特性是很重要的。大的静脉空气栓塞最终会到达肺血管系统，常导致肺顺应性下降、肺血管阻力增加及肺水肿。如果出现大量静脉空气栓塞，进入右心的气泡有可能阻塞右心室流出道，导致广泛的血流动力学改变，最终可能导致循环衰竭[3]。在儿童开胸心脏直视手术中已经证实，继发于静脉空气栓塞导致的右心室劳损和最终右心室衰竭[28]。肺血管也显示出一定的滤过阈值，超过该阈值发生肺动脉高压，创造了潜在动静脉分流和溢出进入动脉循环的可能性[3]。

与对中等大小静脉空气栓塞相对耐受不同，早期动物模型实验表明，动脉空气栓塞常导致意识丧失和死亡[29]。注入动脉循环的空气栓塞可立即（但短暂）导致血管收缩，随后血液在小动脉水平瘀滞，最终导致血管周围出血。这种动脉阻塞引起周围血管和侧支血管扩张，导致充血、细胞淤积和细胞破坏[30]。有趣的是，通过动物模型实验发现，空气进入动脉的速率与体积对受试者的预后同样重要[31]。

截至目前，与心脏外科患者动脉空气栓塞相关的最大问题是脑栓塞。在一项研究中，1~2mL/kg 的空气注入猫的无名动脉引起立即缺血，约 1min 达到最大效应 。而在大约 15~30min 后，缺血自然消失，在此期间受试动物经历了脑血流减少和静脉高氧血症。这导致动脉－静脉氧差缩小，脑电图（EEG）变平，神经功能下降后不能完全恢复[32]。在对人类大脑空气栓塞的病理生理学的全面综述中，Dutka 总结了大体的事件顺序如下：①在栓塞后，气泡分布在动脉血管中阻塞直径为 30~60μm 的血管；②脑脊液（CSF）压力升高；③系统性高血压导致脑自动调节功能丧失；④ CSF 压力下降，产生不均匀血流；⑤神经元活动降低，其证据是 EEG 变平；⑥血脑屏障通透性增加；⑦出现神经元肿胀；⑧广泛性脑水肿，并可能造成永久性损伤[33]。

这些实验结合心脏外科患者的大量病例报告，已经非常清楚地表明，动脉空气栓塞对患者的威胁最大，因为它对冠状动脉和脑血流都有影响[3]。

诊断与管理

可以说发现空气栓塞最重要的一个因素是在手术过程中发现 CPB 回路、大血管或心腔中的气泡[3]。灌注师和心脏外科医生适当及时的处置包括，立即停止泵流限制空气进一步进入血管系统。通常在 CPB 回路上放置红外或超声气泡探测器帮助发现大的空气栓塞。作为一种附加的安全机制，这些探测器通常可以自动暂停灌注，直到空气被适当地从灌注管中排出，以防止进一步栓塞。

经食道超声心动图或心外膜超声获得的超声影像也有助于检测空气栓塞。这些技术的优点是可以提供实时的进入空气的解剖评估。经食道超声心动图是发现空气栓塞最敏感的方法，能够检测到左心室中小至 0.000 1mL/kg 的空气[34]。接受心脏手术的患者中，高达69%心脏切开的患者在常规排气技术后，超声心动图仍显示心腔内有气泡[35]。

除了超声心动图外，麻醉医生还可以使用经颅多普勒辅助检测脑空气栓塞。大脑中动脉常被监测，因为它将大部分血流输送到相关的大脑半球[36]。使用这种技术在整个手术持续测量流速，任何明显的变化都可能代表栓塞事件。值得注意的是，这些技术不够精确，无法区分气体栓塞和其他来源的栓塞[3]。

当患者不能正常地从麻醉中苏醒时，常怀疑CPB中发生空气栓塞。如果及时进行，CT可以检测到脑血管中的空气；然而，6~8h后，空气通常已经消散。这之后进行的CT扫描若出现明显的脑缺血通常会显示脑水肿[3]。令人遗憾的是，因脑空气栓塞导致的永久性神经损伤或死亡的比例仍保持在31%~51%[5,37]。

控制空气栓塞的关键在很大程度上取决于预防[37]。然而一旦发现，必须确定气体来源并立即中断以防止进一步栓塞。如果来源与CPB回路有关，应停止灌注，夹闭动脉和静脉管路，并用注射器吸除空气或与患者断开后重新灌注管道以排气。如果空气已经充满了膜式氧合器，它可以通过从膜式再循环管道的高流量再循环去除。通常必须重置空气报警器，以便重新建立血流。

将患者置于Trendelenburg体位可能有助于防止血液进入深部脑循环；在循环停止或极低流量时，此操作可能最为有益[38]。应给予患者100%氧气。大面积脑动脉栓塞的药物治疗在很大程度上是经验性的。主张使用类固醇、利尿剂、抗惊厥药及巴比妥类等药物来减少脑缺血损伤[3]。如果怀疑有大的空气栓塞进入脑血管，在患者头部放置冰块降温的同时进行低温逆行脑灌注可以防止进一步的神经损伤。低温具有多种优点，包括减少大脑代谢需求、增加血液中气体的溶解度以便排出，减少脑水肿[39]。多个病例报道证据支持，使用长达30~45min低温循环是有益的[40,41]。

术中持续性脑空气栓塞最有效的术后治疗方法是高压氧治疗[3]。回顾性分析17例心脏手术发生空气栓塞并接受高压氧治疗的患者发现，手术结束至开始高压氧治疗之间延迟时间越短，治疗越有效[5]。Huber等人在2000年一个病理报告中强调了这些联合疗法的特点。一例被证实发生动脉空气栓塞的5岁儿童，对其立即实施逆行脑灌注5min，给予类固醇和利尿剂，随后高压氧治疗，然后深巴比妥麻醉2d。尽管患者存在严重的脑空气栓塞，但及时的发现和处理使神经系统功能完全恢复[37]。

冠状动脉的空气栓塞治疗也有了新的方法，如用正性肌力药或血管收缩剂使血压升高、用小针头选择性冠状动脉远端灌注、手动心脏按压和人工剥离冠状动脉以排除空气。如果这些操作未能解决持续性心肌缺血，则选择性逆行冠状静脉窦灌注后重建冠状动脉血流[42]。

结　论

尽管CPB空气栓塞的总发病率显著下降，但此类事件造成的极高发病率和死亡率提示我们有必要了解其独特的病理学。医疗团队所有成员都应谨慎避免从手术、麻醉和CPB回路中夹带空气非常关键，因为可能导致严重后果。动脉空气栓塞最可怕的并发症包括严重的脑或冠状动脉缺血。如果怀疑有脑空气栓塞，立即考虑采取措施，如深低温和高压氧治疗，同时给予类固醇和利尿剂进行药物干预。在现代心脏手术时代，适当的医护人员教育、持续的术中监护和必要的及时干预，可以使CPB空气栓塞的不良事件发生率持续下降。

复习题

1. 下列哪种诊断方法对发现心腔内空气最敏感？
   A. 心电图
   B. 经食管超声心动图

C. 心前听诊器

D. 呼气末二氧化碳监测

2. 如果怀疑有脑空气栓塞，应对患者进行以下措施，除了：

A. 将患者置于 Trendelenburg 体位，用 100% 氧气进行通气

B. 与外科医生和灌注师讨论脑空气栓塞的可能性，并考虑制定管理策略，包括逆行低温脑灌注

C. 立即暂停手术，以便用 CT 成像评估患者

D. 服用类固醇或利尿剂

3. 人们普遍认为 CPB 空气栓塞的主要病因是继发于：

A. 灌注师或手术人员的疏忽

B. 损坏的 CPB 回路

C. 手术器械损坏

D. 手术技术差

4. 对空气栓塞的生理反应取决于以下哪项因素（选择所有适用的因素）：

A. 气体成分

B. 夹带率

C. 有无生理分流

D. 吸入空气量

5. 在主动脉内球囊反搏（IABP）的患者中，主动脉切开术应在什么时候进行?

A. 一点也不

B. 在主动脉球囊反搏撤除后

C. 在收缩期

D. IABP 处于“待命”状态时

答　案

1. B。 2. C。 3. A。 4. A, B, C, D。 5. D。

参考文献

[1] Senn N. An experimental and clinical study of air-embolism (part 1). Ann Surg, 1885, 1:517–549.

[2] Senn N. An experimental and clinical study of air-embolism (part 2). Ann Surg, 1885, 1:22–50.

[3] Kurusz M, Butler BD, Katz J, et al. Air embolism during cardiopulmonary bypass. Perfusion, 1995, 10:361–391.

[4] Mills NL, Oschner JL. Massive air embolism during cardiopulmonary bypass; causes, prevention, and management.J Thorac Cardiovasc Surg, 1980, 80:708–717.

[5] Ziser A, Adir Y, Lavon H, et al. Hyperbaric oxTgen therapy for massive arterial air embolism during cardiac operations. J Thorac Cardiovasc Surg, 1999, 117(4):818–821.

[6] Kurusz M, Butler B. Bubbles and bypass: an update. Perfusion, 2004,19:S49-S55.

[7] DeWall RA, Levy MJ. Direct cannulation of the ascending aorta for open-heart surgery. J Thorac Cardiovasc Surg, 1963, 45:496–499.

[8] Roe BB, Kelly PB. Perfusion through the ascending aorta; experience with 410 cases. Ann Thorac Surg, 1969, 7:238–241.

[9] Taylor PC, Groves LK, Loop FD, et al. Cannulation of the ascending aorta for cardiopulmonary bypass; experience with 9,000 cases. J 7horac Cardiovasc Surg, 1976, 71:255–258.

[10] Beckman CR, Hurley F, Mammana R, et al. Risk factors for air embolization during cannulation of the ascending aorta. J Thorac Cardiovasc Surg, 1980, 80:302-307.

[11] Kurusz M, Conti VR, Arens JF, et al. Perfusion accident survey. Proc Am Acad Cardiovasc Perfusion, 1986, 7:57–65.

[12] Mejak BL, Stammers A, Rauch E, et al. A retrospective study on perfusion incidents and safety devices. Perfusion, 2000, 15:51–61.

[13] Van der Zee MP, Koene BM, Mariani MA. Fatal air embolism during cardiopulmonary bypass: analysis of an incident and prevention measures. Interactive Cardiovasc Thorac Surg, 2014, 19:875–877.

[14] Terplan KL, Javert CT. Air embolism following intravenous drip. Am J Patho, 1935, 11:880–881.

[15] Hartung EJ, Ender J, Sgouropoulou S, et al. Severe air embolism caused by a pulmonary artery introducer sheath. Anesthesiology, 1994, 80:1402.

[16] Seidelin PH, Stolarek I, Thompson AM. Central venous catheterization and fatal air embolism. Br J Hosp Med, 1987, 38:438–439.

[17] Ferret JM, Parsa MH. Fatal air embolism via subclavian vein. N Engl J Med, 1970, 282:688.

[18] Grace DM. Air embolism with neurologic complications; a potential hazard of central venous catheters. Can J Surg, 1977, 20:51–53.

[19] Feliciano DV, Mattox KL, Graham JM, et al. Major

complications of percutaneous subclavian vein catheters. Am J Surg, 1979, 138:869–874.

[20] Airola VM. Postoperative venous air embolism. Anesth Analg, 1980, 59:297–298.

[21] Coppa GF, Gouge TH, Hofstetter SR. Air embolism; a lethal but preventable complication of subclavian vein catheterization. J Parenter Enter Nutr, 1981, 5:166–168.

[22] Mashimo T. Rapid warming of stored blood causes formation of bubbles in the intravenous tubing. Anesth Analg, 1980, 59:512–513.

[23] Hagen PT, Scholz DG, Edwards WD. Incidence and size of patent foramen ovale during the first 10 decades of life; an autopsy study of 965 normal hearts. Mayo Clin Proc, 1984, 59:17–20.

[24] Chang C, Dughi J, Shitbara P, et al. Air embolism and the radial arterial line. Crit Care Med, 1988, 16:141–143.

[25] Bonsignore MR, Rice TR, Dodek PM, et al. Thromboxane and prostacyclin in acute lung injury caused by venous air emboli in anesthetized sheep. Microcirc Endothelium Lymphatics, 1986, 3:187–212.

[26] Persson LI, Johansson BB, Hansson HA. Ultrastructural studies on blood-brain barrier dysfunction after cerebral air embolism in the rat. Acta Neuropatho, 1978, 44: 53–56.

[27] Kunkler A, King H. Comparison of air, oxygen and carbon dioxide embolization. Ann Surg, 1959, 149:95-99.

[28] Greeley WJ, Kern FH, Ungerleider RM, et al. Intramyocardial air causes right ventricular dysfunction after repair of a congenital heart defect. Anesthesiology, 1990, 73:1042–1046.

[29] Hare HA. The effect of the entrance of air into the circulation. Thera Gazette, 1889, 5:606–610.

[30] Chase WH. Anatomical and experimental observations on air embolism. Surg Gynecol Obstet, 1934, 59:569–577.

[31] Rukstinat G. Experimental air embolism of the coronary arteries. JAMA, 1931,96:26–28.

[32] Fritz H, Hossman KA. Arterial air embolism in the cat brain. Stroke, 1979, 10:581-589.

[33] Dutka AJ. A review of the pathophysiology and potential application of experimental therapies for cerebral ischemia to the treatment of cerebral arterial gas embolism. Undersea Biomed Res, 1985, 12:403–421.

[34] Furuya H, Suzuki T, Okumura F, et al. Detection of air embolism by transesophagcal echocardiography. Anesthesiology, 1983, 58:124–129.

[35] Cicek S, Demirkilic U, Tatar H. Intraopcrative echocardiography; techniques and current applications.J Card Surg, 1993,8:678–692.

[36] Took JF. Cerebrovascular Disorders. New York, NY: Raven Press, 1984:9.

[37] Huber S, Rigler B, Machler HE, et al. Successful treatment of massive arterial air embolism during open heart surgery. Ann Thorac Surg, 2000, 69:931–933.

[38] Butler BD, Laine GA, Leiman BC, et al. Effect of Trendelenburg position on the distribution of arterial air emboli in dogs. Ann Thorac Surg, 1988, 45:198–202.

[39] Steward D, Williams WG, Freedom R. Hypothermia in conjunction with hyperbaric oxygenation in the treatment of massive air embolism during car diopulm onary bypass. Ann Thorac Surg, 1977,24:591–592.

[40] Spampinato N, Stassano P, Gagliardi C, et al. Massive air embolism during cardiopulmonary bypass: successful treatment with immediate hypothermia and circulatory support. Ann Thorac Surg, 1981, 32(6):602–603.

[41] Sahu MK, Ingole PR, Bisoi AK, et al. Successful management of a case of massive air embolism from cardiopulmonary bypass with retrograde cerebral perfusion in a child. J Cardiothorac Vasc Anesth, 2006, 20(1):80–81.

[42] Fundaro P, Santoli C. Massive coronary gas embolism managed by retrograde coronary sinus perfusion. Tex Heart Inst J, 1984, 11 (2): 172–174.

（张 慧译，雷 翀审）

第18章 心脏术后慢性疼痛

Jennette D. Hansen, Mark A. Chaney

典型案例和关键问题

一名24岁的女性到慢性疼痛诊所就诊，她曾有焦虑、抑郁及由于主动脉瓣心内膜炎静脉用药的病史，6个月前进行了微创主动脉瓣修复术。切口位于她的胸部右上方，切口长约3cm。患者主诉切口部位有中度疼痛，疼痛性质是灼痛和刺痛。患者否认有放射痛及术前疼痛。患者除了在患心内膜炎前做过主动脉瓣手术外，没有其他的病史或手术史。

该患者发生术后慢性疼痛的风险是否很高？

患者就诊时的止痛药方案为羟考酮20mg，按需服用1~2片。她希望有其他止痛方法。自出院以来，她没有尝试过任何其他药物，也没有过敏史。

回顾她的住院治疗情况发现，患者在术前被给予了2mg咪达唑仑。动脉穿刺后，使用芬太尼、丙泊酚和罗库溴铵进行全身麻醉诱导。之后对患者进行了插管、准备和铺单，做右前胸切口。在整个手术过程中，间断给予芬太尼镇痛，共使用了2mg。穿刺置管后肝素化治疗，并进行了体外循环。去除患者心内膜赘生物，停止体外循环，过程顺利，不需要升压药。使用鱼精蛋白逆转肝素。关胸前，外科医生用0.25%丁哌卡因进行肋间阻滞。

除了阿片类药物外，有没有用其他药物来控制疼痛？术中有没有影响该患者慢性疼痛产生的重要因素？

主动脉瓣修复术顺利完成后，患者使用丙泊酚静脉滴注镇静，并被送往重症监护病房（ICU）。术后6h拔除气管导管，患者的疼痛评分为8~10分（10分制），需要大量氢吗啡酮才能稍微减轻疼痛。需要时由护士驱动镇痛并不能缓解她的疼痛（即每2h给予0.5mg氢吗啡酮），因此，手术团队开始使用患者自控镇痛泵，允许她间断给药，氢吗啡酮2mg/h。

还可以为患者提供其他哪些选择来帮助缓解疼痛？该患者会从神经阻滞中受益吗？

回顾了患者的医疗问题、病历和实验室检查结果后，患者开始口服300mg的加巴喷丁，每天3次，并每6h静脉给予30mg酮咯酸。术后第2天，患者仍然有疼痛，疼痛评分为8~10分（10分制），但通过患者自控镇痛泵，她需要的氢吗啡酮减少了。此时，患者仍拒绝活动。

通常术后疼痛什么时候开始好转？除了患者满意度之外，未经治疗的疼痛还可能发生其他哪些并发症？

术后第3天，患者主诉疼痛有所改善，疼痛是间歇性的，偶尔有短暂的突发痛。患者从ICU转至普通病房，使用口服治疗方案来控制疼痛。术后第6天出院，出院医嘱为必要时给予羟考酮20mg，每4h给予1次。

2周后，该患者在外科诊所就诊，抱怨中度疼痛影响了她的工作，决定增加羟考酮的剂量。在接下来的6个月里，她仍然承受着中度疼痛，继而被送到慢性疼痛诊所就诊。

讨 论

切口类型

传统的心脏手术是通过大切口胸骨正中切开进行的，以能够完全接近心脏大血管。随着技术的进步，微创技术的出现可改善术后疼痛和减少住院时间[1-5]。图 18.1 列出了目前使用的切口类型。由于切口类型多种多样，心脏手术后的急性和慢性疼痛本章均有涉及。但是，目前缺乏设计良好的针对心脏手术开胸手术后的急、慢性疼痛的研究；因此，只能从非心脏开胸手术的急性和慢性疼痛文献中获得最佳的数据。

急性术后疼痛

急性疼痛治疗不当会导致血流动力学和代谢紊乱[6]。患者的深呼吸、咳嗽和活动会受到心脏手术后疼痛的影响，尤其是那些年龄较大、肥胖、有肺部疾病及吸烟史的患者[7]。研究还发现未经治疗的疼痛会增加心肌缺血和心律失常的发生率[8]。胸骨手术后的急性疼痛通常在术后前 2d 达到峰值[9]。为了促进患者早期拔管、早期下床和出院，实施者在手术当天会使用其他镇痛方法。使用非阿片类药物在很大程度上是由于阿片类药物作为呼吸和中枢神经系统抑制剂所带来的副作用[5]。最近对阿片依赖和滥用的担忧也促使越来越多的多模式镇痛方法强调使用非阿片类药物。

可以使用不同药理作用的全身性用药，图 18.2 展示了每种药物干预疼痛信号的途径。心脏外科患者用于治疗急性疼痛最常用的药物类型是阿片类药物。长期以来，吗啡一直是金标准，但进一步研究后发现这一类药物在控制疼痛方面没有显著差异[5]。然而，一些研究发现，一些患者可能会对某一阿片类药物反应更好[1]。阿片类药物最可怕的副作用是呼吸抑制，免疫抑制、瘙痒和恶心也不能忽视[5]。研究最多的阿片类药物是吗啡、芬太尼和瑞芬太尼[5]。瑞芬太尼与痛觉过敏有关，但这在心脏手术患者中尚未被证实[5]。

为避免短效阿片类药物引起的血流动力学波动，最近有人对美沙酮用于急性术后镇痛进行了研究[8]。这项研究发现，单剂量 0.2~0.3mg/kg 美沙酮可显著减少首次吗啡用药时间、疼痛评分、吗啡总剂量及患者满意度。重要的是，美沙酮组和吗啡组在拔管时间或拔管后呼吸抑制方面没有差异。另一项比较美沙酮和吗啡的相似研究显示，美沙酮组可改善疼痛而不影响拔管时间及呼吸抑制发生率，而且也发现美沙酮组恶心和呕吐的发生率较低[10]，恶心和呕吐的减少可能是因为其镇痛所需的吗啡类药物较少。

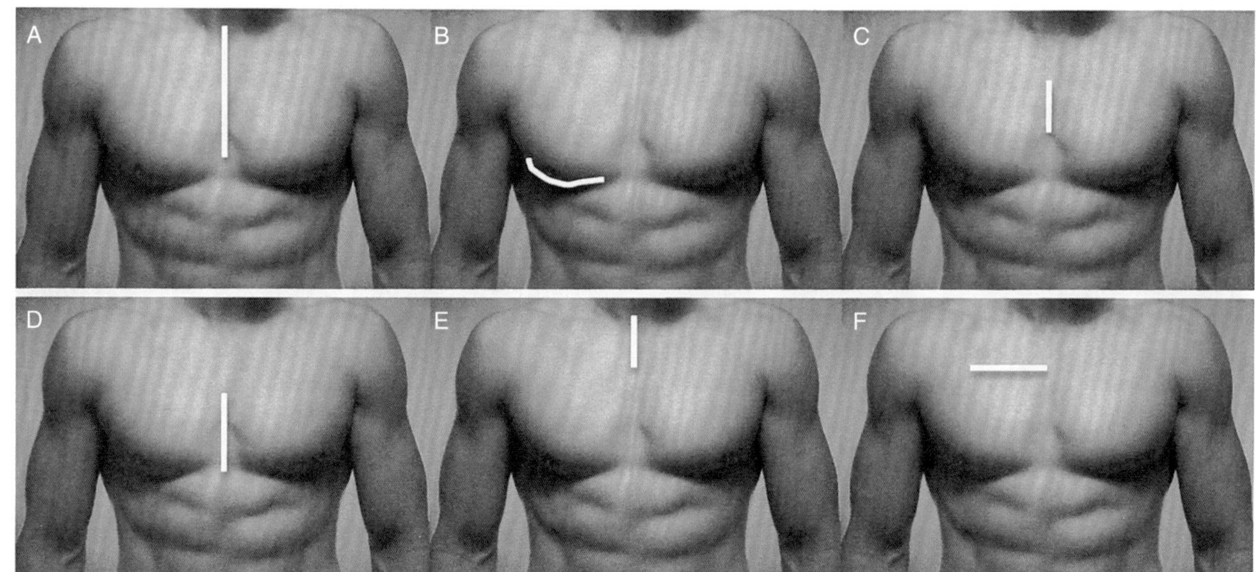

图 18.1 线条代表皮肤切口：A. 胸骨切开；B. 微创二尖瓣；C. 小切口胸骨切开；D. 用于瓣膜手术的低位胸骨切开；E. 用于瓣膜手术的高位胸骨切开；F. 微创主动脉瓣

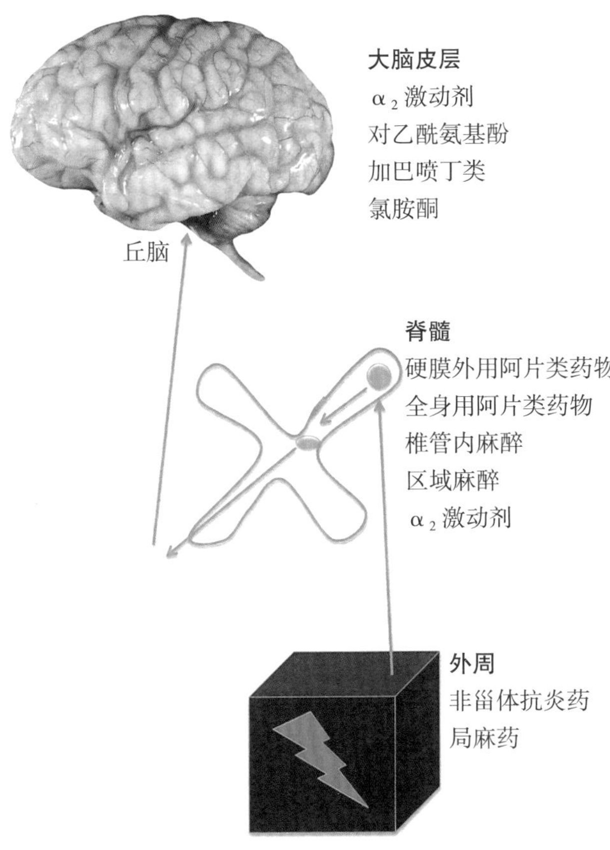

图 18.2 每个节段都有抑制疼痛传递药物清单的疼痛通路

已经考虑在心脏手术患者中使用非甾体抗炎药，但这类药物会破坏胃黏膜屏障，降低肾小管功能并会抑制血小板[5]。已发现吲哚美辛可减少吗啡用量，降低术后即刻疼痛评分且对拔管时间或出血量没有影响。另一项研究发现，双氯芬酸钠可减少吗啡用量，而酮洛芬和吲哚美辛对吗啡用量没有影响。在一项研究中，使用对乙酰氨基酚，静脉用对乙酰氨基酚的前体药物，在开胸冠状动脉搭桥术后的疼痛评分、羟考酮用量和患者满意度方面没有差异，而在另一项研究中，发现对乙酰氨基酚可以减少阿片类药物的总消耗量和阿片类药物引起的不良反应[1]。

N- 甲基 -d- 天冬氨酸（NMDA）拮抗剂氯胺酮作为一种强有力的镇痛剂，可通过其独特的效果减少术后急性疼痛和阿片类药物的需求量，且没有呼吸抑制[1]。也有研究证明它可以预防阿片类药物的耐受和痛敏。有研究发现，在开胸术后急性疼痛期，在吗啡患者自控镇痛泵中加入小剂量氯胺酮可能有助于更好地缓解疼痛[2]。另一项针对开胸患者的研究给已有胸部硬膜外镇痛的患者加用小剂量氯胺酮，发现未能减少罗哌卡因的用量或改善肺功能[2]。静脉注射小剂量氯胺酮后无明显效果，表明如果胸段硬膜外镇痛已经很好地缓解了疼痛，输注氯胺酮不会再增加益处。氯胺酮的不良副作用包括精神病样效应，这使其在清醒患者中的使用受到影响。当患者处于全麻状态时，可以在手术室给予其较大剂量[2]。

加巴喷丁和普瑞巴林可降低中枢敏感度，是治疗急性疼痛的另一选择[4]。已经发现在心脏手术前单次给普瑞巴林可有效治疗急性疼痛，因其可减少吗啡类药物用量。限制加巴喷丁和普瑞巴林在心胸患者中使用的最重要的副作用是镇静[11]。

α 激动剂也可用于缓解疼痛[9]。这些药物的作用机制是抑制去甲肾上腺素从突触前接头释放，引起抗交感作用。遗憾的是，α 激动剂的使用受到其镇静作用的限制。这些药物的另一个常见副作用是心动过缓，但这可能对一些心脏病患者有益。

局麻药与其他药物不同，它们通过阻断钠通道并抑制神经冲动的传递而直接作用于神经。局麻药的药代动力学因其 PKA、脂溶性和蛋白结合力而不同。硬膜外和蛛网膜下腔用局麻药或阿片类药物可以通过抑制肾上腺髓质分泌儿茶酚胺抑制应激反应[5]。许多研究发现蛛网膜下腔用吗啡可改善术后镇痛效果，同时减少吗啡的全身用量[5]。一些研究发现蛛网膜下腔用吗啡后拔管时间延长，但也有研究显示其对拔管时间没有影响[5]。胸段硬膜外用局麻药和阿片类药物是一种可靠的镇痛方法，可减少 ICU 停留时间和拔管时间，并可改善肺功能检测[5]。

最近的一篇 Cochrane 综述比较了开胸术后椎旁麻醉和胸段硬膜外麻醉，发现这两种神经阻滞方法在 30 天内死亡率、主要并发症和急性术后镇痛质量上没有差异[12]。使用胸段硬膜外麻醉与低血压、恶心、呕吐及尿潴留相关，在住院时间上两者没有差别。对于曾做过背部手术的患者，椎旁阻滞可能是更好的选择。椎旁阻滞是单侧的，因此可以保留呼吸和交感神经的功能。这种阻滞可以在全身麻醉下进行，而不会增加神经损伤的风险[13]。

最近另一项meta分析比较了胸部和心脏手术后椎旁给药和胸段硬膜外麻醉，发现了与Cochrane综述相似的结果[14]。这项分析发现，两组在镇痛效果上没有差异，但椎旁组患者恶心、低血压及尿潴留的发生都有所减少。meta分析中的一些研究发现，椎旁阻滞组的失败率较低。一项对41例微创冠状动脉旁路移植术的患者进行的研究显示，椎旁和胸段硬膜外阻滞的镇痛效果相同[11]。另一项研究显示，对于胸骨正中切开术和电视辅助胸腔镜手术（VATS）来说，与胸段硬膜外阻滞相比，单侧椎旁阻滞的疼痛缓解较差，但可能与缺少持续给药有关。

患者在心脏手术围手术期需要抗凝，这会增加潜在的椎管内血肿的风险，因此学者对其他缓解术后疼痛的外周神经阻滞方法进行了研究。前锯肌阻滞可用于治疗与开胸手术有关的疼痛，在减轻疼痛和改善呼吸做功方面取得了很好的效果[15]。这种阻滞可以在全身麻醉下进行[16]，将探头放置在腋中线第5肋间，将局麻药注射在背阔肌深处、前锯肌的表面。遗憾的是，这项技术不能消除与胸骨正中切开相关的切口疼痛。

另一项研究发现，将局麻药0.5%丁哌卡因注入筋膜平面上下的伤口可降低术后疼痛程度，提高患者满意度，且不改变拔管时间[5]。Eljezi等人使用罗哌卡因进行了一项类似的研究，发现其可改善疼痛缓解效果，提高患者满意度，减少阿片类药物的消耗和肺部并发症[7]。然而，这些益处并没有减少ICU住院时间。使用大量罗哌卡因后，发现一些参与者血浆中含有高于理论毒性剂量的罗哌卡因，但患者没有症状。

Dogan Baki等人研究了90例患者的胸骨旁阻滞，发现接受胸骨旁阻滞的患者在最初24h内疼痛较少，术后阿片类药物需求量较少[17]。疼痛缓解只在最初的24h内有改善，可能与单次注射有关。

术后慢性疼痛

术后慢性疼痛的定义是手术后持续2个月而原因不明的疼痛[18]。在预防心脏手术后慢性疼痛方面，无论是减少阿片类药物、部分使用还是仅使用阿片类药物，没有证据表明其中一种方案优于其他疗法[1]。确实有证据显示，积极治疗急性疼痛可能会减轻心脏手术患者的慢性疼痛。虽没有足够的证据可以得出确切结论，但一些研究表明，使用普瑞巴林、加巴喷丁等辅助药物或放置硬膜外管可能会降低出现慢性疼痛的风险[1]。

胸骨切开后慢性疼痛的发生率在17%~56%，具体取决于不同的研究结果[5]。有2%~10%胸骨切开后发生慢性疼痛的患者称疼痛很严重[1]。胸廓切开术后慢性疼痛的发生率为15%~80%[2]。手术后慢性疼痛的发生范围广泛，与所使用的问卷和提问方式有关。

慢性疼痛可影响患者的日常生活和生活质量[1]，其确切病因不明，除了手术的直接损伤和急性疼痛治疗不当外，外周和中枢敏感化可能参与其中[1, 3]。使用乳内动脉、既往行心脏手术、手术时间、精神疾病病史、年龄较小、女性、术前非心绞痛性疼痛、急诊胸骨切开及甲状腺功能减退是胸骨切开术后慢性疼痛的独立危险因素[1,3–5]。术后急性疼痛的严重程度和术后需要大量镇痛剂是产生胸骨切开术后慢性疼痛的预测因素。一些人认为如果控制好急性镇痛，可能会降低发生慢性疼痛的风险，而另一些人则认为患者的疼痛增加仅仅反映了手术更复杂[1,3]。一项研究表明，事先进行镇痛可以将胸骨切开术1年后发生慢性疼痛的风险降低50%[11]。

与胸骨切开相关的慢性疼痛通常位于胸部，但一些患者也可能会有头部、背部、颈部、手臂及下肢的疼痛[1,3]。胸部疼痛通常与肋骨骨折、胸肋综合征、金属缝合线过敏或肋间神经损伤有关[3]。手臂疼痛可能是继发于体位摆放不当和臂丛损伤。腿部疼痛可能是由于使用静脉血管移植和隐神经损伤所致。在一项研究中，患者将他们的慢性疼痛描述为灼热、刺痛、不舒服且使人烦躁，但很少有患者感到疼痛严重至影响到正常生活[3]。在另一项研究中，72% 的患者认为疼痛干扰了日常生活，39% 的患者在胸骨切开后出现无法忍受的慢性疼痛。这些研究的差异很大程度上反映了使用的提问方式的差异，因此很难得出统一的结论。研究发现，使用乳内动脉进行移植的胸骨正中切口手术中有 20.6% 有臂丛神经损伤，但如果使用微创技术进行切开会减少臂丛损伤[19]。臂丛损伤的减少被认为与患者体位摆放差异和手臂收回有关。

随着对微创心胸外科手术的日益重视，考虑胸廓切开和操作孔的慢性疼痛的产生非常重要。很少有人专门关注微创心脏手术慢性疼痛的产生，因此，只能用胸廓切开术的数据来帮助解决这个问题。心脏手术胸廓切开和操作孔损伤的病因类似于肺手术慢性疼痛的产生，都与肋骨骨折和肋间神经损伤有关[12]。从对肌电图和体感诱发电位的反映可以证明肋间神经损伤患者的痛阈是降低的。据报道，高达 60% 的患者患有慢性疼痛，5% 的患者称这让他们疲惫不堪[11]。关于慢性疼痛的产生，不同研究所得结论不同。接受 VATS 的患者发生慢性疼痛的比例与开放肺手术类似，这与行心脏手术的患者微创和开胸的比较形成对比[11]。然而，Kwon 等人调查了机器人辅助胸腔镜手术（RATS）、VATS 和开放肺切除术后的慢性疼痛，发现各组在术后 2 个月慢性疼痛的发展方面没有统计学差异[20]。麻木和神经病理性疼痛在开放手术组中更常见，虽然并不明显。此外，在这项研究中，接受 RATS 的患者比接受 VATS 的患者更易于发生神经病理性疼痛[20]。

NMDA 拮抗剂是减少慢性疼痛产生的一种可行的方法。Ryu 等人进行了一项通过胸段硬膜外腔注射氯胺酮的研究，希望通过调节脊髓水平的 NMDA 和中枢敏化，以减少慢性疼痛的发生[21]。遗憾的是，在胸段硬膜外腔添加氯胺酮并没有减少开胸术后慢性疼痛的发生。没有足够的证据证明氯胺酮在胸外科人群中可降低慢性疼痛的风险[10]。美沙酮作为一种 NMDA 拮抗剂，其降低慢性疼痛风险的研究已经开始。同样，在心脏手术患者群体中没有足够的证据可以得出“可以预防慢性疼痛”的结论。

加巴喷丁和普瑞巴林可以降低中枢敏感度，降低慢性疼痛的发生率[1]。一项随机对照试验调查了手术前单次给予普瑞巴林对心脏手术后吗啡消耗量和慢性疼痛产生的影响[4]。该研究发现，单次给予普瑞巴林确实可减少术后阿片类药物的用量，并可能降低慢性疼痛的产生。与对照组相比，接受普瑞巴林治疗的患者术后 3 个月的疼痛和睡眠障碍都较轻；然而，这项研究样本量小，为单中心研究，存在局限性。

在这一点上，没有足够的研究来确定椎管内和外周神经阻滞这些操作是否可降低心脏或开胸人群中慢性疼痛的发生率[12,15]。Cochrane 综述和前锯肌阻滞的研究都表明，需要更多的研究来确定注射局麻药是否对减轻慢性疼痛有益处。需要更多研究的原因是，大多数已发表的研究都不是为了寻找慢性疼痛的产生，而是针对急性疼痛的治疗。此外，大多数研究都无法确定成功治疗急性术后疼痛是否会减少慢性疼痛的产生[17]。

结　论

总而言之，对于急性或慢性疼痛的治疗，目前还没有已经确定了的“最佳”技术。合理的方法是使用不同作用机制的低剂量多种药物的多模式镇痛。利用药物的有益作用，同时避免其副作用是关键。

虽然治疗目标是让患者满意、控制疼痛以使患者能咳嗽和深呼吸，但我们必须考虑全面。许多心脏病患者除心脏疾病外伴有多种合并症；在一些临床情况下，也许其他的合并症比镇痛更重要。遗憾的是，尚无证据证明“高质量”或“充分”镇痛与改善结局之间存在联系[9]。

虽没有确切证据证明高质量的术后镇痛有助于患者的康复，并可能降低术后慢性疼痛的风险，但大多数麻醉实施者都认可这一观点。众所周知，未处理的急性疼痛可能会导致凝血、代谢和免疫学改变[17]。因此，临床医生应努力争取高质量的镇痛，同时平衡各种镇痛方法相关的风险。

复习题

1. 现代心脏麻醉可以通过：
   A. 前路小切口开胸
   B. 小切口开胸
   C. 多通道机器人
   D. 胸骨正中切开
   E. 以上都是
2. 心脏手术中使用的现代麻醉技术可能包括：
   A. 椎管内麻醉技术
   B. 静脉麻醉技术
   C. 外周神经阻滞
   D. 吸入麻醉药
   E. 以上所有
3. 关于心脏手术后急性术后疼痛：
   A. 已经证明强烈的疼痛会增加发病率
   B. 通常在前 48h 内达到高峰
   C. 与切口类型无关
   D. 很容易控制
   E. 已经证明强烈的急性疼痛可导致慢性疼痛
4. 与术后慢性疼痛产生有关的术前危险因素可能包括：
   A. 急诊手术
   B. 年龄较小
   C. 甲状腺功能减退
   D. 女性
   E. 以上都是
5. 与慢性疼痛产生有关的术中危险因素可能包括：
   A. 基于阿片类药物的麻醉技术
   B. 体外循环时间延长
   C. 基于挥发罐的麻醉技术
   D. 体温过低
   E. 以上都不是
6. 与慢性术后疼痛产生有关的术后危险因素可能包括：
   A. 气管导管过早拔除
   B. 心房颤动
   C. 急性疼痛的严重程度
   D. 肾功能障碍
   E. ICU 住院时间延长
7. 心脏手术后的慢性疼痛：
   A. 很容易治疗
   B. 很难研究
   C. 通常不会影响患者的生活质量
   D. 只位于胸腔内
   E. 有一个可识别的原因
8. 心脏手术后的慢性疼痛：
   A. 在不同的研究中，发病率是不同的
   B. 手术后持续 2 个月
   C. 临床表现多种多样
   D. 在开胸患者中发病率较高
   E. 以上都是
9. 心脏手术后的慢性疼痛可能表现为：
   A. 胸痛
   B. 手臂疼痛
   C. 腿部疼痛
   D. 颈部疼痛
   E. 以上都是
10. 心脏手术后急性疼痛的治疗可包括：
   A. 阿片类药物
   B. 非甾体抗炎药
   C. 氯胺酮
   D. 加巴喷丁
   E. 以上都是

答　案

1.E。 2.E。 3.B。 4.E。 5.E。 6.C。 7.B。 8.E。 9.E。 10.E。

参考文献

[1] Gjeilo KH, Stenseth R, Klepstad R. Risk factors and early pharmaco logical interventions to prevent chronic postsurgical pain following cardiac surgery. Am J Cardiovasc Drugs, 2014, 14(5):335–342.

[2] Joseph C, Gaillat F, Dupong R, et al. Is there any benefit to adding in travenous ketamine to patient-controlled cpidural analgesia after tho racic surgery? A randomized double-blind study. Eur J Cardiothorac Surg, 2012, 42(4):58–65.

[3] Borodni B, Marelli, F, Morabito B, et al. Post sternotomy pain syndrome following cardiac surgery: case report. J Pain Res, 2017, 10:1163–1169.

[4] Bouzia A, Tassoudi V, Karanikolas M, et al. Pregabalin effect on acute and chronic pain after cardiac surgery. Anesthesiol Res Pract, 2017, 2017:2753962.

[5] Huang AP, Sakata RK. Pain after sternotomy-review. Braz J Anesthesio, 2016, 66 (4) :395–401.

[6] Coutu M, Aklog L, Reich D. Minimally invasive cardiac surgery//Kaplan J, ed. Essentials of Cardiac Anesthesia. Beijing, China: Saunders, 2008, 358–359.

[7] Eljezi V, Imhoff E, Bourdeaux D, et al. Bilateral sternal infusion of ropivacaine and length of stay in ICU after cardiac surgery with increased respiratory risk: a randomised controlled trial. Eur J Anaesthesio, 2017, 34(2): 56–65.

[8] Murphy GS, Szokol JW, Avram MJ, et al. Intraoperative methadone for the prevention of postoperative pain: a randomized, double blinded clinical trial in cardiac surgical patients. Anesthesiology, 2015, 122(5):1112-1122.

[9] Chaney MA. Postoperative pain management for the cardiac patient//Kaplan JA, Augoustides JT, Manecke GR, et al. Kaplan's Cardiac Anesthesia. 7th ed. Beijing, China: Elsevier, 2017, 1425–1457.

[10] Udelsmann A, Maciel FG, Servian DC, et al. Methadone and morphine during anesthesia induction for cardiac surgery. Rev Bras Anestesio1, 2011, 61(6):695–701.

[11] Bottiger BA, Esper SA, Stafford-Smith M. Pain management strategies for thoracotomy and thoracic pain syndromes. Semin Cardiothorac Vasc Anest, 2014, 18(1): 45–56.

[12] Yeung JH, Gates S, Naidu BV, et al. Paravertebral block versus thoracic epidural for patients undergoing thoracotomy. Cochrane Database Syst Rev, 2016, 2:CD009121.

[13] Kolettas A, Lazaridis G, Baka S, et al. Postoperative pain manage ment. J Thorac Dis, 2015, 7(S1):S62–S72.

[14] Scarfe AJ, Schuhmann-Hingel S, Duncan JK, et al. Continuous paravertebral block for post-cardiothoracic surgery analgesia: a systematic review and meta-analysis. Eur J Cardiothorac Surg, 2016, 50(6): 1010–1018.

[15] Madabushi R, Tewari S, Gautam SK, et al. Serratus anterior plane block: a new analgesic technique for post-thoracotomy pain. Pain Physician, 2015, 18(3):E421-E424.

[16] Perez MF. Serratus-intercostal plane block. An encouraging approach for breast surgery. Anaesthesia, 2013[2017-12-3]. http://www. respond2articles.com/ANA/forums/thread/1463.aspx.

[17] Dogan Baki E, Kavrut Ozturk N, Ayoglu RU, et al. Effects of parasternal block on acute and chronic pain in patients undergoing coronary artery surgery. Semin Cardiothorac Vasc Anesth, 2016, 20(3):205–212.

[18] Costa MA, Trentini CA, Schafranski MD, et al. Factors associated with the development of chronic poststernotomy pain: a case-control study. Braz J Cardiovasc Surg, 2015, 30(5):552–556.

[19] Kamalipour H, Vafaei A, Parviz Kazemi A, et al. Comparing the prevalence of chronic pain after sternotomy in patients undergoing coronary artery bypass grafting using the internal mammary artery and other open heart surgeries. Anesth Pain Med, 2014, 4(3):e17969.

[20] Kwon ST, Zhao L, Reddy RM, et al. Evaluation of acute and chronic pain outcomes after robotic, video-assisted thoracoscopic surgery, or open anatomic pulmonary resection. J Thorac Cardiovasc Surg, 2017, 154(2): 652–659.

[21] Ryu HG, Lee CJ, Kim YT, et al. Preemptive low-dose cpidural ketaminc for prcvcnting chronic post-thoracotomy pain: a prospective, double-blinded, randomized, clinical trial. Clin J Pain, 2011, 27(4):304– 308.

（范倩倩 译，路志红 审）

第1部分 心脏

C 无创外科操作

PART

第19章
经导管主动脉瓣置换术

Melanie Mei Liu, Georg Burkhard Mackensen

典型案例和关键问题

83岁男性患者，既往因冠心病（CAD）行三支冠状动脉旁路移植术（CABG），左乳内动脉（LIMA）搭桥至左前降支（LAD），第一钝缘动脉（OM1）通过静脉和右冠状动脉（RCA）搭桥。此外，患者合并有高血压、高脂血症、非胰岛素依赖型糖尿病、阵发性房颤（已用华法林治疗）、主动脉瓣狭窄（AS；现表现为活动后加重和呼吸困难）。经胸超声心动图（TTE）显示主动脉瓣峰值速度（AV）为4.2m/s，平均跨瓣压差为41mmHg，主动脉瓣面积（AVA）为0.5cm^2。左心室功能轻度降低（左室射血分数45%~50%），主动脉瓣和二尖瓣有中度反流。他被推荐行主动脉瓣置换术评估。

经导管主动脉瓣置换术的适应证是什么，需要做哪些术前检查？

根据胸外科医生协会的死亡预测评分（STS），该患者的死亡风险为5.36%。随后，他接受了术前检查，包括胸部、腹部、骨盆的CT血管造影（CTA）及左心导管检查。CTA显示三叶主动脉瓣，瓣环大小为23mm×31mm，左、右冠状动脉距主动脉环的距离分别为13.5mm和18.5mm，主动脉－心室夹角为48°，无明显外周动脉病变，双侧髂外血管和股血管直径均大于10mm。左心导管检查显示冠状动脉旁路移植术后。

经导管主动脉瓣置换术的手术入路有哪些，目前有哪些设备可用？

经过多学科心脏瓣膜团队协商后，决定对患者进行经导管主动脉瓣置换术（TAVR），植入直径为34mm的瓣膜CoreValve™ Evolut R（Medtronic, Minneapolis, MN, USA）。患者的手术在早上进行。

经导管主动脉瓣置换术应该选择哪种麻醉方法，这个麻醉方法怎么样，与其他方法相比有哪些优势，需要哪些麻醉监测？

尽管患者可以每天缓慢行走约800m，但存在劳力性呼吸困难，在休息和平躺时无不适。无睡眠呼吸暂停的病史，气道检查无异常。患者对答切题、情绪稳定，医生决定在监测麻醉（MAC）下使用静脉镇静和局部麻醉进行手术。患者入手术室后，进行常规心电监测，准备除颤仪。建立较粗的外周静脉通路，进行左桡动脉穿刺置管。使用小剂量异丙酚对患者进行镇静

TAVR的步骤是什么？麻醉医生应该预料到什么样的血流动力学变化？

心脏科医生建立股静脉通道，经股静脉将起搏导线放在右心室（RV）心尖部，且导管侧孔可以进行血管活性药物的输注。对起搏导线进行调试，选择合适的起搏心率及灵敏度。患者在起搏心率超过100次/分时，出现轻度低血压；但是在终止起搏后，心率恢复到基线水平时，血压很快恢复，不需要血管升压药的支持。并建立了双侧股动脉通道。在建立血管通道时，进行局部麻醉，并根据需要给予患者芬太尼静脉推注进行镇痛。在放置瓣膜前，将猪尾导管插入主动脉根部进行主动脉造影。一根坚硬的导丝到达左心室心尖部，偶尔会出现心室异搏心律和由此引起的

低血压。此时，给予小剂量的去氧肾上腺素和去甲肾上腺素静脉输注，为即将植入瓣膜做准备。静脉注射肝素进行抗凝，达到激活凝血时间（ACT）大于250s。坚硬的导丝穿过原生主动脉瓣，CoreValve瓣膜（人工自鼓胀瓣膜）通过导丝到达准确位置，此操作在透视下定位需要几分钟的时间。在此期间，尽管反复为患者使用了去甲肾上腺素、去氧肾上腺素及静脉输液，患者的血压仍逐渐降低到65/43mmHg。瓣膜打开释放后，血压没有明显的恢复，患者出现反应迟钝和呼吸暂停。

经导管主动脉瓣置换术可能的并发症是什么？这位患者低血压的鉴别诊断是什么，确诊后的下一步管理如何进行？

外科医生开始胸腔按压。随后医生决定转为全身麻醉（GA），给予患者琥珀酰胆碱，紧急气管插管成功。经过几分钟的胸部按压，同时静脉注射肾上腺素500μg，并推注去甲肾上腺素和升压素，即可恢复自主循环。心电图（ECG）未见异常。放置经食管超声心动图（TEE）探头，左心室功能显示与基线经胸超声（TTE）相同，并且没有新的改变。可见节段性室壁运动异常。无心包积液或主动脉夹层。经导管瓣膜似乎位置良好，但有中度主动脉瓣瓣前叶瓣周反流（PAR）。

TAVR的人工瓣膜功能有哪些影像学评估方法，每种方法的优、缺点是什么？PAR是如何分级的，可能的治疗方法是什么？

在心室快速起搏到心率160次/分时进行了球囊后扩张。患者再次出现短暂低血压，但起搏终止后血压迅速恢复。TEE检查显示轻微的残余PAR。拔除电极和导管，血管穿刺部位进行缝合止血。在此期间，患者的血流动力学保持稳定。在手术结束时，成功拔除气管导管，并被转移到重症监护病房（ICU）进行进一步监测。

讨 论

成人主动脉狭窄最常见的原因是与年龄相关的钙化性疾病，随着年龄的增长瓣膜狭窄逐渐加重。这种全身后负荷的进行性增加导致左心室结构的代偿性改变，即左心室向心性肥厚导致左心室舒张功能障碍、心肌耗氧量增加并伴随心肌灌注减少导致心肌缺血，最终导致左心室收缩功能下降、充血性心力衰竭和死亡。患者通常直到病程晚期才有症状。在没有手术干预的情况下，预后很差，从症状出现到死亡的时间在心力衰竭患者大约是2年，晕厥患者是3年，心绞痛患者是5年[1]。事实上，根据美国心脏协会/美国心脏病学会（AHA/ACC）指南，外科主动脉瓣置换（SAVR）被认为是I类推荐手术，用于治疗严重症状的主动脉瓣狭窄[2,3]，因为它不仅改善了症状，而且改善了长期生存率[1]。对于没有严重合并症的患者，手术风险非常低，许多医学中心的死亡率和严重并发症的发病率均低于1%[1]。然而，据估计，至少30%有严重症状的AS患者被认为不能手术或选择不做手术，因为他们通常高龄、左心室功能差或在现有的医疗条件下预测手术存在风险[4]。

经导管主动脉瓣置换术（TAVR）的适应证

第1例TAVR是2002年在法国进行的，患者是一名57岁的男性，患有重度主动脉瓣狭窄，多家外科团队均拒绝为他进行手术，因为他伴有严重的并发症和持续的心源性休克，患者在球囊主动脉瓣成形术（BAV）后症状并没有改善。手术是在轻度镇静和局部麻醉下进行的。瓣膜是通过24F鞘管插入的，由于患者有严重的外周动脉疾病，必须将鞘管放置在右股静脉。经室间隔穿刺，通过这种顺行入路成功地定位和展开了瓣膜。没有使用心脏起搏，尽管专家指出较差的左心室功能（术前左室射血分数8%~12%）可能在手术期间稳定了系统。最初患者在血压、跨瓣压差和心指数方面有显著改善。不幸的是，他的术后病程因肺动脉栓塞、动脉－股动脉旁路移植术闭塞导致的右腿缺血恶化（最终需要截肢）和感染性休克而复杂化，术后 17 周死亡[5]。

自 2002 年以来，基于几项里程碑式的研究结果，TAVR 已从一项实验技术迅速演变为推荐的治疗方法。主动脉导管置入（PARTNER）试验[4,6]由爱德华生命科学公司（Irvine, CA, USA）资助，于 2007—2009 年在 21 个中心进行，其中 17 个在美国。这项研究有两个主要目标：评估 TAVR 瓣膜置换与标准药物疗法（包括 BAV）在风险太高而不适合手术的患者中的效果，以及评估高危患者的 TAVR 与 SAVR 的效果对比。选择有严重主动脉瓣狭窄（定义为 AVA<0.8cm^2，平均房室压差≥ 40mmHg，房室峰值速度≥ 4.0m/s）和 NYHA 分级Ⅱ、Ⅲ或Ⅳ级有症状的患者纳入试验。试验的排除标准包括：两叶主动脉瓣、非钙化性主动脉瓣狭窄、需要血管重建的器质性冠状动脉病变、左心室收缩功能差（EF<20%）、主动脉瓣环直径小于 18mm 或大于 25mm、严重的二尖瓣或主动脉瓣反流、过去 6 个月内有脑血管缺血史及严重的肾功能不全。然后，根据他们是否能够接受手术，将登记的患者分为两组。队列 A 包括被认为手术高风险的患者，定义为 STS 风险评分 10% 或更高；或者存在主动脉硬化、一般状况差、胸壁畸形或氧依赖性呼吸功能不全等并存疾病，这些情况将与手术后 30 天的死亡风险为 15% 或更高有关[6]。队列 B 包括至少两名外科医生调查人员同意的不符合手术条件的患者[4]。

A 组共有 699 例患者入选。然后，患者被随机分为 TAVR 组或 SAVR 组。根据对患者周围动脉的评估，全身麻醉后在 TEE 引导下，通过经股动脉或经心尖入路对患者进行 TAVR。基于相似的 1 年死亡率和 NYHA 功能分级的改善，TAVR 被发现不逊于 SAVR。接受 TAVR 的患者 ICU 时间和住院时间明显缩短，生物瓣膜跨瓣压差和瓣口面积明显改善，大出血和新发心房颤动的发生率降低。然而，他们的神经系统事件发生率明显更高，主要包括卒中、大血管并发症及 PAR[6]。

B 组共有 358 例患者入选，并随机分配到 TAVR 或标准内科治疗。研究发现，经股动脉 TAVR 优于标准药物治疗，可显著降低 1 年全因死亡率（30.7% *vs*. 57%）和心血管原因死亡率（19.6% *vs*. 44.6%）。TAVR 患者住院率降低（22.3% *vs*. 44.1%），并且症状明显减轻。然而，TAVR 患者明显更有可能发生神经系统事件、大血管并发症及大出血事件。在 1 年的随访中，超声心动图显示生物瓣膜的血流动力学性能良好，没有恶化的迹象。尽管 PAR 经常发生，但患者很少因为症状恶化需要进一步治疗[4]。

爱德华 PARTNER 2 试验[7]是在几年后进行的，从 2011 年持续到 2013 年。该研究的目的是评估中等风险患者的 TAVR 和 SAVR。共有 2032 例重度主动脉瓣狭窄的患者入选，并被随机分入 TAVR 组或 SAVR 组，两组患者的手术风险均在 4%~8%（或 STS 风险评分≤ 4%；经多学科心血管病研究小组确定的 STS 风险模型中未列入的情况，如身体虚弱，则 STS 风险评分为 4%）。与最初的试验不同，PARTNER 2 试验包括伴有需要血管重建的非复杂 CAD 患者，如果随机分入 TAVR 组，则接受经皮冠状动脉介入治疗；如果随机分入 SAVR 组，则接受 CABG 治疗。第二代爱德华 SAPIEN XT 瓣膜用于接受 TAVR 的患者，并通过股动脉、心尖或主动脉途径植入。研究发现，在经验丰富的医疗中心使用 SAPIEN XT 设备进行 TAVR 时，TAVR 在死亡率、脑卒中发生率及 NYHA 功能分级的改善方面不逊于 SAVR。接受 TAVR 的患者发生出血、急性肾损伤及新发心房颤动的风险显著降低，ICU 时间和住院时间显著缩短。TAVR 组瓣膜跨瓣压差较低，瓣口面积较大。尽管中、重度 PAR 的发生率不到 4%，但 TAVR 患者的 PAR 发生率明显增高。

鉴于这些和其他研究证明了 TAVR 与 SAVR 相比的安全性和有效性，以及 TAVR 与药物治疗相比的优势，2017 年更新的 AHA/ACC 指南[3]认为 TAVR 在治疗有症状的重度主动脉瓣狭窄患者方面具有更大的优势。具体地说，指南规定若有症状的严重主动脉瓣狭窄患者手术具有高风险，应接受 SAVR 或 TAVR，最终应根据患者的特定风险分级和选择决定实施哪种手术，而 SAVR 风险过高并预测 TAVR 后生存期超过 1 年的患者应接受 TAVR。指南也认为 TAVR 是 SAVR 的"合理替代"，这取决于手术风险和患者的选择。

器 械

目前在美国有两种经食品和药品监督管理局（FDA）批准用于治疗有症状的严重 AS 患者的瓣膜：由爱德华生命科学公司制造的气囊可膨胀 SAPIEN 瓣膜（图 19.1）和由美敦力制造的自膨胀 CoreValve 瓣膜（图 19.2）。SAPIEN 瓣膜由安装在圆柱形支架内的牛心包组织制成。第三代 SAPIEN 3 瓣膜于 2015 年第一次获准使用，其特点是支架具有宽支撑角度以适合更小的输送系统，外裙覆盖较下排蜂状结构减少了 PAR，另外还加上 20mm 的瓣膜。总共有 4 个不同尺寸的瓣膜（20mm、23mm、26mm 及 29mm），将可用的环径范围增加到 18~28mm[8]。CoreValve 瓣膜是由猪心包组织制成的，安装在一个更高的支架中，支架设计用于放置在环上位置，并适应患者的固有解剖结构。第三代 CoreValve Evolut 瓣膜于 2017 年获准使用，第二代 CoreValve Evolut 瓣膜于 2015 年首次获准使用，与第一代瓣膜相比，它们是完全可再封装和可重定位的，并有较低的外廓，外部心包包裹，以帮助降低 PAR 的风险。总而言之，它们还可提供 4 种不同直径的瓣膜（23mm、26mm、29mm 及 34 mm），以适应 18~30mm 的瓣环直径，这个最小型号的瓣膜可通过 14F 护鞘经 5mm 血管输送[8]。

术前评估

目前 TAVR 的共识指南建议由一个综合的、多学科的心脏瓣膜团队进行全面的术前评估，理想的情况是包括心脏瓣膜病学、心脏影像学、介入心脏病学、心脏外科手术及心脏手术麻醉等方面有专长的医疗专业人员，以便为每个患者制定最合适的治疗方案[3]。患者必须首先满足 TAVR 的标准，他们必须是有症状的重度主动脉瓣狭窄，如前所述，并且存在至少中度的手术风险。

手术风险的确定在很大程度上基于 STS 风险评分。STS 风险评分是 2007 年使用成人心脏手术数据库记录中的数据开发的胸外科医生协会的死亡预测评分（STS）[9]。目前有 3 种风险模型：CABG、瓣膜及瓣膜加 CABG。这种模型可以应用于 7 种特定的外科手术，包括 SAVR 和

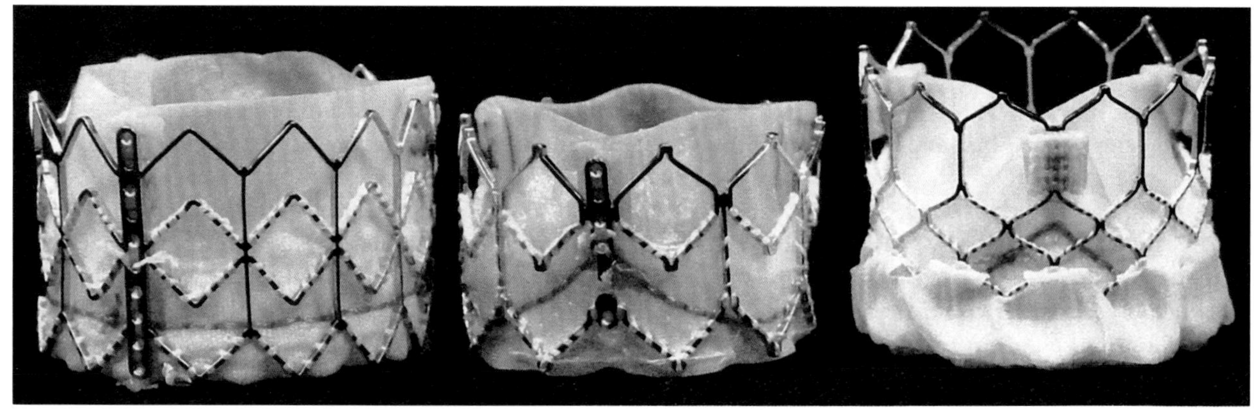

图 19.1 爱德华生命科学公司的 SAPIEN 经导管瓣膜系列。从左至右：SAPIEN、SAPIEN XT 及 SAPIEN 3。可球囊扩张的 SAPIEN 经导管瓣膜由牛心包组织安装在钴铬圆柱支架上用于安装在 AV 环位置。与第一代 SAPIEN 瓣膜系统相比，SAPIEN XT 具有较小的开度和部分封闭的叶片静止几何形状。TE SAPIEN 3 具有更宽的支柱角，可以适应更窄小的输送系统，以减少 PAR

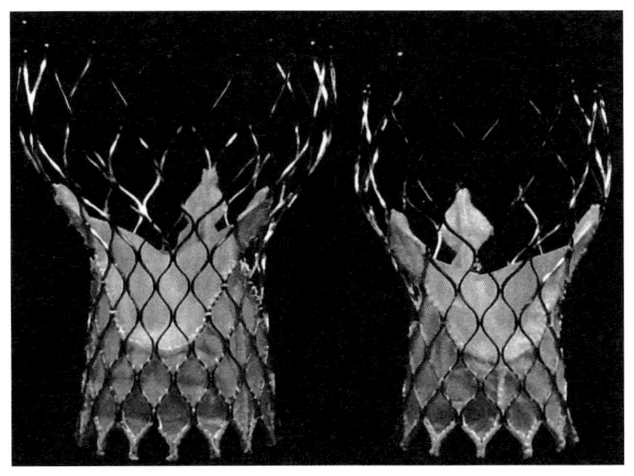

图 19.2 美敦力 CoreValve 经导管瓣膜系列。左侧为 CoreValve 瓣膜；右侧为 CoreValve 改进 R 瓣膜。自膨胀式 CoreValve 经导管瓣膜由猪心包组织制成，安装在一个设计成位于环上位置的高大镍钛合金支架中。与第一代 CoreValve 相比，改进 R 瓣膜具有更低的外廓，并且可完全重新捕获和重新定位。PRO 瓣膜（没有图）在设计上与改进 R 瓣膜相似，但增加了外部心包组织包裹，以减少 PAR

SAVR+CABG。风险评分包括死亡率、发病率、住院时间、脑卒中、长时间机械通气、胸骨深部感染、肾衰竭及再手术。在风险计算中使用了许多变量，包括患者的人口统计学、体表面积、心脏病史及肺、肾或血管合并症的病史。STS 预测的死亡风险小于 4% 被认为是低风险，4%~8% 被认为是中等风险，大于 8% 被认为是高风险。除了 STS 风险评分，其他可能影响患者潜在手术风险的因素包括身体虚弱和解剖学因素，如先前纵隔放疗或胸壁畸形、主动脉硬化或先前的胸骨切开 [10]。重要的是，多学科团队成员和患者在术前必须就患者的手术风险程度和 TAVR 的潜在益处与风险（如无效）达成一致。

TAVR 患者的术前评估应包括 TTE 或 TEE 的广泛成像和 CT 成像，以确定主动脉瓣瓣环的大小和形状、房室形态和钙化程度、主动脉瓣瓣口面积、房室环与冠状动脉口之间的距离（冠状动脉高度）、主动脉窦和窦管交界处的大小、主动脉－心室成角，以及主动脉和髂、股动脉的大小及动脉粥样硬化的程度，以便可以选择合适大小的装置和计划血管通路 [1]。应进行冠状动脉造影，因为冠心病在这个患者群体中很常见。还应进行完整的病史和体格检查、心电图和血液检查，以预测术中可能的不稳定风险或限制手术恢复的因素（例如，严重的肺部疾病、肾功能不全、虚弱和身体残疾、认知功能较差等）[10]。某些患者还可能需要进行肺功能检测和颈动脉超声检查。

麻醉方式的选择

TAVR 以往都是在全身麻醉下对患者实施的，并进行有创性血流动力学监测，包括肺动脉插管及 TEE 的监测和引导。多年来，随着设备技术的改进、精密给药系统的引入及程序化的经验促使镇静下监测（MAC）在许多手术量大的中心被采用，使用静脉镇静和局部麻醉的 MAC 作为经股 TAVR 的首选麻醉技术。Bufon 等人在 2013 年进行的一项调查 [11] 中指出，北美和欧洲的中心在实施经皮冠状动脉腔内成形术的麻醉实践方面存在明显差异；虽然 95% 的北美受访中心（所有这些中心都参与了爱德华试验和爱德华 PARTNER 2 试验或美敦力 CoreValve 的试验）都使用了全身麻醉（GA）作为默认的麻醉技术，但只有 30% 的欧洲受访中心支持使用 GA。尽管 GA 仍然是当今美国接受经导管瓣膜置换的患者最普遍的麻醉方式，但 MAC 的使用有一个明显的趋势，来自 STS/ACC 经导管瓣膜置换注册中心的数据显示 [12]，从 2014 年到 2015 年，在 GA 下进行手术的病例百分比下降了 10% 以上。值得注意的是，美国绝大多数中心需要麻醉医生在场，通常是一位在心血管麻醉学方面有丰富经验或围手术期接受 TEE 专门培训的麻醉师，在这种情况下，MAC 是描述任何非 GA 技术最合适的术语。然而，美国和欧洲的一些机构不愿对接受选择性经股动脉 TAVR 的患者进行麻醉。在这些中心，术中镇静是由护士在手术团队的指导下进行的；在这种情况下，清醒镇静（CS）是对所提供护理的最恰当的描述。GA 和 MAC 各有优缺点，目前还没有来自大规模前瞻性随机对照试验的证据证明一种技术优于另一种技术。

GA 的主要优势是能够通过控制通气和消

除患者体动来提供理想的手术条件，并简化术中 TEE 的使用，如果出现手术并发症，这可能会特别有利[12]。比较 GA 和 MAC 用于经股动脉 TAVR 的研究几乎都是观察性回顾性队列研究，在研究设计、样本量和可推广性方面较弱。这些研究中由 Hyman 等人[13]进行的、迄今为止规模最大的研究，分析了 10 997 例接受选择性经股动脉 TAVR 的患者的 NCDR STS/ACC TVT 注册表数据。登记中的麻醉类型编码为 GA、CS 或复合麻醉，其中包括需要从 CS 转换为 GA 的患者。作者发现，在 CS 下接受经股 TAVR 的患者住院率、30 天死亡率及卒中发生率较低，需要正性肌力药的支持较少，ICU 停留时间和住院时间较短。虽然结果显示有益，但作者及随后的研究确定了几个限制因素和可能的混杂因素[14,15]。注册表中的麻醉类别非常广泛，没有关于镇静深度或 CS 使用的药物的信息。此外，提供 GA 和 CS 的决定并不是随机的，患者接受 GA 恰恰是因为他们风险更高。GA 也更有可能在手术团队经验较少和手术时间较长的中心使用。Hyman 等人谨慎地指出，确定 CS 是否真的与死亡率相关超出了他们的研究范围。尽管如此，前面提到的 MAC 的许多优势已经在其他较小的研究中得到了确认。MAC 的其他潜在好处包括可以监测患者的精神状态，理论上可以快速判断卒中，尽管这取决于提供的镇静程度；减少了透视检查的时间；减少了手术时间，这被定义为从手术开始到离开手术室的时间，通常包括拔管时间[12, 16, 17]。

MAC 的一个缺点是，由于患者烦躁或手术并发症，可能需要转换为 GA。Hyman 等人研究发现转化率为 5.9%，也有发表的文献报道转化率高达 20%[12]。在他们的单中心回顾性研究中，Kiramijyan 等人[17]发现，中转全麻的最常见原因（37.5%）是血流动力学不稳定，其次是手术并发症，如左心室或瓣环破裂和血管并发症占 16.1%，从经皮瓣膜置换到外科开胸瓣膜置换手术方式改变引起的占 16.1%，以及患者烦躁引起的占 7.1%。因此，应始终做好全麻的准备，并且可以快速且易于实现。MAC 另一个可能的缺点是，许多在 MAC 下进行 TAVR 的患者使用的是 TTE 而不是 TEE 进行人工瓣膜功能的术中评估，尽管有一些医疗中心在患者镇静时经股动脉 TAVR 期间确实常规使用 TEE。在 Kiramijyan 等人的研究中，12% 的患者需要从 MAC 转换为 GA。研究显示[17]，7.1% 的患者因 TEE 探头引起的喉部和（或）声门损伤而需要中转，尽管作者确定在 MAC 下，术中 TEE 总体上是“可行和安全的”。TEE 因其优越的空间分辨率和图像质量，被认为是评价房室功能的最佳成像方式。有人担心，仅依赖 TTE 指导可能会导致 PAR 发生率增高和程度增加，因为在一些研究中，即使是轻微的 PAR 也会导致预后较差[18]。然而，最近的一项回顾性研究比较了经股动脉 TAVR 使用 TTE 和 TEE 导引的情况，结果显示，在两种成像模式之间，至少轻度 PAR 的发生率在统计学上没有显著差异[19]。因此，考虑到减少了手术时间及 ICU 停留和住院时间，MAC 技术的使用可能会降低围手术期的总成本，而不一定会影响手术的效果。

最终，麻醉方式的选择应该因人而异，并由外科和麻醉团队与患者协商同意后决定。经股动脉 TAVR 的 MAC 麻醉可以考虑用于具有丰富手术经验和低并发症发生率的项目。MAC 的相对禁忌证包括患者无法配合（例如，智力低下、语言障碍等），无法长时间仰卧（例如，严重的肌肉骨骼或肺部疾病、反常呼吸等），病态肥胖，疑似气管插管困难，以及高反流误吸风险。在需要广泛的 TEE 指导的情况下，在 GA 下可能进行得更好。可以考虑术者对 GA 的偏好，特别是如果采用非经股入路的话。然而，对 MAC 的唯一绝对禁忌证是患者拒绝或倾向于 GA[10, 12]。当前的指南不建议将 MAC 用于除女性外的任何 TAVR[10]。对于 TAVR，目前没有公认的静脉镇静“最佳”方案；根据患者的合作程度和镇痛要求，术者的经验和对患者体动的耐受性，以及手术团队的偏好，成功的 MAC 可以从根本没有静脉镇静到各种不同的组合，包括苯二氮䓬类、镇痛药、右旋美托咪啶及异丙酚。

无论选择哪种麻醉方式，所有患者都应进行有创动脉压监测（由麻醉医生或手术医生放置），至少有一条大口径静脉导管通路（外周、中心或两者兼有），并备有可以随时使用的除颤仪，因为在快速心室起搏或操作心内导丝和导管时，可能会发生包括心室颤动在内的严重心律失常。应使用适当的环境温度、液体加温装置及身体下的加压空气或液体加热系统来预防体温过低。常规外科抗生素预防应在血管通路建立前使用。

TAVR 的手术过程

可以通过多个逆行途径插入，虽然可以使用锁骨下、腋下、主动脉、颈动脉及下腔静脉入路，但其中最常见的是经股动脉入路。目前使用的唯一顺行放置策略是经心尖入路。在置入瓣膜之前，临时心室起搏钢丝必须通过静脉途径放入右心室或直接缝合在心外膜表面（仅适用于经心尖的情况）。理想的造影成像视图通过使用放置在主动脉根部的猪尾导管获得，球囊扩张瓣膜在右冠瓣尖端，自膨胀瓣膜在无冠瓣尖端[1]。一些医院还常规使用经皮脑栓塞保护装置（如 Sentinel®脑保护系统），该装置通过右桡动脉插入，旨在收集在操作过程中移位的血栓碎片。肝素抗凝在放置引导瓣膜的大鞘管之前使用，使 ACT 达到 250s 以上。

快速心室起搏是球囊扩张装置和使用球囊主动脉瓣成形术（BAV）预扩张心脏瓣环所必需的。快速心室起搏的目标是创造一过性的左室射血和瓣环运动减少，从而最大限度地降低设备在放置过程中移位的风险。起搏心率通常需要 160~220 次 / 分，会导致收缩压降至 70mmHg 以下，脉压降至 20mmHg 以下。如果手术团队认为有必要，也可以在置换瓣膜释放时使用快速心室起搏，尽管用于放置瓣膜的起搏通常可以以 100~120 次 / 分的较低频率进行[1]。将经导管瓣膜定位在瓣环上，在开始快速心室起搏时放置在最佳位置上并释放展开。

瓣膜释放展开后，正确的瓣膜位置和功能与超声心动图、血流动力学或主动脉造影相一致。这时主要是要评估左心室或二尖瓣功能的变化、是否有新的心包积液，并确定拔除导丝后是否出现中央主动脉瓣反流或 PAR 的特征[10]。如果不需要进一步干预，则移除输送系统和鞘管，通常使用鱼精蛋白逆转抗凝，并缝合鞘管进入部位。GA 下的患者通常可以在手术后、ICU 转入前立即拔管。经股动脉 TAVR 手术的患者必须在手术后几个小时内保持仰卧状态，以确保充分止血并将出血风险降至最低。术后高血压的预防对于接受经心尖 TAVR 的患者尤其重要，以将出血和心室破裂的风险降至最低[1]。

除了提供合适的麻醉深度和镇痛来确保患者舒适之外，麻醉医生还必须熟悉 TAVR 手术的步骤，以便预测和治疗伴随其而来的血流动力学变化。对于重度 AS 患者，必须避免长期低血压，因为肥厚的心室特别容易受到心肌缺血和血流动力学衰竭的影响。在快速心室起搏和操作心内导丝、导管期间，低血压很常见，这往往会导致室性异位心律。在这些可预测的低血压操作之前，必须纠正容量不足，并开始使用血管升压药和（或）正性肌力药。如果实施 BAV，也可能出现显著的血流动力学波动，因为可能突然出现大量的主动脉瓣反流并导致心源性休克。麻醉医生必须做好给予患者正性肌力药物的准备，在实施 BAV 之前，手术团队应该准备好立即置入瓣膜，以预防这种可能的临床情况。术中和术后高血压也应该避免，因为它会增加出血和心室或瓣环破裂的风险。

TEE 在 TAVR 中的使用

对于在 GA 下进行 TAVR 的病例，麻醉医生通常有额外的责任提供术中 TEE 指导。手术前的基础 TEE 检查应评估左心室和右心室的大小和收缩功能，以及二尖瓣反流的程度，注意是否存在左心室局部室壁运动异常，并确认没有左心房内血栓。它还有助于确定术前影像检查所见的主动脉根部解剖结构和大小。主动脉瓣环通常是从食管中段房室长轴位的二维（2D）切面测量的，但这被证明低估了主动脉瓣环的大小，因为它经常不能横贯瓣环的最大直径，测量的通常是此卵圆形结构的较短直径。因此，使用带有多平面重建（MPR）的三维（3D）成像进行主动脉瓣环尺寸（大直径和小直径、环形面积和环形周长）的测量是理想的，以生成全面视图（图 19.3），其结果可与通过 CT 获得的结果相媲美。带 MPR 的 3D TEE 对于冠状动脉高度成像也是必要的（图 19.4），特别是因为左冠状动脉开口位于冠状面。Hahn[8] 等人在他们 2018 年关于 TAVR 超声心动图成像的综述文章中，为这些 3D TEE MPR 图像提供了极好的例子和说明。手术前 TEE 还应注意左室流出道、主动脉窦和窦管交界处的大小，以及主动脉瓣环和主动脉根部钙化的程度和位置。虽然透视和血管造影是用于术中瓣膜定位成像的主要设备，但 TEE 可以验证导丝和导管的正确位置[1]。在经心尖入路的 TAVR 中，TEE 有助于定位心尖穿刺的最佳入口点，因为这并不

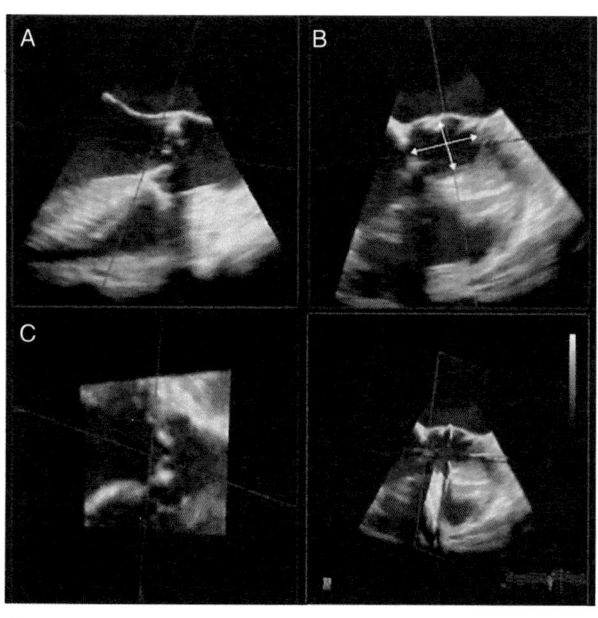

图 19.3 3D MPR TEE 测量主动脉瓣环尺寸。可以看到矢状面（A）、横断面（B）及冠状面（C）。矢状面和横断面图用于识别主动脉瓣的环形平面，并确保在其最大尺寸下进行测量。然后在横断面上可以看到房室环，并且可以测量它的短轴和长轴（白色双头箭头）

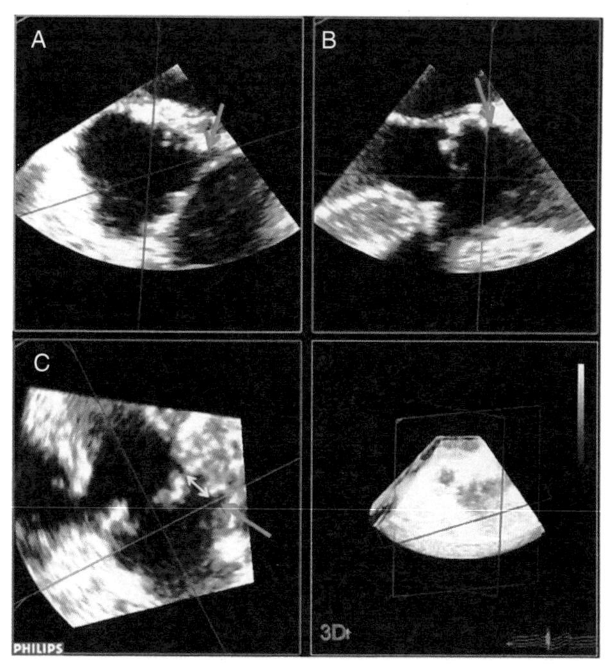

图 19.4 3D MPR TEE 测量左冠状动脉高度。横断面（A）、矢状面（B）及冠状面（C）均可见。左冠状动脉主干（红色箭头）在 3 个平面上均可识别。然后可以在冠状面上测量主动脉瓣环到左冠状动脉口的距离（黄色双头箭头）

总是与透视上看到的解剖心尖相对应[8]。

TEE 检查对于快速评估新置入的人工瓣膜的位置和功能、评估主动脉瓣反流的存在和程度，以及监测潜在的并发症，在手术后立即进行 TEE 检查是最重要的。第三代球囊可膨胀的 SAPIEN 3 瓣膜的最终置入深度应低于瓣环平面 1~2mm，而第二代 CoreValve 改进 R 瓣膜的最终置入深度应低于瓣环平面 2~4mm[8]。支架应该完全展开，因此在外观上应该是圆形的，在整个心动周期内，瓣叶运动应该是一致的。应同时使用流量依赖性和非流量依赖性参数进行全面的血流动力学评估。置入瓣膜的正常血流动力学参数[20] 包括峰值速度小于 3m/s，平均压力梯度小于 20mmHg，多普勒速度指数大于 0.35，有效开口面积（EOA）大于 $0.9cm^2$，EOA 指数大于 $0.65cm^2/m^2$。

为了评估中央型主动脉瓣反流和 PAR 的存在和严重程度，应该在食管中段长轴切面和从叶平面到支架框架正下方的多个食管中段短轴切面进行主动脉假体瓣膜的彩色多普勒检查[21]。轻

度中央主动脉瓣反流通常在拔除坚硬的导丝或中心主动脉压力较高后得到缓解，而严重的中央型主动脉瓣反流通常是由于瓣膜定位或展开不当或人工瓣叶受损所致。根据病因不同，中央型主动脉瓣关闭不全可以通过球囊扩张人工瓣膜或进行瓣膜中的瓣膜置换术来治疗 [1]。PAR 是 TAVR 后常见的并发症，最常发生在原来钙化的主动脉瓣环与假体主动脉瓣交界处，在那里圆形支架可能无法完全覆盖交界处的边角。

PAR 的程度主要由心室收缩时可通过反流血流的瓣周范围决定（图 19.5A）。如果可见多个 PAR 漏口，则应通过多个短轴切面仔细扫描支架的整个高度来识别每个漏口的反流量，并把每个漏口的反流量相加 [21]。2012 年瓣膜协会第二次共识文件推荐了 PAR 半定量评估的三级分级方案：低于 10% 的圆周范围为轻度，10%~30% 为中度，高于 30% 为重度。这与爱德华 PARTNER 试验中使用的评分方案相同 [20]。反流的量、进入左室流出道的血流长度及支架上方近端血流会聚的程度也可以作为评估 PAR 严重程度的因素。不幸的是，PAR 的定量评估在手术后的即刻很少实行或有用。中度或重度 PAR 需要进一步治疗，通常随着人工瓣膜的膨胀而改善，尽管这可能与栓塞性脑卒中、瓣环破裂及中央主动脉瓣反流的风险增加有关。治疗的其他选择包括瓣膜内置入瓣膜和经导管修补 [21]。

TAVR 的并发症

除主动脉瓣关闭不全外，TAVR 最常见的不良后果是血管并发症。经股动脉入路血管损伤发生率为 2%~26%，经心尖入路血管损伤发生率为 5%~7%。经锁骨下 TAVR 引起的血管并发

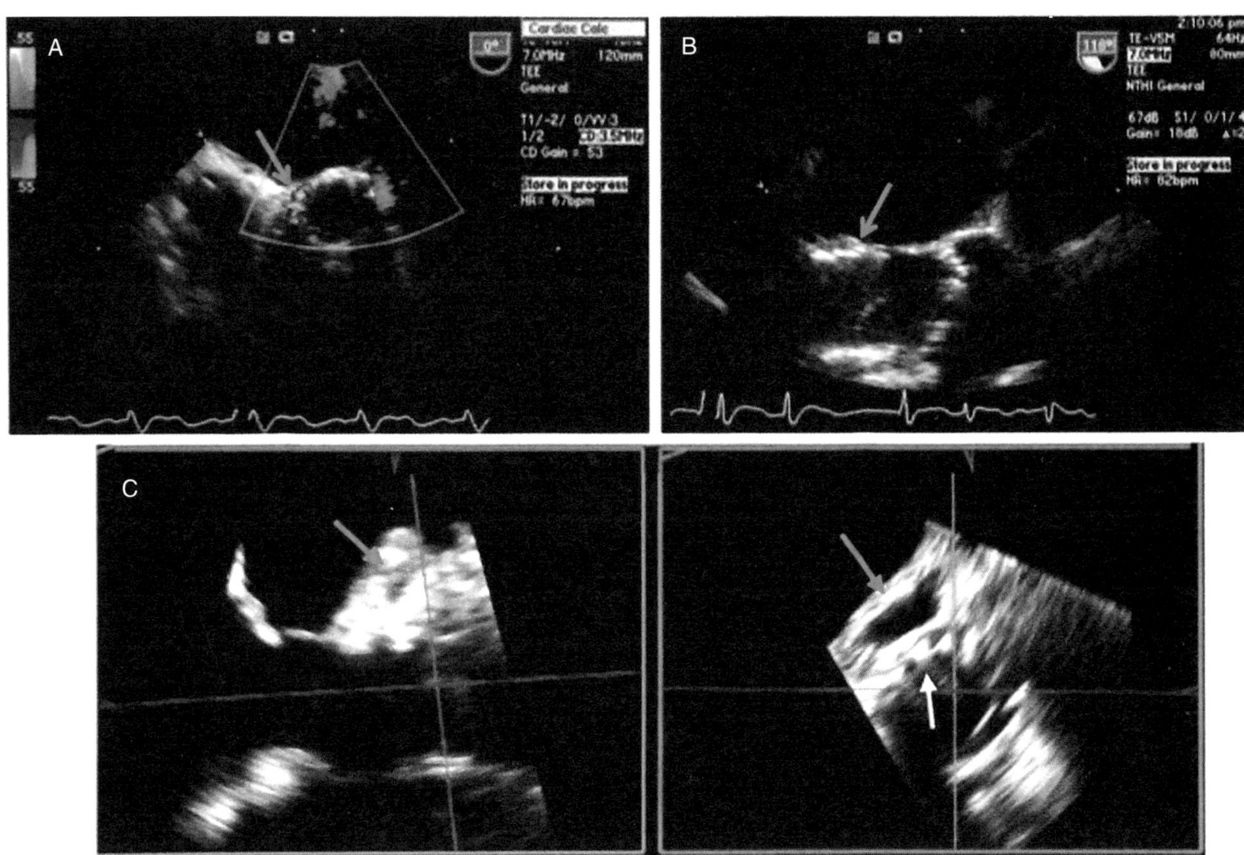

图 19.5 TAVR 的并发症。A. PAR，TAVR 最常见的并发症，如二维彩色多普勒食管中段 AV 短轴切面所示（红色箭头）。PAR 的程度在很大程度上取决于心室收缩时可通过反流血流的瓣周范围决定。B. 左室流出道球囊扩张的经导管瓣膜（红色箭头）位置错误，远低于主动脉瓣环平面。C. 瓣环破裂，一种罕见且具有潜在破坏性的 TAVR 并发症。积液（红色箭头）位于主动脉根部后方，展开的球囊可扩张经导管置换瓣膜（白色箭头）

症似乎很少见。脑卒中是与TAVR相关的另一个主要并发症，大多患者本质上是血栓栓塞，在快速心室起搏期间持续低血压等肯定也会导致脑缺血。传导阻滞也可能是由于人工瓣膜对房室束（His束）及其分支的束部的机械损伤造成的。完全性心脏传导阻滞的高危患者，如先前存在右束支传导阻滞的患者和瓣膜放置后出现传导异常的患者，在确定是否需要永久起搏器之前，应该准备好临时静脉起搏线，最好是通过心脏大血管。需要植入永久起搏器的完全性心脏传导阻滞的发生率，使用CoreValve（19.2%~42.5%）比使用SAPIEN瓣膜（1.8%~8.5%）要高，这可能是因为它的面积更大，植入深度更深[1]。

TAVR的其他罕见但潜在的破坏性并发症包括室间隔穿孔、瓣环破裂、主动脉夹层、人工瓣膜移位或血栓形成（图19.5B）及冠状动脉闭塞。放置钢丝时可发生室间隔穿孔，并导致心包积液和心脏压塞。瓣环破裂（图19.5C）发生在约1%的TAVR病例中，几乎全部发生在主动脉瓣球囊扩张、人工瓣膜置入或用于治疗PAR置入瓣膜的球囊后扩张期间。易导致瓣环破裂的因素包括房室环小（<20mm）、主动脉根部狭窄、原有主动脉瓣或邻近结构严重或偏心钙化，以及置入的瓣膜过大（>20%）[22]。置入人工瓣膜后，可发生原来的主动脉瓣闭塞冠状动脉，冠状动脉高度低（<10mm）、主动脉窦狭窄、主动脉瓣长而大的患者更有可能发生闭塞[1]。使用TEE，是快速诊断上述并发症的一种很好的方法。

TAVR的新展望

随着设备的改进和操作者经验的增加，以及来自众多大型试验的良好结果数据，TAVR在过去10年中从一种实验性的抢救手术迅速发展成为一种主流的推荐疗法。FDA批准的TAVR手术的适应证在过去几年中有所增加，包括治疗有严重症状的患者，因为他们处于中等手术风险，最近还包括治疗主动脉瓣或二尖瓣生物瓣膜置换失败的患者，这些患者再次手术的风险很高。目前正在进行的试验对于有AS症状的低风险手术患者和二瓣化主动脉瓣狭窄患者评估TAVR的安全性和有效性，在未来几年TAVR批准的适应证很可能将继续增多。

结　论

- 主动脉瓣狭窄最常见的原因是与年龄相关的瓣膜钙化，患者通常直到病程晚期才有症状，一旦出现症状，如果不进行治疗，预后将会很差。
- TAVR已经彻底改变了对有严重症状的患者的管理，这些患者被认为手术具有高风险或不能手术的，现在已经扩展到对手术中等风险的患者的管理。
- 在美国，目前可用的两种瓣膜是可球囊扩张的爱德华SAPIEN瓣膜和自我扩张的美敦力CoreValve瓣膜。
- 准备进行TAVR的患者应该由一个综合的、多学科的心脏瓣膜团队进行全面的术前评估，以根据STS风险评分、全身情况评估及解剖学特征，以及TAVR的潜在益处与风险来确定他们的手术风险程度。他们还应该接受多种影像学检查，包括超声心动图和CT，以选择适当大小的装置和血管入路。
- 麻醉方式可以选择GA和MAC，应该针对每个患者进行个体化选择，并由手术和麻醉团队经患者协商同意。MAC可能适合在操作经验丰富且并发症发生率较低的医疗中心接受经股动脉TAVR的患者。
- 如果患者不能配合、不能长时间仰卧、病态肥胖、困难气道、需要机械通气或术中TEE指导，GA可能是更好的选择。
- 所有接受TAVR的患者都应该有有创的动脉压监测、大口径静脉通路及可以立即使用的除颤设备。
- 麻醉医生必须熟悉TAVR手术的步骤，以便预测和处理伴随的血流动力学变化。低血压在快速心室起搏和导丝、导管心内操作期间很常见，应迅速识别并使用扩容、使用血管加压药和（或）正性肌力治疗以防止心肌缺血。BAV 可导致突然大量的主动脉瓣反流和心源性休克。应该避免高血压，因为它会增加出血和心室或瓣环破裂的风险。

- 术中 TEE 可用于术前评估基础心室和二尖瓣功能，理想情况下使用 3D 多平面扫描确定主动脉根部解剖结构和大小，以及验证导丝和导管的正确位置，以及在术后快速评估人工瓣膜的位置和功能、主动脉瓣反流及 PAR，并监测潜在的并发症。
- TAVR 的并发症包括主动脉瓣关闭不全和血管损伤，包括主动脉夹层和瓣环破裂、心室穿孔、冠状动脉闭塞、脑卒中、传导阻滞及人工瓣膜移位或血栓形成。
- TAVR 适应证持续增多，FDA 最近批准 TAVR 用于治疗二尖瓣瓣膜或主动脉瓣瓣膜病变生物瓣置换失败的高手术风险患者。
- 可能的适应证仍在研究摸索中，包括治疗手术风险较低的有严重症状的 AS 患者，以及二瓣化主动脉瓣狭窄的患者。

复习题

1. 以下哪些患者特征不是 STS 风险评分计算的一部分？
   A. 功能状态
   B. 性别
   C. 肺部疾病史
   D. 肾脏病史
2. 下列哪些术前检查不适用于所有 TAVR 患者？
   A. 心电图
   B. CT 多层成像
   C. 冠状动脉造影
   D. 肺功能测试
3. 与 MAC 相比，以下哪项是 GA 的优势？
   A. 增加了手术的成功率
   B. 促进了术中 TEE 的使用
   C. 减少了正性肌力药的使用
   D. 缩短了手术时间
4. MAC 对于下列哪些接受股动脉 TAVR 的患者最不合适？
   A. 病态肥胖伴持续气道正压通气的阻塞性睡眠呼吸暂停
   B. 服用美沙酮的慢性背痛患者
   C. 由于担心术中苏醒而要求 GA 的严重焦虑和幽闭恐惧症患者
   D. 程序组要求术中 TEE 指导的患者
5. 以下所有方法都是 TAVR 的逆行放置方法，除了：
   A. 经心尖
   B. 经主动脉
   C. 经锁骨下动脉
   D. 经股动脉
6. 关于 TAVR 期间的快速心室起搏，以下哪一项是正确的？
   A. 手术自膨胀瓣膜所需的
   B. 通常以 100~120 次 / 分的速度进行
   C. 目标收缩压低于 70mmHg，脉压低于 20mmHg
   D. B 和 C
7. 确定房室环大小的最佳方法是什么？
   A. 利用 MPR 对瓣环进行 CT 测量
   B. 食管中段房室长轴切面二维 TEE 测量环径
   C. 用 MPR 测量瓣环的三维 TEE
   D. A 和 C
8. 以下哪项血流动力学参数表示房室狭窄？
   A. AV 平均压力梯度 16mmHg
   B. AV 峰值速度 3.6m/s
   C. EOA 1.1cm^2
   D. EOA 指数 0.75cm^2/m^2
9. 以下哪种超声心动图表现为严重的不良反应？
   A. PRA 范围大于 30%
   B. 降主动脉全舒张期血流逆转
   C. A 和 B 都是
   D. 以上均不存在

10. TAVR 的并发症包括：
  A. 主动脉瓣瓣环破裂
  B. 心脏压塞
  C. 完全性心脏传导阻滞
  D. 以上所有

答　案

1.A。 2. D。 3. B。 4. C。 5. A。 6. C。
7. D。 8. B。 9. C。 10. D。

参考文献

[1] Holmes DR Jr, Mack MJ, Kaul S, et al. 2012 ACCF/AATS/SCAI/STS expert consensus document on transcatheter aortic valve replacement. Ann Thorac Surg, 2012, 93:1340–1395.

[2] Nishimura RA, Otto CM, Bonow RO, et al. 2014 AHA/ACC guideline for the management of patients with valvular heart disease: Executive summary: a report of the American College of Cardiology/American Heart Association Task Force on Practice Guidelines. Circulation, 2014, 129(23):2440–2492.

[3] Nishimura RA, Otto CM, Bonow RO, et al. 2017 AHA/ACC focused update of the 2014 AHA/ACC guideline for the management of patients with valvular heart disease: a report of the American College of Cardiology/American Heart Association Task Force on Clinical Practice Guidelines. J Am Coll Cardiol, 2017, 70(2):252–289.

[4] Leon MB, Smith CR, Mack M, et al. Transcatheter aortic-valve implantation for aortic stenosis in patients who cannot undergo surgery.N Engl J Med, 2010, 363(17):1597–1607.

[5] Cribier A, Eltchaninoff H, Bash A, et al. Percutaneous transcatheter implantation of an aortic valve prosthesis for calcifc aortic stenosis: first human case description. Circulation, 2002, 106:3006–3008.

[6] Smith CR, Leon MB, Mack MJ, et al. Transcatheter versus surgical aortic-valve replacement in high-risk patients. N Engl J Med, 2011, 364(23):2187–2198.

[7] Leon MB, Smith CR, Mack MJ, et al. Transcatheter or surgical aortic-valve replacement in intermediate-risk patients. N Engl J Med, 2016, 374(17):1609–1620.

[8] Hahn RT, Nicoara A, Kapadia S, et al.Echocardiographic imaging for transcatheter aortic valve replacement. J Am Soc Echocardiogr, 2018, 31(4): 405–433.

[9] About the STS Risk Calculator v2 81[2018-4-24]. http://riskcalc.sts.org/stswebriskcalc/ views/About%20the%20STS%20Risk%20 Calculator%20v2%2081.pdf.

[10] Otto CM, Kumbhani DJ, Alexander KP, et al. 2017 ACC expert consensus decision pathway for transcatheter aortic valve replacement inthe management of adults with aortic stenosis. J Am Coll Cardiol, 2017, 66(10):1313–1346.

[11] Bufton KA, Augoustides JG, Cobey FC. Anesthesia for transfemoralaortic valve replacement in North America and Europe. J Cardiothorac Vasc Anesth, 2013, 27(1):46–49.

[12] Neuberger PJ, Patel PA. Anesthetic techniques in transcatheter aorticvalve replacement and the evolving role of the anesthesiologist. J Cardiothorac Vasc Anesth, 2017, 31:2175–2182.

[13] Hyman MC, Vemulapalli S, Szeto WY, et al. Conscious sedation versusgeneral anesthesia for transcatheter aortic valve replacement: insights from the National Cardiovascular Data Registry Society of Toracic Surgeons/American College of Cardiology Transcatheter Valve Terapy Registry. Circulation, 2017, 136:2132–2140.

[14] Sniecinski RM, Mackensen GB, Kertai MD. Letter by Sniecinski, et al. regarding article, “Conscious sedation versus general anesthesia for transcatheter aortic valve replacement: insights from the National Cardiovascular Data Registry Society of Toracic Surgeons/American College of Cardiology Transcatheter Valve Terapy Registry.” Circulation, 2018, 137:2543–2544. DOI: 10.1161/CIRCULATIONAHA.117.032405

[15] Brown CH IV, Hasan RK, Brady MB. Is less really more? Conscious sedation or general anesthesia for transcatheter aortic valve replacement. Circulation, 2017, 136:2141–2143.

[16] Villablanca PA, Mohananey D, Nikolic K, et al. Comparison of local versus general anesthesia in patients undergoing transcatheter aortic valve replacement: a meta-analysis. Catheter Cardiovasc Interv, 2018, 91:330–342.

[17] Kiramijyan S, Ben-Dor I, Koifman E, et al. Comparison of clinical outcomes with the utilization of monitored anesthesia care vs. general anesthesia in patients undergoing transcatheter aortic valve replacement. Cardiovasc Revasc Med, 2016, 17:384–390.

[18] Kodali S, Pibarot P, Douglas PS, et al. Paravalvular regurgitation afer transcatheter aortic valve replacement with the Edwards Sapien valve in the PARTNER trial: characterizing patients and impact on outcomes. Eur Heart J, 2015, 36:449–456.

[19] Hayek SS, Corrigan FE III, Condado JF, et al. Paraval-vular regurgitation afer transcatheter aortic valve replacement: comparing transthoracic versus transesophageal echocardiographic guidance. J Am Soc Echocardiogr, 2017, 30(6):533–540.

[20] Kappetein AP, Head SJ, Genereux P, et al. Updated standardized endpoint defnitions for transcatheter aortic valve implantation: the Valve Academic Research Consortium-2 consensus document. J Am Coll Cardiol, 2012, 60(15):1438–1454.

[21] Pibarot P, Hahn RT, Weissman NJ, et al. Assessment of paravalvular regurgitation following TAVR: a proposal of unifying grading scheme. JACC Cardiovasc Imaging, 2015, 8(3):340–360.

[22] Pasic M, Unbehaun A, Buz S, et al. Annular rupture during transcatheter aortic valve replacement: classifcation, pathophysiology, diagnostics, treatment approaches, and prevention. JACC Cardiovasc Interv, 2015, 8(1):1–9.

（王丽妮 译，陈 敏 审）

第 20 章 经皮二尖瓣成形术

Sheela Pai Cole

典型案例和关键问题

80 岁男性患者，过去几个月间于劳累和运动后出现呼吸困难。之前，他每天步行约 5km，室内日常活动正常。他的既往病史主要有糖尿病、高血压、房颤、肥胖、慢性肾病Ⅱ期、左心室疾病相关的肺动脉高压，近期接受过冠状动脉旁路移植术（CABG）。服用的药物包括血管紧张素转换酶抑制剂（ACE-I）、降糖药和抗凝剂。超声心动图显示有严重的二尖瓣反流（MR）伴中心喷射，右室收缩压 54mmHg，轻度右室功能不全，左室射血分数（LVEF）30%~35%，其他瓣膜未发现异常。

实验室检查发现肌酐为 1.5g/dL，血红蛋白 13.5g/dL。

他的心脏科医生将他最近的症状变化归因于 MR 病情恶化，并已将他送往贵院接受进一步治疗。

在这种情况下可以给予患者哪些干预措施?

除了一般治疗外，该患者还有两个选择：二尖瓣手术或经皮二尖瓣介入治疗。外科手术前，采用胸外科医师协会（STS）风险评估量表评估死亡、发病、延长通气时间、卒中、延长住院时间及肾衰竭的风险。STS 评分是根据年龄、肌酐值、射血分数、心力衰竭症状、二次开胸、前次心肌梗死、冠状动脉疾病及心律失常情况而得出的累积评分，以百分比表示。此外，STS 评分可以预测各种并发症的风险，包括总死亡率和发病率，胸骨深部伤口感染、永久性卒中、机械通气延长、肾衰竭、再次手术及短期住院的发生率。该患者 MV 修复术后的 STS 风险评分如下：

① 死亡风险：6.63%；

② 发病率或死亡率：36.46%；

③ 胸骨深部伤口感染率：0.27%；

④ 长期住院率：17.11%；

⑤ 永久性卒中发生率：3.21%；

⑥ 机械通气时间延长：25.98%；

⑦ 肾衰竭：11.84%；

⑧ 再次手术：10.38%；

⑨ 短期住院：12.18%。

根据 MV 手术对该患者的评分进行分析，如果需要更换 MV，总体和单个并发症的风险将进一步升高。此外，肺动脉高压与心脏手术和非心脏手术的不良结局相关，且不包括在 STS 风险评估中[1]。因此，即使不考虑任何额外的围手术期并发症，该患者进行开放性修复术也会带来非常高的风险。

在 MR 治疗中，手术的作用是什么?

心脏直视手术是治疗下列情况的金标准：

- 轻度 MR。
- 接受手术能明显获益。
- 有症状的患者，LVEF 大于 30%，左室收缩末期容积（LVESV）小于 55mm。
- 无症状的左室功能不全患者（LVESV>45mm，LVEF <60%）。
- 慢性、继发性 MR。
- 重度 MR 患者接受 CABG 手术，且 LVEF 大于 30%[2]。

MR 如何分类？

历史上，MR 有几种不同的分类方法。20 世纪 80 年代，Carpentier 通过引入一种基于二尖瓣瓣膜运动特征的方法简化了 MR 的分类方法。这个方法（描述见下文）仍然是迄今为止使用最广泛的 MR 分类方法（图 20.1）[3]。

- Ⅰ型：瓣膜运动正常。在这种类型中，二尖瓣的运动是正常的；因此，MR 可能是继发于二尖瓣环扩张（扩张型心肌病）或由于瓣穿孔（心内膜炎）所致。
- Ⅱ型：瓣膜运动过度。在这种类型中，二尖瓣瓣膜在二尖瓣环平面上方运动过度，导致严重的 MR。连枷状二尖瓣瓣膜和二尖瓣脱垂是Ⅱ型 MR 的特征。
- Ⅲ型：瓣膜运动受限。在这种类型中，瓣膜运动受到限制，合拢不充分导致严重的 MR。根据二尖瓣小叶受限制的时间与心脏周期的关系，将Ⅲ型 MR 分为Ⅲa 和Ⅲb。
  - Ⅲa：收缩和舒张均受限。瓣膜增厚并挛缩，腱索增厚牵拉，瓣叶交界处融合，导致机械性收缩和舒张受限。例如，风湿性和类癌性心脏病。
  - Ⅲb：仅在收缩期受限。心室扩张、腱索牵拉及乳头肌移位与Ⅲb 型 MR 有关。Ⅲb 型 MR 见于缺血性心肌病。
- Ⅳ型：二尖瓣前叶收缩期向前运动（SAM）

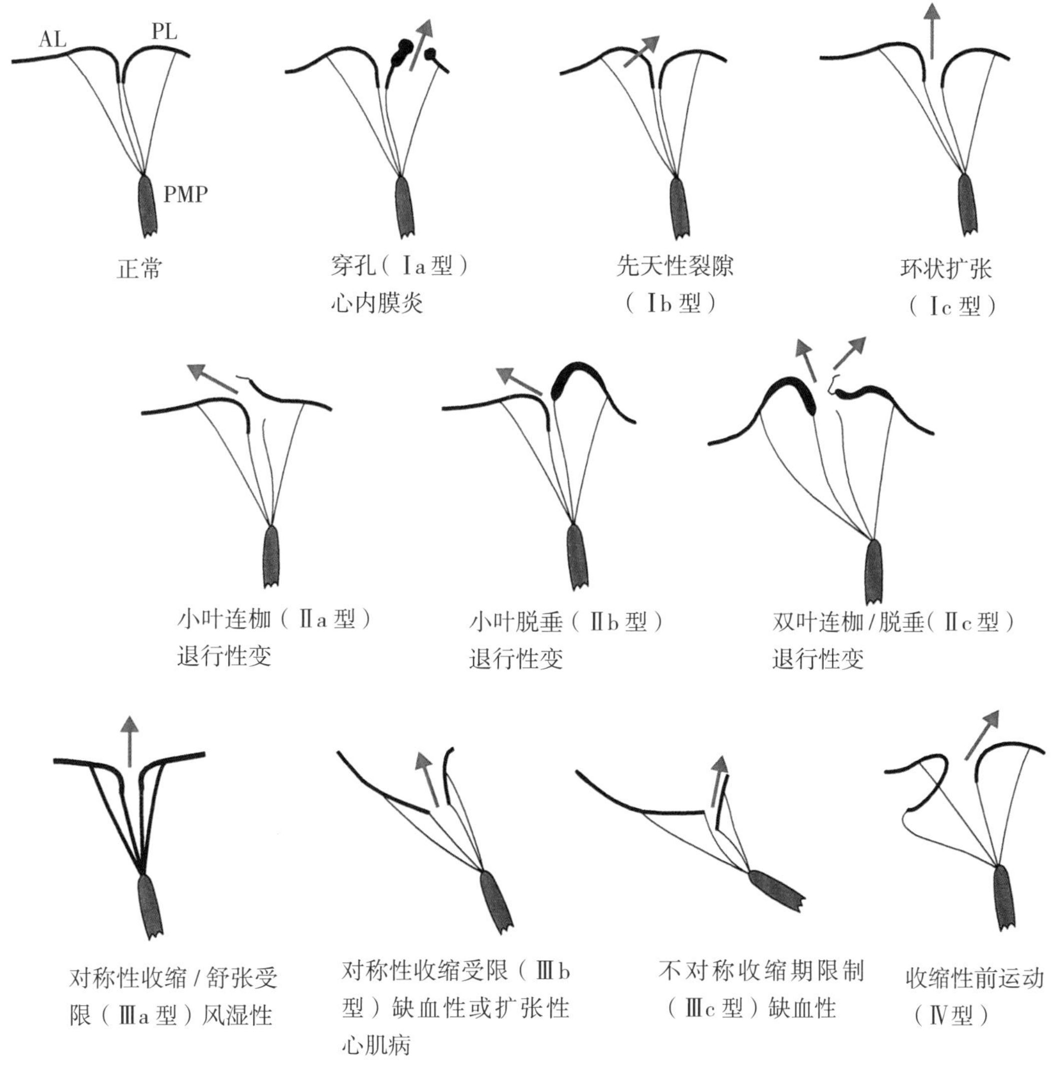

图 20.1 基于小叶运动的二尖瓣反流类型。引自 Sidebotham DA, Allen SJ, Gerber IL, et al. Intraoperative transesophageal echocardiography for surgical repair of mitral regurgitation. Journal of the American Society of Echocardiography，2014，27（4）:345－366. DOI:10.1016/ j.echo.2014.01.005

相关的 MR。

- Ⅴ型：MR 的混合机制。

值得注意的是，Ⅳ型和Ⅴ型是 Shah 的 Carpentier 改良分类法的类型[4,5]。

二尖瓣修补术有哪些经皮手术方法?

经皮 MV 介入治疗的设备可分为两类：处理二尖瓣环的系统和修复瓣叶的系统。二尖瓣环装置模拟手术环成形术，缩小环的大小以适应瓣膜。这些装置可用于因心肌病导致二尖瓣环扩张而出现Ⅰ型 MR 的患者。处理瓣叶的方法类似于外科 Alfieri 修复术。Alfieri 修复术是在瓣膜前叶和后叶的中心缝一针，从而使单孔二尖瓣变成双孔二尖瓣。

目前有几种国际认可的二尖瓣环系统，包括 Carillon ® Mitral Contour System ®（Cardiac Dimensions Inc.，Kirkland，WA，USA），Cardioband 经房间隔二尖瓣修复装置（Edwards Lifesciences，Irvine，CA，USA），MitrAlign 经皮导管成形系统（MitrAlign，Tewksbury，MA，USA）。在美国，Cardioband 和 MitrAlign 装置仅用于研究。

美国食品和药品监督管理局（FDA）批准在美国上市的设备只有 MitraClip®装置（Abbott，Menlo，CA，USA）。这是一个缘对缘的修复设备，类似于手术中的 Alfieri 缝合，使 MV 孔变成一个双孔的瓣阀。二尖瓣成形术已被批准用于症状严重的 MR 患者，这些患者在接受开放性手术时有着极大的风险。在最近的试验中，MitraClip 治疗心力衰竭伴功能性二尖瓣反流的患者（COAPT）结果表明，将 MitraClip 最大程度与指南指导下的药物治疗（GDMT）联用，对于有症状的心力衰竭伴Ⅲ ~ Ⅳ级以上的 MR 患者，能更好地减少住院率和死亡率。MitraClip 装置显示出良好的安全性，患者症状和左心室扩张均得到改善[21]。

如何选择 MitraClip 手术的麻醉?

此类患者需要全身麻醉和有创性监测，原因有两个：这些患者比较虚弱，他们对术中二维（2D）和三维（3D）经食管超声心动图（TEE）较为依赖[6,7]。患者存在合并症，动脉和中心静脉置管能够协助术中血压监测和管理血管活性药物的使用。因为心脏外科很少参与这一手术，所以胸部的术前准备不是例行的。术中 TEE 在气管插管后进行，通常由专门的超声科医生进行操作，在某些医院，麻醉医生也可能在手术过程中进行超声操作。

如何进行经皮二尖瓣介入治疗?

根据所使用的设备，方法可能不同，而且欧盟的做法可能也与美国不同。本文详细介绍了美国最常用的器械，并对其他器械做了简要介绍。二尖瓣手术分为以下 4 个步骤：

① 股静脉入路，经房间隔进入左心房（LA），随后到达 MV；

② 在左心房置入导向性导管；

③ 将夹送系统置入左心房，并将 MitraClip 放置在二尖瓣瓣叶下方；

④ 夹住瓣膜，评估结果，释放夹子。

有时，可能需要一个以上的 MitraClip 以降低 MR。

最重要和最具挑战性的操作是房间隔穿刺。最佳穿刺部位在房间隔的上、后方（IAS）。可以采用 TEE 的 3 个平面来判断位置是否正确，这一内容将在本章中进一步详细描述。

房间隔穿刺针（St. Jude Medical Inc.，St. Paul，MN，USA）的位置可以通过 IAS 的“帐篷”状图像来识别。因此，“帐篷”的顶端指向左心房。在房间隔后部和上部的适当位置，通过四腔心平面可评估瓣膜上方的高度（图 20.2）。最佳的房间隔穿刺位置取决于 MitraClip 所治疗的疾病。在退行性疾病（如连枷胸），沿二尖瓣环平面缩窄，穿刺点需要在二尖瓣环上方 4~5cm 处，以保证为导管和 MitraClip 提供足够的操作空间。相反，在 FMR 疾病中，由于广泛的牵拉，缩窄线通常在二尖瓣环平面以下。因此，这些患者的穿刺部位需要更低一些，更靠近环形平面

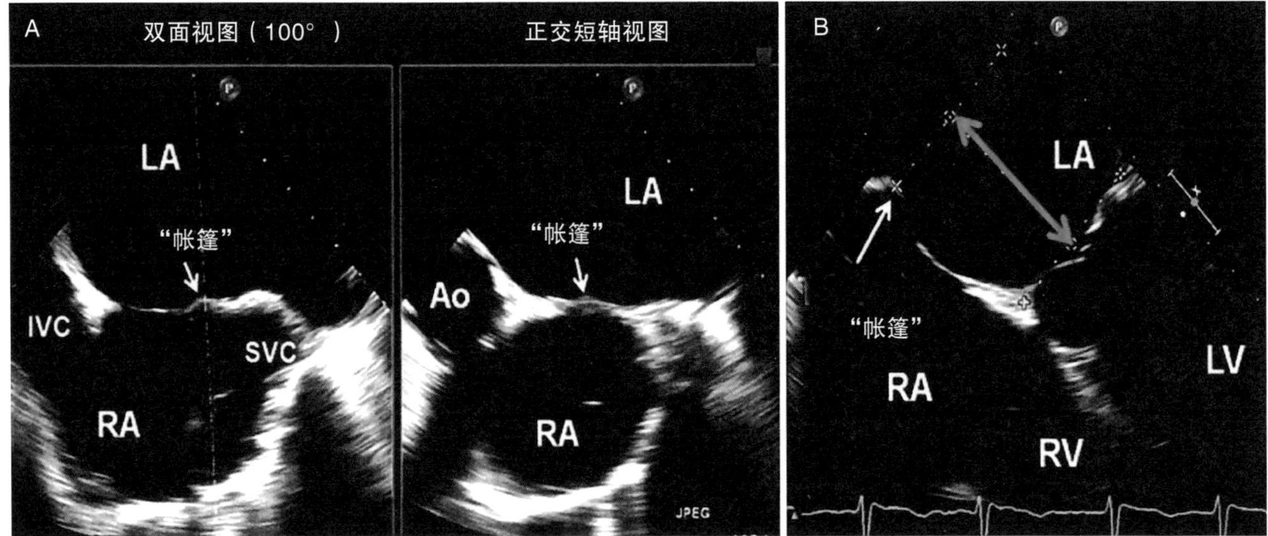

图 20.2 经间隔穿刺时的高度测量。Ao：主动脉；IVC：下腔静脉；LA：左心房；LV：左心室；RA：右心房；RV：右心室；SVC：上腔静脉。引自 Wunderlich NC, Siegel RJ. Peri-interventional echo assessment for the MitraClip procedure. European Heart Journal—Cardiovascular Imaging，2013，14（10）:935-949. DOI:10.1093/ ehjci/ jet060

（平面上方约 3.5cm）。然后通过经房间隔穿刺将 Amplatz 超硬钢丝置入左上肺静脉。

下一步是将带扩张器的导管放入左心房。导管在 TEE 上显示为锥状尖端和脊状回声。同时，透视能证实 TEE 的判断，并有助于发现左房游离壁损伤。一旦确定位置，钢丝和扩张器将被移除。

在透视引导下，通过可操纵导管向左上肺静脉推进夹送系统。必须通过 TEE 确保可操纵导管的尖端保持在 IAS 上，并且尖端带有夹子的输送系统不会对 LA 游离壁造成创伤。当夹子递送装置小心地离开管鞘时，应注意在夹子到达 MV 之前确保夹子装置上的标记已经跨过管鞘上的标记。为了将夹送装置定位在 MV 上方，需要将导管向后扭转，将夹送装置向内侧偏转，同时把整个装置向回拉。透视检查是这些步骤的关键。

在绕过肺脊和左心耳后，夹送系统轻微向前、向侧旋转，使夹子高于 MV。这个动作的目的是将夹子置于水平方向上，以便在透视的后前视图上看到。

可以在 3D 超声的切面上侧方向调节夹子，可以在正中食道长轴切面（左心室流出道）上前-后调节。为了让夹子更好地对齐，夹子打开后两臂可以在长轴平面上看到。利用彩色多普勒也可以确定夹子的位置。

实时 3D 切面可以确定夹子在二尖瓣前叶和后叶上方的位置，并能确定夹子相对于二尖瓣融合线的方向（图 20.3）。然后在透视和 TEE 的辅助下，打开的夹子进入左心室。一旦确定了正确的位置，夹子就会展开。在移除导管装置之前，需要评估 MR 的等级 [8,9]。

接下来将讨论美国批准用于研究的两种装置的适应证。通常情况下，环形成形装置用于纠正扩张的二尖瓣通道，如扩张型心肌病的患者。

Carillon 装置，是一种经皮二尖瓣环成形术装置。通常需要全身麻醉以便在放置该装置期间进行 TEE 监测，但也可以采用经胸超声心动图和清醒镇静的方式。首先是右颈内静脉置入 9F 的鞘管，随后导管进入冠状窦（CS）。CS 导管需要一个有软涂层的 0.035 英寸（1 英寸约为 0.025m）的 Radifocus Guidewire M®导管（Terumo Medical Corp., Leuven，Belgium）来引导。接下来，置入一个带有刻度的导管来测量冠状窦的大小。Carillon 装置由 2 个自膨胀镍钛合金锚栓组成，还有 1 个环形镍钛合金连接段。选择适当尺寸的装置后，根据静脉尺寸和静脉长度及每个预

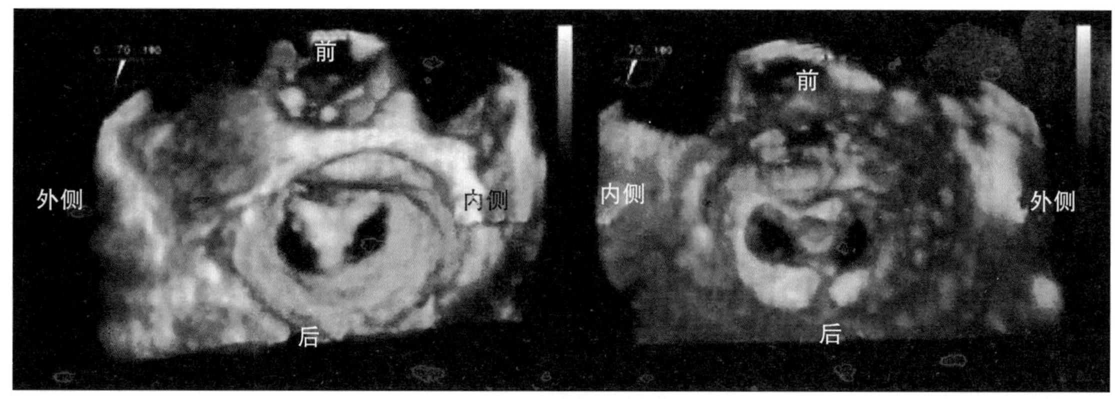

图 20.3 使用 3D 切面视图显示 MitraClip 的方向。引自 Guarracino F, Baldassarri R, Ferro B, et al. Transesophageal echocardiography during MitraClip. procedure. Anesthesia & Analgesia，2014，118（6）:1188－1196. DOI:10.1213/ ANE. 0000000000000215

定锚栓的位置，通过 9F 鞘管将装置送入。根据与冠状动脉口的距离、静脉特征（锥形）及与回旋冠状动脉的关系，远端锚定器被送入指定位置。远端锚栓到达心脏大静脉内的理想位置后脱离管鞘，然后锁定。锚定器展开后，缓慢拉动导管，在二尖瓣环的后部提供一个折叠力。存在牵拉时，TEE 同步成像通常能够显示房室沟的心房部位被拉紧。冠状动脉造影可以判断该装置是否对冠状动脉造成损害。如果冠状动脉回旋支和其他分支没有明显的压迫或改变，则释放近端锚栓，通过保持导管上的张力和二尖瓣环上的折叠来确保装置的位置。

第二个装置，即 Cardioband 环成形术装置，也通过经房间隔入路放置，与前面提到的另外两个装置一样，通常在全麻和 TEE 引导下放置。超声引导下经房间隔穿刺后建立股静脉和动脉通路。专有的可操纵房间隔鞘管（TSS）沿着一个超硬导丝进入左心房。植入物输送系统（IDS）随后通过 TSS 推进，一直到植入导管（IC）的尖端置于二尖瓣前连合处。TEE 和透视用于验证第一个锚定位置。锚栓应放置在瓣膜联合附近，尽可能靠近前连合。在用 3D TEE 确定位置后，进行冠状动脉造影以排除回旋动脉损伤的风险。第一个锚栓通过 Cardioband 植入导管内的驱动器植入到二尖瓣环组织中。确认锚定位置后，在 TEE 和透视下使用一个“推－拉”设备释放锚栓。在 IC 上的标记与植入物上标记吻合后，释放 Cardioband 植入物。然后，在 TEE 的引导下，通过操作 TSS 和导管，将 IC 尖端引导至下一个锚定点。重复这些动作，直到 IC 尖端到达后连合上的最后一个锚定位置。一旦最后一个锚栓展开，植入物就与 IDS 断开连接，然后移除。然后将尺寸调整工具（SAT）穿过 TSS，越过植入物导丝的上方，直到其远端到达植入物的调整轴线。SAT 连接后，通过顺时针旋转收缩植入物。在心脏跳动状态下通过 TEE 观察到 MR 有所缓解，然后才能将 SAT 从调整轴上分离，使植入物保持所需的收缩程度。有各种尺寸的 Cardioband 设备可供选择[10]。

值得注意的是，应用这些装置时需要使用肝素进行全身抗凝，从而使活化凝血时间（ACT）达到 250~300ms。

经皮二尖瓣修补术有哪些适应证和禁忌证?

对于症状严重的 MR 患者，开放性 MV 修复术仍然是治疗金标准，尤其是对于退行性 MR、左心室功能良好、手术风险低的患者。Everest II 研究表明，对于 FMR 和左室功能减退患者来说，经皮二尖瓣修补术（即 MitraClip）并不劣于开放性修复术。某些有明显合并症和退行性 MR 的高危患者，特别是连枷叶疾病，如果他们的瓣叶解剖良好可以考虑 MitraClip（见下一节）[11,12]。

MitraClip 的解剖学标准是什么？

经食道超声心动图在 MitraClip 装置的放置中起着关键作用。为了保证 MitraClip 装置的安全定位和放置成功，对 MV 的解剖特性提出了一定要求。主要是对于 MV 的前叶和后叶接合长度和深度有要求。此外，退行性疾病患者连枷节段的间隙和宽度可能是手术成功的预测因素。接连长度大于 2mm，深度小于 11mm，如果是退行性疾病，连枷间隙小于 10mm、连枷宽度小于 15mm 是有利的[11,13]。影响经房间隔穿刺成功率的一个因素是左心房的大小。左心房太小会限制导管向 MV 移动。其他有利的条件包括后叶长度大于 10mm、非风湿性二尖瓣疾病、中央型二尖瓣反流、不存在或很小程度的二尖瓣环和小叶钙化，以及 MV 面积大于 4cm^2。相反，不利的特征包括抓取区钙化、二尖瓣后叶短小、二尖瓣小叶穿孔或裂口、次级和支撑性腱索缺如、小叶之间的间隙大于 2mm、血流动力学改变明显的二尖瓣狭窄、风湿性二尖瓣疾病，以及收缩和舒张期小叶运动均受限[3,6,7]。

MITRACLIP 需要什么样的 TEE 图像？

经食道超声心动图对术前规划和术中操作都是必不可少的（图 20.4）。在术前阶段，3 个平面的视图有助于判断 MitraClip 是否可行：

①食管中段四腔心（ME 4C）平面；

②食管中段长轴（Max Lax）平面；

③经胃底短轴（TG 基底 SAX）平面。

ME 4C 和 ME LAX 视图用于确定 FMR 患者瓣叶接合的长度和深度。接合长度是二尖瓣前叶和后叶在房 - 室方向上于收缩中期接触的垂直长度。接合深度是指接合部与环平面之间的最短距离。

对于二尖瓣连枷的患者，连枷间隙小于 10mm、宽度小于 15mm 也是关键的解剖特征，允许正确抓取瓣叶并预测手术成功。连枷间隙的定义是在 ME LAX 视图中，连枷节的心室侧壁到对侧小叶边缘的心房侧壁之间的最大距离。连枷宽度被定义为连枷小叶段的宽度，在 TG-SAX 视图中沿接合线测量[14]。

与二维 TEE 相比，使用 3D TEE 及双平面或

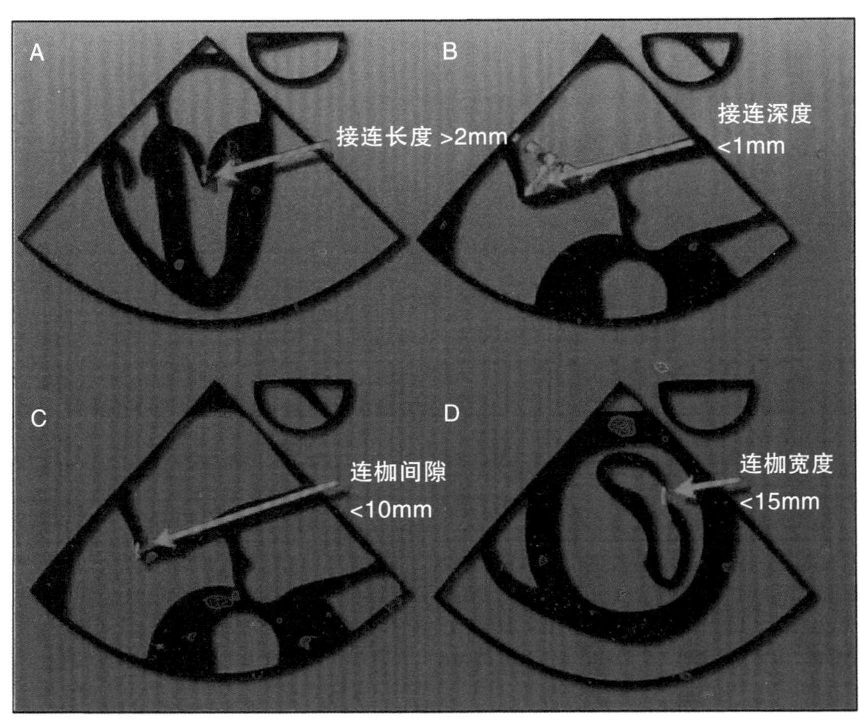

图 20.4 通过 TEE 判断 MitraClip 的适用性。A. 食管中段四腔。B. 食管中段长轴。C. 食管中段长轴。D. 胃底短轴。引自 Guarracino F, Baldassarri R, Ferro B, et al. Transesophageal echocardiography during MitraClip? procedure. Anesthesia & Analgesia，2014，118（6）:1188－1196. DOI:10.1213/ ANE.0000000000000215

X 平面成像可以提高成像的准确性。使用实时三维成像可以从心房和心室两个平面对 MV 进行成像，并更准确地预测夹子的位置。此外，还能更好地判断 MV 的病理学情况，如小叶裂的特征。这些情况通常很难单独用 2D TEE 看到，但对于放置 MitraClip 却是一个挑战。

在术中，TEE 的图像可以分为以下情况：

- 经房间隔穿刺成像

ME SAX 视图显示了 IAS 的前后部分，以及卵圆窝边缘的原发隔和继发隔的接合处。此视图显示主动脉瓣横切面，用于在经间隔穿刺时调整针头位置和方向。此外，ME bicaval 视图显示了 IAS 的上下部分。这一视图有助于上下定位（上腔静脉上方）。接下来，ME 4C 视图有助于测量经房间隔穿刺与二尖瓣环平面之间的距离。ME SAX 是避免意外刺穿主动脉瓣的关键。最理想的经房间隔穿刺部位是在卵圆窝后二尖瓣小叶接合线方向上，距离瓣膜至少 30~35mm（对于因 FMR 而左房扩张的患者，可能需要 40mm），从而让导管和器械导管在垂直于 MV 的方向上移动。这一距离也有助于通过导管的远端在左心房进行最佳的操作和定向。

- 夹子递送系统的轴向对准

ME 连合视图用于显示 MV 的内 – 外特征，ME LAX 视图可以识别 MV 的前后平面。除了三维 TEE 二尖瓣切面成像，这两个视图可以精确地轴向对齐的夹子递送系统，尤其是当夹臂已经打开。三维 TEE 也有助于确定夹臂的力量，以及夹臂是否与 MV 的接合线对齐。二尖瓣的心房视角和三维 TEE 能精确引导夹子正确旋转，到达反流的起始处、与二尖瓣垂直的位置 [15,16]。

- 用夹子抓取瓣叶

三维 TEE 和双平面或 X 平面成像专门用于这一部分的操作。重要的是要使用多个成像平面，以确保夹臂处于正确的位置，因为一旦夹子展开，移除或更改位置是非常具有挑战性的，成功的概率很低。

- 夹持和展开的评估

在有双孔二尖瓣的情况下，通过观察夹持瓣膜组织的稳定性和二尖瓣反流恢复情况，来判断瓣膜夹持和夹子展开的情况。彩色多普勒用于分析残余反流的起源、静脉收缩、大小及方向。尽管二维和三维 TEE 都可以充分显示双孔图像，但三维 TEE 通过从心房或心室方向显示二尖瓣孔，可以更好地评估二尖瓣修复的效果。

- 夹送系统展开和收回的术后评估

在取出夹送系统之前，应使用 TEE 进行全面检查。任何有可能的左心房损伤、主动脉瓣损伤或心包积液，都应该在移除输送系统之前得到确认。

经皮二尖瓣介入治疗的风险是什么？

经皮二尖瓣介入治疗的风险主要包括进入二尖瓣的风险及操作期间相关结构的损伤。经中隔入路可发生静脉损伤；二尖瓣内留置导管可导致左上肺静脉损伤和心脏压塞。夹子相关的损伤需要紧急手术，因为夹子栓塞的风险可能是灾难性的。已有报道表明夹子可能出现部分裂开从而需要紧急行二尖瓣置换术 [15]。二尖瓣钳夹术失败对于后续的心脏外科手术是一个相当大的挑战。当一个夹子植入失败且仍存在明显的 MR 时，手术修复的成功率还比较高，但当尝试过两个或两个以上的夹子却未见明显的 MR 减少时，手术修复的概率则比较低，而且大多数此类患者仍需要进行二尖瓣置换术 [16,17]。

此类患者的术中考量有哪些？

由于这些患者接受心脏直视手术的风险较高，他们在多功能手术室会出现显著的血流动力学变化。这些患者存在不同程度的失代偿性心力衰竭、心输出量不足引起的急性肾损伤、严重二尖瓣反流引起的容积超负荷及严重肺动脉高压，给麻醉团队带来了特殊的挑战。此外，标准的以阿片类药物为基础的“心脏诱导”仍然是一个艰巨的目标，它是为实现最佳的血流动力学而设计的，也可以在重症监护室用于温和唤醒，同时也能够使患者在手术结束时苏醒并拔管。平衡麻醉技术需要结合静脉和吸入麻醉剂，以保持足够的血流量；选择短效药物，如右美托咪定和地氟醚，以利于术后拔管。随着 suggamadex 的发现，类固醇类肌肉松弛剂的逆转问题减少了。应该保持低阈值的积极利尿，以满足适当的呼吸力，但因为暴露于荧光检查时反复造影，要平衡造影剂诱发的肾脏疾病的风险。最后，由于 TEE 在手术成功中起着关键作用，因此在术前检查时应仔细收集食管完整性。

开展经皮二尖瓣修复术的医院有哪些要求?

与心脏外科医生在手术室进行的开放性二尖瓣修复或置换（MVr 或 MVr）不同，经皮二尖瓣修复的过程与经皮主动脉瓣置换相似。在做经皮二尖瓣介入治疗之前，必须遵守一些体制上和程序上的规定。首先，这些手术需要在一个具有透视功能的杂交手术室中进行；值得注意的是，一个移动的 C 型臂不足以完成这个手术。其次，需要一个既掌握经胸超声心动图又有 TEE 能力的超声团队。第三，心脏手术、麻醉团队及重症监护室必须全部就位。第四，要有一名经验丰富的心脏介入专家，具有经间隔穿刺的能力；一名受过高级培训的超声心动图专家，如美国超声心动图学会三级认证（通常需要额外的高级超声培训）；还有一个多学科的心脏治疗小组，包括心脏外科医生和心脏介入专家。此过程还有一些独特的要求，包括：

① 由多学科治疗小组（外科医生、麻醉医生、心脏病医生）讨论经皮二尖瓣介入的适应证。

② 所有人员都应进行培训，并从设备制造商那里了解设备的性能。

③ 手术过程中所有人员都应在场。

④ 该机构应参与注册或案件审理。

患者术后如何处理?

术后处理取决于手术过程和患者个人情况。当手术成功且无相关并发症时，患者在肌松药逆转后从全身麻醉中苏醒，并进行气管拔管。通常在手术后，患者出院前在冠状动脉监护室（CCU）观察 24h。如果心脏手术过程中出现并发症，患者将被送入心脏外科重症监护室。

经皮二尖瓣修补术的长期预后如何?

经皮二尖瓣修补术能够改善外科手术风险较高的患者术后 1 年的生活质量和功能状态 [18]。EVEREST II 期试验显示，在成功进行 MitraClip 5 年后，患者的临床症状改善，左心室体积减小 [12]。大多数患者术后仍有部分 MR，但术后 4 年的一项研究显示，随时间推移，MR 的严重程度相对稳定 [19, 20]。仍需要更多的数据来研究 MitraClip 在 MR 治疗中的稳定性。此外，随着新技术的出现，所有的 MV 修复都有可能经皮完成，从而将手术降级为治疗并发症和经皮干预失败的病例。

结　论

经皮 MV 修补术是对有症状的 MR 患者的一种治疗选择，这些患者被认为是心脏直视手术的高危人群。虽然手术本身是微创的，并且对高危患者的耐受性相当好，但麻醉团队在患者管理方面可能会遇到相当大的挑战。MitraClip 是目前美国 FDA 批准的唯一经皮二尖瓣修复装置。三维 TEE 对于 MitraClip 放置的各个阶段都是必不可少的。一个多学科团队是经皮 MV 修复成功的核心，包括来自心脏外科、心脏麻醉学及心脏病学的医护人员。随着技术的进步，人们可以期待在未来出现设计得更好、更容易放置的二尖瓣装置。

复习题

1.MR 的推荐分类是什么?

A. 基于瓣叶运动

B. 基于形态学
C. 基于病因学
D. 以上都不是

2. 原发性 MR 的 MV 修复术金标准是什么？
A. MitraClip
B. 医疗管理
C. 开放性外科修复
D. 以上都不是

3. 什么是 Alfieri 修复？
A. 主动脉瓣修复术
B. 通过缝合前叶和后叶的中心部分，使单孔 MV 变成双孔 MV
C. 二尖瓣环成形术
D. 以上都不是

4. MitraClip 是：
A. 环成形装置
B. Alfieri 装置
C. 低压辅助装置
D. 以上都不是

5. 在美国，Cardioband 装置是：
A. 商业用途
B. 用于研究
C. 完全没有
D. 以上都不是

6. 经皮二尖瓣手术：
A. 很容易
B. 需要多学科团队之间的协调和额外的培训
C. 在美国是不可能的
D. 以上都不是

答 案

1. A。Carpentier 在 20 世纪 80 年代根据瓣叶运动将 MR 进行分类。
2. C。在原发性 MR 中，开放性手术修复仍是金标准。经皮二尖瓣介入治疗目前用于开胸手术风险较高的 FMR 患者。
3. B。Alfieri 修复是通过缝合前叶和后叶的中心部分，将单孔 MV 变成双孔 MV，从而减少 MR 喷射的表面积。
4. B。MitraClip 的作用是模拟 Alfieri 修复，使 MV 前叶和后叶的中心部分相近。
5. B。美国正在研究用于经皮二尖瓣环成形术的 Cardioband。在美国上市之前，它需要获得 FDA 的批准。
6. B。

参考文献

[1] Denault A, Deschamps A, Tardif J- C, et al. Pulmonary hypertension in cardiac surgery. Current Cardiology Review, 2010, 6(1):1–14. DOI:10.2174/157340310790231671.
[2] Nishimura RA, Otto CM, Bonow RO, et al. 2017 AHA/ ACC focused update of the 2014 AHA/ ACC guideline for the management of patients with valvular heart disease: a report of the American College of Cardiology/ American Heart Association Task Force on Clinical Practice Guidelines. Journal of the American College of Cardiology, 2017, 70(2):252– 289. DOI:10.1016/ j.jacc.2017.03.011.
[3] Carpentier A. Cardiac valve surgery— the “French correction.” The Journal of Thoracic and Cardiovascular Surgery, 1983, 86(3):323–337.
[4] Sidebotham DA, Allen SJ, Gerber IL, et al. Intraoperative transesophageal echocardiography for surgical repair of mitral regurgitation. Journal of the American Society of Echocardiography, 2014, 27(4):345–366. DOI:10.1016/ j.echo.2014.01.005.
[5] Shah PM, Raney AA. Echocardiography in mitral regurgitation with relevance to valve surgery. Journal of the American Society of Echocardiography, 2011, 24(10):1086–1091. DOI:10.1016/j.echo.2011.08.017.
[6] Biner S, Perk G, Kar S, et al. Utility of combined two-dimensional and threedimensional transesophageal imaging for catheterbased mitral valve clip repair of mitral regurgitation. Journal of the American Society of Echocardiography, 2011, 24(6):611–617. DOI:10.1016/ j.echo.2011.02.005.
[7] Kothandan H, Vui KH, Ho VK, et al. Anesthesia management for MitraClip device implantation. Annals of Cardiac Anaestheisa, 2014, 17(1):17–22. DOI:10.4103/ 0971- 9784.124126.

[8] Wunderlich NC, Siegel RJ. Peri-interventional echo assessment for the MitraClip procedure. European Heart Journal— Cardiovascular Imaging, 2013, 14(10):935–949. DOI:10.1093/ ehjci/ jet060.

[9] Sherif MA, Paranskaya L, Yuecel S, et al. MitraClip step by step; how to simplify the procedure. Netherlands Heart Journal, 2017, 25(2):125-130. DOI:10.1007/ s12471- 016-0930-7.

[10] Maisano F, Taramasso M, Nickenig G, et al. Cardioband, a transcatheter surgical- like direct mitral valve annuloplasty system: early results of the feasibility trial. European Heart Journal, 2016, 37(10):817–825. DOI:10.1093/ eurheartj/ ehv603.

[11] Feldman T, Mehta A, Guerrero M, et al. MitraClip therapy for mitral regurgitation: secondary mitral regurgitation. Interventional Cardiology Clinics, 2016, 5(1):83– 91. DOI:10.1016/ j.iccl.2015.08.007.

[12] Glower DD, Kar S, Trento A, et al. Percutaneous mitral valve repair for mitral regurgitation in high- risk patients: results of the EVEREST II study. Journal of the American College of Cardiology, 2014, 64(2):172–181. DOI:10.1016/j.jacc.2013.12. 062.

[13] Feldman T, Kar S, Rinaldi M, et al. Percutaneous mitral repair with the MitraClip system. Journal of the American College of Cardiology, 2009, 54(8):686–694. DOI:10.1016/ j.jacc.2009.03.077.

[14] Guarracino F, Baldassarri R, Ferro B, et al. Transesophageal echocardiography during MitraClip ® procedure. Anesthsia & Analgesia, 2014, 118(6):1188–1196. DOI:10.1213/ ANE. 0000000000000215.

[15] Rahhab Z, Ren B, Oei F, et al. Mitral valve injury after MitraClip implantation. JACC Cardiovascular Interventions, 2016, 9(18):e185–e186. DOI:10.1016/ j.jcin.2016.07.007.

[16] Moon MR. Transcatheter therapies for mitral regurgitation: a surgeon's perspective. The Journal of Thoracic and Cardiovascular Surgery, 2014, 147(3):850–852. DOI:10.1016/ j.jtcvs.2013.12.001.

[17] Geidel S, Schmoeckel M. Impact of failed mitral clipping on subsequent mitral valve operations. The Annals of Thoracic Surgery, 2014, 97(1):56–63. DOI:10.1016/ j.athoracsur.2013.07.038.

[18] Lim DS, Reynolds MR, Feldman T, et al. Improved functional status and quality of life in prohibitive surgical risk patients with degenerative mitral regurgitation after transcatheter mitral valve repair. Journal of the American College of Cardiology, 2014, 64(2):182–192. DOI:10.1016/ j.jacc.2013.10.021.

[19] Mauri L, Foster E, Glower DD, et al. Four-year results of a randomized controlled trial of percutaneous repair versus surgery for mitral regurgitation. Journal of the American College of Cardiology, 2013, 62(4):317–328. DOI:10.1016/ j.jacc.2013.04.030.

[20] De Bonis M, Alfieri O. MitraClip and right ventricular function: hopes and doubts. European Heart Journal—Cardiovascular Imaging, 2013, 15(1):104–105. DOI:10.1093/ ehjci/ jet150.

[21] Stone GW, Lindenfeld J, Abraham WT, et al. Transcatheter Mitral-Valve Repair in Patients with Heart Failure. The New England journal of medicine. September, 2018:NEJMoa1806640. DOI:10.1056/ NEJMoa1806640.

（杨谦梓 译，陈 敏 审）

第 21 章
电生理学治疗

Andrew Disque, Komal Patel

典型案例和关键问题

62 岁男性患者，自诉在过去的 6 个月中有间歇性心悸、头晕和逐渐加重的乏力。既往病史：高血压病，通过血管紧张素转换酶（ACE）抑制剂控制；阻塞性睡眠呼吸暂停（OSA），晚上使用持续气道正压（CPAP）治疗；病态肥胖，体重指数（BMI）为 42kg/m^2；双侧膝关节慢性骨关节炎。在过去的两年里，由于膝盖疼痛，患者一直无法进行锻炼，自从他开始感觉心悸以来，发现偶尔散步时也不得不停下来休息。他在初级保健医生那里做了心电图（ECG）。医生给他开了 β 受体阻滞药，但他的症状没有任何改善，然后他被转给心脏病专家。患者的动态心电图显示阵发性心房颤动（AF）多发，快速心室率为 120~150 次 / 分。房颤发作的时间长度各不相同，会自发地转为窦性心律。然后，患者被转到电生理学家那里，对他的心律失常进行可能的干预。

房颤有多常见?

心房颤动是临床上最常见的心律失常。2010 年对以人口为基础的研究进行的系统审查估计显示，全世界房颤的患者为 3350 万人[1]。据估计，仅美国 2010 年就有 270 万 ~610 万人患有 AF[2]，一般这在儿童和年轻人中不常见。房颤在男性中的患病率较高，并随着年龄的增长而增加；研究表明，55 岁以下的成年人房颤的患病率为 0.1%，而 80 岁以上的成年人房颤的患病率为 9%[3, 4]。与房颤发展相关的慢性疾病包括高血压、心肌梗死（MI）、心脏瓣膜病、心力衰竭（HF）、肥厚型心肌病、阻塞性睡眠呼吸暂停低通气综合征（OSA）、糖尿病、慢性肾脏疾病、静脉血栓栓塞症及先天性心脏病[5-15]。肥胖患者也更有可能发生房颤；体重指数每增加 1kg/m^2，房颤风险增加 5%[16-18]。

房颤的治疗方案有哪些?

如果患者血流动力学稳定，不需要紧急电复律，治疗新发房颤的早期步骤相当简单。它通常需要对心律失常的可逆原因进行诊断性检查，使用 β 受体阻滞剂和非二氢吡啶钙通道阻滞剂等心率控制药物，评估血栓栓塞的风险和是否抗凝，然后考虑将心律转复为窦性心律。心律转复可以用抗心律失常药物或除颤设备进行电复律。心脏复律后，许多患者不需要持续服用抗心律失常药物来维持窦性心律。

然而，一些患者在心律转复后再发房颤，另一些患者在房颤和窦性心律之间切换，还有一些患者完全无法转复。还有一些人可能会在晚些时候获得额外的心脏复律机会。那些对这些干预措施无效的患者需要其他的抗心律失常药物治疗。然而，这些药物并不在最安全的处方药物之列，它们经常有药物的相互作用和明显的副作用等。最后，房颤患者的另一个选择是接受导管消融术。

什么是电生理技术和导管消融术?

心脏病医学一个非常重要的进展是电生理学（EP）的出现，心律失常通路消融是一种治疗干预措施，而不需要有潜在毒性的抗心律失常药物或心脏手术。在 EP 技术和导管消融（两种技术通常结合在一起进行）中，心脏病专家可以使用复杂的设备和心内导管来标测心脏的传导系统，找到与已知心律失常一致的异常传导区域，精确消融该区域，然后验证心律失常是否已经终止。当患者对药物治疗反应不佳，尽管使用药物治疗但症状仍持续存在的，在治疗过程中心律失常复发，以及对药物副作用不耐受等情况下，都会被采用[19]。现在临床应用当中，EP 技术和导管消融可用于各种心律失常，包括房颤、房室结折返性心动过速、房室折返性心动过速、预激（WPW）综合征、心房扑动、房性心动过速及室性心动过速（VT）。导管消融治疗房颤是治疗策略中较早指出的，因为研究表明，使用导管消融可以降低卒中的风险，减少心力衰竭的症状，并提高存活率[20]。

麻醉方式的选择对电生理检查的影响是什么？

与其他类型的心律失常相比，AF 消融最好在气管插管全身麻醉（GA）下进行。与静脉镇静相比，这确保了在气道通畅的前提下胸腔运动最小，使消融导管、左心房壁和肺静脉之间有良好的接触，并且房颤发生率较低。GA 还允许在食道内放置监护设备，旨在减少食管并发症。

考虑到患者的运动耐量很差。在介入之前应该做额外的心脏检查吗？

由于 EP 技术是用来优化患者心血管状况的干预措施，美国心脏病学会/美国心脏协会（ACC/AHA）的非心脏手术指南不适用于这些病例，也不应该用来指导术前决策[21]。因此，EP 技术不应因为患者有明显的心律失常而推迟，EP 技术的设计是为了解决心律失常，进一步优化患者的心血管状态。然而，在进行 EP 检查之前，应该排除一些“常见”心脏疾病。例如，缺血性心脏病可能会造成明显的心律失常，或者是心律失常完全是因此而引起的（如室性心动过速），持续性胸骨后疼痛应排除冠状动脉狭窄的可能性。如果需要，心脏病专家将在转诊到 EP 专家之前，通过无创负荷测试或左心导管（LHC）和冠状动脉造影排除有意义的冠心病（CHD）。

该患者有 HF 症状，据报道，他有呼吸困难伴轻微乏力。这可能是由于他频繁发作的房颤，以及由于舒张期心房收缩时间的减少和心房收缩对心室收缩的影响而导致的心输出量不佳所致。然而，他也可能患有心动过速诱发的心肌病，这是一种非缺血性心肌病，由长期的快速性心律失常引起，并导致左室射血分数（LVEF）下降。患者在劳累时出现明显的呼吸困难，应怀疑心肌病的可能。因此，患者应接受术前超声心动图检查，以评估其心脏功能。这项检查还有助于评估心脏瓣膜功能、原有的房间隔分流、原有的心包积液及心律失常的不寻常来源，如先天性心脏病。了解这些信息将有助于更好的术前准备，特别是在患者心室功能降低的情况下。

在手术之前，还需要哪些额外的信息？

任何病例在 EP 治疗之前，都需要进行彻底的病史和体格检查，包括术前的生命体征。应询问患者心律失常的诱因、用药情况，特别是抗心律失常药物、抗凝剂和利尿剂，以及呼吸状态，尤其是仰卧位时。应检查气道，以及体格检查循环容量状态的体征，如肺破裂、颈静脉扩张及周围水肿。考虑到在这些过程中给予患者大量的静脉造影剂，如果可以的话，应该进行其他检查，如电解质和肌酐，以评估术前肾功能。应获得国际标准化比值（INR），以确定治疗价值，避免入口部位血肿。其他重要的检查包括胸部 X 线片（有助于评估肺容积状况）、经胸超声心动图（TTE）及心脏磁共振成像（MRI；评估肺静脉解剖）。

讨 论

电生理学简介

在美国，每年有超过 88.1 万人因心律失常住院，40 700 人死亡，估计患病率为 1440 万[22]。

EP领域是专门治疗和管理心律失常的心脏病学领域，已经从一个诊断专业转变为一个非常强调治疗干预的领域。几十年前，心脏病学家有能力诊断患者的心律失常，但治疗选择仅限于药物治疗。这些治疗通常与副作用、节律控制无效及高发病率和死亡率有关。在目前的临床中，EP医生能够使用先进的微创手段诊断难以发现和诊断的心律失常，使用基于导管消融疗法永久消除以前无法控制的心律失常，并通过植入管理患者心律的电子设备来改善死亡率和症状。然而，进行这些手术并不容易。一些EP治疗可能会很痛苦，许多可能需要几个小时的精细工作，需要患者无体动进行准确和有效的心脏电标测。因此，许多病例需要专职麻醉团队的协助，以确保患者的舒适性和稳定性。进行手术首先需要一个麻醉团队，以有效促进快速和可逆的镇痛和镇静，并提高手术成功率。为了提供安全、有效、优质的麻醉照护，必须了解心律失常的潜在机制、用于诊断和治疗心律失常的步骤、与每个步骤相关的并发症及麻醉选择如何影响EP治疗。

心律失常的类型及其发生机制

心律失常通常被分为导致心率减慢的缓慢心律失常和导致心率加快的快速性心律失常。从概念上讲，缓慢性心律失常更容易理解，是两种类型中的一种。脉冲产生（病态窦房结综合征）的问题是疾病发生在窦房结，其结果是心脏的固有起搏点不能产生足够频繁的脉冲来支持正常心率。脉冲传播（房室传导阻滞）的问题是疾病发生在房室结，房室结是将心房冲动传导到心室的结点。房室传导阻滞的结果是心室不能接收到所有的心房冲动，尽管窦房结产生了正常的心率，但由于心室收缩频率的降低，发生了心动过缓。

快速性心律失常更多、更复杂，通常根据节律的规律性（“规则”节律是那些具有恒定R-R间期的节律）和QRS波群的宽度进行细分。QRS正常的规律性心动过速通常为心房扑动或室上性心动过速（SVTS），如房室结折返性心动过速（AVNRT）或房室折返性心动过速（AVRT）。QRS正常的不规则心动过速通常为房颤或多源性房性心动过速（MAT）。具有宽QRS波群的心动过速是既有室性心动过速（VT）也有任何束支传导阻滞的室上性心动过速（SVT）。

临床上快速性心律失常有多种电生理机制。当心肌细胞承担起搏功能时，可能会导致异常自主性，正常情况不会；这种情况大多是由代谢触发因素引起的，如急性缺血、低氧血症、低钾血症、低镁血症、酸碱紊乱或儿茶酚胺。只有10%快速性心律失常是自主性的，这可能是临床上急性心梗后期出现逸搏、MAT或VT因果机制[21]。折返是最常见的心动过速机制，当一个电活动传导环路回到起点它就发生。解剖折返是一种机制是生理解剖存在着传输心动过速的环路，这是阵发性SVT、典型和非典型NVART、经典的房扑、愈合的MI疤痕的单一型VT的“罪魁祸首”。功能性折返是指解剖区域不明时形成的折返环路，AF、非典型房扑、MI急性期VT属于这一类[21]。触发活动可在膜去极化后早期发生（EAD，早期后去极化）或在膜去极化后延迟（DAD，延迟后去极化）；如果这种活动超过动作电位所需的阈值，则可能导致快速性心律失常。EAD多伴有复极延迟和QT延长，可导致多形性室性心动过速。DAD大多发生在细胞钙超载的情况下，例如，地高辛毒性或儿茶酚胺介导的VT[21]。

EP治疗的类型

在EP检查中有许多不同类型的操作。导管消融几乎可以治疗所有类型的快速性心律失常。许多缓慢性心律失常患者将接受心血管植入式电子设备（CIED）的初步安置，CIED可以是用于治疗心动过缓的起搏器，也可以是用于预防心脏性猝死的自动植入式心律转复除颤器（ICD）。放置CIED后，患者可能会行二次手术以更换发电机，通常电池寿命为5~15年，之后将需要更换。此外，在放置CIED后，引线可能会损坏或感染，这需要更换导线。这些程序中的每一种都有一种独特的麻醉方法，将在下文中讨论。

麻醉对心脏传导的影响

在 EP 检查中选择麻醉剂或镇静剂总是有争议的，因为一旦患者被镇静或麻醉，EP 操作者就有可能无法诱发某些心律失常。个别麻醉药物对心脏传导影响的数据也很难获得，因为患者通常会接受不同药物的组合，作为最佳镇静策略的一部分。此外，每当患者使用镇静药物时，交感神经张力的降低都会对节律诱导性产生负面影响，这种影响不依赖于单个的麻醉药物。然而，还是有一些个人主观因素影响了检查数据，有些临床应用仍然受到指南常规等的影响。简而言之，抗焦虑药物和静脉镇静剂，如咪达唑仑、芬太尼、氯胺酮、异丙酚、依托咪酯及右美托咪啶，都可以用于 EP 实验室的镇静。也可以使用挥发性麻醉药，但有一些证据表明它们可能会改变心脏传导。下面将对每种方法进行讨论。

氟烷和异氟醚增加了旁路和房室通路的不应性，并增强了二次心房起搏的自律性，这可能是使用它们时出现异位房性心律的原因[23]。然而，七氟醚似乎对旁路或房室通路没有影响，对窦房结也没有影响[24]。然而，有证据认为，挥发性麻醉药可以通过直接或间接抑制交感神经来损害节律的诱发。因此，在某些消融手术时，特别是在室上性心动过速和特发性室上性心动过速消融时，要避免使用挥发性麻醉药物。

研究表明，异丙酚对心肌的 EP 特性没有显著的影响，对窦房（SA）结自律性或房室结传导也没有影响[25]。右美托咪啶引起中枢性的心率和全身血管阻力的降低，但似乎不直接影响心脏传导。小型动物研究表明，氯胺酮对房室结传导和心房不应期的影响很小，但它确实会导致心室不应期延长[26]。强效阿片类药物，如芬太尼和瑞芬太尼，可导致窦房结自律性和房室结传导抑制，引起心动过缓，这通常发生在临床上需要大剂量使用时。阿片类药物还会导致交感神经张力降低，这可能会使心律失常的诱发更加困难。神经肌肉阻滞剂虽然对自主神经张力和组胺释放后的心动过速有很小的影响，但如果 EP 检查需要麻醉，通常被认为是可以接受的。然而，由于 EP 检查普遍使用膈神经起搏，通常在气管插管后应避免再次使用神经肌肉阻滞剂。这种监测是为了确认膈神经的位置，这样就不会意外消融和损伤膈神经。持续使用神经肌肉阻滞剂会掩盖这种起搏，并使患者面临膈神经损伤的风险。通常情况下，在诱导时给予一定剂量的罗库溴铵后不再使用。最后，使用神经肌肉逆转剂，通常联合使用新斯的明和格隆溴铵，可以显著延长 QT 间期。常见的止吐药物也有此作用，如昂丹司琼、氟哌利多及多潘立酮。不过，这些药物都是在 EP 检查完成后手术结束时才给药的，因此，这些药物对心脏的传导没有影响[27]。

EP 治疗、心脏定位及导管消融

自 20 世纪 60 年代末以来，外科消融一直用于治疗心律失常，但它的复发率高、费用高、住院时间长、恢复延迟且并发症多[22]。现代的心内膜导管消融技术被开发出来时，它们最初是用高压直流。然而，自 20 世纪 80 年代末以来，射频（RF）电流已成为首选能源[22]。程序电刺激（PES）技术是 1971 年首次应用于临床的，它在记录多个心内信号的同时进行[22]。不久之后，以导管为基础的技术被开发出来，而现代的 EP 技术很快就成了心律失常诊断和导管消融治疗的支柱。

EP 治疗是通过多根导管经皮进入心脏进行的，这些导管通常通过心内膜途径进入心脏，但有时也可以通过剑突下方的小切口经心外膜途径进行。这些导管有多种功能，它们可以对心肌产生 PES 刺激，同时还能记录引起的心肌反应。对心脏重复这一操作可以让心脏病学团队用映射系统绘制心脏图，该系统产生与已知临床心律失常一致的敏感电区。这些敏感区域可以在标测完成后进行消融，患者的心律失常就可以被治愈。

除少数情况外，几乎所有的心律失常都可以进行这个手术。它可以治疗的心律失常包括阵发性室上性心动过速、心房扑动、房颤、单形性室速、WPW 综合征、束支折返性心动过速及交界性心动过速。可以通过减少心律失常发作的频率来治疗的疾病包括严重缺血性或非缺血性心肌病患者的持续性室性心动过速，以及任何房性心动过速患者的房室结消融。而一些心律失常不能用 EP 检查和导管消融来治疗，包括多源性室速或室颤[21]。

手术开始时，要建立容易通过 EP 导管鞘的静脉通路，通常是股静脉，但也可以通过颈内静脉、锁骨下静脉或肱动脉来完成。如果鞘管需要进入左心，可以通过两种方式来完成。最常见的左心通路是通过静脉通路和经房间隔穿刺，并将导管从右心房引入左心房。另一种不太常见的方法，通常是进入左心室（LV），通过股动脉，然后通过主动脉瓣逆行引入一根导管进入 LV。如果左心被切开，通常需要使用肝素进行全身抗凝，以避免血栓栓塞的并发症。大多数 EP 检查的典型设置需要在右心房、右心室（RV）、冠状窦及靠近房室束的位置放置多极记录导管。对于房颤患者的肺静脉隔离，通过经房间隔穿刺在肺静脉和左心房置入额外的导管。

有多种影像学方式用于指导导管的放置和手术的其他进程。传统上，透视用于手术的许多部分，包括建立血管通路以放置鞘管、心内膜导管的定位，以及在 AF 消融过程中对食管的可视化监测（图 21.1）。还有一些较新的模式也在使用。心内超声心动图（ICE）是一种超声系统，带有一个非常小的探头，可以通过经皮鞘管进入心脏。这使手术团队可以非常近地观察心脏结构，以精确定位导管放置和消融的位置。在房颤消融中，ICE 特别有助于引导房间隔穿刺和在肺静脉中定位消融导管（图 21.2）。

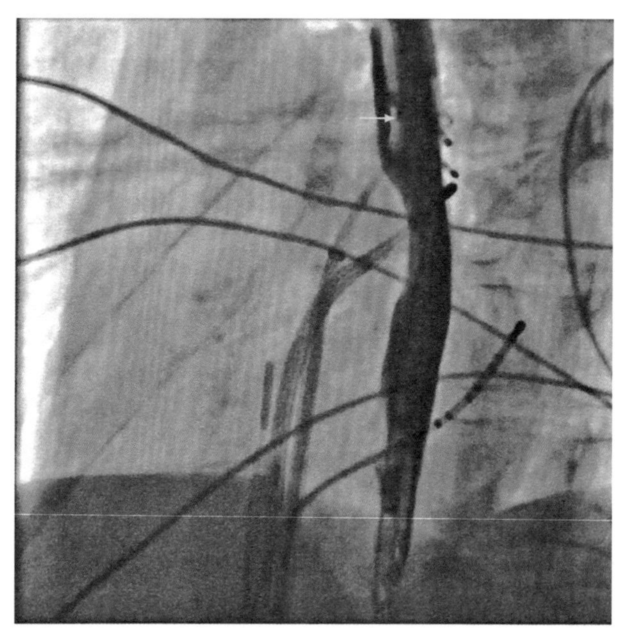

图 21.1 左前斜位透视显示房颤消融过程中的心内导管。射线不能透过食道，钡对比剂呈混浊。可以看到食管温度探头（箭头）

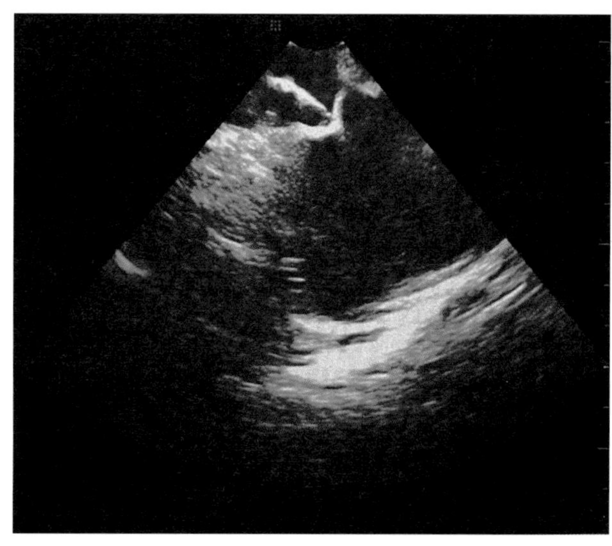

图 21.2 心内超声心动图（ICE）图像显示，房颤消融期间，房间隔穿刺时，针将卵圆窝顶成“帐篷”形状

其他成像系统包括利用磁场和电阻抗绘制心脏图的专有系统。他们使用放置在患者皮肤上的特殊传感器，可以感知导管的内部位置。其中包括 Biosense Webster（Irvine,CA,USA）的 Carto 系统和圣裘德医疗公司（St.Jude Medical）的 Ensite Navx 系统（St. Paul,MN,USA）[2]。最后，经食管超声心动图（TEE）是一种超声心动图检查方法，将探头插入食道进行近距离心脏成像。对于某些 EP 病例，消融前排除心内血栓是有用的，如房颤、房扑及室速消融。由于 TEE 探头的存在会干扰透视检查图像，并且会增加食管的热损伤，因此通常 TEE 检查后要取出探头。如

果整个病例都使用 TEE，则 TEE 可用于指导房间隔穿刺，引导导丝插入左心房以防止左心耳损伤，以及在冷冻消融术中指导肺静脉隔离。

在放置鞘和导管后，下一步是心脏标测。电解剖图是指 EP 治疗进行的解剖位置（图 21.3）。EP 医生使用多种类型的映射来映射心脏，包括激活映射、步速映射及夹带映射。在激活图中，导管测量那些比其他区域更早发生激活的心脏组织，而这些早期激活的区域，通常是快速性心律失常的来源。这种方法通常用于标测房性心动过速、不典型心房扑动及室性心动过速。对于起搏标测，导管被放置到心肌的不同区域，并在每个位置对组织进行起搏。分析 QRS 波群来验证 TEE 的结果，能诱发与患者 VT 相同的位置通常是 VT 的来源。夹带标测与步速标测相似，但用来显示传导缓慢的区域，这样的区域通常允许逸搏节律持续存在。有时，可能需要正性肌力药物来辅助标测或诱发心律失常，包括异丙肾上腺素和肾上腺素。

在绘制心脏图并发现敏感区域后，EP 团队就可以进行消融了。消融是通过向心肌壁输送高能量来完成的，足够的能量产生不可逆转的心肌细胞壁坏死损伤，从而导致瘢痕形成。这通常是使用射频能量来完成的。由于射频消融大病灶所需的热量，导管尖端可能会变得过热，从而可能导致血栓的形成。为了解决这一问题，现代射频消融导管还在导管尖端进行盐水冲洗。虽然这是短时间内的少量冲洗，但累积起来可能是大量的晶体液，不经意间可能会导致患者容量超负荷。射频的另一种替代能源是冷冻消融（COLD），这在现代实践中越来越受到青睐。冷冻消融是通过气囊或导管尖端内的压力下的液体一氧化二氮进行的。冷冻消融的一些好处包括可逆性消融损伤，可以在提供全部消融剂量之前进行“测试”消融，减少食管热损伤，以及不需要持续的导管尖端冲洗的好处。其他能源正在研究中，目前临床上无法使用，这些能源包括微波、激光及聚焦超声能源 [2]。

消融结束后，再次对消融区域实施 PE 检查。如果没有引起任何反应，那么可证明消融是成功的，并且效果是可见的，然后将导管从心脏中取出。如果在手术过程中使用肝素进行抗凝，有时结束时会使用鱼精蛋白进行逆转。然后将鞘从静脉和动脉穿刺部位移除，并止血、敷料包扎。手术结束后，患者要保持仰卧位 4~6h，以最大限度地减少血管通路处血肿形成的风险。

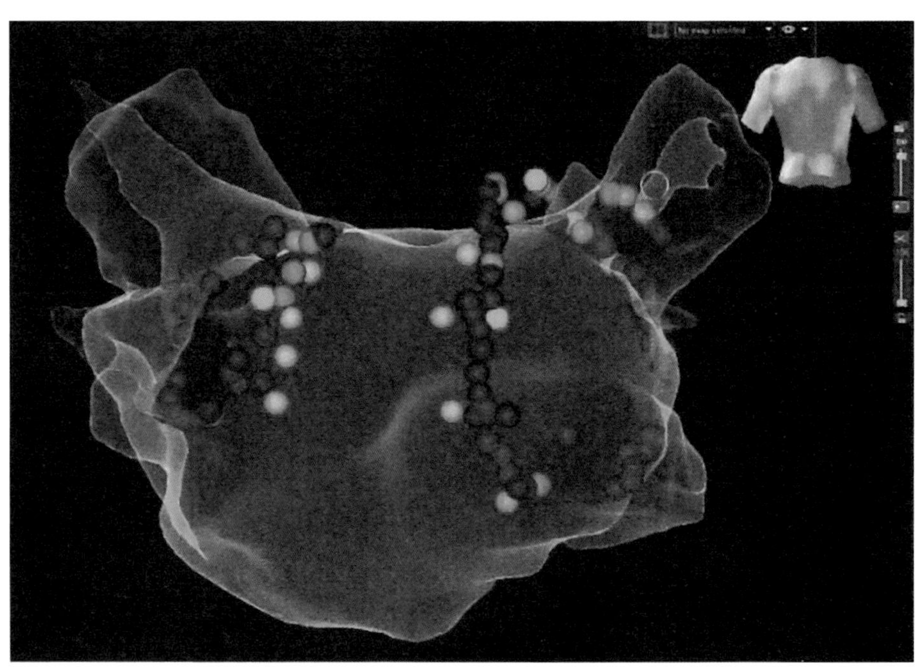

图 21.3 房颤消融过程中左心房的电解剖图。图中的点表示肺静脉隔离期间肺静脉周围的消融区域

导管消融的基本麻醉管理原则

不同心律失常的导管消融治疗有明显的不同，下面将分别讨论这些不同之处。然而，对于大多数导管消融手术，基本的管理和步骤是相似的。

消融手术可以在监护镇静麻醉（MAC）或GA下进行。因为这些手术在进行鞘管置入时使用了局部麻醉药，所以手术通常并不痛苦。然而，手术可以持续4~6h或更长时间，而且由于不能体动而引起的背部疼痛往往会促使患者不自主的体动。患者无体动非常重要，特别是在心脏标测期间。在一些麻醉医生缺乏的地方，EP医生会进行镇静，但一些研究表明，如果没有专门的麻醉团队在场，呼吸并发症的发生率会增加[28]。术前与EP团队的协作是最重要的，因为有许多问题应该在手术之前讨论，包括麻醉类型的选择、预期的手术复杂性、节律可诱发性、可能需要血管活性药物、可能需要抗凝、术前TEE以排除心血栓、鞘管放置位置，以及两组共同使用血管鞘。

需要有ASA标准认定合格的监护仪。EP小组将在胸部放置一组单独的ECG导联和额外的电极，用于心脏标测。应该在覆盖患者之前放置体外除颤片，因为每一次EP检查都可能导致潜在危险心律的失常，需要进行心脏复律。每个患者都应配备急救气道设备，包括加压面罩、口咽气道、喉镜、气管导管、喉罩气道（LMA）及吸痰管。接受MAC治疗的患者应由麻醉医生自行决定是否通过鼻腔插管或面罩补充给氧。计划接受GA的病例需要有一台功能正常的麻醉机在场。

与任何需要麻醉的病例一样，专用静脉通路是必须要有的。还应该考虑静脉管道的长度和可以使用的三通旋塞，因为EP设备限制了麻醉医生对静脉管路的使用，而且在整个过程中，患者的手臂通常被放在身侧。EP患者在整个过程中需要输液和给药是非常常见的，如肝素、异丙肾上腺素及去氧肾上腺素，预先准备好的输液管将更加方便麻醉医生的使用。对于预期血流动力学可能不稳定的患者，如室速消融术，应监测有创动脉血压。这可以通过EP小组放置的股动脉鞘来完成，但有时动脉鞘中的EP导管会影响动脉波形。如果必要，麻醉医生应该放置一条专门的桡动脉管道，以便在整个手术中准确地监测血压。如果患者出现大出血，可以将无菌静脉导管供麻醉医生使用，这样就可以通过EP静脉鞘管给药。如果预计会出血，应在手术开始前交叉配血，按需准备红细胞。

需要在手术前排除血栓的病例将在手术开始前进行TEE。患者这时通常需要进行深度镇静，如果预测存在血栓的概率很低，可以在MAC或GA下进行TEE。

如果需要进入左心系统，患者将需要抗凝，这包括几乎所有的房颤患者。抗凝几乎总是通过肝素负荷量和随后的输液来完成。为了避免全身栓塞和卒中的风险，无论患者术前是否口服抗凝剂，都会使用抗凝药物。肝素将在EP小组进入左心系统时给予，并可能由麻醉医生来给药。给予患者肝素后，检查其活化凝血时间（ACT），房颤患者的ACT目标为300~400s，室速患者的ACT目标为250s以上。至少每小时检查一次ACT，有时检查频率更高。

室上性心动过速（SVT）的消融

阵发性室上性心动过速在EP治疗中的诱发是极具挑战性的。任何程度的镇静都被认为有可能降低心律失常的诱发。因此，大多数室上性心动过速的消融都是在MAC麻醉下进行的。但如果需要，也可以实施GA，以确保气道通畅和手术安全。尽管研究表明异丙酚对心脏传导的影响很小，但一些专门用于室上性心动过速消融的研究表明，使用异丙酚后室上性心动过速可能会终止[28]。尽管如此，大多数时候医生都根据患者的情况给予小剂量的异丙酚输注。在用异丙酚进行152例室上性心动过速消融的研究中，148例患者诱发了心律失常，治疗失败的4例患者患有异位房性心动过速[29]。如果心律失常诱发不成功，则可以减少或停止异丙酚输注。在这样的情况下，为了使手术成功，可以在手术前告诉患者，他们可能在某些时间段是清醒的。心律失常诱发完成后，可加深镇静。

房扑消融

心房扑动可表现为典型或不典型的。典型的心房扑动起源于右心房的一个特殊的解剖位置，并持续绕着三尖瓣环的回路折返。这类心律失常相对简单，消融速度也较快。有时，这些消融可以在没有广泛标测和诱发心律失常的情况下对已知区域凭经验消融。这些情况可以在 MAC 或 GA 下进行。EP 医生通常会在手术前进行 TEE 检查以排除心房血栓。

不典型的心房扑动或消融失败后需要再次消融的患者，其起搏区域难以辨认。这些患者可能需要广泛的标测和诱发心律失常，它们也可能需要左心房通路。与室上性心动过速消融相似，深麻醉可降低节律诱发性。这些患者通常在 MAC 下进行，如果患者因呼吸原因需要 GA 也可以使用 GA。

房颤的消融

房颤消融的主要治疗方法是肺静脉电隔离。肺静脉和左心房之间的瘢痕形成阻止了电脉冲在这两个结构之间的传播，作为房颤的初始治疗非常有效。房颤治疗可以消融的心脏其他区域包括左心房后壁、马歇尔韧带、界嵴、房间隔、冠状窦及上腔静脉[2]。

房颤患者是心内血栓形成的高危人群。出于这个原因，他们经常使用口服抗凝剂，如华法林、阿哌沙班或达比加群。因此，在导管放置和气道管理过程中应格外小心，以防止不必要的创伤和出血。应避免鼻部操作，以防止不必要的鼻出血。此外，房颤消融的患者通常在消融前接受术前 TEE 以排除心血栓。如果存在血栓，患者通常会被重新安排到血栓治疗后再进行消融。

在 AF 消融过程中，可能需要额外的监测以防止食管损伤和并发症。由于左心房和肺静脉与食道相邻，射频能量可以传递到食道，造成从轻微到严重的损伤。严重的情况下，这可能会导致心房食道瘘，这是一种可怕的罕见并发症，可能在房颤消融后 2~4 周出现。心房食管瘘可引起上消化道大出血、食道内容物或空气栓塞导致的卒中或脓毒症，甚至死亡，AF 消融病例中的发生率估计在 0.03%~0.5%[2]。为了避免这种情况，EP 团队经常要求进行食管温度监测，该监测仪由麻醉医生放置，并在透视下引导至左心房后方的确切位置。在手术的消融过程中，如果食管温度快速升高，EP 团队将会改变导管位置、消融时间或消融方法。此外，有时需要钡剂造影来提供食管的透视轮廓，以便 EP 医生确认其位置，由麻醉医生通过胃管给予钡剂。如果使用这些监测手段，则需要 GA。

房颤消融可以用 MAC 或 GA 进行。然而，由于多种原因，气管插管 GA 是获得最佳手术结果的首选方法。首先，为了在确保患者舒适的同时放置食道监护仪，需要使用 GA。其次，房颤患者通常病情很重，他们经常有肥胖、肺动脉高压、心脏瓣膜反流及心功能减退等情况，气管内插管 GA 通常是最安全的，以防止患者并发症带来的呼吸问题。此外，研究表明，使用气管插管 GA 进行房颤消融更有效[30]。与那些接受清醒镇静的患者相比，GA 患者的透视检查更少且手术时间更短，患者的房颤残留率也更低[30]。发生这种情况的原因有几个，重度镇静引起的上呼吸道阻塞可能会导致较强的胸廓吸气力而引起导管移位，消融时与心肌组织接触不良。GA 避免气道阻塞，并通过正压通气产生有节奏的、可预测的潮气量，促进消融导管与心肌之间的良好接触。此外，GA 可以防止患者体动，这使 EP 团队可以更容易地标测心脏。

室速的消融

导管消融治疗室性心动过速可能是麻醉医

生在心导管室遇到的最难处理的情况之一。室性心动过速患者往往病情严重，常伴有严重的器质性心脏病和严重的合并症。由于药物治疗的结果不理想，导管消融治疗室性心动过速变得越来越普遍。它们可以通过标准的心内膜入路和通过剑突下小切口经心包进入心脏的心外膜入路，或通过两种技术相结合的方式来完成。有时，广泛的手术暴露可能需要心胸外科医生的协助才能接触到心脏，特别是如果之前的心脏手术或放射治疗导致了心包瘢痕的形成。在准备阶段，一个重要的决定因素是患者是否患有特发性室速或由于结构性心脏病引起的室速，如扩张型心肌病、心肌梗死瘢痕或肥厚型心肌病。特发性室速可以通过心内膜消融术治愈，但由于传导组织折返区的存在，结构性心脏病引起的室速治疗难度较大。为此，结构性心脏病和室上性心动过速的患者通常会置入心律转复除颤器（ICD），以防止猝死。这些患者还可以接受消融治疗，以减少ICD电击，提高生活质量。当室速和结构性心脏病患者接受消融治疗时，由于广泛的瘢痕，他们经常需要双重的心内膜和心外膜消融。

特发性室速与结构性室速还有其他不同之处。特发性室性心动过速通常出现在健康的青少年中，具有良好的运动耐量和正常的心肌功能。因此，他们通常更容易管理，因为他们的心脏功能正常，而且他们通常不会伴随其他引起严重心力衰竭的合并症。特发性室速通常起源于LV或RV流出道，不需要心外膜消融即可消融，对麻醉药物和交感神经张力降低非常敏感；当患者处于GA状态时，通常很难诱发，这些患者大多是在MAC下接受小剂量异丙酚输注。另外，由于室性心动过速的诱发经常导致血流动力学不稳定，因此通常需要有创动脉监测。有时，这些患者需要输注血管活性药物，如肾上腺素，以协助诱发心律失常。特发性室性心动过速的治疗成功率约为90%[31]。

另一方面，室性心动过速和结构性心脏病的患者是所有医院中病情最严重的。他们经常伴有低左室射血分数、需要吸氧气的严重心力衰竭，或者血流动力学不稳定需要正性肌力药物或血管加压药物输注，有时还需要机械循环支持。此外，由于需要心外膜入路，许多结构性室速手术的复杂性增加。非缺血性心肌病可有许多起源于壁内或心外膜的环路。高达40%的VT病灶是由RV发育不良引起的。心外膜来源的室速是最常见的结构性室速，可能是由于心肌梗死，机制也很复杂。大多数单形性室速是由于心肌瘢痕边缘的折返性电路所致，瘢痕相关室性心动过速的手术成功率约为70%[31]。

关于如何继续使用麻醉药的决定可能取决于患者的情况和心律失常，以及整个病例的复杂性。需要广泛心外膜暴露或机械循环支持的病例，如体外膜氧合（ECMO）或经皮左心室辅助装置（Impella，Abiomed，Danvers，MA，USA；TandemHeart，LivaNova PLC，London，England），应接受GA，以确保患者不动、舒适及心肺稳定。由于大多数结构性室速患者在诱发室速时会有明显的血流动力学不稳定，因此大多数患者通常需要气管插管GA，以确保患者的安全。许多室性心动过速患者还会有HF症状，这使他们无法长时间平卧，他们可能因为呼吸原因而需要GA。所有的室上性心动过速消融术都应该持续监测动脉压，并有可能持续输注正性肌力药物和血管加压药物。手术人员间明确的沟通应该在手术前进行，并讨论其他团队参与的可能性，例如那些参与心胸手术或体外循环的团队。

导管消融的并发症

尽管导管消融是一种非常安全的手术，但也存在一些风险。导管消融的大多数并发症是由于血管穿刺置管，包括血肿、感染和血管损伤。大多数导管消融手术后，患者需卧床休息4~6h，同时观察穿刺部位和外周脉搏，看是否有并发症发生。在此期间，患者被劝阻不要坐起来或屈曲臀部。

在大多数EP检查中，标测阶段的目标之一

是诱发心律失常。这会导致明显的低血压和血流动力学不稳定，尤其是快速室性心动过速。出于这个原因，有时患者需要术中复律或除颤。幸运的是，这些手术的其他并发症并不多。这些并发症包括消融导致完全性心脏阻滞以需要起搏器、心脏瓣膜损伤、全身血栓或空气栓塞、卒中（0.4%~1%）及膈神经损伤 [32]。一个需要识别的重要并发症是心脏穿孔和由此导致的心脏压塞，据估计，这种情况发生在 1% 的房颤肺静脉隔离病例中。其表现为进行性低血压，常见于误导的跨间隔穿刺后，可用 ICE、TTE 或 TEE 进行诊断，可能需要外科医生的协助才能修复。其他罕见的并发症也是房颤消融所特有的，包括消融引起的肺静脉狭窄、肺静脉瘢痕及左房后壁消融损伤邻近食道所致的心房食管瘘等。

CIED 放置及电池和引线更换

植入式起搏器是治疗心动过缓的主要疗法。ICD 已被证明可以防止有严重心律失常风险的患者猝死。双心室 ICD 已被证明可以改善射血分数降低、左束支传导阻滞和心室不同步的患者的每搏量和心力衰竭症状。总而言之，涉及 CIED 的程序在心导管室中相对常见。患者可能需要进行再次植入、更换耗尽的电池或移除受感染或故障的导线。

经静脉系统植入 CIED 约占所有植入 CIED 的 95%，最常见的是导线进入左头臂静脉、腋静脉或锁骨下静脉，并在胸前筋膜内放置一个电池装置 [21]。也可以使用颈内静脉。静脉通路可以方便静脉造影，所以患者通常在左上肢有一条静脉通路，用于提供静脉造影剂。由于解剖学原因，一些患者可能会使用右侧静脉。进入静脉后，在透视下将心房和心室导联向前推进，分别进入右心耳和右室心尖部的心肌。如果计划实施双心室系统植入，则额外放置一条左心室导联，通常通过冠状静脉窦进入左心室后段。放置导线后，通过感应和捕获阈值对其进行测试，并将其连接到脉冲发生器。然后将脉冲发生器放在皮肤下，关闭切口，并敷上敷料。要求患者在导线牢固之前避免同侧手臂的剧烈活动。

更换 CIED 的并发症

尽管 CIED 设备的放置过程非常安全，但也存在一些风险。大多数并发症与血管穿刺置管有关，包括出血、血肿、手术部位感染、脓毒症或动脉损伤。由于肺部和胸膜非常接近，一些患者可能会出现血胸或气胸。极少数情况下，导线可导致心脏穿孔、心包积液及需要引流或手术修复的心脏压塞。对于双心室装置，LV 导线可能会损伤冠状窦，导致夹层或穿孔。如果发生这种情况，并且不能通过静脉途径放置 LV 导线，患者可能需要外科手术放置 LV 心外膜导线。

更换 CIED 的麻醉管理

对这些患者的麻醉管理可以是简单的，也可以是复杂的，这取决于患者的一般状况和手术过程。患者可以使用 MAC 或 GA，由麻醉医生自行决定。监护仪、静脉通路、紧急气道设备、吸氧设备及外部起搏器 – 除颤器垫都是必需的。对于初次 CIED 置入，可以在植入部位和发电机囊袋周围给予局部麻醉药来达到满意的麻醉效果。若患者的呼吸状态可耐受仰卧位，则这些患者可接受 MAC 麻醉。更换 CIED 发电机时，手术切口处的疤痕使局麻药的扩散范围更局限，增加了此类再次手术患者的镇静需求。一些临床医生对此类患者倾向于选择 GA。

对于更换导线情况，先将故障的导线从心脏中取出，新的导线比较容易植入。然而，旧导线的取出可能会导致心脏肌壁破裂，所以需要谨慎。有时，需要激光辅助设备来烧毁导线和心脏组织之间的界面，从而释放导线并移除。这些激光设备可能导致心腔穿孔、心脏压塞、失血及死亡。如果心脏损伤的可能性很大，有些患者可能需要心胸外科医生的帮助。因此，这些患者通常采用气管插管 GA、动脉血压监测及持续 TEE 监测，以观察心包积液的发展情况。考虑到出血的可能性很大，术前必须开放口径较大的静脉通路，并交叉配血。

麻醉医生在心导管室面对的挑战

在心导管室提供麻醉因多种原因而具有挑战性。与手术室内不同的是，心导管室的设计和布局主要集中在使用高科技设备的微创手术上，而不是在手术过程中对患者进行监测。在患者被覆盖并开始手术后，患者和麻醉医生之间通常会有许多的设备，包括一个或两个定位在患者颈部和胸部的透视C臂机。正因为如此，在手术开始后，这些设备会妨碍麻醉医生接触患者的头部，并可能使气道操作变得困难甚至无法进行。此外，床控制器通常由EP团队操作，这造成了麻醉医生进行气道干预的困难或气管导管移位的可能。麻醉医生管理患者的气道非常困难，关于此类的报道也非常多。ASA对医疗事故索赔的分析显示，手术室外的索赔中，有25%来自心导管室，而且与手术相关的死亡率是手术室的2倍。这些死亡的患者大多数是由于呼吸并发症[33]。对在心导管室接受MAC治疗的患者进行的回顾性分析中，高达40%的病例需要气道干预，从气道开放到气管插管[34]。由于麻醉医生距离患者太远，手术开始时需要格外注意。所有管道都应该有延长线，包括氧气管道、静脉管道及动脉管道，这样术者就可以远距离接触这些管道。患者的头部和颈部应正确定位，以便在给患者使用镇静药物和覆盖之后，保持气道通畅，而不必中断手术。

辐射安全

随着经皮穿刺技术的产生和发展，对荧光成像的依赖也与日俱增。由于患者的辐射散射，透视期间的辐射暴露对所有在心导管室工作的人员来说都是一种风险，那些工作离X射线源最近的人风险最大。研究表明，介入心脏科医生暴露在大量的辐射中，是放射科医生的2~3倍[2]。国际放射防护委员会建议每人每5年暴露的辐射量不应超过100mSv，任何一年都不超过50mSv[2]。

为了减少对透视电离辐射的暴露，应佩戴铅防护围裙、甲状腺防护及辐射眼镜，应实践ALARA的原则（尽可能低）。ALARA强调，没有最低剂量的辐射是安全的，只要可行，就应该努力减少暴露。这些措施包括减少辐射暴露的时间、最大限度地增加与辐射源的距离，以及使用防护罩（可穿戴的或辐射“玻璃”）来防止暴露。另一个职业危害是防护物品本身，可穿戴的铅质围裙很重，而且设计的人体工学设计很差，很容易造成颈部、脊椎及臀部的损伤[35]。

由于与透视相关的职业危害，一些X线以外的成像系统已经被开发用于EP治疗。许多公司都有心脏标测系统，这些系统使用放置在患者身上的电磁传感器，可以感知心内膜导管尖端的确切位置。尽管如此，X线透视对这些患者仍然很重要，辐射安全在安全实践和长期职业生涯里至关重要。

结　论

- 接受EP检查的患者可以是健康的门诊患者，也可以是使用血管活性药物或机械循环支持的重病住院患者。
- 鉴于在心导管室实施麻醉的保障工作非常困难，麻醉团队和心脏病学团队应该在术前进行细致的案例规划和讨论。
- CIED植入和EP治疗可以使用MAC或GA。
- 大多数常见的麻醉药物都可以使用；关于个别麻醉药物的证据使用有限。
- 麻醉监护除了常规的监测以外，还需要其他特殊的监测；麻醉团队和EP团队可以共享动静脉通路。
- 左心系统切开的患者不管术前是否口服抗凝药物，都应进行肝素抗凝治疗。
- 一些导管消融患者的手术只需要通过静脉途径进入心脏；有些情况下需要许多入口，包括动脉途径和心内膜/心外膜联合入路。

复习题

1. 目前，下列哪些能源在临床上用于心脏消融？
   A. 射频
   B. 冷冻消融
   C. 聚焦超声能量
   D. A 和 B 都是
2. 下列哪些心律失常不能用消融疗法治疗？
   A. 心室颤动
   B. 单态 VT
   C. 心房颤动
   D. 阵发性室上性心动过速
3. 在房颤消融开始前，下列哪种影像学检查最能排除心房血栓？
   A. 心内超声心动图
   B. 经食管超声心动图
   C. 经胸超声心动图
   D. 透视检查
4. 哪种类型的标测最适合分析患者单形性室速的 QRS 波群？
   A. 激活映射
   B. 引入映射
   C. 起搏测绘
   D. 电解剖测绘
5. 房颤消融术中使用以下哪种方法可以减少与食管相关的并发症？
   A. 钡对比度
   B. 食道温度监测
   C. 冷冻消融
   D. 以上所有措施都可用来减少与食道有关的并发症
6. 在电解剖标测过程中，可以使用以下哪种药物来辅助心律失常的诱导？
   A. 异丙肾上腺素
   B. 肾上腺素
   C. 去氧肾上腺素
   D. A 和 B 都是
7. 下列哪项不是放置永久性起搏器的适应证？
   A. 病态窦房结综合征
   B. 房室传导阻滞
   C. 肥厚性心肌病
   D. 以上均为适应证
8. ASA 分析显示在心导管的医疗事故索赔中，大多数死亡原因是：
   A. 卒中
   B. 心脏穿孔和心脏压塞
   C. 血管损伤和出血
   D. 呼吸系统事件
9. 房食道瘘的主要症状包括：
   A. 上消化道大出血
   B. 卒中
   C. 脓毒症
   D. 以上均为可能的症状
10. 房颤消融过程中的 ACT 目标是什么？
   A. >250s
   B. 300~400s
   C. 400~500s
   D. 房颤消融过程中不需要例行检查 ACT

答　案

1. D。 2. A。 3. B。 4. C。 5. D。 6. D。 7. C。 8. D。 9. D。 10. B。

参考文献

[1] Lip GY, Brechin CM, Lane DA. The global burden of atrial fibrillation and stroke: a systematic review of the epidemiology of atrial fbrillation in regions outside North America and Europe. Chest, 2012, 142:1489.

[2] Nicoara A, Holmquist F, Raggains C, et al. Anesthesia for catheter ablation procedures. J Cardiothorac Vasc Anesth, 2014, 28(6):1589–1603.

[3] Go AS, Hylek EM, Phillips KA, et al. Prevalence of diagnosed atrial fbrillation in adults: national implications for rhythm management and stroke prevention: the AnTicoagulation and Risk Factors in Atrial Fibrillation (ATRIA) Study. JAMA, 2001, 285:2370.

[4] Heeringa J, van der Kuip DA, Hofman A, et al. Prevalence, incidence and lifetime risk of atrial fibrillation: the Rotterdam study. Eur Heart J, 2006, 27:949.

[5] Kannel WB, Abbott RD, Savage DD, et al. Epidemiologic features of chronic atrial fibrillation: the Framingham study. N Engl J Med , 1982, 306:1018.

[6] Liberthson RR, Salisbury KW, Hutter AM Jr, et al. Atrial tachyarrhythmias in acute myocardial infarction. Am J Med, 1976, 60:956.

[7] Grigioni F, Avierinos JF, Ling LH, et al. Atrial fbrillation complicating the course of degenerative mitral regurgitation: determinants and long-term outcome. J Am Coll Cardiol, 2002, 40:84.

[8] Probst P, Goldschlager N, Selzer A. Lef atrial size and atrial fbrillation in mitral stenosis. Factors influencing their relationship.Circulation, 1973, 48:1282.

[9] Santhanakrishnan R, Wang N, Larson MG, et al. Atrial fibrillation begets heart failure and vice versa: temporal associations and differences in preserved versus reduced ejection fraction. Circulation, 2016, 133:484.

[10] Robinson K, Frenneaux MP, Stockins B, et al. Atrial fibrillation in hypertrophic cardiomyopathy: a longitudinal study. J Am Coll Cardiol, 1990, 15:1279.

[11] Tikoff G, Schmidt AM, Hecht HH. Atrial fibrillation in atrial septal defect. Arch Intern Med, 1968, 121:402.

[12] Hald EM, Enga KF, Lochen ML, et al. Venous thromboembolism increases the risk of atrial fibrillation: the Tromso study. J Am Heart Assoc, 2014, 3:e000483.

[13] Gami AS, Pressman G, Caples SM, et al. Association of atrial fbrillation and obstructive sleep apnea. Circulation, 2004, 110:364.

[14] Benjamin EJ, Levy D, Vaziri SM, et al. Independent risk factors for atrial fibrillation in a population-based cohort. The Framingham Heart Study. JAMA, 1994, 271:840.

[15] Watanabe H, Watanabe T, Sasaki S, et al. Close bidirectional relationship between chronic kidney disease and atrial fbrillation: the Niigata preventive medicine study. Am Heart J, 2009, 158:629.

[16] Nalliah CJ, Sanders P, Kottkamp H, et al. The role of obesity in atrial fibrillation. Eur Heart J, 2016, 37:1565.

[17] Mahajan R, Lau DH, Brooks AG, et al. Electrophysiological, electroanatomical, and structural remodeling of the atria as consequences of sustained obesity. J Am Coll Cardiol, 2015, 66:1.

[18] Wang TJ, Parise H, Levy D, et al. Obesity and the risk of new-onset atrial fibrillation. JAMA, 2004, 292:2471.

[19] Kwak J. Anesthesia for electrophysiology studies and catheter ablations. Semin Cardiothorac Vasc Anesth, 2013, 17(3): 195–202.

[20] Calkins H, Kuck KH, Cappato R, et al. 2012 HRS/EHRA/ECAS expert consensus statement on catheter and surgical ablation of atrial fibrillation: recommendations for patient selection, procedural techniques, patient management, and follow-up, defnitions, endpoints, and research trial design. J Interv Card Electrophysiol, 2012, 33:171–257.

[21] Chua J, Patel K, Neelankavil J, et al. Anesthetic management of electrophysiology procedures. Curr Opin Anaesthesiol, 2012, 25(4):470–481.

[22] Patel KD, Crowley R, Mahajan A. Cardiac electrophysiology procedures in clinical practice. Int Anesthesiol Clin, 2012, 50(2):90–110.

[23] Bosnjak ZJ, Kampine JP. Effects of halothane, enflurane, and isoflurane on the SA node. Anesthesiology, 1983, 58:314–321.

[24] Sharpe MD, Cuillerier DJ, Lee JK, et al. Sevoflurane has no effect on sinoatrial node function or on normal atrioventricular and accessory pathway conduction in Wolff-Parkinson-White syndrome during alfentanil/midazolam anesthesia. Anesthesiology, 1999, 90:60–65.

[25] Warpechowski P, Lima GG, Medeiros CM, et al. Randomized study of propofol effect on electrophysiological properties of the atrioventricular node in patients with nodal reentrant tachycardia. Pacing Clin Electrophysiol, 2006, 29:1375–1382.

[26] Aya AG, Robert E, Bruelle P, et al. Effects of ketamine on ventricular conduction, refractoriness, and wavelength: potential antiarrhythmic effects: a high-resolution epicardial mapping in rabbit hearts. Anesthesiology, 1997, 87:1417–1427.

[27] Staikou C, Stamelos M, Stavroulakis E. Impact of anaesthetic drugs and adjuvants on ECG markers of torsadogenicity. Br J Anaesth, 2014, 112(2):217–230.

[28] Gerstein NS, Young A, Schulman PM, et al. Sedation in the electrophysiology laboratory: a multidisciplinary review. J Am Heart Assoc, 2016, 5(6). pii: e003629.

[29] Lai LP, Lin JL, Wu MH, et al. Usefulness of intravenous propofol anesthesia for radiofrequency catheter ablation in patients with tachyarrhythmias: infeasibility for pediatric patients with ectopic atrial tachycardia. Pacing Clin Electrophysiol, 1999, 22:1358–1364.

[30] Di Biase L, Conti S, Mohanty P, et al. General anesthesia reduces the prevalence of pulmonary vein reconnection during repeat ablation when compared with conscious sedation: results from a randomized study. Heart Rhythm, 2011, 8:368–372.

[31] Deng Y, Naeini PS, Razavi M, et al. Anesthetic management in radiofrequency catheter ablation of ventricular tachycardia. Tex Heart Inst J, 2016, 43(6):496–502.

[32] Cappato R, Calkins H, Chen SA, et al. Prevalence and causes of fatal outcome in catheter ablation of atrial fibrillation. J Am Coll Cardiol, 2009, 53(19):1798–1803.

[33] Domino K. Trends in anesthesia litigation in the 1990s: monitored anesthesia care claims. ASA Newsletter, 1997, 61:15–17.

[34] Trentman TL, Fassett SL, Mueller JT, et al. Airway interventions in the cardiac electrophysiology laboratory: a retrospective review. J Cardiothorac Vasc Anesth, 2009, 23(6):841–845.

[35] Goldstein JA, Balter S, Cowley M, et al. Occupational hazards of interventional cardiologists: prevalence of orthopedic health problems in contemporary practice. Catheter Cardiovasc Interv, 2004, 63(4):407–411.

（王丽妮 译，陈 敏 审）

第22章
心脏可植入电子设备移除术

Kevin Fitzmartin, Aalok Kacha

典型案例和关键问题

68岁男性患者，有高血压、糖尿病、心肌梗死及充血性心力衰竭病史，出现发烧、寒战和左侧胸壁软化。两年前，由于射血分数持续只有20%，采取了一级预防手段植入了心电复律除颤器（ICD）以预防心律失常导致的心源性猝死。该患者怀疑出现植入物囊袋感染而计划在手术室内麻醉下进行植入设备取出术。值班心胸外科医生在心脏手术室待命处理紧急情况。

心脏科医生建议在没有外科医生支持的情况下，在电生理（EP）手术室中取出，期望通过简单的牵引轻松取出植入设备。

心脏可植入电子设备移除术最常见的指征是什么？

感染是心脏植入式电子设备（CIED）移除手术最常见的指征。单独使用抗生素后复发感染的概率是100%，因此早期完全移除设备才能改善患者预后[6]。在条件允许的情况下，抗生素治疗方案应参考细菌培养与药敏试验结果[4]。

移除CIED的适当设置是什么？

CIED的移除术应有严格的操作流程，需配备必要的人员和设备，以便紧急启动体外循环支持。许多医院已经设置了杂交心脏手术室，配备了在电生理手术室内装置也配给的高品质透视仪[1]。经静脉微创设备取出术（TLE）可能导致严重并发症，应始终在能够提供高级生命支持的条件下进行。

在设备移除过程中可能导致的严重并发症是什么？

CIED移除术的严重并发症包括猝死、心脏撕脱伤、中心或周围血管损伤，以及肺栓塞[9]。

CIED移除术的团队成员有哪些？

CIED移除术团队应包括接受过培训的手术人员、麻醉医生及随时待命的心胸外科医生。手术的主要操作者是否是心胸外科医生取决于当地的实际情况。手术还需要一名经验丰富的超声专家，可由麻醉医生或其他小组成员担任；需要能够操作透视设备的人员，以及一名洗手护士和一名体外循环师[2]。

CIED移除术需要哪些技术和设备？

许多经静脉植入的设备可以通过简单的牵引移除。对于那些不能通过简单牵引移除的设备，需要使用一些工具来钝性分离、解除粘连。其中包括锁定钢丝、导管延长器、扩张套管及经股圈套钢丝[8]。也可使用电力工具来解除粘连，包括激光鞘、电外科鞘及可旋转螺纹头端鞘[8]。

心脏科医生要求麻醉监护是否合理？

一些医院在患者全身麻醉下进行植入设备移除术。这种策略最大限度地减少了患者的不适感，也促进了术中经食道超声心动图（TEE）的使用，并且在出现并发症时无须紧急插管[15]。其他医疗机构通常在镇静和局部麻醉条件下进行设备移除，但也为那些预计有困难的患者保留全身麻醉[12]，如存在多个设备或植入时间较久的患者。为紧急情况下可能转为全身麻醉的患者制定应急计划并预留足够的人员和设备非常重要。

应建立何种静脉通路，是否需要有创监护？

各医院在实施导线取出术时，所用的静脉通路有所不同。至少应在患者的外周大静脉建立通路，以便快速输注血液制品和液体[2,15]。一些医疗机构要求导线取出术必须在双侧的外周大静脉置入导管，并建立股静脉通路；其他医疗机构则没有详细要求[16]。股静脉通路可提供大静脉和下腔静脉引流，从而允许在锁骨下静脉或上腔静脉损伤的情况下输血[2]。中央静脉通路也可用于辅助放置临时起搏线。大多数专家建议使用动脉导管来持续监测血压，以评估节律变化或血管损伤[2]。在发生重大血管损伤后紧急放置动脉导管可能会分散医疗人员抢救时的精力[12,15,16]。

术中动脉导管监测到突然的血压下降，最有可能的出血位置是哪里？

超过 2/3 的致命性血管撕裂发生在上腔静脉，会导致心包积液、压塞、血胸及临床症状快速恶化[15]。一些医疗机构会常规铺单消毒胸部，以便进行紧急心包穿刺术、胸腔穿刺术、开胸术或胸骨切开术[16]。另有机构主张常规放置股总动脉鞘管和静脉鞘管，以便快速放置灌注套管及紧急建立心肺旁路[15]。

讨 论

心脏植入式电子设备越来越多地用于疾病治疗。随着适应证的增多，CIED 植入数量持续增加，并被用于合并症较多的老年患者人群。与 CIED 植入数量的增加趋势相同，设备移除的需求也在稳步增长。全球范围内，每年 CIED 植入约 50 万例，而截至 2017 年预估每年将进行 30 000 次设备移除术[1]。

设备的移除复杂且具有很大风险。植入的设备与血管内皮接触的区域容易发生纤维化改变（图 22.1）。这一改变可发生在进入静脉后的任何位置，包括外周静脉、中央静脉、上腔静脉、心脏瓣膜及导丝尖端的植入部位。纤维性变的严重程度可能受患者相关因素（如年龄）和设备相关因素的影响[1]。

经静脉移除是最常见的方法，暴露设备后再断开导线，然后通过施加牵引力即可移除绝大多数设备。如果清除操作较为复杂，则需要其他技术，使用渐进式逐步取出是普遍采用的方法。随着植入设备对组织黏附力度的增加，需要施加更大牵引力，这种操作则可能导致并发症的发生。因此需要在术前进行适当的危险分层，开发先进的移除技术，并形成一套系统的方法来确保医护人员具有足够的能力对并发症做出快速反应。

设备移除的指征

2009 年，心脏节律协会（HRS）发表了关于经静脉微创设备取出术（TLE）的专家共识。在评估设备拆卸的必要性时，应结合设备移除的指征来评估设备移除的风险。HRS 的专家共识列出了 CIED 移除的适应证[2]，最显著的适应证是感染。

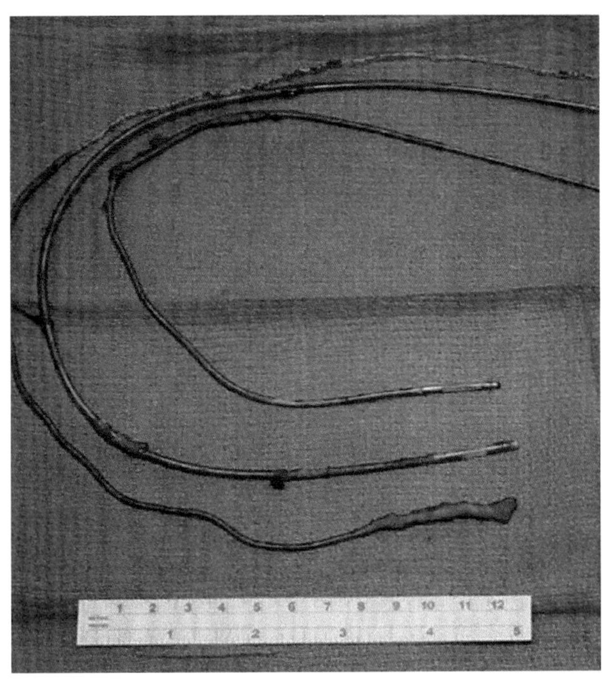

图 22.1 移除的导线上附着的瘢痕组织

心脏节律协会导线移除的Ⅰ级指征（2009年）包括[2]：

- 感染：
  - 由于瓣膜性心内膜炎、导线相关心内膜炎或脓毒症而确诊的CIED感染的患者，均建议将设备和导线完全去除（证据级别：B）。
  - 对于发生囊袋脓肿、设备侵蚀、皮肤粘连或临床上没有明显累及静脉内导线的慢性窦道的CIED囊袋感染的患者，建议完全移除设备和导线（证据级别：B）。
  - 对于所有患有瓣膜性心内膜炎的患者，在不能明确是否涉及导线和（或）设备障碍的情况下，建议彻底移除设备和导线（证据级别：B）。
  - 对于隐匿性革兰氏阳性菌血症（非污染性）的患者，建议彻底移除设备和导线（证据级别：B）。
- 血栓形成或静脉狭窄：
  - 对于在临床上明确具有血栓栓塞并伴有栓子附着于导线或导线碎片的患者，建议移除导线（证据级别：C）。
  - 对于双侧锁骨下静脉或上腔静脉闭塞的患者，建议移除导线，以免经静脉植入导线（证据级别：C）。
  - 对于计划进行静脉支架植入的患者，若已有导线植入管腔内，建议移除导线以防止导线缠绕（证据级别：C）。
  - 对于上腔静脉狭窄或有局限性症状的上腔静脉闭塞患者，建议移除导线（证据级别：C）。
  - 对于同侧静脉阻塞的患者，当使用对侧静脉有禁忌证时（例如对侧房室瘘、房室分流或血管通路，乳房切除术），建议移除导线，以防止当有需要植入额外的导线时，导线进入静脉循环（证据级别：C）。
- 有功能的导线：
  - 对于因导线残留而继发危及生命的心律不齐的患者，建议移除导线（证据级别：B）。
  - 若植入的导线因其设计或故障而使其留在原处时可能对患者构成直接威胁（例如，Telectronics ACCUFIX 3 线圈断裂后存在凸起），建议移除导线（证据级别：B）。
  - 可能对植入的心脏设备正常运行产生干扰的导线，建议移除（证据级别：B）。
  - 当导线可能干扰恶性肿瘤治疗（放疗/重建手术）时，建议移除导线（证据级别：C）。
- 无功能的导线：
  - 对于因导线残留或导线碎片而继发危及生命的心律不齐的患者，建议移除导线（证据级别：B）。
  - 若植入的导线因其设计或故障而使其留在原处时可能对患者构成直接威胁（例如，Telectronics ACCUFIX J 线圈断裂后存在凸起），建议移除导线（证据级别：B）。
  - 可能对植入的心脏设备正常运行产生干扰的导线，建议移除（证据级别：B）。
  - 当导线可能干扰恶性肿瘤治疗（放疗/重建手术）时，建议移除导线（证据级别：C）。

对于植入CIED的患者，必须对其可能发生的感染保持高度警惕。设备植入的区域出现的疼痛、红斑或发热都是感染的潜在迹象。诊断感染是清除CIED系统所有组件的有力指征[3]。当前数据表明，起搏器的年平均感染率为0.1%~1.2%，植入式心律转复除颤器（ICD）的年平均感染率为0.7%~1.2%[4]。

确诊CIED感染比较困难。即使在感染的情况下血液培养的结果也可能是阴性的。从脉冲发生器囊袋中取纤维化组织进行培养能够最有效地找到CIED感染的证据，69%的感染患者可得到阳性结果[2]。CIED 感染的主要病原体是葡萄球菌，这类细菌会参与形成生物膜。植入装置感染时，这些生物膜参与了抗生素耐药性的产生，心内膜炎也缺乏明显的征象，因为生物膜使感染部位无法接受免疫系统的保护。

基于此，HRS 建议应对伴有严重疼痛的患者采取干预措施，应将感染视为潜在病因并考虑移除植入的装置[2]。尽早移除 CIED 系统会显著改善患者预后[5]；同时单用抗生素治疗并不足以控制病情，其感染复发率为 100%[6]。

在使用抗生素治疗时，应根据细菌培养和药敏结果选取合适的药物[4]。对于设备再植的最佳时机，目前数据有限。但一些研究表明，因发生囊袋感染进行设备移除平均 7d 后，或因 CIED 系统性感染进行设备移除平均 14d 后，再植是安全的[4]。

尽管在设计和工艺方面取得了进步，ICD 导线的 5 年结构性故障发生率仍在 2%~15%，因此在未感染的情况下如何处理无功能的导线成为一个难题。患者可能因导线的原因发生包括血栓和血管狭窄在内的静脉并发症[4]。医疗人员应进行风险权衡：将无功能导线留在原处可能导致的疾病与设备移除术可能带来的风险。同时根据植入设备适应证、设备的功能、对导线再植的需求及患者的年龄和合并症等因素做出最终决定。导线取出的替代方法包括静脉成形术、导线移除联合静脉支架及对导线不做处理。无论选择哪种策略，都应考虑此种策略对将来的导线移除或其他操作可能形成的影响。行静脉支架植入术而不取出导线可能会导致导线缠绕，使未来的经静脉导线取出操作变得更加困难和危险，因此不推荐使用[7]。

无论存在何种移除指征，都应仔细考虑，在延迟移除和对导线不做处理之间做出权衡。是否应该移除对患者无害的导线尚存争议，不处理导线导致长期并发症的风险很低，但要注意的是，随着时间增长，会进一步促进纤维化、钙化和脆性变，从而使延迟的导管移除变得更加危险[7]。以前，磁共振检查前需要进行 TLE。然而最新数据表明，在没有遗留导线的情况下，CIED 患者可以安全地进行 MRI 检查[5]。

术前注意事项

经静脉导线取出是导线取出的金标准。通常情况下，对导线上有大量附着物、经静脉导线移除失败或与其他心脏外科手术同时进行的患者，也可采用手术治疗[7]。尽管数据有限，但建议在导线附着大于 2cm 的情况下，考虑开放式心脏手术取出导线以减少肺栓塞并发症[7]。

尽管 TLE 被认为是安全的操作，但由于存在危及生命的并发症的风险，一些研究提倡通过术前影像来对患者的风险等级进行分层[5]。

- 严重并发症[2]：
  ① 死亡；
  ② 需要开胸手术、心包穿刺、胸部置管或手术修复的心脏撕脱或撕裂；
  ③ 需要开胸手术、心包穿刺、胸部置管或手术修复的血管撕脱或撕裂；
  ④ 需要手术处理的肺栓塞；
  ⑤ 呼吸停止或麻醉相关并发症导致的住院时间延长；
  ⑥ 卒中；
  ⑦ 之前无感染的区域发生起搏系统相关性感染。
- 轻微并发症[2]：
  ① 不需要心包穿刺或手术干预的心包积液；
  ② 不需要胸部置管的血胸；
  ③ 需要再次行引流手术的手术部位血肿；
  ④ 手臂肿胀或植入静脉血栓需要医疗干预；
  ⑤ 植入物附近或静脉进口的血管修复；
  ⑥ 具有血流动力学意义的空气栓塞；
  ⑦ 无症状的游走性导线碎片；
  ⑧ 因术中失血导致的输血；
  ⑨ 需要胸部置管的气胸；
  ⑩不需要手术干预的肺栓塞。

CT 检查是一种非侵入性方法，可确定导线粘连或心脏穿孔的区域，但伪影可能会影响判断。超声心动图检查有助于识别患者上腔静脉中的导线纤维性变[5]。这些研究有助于医疗人员识别不符合标准临床路径的患者，并及时在心胸外科医生的支持下进行手术移除。患者也可直接选择手术移除而越过 TLE。

导线移除的技术与设备

已开发出多种技术和设备用于移除 CIED 导线。每个患者都有特定的病情，因此医疗人员必须了解多种移除技术，并为潜在的并发症做好准备。通常，首次尝试移除 CIED 静脉导线是通过简单抽取的方法，该方法对于新近植入的导线移除成功率较高。这种方法通常是利用导丝及植入时用的器械进行机械牵拉，后者包括非锁定钢丝和固定螺钉。在不同的研究中，单纯牵引的成功率存在很大差异，其中一些研究报告的成功率为 9%~31%，另一些研究报告的成功率则为 7%~85%[8]。导线放置的时长、导线本身的性能及移除适应证的差异是导致成功率存在巨大差异的原因。此外由于移除失败缺少公认的定义，因此从单纯牵引的方法过渡到其他方法的指征也不尽相同[8]。而当导线被纤维化时，单纯牵引可能无法在保证导线不断裂的前提下形成足够的牵引力[8]。

锁定钢丝可将牵引力分配到导线的远端，以协助将导线从纤维化组织中解离。具体操作方法为将探针引入导线的中空内腔并推至远端，然后锁定到位，这使回抽力可以指向远端从而减小导线断裂的风险。早期研究表明，通过简单抽取或锁定钢丝法移除导线的成功率高达 93%；但随后的研究表明，成功率要低许多，约为 40%[8]。据推测，成功率的差异与在移除操作的尝试中较早使用更为先进的辅助工具有关。需要注意的是，由于导线设计缺陷或中空管腔堵塞，有时锁定钢丝无法在导线的管腔内推进。另一种移除设备，导线延伸器，通过类似的机制工作。其不是通过导线的中空管腔，而是将裸露的导线近端穿过延伸器，从而将牵引力施加到远端。

在移除过程中，如果锁定钢丝或导线延伸器抽取失败，通常使用机械扩张鞘。如图 22.2 所示，这是一种沿导线长轴延伸的鞘型结构，可破坏包被的纤维附着物。许多研究表明，在前述策略失败后，该技术能使导线移除的成功率提高且并发症更少。经股套圈法通常是最后使用的一种导丝牵引方法。当导线完全位于血管内时，前述各种方法几乎不可能取得成功，因此只能使用此种救助技术[8]。

非动力器械通过钝性分离的方式破坏导线和内皮之间的纤维化黏附，而动力器械则有能量来

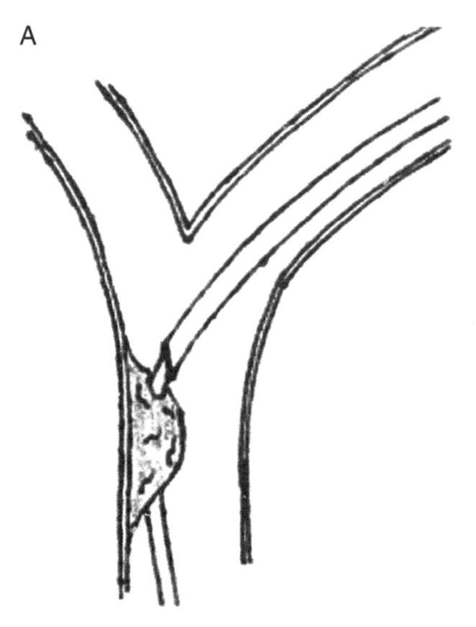

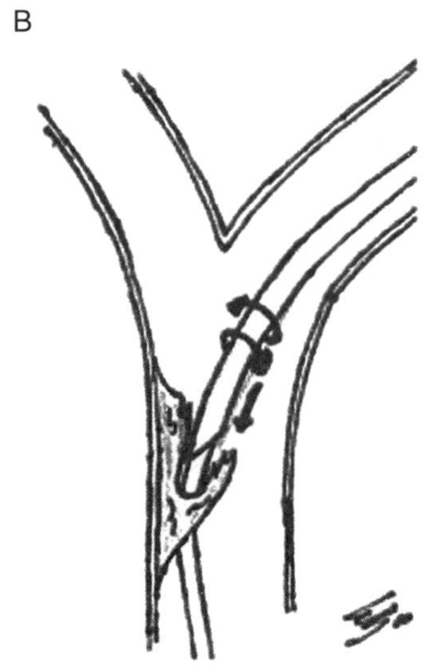

图 22.2　用于导丝牵拉的鞘的旋转操作

协助剥离。这些工具包括激光鞘、电外科鞘及可旋转螺纹头端鞘[8]。激光鞘产生于 1999 年，鞘尖端在植入的导线上滑动从而与粘连组织相接触，利用冷脉冲紫外激光汽化粘连来协助导线抽取（图 22.3）。冷切割激光的吸收深度仅为 100μm，能量被蛋白质和脂质吸收，此参数非常适合导线移除，在切割组织的同时不会损伤血管且与导线绝缘。2010 年发表的 LExICon 研究采用回顾性方法分析了来自 13 个中心的 1449 例患者使用激光鞘进行导线移除的结果，发现使用激光鞘移除导线的成功率达 96.5%[9]。存在囊袋感染或发生设备相关性心内膜炎的患者的死亡率显著增加，尤其是在合并糖尿病、肾功能不全或低体重指数（BMI）的情况下。导线植入 10 年或 10 年以上，或者在小型医院做导线移除术，移除失败的可能性更高[9]。

导线纤维化的患者以往在牵引方法失败后，需要开放式手术来补救，而激光技术的发展则促进了该类患者的成功移除。这种设备可以将能量传导至纤维远端，从而使用较小的力就可能移除导线。但新技术的引入也带来了额外的

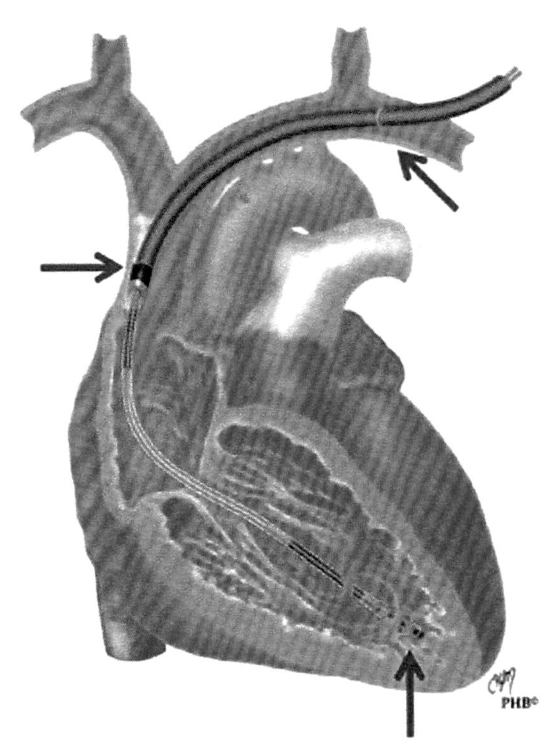

图 22.3 用于牵拉导丝的激光鞘

风险，一些医院参与该手术的心外科医生变少了，相应的保障也减少了。2009 年杜克大学 Gaca 等人的回顾性研究表明，112 例导线移除术的成功率为 92%，还有 4 例患者进行了择期胸骨切开术，4 例发生腔静脉穿孔、锁骨下静脉损伤、右心房损伤的患者需要紧急进行外科手术干预。

使用激光鞘移除已经长期植入的导线时，可能发生的损伤包括严重静脉损伤、心肌撕裂、心律不齐、动静脉瘘、气胸、血胸、三尖瓣损伤及肺栓塞等，一项研究统计其总发生率约为 1.9% ~ 3.4%[9]。这项研究从 2002 年进行到 2006 年，由一名心脏病专家使用激光鞘进行导线取出术，操作均在手术室中全身麻醉的条件下进行，操作过程并无心外科医生在场。当出现严重并发症后，手术变为心外科医生对患者进行急诊胸骨切开术，同时进行有创血压监测，连续 TEE 评估心包积液，以及立即进行体外循环[9]。

导线类型

移除导线的难度还取决于导线的类型及其放置的位置。双线圈 ICD 导线的使用已变得更加广泛，这与导线移除时重大并发症风险增加密切相关[10]。纤维组织可以生长于高压 ICD 导线的冲击线圈内部，从而与心肌和血管发生密集的粘连[8]。上腔静脉线圈通常位于高风险区域，使导线的移除更加困难[10]。一项针对 9 个大型医疗中心的回顾性分析表明，双线圈 ICD 导线的移除难度比单线圈 ICD 导线高 2.6 倍。鉴于迄今尚无证据表明双线圈 ICD 相对于单线圈 ICD 具有明显优势，因此一些学者考虑其更高的移除风险而不推荐使用双线圈 ICD[10]。

已有证据表明 CIED 导线的位置是评估移除风险的重要参考因素。相比于右心室和右心房的导线，取出从冠状窦放入且位于左心室心外膜静脉中的导线更加危险。这是因为冠状窦的结构更为曲折和脆弱，穿孔的风险更大[8]。最近发表的 4 项单中心研究表明，使用单纯牵拉法移除左

心室导线的成功率达到了 84%，且很少需要将移除工具伸入冠状窦内。此类研究报道的单纯牵拉法成功率较高，可归因于导线的植入时间短（1.5~3 年）、粘连较少[8]。

欧洲心律协会（EHRA）主持开展了最大的 TLE 前瞻性研究，即欧洲导线移除控制研究（ELECTRa），涵盖了 19 个欧洲国家的 73 个医学中心。进行这项研究是为了确认当前此类医学行为的安全性和有效性。研究发现此类操作总体主要并发症发生率为 1.7%，死亡率为 0.5%，完全成功率为 96%[11]。相比于小型医疗中心，每年开展 30 例以上移除手术的大型医疗中心的手术成功率显著增高，同时全因死亡率也显著降低。研究指出，包括死亡在内的主要并发症，在女性患者、导线植入时间超过 10 年的患者、使用动力工具进行移除操作的患者，以及使用股部入路的患者中更为常见。移除失败的预测因素包括：小型医院、女性、3 个或 3 个以上的导线、植入时间超过 10 年、使用动力鞘及股部入路操作等。另有一项重要发现是，小型医院的院内全因死亡率为 4.1%，而大型医疗中心则为 2.1%。许多上述预测因素是由患者和临床情况所驱动的。这些结果可解读为，成功进行导线提取手术需要一个全面、熟练、多学科融合的团队，但在小型医院可能不具备这样的条件[11]。在并发症发生率曲线上，每年超过 30 例的手术量可使并发症发生率极大程度下降，此后发生率较为平稳，直到每年手术量达到 400 例时，发生率才会进一步下降[11]。

角　色

HRS 专家共识建议医疗机构明确各成员在导线移除术团队中的角色。在不同的医学中心，导线移除术分别由心脏内科或心脏外科开展。如果手术是由心脏电生理医生完成，HRS 建议要保证有一位心外科医生随时做好准备来协助处理可能出现的状况，如上腔静脉撕裂、右心室撕裂或冠状窦撕裂等危及生命的情况[2]。导线移除术中配备的麻醉药物也不尽相同。在一些中心，导线移除是在全身麻醉下进行的，药物和设备应便于立即开展开胸手术；在其他一些中心，该操作是在导管室内给予适当镇静下完成。ELECTRa 研究的研究者建议，首选的方法是在带有透视和 EP 设备的杂交手术室进行操作，并配备必要的设备和人员以应对可能需要的紧急体外循环[1]。TLE 过程并非总是顺利，因此亟须配备经验丰富的医护人员，他们熟练掌握并发症处理、解剖结构，并能进行紧急抢救。

人员配备（根据环境，一人身兼多个职能以满足需求）[2] 包括：

①主要术者（进行导线移除的医生，应经过适当的培训，且在设备植入、导线移除及并发症治疗方面经验丰富）；

②心外科医生充分了解导线移除的潜在并发症并熟练掌握其治疗技术，应驻留在手术现场且随时可以投入治疗工作；

③麻醉支持；

④可操作透视设备的人员；

⑤洗手助手（护士、技师、医生）；

⑥非洗手助手；

⑦超声心动图操作者。

超声心动图监测是这个专业团队的重要组成部分，可由麻醉科、心脏内科或者超声科来承担 TEE 工作。这些监测技术有助于快速诊断潜在的并发症[2]。

CIED 植入通常是在局部麻醉和静脉镇静下进行的，但该设备的移除风险更大。使用动力鞘进行导线移除时要破坏附着在导线或血管壁上的瘢痕组织，有可能导致导线断裂、静脉或心肌破裂及心脏压塞。而此类患者通常患有其他合并症，如室性心动过速、充血性心力衰竭、冠状动脉疾病或瓣膜性心脏病等。由于手术固有的风险和患者人群普遍存在合并症，通常建议在有创监护的条件下行全身麻醉保证移除术的顺利开展[14]。全身麻醉可帮助患者呼吸暂停，这是手术的常规要求；焦虑患者或不能长时间仰卧的患者也可能需要全身麻醉[14]。接受 ICD 移除的患者应使用外用心脏复律除颤器片，并制定术后节律管理计划，可以选择 LifeVest®（ZOLL Medical Corp.，Pittsburgh，PA，USA）这种可穿戴的体外除颤器。

展　望

已有研究表明，手术量越大，成功率越高，并发症也越少，这是因为手术操作是一个需要动手训练的过程，而如何提高专业性也是一个值得讨论的问题。大型医疗中心通常为 CIED 移除术的从业者提供正式的培训项目，利用操作模拟器，可为学员在无风险的环境中提供系统学习的机会。模拟练习可加速学员的学习曲线，减少学习的复杂性，提供团队协作的机会，有利于在学习的氛围中积累紧急情况处理的经验[2]。

经静脉导线被认为是当前起搏系统中最弱的一环，因此正在开发无导线技术。目前正在研发的一种系统由心内膜起搏电极和皮下能量传输器组成；另一种正在研发的设备，其脉冲发生器和起搏电极是作为单个组件独立存在的。尽管一般认为此类新型设备在长时间植入后不需移除，但针对这些新设备的专用回收工具也正在开发中[4]。

结　论

- 经静脉移除导线的患者数目正在增加。
- 单独应用抗生素不足以治疗 CIED 引发的感染。
- 面对导线移除的指征，应在延期手术和放弃手术之间充分权衡。
- 为防止可能需要紧急建立体外循环，CIED 移除术应配备必要的人员和设备。
- HRS 专家共识建议医疗机构明确各成员在导线移除术团队中的角色。
- 动力工具与非动力工具均可用于取出导线。
- 手术量越大、经验越丰富，手术的成功率越高，并发症越少。

复习题

1. CIED 移除最常见的指征是什么？
   A. 血栓形成
   B. 感染
   C. 心律不齐
   D. 设备升级
2. 导线移除的金标准方法是什么？
   A. 锁定钢丝
   B. 激光鞘
   C. 单纯牵拉
   D. 以上所有
3. 根据 ELECTRa 研究，引起 CIED 移除术的主要并发症原因不包括以下哪项？
   A. 规模较大的医院
   B. 放置时间超过 10 年的导线
   C. 使用动力鞘
   D. 女性患者
4. 关于设备因感染移除后再植入器械的时间，以下哪项是正确的？
   A. 因囊袋感染移除后 7d
   B. 因全身感染移除后 7d
   C. 因全身感染移除后 14d
   D. A 和 C
   E. A 和 B
5. 以下哪项是引起 CIED 感染最常见的病原体？
   A. 链球菌
   B. 葡萄球菌
   C. 假单胞菌
   D. 念珠菌
6. 根据 HRS 专家共识，对于移除 CIED，以下哪项并非始终是必需的人员？
   A. 心脏内科医生
   B. 心胸外科医生
   C. 麻醉医生
   D. 透视技术员
   E. 洗手助手
   F. 以上都不是，全部都是必需的

7. ELECTRa 研究建议在何处进行导线移除术?
   A. 导管室
   B. 普通手术室
   C. 多功能手术室
   D. 床旁
8. 全世界每年大约行多少例导线移除术?
   A. 3000
   B. 30 000
   C. 300 000
   D. 3 000 000
9. 根据 LExICon 研究，在激光鞘辅助的导线移除术中，哪些结果与死亡率增加无关?
   A. 高 BMI
   B. 肾功能不全
   C. 糖尿病
   D. 所有这些都与死亡率增加有关
10. ELECTRa 的研究表明，大型医疗中心的住院死亡率低于手术量少的中心。在每年治疗多少患者后，观察到并发症的减少幅度最大?
   A. 3
   B. 30
   C. 300
   D. 3000

答　案

1. B。当前数据表明，起搏器感染的平均发生率为 0.1%~1.2%，而 ICD 感染的平均发生率为 0.7%~1.2%[3]。
2. D。经静脉抽取导线被认为是移除导线的金标准。单纯牵拉、激光鞘及锁定钢丝是 TLE 的全部方法。
3. A。手术失败的预测因素包括规模较小的医院、女性患者、3 个或 3 个以上的导线、导线植入时间超过 10 年、使用动力设备及经股部手术入路[11]。
4. D。关于再植入时间数据有限，但一些研究表明，囊袋感染的平均移除时间为 7d 后，全身感染的平均移除时间为 14d 后，再植入是安全的[4]。
5. B。已证明，CIED 感染的主要病原体是葡萄球菌，其会形成生物膜[2]。
6. A。在一些医疗中心，由心胸外科医生进行器械拆除手术；在这种情况下，不需要心脏内科医生。如果由心脏电生理学医生进行移除，HRS 建议应有心胸外科医生来及时处理危及生命的疾病，例如上腔静脉撕裂、右心室损伤或冠状窦穿孔[2]。
7. C。ELECTRa 研究的学者建议，应通常在配有高质量透视检查的多功能手术室中进行这些操作，并应配备能够进行紧急体外循环的设备和人员[1]。
8. B。每年大约植入 500 000 个新的装置，截至 2017 年，全世界每年估计有 30 000 例导线移除术[1]。
9. A。LExICon 回顾性研究表明，囊袋感染或与设备相关的心内膜炎会大大增加死亡率，特别是患者合并糖尿病、肾功能不全或 BMI 较低的情况下[9]。
10. B。研究表明，并发症下降的关键点是每年进行 30 例移除术，使并发症发生率进一步大幅下降的病例数高达 400 例[11]。

参考文献

[1] Bongiorni MG, Segreti L, Cori AD, et al. Overcoming the current issues surrounding device leads: reducing the complications during extraction. Expert Review of Medical Devices, 2017, 14(6):469-480. DOI: 10.1080/17434440.2017.1332990.
[2] Wilkoff BL, Love CJ, Byrd CL, et al. Transvenous lead extraction: Heart Rhythm Society Expert Consensus on facilities, training, indications, and patient management. Heart Rbythbm, 2009,6(7):1085-1104. DOI: 10.1016/j.hrthm.2009.05.020.
[3] Farooqi FM, Talsania S, Hamid S, et al. Extraction of cardiac rhythm devices: indications, techniques and outcomes for the removal of pacemaker and defbrillator leads. International Journal of Clinical

Practice, 2010,64(8):1140–1147. DOI:10.1111/ j.1742-1241.2010.02338.x.

[4] Bongiorni MG, Cori AD, Segreti L, et al. Where is the future of cardiac lead extraction heading? Expert Review of Cardiovascular Therapy, 2016,14(10):1197–1203. DOI:10.1080/14779072.2016. 1220832.

[5] Sadek MM, Goldstein W, Epstein AE, et al. Cardiovascular implantable electronic device lead extraction. Current Opinion in Cardiology, 2016,31(1):23–28. DOI:10.10971h co.0000000000000247.

[6] Gaca JG, Lima B, Milano CA, et al. Laser assisted extraction of pacemaker and defbrillator leads: the role of the cardiac surgeon. The Annals of Thoracic Surgery, 2009,87(5):1446–1451. DOI:10.1016/j.athoracsur. 2009. 02.015.

[7] Madhavan M, Swale MJ, Gard JJ, et al. Contemporary pacemaker and ICD lead management: techniques for lead extraction. Expert Review of Cardiovascular Tberapy, 2012,10(7):875–887. DOI:10.1586/ erc.12.75.

[8] Buiten MS, Heijden ACVD, Schalij MJ, et al. How adequate are the current methods of lead extraction? A review of the effciency and safety of transvenous lead extraction methods. Europace, 2015,17(5):689–700. DOI:10.1093/europace/euu378.

[9] Wazni O, Wilkoff BL. Considerations for cardiac device lead extraction. Nature Reviews Cardiology, 2016,13(4):221–229. DOI:10.1038/nrcardio.2015.207.

[10] Epstein LM, Love CJ, Wilkoff BL, et al. Superior vena cavadefbrillator coils make transvenous lead extraction more challenging and riskier. Journal of the American College of Cardiology,2013,61(9):987–989. DOI:10.1016/j.jacc.2012.12.014.

[11] Bongiorni MG, Kennergren C, Butter C, et al. The European Lead Extraction ConTRolled (ELECTRa) study: a European Heart Rhythm Association (EHRA) registry of transvenous lead extraction outcomes. European Heart Journal, 2017,38(40):2995–3005. DOI:10. 1093/eurheartj/ ehx080.

[12] Bongiorni MG. Personal technique and experience: the Pisa approach//Bongiorni MG, ed. Transvenous Lead Extraction. Milan, Italy: Springer-Verlag, 2011:83–96. DOI:10.1007/978-88 470-1466-4_5.

[13] Buch E, Boyle NG, Belott PH. Pacemaker and defbrillator lead extraction. Circulation, 2011,123(11):e378-e380. DOI:10.1161/circulationaha.110.987354.

[14] Miller RD, Cohen NH, Eriksson LI, e al. Miller's anesthesia//Samuel A. Irefn, eds. Chapter 68 Anesthesia for Correction of Cardiac Arrbythmias, 8th ed, Vol 2, pp. 2096–2105. Philadelphia, PA: Elsevier/Saunders, 2015:2102–2104.

[15] Kusumoto, FM., Schoenfeld MH, Wilkoff BL, et al.2017 HRS expert consensus statement on cardiovascular implantable electronic device lead management and extraction. Heart Rhythm, 2017,14(12):e503–e551. DOI:10.1016/j.hrthm.2017.09.001.

[16] Epstein L, Maytin M. Strategies for transvenous lead extraction procedures.J Inovations Cardiac Rhythm Manage, 2017, 8(5):2702–2716. DOI:10.19102/icrm. 2017.080502.

（杨谦梓 译，陈 敏 审）

第1部分 心 脏

D 心力衰竭患者

PART

第 23 章 心室辅助装置

Kei Togashi

典型案例和关键问题

54 岁男性患者，有非缺血性心肌病病史和渐进性心力衰竭，10 个月前放置了 HeartWare（Medtronic，Minneapolis，MN，USA）左心室辅助装置（LVAD），目前因胃肠道（GI）出血症状入急诊科就诊。患者面色苍白并伴头晕。心力衰竭门诊一直在对其随访并关注了其包括抗凝指标在内的实验室检测结果。该患者日常随访时也会常规行超声心动图检查。

体检：

身高：173cm；体重：83kg；外貌：苍白贫血貌，焦虑；脉搏：不规律。

药物：

阿司匹林、辛伐他汀、卡维地洛、华法林（5d 前因抗凝治疗控制不当而停用）。

实验室检查结果：

血细胞比容（Hct）19%，血小板 60 000/μL，钠 121mmol/L，钾 3.8mmol/L，氯 102mmol/L，血清尿素氮（BUN）34mg/dL，肌酐 2.2mg/dL。

心电图（ECG）：

心房纤颤，心率 110 次/分。

患者经由心脏科值班医生会诊后被转入消化内科行内窥镜检查。术中麻醉管理需咨询麻醉医生。

①选择哪种麻醉管理方法？列出术前注意事项。

②术中使用哪些仪器进行监护？

③介绍连续血流心室辅助装置（VAD）的类型及差异。

④还需再安排其他检查吗？

最终决定在麻醉监护（MAC）下对该患者行内窥镜检查。检查开始前 LVAD 参数如下：转速 3000rpm，功率 4.4W，流量 3.8L/min，搏动性[3]。

⑤解释 VAD 如何对容积和血流动力学变化做出反应。

⑥解释 LVAD 参数及其正常值。

⑦解释 LVAD 血流的波形形态。

内窥镜检查在 MAC 下进行，操作中对患者行标准美国麻醉医师协会（ASA）监测 [SpO_2，ECG，无创血压（NIBP）]。采用多普勒监测行血压测量。

⑧ LVAD 患者常见的并发症有哪些？

⑨如何处理胃肠道出血？

操作开始后 30min，患者出现气道阻塞，放置口咽通气道后无明显改善。尝试人工面罩通气支持呼吸效果不佳。氧饱和度从 95% 下降到 78%。VAD 协调员发现血压下降。其平均动脉压（MAP）目前为 45mmHg，与多普勒测量的 70mmHg 有差异。你怀疑缺氧可能使肺动脉压升高，导致急性右心力衰竭。

⑩ 如何评估右心衰竭？

⑪ 如何处理右心室（RV）衰竭？

最终为保护患者气道并优化氧合决定对患者行气管插管。插管后氧饱和度提高到 98% 并吸入纯氧以呼吸机支持通气。VAD 协调员报告患者的 MAP 为 75mmHg，与多普勒测量值一致。

内窥镜检查已持续 45min，过程平稳。检查将于 20min 内结束。此时，VAD 协调员发现能量消耗的突然激增。在转速未改变的情况下功率增至 10W。疑似泵血栓形成。

⑫ 有哪些检查可确认泵血栓形成？

⑬ 如何处理泵血栓？

讨 论

基于问题的知识简介

自 1994 年美国食品和药品监督管理局（FDA）首次批准 LVAD 以来，其应用越来越广泛。该设备可作为心脏移植前的过渡治疗或作为没有移植条件患者的终末治疗。几项试验，包括 REMATCH（机械辅助治疗充血性心力衰竭的随机评估）[1] 和 INTREPID（非移植患者对强心药依赖性的调查）显示与优化的药物治疗相比，LVAD 治疗晚期心力衰竭患者的生存率更高 [2]。

LVAD 植入数量的增加及生存时间的延长使此类患者数量快速增长。这些患者仍处于慢性疾病状态，他们也会罹患需要非心脏手术或介入治疗的其他疾病 [3]。

术前注意事项

病史 / 体格检查 由于会发生血栓栓塞和低灌注，LVAD 患者的神经系统检查就显得至关重要 [4]。在术后 6 个月内，60% 参加 INTERMACS（机械辅助循环支持机构注册）的患者都会经历一次重大的不良事件，包括感染、出血、设备故障、卒中或死亡 [5]。因此术前评估时对主要器官功能障碍有一个良好的认识是十分必要的。

抗凝 国际标准化比值（INR）的目标因各机构情况而异；在我们机构，当没有其他合并症时，通常将 INR 控制在 2.0~3.0。如有需要抗凝的其他合并症，可将其更改为 2.5~3.5（如存在机械瓣膜、房颤）。另一方面，当存在大出血病史时，目标 INR 可降低至 1.8~2.5。合适的抗凝参数应遵循当地医疗机构方案，并在术前与外科医生和 VAD 协调员讨论决定。

实验室检查 对于非心脏手术的 LVAD 患者，常考虑继续（或停止）抗凝治疗。因此，术前需检测部分凝血活酶时间（PTT）、INR 和血小板。应行血型检测和交叉配血，并根据情况准备血制品，如浓缩红细胞（PRBC）、新鲜冰冻血浆（FFP）和血小板。

其他术前检查 应有近期的超声心动图检查结果。如果肺动脉高压导致明显的右心室功能障碍，最好与心脏专科的麻醉医生讨论，因为可能需要术中行经食道超声心动图（TEE）评估病情（通常取决于操作 / 手术的范围）。

输液通道 大口径（>18G）外周静脉通路（PIV）是必要的。全麻诱导后还应考虑增加第 2 个大口径 PIV。

术中注意事项

监护仪器 LVAD 患者非心脏手术中应行标准的 ASA 监护：SpO_2、ECG、NIBP。对于 NIBP 通常需要采用多普勒原理来测量，因为 LVAD 患者的动脉往往没有足够的搏动性，大多数 NIBP 系统无法提供准确的读数，这是 LVAD 内血流连续性的结果。在我们机构，VAD 协调员会陪同患者入手术室并进行源于多普勒原理的 MAP 测量。考虑到建立有创血流动力学监测时动脉触诊困难，因此多在超声引导下行动脉穿刺。术中可考虑使用双谱指数监护仪确定麻醉深度。

药物 通常情况下，用于一般手术的药物都可以考虑用于 LVAD 患者。这些患者的抗凝状态通常不允许选择会引起硬膜外血肿的区域麻醉技术。至于升压药和强心药，可通过 PIV 管路以低剂量在情况紧急及短时间内应用。

轴向和离心连续血流旋转泵

连续血流泵由进血管、出血管及旋转元件组成，其作用是使动脉血由心室流向升主动脉，并产生血压。轴向旋转泵和离心旋转续泵的区别在于旋转元件（转子）的设计：轴向旋转器的工作原理就像螺旋桨或螺旋开瓶器，从而推动血液平行于出血管向前流动[6]，而离心旋转器的原理是通过旋转产生离心力，利用类似洗衣机的动力产生切线方向的血流。

前负荷　相对于后负荷，VAD 对前负荷不敏感。因此，左心室充盈对心输出量的增加影响不明显[6]。根据之前研究提供的数据，连续血流 VAD 的平均前负荷反应为 0.105±0.096L/（min·mmHg）[DuraHeart™（Terumo Heart，Inc.，Ann Arbor，USA），HeartWare™ HVAD™（Medtronic，Minneapolis，MN，USA），HeartMate Ⅱ™（HM Ⅱ；Thoratec，Pleasanton，CA）及 INCOR®（Berlin Heart，The Woodlands，TX，USA）]，约为报告的人类心脏反应 [0.213±0.03L/（min·mmHg）] 的一半。离心旋转器在较高的后负荷下对负荷更敏感，而轴向旋转器对前负荷的反应更多变[7]。与人类心室相比，VAD 的这种非生理的前负荷反应导致了发生负压吸引作用的可能（定义为流入套管接触室间隔时）。当低血容量或 RV 衰竭时，这种情况更有可能发生。

后负荷　与前负荷相反，VAD 对后负荷的灵敏度高于正常心室。上述研究报道 VAD 的后负荷灵敏度为 0.09±0.034L/（min·mmHg），比心室灵敏度高了 3 倍 [0.03±0.01L/（min·mmHg）][7]。这说明围手术期优化全身血管阻力（SVR）的重要性。一项指南建议将目标 MAP 控制在 70~80mmHg，不超过 90mmHg 的范围内[8]。如图 23.1 所示，在离心旋转器中，压力梯度与 VAD 血流之间相对平滑的凹面关系使相同压力梯度时的血流量波动比轴向旋转器的线性关系大[9]。随着离心旋转器中 SVR 的增加会出现血流量的瞬时下降。相比之下，轴向旋转器血流量和压力梯度之间相对成锐角的线性关系使 VAD 即使在 SVR 增加的情况下也能保持恒定的流量。由于即使在 LV 低压、低容量状态下也能保持恒定的血流量，使轴向旋转器有发生负压吸引、心律失常及溶血事件的倾向。

转速　不同设备之间每分钟转数的最佳值是不同的。例如，HM Ⅱ设计的轴向旋转器转速控制在 8800~10 000rpm，而 HeartWare 设计的离心旋转器（图 23.2）转速在 2400~3200rpm。最优转速根据多个因素确定：LV 尺寸（是否在正常范围内）、预期的心指数、确定室间隔无左右移位[8]。另外，间歇性的主动脉瓣开放也是为了避免主动脉冠状瓣粘连[10,11]。通常情况下患者植入 LVAD 后若等容积下血流动力学平稳，就会设定一个固定的 VAD 转速。在超声心动图指导下，最低泵速是通过降低泵速直到每次心脏搏动主动脉瓣均打开来确定的，最高泵速则需升高泵速直到室间隔变平，此时主动脉瓣最有可能保持关闭状态。因此，泵转速的上下限及设置的最佳固定转速通常介于两者之间。

功率　在 VAD 中，电耗是系统控制器直接

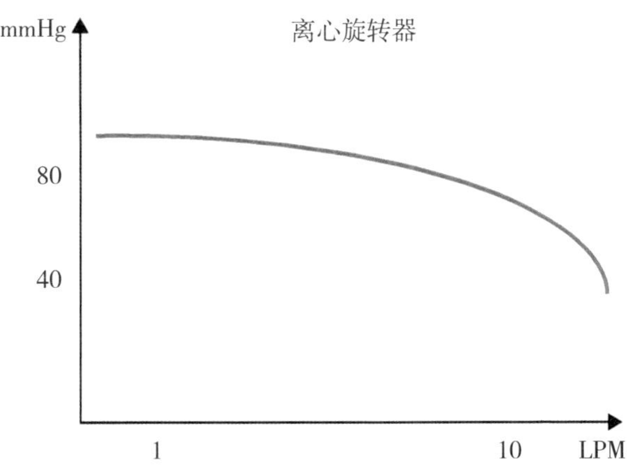

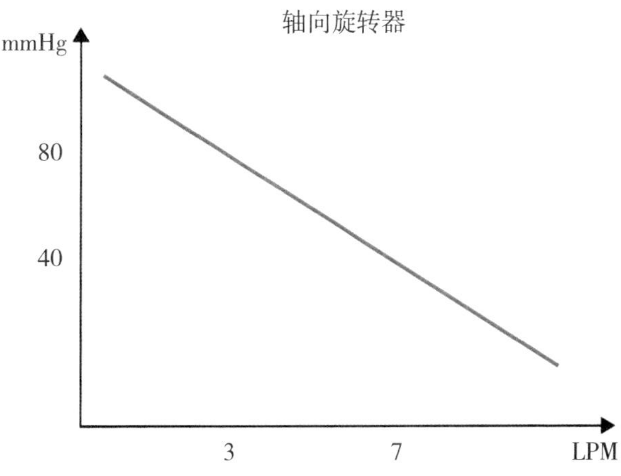

图 23.1　压力梯度与血流量关系的差异[9]

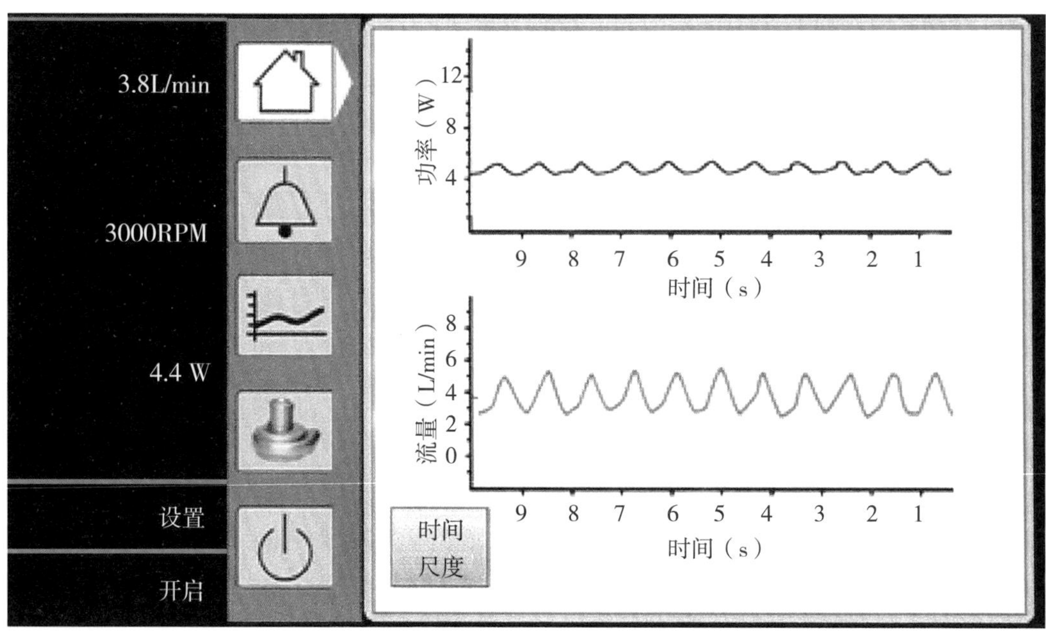

图 23.2 HeartWare 患者监视器

测量的唯一参数。功率的增加通常是血流增加的反映，在血栓形成等病理情况下，将呈现一个错误的高功率指数。相反，流入路径上的突然阻塞会导致流量减少进而引起相应的功率骤减。

流量 流量估计是基于以下各项的耗电量：旋转器速度、血液黏度和通过 VAD 的血液流速。其中（如前所述），电流是控制器直接监测的唯一测量值。血液的黏度是由红细胞比容决定的。因此，准确的流量估计依赖于监视器中正确设置的红细胞比容值。然后，通过应用实验确定的电流、每分钟转数和黏度之间的相互关系来确定流量[12,13]。

VAD 波形形态

图 23.3 描绘了 LVAD 的波形。如图所示，波形的特征是峰、谷和搏动性，后者为峰和谷之间的差异。此外，每个波形周期表示一次心跳期间的血流；因此，波形峰值之间的时间间隔反映了心率。在监视器上显示的血流值是血流波形的连续平均值。

以波峰和波谷为代表的流量波动可以用每个心动周期 VAD 内压力梯度的变化来解释。主动脉和左心室间的压差是该梯度的主要决定因素（图 23.4），它反过来又决定了给定泵速情况下心脏周期中特定时间点通过 VAD 的血流量。当泵速恒定时，压力梯度减小（如收缩期）将增加血流量，而压力梯度增大（如舒张期）则减少通过 VAD 的血流量（图 23.3）。

搏动性 HM II 中设计了一个轴向转子将液体流动搏动性量化为搏动性指数（PI）。PI 展示了一个心脏周期内平均泵流量的总波动。一般

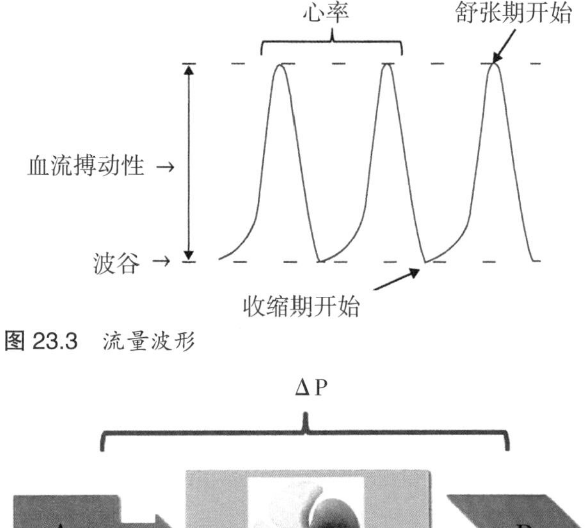

图 23.3 流量波形

图 23.4 LVAD 压力梯度示意图：A 为左心室，B 为主动脉。ΔP 为压力梯度

是通过平均每个心脏周期内约 10~15s 的瞬时流量波动，计算同一时期内的平均总泵流量得出的。更具体地说，HM II 的 PI 的计算公式是[6,14]：

PI=[（流量 max- 流量 min）/ 流量 avg]×10

例如，如果流量最大值、最小值和平均值分别为 8L/min、4L/min 和 6L/min，则 PI 为 6.7。根据血管搭桥 – 移植试验[6,8]，HM Ⅱ 的平均 PI 为 5.0±0.9。虽然文献中没有 HeartWare HVAD 的最佳脉动值，但一般建议维持 2~4 的最小值，范围波动于 3.5~7.0。可以认为搏动性与 VAD 产生血流的能力成反比，与固有低压的收缩性成正比。表 23.1 描述了生理状态与 VAD 中压力梯度的相对变化及血流波动之间的关系。

血容量不足　低血容量是 LVAD 植入后急性期最常见的生理状态。低血容量状态下，心室收缩压和舒张压均降低（左心室充盈压降低），因此泵的压力梯度增加，导致血流量、搏动性和血压都会降低。由于右心室负责将血液输送到左侧心脏，当右心室衰竭时，左心室将充盈不足并模拟类似于低血容量状态的 VAD 反应（图 23.5）。

血容量过多　在高血容量状态下，左心室过度充盈导致舒张压和收缩压升高，泵的压力梯度降低，导致泵流量增加，在收缩期尤为明显。血容量过多时搏动性也升高（图 23.5）。

SVR 增加　后负荷（SVR）的增加会导致压力梯度的显著升高，舒张期尤其明显。最终的结果可能是血流量在收缩期轻微减少，而舒张期明显减少。SVR 增加使搏动性升高，虽然其增加明显降低了平均流量，但血压可能会增高。当舒张期的压力梯度过高时，可能导致 VAD 内的反流，使舒张期的血流从主动脉逆流入左心室[13]。对连续血流的 LVAD 患者进行血压监测并非易事，因此在高血压情况下根据波形的性质来指导临床判断是有意义的。

SVR 降低　在低后负荷阻力和相对低血压（如血管麻痹、血管扩张剂药物）的情况下，由于泵压力梯度的降低，波峰和波谷流量都有所增加，导致搏动性降低。在整个心脏周期中，由于主动脉和左心室之间的压力梯度较低，最终使平

表 23.1　商品化的具有轴向和离心旋转器的左心室辅助装置比较

设备	THORATEC HEARTMATE Ⅱ	HEARTWARE HVAD
BP 测量	多普勒式 NIBP 或动脉有创测压	多普勒式 NIBP 或动脉有创测压
血流类型	连续（轴向式）	连续（离心式）
转速（rpm）	8800~10000	2400~3200
流量（L/min）	4~6	4~6
功率（W）	<8 为正常范围	2.5~8.5 为正常范围 16 是大功率报警阈值
搏动性	4~6 由脉冲指数定义，在显示器上显示为数值	2~4L/min，波谷 >2L/min 实际波形显示在监视器上；由流量波形的最大值和最小值的差来定义
除颤 / 复律	可除颤或复律；抗心律失常药物、起搏器、ICD 均可	可除颤或复律；抗心律失常药物、起搏器、ICD 均可
ACLS	不可胸外按压	不可胸外按压（如行胸外按压，在 ROSC 后确认泵的功能和位置）
INR	2.0~3.0 2.5~3.5 合并其他适应证	2.0~3.0

ACLS：高级生命支持；BP：血压；ICD：植入式复律除颤器；INR：国际标准化比值；NIBP：无创血压；ROSC：自主循环恢复

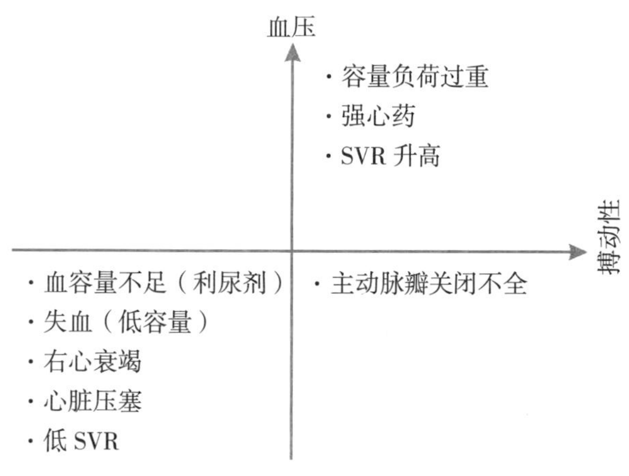

图 23.5 血压与搏动性、生理 / 病理状态的关系模型

均血流量增加。

主动脉瓣关闭不全 主动脉瓣关闭不全（AI）是 LVAD 患者中常见的病理改变。假设主动脉瓣不能打开会导致瓣膜的退化，最终导致主动脉瓣粘连融合[15]。当发生严重 AI 时，反流导致主动脉和左心室间的压力趋近，降低了压力梯度，有助于增加泵流量。舒张期反流可明显升高左心室舒张压，进一步降低压力梯度，增加泵流量。这些效应在很大程度上导致了搏动性的降低，需谨记对于 AI 患者而言，其监护仪上的泵流量数据并不能准确地反映心输出量的情况。相当一部分血液在通过泵装置后反流回 LV，并未参与外周灌注。通常 AI 会逐渐进展，反流的增加可以通过增加泵速来补偿；这弥补了舒张期主动脉瓣的反流，从而增加有效射血量。当患者出现外周灌注减少的临床表现时，可考虑通过胸骨切开术或血管介入手术行主动脉瓣置换术。

术后并发症

LVAD 植入后最常见的并发症为出血、感染、RV 衰竭，这些并发症会在植入术后的不同时间段出现[4]。

出血 LVAD 植入后的出血事件一般发生在胸腔或消化道。大约 36% 的患者在连续血流 LVAD 植入后的一年内至少会经历一次出血事件[4]。导致这一并发症的原因包括：抗血栓治疗、获得性血管性血友病因子缺乏、获得性血小板聚集受损及血管发育不良[4]。其中一些原因与血液成分在流经泵设备时所承受的相对较高的非生理剪切应力有关[4]。以上现象外加与持续血流 LVAD 相关的脉压降低，可能导致胃肠道血管畸形和获得性血管性血友病的发生[16]。

如有必要，可通过逆转抗凝和清洗抗血小板的药物来降低抗凝效应[4]。在我们医疗中心，处置包括明确出血来源（可通过红细胞比容下降来检测）和试图控制出血源头；在此之后应暂停抗凝治疗直到出血得到控制，并最终将抗凝治疗方案调整到较低水平。胃肠道出血引起的红细胞比容降低需输血治疗，暂停抗凝治疗直到内窥镜检查明确出血源。值得注意的是，LVAD 合并血管搭桥移植患者在输血时需谨慎，因为输血可能会导致这些患者出现抗体敏感。

感染 一项对 11 个机构的 150 例患者的多中心研究报告称，22% 的患者会发生 LVAD 感染[17]。传动系统是最常见的感染部位（28 例），64% 的感染与侵袭性疾病相关。葡萄球菌是最常见的病原体（47%），但 32% 的感染是由假单胞菌或其他革兰氏阴性细菌引起的。LVAD 感染显著增加患者的 1 年死亡率（校正风险比为 5.6）[4,17]。

无充分数据表明何为最佳的感染预防措施，包括抗生素预防和传动系统的护理。之前的研究表明，大部分传动系统的感染几乎是不可避免的[4,18]：大多数感染的发生是由于移植物附着处的意外创伤。多变量分析明确了持续的支持治疗和有记录的传动系统出口部位创伤为感染的独立预测因素[18]。

右心室衰竭 RV 衰竭是影响 LVAD 患者长期生存最坏的指标之一。分析 HM Ⅱ 血管搭桥移植（BTT）试验表明以下 RV 衰竭的独立预测因子：中心静脉压（CVP）/ 肺毛细血管楔压比大于 0.63，需要通气支持和术前尿素氮大于 39mg/dL（c=0.68）[19]。这反映了肺动脉高压对血流动力学的“威慑”作用及静脉病理性充血导

致的多器官衰竭。

超声心动图的 RV 成像可纳入整体 RV 风险评估。有几种基本的超声心动图方法来评估 RV 功能。三尖瓣环平面收缩偏移（TAPSE）采用 M 型、心尖四腔心切面来评价 RV 的纵向功能。数值小于 1.6cm 提示 RV 功能障碍与合并肺动脉高压患者的生存质量降低有关[20]。RV 分数面积变化（FAC）是心尖四腔心切面的心室面积在整个心脏周期中的百分比变化，与心血管猝死和卒中有显著的相关性[21]。RV 心肌表现指数（RIMP）定义为 RV 等容时间与射血时间的比值；组织多普勒值大于 0.55，脉冲波多普勒值大于 0.44，提示心室功能障碍[22]。脉冲多普勒组织成像（DTI）测量峰值速度与三尖瓣外侧环状收缩速度；小于 9.7cm/s 为异常收缩，可能为早期 RV 功能障碍。当彩色组织多普勒测量值小于 10cm/s 的 S′ 也支持同样的诊断。

除了上述评估方法，在克利夫兰诊所基金会接受 HM Ⅱ 或 HeartWare HVAD 植入的患者中，RV 游离壁峰纵向张力（SI）降低是术后 RV 衰竭的独立预测因素[23]。在这项研究中，峰值张力中断 −9.6% 预测 RV 衰竭，其特异度为 76%，灵敏度为 68%。

以下是超声心动图参数和右心室功能数值[24]：

评估方法	TAPSE	FAC	RIMP	S′	SI
异常值	<1.6cm	<35%	脉冲 >0.44 组织 >0.55	<10cm/s	>−9.6%

右心室衰竭的管理

预防（维持窦性心律及房室同步） RV 衰竭的处理目标包括优化前负荷、后负荷和收缩力。RV 衰竭的管理应从考虑衰竭原因和背景开始。维持窦性心律和房室同步在 RV 衰竭中至关重要，因为房颤和高级别房室传导阻滞可能对血流动力学影响巨大，这是由于前向血流依赖于僵硬 RV 的房室同步。如前所述，急性 RV 衰竭时应尽量避免低血压，因为这会进一步导致 RV 缺血和低血压的恶性循环。

前负荷的优化 心室相互依赖性也是调整治疗时需要考虑的一个重要概念。过量的容积负荷会加重心包限制，降低左心室前负荷。由于心室的相互依赖性导致心输出量减少。另一方面，低血容量可降低右心室前负荷和心输出量。总之，RV 衰竭和容量超载的患者会因进行性利尿而受益。急性容量负荷有时见于无 CVP 显著升高（>12~15mmHg）的急性 RV 缺血患者[25]。如果最初的 500mL 生理盐水液体冲击未观察到血流动力学的改善，则不应继续扩容治疗，因为可能会导致进一步的血流动力学损害。

后负荷的优化 吸入一氧化氮已被证明对与心源性休克相关的 RV 缺血患者有益[26]。一氧化氮改善血流动力学的机制最可能的是继发于选择性的肺血管舒张，导致 RV 后负荷减少，从而使 RV 功能得到改善。

通气支持 低氧血症使肺血管收缩，引起肺动脉高压，因此应避免低氧的发生。鉴于以上原因，对于在静息或运动状态存在低氧血症的患者建议辅助吸氧。须谨记，与肺部到全身分流相关的低氧血症患者通常不能从氧疗中获益。对于需要通气支持的 RV 衰竭患者，应尽一切努力避免固有的呼气末正压、吸气压大于 30mmHg、允许性高碳酸血症、酸中毒及肺泡缺氧[27]。基于以上信息，俯卧和自主呼吸可能对患者的病理生理有不利影响。俯卧位使静脉回流减少而影响前负荷的优化，同时麻醉状态下维持自主呼吸可导致换气不足，加重高碳酸血症，引起呼吸性酸中毒，导致肺血管阻力增加。

泵血栓形成

改变抗凝治疗方案以避免出血常常会导致不希望见到的泵血栓形成。据报道，接受 HM Ⅱ 的患者的泵血栓形成率高达 8.4%[28]。怀疑泵血栓形成可以被定义为 LVAD 功能故障的临床诊断，并伴有异常溶血症状，其中包括乳酸脱氢酶（LDH）大于 2.5 倍以上实验室参考值上限或接近 600IU/L；伴或不伴无其他溶血原因的低结合蛋白或高血浆游离血红蛋白。此外，异常泵参数包括高于基线 2W 的功率升高或绝对功率高于基线 10W[28,29]。超声心动图结果常显示患者在维持泵速时左心室卸载不良。

RAMP 研究　借助超声心动图行 LVAD 生理咨询（RAMP 研究），用于评估是否需紧急更换辅助装置已被提议作为诊断泵血栓形成的手段。在超声心动图指导下对装置速度、左心室减压情况、瓣膜功能进行动态评估，可优化装置工作状态，同时检测异常并诊断故障[29]。在 RAMP 研究中，LVAD 的速度每隔 2min 增加 40rpm 以反复获取超声心动图参数，如左室舒张末期直径和 LVAD 参数（PI 和功率）。然后将这些测量结果与没有血栓形成的 LVAD 患者进行比较[29]。

泵血栓形成管理　对疑似泵血栓形成的药物治疗通常选择溶栓药和血小板抑制剂。当药物治疗无效，对血流动力学持续损害时，建议采取紧急心脏移植或更换泵[28]。一项研究报告显示，HM Ⅱ的年更换率为 15.5%，Jarvik 2000 为 11.9%，HeartWare HVAD 为 10%[30]。本研究报道，泵更换与未更换的患者总生存期和无不良事件生存期在 4 年内没有差异，尽管 VAD 支持期间的无不良事件生存期在泵更换组更长[30]。

结　论

过去 10 年里 LVAD 移植数量增加，同时心脏移植器官数量有限，导致了更多的患者选择 LVAD 进行晚期心力衰竭治疗。此外，机械循环技术的进步改善了设备耐用性，提高了安全性。随着每年植入 LVAD 数量的增加，患者发生 LVAD 并发症的机会增多；这将导致更多的患者在心脏外科手术室外接受治疗。鉴于这一趋势，未经心脏麻醉培训的麻醉医生必须了解 LVAD 生理、术中管理及常见的并发症和治疗方法。

复习题

1. 为连续流量泵选择两种常见类型的 VAD：
   A. 容积式
   B. 轴向式
   C. 气动式
   D. 离心式
   E. 旋转式
   F. 螺旋式
2. VAD 对下列哪项相对不敏感？
   A. 前负荷
   B. 后负荷
   C. 左心室收缩力
   D. 右心室收缩力
   E. 肺血管阻力
3. 对于离心式旋转 LVAD，下列哪项是正确的？
   A. 由于压力梯度与 VAD 血流之间存在相对平坦的凹形关系，与轴向转子的线性关系相比，给定压力梯度变化时的流量波动更大
   B. 由于压力梯度与 VAD 血流之间是相对线性的关系，在给定的压力梯度变化下，与轴向转子的平凹关系相比，流量的波动较小
   C. 无论压力梯度与 VAD 流量之间的关系如何，由于技术的进步，给定压力梯度下的流量波动是相似的

注：旋转器对正常生理的影响[6]

条件	反应
↓前负荷	·ΔP ↑
·血容量过多	·流量↓
·右心衰竭	
↑后负荷	·ΔP ↑
·增加 SVR	·流量↓
·流出受阻	
↓后负荷	·ΔP ↓
·降低 SVR	·流量↑

ΔP：跨 VAD 的压力梯度；SVR：外周血管阻力。

4. 选择 3 个相关参数优化植入时的 LVAD 速度：
   A. 二尖瓣开放
   B. LV 大小
   C. SVR

D. 心指数

E. 心率

F. 室间隔移位

5. 当 SVR 增加时，选择 LVAD 反应的最优组合

A. 搏动性↑，流量↑，血压↑

B. 搏动性↑，流量↑，血压↓

C. 搏动性↑，流量↓，血压↓

D. 搏动性↑，流量↓，血压↑

E. 搏动性↓，流量↓，血压↓

6. 以下哪些参数是由 LVAD 控制器直接监控的？

A. 转速

B. 血液黏滞性

C. 通过 VAD 的血流速率

D. 耗电量

E. 血液温度

7. 选择 LVAD 植入后最常见的 3 种并发症：

A. 心律失常

B. 出血

C. 血栓形成

D. 感染

E. RV 衰竭

8. LVAD 植入后感染最常见的部位是哪里？

A. 纵隔

B. 主动脉瓣

C. 装置传动系统

D. 流入道

E. 流出道

9. 下列哪个超声心动图参数提示右心室功能衰竭（选择 2 个）？

A. TAPSE 2.0cm

B. FAC 20%

C. 脉冲多普勒 RIMP 0.35

D. S′ 8cm/s

E. SI 9.8%

10. 在 RV 衰竭中，应避免哪些生理状态（3 种）？

A. 酸中毒

B. 碱中毒

C. 血容量不足

D. 过度换气

E. 窦性心动过缓

11. 选择 LVAD 功能障碍疑似血栓形成的临床诊断标准：

A. LDH 大于正常实验室参考上限 4 倍以上

B. LDH 大约 600 IU/ L

C. 结合珠蛋白水平增加

D. 低血浆游离血红蛋白

E. 高于基线 1W 的功率升高或绝对功率高于基线 8W

答　案

1. B，D。 2. A。 3. A。 4. B，D，F。
5. D。 6. D（也可选 A）。 7. B，D，E。
8. C。 9. B，D。 10. A，C，E。 11. B。

参考文献

[1] Rose EA, Moskowitz AJ, Packer M, et al. The REMATCH trial: rationale, design, and end points. Randomized Evaluation of Mechanical Assistance for the Treatment of Congestive Heart Failure.Ann Thorac Surg, 1999, 67(3):723-730.

[2] Barbara DW, Wetzel DR, Pulido JN, et al. The perioperative management of patients with left ventricular assist devices undergoing noncardiac surgery. Mayo Clin Proc, 2013, 88(7):674-682.

[3] Stone ME, Soong W, Krol M, et al. The anesthetic considerations in patients with ventricular assist devices presenting for noncardiac surgery: a review of eight cases. Anesth Analg, 2002, 95(1):42-49, table of contents.

[4] Devore AD, Mentz RJ, Parel CB. Medical management of patients with continuous-flow left ventricular assist devices. Curr Treat Options Cardiovasc Med, 2014, 16(2):283.

[5] Kirldin JK, Naftel DC, Kormos RL, et al. Fifth INTERMACS annual report: risk factor analysis from more than 6000 mechanical circula tory support patients.J Heart Lung Transplant, 2013, 32(2): 141-156.

[6] Moazami N, Fukamachi K, Kobayashi M, et al. Axial and centrifugal continuous-flow rotary pumps: a translation from pump mechanics to clinical practice. J Heart Lung

Transplant, 2013, 32(1):1–11.

[7] Salamonsen RF, Mason DG, Ayre PJ. Response of rotary blood pumps to changes in preload and afterload at a fixed speed setting are unphysiological when compared with the natural heart. Artif Organs, 2011, 35(3):E47–E53.

[8] Slaughter MS, Pagani FD, Rogers JG, et al. Clinical management of continuous-flow left ventricular assist devices in advanced heart failure.J Heart Lung Transplant, 2010, 29(4, suppl):S1–S39.

[9] Pagani FD. Continuous-flow rotary left ventricular assist devices with "third generation" design. Semin Thorac Cardiovasc Surg, 2008, 20(3):255–263.

[10] John R, Kamdar F, Liao K, et al. Low thromboembolic risk for patients with the HeartMate II left ventricular assist device. J Thorac Cardiovasc Surg, 2008,136(5):1318–1323.

[11] Miller LW, Pagani FD, Russell SD, et al. Use of a continuous-flow device in patients awaiting heart transplantation. N Engl J Med, 2007, 357(9):885–896.

[12] Reyes C, Voskoboynikov N, Chorpenning K, et al. Accuracy of the HVAD pump flow estimation algorithm. ASAIO J, 2016, 62(1):15–19.

[13] Rich JD, Burkhoff D. HVAD flow waveform morphologies: theo retical foundation and implications for clinical practice. ASAIO J, 2017, 63(5):526–535.

[14] Griffith BP, Kormos RL, Borovetz HS, et al. HeartMate II left ventricular assist system: from concept to first clinical use. Ann Thorac Surg, 2001, 71(3, suppl):S116–S120; discussion S114–S116.

[15] Jorde UP, Uriel N, Nahumi N, et al. Prevalence, significance, and management of aortic insufficiency in continuous flow left ventricular assist device recipients. Circ Heart Fail, 2014, 7(2):310–319.

[16] Suarez J, Patel CB, Felker GM, et al. Mechanisms of bleeding and approach to patients with axial-flow left ventricular assist devices. Circ Heart Fail, 2011, 4(6):779–784.

[17] Gordon RJ, Weinberg AD, Pagani FD, et al. Prospective, multicenter study ofventricular assist device infections. Circulation, 2013, 127 (6):691–702.

[18] Zierer A, Melby SJ, Voeller RK, et al. Late-onset driveline infections: the Achilles' heel of prolonged left ventricular assist device support. Ann Thorac Surg, 2007, 84(2):515–520.

[19] Kormos RL, Teuteberg JJ, Pagani FD, et al. Right ventricular failure in patients with the HeartMate II continuous-flow left ventricular as sist device: incidence, risk factors, and effect on outcomes. J Thorac Cardiovasc Surg, 2010, 139(5):1316–1324.

[20] Ghio S, Klersy C, Magrini G, et al. Prognostic relevance of the echocardiographic assessment of right ventricular function in patients with idiopathic pulmonary arterial hypertension. Iht J cardiol, 2010, 140(3):272–278.

[21] Anavekar NS, Skali H, Bourgoun M, et al. Usefulness of right ventricular fractional area change to predict death, heart failure, and stroke following myocardial infarction (from the VALIANT ECHO Study). Am J cardiol, 2008, 101(5):607–612.

[22] Rudski LG, Lai WW, Afilalo J, et al. Guidelines for the echocardiographic assessment of the right heart in adults: a report from the Amcrican Society of Echocardiography endorsed by the European Association ofEchocardiography, a registered branch of the European Society of Cardiology, and thc Canadian Society of Echocardiography. JAm Soc Echocardiogr, 2010, 23(7):685–713; quiz 786–788.

[23] Grant AD, Smedira NG, Starling RC, et al. Independent and incremental role of quantitative right ventricular evaluation for the prediction of right ventricular failure after left ventricular assist device implantation. J Am Coll Cardiol, 2012, 60(6):521–528.

[24] Pleister A, Kahwash R, Haas G, et al. Echocardiography and heart failure: a glimpse of the right heart. Echocardiography, 2015, 32(suppl 1):S95–S107.

[25] Piazza G, Goldhaber SZ. The acutely decompensated right ventricle: pathways for diagnosis and management. CT/est. 2005;128(3):1836–1852.

[26] Inglessis I, Shin JT, Lepore JJ, et al. Hemodynamic effects of inhaled nitric oxide in right ventricular myocardial infarction and cardiogenic shock. J Am Coll Cardiol, 2004, 44(4):793–798.

[27] Vieillard-Baron A, Jardin F. Why protect thc right ventricle in patients with acute respiratory distress syndrome? Curr Opin Crit Care, 2003, 9(1):15–21.

[28] Starling RC, Moazami N, Silvestry SC, et al. Unexpected abrupt increase in left ventricular assist device thrombosis. N Engl J Med, 2014, 370(1):33–40.

[29] Uriel N, Morrison KA, Garan AR, et al. Development ora novel echocardiography ramp test for speed optimization and diagnosis of device thrombosis in continuous-flow left ventricular assist devices: the Columbia ramp study. J Am Coll Cardiol, 2012, 60 (18): 1764–1775.

[30] Anand J, Singh SK, Hernández R, et al. Continuous-flow ventricular assist device exchange is safe and effective in prolonging support time in patients with end-stage heart failure.J Thorac Cardiovasc Surg, 2015, 149(1):267–275,278.e261.

（吴志新 译，聂 煌 审）

第 24 章
体外膜式氧合器

Michael E. Lowe, Joseph D. Roberts, Mark A. Chaney

典型案例和关键问题

67 岁男性患者，患有主动脉瓣狭窄、2 型糖尿病、高血压及高脂血症，拟行瓣膜置换术和冠状动脉搭桥术。有 30 年吸烟史（从 22 岁到 52 岁，平均每天 1 包）。手术史：15 年前的胆囊切除术。最近的超声心动图显示主动脉瓣严重狭窄，轻度二尖瓣反流，左心室肥厚，无局部心室壁运动异常，射血分数为 45%。术前心导管显示左前降支（LAD）中段 80% 狭窄和右冠状动脉（RCA）近端狭窄 95%。术前肺功能检查、血常规及代谢在正常范围内。

术前动脉置管，全麻诱导，喉镜直视下气管插管，并固定气管插管。中心静脉放置 SwanGanz 导管，连续监测心输出量。此外，经食道超声心动图（TEE）用于术中监测。静脉置管和主动脉置管没有问题后，患者开始体外循环（CPB）。在体外循环期间，除间断推注去氧肾上腺素外，还需要输注去甲肾上腺素以维持平均动脉压。更换主动脉瓣，并用左乳内动脉行左冠状动脉搭桥术和大隐静脉移植到 RCA 冠状动脉搭桥术。在体外循环期间，患者尿量极少（<30mL/h），乳酸升高至 2.5mmol/L。

移除主动脉夹后，TEE 显示中度至重度的主动脉壁周围渗漏。与外科小组讨论后，决定返回体外循环状态以纠正这一问题。再次使心脏停搏，修复渗漏。除去动脉夹，TEE 显示渗漏修复，由于较长的体外循环和血管夹闭时间，给予了患者多巴酚丁胺输注。患者体外循环撤机后 20min，心指数为 1.8 L/（min · m^2），肺毛细血管楔压为 18mmHg，混合静脉血氧饱和度为 55%。血红蛋白为 10mg/dL，并为患者输注 500mL 白蛋白。TEE 显示左心室整体运动功能降低，在持续使用多巴酚丁胺和去甲肾上腺素输注中，又增加了肾上腺素。

尽管采取了这些干预措施，患者的收缩压仍低于 90mmHg，心指数降低至 1.7 L/（min · m^2），乳酸升高至 4.3mmol/L。TEE 仍然显示左心室运动功能不足。给予主动脉内球囊反搏（IABP）后，心指数仍然较低，混合静脉氧合率为 57%，乳酸升至 5.2mmol/L。我们考虑可能是因为心肌抑制而出现了心脏术后综合征导致的心功能衰竭。在两种正性肌力药、一种升压药及 IABP 支持的最大支持下，患者仍无法维持足够的血压和心输出量。与外科医生讨论后，决定建立体外膜式氧合器（ECMO）。

什么是 ECMO？

ECMO 是一种体外生命支持系统，包括临时经皮机械辅助（PMA）设备。ECMO 可以为心脏和呼吸衰竭提供循环支持。ECMO 是 CPB 机器的简化装置。其回路由“流入”（从患者到 PMA 的引流）插管、“流出”（从 PMA 到患者的流）插管、管道、泵及气体 / 热交换器组成。该回路通常会配备在线监测器，可测量流入和流出压力及静脉饱和度[1]。与 CPB 相比，ECMO 回路没有静脉储液器，回路体积更小，ECMO 的持续时间也比 CPB 更长。这可能是因为膜式充氧器的寿命在 ECMO 中可以持续数周，而在 CPB 中则只有数小时[2]。尽管一直使用术语“ECMO”，但应注意，它不提供有关患者病理状况或插管配置的信息。因此，重要的是要注意其使用的原因及环路配置。

为什么患者需要使用 ECMO？

从广义上讲，ECMO 用于治疗血流动力学不稳定、肺部不稳定或心肺不稳定。体外循环脱机后，血流动力学不稳定导致该患者开始 ECMO。心脏切开术性心源性休克的发生率为 3%~5%[3]。在这些患者中，尽管进行了最大的正性肌力疗法和 IABP 植入，仍有 1% 的患者无法脱机[2]。ECMO 能够在一定时期内为患者提供血流动力学支持，让心脏功能恢复。心脏功能恢复后，可以将患者从 ECMO 脱机。血流动力学不稳定是使用 PMA 的最常见指征。血流动力学不稳定表现为低血压、心律不齐及低心输出量，其可能与终末器官灌注不足的迹象同时出现（四肢寒冷、乳酸增多、酸中毒、尿量减少等）[4]。通常，在常规最大剂量开始（包括正性肌力药、升压药、抗心律失常药或 IABP 在内的药物治疗）均无效后，开始 PMA。

该患者在 ECMO 上有禁忌证吗?

ECMO 的绝对禁忌证为临床上没有治愈可能，也没有其他可终止 ECMO 治疗的措施。相对禁忌证并不严格，不同医院和临床医生之间可能会有所不同。这些禁忌证包括高龄、先前的功能状态不佳、患者拒绝输血、伴随多器官功能障碍或无法进行抗凝治疗的疾病（如颅内出血）[1]。由于在获得足够的血管通路过程存在困难，病态肥胖有时也被称为相对禁忌证。幸运的是，我们的患者没有上述禁忌证。在这一点上，启动 ECMO 可以作为康复的桥梁，因为患者似乎患有心脏切开术后综合征，并且心脏功能会随着时间的推移而恢复。

启动 ECMO 的正确时机是什么时候?

对于血流动力学不稳定的患者，没有绝对的标准启动 ECMO，因此开始 ECMO 的正确时间取决于临床决策。在心脏切开术后综合征的背景下，尽管有最大限度的正性肌力支持，但通常有助于确定启动 ECMO 的指征是心指数小于 2L/（min·m^2）、收缩压小于 90mmHg 及乳酸性酸中毒[5]。如果呼吸循环不稳定持续存在，随后将导致心脏骤停。在插入 PMA 时正在进行心肺复苏（CPR），这是增加死亡率的独立风险因素[4]。这表明，在心搏停止和任何多器官功能障碍发生之前开始 ECMO 更合理。在我们的患者中，出现了多器官功能障碍的体征，心指数低、尿量减少及乳酸水平升高。低心指数和灌注不足通常增加正性肌力药的剂量，然而这些增加并非没有副作用。它们会引起窦性心动过速、心肌缺血，并诱发心律不齐，使本来就不理想的情况变得更糟。随着 ECMO 的启动，可以减少或甚至不用正性肌力药物，以最大限度地减少这些并发症。

Samuels 等人举例说明了这种情况，他回顾性地分析了 3462 例接受开胸手术的患者[6]。该研究根据 CPB 终止时正性肌力措施的使用与患者住院死亡率的相关性发现，随着正性肌力药使用增加，死亡率显著增加。没有使用正性肌力药的患者的死亡率为 2%，使用 1、2 和 3 种正性肌力药的患者死亡率分别为 21%、42% 和 80%。这说明接受多重正性肌力治疗患者的预后较差，并且可以预示可能需要 PMA。

该患者最适合哪种插管模式?

与该患者类似，患者出现血流动力学不稳定或心肺功能不稳定时，适于选择传统的静脉 – 动脉（VA）ECMO 模式（图 24.1）。

术语“流入”和“流出”是指相对于 ECMO 回路的血流。VA ECMO 的流入插管放置在静脉系统，将脱氧的血液输送到泵。返回的含氧、脱二氧化碳的血液经流出管进入动脉系统中。这可以通过中央或外围 ECMO 来完成。该患者已经接受了胸骨切开术并留有中央导管，使用相同的部位最容易过渡到 ECMO。这意味着静脉（流入）

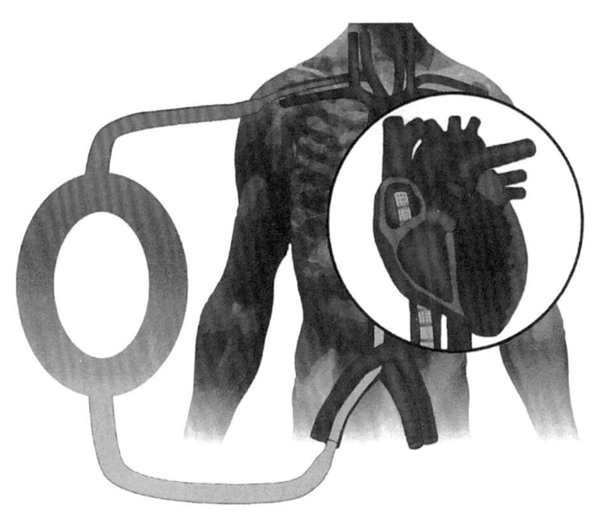

图 24.1 传统的静脉动脉插管。引自 Banayan,et al. Case 7—2016 choice of percutaneous mechanical assistance during cardiopulmonary instability:heart,lungs or both? Journal of Cardiothoracic and Vascular Anesthesia,2016,30(4):1105. 经 Elsevier 许可使用

插管将在右心房中，而动脉（流出）插管将在升主动脉中。

患者应该如何抗凝？

抗凝是在预防血栓形成与止血之间保持平衡。ECMO 患者抗凝的要求低于 CPB。这是由于系统中的湍流较少，血液在回路内暴露的非内皮表面较少。而且，ECMO 回路中的管道通常会加入肝素，从而减少红细胞损伤和补体系统的激活 [7]。尽管有几种可用于抗凝的药物，但肝素是最常见的药物。所需的抗凝剂依机构不同而不同，尽管目前未找到理想的剂量，但在确定抗凝剂用量时必须考虑整体临床情况。通常，活化凝血时间（ACT）为 160~200s 或活化的部分凝血活酶时间（aPPT）为 50~70s 是一般目标 [1,4]。

必要的抗凝也是 ECMO 患者出现并发症的主要原因。 ECMO 插管和维护与出血事件和持续的输血需求相关。凝血障碍是 ECMO 的副反应。这可能是由于凝血因子的消耗和稀释所致 [7]。除全身性抗凝作用外，凝血系统的变化也很重要，对患者进行活动性出血的监测并提供持续的实验室评估非常重要。持续的出血很大可能是由外科手术切口和 ECMO 持续抗凝治疗引起的。这种出血导致患者需要大量红细胞、新鲜冰冻血浆、冷沉淀及血小板输注。

ECMO 启动后，患者尿液持续不畅、尿沉渣呈棕褐色，且尿钠为 3.5%。肾衰竭是接受 ECMO 治疗患者的常见并发症，这对患者的结局有何意义？

不幸的是，肾衰竭是 ECMO 的常见并发症。该患者似乎发生了急性肾小管坏死，可能需要进行肾脏替代治疗。ECMO 回路可结合透析设备，以在心肺支持时允许液体清除和血浆置换 [8]。肾衰竭的起源可能是多因素的。几种可能的原因是灌注不足、溶血、输血及直接肾脏损伤。对 200 例接受 VA（89 例）和静脉（VV；111 例）ECMO 的患者进行的回顾性研究显示，其中 60% 的患者需要肾脏替代治疗 [4]。VA 和 VV 组之间没有差异。这与其他研究中肾衰竭的发生率在 30% ~ 58% 是一致的 [5]。需要使用肾脏替代疗法的患者存活率只有 17%，而不需要的患者存活率则为 53% [4]。这再次突出了在多器官功能障碍之前启动 PMA 的重要性。

在开始 ECMO 的 1h 内、离开手术室之前，患者气管内导管中出现了泡沫状分泌物。此时，患者心率 50 次 / 分，SaO_2 是 99%，平均动脉压 68mmHg，泵流量是 5L/min。动脉波形无搏动，TEE 显示左心室扩张，左心室无收缩。

是什么原因引起的分泌物，我们可以做些什么？

该患者可能出现了急性肺水肿，其泡沫分泌物证实了这一点。动脉波形缺乏搏动，说明左心室未排出任何血液；这种扩张导致左心房压力升高，进而导致肺水肿。持续的肺、支气管和肺底静脉回流及左心室射血减少导致左心室扩张。主动脉或二尖瓣关闭不全加重了这种情况。对于这种情况，有几种不同的治疗选择。一种是增加 ECMO 流量并重新开始或增加正性肌力支持。这将有助于减少肺血流量并帮助增加左心室射血 [9]。

第二种选择是在紧急情况下（如对我们的患者），更恰当的帮助是建立房间隔造口术以减轻患者的压力。左心持续扩张会导致不可逆的心脏或肺部损害。

该患者现在可以脱离 ECMO 治疗吗？

该患者接受 VA ECMO 治疗 7d，动脉波形显示搏动性增加。该患者还患有高血压，需要使用血管扩张药来控制血压。

动脉波形搏动的增加表明左心室射血增加，并且可能恢复。如我们的患者所见，左心室的恢复也可能导致高血压，需要使用血管扩张药。随着左心室功的增加，肺毛细血管压力也将降低。为了更好地评估心脏恢复程度，可通过 TEE 对心脏进行直接实时评估。ECMO 治疗 2d 后射血分数小于 30% 的患者预后比射血分数大于 30% 的患者预后更差，因为这些患者脱机的可能性远低于 ECMO[5]。

如果流速降低 [1~2L/（min・m^2）] 并且运动能力下降，患者可以开始脱机试验。脱机试验包括将流速降低至最小 [0.5~1L/（min・m^2）] 或夹紧回路。在这段时间内，患者可能需要重新开始使用正性肌力药或增加剂量，以补偿 PMA 提供的循环支持减少。在流量减少的这段时间内，回路内有更多的淤积，需要增加抗凝以防止血栓形成。如果试验成功并且患者血流动力学稳定，则抗凝作用将逆转，并移除套管。在拔除插管时，必须保持警惕，以防空气栓塞。

讨 论

ECMO 的发展史

1953 年，John Gibbon 博士首次使用 CPB 封闭房间隔缺损。1972 年，Hill 等人首次报道了 VA ECMO 的使用，成功治疗了 24 岁的汽车事故并经历了多处创伤和“休克肺”患者，现称为急性呼吸窘迫综合征（ARDS）[10]。75h 的 ECMO 治疗表现出峰值气道压力和吸入氧气逐渐减少[10]。1979 年，美国国立卫生研究院进行了一项随机对照试验[11]，该研究比较了 VA ECMO 常规治疗 ARDS 的情况。结果表明两组的死亡率均高于 90%。尽管该研究存在已知的缺陷，但这种不良结果使 ECMO 的使用受到了阻碍，最重要的是，使用 VA ECMO 代替了目前的标准治疗方法 VV ECMO 来治疗呼吸衰竭。同样复杂的结论是，两组患者均接受了高正压通气，这否定了 ECMO 在 ARDS 治疗中通常采用的肺保护通气策略[5]。

随着对新生儿和先天性膈疝持续性肺动脉高压的治疗，儿童的治疗成功率不断提高，因此 ECMO 的采用进展缓慢[1]。1987 年，Gattinoni 等人报道了少数 ARDS 患者的存活率为 48.8%，预期死亡率超过 90%[12]。2009 年发布的一项在英国进行的大样本随机对照试验，关于常规通气支持与严重成人呼吸衰竭（CESAR）体外膜肺氧合作用[13]。这项研究表明，与传统的呼吸衰竭患者治疗相比，ECMO 的转归有所改善。与传统组相比，ECMO 组显示出更好的结果，6 个月无残障生存期为 63%。

技术进步

在此期间，技术进步帮助减少了 ECMO 的并发症。在此期间，两个主要的改进是对氧气发生器和泵系统进行的。1956 年以前使用的制氧机是气泡式或薄膜制氧机。气泡充氧器使脱氧的血液产生气泡，而薄膜充氧器的磁盘通过静脉的血液旋转。直接与气体接触可导致炎症、血管内溶血、血小板破坏及栓子形成[14]。1956 年，发明了膜式充氧器，但直到 1980 年后才投入临床。这些硅或聚丙烯中空纤维氧合器可分离气相和液相。最近，聚甲基戊烯充氧器已经投入使用。它们提供了一种真正的无孔膜，可以将血液和气相完全分离，这与聚丙烯中空纤维氧合器不同，后者具有微孔来帮助气体交换。这增加了充氧器的寿命，减少了血液创伤，并改善了气体交换[5]。

另一个重大改进是泵的设计和改进。离心

泵正在取代 ECMO 回路中的旧式离心泵。这些泵比以前的泵更小、移动性更强，从而增加了患者的运动、移动和物理治疗能力[4]。离心泵依赖于前负荷且对后负荷敏感[8]。因此，如果患者是低血压或低血容量，则泵流量会减少，从而导致前负荷降低；或者如果后负荷显著增加，由于管道或系统性血管阻力增加导致的后负荷增加，泵流量也会减少。这不同于后负荷独立的离心泵。离心泵降低了空气栓塞和管道破裂的风险，但确实需要更大的灌注体积和流量计[5]。

回路原件

回路的原件包括流出插管、流入插管、管路、泵及热 / 气交换器。成人通常使用的静脉插管为 23~25F 插管，而动脉插管为 17~23F 插管[5,8]。插管的尺寸取决于患者、血管大小、插管流速及建议的流速[8]。插管可以通过手术切除或通过 Seldinger 技术放置。每种技术的使用取决于设备类型和从业者的掌握程度。气体交换发生在膜式充氧器中。氧合取决于所输送的氧的分数和血液流速。通过调节搅拌器直接选择输送的氧气的比例。二氧化碳的去除与血流无关，并且取决于清除率[8]。增加气体清除率会降低新鲜气体中的二氧化碳浓度。这会降低分压，导致扩散梯度增加，导致更多的二氧化碳从患者血液中扩散出来，从而降低了患者的 $PaCO_2$[8]。

各种机械辅助装置的指示

血流动力学不稳定、肺部不稳定和心肺不稳定是使用 PMA 的原因。血流动力学不稳定可表现为低血压、心律不齐及心脏低输出状态。没有血流动力学不稳定的肺部不稳定较为罕见，因为肺部不稳定通常会导致血流动力学不稳定，反之亦然。肺部不稳定可能表现为低氧血症、严重的高碳酸血症伴酸中毒或过度的吸气压力，如 ARDS 或肺移植前 / 后的患者。尽管存在导致这 3 个临床终点的多种疾病过程，但它们决定了患者所需的 PMA 支持类型。PMA 选项包括 VA、VV、动静脉（AV）ECMO、IABP、TandemHeart™（LivaNova，London，England）及 Impella®（Abiomed，Danvers，MA）。在这些选项中，TandemHeart 和 Impella 是用于治疗心源性休克的较新选项。

绝对禁忌证是晚期癌症，长时间的心肺复苏术伴有严重的神经系统损伤，肺功能无法恢复，不适合肺移植或心功能无法恢复且不是心脏移植的候选患者[1]。所有这些禁忌证都取决于患者的生存是否可以从 ECMO 中受益或除了 ECMO 以外是否还有别的选择。这使 ECMO 成为“桥梁”设备，通常是另一种选择的临时治疗方案，例如恢复、移植、搭桥、心室辅助设备等。不幸的是，有时患者突然处于严峻的境地，并“撞上”了 ECMO，无法进行全面的临床和实验室检查。在这些情况下，它可以作为桥梁，为适当的临床和实验室评估留出时间。在评估期结束时，患者可以继续使用 ECMO 作为桥梁，或者如果心脏 / 肺部无法恢复并且没有其他选择时，可以终止[4]。

静脉动脉（VA）ECMO

VA ECMO 可以治疗血流动力学和心肺不稳定。在未开胸或处于紧急情况下的患者中，更常见的做法是通过外周插管而不是在这种情况下讨论的中央插管来实现 ECMO。传统上，静脉套管插入颈内静脉或股静脉，而动脉套管插入股动脉或腋动脉（图 24.1）。静脉插管插入右心房，并有多个孔。多孔设计允许足够的静脉引流，以实现“全流量”[心指数为 2.4~2.8L /（min·m^2）][4]。如果引流不充分，则可以插入第 2 个静脉插管以帮助增加流量。动脉套管较短，可向主动脉逆行灌注。

VV ECMO

单纯性肺衰竭可用 VV ECMO 治疗。VV 支持中的插管可以通过股静脉流入和颈内静脉流出或股静脉流入和对侧股静脉流出。该回路的优点在于它不需要动脉插管。对传统 VV 回路的一种改进是使用单个双腔插管置入颈内静脉。该插管是 AvalonElite®（Avalon Laboratories LLC，Rancho Dominguez，CA，USA），可从上 / 下腔静脉排出血液并将血液输回右心房（图 24.2）。该插管能更好地促进活动，并且更耐打结[4]。

动静脉（AV）ECMO

AV ECMO 是治疗肺功能不稳定的一种新选择。这涉及套管从股动脉流入和流出到股静脉。它用于肺功能不稳定，对去除二氧化碳有效，但对氧合效果较差。这种设置也称为“人工肺”或无泵体外肺辅助（pECLA；Interventional Lung Assist™，NovaLung，Heilbronn，Germany）[4]。该环路与 VV 或 VA ECMO 不同，因为该环路不包括泵。患者的心输出量通过电路提供驱动力。该装置使用低电阻膜进行工作，该膜允许通过简单扩散进行气体交换。膜的生物相容性涂层可长达数周，延长肺支持。

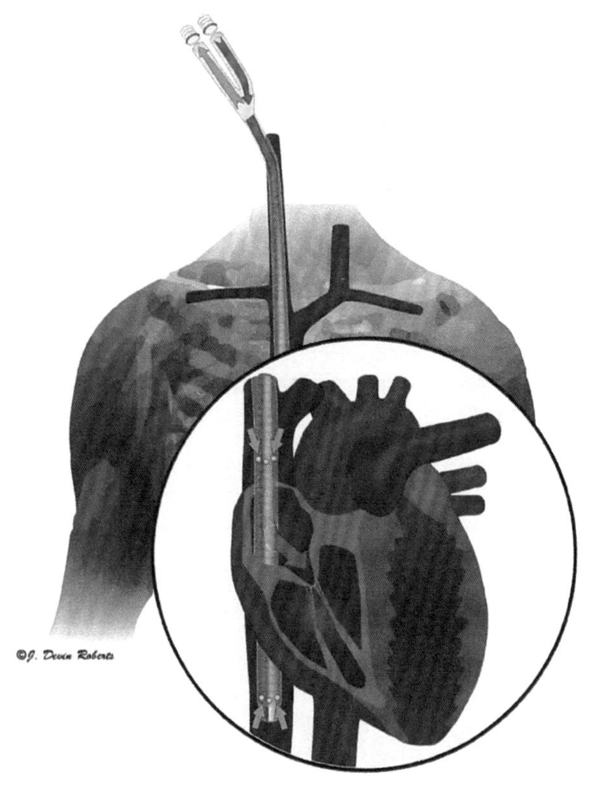

图 24.2　Avalon Elite。引自 Banayan,et al.Case 7–2016 choice of percutaneous mechanical assistance during cardiopulmonary instability:heart,lungs or both? Journal of Cardiothoracic and Vasscular Anesthesia,2016,30（4）:1108. 经 Elsevier 许可使用

腹腔内气囊泵

自 1980 年开始使用经皮 IABP[15]。IABP 是一种双腔导管，带有 25~50mL 的球囊，通常插入股动脉。它在舒张早期充气，在舒张后期放气。球囊位于降主动脉中，并通过心电图、主动脉压力波形或起搏与患者同步。球囊的充气和放气减少了后负荷并增加了舒张压，从而改善了冠状动脉的血流。全身性抗凝治疗依赖于不同的治疗机构，如果不使用 IABP，应将其移除（以避免血栓形成）[16]。主动脉夹层和中、重度主动脉瓣反流是其使用的禁忌证。不幸的是，对于因心源性休克而进行了心肌缺血的早期血运重建的患者，IABP-SHOCK II 试验与对照组相比未显示出 30 天死亡率降低[16]。

经皮跨房间隔左心室辅助装置

TandemHeart 经皮心室辅助设备（pVAD；Cardiac Assist，Pittsburgh，PA，USA）通过绕过左心来增加心输出量。该系统通过房间隔造口术从左心房排出含氧的血液，并以逆行方式将血液泵入股动脉（图 24.3）。离心泵能够通过皮肤直接输注 4~5L/min，通过直接手术输注 8.0L/min[3,4,16]。需要全身性抗凝，建议在放置套管之前 ACT 目标为 300s。禁忌证包括室间隔缺损和严重主动脉瓣功能不全[16]。该系统取决于右心室的功能。如果患者患有右心衰竭或已经有左心室辅助设备，则可以对系统进行改进。

要做到这一点，可以将流入套管放在右心房中，然后将流出物穿过肺动脉瓣。另一个改动是将流入套管拉回到右心房，并在回路中增加一个充氧器，以便可以将其变成 ECMO 回路[3]。尽管它需要简单的血管通路，但是放置位置很复杂，并且如果没有 TEE 或荧光检查辅助情况下，妨碍了在紧急情况下使用该装置的需要[16]。这是紧急放置的缺点。

IMPELLA 心室辅助

Impella 通过轴向旋转泵在整个主动脉瓣中

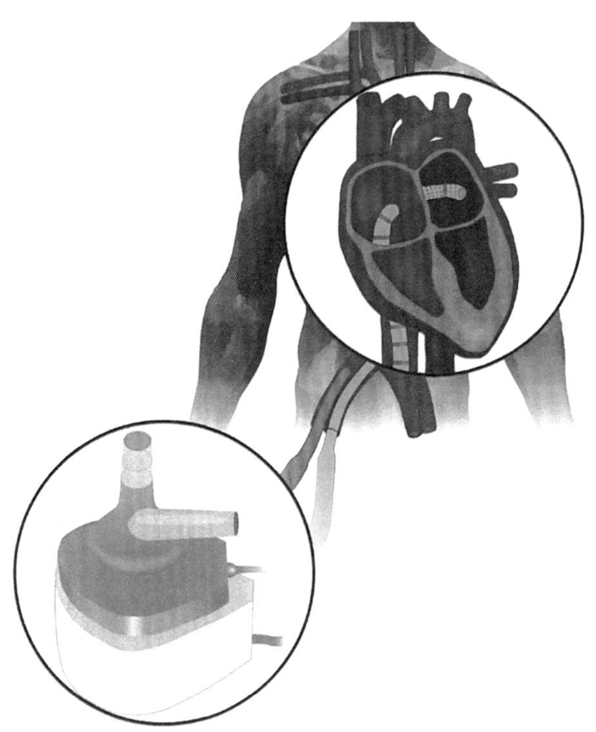

图 24.3 TandemHeart 经皮心室辅助设备。引自 Banayan, et al.Case 7—2016 choice of percutaneous mechanical assistance during cardiopulmonary instability:heart,lungs or both? Journal of Cardiothoracic and Vasscular Anesthesia,2016,30（4）:1107. 经 Elsevier 许可使用

提供血流。血液进入位于左心室的远端端口，并从升主动脉中流出近端端口（图 24.4）。与 TandemHeart 相比，优点包括无须同时进行静脉通路和经膈穿刺。但是，这也需要透视检查或 TEE 指导，以正确放置在主动脉瓣上。

Impella 2.5 和 Impella CP 均经皮插入，无须手术，可分别提供 2.5L/min 和 4L/min 的心输出量。Impella 5.0 更大，可以达到 5L/min 的流量，但是需要更大的进入鞘和用于插入的手术切口。放置前，应获得大于 250s 的 ACT，并在提供支持的同时保持 160~180s 的 ACT[16]。特定禁忌证包括中度至重度主动脉瓣狭窄、机械性主动脉瓣膜或存在中度 - 重度的主动脉瓣关闭不全[17]。最后，Impella 还可以跨肺动脉瓣使用，以治疗右心衰竭。

ECMO 患者的管理

呼吸机管理　当患者使用 ECMO 时，肺部提供的气体交换最少，因此重要的是提供肺部保护通气，以避免呼吸机引起的肺部损伤。目的是防止肺不张，使吸入的氧气浓度降至最低并保持较低的气道压力。合理的设置：潮气量 4mL/kg（峰值吸气压力 20cmH$_2$O）的压力控制通气，呼吸频率 10 次 / 分，吸入氧浓度 50% 或更低。巧合的是，这些相同的设置对使用 VV ECMO 的患者有益。

抗凝　抗凝是在最小化 ECMO 回路的血栓形成后果和必要的抗凝可能发生的出血问题之间的微妙平衡。与 CPB 回路相比，ECMO 回路湍流减少，非内皮表面积和肝素结合管较小。所有这些因素都会减弱全身炎症反应和血小板活化，从而降低必要的抗凝水平。即使减少回路容积也已表明，ECMO 开始后，凝血因子仍存在稀释和消耗[7]。血小板活化和血小板聚集也使血小板计数降低[7]。这些生理变化和变化的临床情况，使抗凝难以达到平衡。

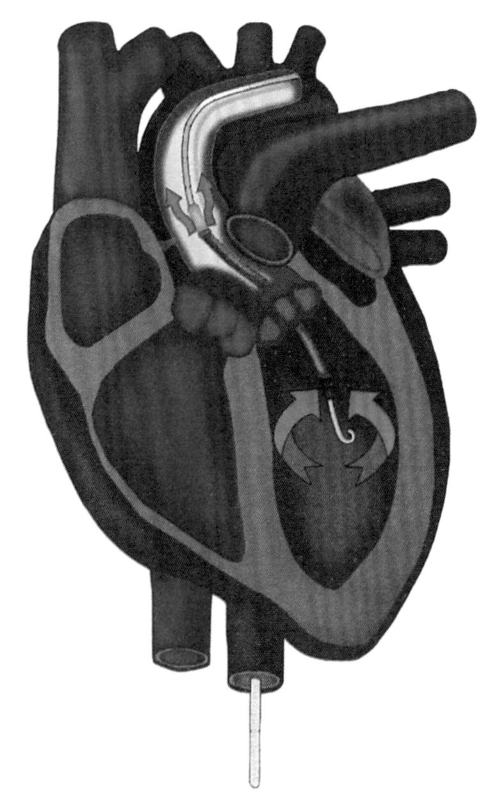

图 24.4 Impella。引自 Banayan,et al.Case 7—2016 choice of percutaneous mechanical assistance during cardiopulmonary instability:heart,lungs or both? Journal of Cardiothoracic and Vasscular Anesthesia,2016,30（4）:1108. 经 Elsevier 许可使用

通常使用肝素或更新的直接凝血酶抑制剂（比伐卢定和阿加曲班）可完成抗凝作用。肝素是最常用的抗凝剂。所需的抗凝目标因医疗中心不同而存在一定差异，但通常是使 ACT 维持在 160~200s 或 aPTT 维持在 50~70s[1,4]。随着临床情况的变化，监测抗凝至关重要，抗凝需求也是如此。使用了各种测试，包括 ACT、aPPT、血小板计数、纤维蛋白原水平、国际标准化比值（INR）、肝素浓度、Xa 因子水平及血栓弹力图（TEG）。由于 ECMO 的时间明显长于 CPB，因此患者更有可能出现肝素耐药性。因此，重要的是监测抗凝血酶水平并治疗肝素耐药性（如果遇到）。

出血可能发生在许多部位，并且是并发症和死亡率的主要原因。通常在外科手术部位会看到这种出血，但其他常见部位包括颅内出血和胃肠道出血。至于抗凝参数，对于防止出血的凝结状态尚无共识。建议保持血小板计数大于 100 000/mL，INR 小于 2.0，纤维蛋白原大于 200mg/L[1,5]。如果在采取合理的实验室措施的情况下仍发生出血，则可能需要降低或终止抗凝指标，直到控制出血。任何手术部位的出血都应被及时处理，包括在手术室中进行再探查。抗纤溶药、凝血酶原复合物浓缩物及重组凝血因子Ⅶa 的使用应格外谨慎，并且由于其使用可能导致危及生命的血栓，因此只能作为最后的手段使用[1]。

并发症

尽管 ECMO 可以作为一种救生措施，但它本身充满了复杂性。这些并发症可分为机械性、出血性 / 栓塞性、感染性及系统性。

机械性并发症　机械性并发症包括扭结、断开连接、设备故障、血管损伤、肢体缺血及插管位置不正确。医生必须保持警惕，因为在 ECMO 期间的任何时候都可能发生此类问题。当确定回路流量低时，重要的是检查泵速，然后检查回路中潜在的原因。回路流量低的常见原因是回路扭结、流入套管位置不正确或回路中的血栓[18]。回路中最可能发生血栓的地方是充氧器或泵。

肢体缺血是血管闭塞的副产物，导致套管插入部位远端的灌注减少。为了解决这个问题，可以放置一个向下流动的插管，以帮助在插管位置的远端进行灌注。防止损害动脉的另一种方法是将 Dacron™ 移植物放置在动脉上，然后将套管插入移植物中[5]。

插管放置不当会产生严重后果。在 VV ECMO 中，这样的例子就是再循环。当来自流出套管的含氧血液通过流入套管被吸回导致再循环时，会发生这种情况。这种再循环的血液不会促进全身性氧合作用，尽管回路流量增加，但患者仍可能发生低氧血症。SaO_2 与引流管中的氧饱和度之间存在 4% 的差异，应引起医疗服务从业者对再循环的关注[9]。要对此进行处理，需要重新放置插管。

出血性并发症　出血是 ECMO 期间的常见问题。成年的 EMCO 患者在接受 ECMO 期间可能需要大量血液制品。一项研究表明，接受 ECMO 的成年人通常需要 2~3 个单位的浓缩红细胞，每天需要多达 14 个单位的血浆和冷沉淀[7]。在插管插入部位有 31.4% 的患者出现出血，在手术部位有 26.7% 的患者出现出血。胃肠道、气管切开术及颅内出血较少见，但可能有严重后果，这些部位的出血率分别为 7.1%、13.7% 及 2.7%[19]。根据目前临床出血的严重程度和部位，监测抗凝状态和目标水平需要进行调整。

肝素诱导的血小板减少 / 血栓形成（HITT）和弥散性血管内凝血（DIC）是两种可能伴有出血或血栓形成的疾病过程。重要的是要记住，即使患者使用的是肝素以外的抗凝剂，由于导管中的肝素涂层，患者仍然可以发生 HITT。从血小板激活和消耗中可以预计接受 ECMO 治疗的患者血小板计数会下降。这会使 HITT 的诊断更加困难。如果有任何问题，请谨慎进行实验室测试以排除。如果看到抗纤维蛋白溶解的证据（D-二聚体升高，INR 升高或 TEG 上出现特征性外观），则必须对 DIC 进行诊断。可以使用抗纤维蛋白溶解药治疗，但要谨慎行事，因为这可能会使患者更易于血栓形成。

感染性并发症　感染是 ECMO 患者的常见并发症。多达 20.5% 的成年患者在使用 ECMO 的过程中发生感染[20]。接受心脏切开术性心源性休克的患者更容易受到医院感染[19]。常见的感染是血流感染、手术部位感染、尿液 / 道感染及呼吸道感染。常见的病原体包括凝固酶阴性葡萄球菌、假丝酵母、铜绿假单胞菌及金黄色葡萄球菌[20]。需要注意的是，回路中的热交换器控制着患者的体温，这意味着败血症患者可能不会发烧[9]。因此，在进行 ECMO 时，监测患者的白细胞计数及血液、尿液和痰培养物非常重要。目前，体外生命支持组织不建议常规的抗生素预防措施[20]。

接受 VA 和 VV ECMO 治疗的患者可出现败血症继发的血流动力学不稳定。在 VA ECMO 中，血液循环得到支持，低血压是系统性血管阻力降低的副产品。在 VV ECMO 中，低血压可能是前负荷降低、全身血管阻力降低及心脏功能障碍的结果。因此，重要的是要确保有足够的容量状态，并在必要时使用血管活性药物。这对于使用 VV ECMO 的患者非常重要，因为相对于泵流量增加的心输出量可以进一步减少组织灌注。如果输液过多，可能会增加无氧心输出量，并可能降低 SaO_2。为了帮助解决这一问题，可以放置第 2 个静脉流入套管以增加回路流量，或者可以减少患者的代谢需求（镇静、冷却或麻痹患者）[9]。

系统性并发症　其他全身性问题包括肾功能不全、高胆红素血症、脑病及多器官功能障碍。VA ECMO 有几种潜在的并发症。一种是丑角综合征，它描述了上半身的氧合减少和下半身的全氧合。对于肺功能差的患者，任何心输出量都将为最接近主动脉根的血管提供不良的含氧血液，这包括大脑、冠状动脉和上肢。富氧 PMA 流出血液和缺氧心输出量血液混合的区域取决于原始心输出量、插管位置及 PMA 的流量。

为了评估是否发生这种情况，至关重要的是从右上肢获取动脉血气，因为它靠近主动脉根。解决此问题的选择是增加 PMA 流出，同时减少任何正性肌力药物（如果存在）以降低心输出量，将插管重新定位到更靠近主动脉根的区域，或添加另一个静脉插管。该额外的静脉插管产生静脉 – 静脉（VAV）回路，向上腔静脉提供含氧血液，从而使已含氧的血液通过心脏被泵出[9]。另一个系统性问题是左心室过度扩张，如果主动脉瓣由于流出的套管流后负荷增加或严重的心脏功能障碍而无法打开时，会发生这种情况。这种膨胀会增加心肌壁张力并减少冠状动脉灌注，从而导致左心室受伤。缓解此问题的方法包括通过房间隔造口术或直接通过左心室通气使左心室排气或减少后负荷（ECMO 流量减少，IABP 放置）[9]。

脱　机

让接受 ECMO 治疗的患者脱机通常不是预先确定的，需要每天进行评估。在 VA ECMO 中，准备就绪的迹象包括肺功能改善、中心静脉压或肺压降低，以及随着血压升高而在动脉波形上的搏动性增加[5]。所有这些迹象都表明心脏恢复。通过 TEE 可以直接视觉评估心脏功能。有助于确定患者是否准备好脱机的超声心动图参数包括左室射血分数大于 35%、左心室无扩张、无心脏压塞[8]。常用的方法是以 0.5~1L /min 的最小增量降低血流量并评估这段时间内的临床和血流动力学变化。在这段时间内，回路中应保持一定流量，以帮助减少回路中的血栓形成。随着流量的减少，需要增加抗凝作用以抵抗回路中血栓电位的增加。在脱机试验期间，通常会重新开始或增加正性肌力药和升压药，以补偿机械循环支持的损失。

恢复肺功能通常需要比心功能更长的时间。在接受 VV ECMO 的患者中，无须更改回路流速即可评估肺功能是否得到改善。肺部恢复的迹象是胸部 X 线表现改善，肺顺应性改善或动脉血氧合增加，超过混合静脉血氧合。当充氧器上的吸入氧气少于 30% 且气体流速小于 2L/min 时，就可以为患者脱机[5]。为患者脱机需要降低吸入的氧气浓度和气体流速，同时继续进行肺部手术 - 防护通风。如果在最少的机械辅助下动脉氧合和二氧化碳水平仍然足够，则拔除插管并停止 ECMO。

结　论

随着技术进步变得越来越普遍，PMA 将在医疗实践中更加根深蒂固。它们为以前没有常规医疗选择的严重心脏或肺部疾病患者提供治疗选择。医疗实践中常用的设备包括：ECMO、Impella®、TandemHeart™、Avalon-Elite®及 IABP。需要透彻了解这些独特的设备的功能，以诊断、管理和治疗在使用过程中可能发生的并发症。

复习题

1. 经皮机械设备能够：
   A. 支持肺功能
   B. 改善肾血流量
   C. 支持心血管功能
   D. 支持心血管和肺功能
   E. 以上所有
2. 在过去 10 年中，PMA 设备的使用有所增加，因为：
   A. 改良抗凝剂的发展
   B. 患者变得更健康
   C. 电路设计的改进
   D. 大型泵的发展
   E. 以上所有
3. 关于经皮机械设备，下列哪项是正确的？
   A. “流入”是指患者的引流
   B. 电路容量大
   C. 提供最小的电路设计
   D. “流出”是患者的引流
   E. 支持期限通常很短
4. 插入经皮机械设备的临床适应证包括其作为：
   A. 器官移植的桥梁
   B. 支持心肺功能
   C. 评估 / 决定的桥梁
   D. 另一个桥接治疗的桥梁
   E. 以上所有
5. 静脉动脉支持：
   A. 流入来自大静脉
   B. 流出至大静脉
   C. 通常无法提供充分的心血管支持
   D. 仅用于支持肺功能
   E. 所需的抗凝作用少于 VV 支持
6. 静脉支持：
   A. 流入来自大静脉
   B. 流出至大静脉
   C. 不提供充分的心血管支持
   D. 仅需要肺功能支持时
   E. 以上所有
7. 经皮机械设备使用期间的抗凝作用：
   A. 对于所有类型的设备都是一样的
   B. 通常不会增加发病率
   C. 始终通过 TEG 进行监测
   D. 有争议
   E. 最常使用比伐卢定完成
8. 经皮机械装置的并发症包括：
   A. 肾功能不全
   B. 神经功能障碍
   C. 出血
   D. 血管损伤
   E. 以上所有
9. 关于使用经皮机械设备期间发生肾衰竭，下列哪项是正确的？
   A. 发生率约为 10%
   B. 发生率约为 20%
   C. 发生率约为 40%
   D. 发生率约为 80%
   E. 不会增加死亡率

10. 停止使用经皮机械设备辅助通常涉及：
   A. 通过胸部 X 线片评估肺
   B. 通过 TEE 评估心脏
   C. 动脉血气分析
   D. 评估肺顺应性
   E. 以上所有

答　案

1. E。　2. C。　3. A。　4. E。　5. A。　6. E。
7. D。　8. E。　9. C。　10. E。

参考文献

[1] Hamlin RJ, Schears GJ. Adult extracorporeal membrane oxygenation// High K, Pulido JN, eds. A Society of Cardiovascular Anesthesiologists Monograph: Mechanical Circulatory Support: Ventricular Assist Devices (VADs) and Extracorporeal Membrane Oxygenation (ECMO). Society of Carviovascular Anesthesiologists, 2014: 108–114.

[2] Allen S, Holena D, McCunn M, et al. A review of the fundamental principles and evidence base in the use of extracorporeal membrane oxygenation (ECMO) in critically ill adult patients. Journal of Intensive Care Medicine, 2011,26(1):13– 26.

[3] Fukuhara S, Takeda K, Garan AR, et al. Contemporary mechanical circulatory support therapy for postcardiotomy shock. General Thoracic and Cardiovascular Surgery, 2016, 64:183– 191.

[4] Banayan JM, Roberts JD, Chaney MA, et al. Case 7—2016 choice of percutaneous mechanical assistance during cardiopulmonary instability: heart, lungs or both? Journal of Cardiothoracic and Vascular Anesthesia, 2016, 30(4):1104–1117.

[5] Lafc G, Budak AB, Yener AU, et al. Use of extracorporeal membrane oxygenation in adults. Heart, Lung and Circulation, 2014, 23:10– 23.

[6] Samuels LE, Kaufman MS, Thomas MP, et al. Pharmacological criteria for ventricular assist device insertion following postcardiotomy shock: experience with the Abiomed BVS system. Journal of Cardiac Surgery, 1999, 14:288– 293.

[7] Esper SA, Levy JH, Waters JH, et al. Extracorporeal membrane oxygenation in the adult: a review of the anticoagulation monitoring and transfusion. Anesthesia & Analgesia, 2014, 118(4):731–743.

[8] Platts GD, Sedgwick JF, Burstow DJ, et al. The role of echocardiography in the management of patients supported by extracorporeal membrane oxygenation. Journal of the American Society Echocardiography, 2012, 25:131– 141.

[9] Sidebotham D. Troubleshooting adult ECMO. Journal of Extracorporeal Technology, 2011, 43:27– 32.

[10] Hill JD, O'Brien TG, Murray JJ, et al. Prolonged extracorporeal oxygenation for acute post-traumatic respiratory failure (shock-lung syndrome). New England Journal of Medicine, 1972, 286:629–634.

[11] Zapol WM, Snider MT, Hill JD, et al. Extracorporeal membrane oxygenation in severe acute respiratory failure: a randomized prospective study. JAMA, 1979, 242(20):2193– 2196.

[12] Gattinoni L, Pesenti A, Mascheroni D, et al. Low-frequency positivepressure ventilation with extracorporeal CO_2 removal in severe acute respiratory failure. JAMA,1986, 256(7):881– 886.

[13] Peek GJ, Mugford M, Tiruvoipati R, et al. Efficacy and economic assessment of conventional ventilatory support versus extracorporeal membrane oxygenation for severe adult respiratory failure(CESAR): a multicentre randomized controlled trial. The Lancet, 2009, 374:1351–1363.

[14] Sidebotham D, Allen SJ, McGeorge A, et al. Venovenous extracorporeal membrane oxygenation in adults: practical aspects of circuits, cannulae, and procedures. Journal of Cardiothoracic and Vascular Anesthesia, 2012, 26(5):893– 909.

[15] Bregman D, Nichols AB, Weiss MB, et al. Percutaneous intraaortic balloon insertion. The American Journal of Cardiology, 1980, 46:261–264.

[16] Gillespie SM, Stulak JM, Pulido JN. Role of mechanical circulatory support in acute circulatory failure// High K, Pulido JN, eds. A Society of Cardiovascular Anesthesiologists Monograph: Mechanical Circulatory Support: Ventricular Assist Devices (VADs) and Extracorporeal Membrane Oxygenation (ECMO). Society of Cardiovascular Anesthesiologists, 2014: 116–122.

[17] Gilotra NA, Stevens GR. Temporary mechanical circulatory support: a review of the options, indications and outcomes. Clinical Medicine Insights, 2014, 8（S1）:75– 85.

[18] Sidebotham D, Allen SJ, McGeorge A, et al. Venovenous

extracorporeal membrane oxygenation in adults: practical aspects of circuits, cannulae and procedures. Journal of Cardiothoracic and Vascular Anesthesia, 2012, 26(5):893– 909.

[19] Sidebotham D, McGeorge A, McGuinness S, et al. Extracorporeal membrane oxygenation for treating severe cardiac and respiratory failure in adults: part 2—technical considerations. Journal of Cardiothoracic and Vascular Anesthesia, 2010, 24(1):164– 172.

[20] O'Horo JC, Cawcutt KA, Gallo De Moraes A, et al. The evidence base for prophylactic antibiotics in patients receiving extracorporeal membrane oxygenation. American Society for Artificial Internal Organs, 2016, 62(1):6–10.

（方宗平 译，苏斌虓 审）

第 25 章

肺动脉高压

Renata G. Ferreira, Andreas Schuler

典型案例和关键问题

43 岁女性患者，因慢性胆石症出现严重右上腹痛。其既往病史包括：①肥胖低通气综合征需行正压通气（BiPAP）；②因肥胖低通气综合征继发的肺动脉高压（PHTN）；③香豆素所致肺栓塞病史；④ 2 型糖尿病；⑤肥胖症；⑥脑瘫。该患者经内镜逆行胰胆管造影（ERCP）检查可疑的胆总管结石后，因持续性疼痛被转诊到一家医学中心。由于抗生素治疗失败，目前拟行胆囊切除术。

肺动脉高压的定义及分类是什么？

在制定手术计划时，外科医生要求麻醉科会诊。患者因病态肥胖和脑瘫导致身体残疾，活动不便。体检结果如下：体重 138kg[体重指数（BMI）47]，体质虚弱，脉搏 86 次 / 分，呼吸 20 次 / 分，血压 108/63mmHg，鼻导管吸氧 4L/min 时 SpO_2 为 93%。患者自诉几乎需连续使用 BiPAP。目前服用的药物包括左氧氟沙星、甲硝唑、托拉塞米、地高辛、胰岛素、巴氯芬及羟考酮。

应如何评估接受非心脏手术的肺动脉高压患者？

该患者的超声心动图检查显示，其肺动脉（PA）收缩压为 50~70mmHg。经过胸腔内科、心脏科、外科及麻醉科的多学科讨论，医生决定在没有进一步检查的情况下行腹腔镜或开腹胆囊切除术。

你对该患者的麻醉管理和手术有何建议？术中监护如何进行？

患者进入手术室前已预先建立了外周静脉通路。进入手术室后对其进行了手术及麻醉相关安全核查。术前静脉输注抗生素。全麻诱导后经口插入 7.0mm 气管导管，视野暴露良好（Ⅰ级）。诱导过程患者无不良反应。

经脐下正中切口建立气腹。在随后的 30min 内，需要不断增加升压药的剂量以维持患者平均动脉压（MAP）于 60~80mmHg。

低血压最可能的原因是什么？如何处理肺动脉高压患者术中的血流动力学不稳定？

将患者病情告知外科医生后，手术中转开腹。诱导后 55min，患者 SpO_2 降至 72% 且对增加升压药剂量无反应。

随即先后分两次静脉注射肾上腺素（25μg、35μg），患者 MAP 恢复至 70mmHg，SpO_2 从 84% 上升至 100%。此时，动脉血气分析显示：pH7.24，P_{CO_2} 48mmHg，P_{O_2} 64mmHg，HCO_3 21mmHg，K^+ 6.3mmol/L。给予 500mg 氯化钙用于纠正高钾血症。

手术结束。

严重肺动脉高压患者术后有哪些方面需特殊注意？

讨 论

肺动脉高压是一种复杂的进行性疾病[1-3]。

在 19 世纪，这种被称为“肺动脉硬化”的疾病通常是致命的[4]。近年来，患者的生活质量随着早期诊断和药物治疗的进步已有很大提高。然而未接受治疗的患者存活率只有 2.8 年[1]。对药物治疗无效的晚期肺动脉高压患者可考虑行肺移植术。

肺动脉高压的定义

肺动脉高压指静息状态下经右心导管（RHC）测量的平均肺动脉压（PAPm）为 25mmHg 或更高[5]。对健康志愿者的研究表明，静息状态下正常的 PAPm 为 14 ± 3mmHg，正常的上限大约为 20mmHg[5,6]。截至目前，尚无其他足够证据为这一定义增加诊断标准。

动脉性肺动脉高压（PAH）一词用于识别该类患者中的一个亚群，即呼气末肺动脉楔压（PAWP）不超过 15mmHg 且肺血管阻力（PVR）大于 3 个 Wood 单位的患者[5]。

肺动脉高压的分类

世界卫生组织（WHO）最新的 PHTN 分类是在 2013 年于法国尼斯举行的第五届世界研讨会上确定的[7]。

最新肺动脉高压分类为[7]：

- 1 类：
  - 动脉性肺动脉高压（PAH）；
  - 特发性 PAH；
  - 遗传性 PAH；
  - 药物及毒素所致；
  - 与结缔组织疾病、HIV 感染、门静脉高压、先天性心脏病、血吸虫病相关；
  - 肺小静脉闭塞性疾病或肺毛细血管瘤。
- 2 类：
  - 继发于左心疾病的 PHTN；
  - 左心室收缩功能不全；
  - 左心室舒张功能不全；
  - 瓣膜疾病。
- 3 类：
  - 继发于慢性肺部疾病和（或）低氧血症的 PHTN；
  - 慢性阻塞性肺疾病；
  - 间质性肺疾病；
  - 其他合并混合性（限制性和阻塞性）通气功能障碍的肺疾病；
  - 睡眠呼吸障碍；
  - 肺泡通气障碍；
  - 慢性高原反应；
  - 发育性肺疾病。
- 4 类：
  慢性血栓栓塞性肺高压（CTEPH）。
- 5 类：
  - 不明多因素机制的 PHTN；
  - 血液系统疾病（慢性溶血性贫血、骨髓增生性疾病、脾切除术）；
  - 系统性疾病（结节病、肺组织细胞病、淋巴管平滑肌瘤病）；
  - 代谢紊乱（糖原贮积病、葡萄糖脑苷脂沉积症、甲状腺失调症）；
  - 其他（肿瘤性梗阻、纤维性纵隔炎、慢性肾衰竭、节段性 PHTN）。

接受非心脏手术的 PHTN 患者围手术期风险和处理可能有所不同。因此在评估手术利弊时，麻醉医生需了解引起 PA 压力升高的潜在疾病过程。

接受非心脏手术的 PHTN 患者的术前评估

胸部 X 线片　胸部 X 线片（CXR）可显示右心房和心室的增大及中央肺动脉直径的增加。此外 CXR 还有助于识别潜在的 PHTN 病因，如肺间质疾病。

心电图　心电图（ECG）可显示右心室（RV）肥厚迹象、P 波振幅增高及可能的右心缺血。

对 PHTN 患者的功能进行分级　这有益于术前的整体风险评估[8]。基于症状学的 PHTN

的 WHO 功能分级如下[9]：

Ⅰ级：有肺动脉高压但没有导致体力活动受限的患者。一般的体力活动不会引起过度的呼吸困难、疲劳、胸痛或晕厥。

Ⅱ级：肺动脉高压患者有轻微的体力活动受限。休息时无不适。普通的体力活动会引起过度的呼吸困难、疲劳、胸痛或晕厥。

Ⅲ级：肺动脉高压患者体力活动明显受限。低于正常的活动量便引起过度的呼吸困难、疲劳、胸痛或晕厥。

Ⅳ级：肺动脉高压患者不能进行任何体力活动。这些患者表现出右心衰竭的症状。休息时即会出现呼吸困难或疲劳。任何体力活动都会增加不适感。

6 分钟步行测试（6MWT）是一种亚极量运动测试，可用于在术前确定 PHTN 患者的运动能力[10]。简而言之，就是健康人能够在 6min 行走 600m 以上。而有症状的 PHTN 患者的预期值则小于 300m，这被认为是预后不良的一个标志[10]。低风险（估计 1 年死亡率＜ 5%）患者能够行走 440m 以上。

超声心动图 在评估接受非心脏手术的 PHTN 患者时非常有用。通过测量反流的三尖瓣血流速度，有助于估计肺动脉收缩压（PASP）[11]。此外，超声心动图在检测心内分流和可能的心包积液时，可评估右心房大小、右心室和左心室（LV）的收缩及舒张功能。需要强调的是，经胸超声（TTE）诊断 PHTN 的灵敏度和特异度分别为 83% 和 72%[11]。

右心导管置入术 肺动脉置管不仅可用于确诊 PHTN，还有助于测试机体对肺血管舒张剂（如一氧化氮或腺苷）的反应性。

心肺运动试验 心肺运动试验是一项极量运动测试。其优点是在运动过程中能同时获得运动能力、气体交换、通气效能及心功能等信息。

麻醉管理

截至目前还没有证据表明某一种麻醉技术一定优于另一种。两项关于局麻和全麻技术比较的小型研究表明，局麻可能更安全。但这两项研究都不足以证实其最终结论[12,13]。

术中监测 对于中至重度 PHTN 及 RV 功能障碍患者，应考虑在诱导前行有创动脉导管测压。

中心静脉压的监测和记录是有益的。围手术期中心静脉压的逐渐升高可能意味着右心室功能衰竭，特别是在监测到 V 波增加时（这可能意味着三尖瓣反流加剧）。中心静脉导管也可作为血管升压药和强心药的给药通道。

肺动脉压力的测量对于监测 PA 血管扩张剂或系统性升压药的效果是非常有用的，也是一个很好的术后管理监测指标。然而，并未证明放置肺动脉导管会改变重症监护的成人患者的预后[14]。

虽然围手术期经食道超声心动图可以非常有效地监测术中的心室功能，但术中使用经食道超声仅对 50% 的患者的治疗有影响[15,16]。

麻醉诱导 虽然这部分患者易发生低血压和心血管功能衰竭，但与选用某种特定麻醉剂的重要性相比，了解该麻醉剂可能引起的生理波动显得更为重要。麻醉诱导须谨慎，尤其要注意避免诱导时的高碳酸血症和低氧血症，因为这些情况会使 PAP 急剧升高。

所有的诱导药物都会引起不同程度的心肌和自主神经系统抑制。在这方面，丙泊酚、硫喷妥钠、阿片类药物、苯二氮草类药物、氯胺酮及依托咪酯均可适当使用。

本病例的患者采用依托咪酯和芬太尼诱导。使用非去极化肌松药快速序贯诱导建立气道。

麻醉维持 虽然还没有临床试验研究吸入麻醉药对肺血管系统的不同效应，但所有挥发性药物均可通过降低心肌收缩力而使 RV 功能恶化。在本病例中选用七氟醚维持麻醉。

术中血流动力学不稳定的原因

PHTN 的麻醉管理包括通过避免 PVR 和 RV 后负荷的变化，保持前负荷与心室收缩力之间的

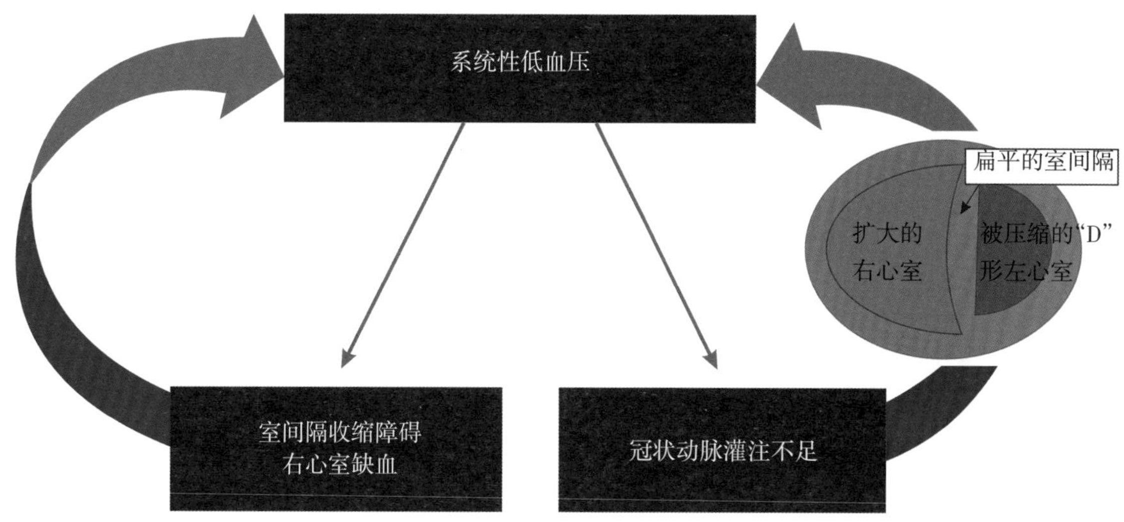

图 25.1 右心室（RV）衰竭的恶性循环[6]

适当平衡，同时维持心输出量。通常情况下急性心功能失代偿是可预防的，但 PHTN 患者仍可迅速发生。

右心室功能障碍是 PHTN 患者最严重的并发症之一。由于 PVR 和 RV 负荷急剧增加、系统性低血压、心肌缺血及进行性右心衰竭，麻醉和手术因素均可引起血流动力学恶化和循环衰竭。在低血压的情况下，心肌缺血可引起右心衰竭，并使冠状动脉灌注压进一步降低。这一效应在以下两种情况下恶化，一为继发于室壁张力增加的心室肌耗氧量高于基线时，一为心动过速。此外，室间隔辅助右心室射血能力的完全丧失也会影响心输出量。当右心室扩张时，它将室间隔推向左心室，这将影响有助于右心室射血的室间隔节段性运动（图 25.1）。

腹腔镜手术需建立二氧化碳气腹，这会导致高碳酸血症和腹内压增加，而腹内压可通过膈肌转移到胸腔。胸膜腔内压的升高使前负荷降低同时后负荷升高，从而引起血流动力学的波动。因此，通常认为腹腔镜手术比开放手术更易于耐受的观点，在 PHTN 患者中不成立。此外，气腹引起的高碳酸血症和可能导致的呼吸性酸中毒会使 PVR 升高。本案例患者还可能由手术性气腹导致功能残气量下降和 V/Q 失调，从而引起低氧血症和低氧性肺血管收缩，同样导致 PVR 升高。

术中另一个引起 PHTN 恶化的常见原因是低体温，因其会升高 PVR 和肺动脉压。

术中肺动脉高压和右心室功能不全的管理

围手术期因急性心功能失代偿及进展迅速而可能致命的右心衰竭常被低估或误诊。针对血流动力学失代偿的治疗应作为重点。

- 优化心率和心脏节律。维持窦性心律对改善右心室充盈意义重大。
- 优化右心室充盈，因为右心室功能减退使机体既不能耐受低血容量，也不能耐受前负荷的迅速升高。
- 通过维持冠状动脉灌注和正性肌力药物的使用达到优化右心室心肌功能的目的。
- 肺血管扩张剂可降低 PVR，常用药物如吸入性一氧化氮或吸入性依前列醇。
- 缩血管药，如去氧肾上腺素和血管升压素，可在不引起 PVR 显著升高的情况下适当恢复血压。在模型实验中，血管升压素被发现与外周 V1 受体结合并引起全身血管收缩，同时刺激肺循环中的血管舒张[17]。

图 25.2 展示了血流动力学不稳定的 PHTN 患者的治疗方案。

对于严重的 RV 功能障碍患者，经常需要使用去甲肾上腺素或肾上腺素等强心药。为了减少

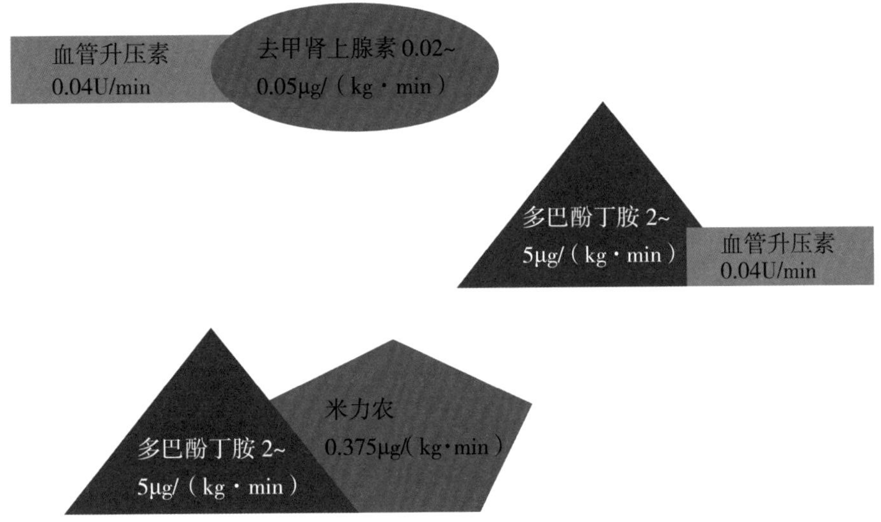

图 25.2 肺动脉高压患者血流动力学不稳定时的推荐治疗方案

RV 后负荷，可考虑肺扩张药物治疗。吸入性前列腺素和吸入性一氧化氮（iNO）因其对肺的选择性而更适合在手术室使用[18]。虽然吸入性前列腺素和 iNO 常被成功地用于降低 LV 功能不全患者的 PVR，但由于存在诱发肺水肿的风险，用于这类患者仍需谨慎。米力农（一种磷酸二酯 -3 抑制剂）在处理 PHTN 急性失代偿中是有益的，因为它既是正性肌力药，又是肺血管扩张剂[19]。类似的，多巴酚丁胺也可增加右心室收缩力。除此之外，多巴酚丁胺还具有减少全身血管舒张的优点[20]。

PHTN 患者术后的特殊注意事项

由于术后头几天可能发生猝死，PHTN 患者术后往往需转入重症监护病房。急性失代偿性右心衰竭（ADRVF）是最常见的并发症之一。氧合及通气不足、交感神经刺激和液体超负荷常常是 RV 功能障碍的诱发因素。RV 压力 / 做功的增加可能是由于肺血管收缩引起的酸中毒和低温。肺血栓栓塞是引起右心衰竭的术后并发症之一，可合并心律失常[21]。此类患者对房性心动过速耐受不佳，应积极治疗。对于那些术后躁动挣扎、手术风险高或并存Ⅳ类疾病的患者，应给予肺血管扩张剂治疗。

综上所述，接受非心脏手术的 PHTN 患者围手术期并发症的风险增加，特别是病程已到晚期的患者。应与呼吸科医生、心脏科医生、重症监护医生及外科医生仔细讨论此类患者的治疗方案，以优化围手术期管理。认识到各种麻醉技术和手术入路的潜在并发症，避免肺内压力急剧增加 / RV 失代偿，对围手术期计划的制定具有重要意义。

结 论

尽管少见，但 PHTN 是一种严重的疾病。在非心脏手术中，已确诊或新发的 PHTN 被认为是并发症的重要预测因素，并显著增加围手术期发病率（如血流动力学急性失代偿）。有 PHTN 病史的患者必须进行仔细评估并优化围手术期管理，以避免常见的临床并发症，而这些常见并发症可能对该类患者影响巨大。考虑到 PHTN 患者的潜在发病率，仔细的术前评估及对这类患者风险和管理的认识是必需的。

参考文献

[1] McGoon MD, Benza RL, Escribano-Subias P, et al. [Pulmonary arterial hypertension: epidemiology and registries]. Turk Kardiyol Dern Ars, 2014, 42(suppl 1):

67–77.

[2] Kaw R, Pasupuleti V, Deshpande A, et al. Pulmonary hypertension: an important predictor of outcomes in patients undergoing non-cardiac surgery. Respir Med, 2011, 105(4):619–624.

[3] Lai HC, Wang KY, Lee WL, et al. Severe pulmonary hypertension complicates postoperative outcome of non-cardiac surgery. Br J Anaesth, 2007,99(2): 184–190.

[4] Burst RJ. Pulmonary hypertension: past, present and future. Ann Thorac Med, 2008,3(1): 1–4,

[5] Hoeper MM, Bogaard HJ, Condliffe R, et al. Definitions and diagnosis of pulmonary hypertension. J Am Coll Cardiol, 2013,62(25, suppl):D42–DS0.

[6] Kovacs G, Berghold A, Scheidl S, et al. Pulmonary arterial pressure during rest and exercise in healthy subjects: a systematic review. Eur Respir J, 2009,34(4):888–894.

[7] Simonneau G, Gatzoulis MA, Adatia I, et al. Updated clinical classification of pulmonary hypertension.J Am Col Cardiol, 2013,62(25, suppl):D34–D41.

[8] Galie N, Hoeper MM, Humbert M, et al. Guidelines for the diagnosis and treatment of pulmonary hypertension: the Task Force for the Diagnosis and Treatment of Pulmonary Hypertension of the European Society of Cardiology (ESC) and the European Respiratory Society (ERS), endorsed by the International Society of Heart and Lung Transplantation (ISHLT). Eur Heart J, 2009, 30(20):2493–2537,

[9] Fishman AP. Clinical classification of pulmonary hypertension. Clin Chest Med, 2001, 22(3):385–391, vii.

[10] Miyamoto S, Nagaya N, Satoh T, et al. Clinical correlates and prognostic significance of six-minute walk test in patients with primary pulmonary hypertension. Comparison with cardiopulmonary exercise testing, Am J Respir Crit Care Med, 2000, 161(2, pt 1):487–492.

[11] Bossone E, D'Andrea A, D'Alto M, et al. Echocardiography in pulmonary arterial hypertension: from diagnosis to prognosis.J Am Soc Echocardiogr, 2013,26(1):1–14.

[12] Price LC, Montani D, Jais X, et al. Noncardiothoradc nonobsterxic surgery in mild-to-moderate pulmonary hypertension. Eur Respir J, 2010, 35(6):1294–1302.

[13] Bennett JM, Ehrenfeld JM, Markham L, et al. Anesthetic management and outcomes for patients with pulmonary hypertension and intracardiac shunts and Eisenmenger syndrome: a review of institutional experience. J Clin Anesth, 2014, 26(4): 286–293.

[14] Rajaram SS, Desai NK, Kaira A, et al. Pulmonary artery catheters for adult patients in intensive care. Cochrane Database Syst Rev, 2013, (2):CD003408.

[15] Schulmeyer MC, Santelices E, Vega R, et al. Impact of intraoperafive transesophageal echocardiography during noneardiac surgery. J Cardiothorac Vasc Anesth, 2006, 20 (6):768–771.

[16] Hofer CK, Zollinger A, Rak M, et al. Therapeutic impact of intraoperative transoesophageal echocardiography during noncardiac surgery. Anaesthesia, 2004,59(1):3–9.

[17] Evora PR, Pearson PJ, Schaff HV. Arginine vasopressin induces endothelium-dependent vasodilatation of the pulmonary artery. Vl-receptor-mediated production of nitric oxide. Chest, 1993, 103(4):1241–1245.

[18] Hoeper MM, Granton J. Intensive care unit management of patients with severe pulmonary hypertension and right heart failure. Am J Respir Crit Care Med, 2011, 184(10): 1114–1124.

[19] Harris MN, Daborn AK, O'Dwyer JP. Milrinone and the pulmonary vascular system. Eur J Anaesthesiol Suppl, 1992,5:27–30.

[20] Colucci WS, Wright RF, Jaski BE, et al. Milrinone and dobutamine in severe heart failure: differing hemodynamic effects and individual patient responsiveness. Circulation, 1986, 73(3, pt 2):III175–III183.

[21] Rodriguez RM, Pearl RG. Pulmonary hypertension and major surgery. Anesth Analg, 1998,87(4):812–815.

（吴志新 译，聂 煌 审）

第26章 心脏移植手术的麻醉

Stefan Lombaard, Heather Reed, Samantha Arzillo

典型案例和关键问题

李某，55岁，男性，合并高血压、心房纤颤、慢性肾衰竭（基础肌酐1.3~1.5）及非缺血型心肌病（NICM）等多种合并症。5个月前，他植入了HeartWare™（Medtronic，Minneapolis，MN，USA）HVAD™左心室辅助装置，现在是植入后期。他还有一个植入式的心脏除颤仪。此次因可行心脏移植手术入院，近期曾因液体超负荷及右心力衰竭住院，利尿剂治疗后出院。患者自觉整体状况良好，但今天抽血后略感紧张、头晕。

该患者心肌病的原因是什么？

收缩性心力衰竭的特征主要为心肌收缩力的降低和射血分数（EF）下降，伴有左室舒张末期容积（LVEDV）的增加。其主要病因包括[1]:

- 非缺血性心肌病（病因包括家族性、病毒性、特发性、产后、酒精继发性、心肌炎或阿霉素等药物所致的）。
- 缺血性心脏病。
- 先天性心脏病。
- 二次移植的患者。
- 瓣膜性心脏病。

舒张功能障碍，目前也称为射血分数保留的心力衰竭，是指患者虽然出现了心力衰竭的症状和体征，但EF和LVEDV正常或接近正常，并且左心室充盈压升高或左心室充盈异常。常见的原因包括：

- 缺血性心肌病。
- 高血压。
- 限制性心肌病（如心肌淀粉样变、心内膜纤维化、结节病、放疗或化疗后及特发性心肌病）。
- 肥厚性心肌病。

患者往往合并收缩性和舒张性心力衰竭。美国心脏病学会（ACC）和美国心脏协会（AHA）研发了一种用于评估心力衰竭患者临床风险的分级系统[2]：

A：存在心力衰竭的危险因素，无心脏病和临床症状；

B：存在心脏器质性病变但无临床症状；

C：存在心脏器质性病变，既往或现在有临床症状；

D：伴有症状心力衰竭的晚期症状，需要积极的药物治疗。

根据此系统，C级和D级心力衰竭患者的严重程度，也可被基于患者的症状和运动耐量的纽约心脏协会（NYHA）心功能分级进行评级（根据患者体力活动受限的程度分级）[1, 3]：

Ⅰ：患者体力活动不受限制；一般的体力活动不会引起过度的劳累、心悸或呼吸困难；

Ⅱ：患者体力活动轻度受限，休息时无症状，一般体力活动即有劳累、心悸或呼吸困难；

Ⅲ：患者体力活动明显受限，休息时无症状，轻于日常的活动即引起劳累、心悸或呼吸困难；

Ⅳ：患者不能进行任何体力活动，休息时即有明显的心力衰竭症状，任何活动都会加重不适感。

对于NYHA分级为Ⅲ~Ⅳ级伴有射血分数降低的心力衰竭患者，如何进行长期药物治疗？

对于射血分数降低的心力衰竭（HFrEF），

其治疗目标为改善症状、维持心肌功能及延长患者存活（图 26.1）[4,5]。长期药物管理的起始治疗包括应用袢利尿剂治疗容量超负荷，常用药物包括呋塞米、布美他尼和托拉塞米。血管紧张素转换酶（ACE）抑制剂（例如赖诺普利和依那普利）应从低剂量开始，并根据患者的反应及耐受性调整剂量，其可减少水钠潴留，抑制血管收缩和心肌肥大；但可能导致慢性咳嗽、血管性水肿、低血压、肾功能损害（禁用于双侧肾动脉狭窄的患者）及血清钾增高等并发症。ARB（如氯沙坦和缬沙坦）可用于因 ACE 抑制剂导致并发症的患者。ARB 也可引起肾功能不全和高钾血症[4]。

一旦患者使用 ACE 抑制剂或 ARB 稳定后即可开始使用 β 受体阻滞剂，其收益包括降低心肌氧耗、抗心律失常作用及降低心源性猝死的风险。比索洛尔、卡维地洛及美托洛尔缓释剂均对心力衰竭有治疗作用[4]。这些药物的使用均应从低浓度开始，因为其可加重心力衰竭，导致低血压、心动过缓、疲劳、支气管痉挛及阳痿。肾功能及血浆钾浓度正常的患者可加用盐皮质激素受体拮抗剂（如螺内酯），使用期间要对患者进行监测，以防低血压、肾功能损害及高钾血症的发生[2,6]。

沙库巴曲可通过抑制脑啡肽酶，减少心房脑钠尿肽及缓激肽的降解，引起这些血管活性肽的水平增高，从而产生扩血管和利尿作用。沙库巴曲和缬沙坦联合使用比单独使用依那普利效果更佳[5]。

伊伐布雷定可用于静息状态心率升高（≥ 70 次 / 分）的患者，并专指窦性心律的患者。此药可直接抑制窦房结发挥作用，因此可用于使用 β 受体阻滞剂产生副作用的患者[7]。其并发症包括视觉症状、头疼、心动过缓及房颤。

地高辛偶尔应用于房颤的患者，通过减少房

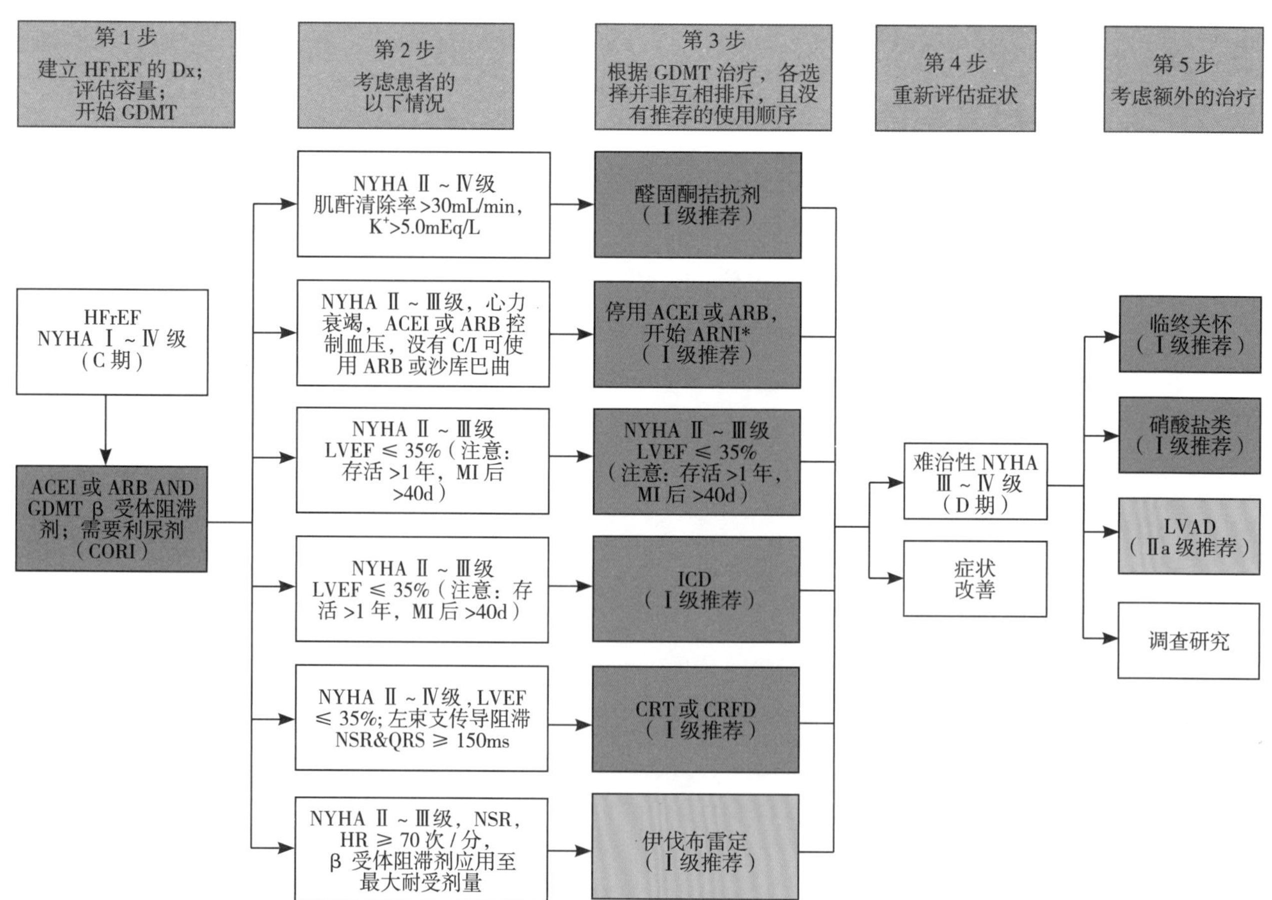

图 26.1 HFrEF C 和 D 期的治疗[6]。ACEI：血管紧张素转换酶抑制剂；Dx：诊断；GDMT：指南指导的药物治疗；MI：心肌梗死

室结传导来降低心室率，其并不改善生存率，但有轻微的正性肌力作用并可改善心力衰竭症状。地高辛的治疗窗狭窄，对肾衰竭的患者可有毒性，中毒症状包括：缓慢或快速性心律失常、视觉改变、意识模糊、虚弱、嗜睡、恶心及呕吐[6]。

患者还可能需要使用抗凝药物、抗心律失常药物、糖尿病药物及抗血小板的药物[4]。

二级预防试验证明，与单独使用最理想的药物治疗相比，使用植入式心脏除颤仪（ICD）更有益于心力衰竭患者[4,5,8,9]。目前建议对于缺血性心肌病或 NICM 导致左室射血分数（LVEF）小于 35% 的患者预防性使用 ICD，以预防心源性猝死[10]。也可使用无须静脉导线的皮下植入式心律转复除颤器（S-ICD），这种皮下装置仅能进行电击治疗，不适用于需要心脏起搏的患者[11]。

由于左束支传导阻滞（LBBB）导致 QRS 波增长的患者，其左室侧壁的收缩较室间隔延迟。这种心室不同步收缩可通过在冠状窦放置额外的起搏装置纠正，使室间隔和左室游离壁同步起搏，这被称为心脏再同步化治疗（CRT）。CRT 适用于 LVEF ≤ 35%，存在 LBBB 且 QRS 间期 >130~150ms，以及接受合理药物治疗的 NYHA 分级Ⅱ~Ⅳ级的患者。CRT 可逆转左心室重塑，减少心力衰竭的发生。一项研究表明，CRT 使用 1 年后，LVEDV 降低 15% 且 LVEF 增加 8%。

无除颤功能的心脏再同步治疗为 CRT-P，而结合除颤仪的 CRT 治疗为 CRT-D。比较心力衰竭患者药物治疗和起搏除颤仪植入疗效（COMPANION）的试验显示 CRT-D 与单纯的合理药物治疗相比，可降低死亡率至 36%。

药物治疗失败后我们的选择有哪些？

以下是药物治疗失败后的选择：

短期的心室辅助装置（VAD）[12,13]

- 由于主动脉内球囊反搏（IABP）能减轻后负荷并改善冠状动脉灌注，其常常用于难治性心源性休克的早期支持治疗。IABP 易获取、易操作、相关风险低，且与其他机械性的支持装置相比创伤小。它可作为使用其他更明确的机械支持装置前的过渡治疗。
- 经皮机械循环支持装置。Impella®（Abiomed，Danvers， MA）和 TandemHeart™（LivaNova，London，England），主要用于高危患者冠状动脉介入治疗期间的循环支持，能提供 2.5~5L/min 的血流量。这些装置可用于急性心源性休克的患者，而 LVAD 禁用于这些患者。尽管根据制造商的说法，2.5 版 Impella 设备最多只能使用 4d， 5.0 版最多只能使用 6d，但是一些文献显示它们使用的时间要长得多[14]。由于存在血栓栓塞事件的风险，患者需要在设备应用期间进行抗凝。其他并发症包括与动脉通路相关的并发症，如出血和肢体缺血。
- 体外膜肺氧合（ECMO）。静静脉（VV ECMO）和静动脉（VA ECMO）模式都是可用的。ECMO 主要用于进行了容量管理、强心、缩血管及主动脉内球囊反搏治疗但仍发生了心源性休克的心力衰竭患者。ECMO 尤为适用于并发呼吸衰竭的心源性休克患者，此时可以同时减轻左心室和右心室负荷。 ECMO 可在床旁实施以进行暂时的循环支持。其并发症包括肢体缺血、出血及溶血。全 VA ECMO 支持可能并发血栓形成，或需要进行 LV 减压的左心室扩张。
- 体外机械循环支持。如 CentriMag™（Thoratec，Pleasanton，CA），可用于心脏直视手术后的临时左室辅助支持，或对并发严重右心衰竭的 LVAD 的患者进行右室辅助支持。此种情况下，该装置已被美国食品和药品监督管理局（FDA）批准使用最长不超过 1 个月。

永久的 VAD

- 左心室辅助装置[15]。第 1 代 LVAD 是体积较大的脉冲式血流装置，可能会导致卒中发生率增高。第 2 代为轴流装置，更加耐用、体积较小，减少了血栓的形成，如 Thoratec（Pleasanton，CA）公司的 HeartMate II™（HM II）。第 3 代 LVAD 采用磁悬浮减少泵与转子之间的摩擦和磨损，HeartWare 公司 的 HVAD 是一个足够小，可以放置在心包腔内的离心流动装置。目前，在美国只有 HM II 被批准用于替代治疗。心室辅助装置的并发症包括血栓栓塞、出血、感染及辅助装置故障。神经系统状态不明、持续严重出血、败血症、严重右心室功能障碍及严重主动脉瓣关闭不全的急性心源性休克患者禁用 LVAD。

• 完全的人工心脏（TAH）[16]。患者的心脏被一个气动式的人工心脏替代。SynCardia TAH 被批准作为双心室心力衰竭终末期心脏移植前的过渡治疗。

心脏移植的适应证是什么？

当其他治疗方法不再有效或心脏移植可提高生存率时，可进行心脏移植。适应证如下[1,17]：

• 严重终末期心力衰竭（最常见的适应证）。
• 严重的先天性心脏缺陷。
• 严重的心绞痛。
• 严重的危及生命的心律失常。
• 机械循环支持发生并发症。

心脏移植的标准是什么？

心脏移植的标准

• 社会因素[17,18]：

① 必须具备可靠的社会支持系统。患者术后需要几个月的帮助，包括就诊往返的运送、日常生活活动的协助，以及生病期间的援助。

②患者需要遵从移植术后药物、检查及治疗的要求。这包括每日的药物治疗、持续的抽血检查，以及术后的门诊随访。

③ 患者必须完全杜绝烟草制品、酒精、大麻及非法药物的使用。可疑患者必须同意随机尿液或血液毒理学筛查。

④ 患者需要遵守移植前的医学治疗，包括遵嘱使用处方药物、进行预约的临床和诊断性检查，以及遵守行为约束。

• 移植前应考虑的可能与心脏移植术后不良预后相关的情况包括：

① 高龄： 60 岁以上患者的感染等并发症较多，癌症等合并症的发生率也更高。国际心脏和肺移植（ISHLT）登记处的数据显示，65 岁以上患者的死亡率更高。尽管如此，移植手术仍然没有严格的年龄限制。患者术前需进行个体化评估。

② 严重的全身性疾病，预计 5 年生存率低于 90%，这包括了自身免疫性疾病和癌症。HIV 感染患者可能被作为待选患者考虑。

③ 严重的肺部疾病。

④ 不可逆的严重肺动脉高压（PHTN）。肺动脉（PA）收缩压大于 60mmHg，肺血管阻力（PVR）大于 6 个 wood 单位，或者跨肺压大于 16mmHg，这些均显著增加移植术后死亡率。PVR 大于 3 个 wood 单位的患者应接受血管扩张剂治疗以评估其可逆性。

⑤ 严重的外周血管疾病（PVD）。

⑥ 严重的脑血管疾病。

⑦ 近期脑血管意外（CVA）伴有神经系统功能障碍。

⑧ 糖尿病合并严重终末器官损害。糖尿病必须控制良好。

⑨ 严重的肝脏疾病。

⑩ 不可逆的严重肾脏疾病。

⑪ 无法控制的感染。

⑫ 体重指数（BMI）大于 38 的病态肥胖。

⑬ BMI 小于 18 的严重蛋白 – 热量营养不良。

⑭ 将会影响移植术后护理的精神疾病。

请注意，上述很多标准在某些医院中都不被视为排除标准，总的排除标准会随不同医院而有所不同。

麻醉前评估应该解决什么问题？

心脏移植手术通常为急诊手术，没有充足的时间进行术前评估。尽管作为移植前检查的一部分，患者通常在术前进行了彻底的评估，但他们的临床情况和目前心力衰竭的治疗可能已经发生改变[19,20]。

特别需要解决的问题

• 完成完整的术前麻醉评估，包括误吸风

险、可能存在的气道问题、过敏、疾病的紧急变化及既往麻醉期间的并发症。

- 评定术中应用经食道超声（TEE）的禁忌证。
- 应注意当前的药物治疗，包括剂量和患者最后一次服用这些药物的时间，因为这可能对麻醉管理有影响。例如，接受强效利尿剂治疗而导致低血容量的患者在诱导时可能出现心输出量的显著降低。一些药物可影响钾离子水平，导致高钾或低钾血症。ACEI 或 ARB 可能会加重体外循环（CPB）期间血管麻痹的影响。近期 β 受体阻滞剂治疗也可能有导致诱导期低血压。
- 目前的心血管支持治疗：
  - 强心剂通常在诱导期持续使用至体外循环开始。如果患者带着便携式输液泵，则用手术室内使用相同药物及用量的标准静脉输液泵进行替换。
  - LVAD：需 VAD 协调员提供现场支持。警惕目前任何的抗凝治疗和 LVAD 相关的并发症（如出血或血栓栓塞性事件）。一项研究表示，高达 19% 的使用LVAD的患者可发生消化道出血[21]。这些装置也易发生动力传导系统的感染。虽然左心得到充分的辅助，但这些患者容易出现右心衰竭，发生率高达 35%[22]。应评估患者是否有右心衰竭的症状和体征。LVAD 功能的关键在于维持适当的左心室容量，如果需要高级心脏生命支持（ACLS）管理，应避免心肺复苏（CPR）。低血容量的适应证包括由于前负荷低导致的血管搏动性低、高动力、低流量。
- 心内植入式电子装置（CIED）：

CIED 的厂家、植入位置、起搏导线配置和植入的适应证都应被确认。对于该患者，为了一级预防放置了一个 St. Jude 设备，设置为心室起搏 60 次 / 分。

应该核实设备以确认电池寿命、传导功能正常、对磁场的反应及对患者起搏器的依赖性。应在术前停用抗心动过速的治疗。如果患者依赖于起搏器，起搏可能需要转换成非同步模式，如 VOO 或 DOO 模式。注意在 CIED 中，使用磁铁只会使抗心动过速功能无效，而起搏功能不会受到影响。每搏量固定的患者可能依赖更快的心率来维持足够的心输出量。对于处在心率下限的患者，尽管不依赖于起搏心率，但是把起搏器调整为非同步模式也是非常有必要的。

体外除颤电极片需放置在与 CIED 起搏向量垂直且可正常运作的位置。

注意，ICD 患者使用磁铁典型的影响表现为影响抗心动过速的治疗而不影响起搏功能。如果患者有完全性传导阻滞或自身心率很慢，可适当调整为非同步单室或双室起搏模式。

- 抗凝治疗（见下一章节）。
- 麻醉诱导的时间需要与获取供体器官的团队和外科医生协商确认。我们一般直到确认供体心脏的活性后，才进行诱导。缩短供体心脏的缺血时间（应小于 4h）非常关键[23]。我们大约有 1h 来进行麻醉诱导、动静脉置管，摆体位并进行其他准备工作。我们应该考虑到一个实际问题，即动脉和中心静脉穿刺有时可能很困难，特别是在之前做过多次侵入性操作的患者中。如果患者曾做过心脏手术，包括放置 LVAD，也应该考虑到胸骨切开和心脏游离可能需要额外的时间。
- 受体的血样必须在抵达医院时就抽取并送出进行交叉配血，并检测电解质、肾功能、凝血功能及全血细胞计数。这些检查结果必须按照要求进行核实及处理。
- 必要时可使用咪达唑仑等抗焦虑药物。苯二氮草类药物的安全范围广；然而，对于危重患者，这些药物仍需按需使用，并进行适当的监护。

补充说明：NBG 起搏器代码

由北美起搏和电生理学会（NASPE）与英国

起搏和电生理组织（BPEG）开发的称为NBG起搏器代码的标准化编码系统，用于描述起搏器的功能。最近一次修订本是在2002年出版的[24]。

使用了5位代码：

第Ⅰ位：心腔起搏。“A”代表起搏心房，“V”代表起搏心室，以及“D”代表心房和心室均起搏。

第Ⅱ位：心腔感应起搏。与第Ⅰ位同样的字母位置表示，但增加了“O”。“O”表示无感应功能，即产生非同步起搏的应用。

第Ⅲ位：对感应的反应。“I”表示对自身心脏电活动的感应将抑制一次起搏。“T”表示触发。一次电活动感知激发一次起搏。“D”代表兼有感知抑制和激发的两种反应方式。“O”表示非同步起搏模式。

第Ⅳ位：频率调节。传感器用来检测心电活动、周期运动或分钟通气量，以便患者的心率降至最低限以下时增快心率。如果这个功能不存在时，通常会省略掉字母。

第Ⅴ位：很少应用。

经典的起搏模式如下：

DDD：心房、心室双起腔搏。心房、心室均可感知，且感知后可抑制或激发一次起搏。

感知到的心房搏动会抑制心房起搏，但如果在一段时间内没有感知到心室搏动，就会触发心室起搏。

DOO：无论有无心房、心室活动，均对心房和心室进行非同步起搏。

VVI：只有心室感知，且在一段时间内如果没有感知到心室搏动将会触发心室起搏。

VOO：心室非同步起搏，不感知任何心电活动。

正在接受抗凝治疗的患者，国际标准化比值为3.1，你将如何管理移植手术过程中的凝血？

华盛顿大学医学中心（UWMC）凝血管理[25]：

- 一旦供体心脏的活性得到确认，将对华法林进行拮抗：
  - 静脉注射维生素K 10mg。
  - 如果国际标准化比值（INR）是1.6~2，输注2U冰冻血浆[新鲜冰冻血浆（FFP）]。
  - 如果国际标准化比值大于2，可使用浓缩4因子凝血酶原（4-PCC）恢复凝血功能。Kcentra®（CSL Behring，King of Prussia，PA，USA）包含凝血因子Ⅱ、Ⅶ、Ⅸ及Ⅹ[26]。

INR为2~4时给予剂量为25U/kg，INR在4~6的剂量为35U/kg；如果INR大于6，则剂量为50U/kg，最大量为5000U。处理后10min内重新检查INR。如果INR仍然大于2，则追加PCC。

- 体外循环期间，使用氨基己酸或氨甲环酸等抗纤溶剂。这些药物抑制纤溶酶原向纤溶酶的转化，从而减少现有血液凝块的纤溶作用。给药方案各不相同。在UWMC，给予氨基己酸5~10g的负荷量，然后每小时输注1g。氨甲环酸给予10~30mg/kg负荷剂量，然后以5~16mg/(kg·h)维持。肾衰竭时减少剂量。除非血栓弹力图（TEG）显示有持续出血或持续纤溶，否则在转到重症监护病房（ICU）之前要停止输注。

每30~45min抽血送往急诊检验科检测[凝血酶原时间（PT）、纤维蛋白原、血小板计数及红细胞比容]和TEG。如果INR大于2，则在体外循环期间给予10~15mL/kg的FFP。优点是在体外循环期间可以通过超滤对血液进行浓缩，这就避免了CPB结束后需要用大量血浆来纠正凝血障碍的情况发生。

- 体外循环结束后，给予患者鱼精蛋白纠正活化凝血时间（ACT）。急诊生化检查每小时重复一次，如果患者有凝血功能障碍，则给予5~10mL/kg的FFP。按照要求给予1~3U的血小板。如果纤维蛋白原值小于150mg/dL，则给予1~2U的冷沉淀。如果在RV功能障碍的情况下对容量有所顾虑，可以使用4-PCC。

肝素拮抗不完全和肝素反跳是CPB术后出血的常见原因。比较含有和不含肝素酶的TEG

反应时间可能比单独使用 ACT 诊断肝素残留更为准确[27]。

- 去氨加压素（DDAVP）是精氨酸加压素的类似物，能促进血管内皮细胞释放 vW 因子。在长时间的 CPB 之后，可考虑使用。经典剂量为 0.3μg/（kg·min），持续 15~30min 缓慢泵注。

- 当所有其他治疗无效时，可考虑使用激活的Ⅶ因子。但是由于其有血栓事件发生的风险，心脏手术并非是该药物的适应证[28]。

- ICU 的进一步管理：ICU 需要额外的药物，特别是正处于凝血障碍的患者。止血目标 INR 小于 2，血小板计数大于 150 000/μL，红细胞比容大于 24，纤维蛋白原大于 150mg/dL。

每小时进行一次急诊血生化和 TEG 检查，直到胸腔引流管引流量减少程度至少达到 200mL/h。

此外，患者的 pH 应维持在 7.35 以上，且应积极采取保温措施将患者的体温维持在 36.5℃以上。

麻醉诱导前应处理哪些事项？

- 应进行美国麻醉医师协会（ASA）要求的标准监护[29]。注意，如果患者应用 LVAD，动脉搏动弱，无创血压（NIBP）测量将不准确。此时应停用 NIBP，以防止持续的充气和放气导致的静脉筋膜室综合征。

- 脑电双频指数®（BIS）可用于术中知晓发生率较高的心脏手术。

- 脑氧监测可能有用，特别是在使用持续流量 LVAD 脉搏血氧监测无法正常工作的情况下。

- 诱导前应进行有创动脉监测，由于 LVAD 患者的血管缺乏搏动性，操作需要在多普勒或超声引导下完成。

- 应开放较粗的外周静脉通路。在某些情况下，可能需要建立中心静脉通路，主要是为了使用血管活性药物并监测血流动力学。

- 应放置体外除颤电极。注意确保与皮肤接触良好，以避免烧伤的可能。

- 应该确认有可用的血液制品，特别是对二次切开胸骨的患者。巨细胞病毒（CMV）阴性的患者应接受 CMV 阴性的血液制品。

- 急救药物和血管活性药物都应该准备好。通常，UWMC 可提供以下药物（但各医院间差异很大）：肾上腺素、抗利尿激素 、去氧肾上腺素 、去甲肾上腺素 、胰岛素及一氧化氮。

- 应准备好免疫抑制剂。

- 存在感染时应预防性使用抗生素，并应同时考虑供体和受体对抗菌药物的敏感性。

- 与所有手术一样，无菌技术对于降低与有创操作相关的感染风险至关重要。

如何对一个心脏功能严重下降的患者实施麻醉诱导？

麻醉诱导药物可能会抑制患者的心血管功能，导致心血管衰竭。应该选择血流动力学影响较小的药物[19]。左心室充盈时，VAD 的应用有助于使患者对诱导药物引起的后负荷变化有更好的耐受性。我们通常会将咪达唑仑或依托咪酯与快速起效的阿片类药物（如芬太尼）联合使用。芬太尼及其衍生物对心血管系统的影响微乎其微，且不会引起组胺释放。阿片类药物与苯二氮䓬类药物合用时，可协同降低全身血管阻力（SVR）。值得注意的是，如果低血容量或填塞等时患者的血压依赖于交感神经活性，芬太尼可能会导致患者低血压。因为心脏移植通常是急诊手术，如果对术前禁食时间是否充足有顾虑时，可进行快速序贯诱导（RSI）。由于循环时间较慢且反应延迟，应注意避免这些药物的过量使用。应继续使用术前使用的正性肌力药，并在麻醉诱导后可能需要增加药物以抵消交感神经张力降低带来的影响，如多巴酚丁胺、肾上腺素、去甲肾上腺素、米力农及血管升压素等。如果药物治疗低血压无效时，则应使用 CPB。

这些患者常常存在肺动脉压升高，其原因主要是左心室功能不全[30]，尤其是术前评估或超声心动图证实伴右心室功能不全的情况下。应避免后负荷的过度增加，以防其影响左心室功能，这在有严重二尖瓣反流的患者中尤为重要。诱导时应优化通气，避免缺氧、高碳酸血症和酸中毒及其导致的肺血管收缩和 PHTN 加重。正压通气（PPV）和呼气末正压（PEEP）会增加右心室的后负荷，导致无效腔增加。另一方面，低潮气量和低 PEEP 可能加重肺不张和肺内分流。我们推荐的肺保护通气潮气量为 6~8mL/kg[31]，PEEP 维持在 5~10cm H_2O。通气时应使用 100% O_2。

TEE 的作用是什么？

经食管超声心动图可以在 CPB 前使用来评估以下内容：

- 左心房（LA）或左心室血栓。外科医生应对此知晓，以避免在游离过程中发生栓塞。
- 容量状态和心功能。应该评估血流动力学状态，并用于指导治疗。
- 在心脏旁路血管开放前排气。有Ⅱa 类证据支持在心脏移植手术期间使用 TEE 评估空气栓子[32]。

体外循环后，ISHLT 指南[23]中有Ⅰ类证据推荐使用 TEE 指导移植术后管理，具体管理包括：

- 评估左心室功能。
- 持续评估右心室功能。这在整个体外循环后的阶段至关重要。
- 体外循环后评估瓣膜的功能，特别是发现三尖瓣反流。
- 体外循环后血流动力学管理。

在体外循环实施之前，如何进行麻醉管理？

在体外循环开始前，通常放置右颈内静脉导管，用于液体复苏和中心静脉给药。放置肺动脉导管（PAC）用于监测肺动脉压、持续心输出量及混合静脉血氧饱和度。PAC 主要用于指导移植后的治疗。麻醉维持通常采用吸入麻醉剂。阿片类药物用于减少所需挥发性药物的量，以最大限度地降低吸入药对心血管的抑制作用。在 CPB 前给予肝素，PAC 通常缩回到 SVC；PA 监测现在可以用作中心静脉压（CVP）监测，以评估通过 SVC 插管进行静脉引流的效果。

在患者全流量体外循环时，可通过异丙酚输注或通过体外循环机给予吸入麻醉药来维持麻醉。麻醉深度通过 BIS 进行监测。

预防排斥反应的策略有哪些？

排斥反应是由人类白细胞抗原（HLA）和 T 细胞之间的相互作用介导的。通过阻止细胞免疫进展可治疗同种异体移植排斥反应[28]。与正性肌力治疗方案一样，免疫抑制剂方案在不同机构间也有所差异。一般来说，联合使用 3 种治疗药物：钙调神经磷酸酶抑制剂、抗代谢药物及类固醇。

- 围手术期抗排斥治疗（诱导治疗）。
  - 诱导时给予麦考酚酯 1000mg IV。
- 在阻断开放时给予以下药物治疗：
  - 甲强龙 500mg IV。
  - 兔抗胸腺细胞多克隆抗体（R-ATG 或胸腺球蛋白）：1.5mg/kg IV，继续 6h。或者使用白细胞介素 2 受体阻滞剂，如巴利昔单抗。
- 三联疗法。
  - 钙调神经磷酸酶抑制剂，如环孢素和他克莫司，可阻断 T 细胞激活。这些药物的主要并发症是肾衰竭、高血压、糖尿病、贫血及高胆固醇血症。他克莫司是首选药物，因为它副作用最少。
  - 抗代谢药与钙调神经磷酸酶抑制剂联合使用。最初使用的为硫唑嘌呤，但现在已经被霉酚酸酯取代。
  - 类固醇可以阻断 B 细胞、T 细胞及抗原呈递细胞的增殖。这些药物用于预防排斥反应的进展，也用于急性排斥反应的治疗。其常见的副作用包括：糖尿病、骨质疏松症、肾上腺抑制、体重增加及伤口愈合延迟。
- 有输血史的患者还可能发生抗体介导的排

斥反应。术中血浆置换可用于清除抗 HLA 抗体。

CPB 脱机前应该检查什么？

- 阻断开放时可开始使用正性肌力药。
- 可能需要变时支持。新的心脏没有神经支配，需要直接作用的药物以维持心率。临时心外膜起搏导丝通常放置在右心房（RA）和右心室（RV）。
- 纠正电解质和酸碱平衡。
- 维持体温在 35.5℃ ~36.5℃。
- 肺部再膨胀，外科医生可以确认两肺都已重新扩张，没有肺不张的残留区。一旦 CPB 流量减少，即可恢复通气。这是重新使用吸入麻醉剂的好时机。
- TEE 用于评估 LV 和 LA 中的气体，并指导外科医生进行排气操作。直视下评估 RV 的充盈情况和功能很容易，但 TEE 评估 LV 需要在 CPB 脱机后。
- 一旦移除 SVC 插管，应重新放置 PAC。因为 PAC 是血流引导下的导管，所以一旦建立正常的循环，就很容易完成操作。
- 预期 LV 功能通常会被保留。主要需要关注 RV 功能，需小心支持 RV 功能，并尽可能降低 RV 后负荷。开始吸入一氧化氮（iNO）治疗的门槛很低，其有助于心脏移植患者 PHTN 的管理（详见 RV 衰竭管理的章节“如何处理急性 RV 衰竭？”）。

CPB 脱机成功后，如何管理患者？

供体心脏的情况是决定药物治疗效果的关键因素。理想情况下，供体心脏只需要低剂量的正性肌力支持。RV 功能通常比 LV 功能更值得关注，应经常通过 CVP、直视及 TEE 的变化来评估 RV 功能。严重的原发性移植心脏功能障碍可能需要 IABP、VAD，甚至完全 VA ECMO 治疗。

可以早期预测移植心脏功能障碍的因素包括：

- 再灌注前缺血的持续时间，理想情况下应少于 4h。
- 获取器官前，对供体心脏功能的顾虑。
- 器官采集过程中对心肌保护的不足。

供体心脏心血管支持的选择有哪些？

供体心脏[28,33]的心血管支持的选项包括表 26.1 的汇总及以下内容：

- 去氧肾上腺素
  - 作用机制：α_1 受体激动剂。
  - 常用的输注速率：0.2~1μg/（kg・min）。
- 血管升压素

表 26.1　正性肌力药物汇总表

药物名称	作用机制	常用剂量（负荷量 / 维持量）
多巴酚丁胺	β_1 受体激动剂→变力和变时性	2~10μg/（kg・min）
米力农	磷酸二酯酶（PDE）Ⅲ型抑制→全身和肺血管扩张，↑心脏收缩力和改善舒张功能	50μg/kg 负荷量； 0.375~0.75μg/（kg・min）[a]
肾上腺素	β_1 受体和 β_2 受体激动剂；输注大剂量时为 α_1 受体激动剂	0.02~0.1μg/（kg・min）[b]
异丙肾上腺素	β_1 受体和 β_2 受体激动剂；除增加心肌收缩力和扩张血管外，还有显著的增快心率作用	0.02~0.5μg/（kg・min）
去甲肾上腺素	β_1 受体和 α_1 受体激动剂；明显的全身血管收缩	0.02~0.1μg/（kg・min）[b]
多巴胺	低剂量，D_1 受体激动剂；中剂量 [5~10μg/（kg・min）]，β_1 受体激动剂；高剂量，α_1 受体激动剂	2~20 μg/（kg・min）
左西孟旦[34] c	增加心肌细胞对钙的敏感性；PDE Ⅲ抑制→心脏变力和体肺血管扩张	6~12μg/kg 负荷量； 0.1~0.3μg/（kg・min）

a：肾衰竭的患者减少输注剂量。b：可以给予负荷量；但如果这些药物过量，可能会引起危及生命的副作用。除非患者有严重的低血压，否则最好从低剂量开始，如 5~20μg，并根据反应调整剂量。c：目前在美国还不能使用（截至 2018 年 5 月）

- 作用机制：V_1 和 V_2 受体激动剂。血管升压素通过激动 V_1 受体引起皮肤、骨骼肌及胃肠道的血管收缩，而不增加 PA 压力。
- 常用的输注速率：0.01~0.04U/min。

• 评估 ABC。首先，检查通气和氧合情况，以及目前的心率、节律和心电图（ECG）上的缺血表现。心功能应通过直视和 TEE 快速评估。PAC 还可以提供中心静脉压高或低、肺动脉压、心输出量及肺动脉楔压等有用信息。鉴别诊断包括右冠状动脉气栓、停搏或完全性心脏传导阻滞、低血容量、急性移植心脏功能障碍伴心源性休克、急性 RV 功能障碍、血管麻痹及鱼精蛋白反应。

• 中心静脉压升高，肺动脉压下降，预示着急性右心室功能障碍的发生。这可能是由于 RV 收缩功能受损、PVR 增加或两者兼而有之。直视下看，RV 肿胀伴功能不良。TEE 可证实这一表现，还可看到室间隔向充盈不足的左心室移动（图 26.2、图 26.3）。

右心室功能不全是心脏移植术后常见的并发症，与术后早期和晚期的并发症发生率和死亡率密切相关。常见原因包括[35]：缺血再灌注损伤；与 LV 相比，停搏液对 RV 的保护效果较差；右冠状动脉空气栓塞；PEEP 引起的 PPV 改变；PVR 升高。

肺循环是一个具有低血管阻力的低压系统[36]。与体循环相反，肺动脉阻力随着心输出量的增加而降低，仅导致肺动脉压里的轻微上升，这是由肺毛细血管的扩张和被募集的能力介导的。RV 为薄壁结构，舒张期仅 2~3mm，使舒张末期容积大于 LV，所以 RV 比 LV 能更好地耐受前负荷的增加。但与 LV 相比，RV 的每搏输出量随后负荷的增加而迅速减少。急性 RV 衰竭时，RV 扩张，从而导致收缩力的降低；同时伴有室壁张力的增加和冠状动脉血供的减少；一旦 RV 舒张末压超过 LV 舒张末压，室间隔就会移向 LV，而 LV 充盈受损会导致心输出量和平均动脉压下降。低血压将会进一步影响 RV 功能。此时补充容量将使情况变得更糟。

如何处理急性右心力衰竭？

其管理要点与急性左心衰竭相似[36,37]：支持 RV 收缩功能，减少后负荷，减少过多的前负荷。

• 右心室收缩能力和前负荷：最重要的是通过优化通气、升高 MAP 及纠正贫血来恢复

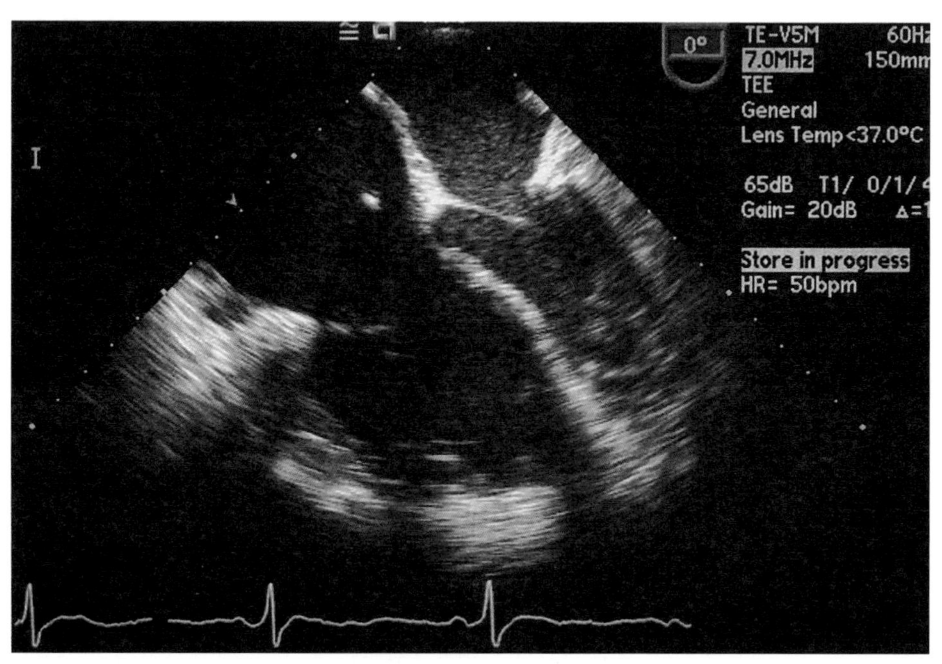

图 26.2　RV 严重扩张，间隔移向 LV

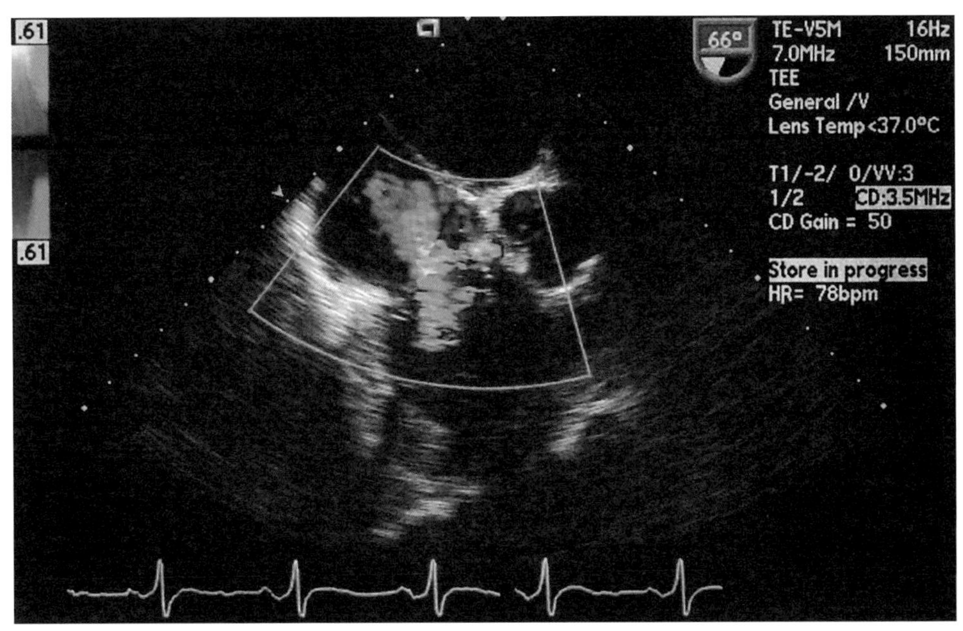

图 26.3 RV 功能衰竭时的严重三尖瓣反流

RV 氧供。血管升压素对升高 MAP 尤为有用，与通过 α 受体起效的药物相比，它对 PVR 的影响较小。应纠正红细胞比容，但要注意避免容量过多引起的 RV 过度扩张膨胀。在容量替代治疗过程中，应通过直视、TEE 或容量替代治疗时 CVP 的增加持续监测 RV 前负荷。在某些情况下，可能需要降低 RV 的容量负荷，但应注意避免右心充盈不足的情况。在体外循环结束前需谨慎纠正红细胞比容和严重的凝血障碍，可通过超滤去除过多的容量或是使用浓缩的凝血因子。

应加用正性肌力药物并滴定至起效，并持续泵注肾上腺素 0.04~0.2μg/（kg・min）或多巴酚丁胺 2~10μg/（kg・min）。根据右室功能衰竭的程度，可注射肾上腺素（5~100μg）。米力农因可用于提供额外的正性肌力支持并降低 PVR，考虑到其对 SVR 的影响，还可能需要其他的肾上腺素能药物或血管升压素来维持足够的 MAP，其效应与 β 受体激动剂有协同作用。当单独使用血管升压素不足以维持足够的SVR时，加用去甲肾上腺素可能有用，而且它还通过激动 β_1 受体增强心肌收缩力。左西孟旦可增强心肌收缩力且不增加心肌耗氧量。

加快心率也可以改善右心室功能，这可通过心外膜起搏器或滴定异丙肾上腺素至心率为 100~120 次 / 分来轻松达成。

- 后负荷：PVR 在功能残气量（FRC）时最低，在高肺容量和低肺容量时均增加，在严重肺不张的情况下最高。PPV 需要通过避免过高的气道压力和 PEEP，避免肺不张、缺氧及高碳酸血症达到平衡状态。应在 CPB 撤机前开始机械通气，并谨慎进行肺复张，因为肺复张可能会引起 RV 功能障碍[38,39]。PVR 随缺氧和高碳酸血症而增加，这在酸中毒时更为明显。全身使用肺血管扩张剂是非选择性的，可能导致低血压，因此应谨慎使用[37]。

10~40ppm 的吸入性一氧化氮是一种有效的 PA 血管扩张剂。它起效快、作用时间短，这限制了它引起全身副作用的可能性。最大的优势是其只在通气的肺组织内产生血管扩张作用，改善 V/Q 比值和氧合。值得注意的是，iNO 绝不能突然停药，这可能会导致反跳性 PHTN。应该使用高流量新鲜气体来清除蓄积的氧化氮物质，如 NO_2。还可选择前列环素类似物雾化吸入，如环前列烯醇。

- 如果发生对药物治疗无效的严重心血管衰竭，需要进行胸内心脏按压直到患者肝素化且重新进入 CPB。ECMO 可用于难治性 RV 功能障碍。VA ECMO 减轻 RV 的负荷，改善器官灌注，纠正低氧血症和高碳酸血症 [40]。如果是因严重缺氧和高碳酸血症导致的 RV 衰竭，可采取 VV ECMO，直到患者的呼吸功能改善 [38]。

移植后会发生哪些并发症？

- 超急性、急性或慢性排斥 [41]。
- 原发性移植心脏功能衰竭是移植后第 1 个月死亡的主要原因。
- 感染和多器官功能衰竭是大多数患者术后第 1 年死亡的原因。
- 恶性肿瘤：大约 30% 的移植受者在 10 年后会患上某种癌症。
- 冠状动脉疾病：手术 10 年后的发病率接近 50%。
- 术后 10 年内，68% 的受者出现肾衰竭。

心脏移植术后的患者进行非心脏手术时的麻醉注意事项有哪些？

虽然心脏移植患者成功地进行过全身麻醉和区域麻醉 [42]，但是仍有很多麻醉医生为了麻醉安全应该意识到的事项。

- 移植心脏的生理变化：交感神经和副交感神经在心脏移植过程中都被切断 [28]，而神经重新支配可能需要数年时间，但第 1 年内完成非常少见。迷走神经张力的丧失往往会导致静息心率较高。患者在心脏移植后也可能由于排斥反应、冠状动脉缺血或心肌保护不足而发生完全性房室传导阻滞。

固有的心脏反射被保留，如前负荷变化时 Frank-Starling 反应及心脏对循环中的儿茶酚胺的反应。由于失去了直接的交感神经支配，心脏对血管扩张引起的低血压的反应可能延迟。考虑到这一点，为避免由于全身麻醉的心血管抑制效应而导致的低血压或者由于广泛的区域麻醉（如腰麻）而导致的血管扩张，维持血管内容量非常重要。

阿托品或新斯的明等药物通过 M 受体起作用，不会对心率产生影响。心动过缓应该用直接 β 受体激动剂治疗，如小剂量肾上腺素或异丙肾上腺素。麻黄素等间接作用机制的效果较差。

传入神经信号丢失，因此患者没有典型的心绞痛。心电图对围手术期心肌缺血的诊断具有重要意义。注意，ECG 应使用“诊断模式”而不是“监护模式”，以避免因滤波而导致的假性 ST 段抬高。对于出现左心室功能不全症状的患者，如新发的劳力性呼吸困难，应高度怀疑心肌缺血。

- 免疫抑制治疗：抗排斥治疗应持续贯穿整个围手术期。环孢素 A 和他克莫司的副作用包括血小板减少、高血压、糖尿病及肾功能不全 [43]。

易感性：与所有患者一样，在进行有创置管时应严格遵守无菌原则。必要时才留置导尿管，且应尽早拔除。CMV 阴性患者应接受 CMV 阴性血液制品。

免疫抑制可以延缓感染的一般症状和体征。术后需高度怀疑脓毒症并发症的诊断 [43]。

- 心脏移植术后并发症的发展：
  - 排斥：患者通常会被随访，而排斥反应在出现症状前就会被诊断出来。患者可表现为左心室功能障碍的症状（劳力性呼吸困难、阵发性夜间呼吸困难、端坐呼吸、心悸）、右心室功能障碍伴肝淤血引起的胃肠道症状，或新发的心律失常。超声心动图可提示急性收缩功能障碍或舒张功能恶化。可在局部麻醉下，经静脉进行心内膜心肌活检确定诊断，必要时可给予轻度镇静。
- 冠状动脉疾病：心脏移植后心肌缺血的发生率很高。可能的机制包括抗排斥反应治疗导致的再灌注损伤、糖尿病及高血压。据报道，血管病变在术后 1 年的发病率为 8%，5 年为 30%，10 年为 50% [44]。复杂的因素是心肌缺血可能表现为无痛性心绞痛。

结论

持续流量的LVAD已经成为终末期心力衰竭患者等待移植的过渡治疗。在接受心脏移植的患者中经常会遇到这些装置。据报道，2012年接受心脏移植的患者机械支持装置使用率高达41%[44]。这些患者往往还有ICD，并且可能在使用各种药物。在开始体外循环之前，熟悉这些可能影响麻醉的干预措施和特殊问题非常重要。既往存在的凝血功能障碍、二次胸骨切开出血风险的增加及右心功能障碍的高风险彼此相互影响，对麻醉医生提出了独特的挑战。

患者可能会在心脏移植术后接受非心脏手术。在为这些患者提出麻醉管理方案时，了解可能会影响移植心脏的生理学和潜在的病理生理改变及抗排斥治疗的副作用非常重要。

复习题

1. 移植患者在进入ICU 1h后出现低血压和进展性心动过速。PA导管监测指标：PA压力39/24mmHg；肺毛细血管楔压（PCWP）23mmHg；CVP 25mmHg，心指数（CI）1.8L/min。你下一步会做什么？
   A. 静脉补液
   B. 给予利尿剂
   C. 继续监测观察
   D. 开始使用多巴酚丁胺
   E. 紧急开胸探查
2. 以下哪一项PA指标与心源性休克一致？
   A. PCWP < 16mmHg; CI < 2.2 L/min
   B. PCWP > 18mmHg; CI < 2.2 L/min
   C. PCWP > 18mmHg; CI > 2.2 L/min
   D. PCWP < 16mmHg; CI > 2.2 L/min
3. 患者进行性劳力性呼吸困难、心悸。怀疑是急性排斥反应。诊断排斥反应的最佳方法是什么？
   A. 多普勒超声
   B. 心血管MRI
   C. 心内膜心肌活检
   D. 放射性核素成像
   E. 检测心肌肌钙蛋白T
4. 心脏移植术后哪种心律失常更容易使病情管理复杂化？
   A. 心房扑动
   B. 心室纤颤
   C. 心房纤颤
   D. 心动过缓
   E. 室性心动过速
5. 下列哪些影响不是因为供心的失神经而引起的？
   A. 使用去氧肾上腺素后出现心动过缓
   B. 心肌缺血时缺乏典型的心绞痛症状
   C. 阿托品治疗症状性心动过缓疗效降低
   D. 对腺苷敏感性降低
6. 哪些超声心动图表现与急性同种异体心脏移植排斥反应有关？
   A. LV整体和RV游离壁纵向应变降低
   B. 快速舒张充盈
   C. 舒张末压力增加
   D. E/A > 2 和 E/E′ > 15
   E. 以上均是
7. 一例使用植入式心脏除颤器的患者准备进行移植。在设备打开的状态下，设置为DDDR 60bpm。心房颤动时转换为VVIR模式。患者为慢性心房颤动，术前控制平均心室率为78次/分。在患者转移到手术室之前，调整为设备禁止抗心动过速治疗状态。不做其他任何更改。术中该设备可能会发生什么情况？
   A. 除非放置磁铁，否则可能会发生电击
   B. 由于噪声反馈或模式转换，心房和心室起搏可能出现停止
   C. 在使用或非使用电刀期间，心室起搏最高的频率可能高于60
   D. 患者完全可避免发生心动过缓
   E. 以上均是

答 案

1. E。心脏术后的心脏压塞可能与经典的压塞生理学不同。可能有选择性地压迫特定的心腔(图 26.4）。但严重的 RA 和 RV 压迫时，中心静脉压会升高，PA 压可能会降低[45]。心脏手术后血流动力学明显恶化时，特别是当患者对常规治疗反应较差时，应该考虑术后的心脏压塞。超声心动图可确诊。
2. B。心源性休克是指在心脏前负荷充足的情况下，心室功能不足以提供充足的心输出量来满足组织代谢需求的病理状况。

   心源性休克的标准是收缩压低于 90mmHg（或 MAP 较基线降低 30mmHg）至少 30min，CI 小于 2.2L/（min · m^2）[不是由于低血容量（PCWP<12mmHg）、心律失常、低氧血症、酸中毒或房室传导阻滞所致]，PCWP 大于 15mmHg，以及组织低灌注的表现（少尿、精神状态改变或外周血管收缩）[46]。
3. C。急性心脏排斥反应在移植后的第一年内很常见。它在术后 1~12 个月的死亡率中占 9%[47]。右心室心内膜心肌活检仍然是诊断心脏移植排斥反应的临床金标准。其他无创检查方法包括信号平均 ECG 、心室起搏时测量的心肌内心电图、多普勒超声心动图测量舒张或收缩功能、心肌声学改变、放射性标记淋巴细胞、抗肌球蛋白抗体或膜联蛋白 V 成像及磁共振成像[48]。
4. D。移植后心律失常的原因包括手术对窦房结和房室结的直接损伤、去神经支配、再灌注损伤、排斥反应及动脉粥样硬化引起的冠状动脉缺血。窦房结功能障碍经常发生，高达 11% 的患者可能需要安装起搏器[49]。
5. D。腺苷通过改变房室结动作电位引起房室传导阻滞，这种作用不是由乙酰胆碱介导的[50]。
6. E。舒张功能不全是急性排斥反应最早的心脏表现。整体纵向应变（GLS）比左室射血分数（LVEF）更能敏感地检测心肌功能的早期变化。严重的收缩功能障碍导致 EF 显著下降是排斥反应的晚期征兆[51,52]。
7. C。在“VVIR”中，“IR”指的是患者在锻炼时起搏器增加心脏搏动的能力。由于使用运动或通气传感器，因此，患者的机械通气或运动可能会引起设备的起搏心率快于基线心率。对于 A 选项，不会发生电击，因为心动过速治疗已被禁用。对于 B 选项，设备检测到高

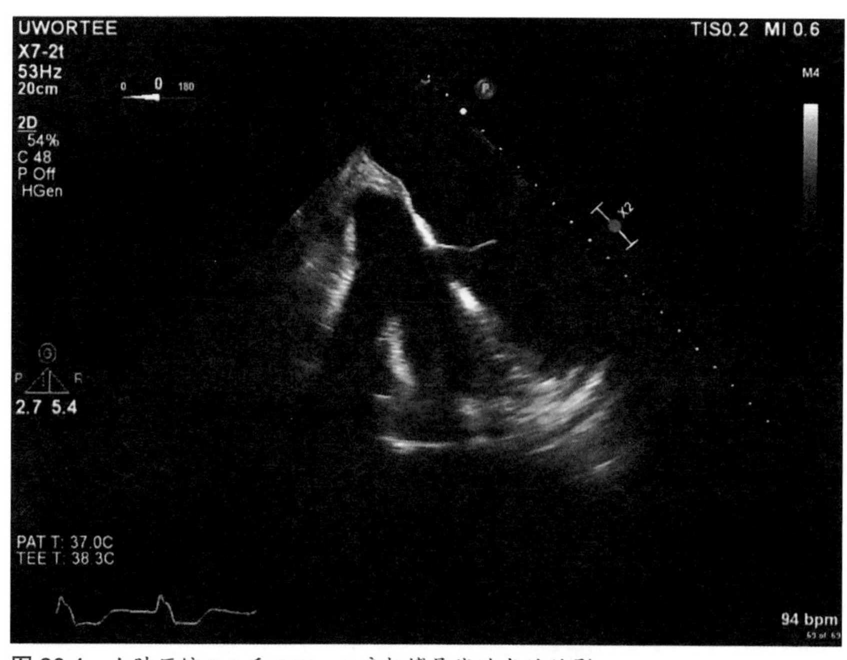

图 26.4　血肿压缩 RA 和 RV。心房起搏导线造成的伪影

的心房率时，起搏模式将变为 VVIR，不再有心房起搏。对于 D 选项，电刀使用期间可能被认为是心动过速，将抑制起搏。

参考文献

[1] Lund LH, Edwards LB, Dipchand AI, et al. The Registry of the InternationalSociety for Heart and LungTransplantation: thirty-third adult HT report-2016; focus theme: primary diagnostic indications for transplant. J Heart Lung Transplant, 2016, 135 (10): 1158.

[2] Yancy CW, Jessup M, Bozkurt B, et al. 2017 ACC/AHA/HFSA focused update of the 2013 ACCF/AHA guideline for the managemenr of heart failure: a report of the American College of Cardiology/American Heart Association Task Force on Clinical Practice Guidelines and the Heart Failure Society of America. Circulation , 2017, 136(6): e137–e161 .https://doi.org/10.1161/CIR.0000000000000509

[3] Criteria Committee, New York Heart Association, Inc. Diseases of the Heart and Blood Vssels. Nomenclature and Criteria for Diagnosis. 6th ed. Boston, MA: Little, Brown, 1964:114.

[4] Yancy CW, Jessup M, Bozkurt B, et al. 2013 ACCF/AHA guideline for the management of heart failure: a report of the American College of Cardiology Foundation/American Heart Association Task Force on Practice Guidelines. Circulation, 2013, 62(16): e147–e239.

[5] Ponikowski P, Voors AA, Anker SD, et al. 2016 ESC guidelines for the diagnosis and treatment of acute and chronic heart failure: the Task Force for the Diagnosis and Treatment of Acute and Chronic Heart Failure of the European Society of Cardiology (ESC). Developed with the special contribution of the Heart Failure Association (HFA) of the ESC. Eur J Heart Fail, 2016, 18(8):891–975.

[6] Hopper I, Easton K. Chronic heart failure. Aust Prescr, 2017, 40(4):128–136.

[7] Yancy CW, Jessup M, Bozkurt B, et al. 2016 ACC/AHA/HFSA focused update on new pharmacological therapy for heart failure: an update of the 2013 ACCF/AHA guideline for the management of heart failure: a report of the American College of Cardiology Foundation/American Heart Association Task Force on Clinical Practice Guidelines and the Heart Failure Society of America. J Am Coll Cardiol, 2016, 68:1476–1488.

[8] Yokoshiki H, Mitswama H, Watanabe M, et al. Cardiac resynchronizarion therapy in ischemie and non-ischemic cardiomyoparhy. J Arrhythm, 2017, 33(5):410–416.

[9] Leyva F, Nisam S, Auricchio A. 20 years of cardiac resynchronization herapy. J Am Coll Cardiol, 2014, 64(10): 1047–1058.

[10] Narayanan MA, Vakil D, Reddy Y, et al. Efficacy of implantable cardioverter-defibrillator therapy in patients with nonischemic cardiomyopathy: a systematic review and meta-analysis of randomized controlled trials.JACC Clin Electrophysio1, 2017, 3(9):962–970.

[11] Nichol G, Sayre MR, Guerra F, et al. Defibrillation for ventricular fibrillation: a shocking update. J Am Coll Cardiol, 2017, 70(12):1496–1509.

[12] Toeg HD, AI-Atassi T, Garcia JP, et al. An update on mechanical circulatory support for heart failure therapy. Curr Opin Cardio1, 2014, 29(2):167–173.

[13] Shekar K, Gregory SD, Fraser JF. Mechanical circulatory support in the new era: an overview. Crit Care, 2016, 20:66.

[14] Lemaire A, Anderson MB, Lee LY, et al. The Impella device for acute mechanical circulatory support in patients in cardiogenic shock. Ann Thorac Surg, 2014, 97(1): 133–138.

[15] Pinney SP. Left ventricular assist devices: the adolescence of a disruptive technology. J Card Fail, 2015, 21:824–834.

[16] Torregrossa G, Anyanwu A, Zucchetta F, et al. SynCardia: the total artificial heart, Ann Cardiothorac Surg, 2014, 3(6): 612–620.

[17] University of Washington Medical Center. Selection and Listing Criteria for Heart Transplant. Seattle, WA: University of Washington Medical Center, 2014.

[18] Mehra MR, Kobashigawa J, Starling R, et al. Listing criteria for heart transplant: International Society for Heart and Lung Transplantation guidelines for the care of cardiac transplant candidates. J Heart Lung Transplant, 2006, 25 (9): 1024.

[19] Chen CQ, Wang X, Zhang J, et al. Anesthetic management of patients with dilated cardiomyopathy for noncardiac surgery. Eur Rev Med Pharmaco1, 2017, 21-N.3: 627–634.

[20] Wijeysundera DN, Sweitzer B. Preoperative evaluation. // Miller's Anesthesia. 8th ed. Philadelphia, PA: Saunders, 2014, Chapter 38, 1085–1155.e7.

[21] Demirozu ZT, Radovancevic R, Hochman LF, et al. Arteriovenous malformation and gastrointestinal bleeding in patients with the HeartMate II left ventricular assist device, J Heart Lung Transplant, 2011, 30:849–853.

[22] Matthews JC, Koelling TM, Pagani FD, et al. The right ventricular failure risk score, a preoperative tool for assessing the risk of right ventricular failure in left

ventricular assist device candidates.J Am Coll Cardiol, 2008, 51:2163–2172.

[23] Costanzo MR, Dipchand A, Starling R, et al. The International Society of Heart and Lung Transplantation guidelines for the care of heart transplant recipients. J Heart Lung Transplant, 2010, 29:914–956.

[24] Bernstein AD, Daubert JC, Fletcher RD, et al. The revised NASPE/ BPEG generic code for anribradycardia, adaptiverate, and mulrisite pacing. North American Society of Pacing and Electrophysiology/ British Pacing and Electrophysiology Group. Pacing Clin Electrophysiol, 2002, 25(2):260–264. PMID:11916002.

[25] UWMC Cardiac Perioperative Hemostasis Plan.

[26] CSL Behring. Kcentra prescribing information, http:// ww.kcentra.com/prescribing-information. Revised August, 2017.

[27] Galeone A, Rotunno C, Guida P, et al. Monitoring incomplete heparin reversal and heparin rebound after cardiac surgery.J Cardiothorac Vasc Anesth, 2013, 27(5):853–858.

[28] Ramakrishna H, Rehfeldt KH, Pajaro OE. Anesthetic pharmacology and perioperative considerations for heart transplantation. Curr Clin Pharmacol, 2015, 10(1):3–21.

[29] American Society of Anesthesiologists (Ed.). Statement on nonoperating room anesthetizing location, 2010. Published on the asakq,org website. Approved by the ASA House of Delegates on October 19, i994, last amended on October 16, 2013, and reaffirmed on October 17, 2018. https://www, asahq.org/standards-and-guidelines/ statement-on-nonoperating-room-anestherizing-locations

[30] Guazzi M, Borlaug BA. Pulmonary hypertension due to left heart disease. Circulation, 2012, 126:975–990.

[31] Pham T, Brochard LJ, Slutsky AS. Mechanical ventilation: stare of the art. Mayo Clin Proc, 2017, 92(9): 1382–1400.

[32] Cheitlin MD, Armstrong WF, Aurigemma GP, et al. ACC/AHA/ ASE 2003 guideline update for the clinical application ofechocardiography: summary article. A report of the American College of Cardiology/American Hearr Association Task Force on Practice Guidelines (ACC/ AHA/ASE Committee to Update the 1997 Guidelines for the Clinical Application of Echocardiography).J Am Soc Ecbocardiogr, 2003, 16(10): 1091–1110.

[33] Tariq S, Aronow WS. Use of inotropic agents in treatment of systolic heart failure. Int J Mol Sci, 2015, 16:29060–29068.

[34] Tenax. Levosimedan. http://www.tenaxthera.com/ pipeline/ levosimendan/. Published 2018.

[35] Klima U, Ringes-Lichtenberg S, Warnecke G, et al. Severe right heart failure after heart transplantation. A single-center experience. Transpl Int, 2005, 18(3):326–332.

[36] Ventetuolo CE, Klinger JR. Management of acute right ventricular failure in the intensive care unit. Ann Am Thornac Sot, 2014, 11(5):8ll–822.

[37] Wagner F. Monitoring and management of right ventricular function following cardiac transplantation.Appl Cardiopulmonary Pathophysiol, 2011, 15:220–229.

[38] de Asua I, Rosenberg A. On the right side of the heart: medical and mechanical support of thc failing right venrride. J Intensive Care Soc, 2017, 18(2):113–120.

[39] Celebi S, Köner O, Menda F, et al. The pulmonary and hemodynamic effects of two different recruitment maneuvers after cardiac surgery Anesth.Analg, 2007, 104(2):384-390.

[40] Taghavi S, Zuckermann A, Ankersmit J, et al. Extracorporeal membrane oxygenation is superior to right ventricular assist device for acute right ventricular failure after heart transplantation. Ann Thorac Surg, 2004, 78: 1644–1649.

[41] Kobashigawa J, Zuckermann A, Macdonald, et al. Report from a consensus conference on primary graft dysfunction after cardiac transplantation.J Heart Lung Transplant, 2014, 33(4):327,

[42] Blasco LM, Parameshwar J, Vuylsteke A. Anaesthesia for noncardiac surgery in the heart transplant recipient. Curt Opin Anaesthesiol, 2009, 22(1):109–113.

[43] Kostopanagiotou G, Smyrniotis V, Arkadopoulos N, et al. Anaesthetic and perioperative management of paediatric organ recipients in nontransplanr surgerg: Paediatr Anaesth, 2003, 13(9):754–763.

[44] Lund LH, Edwards LB, Kucheryavaya AY, et al. The registry of the International Society for Heart and Lung Transplantation: thirty- first official adult heart transplant report—2014; focus theme: retransplanration. J Heart Lung Transplant, 2014, 33(10): 996–1008. DOI: 10.1016/ j.heakm, 2014, 08.003. Epub 2014 Aug 14.

[45] Russo AM, O'Connor WH, Waxman HL. Atypical presentations and cchocardiographic findings in patients with cardiac tamponade occurring early and late after cardiac surgery. Chest, 1993, 104(1):71–78.

[46] Gurm HS, Bates ER. Cardiogenic shock complicating myocardial infarction. Crit Care Clin, 2007, 23(4): 759–777.

[47] Stehlik J, Edwards LB, Kucheryavaya AY, et al. The Registry of the International Society for Heart and Lung Transplantation: twenty- seventh official adult heart transplant report—2010. J Heart Lung Transptant, 2010, 29: l089–1103.

[48] Eisen HJ. Acute cardiac allograft rejection: diagnosis,

https://www, uprodate.com/contents/acute-cardiac-allograk-rejection-diagnosis. Last updatred June 27, 2018.

[49] Hamon D, Taleski J, Vaseghi M, et al. Arrhythmias in the heart transplant patient. Arrhythm Electropbysiol Rev, 2014,3:149–155.

[50] Flyer JN, Zuckerman WA, Richmond ME, et al. Prospective study of adenosine on atrioventrieular nodal conduction in pediatric and young adult patients after heart transplantation. Circulatian, 2017, 135(25):2485–2493.

[51] Mingo-Santos S, Moñivas-Palomero V, Garcia-Lunar I, et al. Usefulness of two-dimensional strain parameters to diagnose acute rejection after heart transplantation. J Am Soc Echocardiogr, 2015, 28(10): 1149–1156.

[52] Crespo-Leiro MG, Barge-Caballero G, Couto-Mallon D. Noninvasive monitoring of acute and chronic rejection in heart transplantation. Curt Opin Cardiol, 2017, 16. DOI:10.1097/ HCO.0000000000000400

（崔园园 译，钟海星 审）

第1部分 心 脏

E 主动脉手术

PART

第 27 章
停循环下主动脉弓修复

Shyamal Asher

典型案例和关键问题

一位 35 岁有马方综合征的男性患者，在常规行心脏彩超检查时发现升主动脉瘤。彩超显示为一个 5.5cm 的升主动脉瘤，瘤体从主动脉根部延伸到远端主动脉弓。患者随即被安排行升主动脉根部置换术，术中可能需深低温停循环（DHCA）。

关于升主动脉手术，麻醉方面有何建议？讨论升主动脉病变患者的麻醉诱导和维持目标。

平稳的全身麻醉诱导后，需行标准监护及动静脉置管，包括中心静脉、双侧桡动脉测压及经食道超声探头放置。术中开胸后证实为一个巨大的升主动脉瘤。外科医生决定更换整个主动脉弓，因此需行 DHCA。外科医生要求体外灌注医生以 18℃为目标给患者降温。

DHCA 需要哪些特殊的麻醉注意事项和准备？停循环期间，有哪些脑保护和神经监测技术可供选择？

外科医生决定在循环停止期间行顺行性脑灌注（ACP）。为实现这一目标，外科医生将一段人工血管连接到右腋窝动脉上作为体外循环（CPB）时的主动脉插管，并在循环停止时为大脑提供顺行灌注。当膀胱内温度达 18℃时，关闭 CPB 机，启动 DHCA。外科医生取下阻断钳，进行全主动脉弓置换术：使用人造主动脉弓移植物替代病变主动脉。主动脉弓血管移植完成后，在主动脉弓血管近端放置主动脉阻断钳，恢复 CPB 的同时固定主动脉弓近端和根部。通过 CPB 回路恢复患者体温。

低温期的并发症有哪些，心脏复跳前应做哪些准备？

当膀胱温度达 36℃后停止 CPB。该患者需使用多巴酚丁胺 5μg /（kg · min）维持平均动脉压（MAP）在 60mmHg 以上。使用鱼精蛋白逆转肝素的作用。通过重新检查与基线激活凝血时间（ACT）相同的 ACT 水平来确认完全逆转。尽管如此，外科医生仍发现在手术部位有大量非外科原因出血。术区无明显血栓形成。

DHCA 后出血的可能原因是什么？

停止 CPB 后立即进行的实验室检查结果显示，血小板减少和国际标准化比值（INR）升高。输注 2 单位新鲜冰冻血浆（FFP）和 1 份血小板后，手术部位出血明显减少。外科医生关胸，患者转入重症监护病房（ICU）。

讨　论

主动脉弓手术是心脏外科中最复杂的手术之一。为了完成主动脉弓的修复，流向大脑和身体其他部分的血流必须被阻断。最常见的主动脉弓病变是主动脉弓动脉瘤，其次是主动脉夹层 [1]。主动脉瘤可以预防性修复，以避免剥离和动脉瘤破裂等并发症。目前北美的指南建议对升主动脉直径大于 5.5cm 的无症状患者行手术干预，而马方综合征患者的主动脉直径如果大于 5cm 或快速生长（每年 0.5cm），则应行择期手术[2]。

随着 DHCA 的发展，主动脉弓手术的可行性进一步提高，这也为停循环期间的大脑提供了保护。近年来，人们开发了新的技术来补充 DHCA 并强化脑保护措施。由于循环性停搏案例中有许多细微的差别，在心脏手术室中所有团队之间的沟通都是至关重要的。

麻醉前计划和诱导

考虑到主动脉弓手术的复杂性，麻醉医生、心脏外科医生和体外灌注师需在术前制定充分的计划。与外科视角相关的置管和拟行手术方案为麻醉医生制定诱导、留置管道及术中管理计划提供了重要信息。

在麻醉诱导过程中，严格的血流动力学控制至关重要。血压的波动会影响病变的主动脉，从而增加疾病进展的风险[3]。诱导前放置有创动脉测压可指导诱导时的血流动力学管理。

DHCA 和脑保护

深低温停循环是主动脉弓手术中常用的脑保护策略。它为外科医生提供了一个无血流区域，并在主动脉弓修复期间保护大脑。人类大脑需要大量的氧气来维持正常的细胞功能。大脑细胞的新陈代谢需求随着温度的降低呈指数下降，温度每降低 1℃，脑氧代谢率（$CMRO_2$）平均降低 6%~7%。因此，25℃时 $CMRO_2$ 降低到 37%，而 15℃时 $CMRO_2$ 则仅为基础率的 15%[4]。

DHCA 利用了细胞功能下降这一优点，在短时间内改善了氧气的供需平衡。然而，神经损伤的风险随着 DHCA 持续时间的增加而升高。研究发现随着 DHCA 时间的延长，卒中的发病率也在升高。超过 45min 的 DHCA 复苏后，卒中发生率为 10%~15%[5,6]。

延长 DHCA 持续时间和使用中度低温的手术策略已被应用于临床，包括选择性顺行性脑灌注（SACP）和逆行性脑灌注（RCP）[7]。SACP 包括将冷却的血液直接注入单侧或双侧脑血管。单侧和双侧两组的大脑病态反应和总死亡率无显著性差异[8]。通常右侧单侧 SACP 在 DHCA 时采用右侧腋窝插管行右侧颈动脉灌注。在这种情况下，需要监测右侧桡动脉血压来反映 SACP 期间的脑灌注压，同时对侧大脑半球的灌注需依靠 Willis 环的完整性。另外，RCP 则是通过上腔静脉（SVC）使冷却的含氧血流进入大脑。RCP 血流设置的目标中心静脉压（CVP）为 25mmHg。

表 27.1 总结了两种脑灌注技术的特点。研究表明，与单独使用 DHCA 相比，这些辅助技术与 DHCA 一起使用可改善卒中风险[4,9]。此外，这些技术允许在停循环时行中度低温。但这两种方法仍存在争议[7,9]，原因是在一个已经十分复杂的手术中，该技术仍涉及额外的步骤并存在潜在并发症。

辅助大脑保护的麻醉技术

在 DHCA 期间，还有其他的药物和非药物

表 27.1 顺行性和逆行性脑保护技术特点总结

	顺行脑灌注	逆行脑灌注
技术	可以是单侧的，也可以是双侧的；通过颈动脉进行顺行灌注	涉及 SVC 的插管和经静脉系统的逆行氧合血流
监测	同侧桡动脉压力 40~60mmHg	CVP 为 25mmHg
优点	生理性血流量； 脑血流量均匀分布	防止循环停止期间脑表面复温； 可以“洗出”任何颗粒或气态栓子
潜在缺点	动脉操作空气或斑块栓塞； 脑水肿； 同侧颈动脉狭窄无效	脑水肿； 静脉血液分流降低疗效； 可能不能为新陈代谢需求提供足够的支持

技术来为大脑提供保护。动物研究表明，一些药物制剂有益；然而在这方面没有随机对照试验，因此实践模式各不相同[4,7,10,11]。表 27.2 列出了根据调查数据和机构实践指南总结出的实践中的常用药物。

高血糖已被证明与不良神经系统结局相关。一项对主动脉弓手术患者的回顾性研究表明，血糖高于 250mg/dL 与不良神经系统结局相关[12]。胸外科医师协会（STS）心脏外科手术期间血糖管理的实践指南建议术中及术后血糖水平应低于 180mg/dL[13]。麻醉医生可通过密切监测和使用胰岛素使血糖水平低于 180mg/dL 来实现脑保护。

DHCA 期间的监测

除了标准的美国麻醉医师协会（ASA）监测项目外，将行 DHCA 的患者接受监测时需有特殊的考量。这些考虑包括各种管路的放置、温度测量及术中神经生理监测的使用。

当计划行 SACP 时，可考虑双侧桡动脉置管测压。如果计划通过右腋动脉行 SACP，则左桡动脉管路是全身灌注压力的标志，同时可以检测出 CPB 时插管位置错误，这一错误位于主动脉插管下游的右桡动脉通道时无法检测到。在 CPB 期间，右侧的平均压力相较左侧可能会被人为地提高[3]。右侧桡动脉管道将通过右侧颈动脉准确测量 SACP 期间的脑灌注压力，如本章开头病例所述。

术中 TEE 是主动脉弓手术患者诊断、管理及评估的重要工具。部分主动脉弓和头静脉可通过 TEE 识别。TEE 还可证实主动脉病理，并进一步评估周围结构的损害，如主动脉瓣功能（图 27.1、图 27.2）。此外，TEE 还辅助评估手术修复是否充分，并可用于评估 CPB 前后的心功能和容量状态。

温度监测对 DHCA 必不可少。常见监测部位包括肺动脉、鼻咽、膀胱、食道及直肠。这些部位可间接反映大脑温度。有些部位与大脑温度相关性较差，如有条件应监测多部位温度[11,14,15]。由于鼻咽部温度接近大脑，通常与膀胱温度用来表示核心体温，提供充分的温度监测[4]。

当准备行 DHCA 时，根据其预计持续时间和脑灌注技术的使用，核心体温允许降低至 18℃ ~ 22℃。降温过程应是渐进而彻底的，应保证有足够的时间来实现所有器官的均匀冷却。其他可使用的均匀冷却策略包括适度的血液稀释[10]。患者体温到达目标之后应保持若干分钟后再开始 DHCA。在头部周围敷冰袋进行头部表面降温可通过颅骨传导加强脑部低温并防止 DHCA 期间的复温。动物研究表明，在 DHCA 期间，使用头部冰敷可改善动物行为结果并改善代谢功能的恢复[10]。在复温期间，灌流液温度和核心体温之间的梯度应保持在 10℃以内。膀胱温度达 35℃是脱机前充分复温的指标[4,10,11]。

近红外光谱（NIRS）和脑电图（EEG）监

表 27.2 用于脑保护的常用药物

药物	推荐的作用机制
异丙酚和巴比妥类	在 DHCA 开始前几分钟实施，目的是进一步减少 $CMRO_2$
利多卡因	通过降低 $CMRO_2$ 改善神经认知功能
镁	通过拮抗电压敏感和 NMDA 激活的钙通道减少血管痉挛
右美托咪啶	抑制缺血诱导的去甲肾上腺素释放
神经肌肉阻滞剂	消除亚临床颤抖，从而减少身体的需氧量
激素	抵消 CPB 期间和术后的全身炎症反应，这被认为在脑缺血中起作用；高剂量类固醇会增加感染的风险并导致高血糖
甘露醇	导致渗透性利尿，减轻脑水肿，清除自由基，从而减少组织损伤

NMDA：N- 甲基 -d- 天冬氨酸

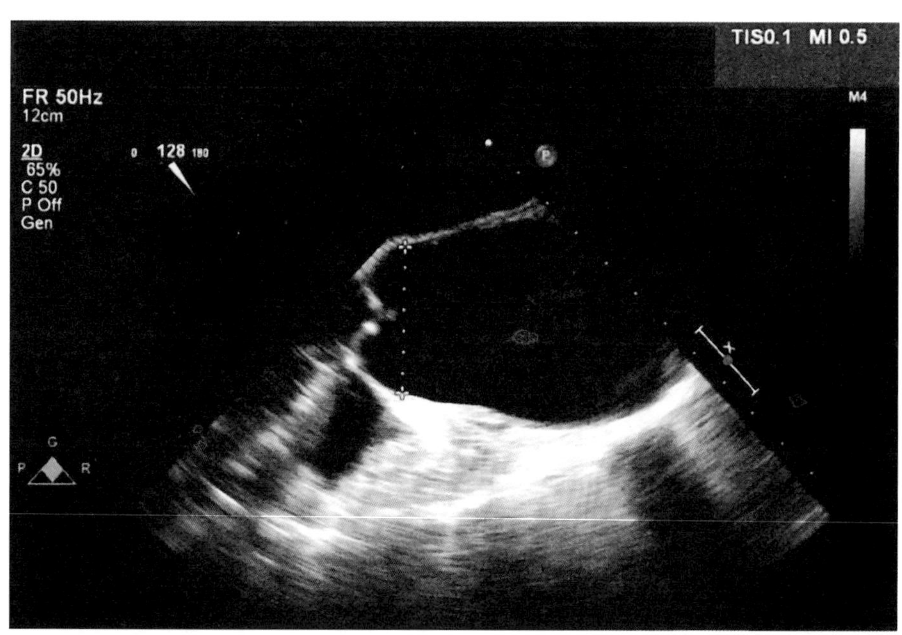

图 27.1 术中 TEE 图像显示升主动脉瘤。这是一张改良的食管中段长轴切面，焦点在升主动脉近端

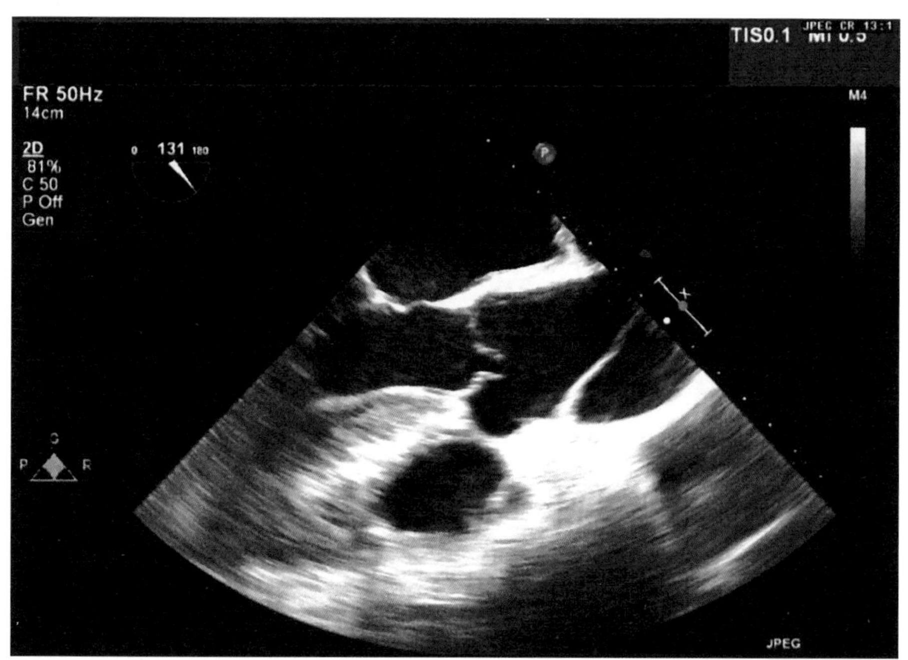

图 27.2 升主动脉夹层的术中 TEE 图像。食管中段长轴切面显示夹层皮瓣起源于右窦管交界处附近

测是 DHCA 期间有效的辅助手段。这些监测可以实时评估术中大脑状态并指导管理决策 [7]。NIRS 是一种非侵入性监测手段，测量额叶区域脑氧饱和度，通常平均为 60%~70%。在 DHCA 期间，NIRS 降低到 55% 以下且持续时间超过 5min 与术后不良神经事件的发生相关 [16]。NIRS 的局限性包括不能监测整个大脑的脑氧饱和度，NIRS 读数可能被低体温、碱中毒及低碳酸血症所干扰 [10]。脑电图监测可用于记录 DHCA 前的电静默状态。脑电双谱指数（BIS）监测仪在日常使用中方便且实用，能够跟踪脑电活动的抑制和恢复 [17]。

搭桥术后凝血功能管理

体外循环和循环停止对凝血系统影响众多，可导致搭桥术后出血。由于主动脉弓手术需更长的搭桥时间，体外循环后经常出现的血小板功能障碍和凝血因子稀释及消耗在 DHCA 患者中被进一步放大[3]。DHCA 导致凝血因子合成和活性下降。另外主动脉疾病本身和人造主动脉移植物也会消耗血小板及其他凝血因子[18]。术前血红蛋白、CPB 时间和紧急状态已被确定为 DHCA 主动脉手术后大量输血的预测因素[18]。搭桥手术后凝血障碍的处理包括凝血因子、血小板及纤维蛋白原的补充。

结　论

- 最常见的主动脉弓病变包括升主动脉瘤和夹层。
- 手术的复杂性需要所有相关团队之间的合作，以便制定包括麻醉前管路放置和监测项目的详尽计划。
- 循环停止时的外科脑保护策略包括使用或不使用 ACP 或 RCP 的深低温技术。
- 麻醉对脑保护的作用包括药物和控制高血糖。
- 术中神经生理监测可实时评估脑状态并指导管理决策。
- 搭桥后凝血障碍可能是由于低温和人造移植物消耗血小板和凝血因子所致。

复习题

1. 一位有高血压病史的 77 岁男性突然出现胸痛，经检查发现存在 A 型主动脉夹层。患者急诊入手术室，麻醉医生进行了右桡动脉置管并开放了中心静脉。胸骨切开后，外科医生决定使用右腋窝移植物作为主动脉插管。以下哪一项是对该患者进行充分监测的最佳选择？
   A. 无须采取其他监测
   B. 松开左臂，在消毒单下置管行左桡动脉有创血压监测
   C. 与手术团队讨论是否需行股动脉置管
2. 下列哪项是 ACP 优于 RCP 之处？
   A. ACP 可在 25mmHg 的较低压力下实现，而 RCP 需要较高的灌注压
   B. 使用 ACP 可以提供更均匀的脑血流，而 RCP 可能达不到这一目的
   C. 使用 ACP 不会有脑水肿的风险，而使用 RCP 可能会导致脑水肿
   D. 使用 ACP 不需要完整的 Willis 环，而使用 RCP 需要
3. 在人类回顾性研究中，DHCA 期间麻醉医生对脑保护的干预包括：
   A. 麻醉医生的干预对不良神经系统预后无影响
   B. 在 DHCA 开始时用冰块对头部降温
   C. 术中密切监测血糖并使用胰岛素治疗高血糖，使血糖水平低于 180mg/dL
   D. 在 DHCA 开始前几分钟静脉注射 50mg 异丙酚
4. 以下哪些因素会导致搭桥后凝血障碍？
   A. 长期 CPB 后的血小板功能障碍
   B. 凝血因子的合成和活性降低
   C. 移植物材料的存在进一步增加了血小板和凝血因子的消耗
   D. 上述全部

答　案

1. C。使用右腋下插管时会人为升高右桡动脉压力，因为传感器位于插管的远端。理想情况下术前应讨论可能会选择的插管位置，双侧动脉测压可在术前放置。在无菌单下行左桡动脉置管存在技术上的挑战，并且有污染无菌区域的风险。股动脉测压是合理的选择，可用来测量全身灌注压。
2. B。ACP 涉及颈动脉，维持 40~60mmHg 的灌注压提供生理性的连续脑血流灌注。使用单侧 ACP 灌注对侧大脑半球需要依靠完整的 Willis 循环。另一方面，RCP 使用 SVC 通过静脉系统对大脑进行灌注。灌注压不应超过

25mmHg。ACP 和 RCP 均有脑水肿风险。

3. C。回顾性研究显示，术中血糖高于 250mg/d 与神经预后不良相关。葡萄糖监测和胰岛素治疗是麻醉医生加强脑保护的干预措施。基于动物研究结果，通常使用药理技术（丙泊酚等）和非药理技术（如用冰块包裹头部）进行干预，但这些措施还未进行人体试验。

4. D。所有选项均有助于 DHCA 后的心脏搭桥凝血障碍。术前血红蛋白、体外循环时间及紧急状态已被确定为 DHCA 大动脉手术后大量输血的预测因素。

参考文献

[1] Olsson C, Thelin S, Stahle E, et al. Thoracic aortic an eurysm and dissection: increasing prevalence and improved outcomes reported in a nationwide population-based study of more than 14,000 cases from 1987 to 2002. Circulation, 2006, 114(24):2611–2618.

[2] Hiratzka LF, Bakris GL, Beckman JA, et al. 2010 ACCF/AHA/ AATS/ACR/ASA/SCA/SCAI/SIR/STS/SVM guidelines for the diagnosis and management of patients with thoracic aortic djsease: a report of the American College of Cardiology Foundation/ American Heart Association Task Force on Practice Guidelines, American Association for Thoracic Surgery, American College of Radiology, American Stroke Association, Society of Cardiovascular Anesthesiologists, Society for Cardiovascular Angiography and Interventions, Society of Interventional Radiology, Society of Thoracic Surgeons, and Society for Vascular Medicine. Circulation, 2010, 121(13):e266–e369.

[3] Wilkey BJ, Weitzel NS. Anesthetic Considerations for Surgery on the Aortic Arch. Seminars in Cardiothoracic and Vascular Anesthesia, 2016, 20(4):265–272.

[4] Fernandez Suarez FE, Fernandez Del Valle D, Gonzalez Alvarez A, et al. Intraoperative care for aortic surgery using circula-tory arrest. J Thorac Dis, 2017, 9 (suppl 6):S 508–S520.

[5] Svensson LG, Crawford ES, Hess KR, et al. Deep hypothermia with circulatory arrest. Determinants of stroke and early mortality in 656 patients. J Thorac Cardiovasc Surg, 1993, 106(1):19–28; discussion 28–31.

[6] Gega A, Rizzo JA, Johnson MH, et al. Straight deep hypothermic arrest: experience in 394 patients supports its effectiveness as a sole means of brain preservation. Ann Thorac Surg, 2007, 84(3):759–766; discussion 766–767.

[7] Bergeron EJ, Mosca MS, Aftab M, Justison G, et al. Neuroprotection strategics in aortic surgery. Cardiol Clin, 2017, 35(3):453–465.

[8] Angcloni E, Benedetto U, Takkenberg JJ, et al. Unilateral versus bilateral antegrade cerebral protection during circulatory arrest in aortic surgery: a metaanalysis of 5100 patients. J Thorac Cardiovasc Surg, 2014, 147(1):60–67.

[9] Chen EP, Leshnower BG. Temperature management for aortic arch surgery. Semin Cardiothorac Vasc Anesth, 2016, 20(4):283–288.

[10] Svyatets M, Tolani K, Zhang M, et al. Perioperative management of deep hypothermic circulatory arrest. J Cardiothorac Vasc Anesth, 2010, 24(4):644–655.

[11] Dorotta I, Kimball-Jones P, Richard Applegate I. Deep hypothermia and circulatory arrest in adults. Semin Cardiothorac Vasc Anesth, 2007, 11(1):66–76.

[12] Ceriana P, Barzaghi N, Locatelli A, et al. Aortic arch surgery: retrospective analysis of outcome and neuroprotective strategies.J Cardiovasc Surg, 1998, 39(3):337–342.

[13] Lazar HL, McDonnell M, Chipkin SR, et al. The Society of Thoracic Surgeons practice guideline series: blood glucose management during adult cardiac surgery. Ann Thorac Surg, 2009, 87(2):663–669.

[14] Yan TD, Bannon PG, Bavaria J, et al. Consensus on hypothermia in aortic arch surgery. Ann Cardiothorac Surg, 2013, 2(2):163–168.

[15] Seco M, Edelman JJB, Boxtel BV, et al. Neurologic injury and protection in adult cardiac and aortic surgery. J Cardiothorac Vase Anesth, 2015, 29(1):185–195.

[16] Orihashi K, Sueda T, Okada K, et al. Near-infrared spectroscopy for monitoring cerebral ischcmia during selective cerebral perfusion. Eur J Cardiothorac Surgery, 2004, 26(5):907–911.

[17] Hayashida M, Sekiyama H, Orii R, et al. Effects of deep hypothermic circulatory arrest with retrograde cerebral perfusion on electroencephalographic bispectral index and suppression ratio. J Cardiothorac Vase Anesth, 2007, 21 (1):61–67.

[18] Williams JB, Phillips-Bute B, Bhattacharya SD, et al. Predictors of massive transfusion with thoracic aortic procedures involving deep hypothermic circulatory arrest. J Thorac Cardiovasc Surg, 2011, 141(5):1283–1288.

（吴志新 译，聂 煌 审）

第28章 胸主动脉瘤：脑和脊髓保护

Aaron B. Dahl, *R. Eliot Fagley*

典型案例和关键问题

一例有冠状动脉疾病（CAD）病史的78岁男性患者，2年前接受左前降支（LAD）和右冠状动脉（RCA）的药物洗脱支架植入，目前正服用阿司匹林和氯吡格雷。既往患有高血压（HTN）、慢性肾病和2型糖尿病。10年前因脑血管意外（CAV）致左下肢无力。拟行Grawford Ⅱ型胸腹动脉瘤（TAA）开放修复术。

TAAS的发病机制是什么，哪些遗传条件易诱发该疾病？

主动脉是人体最大的动脉，主要分为胸段和腹段两部分。胸段主动脉可进一步细分为升主动脉、主动脉弓及降主动脉。腹段主动脉主要分为肾上和肾下两部分。

胸主动脉升支由主动脉根部和升主动脉组成。主动脉根部从主动脉瓣环起始，一直延伸到主动脉窦（瓦氏窦）和升主动脉的连接处，即窦管连接处。升主动脉从窦管连接处延伸至无名动脉，这里是主动脉弓的起点。需注意的是升主动脉的近端部分位于心包腔内，因此逆行剥离可导致心包积血和心脏压塞。

由于主动脉弓发出提供脑灌注的血管，因此使涉及主动脉弓的手术难度增加。主动脉弓始于无名动脉的起始处，终止于主动脉峡部。以动脉韧带（动脉导管的胚胎残余）为标志。动脉韧带将胸主动脉固定于胸廓内。无名动脉发出右锁骨下动脉和右侧颈总动脉。无名动脉开口远端是左颈总动脉开口，其后是左锁骨下动脉开口。降主动脉随后在每个脊柱节段水平上分出成对的后肋间动脉，并在穿过膈肌时移行为腹主动脉。

腹主动脉包括腹腔动脉、肠系膜上动脉、左/右肾动脉及肠系膜下动脉。之后又细分为左、右髂总动脉。

从组织学角度看，主动脉壁分为3层：①最内层血管内膜；②肌肉弹性血管中膜；③外层纤维血管外膜。内膜上排列着上皮细胞。血管中膜内含有弹性纤维层，由血管平滑肌细胞、成纤维细胞、肥大细胞组成，以及由胶原、蛋白聚糖及黏多糖组成的细胞外基质相间而成。其中细胞外基质提供主动脉的弹性和周向弹性（环向弹性）。动脉外膜由胶原纤维、成纤维细胞、小神经及血管组成，为主动脉提供拉伸（纵向）强度。

TAA的定义为主动脉瘤样扩张到直径大于3cm。TAA可根据病因分为5类：

- 退行性疾病

  ①动脉粥样硬化；

  ②高血压。

- 遗传性疾病

  ①马方综合征；

  ② Loeys-Dietz综合征；

  ③ 血管性埃勒斯－当洛综合征；

  ④ 家族性胸主动脉瘤综合征；

  ⑤ 二叶主动脉瓣；

  ⑥ 特纳综合征；

  ⑦ 先天性心脏病（法洛四联症、主动脉狭窄及移位、室间隔缺损、单瓣主动脉瓣、主动脉瓣上狭窄）；

  ⑧ 成骨不全症；

⑨ 努南综合征；

⑩ 家族性出血性肾炎。

- 机械性病因

① 创伤；

② 主动脉夹层。

- 炎症性病因

① 大动脉炎；

② 巨细胞性动脉炎；

③莱特综合征（强直性脊柱炎）；

④ 银屑病性关节炎；

⑤ 幼年型类风湿关节炎；

⑥ 川崎病；

⑦ 白塞综合征——免疫介导的大动脉炎伴抗中性粒细胞胞质抗体（免疫球蛋白 G4 相关）；

⑧ 复发性软骨炎；

⑨ 系统性红斑狼疮；

⑩ 特发性主动脉炎结节病——Cogan综合征。

- 感染性疾病

梅毒、沙门菌、葡萄球菌、链球菌、曲霉菌、分枝杆菌、艾滋病毒、奈瑟菌、念珠菌。

退行性主动脉疾病是一种常见的疾病，其特征是主动脉弹性蛋白含量降低，平滑肌细胞减少及通过一种被称为囊状内侧变性的过程使弹性纤维断裂 [1]。

TAA 按解剖如何分类，累及主动脉弓时有什么影响？

- Debakey 分类法。
- Stanford 分类法。
- Crawford 分类法。

Debakey 分类系统将主动脉瘤分为Ⅰ型、Ⅱ型及Ⅲ型。Ⅰ型动脉瘤起源于升主动脉并至少延伸至主动脉弓，但也可能涉及髂动脉等远端结构。Ⅱ型动脉瘤仅累及升主动脉。Ⅲ型动脉瘤起始于降主动脉，若动脉瘤终止于膈肌以上则可进一步分为Ⅲa 型，当瘤体延伸至膈肌以下则可分为Ⅲb 型。

Stanford 主动脉瘤分类系统只包括 A 型和 B 型。两者之间的分界线是左锁骨下动脉。Stanford A 型动脉瘤累及升主动脉，位于左锁骨下动脉近端，而 B 型动脉瘤位于左锁骨下动脉远端并且不累及升主动脉。

Crawford 主动脉瘤分类系统包括Ⅰ、Ⅱ、Ⅲ及Ⅳ型，如图 28.1 所示 [2]。另外 Crawford 分类系统还提供了择期外科手术修补动脉瘤期间发生瘫痪相对风险的信息，但并不包括累及升主动脉或主动脉弓的动脉瘤类型。Crawford Ⅰ型动脉瘤累及从锁骨下动脉开口远端到腹腔动脉上方的胸降主动脉。Crawford Ⅱ型累及所有的胸降主动脉和腹主动脉动脉瘤，从锁骨下动脉开口远端到肾动脉下，包括内脏动脉。Crawford Ⅲ型累及远端 1/3 的胸降主动脉和肾动脉下的整个腹主动脉，包括内脏动脉。Crawford Ⅳ型累及内脏动脉和整个腹主动脉。

TAA 破裂的危险因素有哪些？

TAA 生长和破裂的危险因素包括动脉瘤大小、瘤体快速生长、主动脉夹层、高龄、女性、慢性阻塞性肺疾病（COPD）、吸烟、疼痛及动脉瘤家族史 [3]。动脉瘤的大小是预测 TAA 是否即将破裂最重要的因素。胸主动脉动脉瘤可分为升主动脉动脉瘤、主动脉弓动脉瘤及胸降主动脉动脉瘤。大约 60% 的主动脉瘤是升主动脉动脉瘤，35% 是降主动脉动脉瘤，主动脉弓动脉瘤不足 10%[3]。对于升主动脉动脉瘤，已证实当升主动脉直径达 6cm 时，动脉瘤就有破裂、剥离及患者死亡的危险 [4]。根据这些数据，目前建议在动脉瘤长到 5.5cm 时进行治疗。

不同平面的脊髓血供及相关脊髓解剖是怎样的？

如图 28.2 所示 [2]，包含下行脊髓运动束在内的前 2/3 的脊髓血供由脊髓动脉提供。脊髓前动脉的头侧部分在延髓水平起自椎动脉，还接受直接从主动脉分支出来的肋间后动脉汇入。从这些肋间后动脉发出的神经根髓（节段）动脉分支

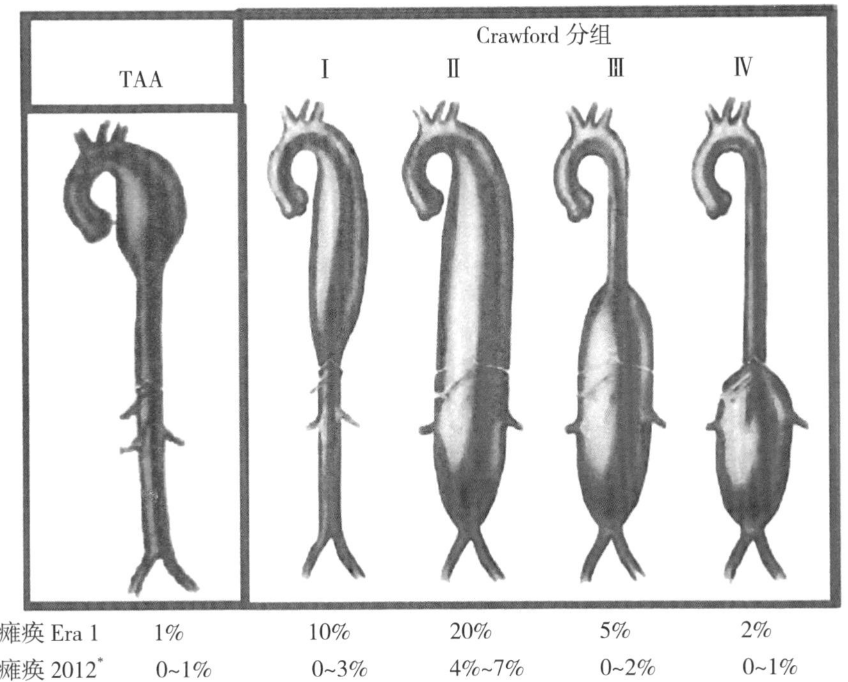

图 28.1 胸腹主动脉瘤的 Crawford 分类。*：最佳医学中心

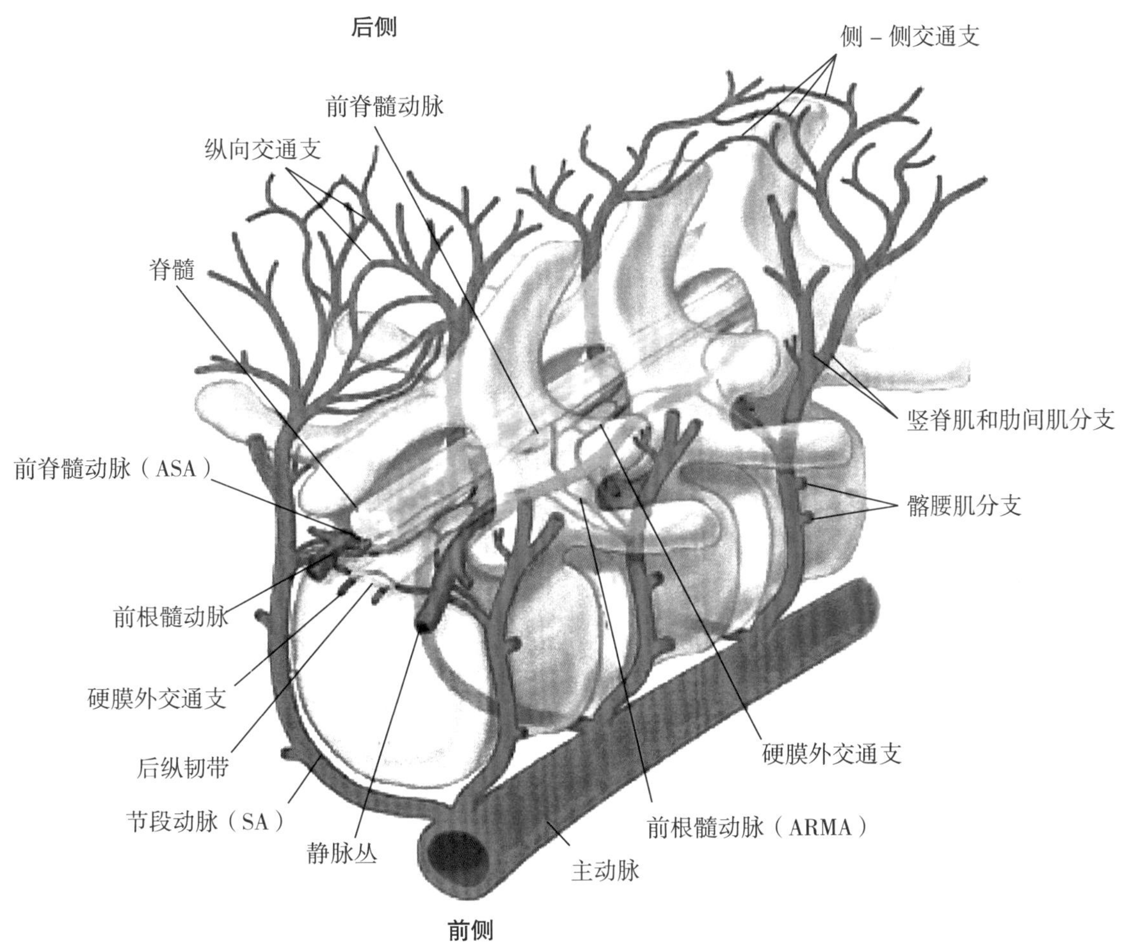

图 28.2 脊髓血供

汇入脊髓前动脉。颈段脊髓血供有起源于颈动脉或锁骨下动脉的 2~3 条节段性动脉。脊髓胸段有 1~3 条直接从主动脉发出的节段动脉供血。下段脊髓的血供来自 Adamkiewicz 动脉或根髓动脉（ARM），是最大的根动脉。其具体起源会有一定变异，但 85% 的人起源于 T_9~L_2。

脊髓血供的其余 1/3 由两条脊髓后动脉提供，包括脊髓背侧柱和一小部分后脊索，即脊髓上行感觉束。配对脊髓后动脉的头侧部分起源于小脑后下动脉，而小脑后下动脉则在延髓水平由双侧椎动脉分支而来。当脊髓后动脉下行至尾部时，也会接受起源于供应前脊髓的肋间后动脉的血液。考虑到脊髓血供的节段性，我们可以想象当肋间动脉或低位胸腰段 ARM 血流受阻时，极易引起脊髓缺血[5]。

TAAS 的外科手术时机是什么？

对 TAA 进行手术干预的时机要考虑到位置（例如，升主动脉合并或不合并弓状动脉与仅合并胸降主动脉）、动脉瘤的大小、动脉瘤的生长速度、相关病因（如马方综合征、家族性型、双尖瓣主动脉瓣）、患者特征（例如年龄和性别）及共存疾病。一般来说，动脉瘤破裂的风险越高，建议越早进行手术治疗。

正常升主动脉直径为 2~3cm。一旦 TAA 达到 6cm，破裂的风险约为每年 15.6%。手术干预的阈值为 5.5cm[4]。此外，女性和年龄的增长与破裂发生率的增加有关[6]。与三叶主动脉瓣（每年 0.13cm）相比，二叶主动脉瓣患者的动脉瘤生长速度更高（每年 0.19cm）。相关的主动脉瓣狭窄进一步增加了动脉瘤破裂的可能性[7]。结缔组织疾病，如马方综合征和家族性动脉瘤，也会加快这些动脉瘤的生长速度[8]。

值得注意的是，关于以当前标准的动脉瘤直径行介入治疗是否会带来整体益处仍存在争议。主动脉瘤破裂确实会发生在动脉直径小于推荐的外科手术干预阈值的患者[9, 10]。决定 TAA 最佳手术时机的最佳方法仍然是一种多学科的、以患者为中心的方法，应考虑基于人群的数据和患者的具体特征[11]。

胸主动脉夹层动脉瘤的表现是什么，怎样鉴别诊断，如何确诊？

在急性期，A 型剥离（胸主动脉剥离，TAD）表现为胸骨下或胸骨后急性疼痛，具有撕破或裂开的特征[12]。这些患者中胸痛占 85%[13]，有 33% 的患者存在终末器官灌注不足的迹象[14]。心血管衰竭可通过多种机制发生，包括失血、切开心包间隙导致填塞，急性缺血性心力衰竭与冠状动脉开口的剥离有关。其他表现包括上气道（如咳嗽、声音改变、气道阻塞）和上消化道（如吞咽困难、呕血）与机械压迫相关的体征和症状，这些体征和症状可发展为咯血或呕血[12]。当与慢性剥脱相关时，症状可能是隐匿的，但已知的主动脉病理或多种危险因素可以提示诊断。与末梢器官灌注不足相关的各种症状可能存在，包括神经、心血管、呼吸及胃肠道后遗症。这种末梢器官灌注不足和缺血使管理更加复杂。

计算机断层血管造影（CTA）是首选的确诊方法。虽然经食管超声心动图（TEE）对急性 A 型动脉瘤剖面图的灵敏度接近 100%，但由于混响伪影的误读，其特异度可低至 70%[15]。磁共振成像（MRI）很少被使用。

急性 A 型剥离和 A 型动脉瘤术前血流动力学管理的原则是什么？

管理 A 型剥离（TAD）和 A 型动脉瘤（TAA）患者的血流动力学原理相似。一般来说，这些基本原则是为了避免扩散性剥离的扩大和降低先前存在的动脉瘤破裂的风险。这通常是通过积极的心率和血压控制来实现的。心率控制通常采用静脉给予短效肾上腺素能受体阻滞剂药物，如艾司洛尔、美托洛尔或拉贝洛尔，将心率控制在 60 次 / 分以下。这一措施将动脉瘤囊或剥离皮瓣暴露于收缩压峰值剪应力的次数最小化。血管张力的控制通常是通过短效静脉血管扩张药来完成的，如硝酸盐（硝酸甘油和硝普钠）或钙通道阻滞剂（尼卡地平、氯维地平或硝苯地平）。将收缩压控制在 100mmHg 左右，并且应在肾上腺素能受体阻断后开始使用，以避免反射性心动过速。

手术技术如何影响麻醉管理？

在考虑手术技术及其对麻醉管理的影响时，麻醉医生必须清楚地了解在手术过程中会涉及哪些血管及针对这些血管的具体手术操作。

在开放胸降主动脉瘤修补术中，手术操作需要在开胸条件下完成，因此需要麻醉医生使用双腔气管插管或支气管封堵管在术中行单肺通气。

麻醉医生必须了解外科医生的手术方案，避免终末器官灌注不足，包括心肺插管或左心分流术（LHB），主动脉完全或部分阻断，以及脑保护策略（顺行脑灌注与停循环）。例如，当主动脉弓完全受累时，停循环是不可避免的。然而，外科医生可以选择在右腋动脉上缝合移植物以建立一条停循环期间的顺行脑灌注通路。在体外循环和循环停止期间，无名动脉被夹闭，这使外科医生可以在替换主动脉弓时继续进行脑灌注。理想情况下，监测应包括一条右桡动脉管路以估算脑灌注压，另一条动脉管路位于左桡动脉或股动脉其中之一，以测量循环系统其余部分的灌注压。

在 TAA 修复期间使用哪些监测手段？

使用美国麻醉医师协会（ASA）标准监测并至少有一条动脉管路、放置中心静脉导管并行 TEE 监测，以上手段使血流动力学监测和心血管充盈压力监测成为可能，并为血管活性药物治疗提供可靠的途径。然而，在放置 TEE 探头时必须小心，因为主动脉瘤会使患者容易发生食道穿孔。可放置肺动脉导管，但需要进行仔细的风险 - 收益评估。其他监测，如脑氧监测和脊髓监测也可使用，这些手段在后文进行进一步讨论。

什么是脊髓灌注压？

脊髓灌注压（SCPP）计算公式如下：

SCPP=MAP−CSFP

（如 CSFP 未知，则近似为 CVP）

其中 MAP 为平均动脉压，CSFP 为脑脊液压力，CVP 是中心静脉压。当决定使用 CSFP 或 CVP 时，正确的方法是使用两者中的较大值。理解这一概念在无 LHB 的主动脉阻断时变得尤为重要，因为主动脉压力在阻断近心端显著升高，而血流在阻断远端中断。因此，维持脊髓的灌注涉及两个变量：脊髓血管流入压力（MAP）和轴索流出压力（CSF 或 CVP）[16]。

脊髓缺血有哪些危险因素？

脊髓缺血的危险因素如下：

① 术前灌注不良；
② 动脉瘤修复的总范围；
③ 既往主动脉瘤修补史；
④ 脊髓节段性动脉供应的保留程度；
⑤ 主动脉阻断持续时间；
⑥ 急性贫血；
⑦ 系统性低血压；
⑧ 全身血管扩张伴窃血。

脊髓和脑缺血是 TAA 修复的重要问题。这与以下事实有关，即根据外科技术的不同，流向脊髓或大脑的血液可能会暂时中断。如前所述，脊髓的血液供应是节段性的，任何节段的血供中断都会影响一大部分脊髓并可能导致瘫痪。

术前灌注不良　在考虑术后神经功能障碍风险最高的患者时，首先要考虑是否有预先存在的神经功能障碍。虽然这对于慢性主动脉瘤来说是不太可能的，但是若组织的血液供应受到影响并被有效阻断，急性主动脉夹层的患者中枢神经系统灌注不良的风险是很高的。如果患者术前即存在偏瘫、截瘫、失语或昏迷，那么这类患者术后更有可能遭受永久性的神经损伤。这一情况同样适用于术前内脏和心肌的灌注不良[14]。

动脉瘤修复的总范围　动脉瘤越复杂、范围越广，术中出现节段性血流中断的可能性就越大。对于广泛而复杂的动脉瘤，不仅会有更多的节段性血管受到影响，还会有更长时间的血流阻断，这与修复动脉瘤所需的时间有关。

既往 TAA 修补史　由于外科医生分离组织时，原来天然的组织层面可能发生粘连，所以再次手术往往更加困难。这会导致更多的失血并有继发低血压和贫血的风险。此外，面临已侵犯胸部和需修复的主动脉瘤，手术团队进行肋间动脉再植时会面对更多技术挑战。

脊髓节段性动脉供应的保存程度　如前所述，脊髓的血液供应是节段性的，并依赖于肋间动脉，后者具有强健的侧支循环网络。这种血液供应被手术中断越多，脊髓损伤的风险就越高。

主动脉阻断的持续时间　脊髓动脉血流中断的时间越长，缺血的风险越高。

急性贫血　必须维持足够的血红蛋白浓度，否则其他生理因素，如灌注不良、低血压等，将不具有相关性，会导致脊髓缺血的发生。

系统性低血压　应避免低血压，因为较低的 MAP 将直接导致较低的 SCPP [SCPP=MAP−（CSFP 或 CVP）]。

全身血管扩张伴窃血　血管窃血是一种发生在体内有两条潜在的血流通道时的现象，一条血管的阻力较大（直径较小，长度较长），另一条血管的阻力较小（直径较大，长度较短）。在数学上，哈根－泊肃叶方程可描述这一概念：

（Delta P）=8uLQ/pR^4

式中（Delta P）为血管压力差，u 为黏度，L 为血管长度，Q 为流量，R 为血管半径。

以锁骨下动脉窃血为例说明这一概念。想象一个患者有左颈总动脉狭窄和正常的左锁骨下动脉，虽然在正常情况下患者可能无症状，但在周围血管舒张状态下（如运动或全身麻醉），血液优先通过阻力最小的路径，即左锁骨下动脉。这导致从左侧颈总动脉的窃血现象，并最终导致大脑低灌注。

脊髓缺血有哪些不同的机制？

一般而言（图 28.3）[2]，缺血性脊髓损伤的具体原因有两种：①脊髓血供暂时中断；②脊髓

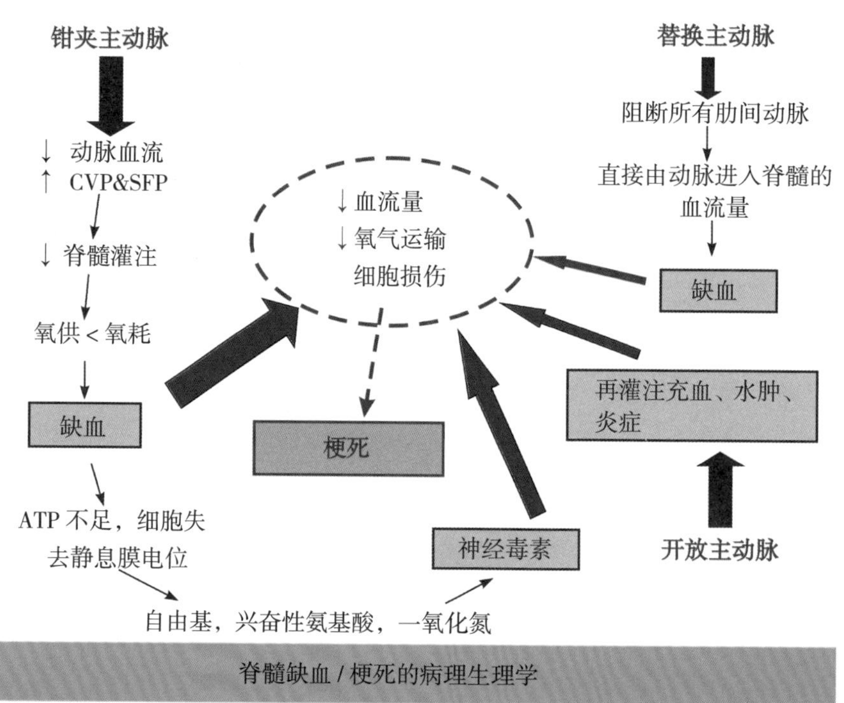

图 28.3　脊髓缺血病理生理学示意图。ATP：三磷酸腺苷；NO：一氧化氮；SFP：脑脊液压力

血供永久中断[17]。这两种情况是相关的，主要取决于缺血性损伤是导致暂时性损伤还是永久性功能丧失。脊髓血液供应的永久性中断导致脊髓损伤。缺血性损伤可导致暂时性或永久性脊髓损伤。当钳夹主动脉造成机械性阻断脊髓血流时、全身低血压导致灌注不良时、急性失血和贫血导致前脊髓供氧受损时或者当急性血管栓塞影响脊髓血供时，均会出现脊髓血供暂时中断[18]。此外，脊髓损伤的敏感性和程度还取决于损伤时脊髓神经元的代谢活动。

脊髓保护的各种技术及其相关功效是什么？

- 血管内修复。
- 分期修复。
- 左心转流术。
- 肋间动脉重建。
- 选择性脊髓灌注。
- 脑脊液（CSF）引流。
- 低温、深低温及停循环。
- 顺行和逆行脑灌注。
- 硬膜外冷却导管。
- 识别 Adamkiewicz 动脉或 ARM。
- 序贯阻断。
- 缺血预处理和后处理。
- 神经保护药物（如NMDA受体拮抗剂等）。

血管内修复　胸主动脉血管内修复（TEVAR）是一种微创技术，适用范围包括：①加固主动脉；②搭桥及封堵动脉瘤或主动脉夹层的血流。该技术通过引导鞘置入一个可扩展的移植物，然后在透视指导下完成移植物的定位和展开。这项技术的优势在于它降低了开放主动脉修复手术相对较高的发病率和死亡率。此外，目前报道 TEVAR 术后截瘫风险为 3%，而开放修复术后为 14%[19]。

在准备 TEVAR 时，增强 CTA 或磁共振血管造影（MRA）三维重建可帮助手术团队确定潜在的移植物附着点，移植物类型（传统型、有孔型或分枝型）及是否为一个需要 TEVAR 和开放手术联合治疗的病例[20,21]。具体的解剖学关注点包括：①确定累及主动脉弓的范围；②大血管起始部相对于动脉瘤近端的位置；③降主动脉长轴的弯曲度；④肠系膜血管起始部相对于动脉瘤远端的位置；⑤移植物近端和远端附着点的相对直径；⑥髂股动脉弯曲程度及直径；⑦术前存在的腹主动脉移植物。对于移植物可能需要覆盖左锁骨下动脉的患者，术前需行头颈部 CTA 检查，以明确 Willis 环的完整性和非优势的左侧椎动脉的通畅性[20,21]。

分期 / 混合修复　分期或混合修复是血管内介入技术和外科开放技术的结合。这种方法试图通过缩短主动脉夹闭的时间来减少缺血风险。该方法最大限度地减少了手术过程中的血流中断，并被证明可以降低脊髓缺血的风险[22]。这种方法最常用于患有广泛胸主动脉瘤和 TAA 的患者。

左心转流术 LHB 将含氧血液从肺静脉或左心房导向降主动脉。分期序贯阻断保证了内脏和脊髓腹侧的灌注，最大程度缩短终末器官缺血时间，为优化主动脉近端吻合争取到更多时间。有一些回顾性数据支持使用 LHB 降低缺血性并发症的风险[23-26]。LHB 可用于累及主动脉弓近端和远端的主动脉疾病。该类型的主动脉疾病需要在更近端夹闭主动脉，从而影响大脑和脊髓血流，尽管其他体外循环的建立可用于修复远端区域的血供。图 28.4~ 图 28.11 展示了一个利用 LHB、肋间动脉补片重连和选择性内脏灌注修复 Ⅱ 型 TAA 的病例[27]。

肋间动脉重建　由于胸段脊髓血供的节段性，流向后肋间动脉的血流中断会导致脊髓明显缺血（图 28.12 展示了减少脊髓缺血 / 梗死的干预措施[2]）。通常，血流中断是不可避免的，因为在开放修复 TEVAR 期间，肋间后动脉可能暂时或永久阻闭。需要将肋间后动脉从病变的主动脉段剥离，为主动脉重建做准备。在某些情况下，降主动脉重建可能需要重建肋间和腰动脉[28]。

选择性脊髓灌注　由先前讨论的肋间动脉

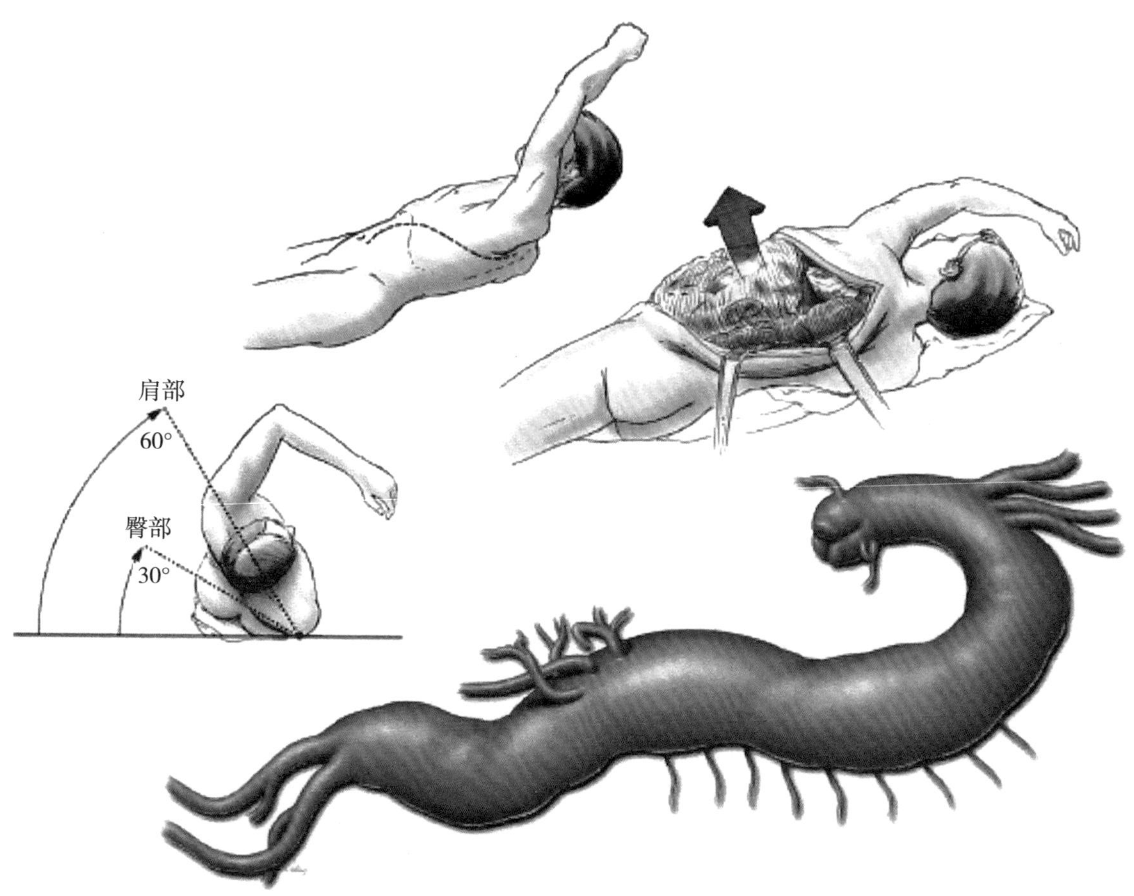

图 28.4 体位 / 显露。通过第 6 肋间隙开胸

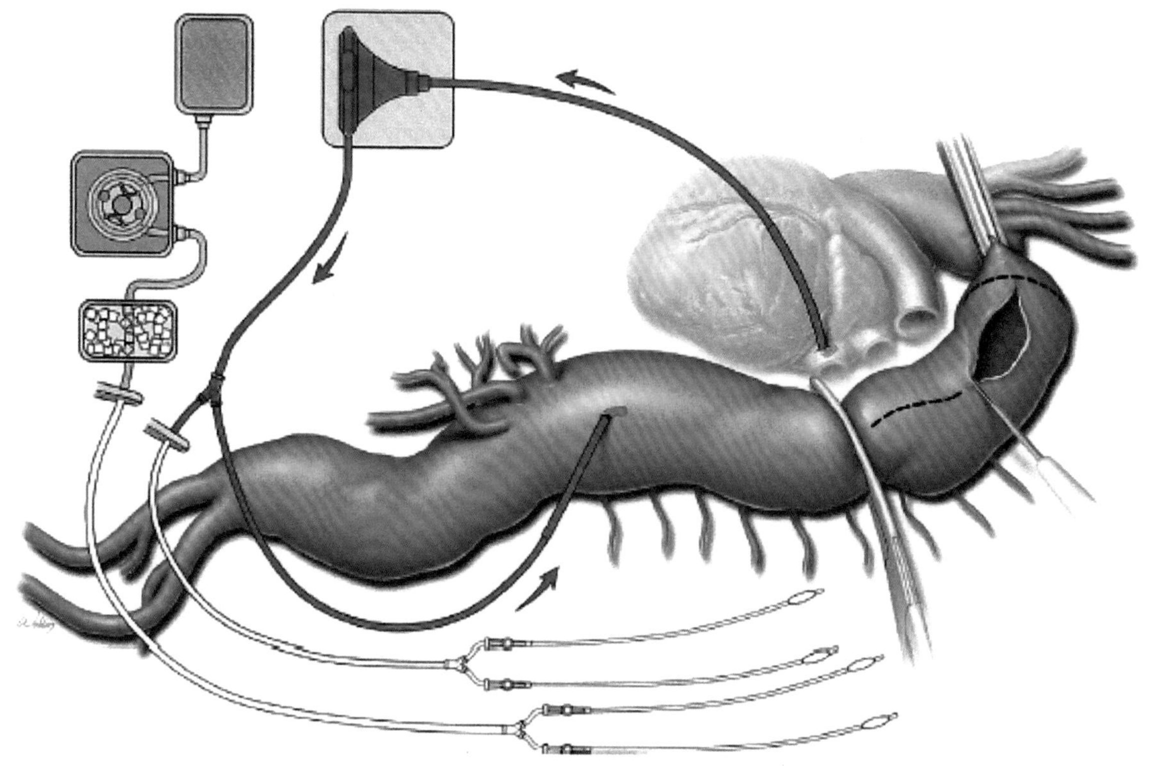

图 28.5 左心转流，主动脉夹闭，近端主动脉开口

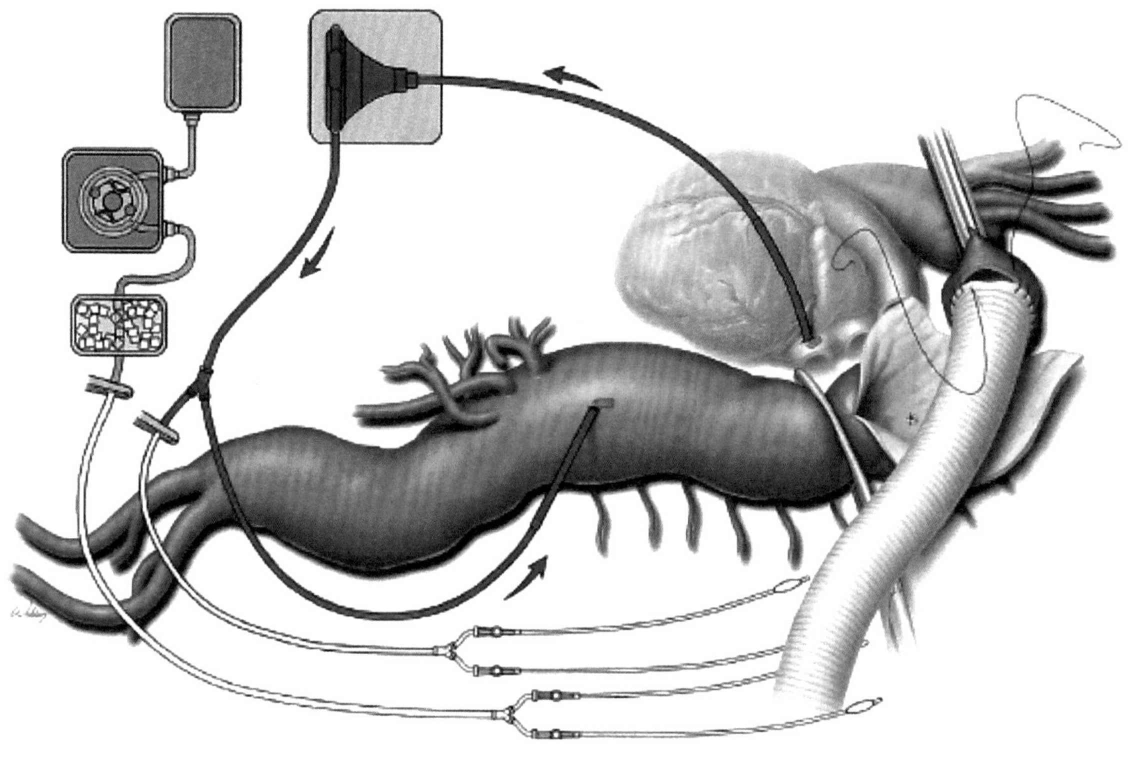

图 28.6　构建近端吻合

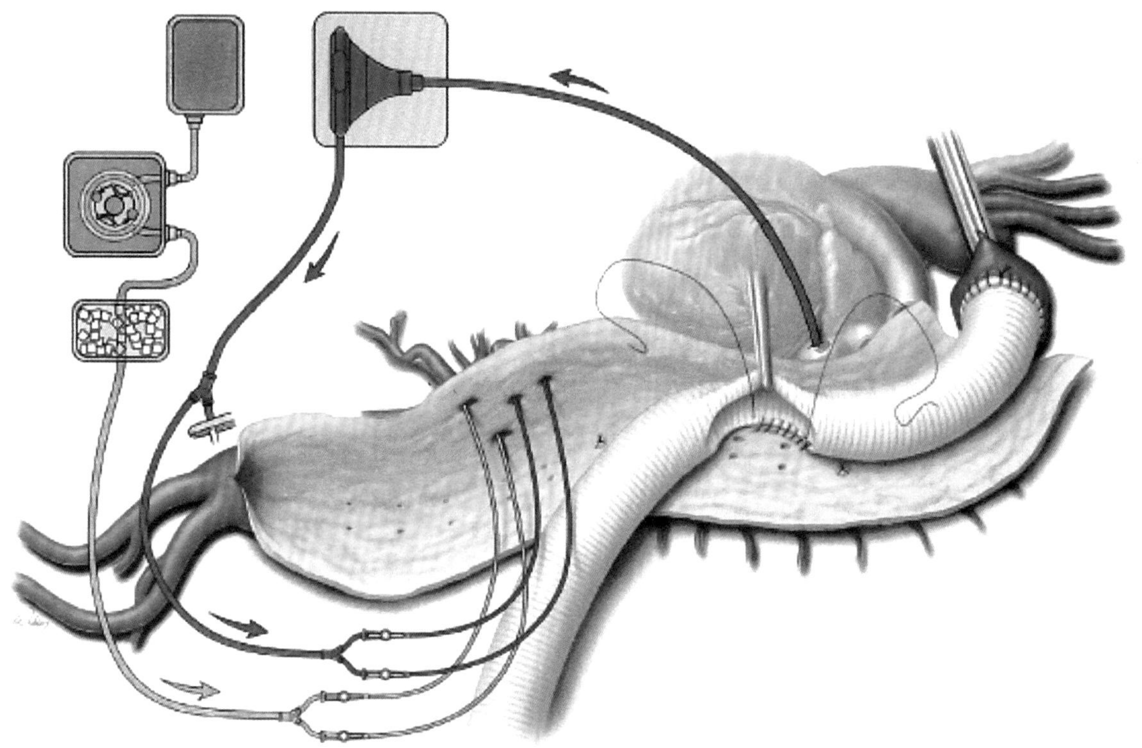

图 28.7　应用肾冷灌注和选择性内脏灌注修复肋间动脉

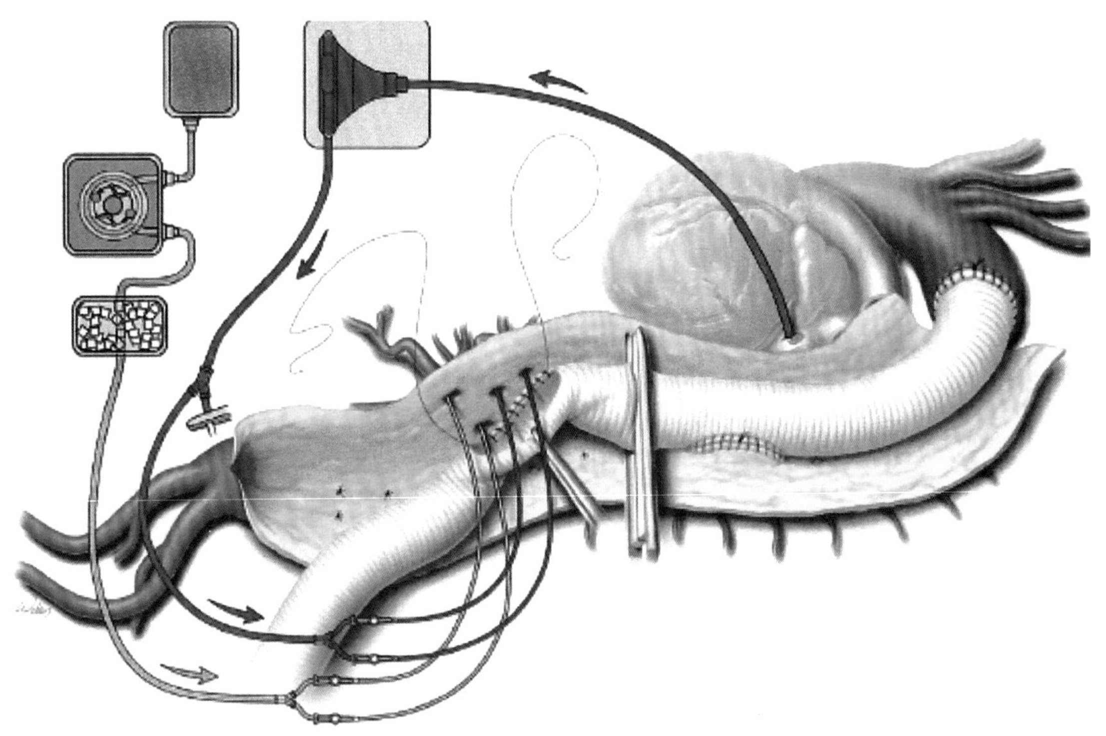

图 28.8 重新定位主动脉近端夹闭位置，允许肋间补片灌注，同时构建第 2 个补片，用于右肾动脉、腹腔干及肠系膜上动脉的灌注

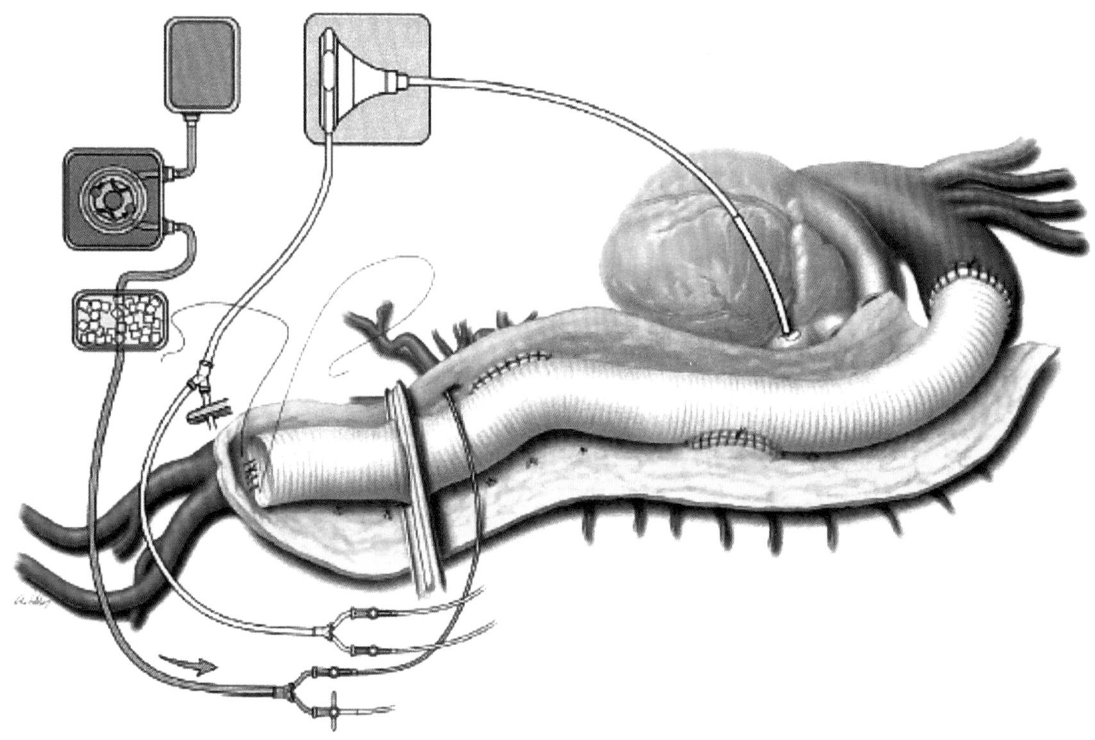

图 28.9 左肾动脉冷灌注远端吻合的构建

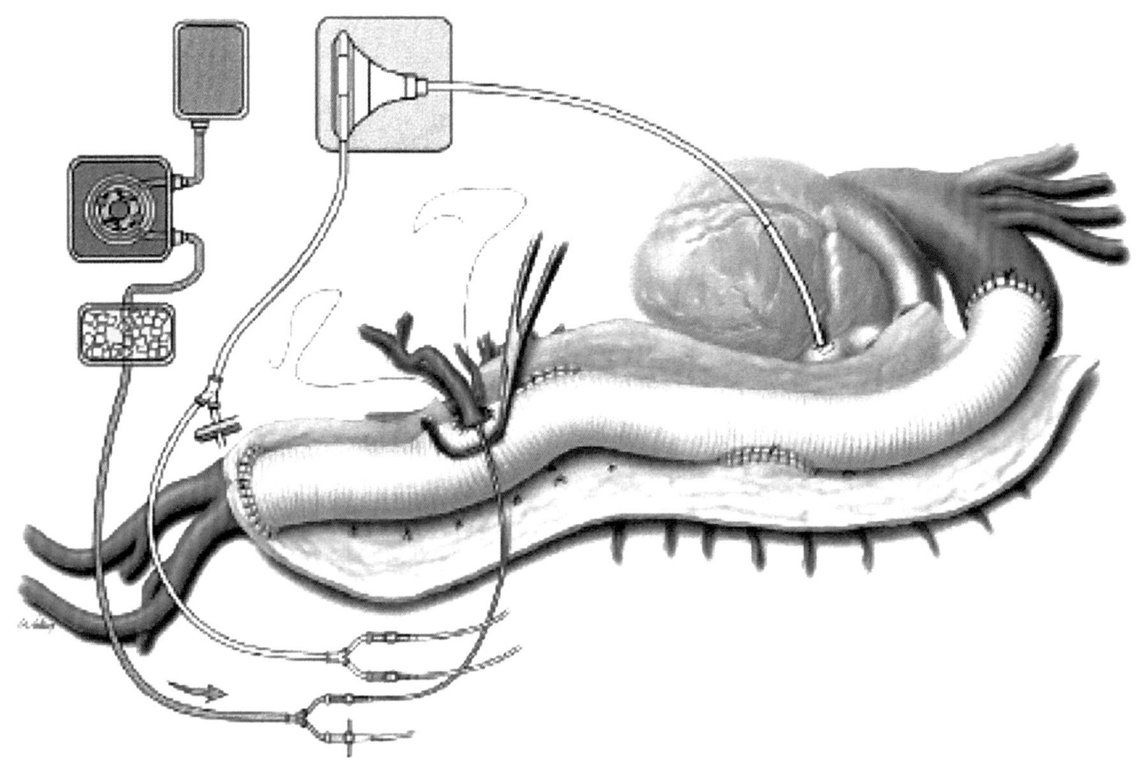

图 28.10　通过一个单独的纽扣连接左肾动脉

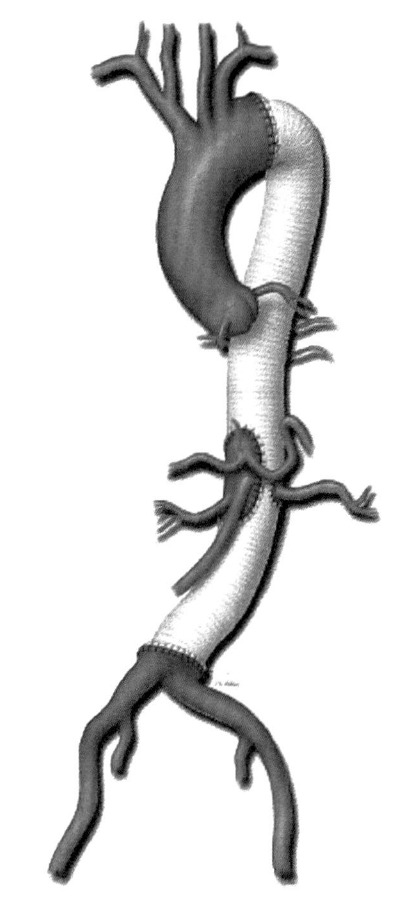

图 28.11　完成Ⅱ型胸腹主动脉瘤修复

重建和再植产生了心肺转流和心脏停搏期间选择性脊髓灌注的概念。该技术是通过在体外循环时插入小型滚轴泵来实现的，通常使用 4.4F 导管直接插入肋间动脉或 ARM。最终病变累及的主动脉被部分夹闭，与此同时仍旧保持了脊髓血供。选择性脊髓灌注也可在脊髓腰段进行。用于为其他有风险的终末器官（如肾脏）提供灌注[29]。

脑脊液引流　如前所述，SCPP 的维持取决于 MAP 与 CSFP 或 CVP 之间的差值（取 CSFP 与 CVP 中较大者）。换句话说，如果 CSFP 足够高，可能会减少进入脊髓的动脉血量，从而引发一种筋膜室综合征，导致脊髓灌注不足和随后的缺血[30]，筋膜室综合征可以通过引流脑脊液缓解，达到降低 CSFP 的目的[31]。临床多采用以 10mL/h 左右的速度行脑脊液引流，但在评估这一方法的研究中涉及的变量缺乏一致性，所以其对术后截瘫的总体影响仍不清楚[30,32–38]。

全麻诱导前于 L_3~L_4 或 L_4~L_5 间隙放置导管行脑脊液引流可减少脊髓损伤的风险[39]。患者取坐位或侧卧位。消毒皮肤并局麻后，使用 14G

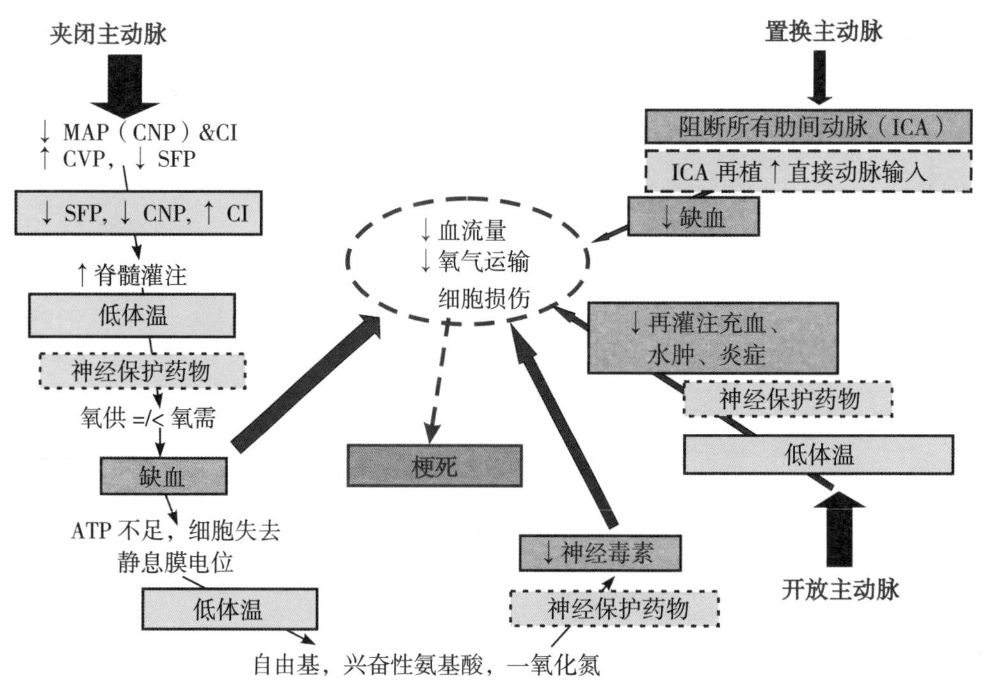

图 28.12 减少脊髓缺血 / 梗死的干预措施总结

硬膜穿刺针行蛛网膜下腔穿刺。当确认针尖刺破蛛网膜后，将一根长 80cm 不透射线的 5F 导管通过穿刺针放入并留置 5~7cm 于蛛网膜下腔内。妥善固定导管后连接引流装置。脑脊液引流速度大约为 10~15mL/h。

放置腰椎引流会带来一系列严重的风险。其并发症包括硬膜外血肿、脑脊液过度引流引起的颅内出血、穿刺后头痛、脑膜炎及拔除导管时可能导致断裂引起的断端残留 [39]。然而，从风险 - 收益比的角度仍支持在高危主动脉手术前放置腰椎引流，特别是那些需要更长人工血管（>20cm）的手术。

低温、深低温及停循环　利用低温降低基础细胞代谢率以减少组织缺血，是心脏手术中广泛应用的心肌和神经保护技术。这项技术在 1950 年的犬模型中被首次描述 [40]，随后在 1953 年 [41] 和 1959 年 [42] 被应用于犬的先天性心脏病手术。1975 年，Griepp 等人将该技术首次应用于 4 例主动脉弓置换术患者 [43]。这一方法目前仍是需要术中停循环的动脉瘤修复术的标准治疗方法。

低温的定义是核心体温在 28℃ ~32℃，而深低温是 15℃ ~20℃。目前尚不清楚该保护技术在循环停止期间的安全使用时长。低温会引起明显的凝血功能障碍，有研究认为深低温可能导致出血并发症的发生率升高。但有些团队证实，除了会增加血小板输注的可能性外，深低温不会增加其他成分血输注需求 [44–49]。支持低体温的临床证据表明，当体温低至 10℃ ~15℃时，患者可以耐受长达 1h 的脑血流停滞 [50]。当深低温停循环超过 25~30min 时，完全的脑血流停滞与更高的神经功能障碍发生率有关 [51,52]。近红外光谱（NIRS）显示，在 15℃的深低温停循环状态下 30min 后，脑氧饱和度下降到 60% 以下，并可能与主动脉手术的不良预后有关 [53,54]。

脊髓对缺血的耐受性更好。猪模型显示，即使在 32℃缺血 50min 后，脊髓功能仍有可能完全恢复 [53,54]。在 28℃缺血 90min 后，60% 的猪出现截瘫。缺血 120min 后，所有动物的后腿功能均未恢复 [55]。此外猪体温在 28℃缺血 90min 时内脏损伤的风险很高，而在缺血 120min 时发生致命损伤的可能性更大 [49]。因此，虽然低温对于神经保护来说是一个非常宝贵的辅助手段，但最重要的目标应该是尽量缩短主动脉手术中所有终末器官的缺血时间。

顺行和逆行脑灌注 虽然停循环可以在脑血流完全停止的情况下进行，但许多专家目前仍提倡使用顺行脑灌注技术保护大脑[47,56-60]。最常见的情况是在循环停止后通过插管或移植主动脉弓血管来完成顺行性脑灌注。进行顺行灌注的血管通路往往是由患者疾病的具体解剖决定的。灌注可以通过接入无名动脉、任一颈动脉或右侧腋动脉来维持。如果选用无名动脉进行顺行脑灌注，则需要进行右桡动脉测压以确定脑灌注压力。此外，利用左桡动脉或股动脉测压监测有别于脑灌注压力的远端灌注压也是有用的。左侧桡动脉压或股动脉压与脊髓及内脏灌注压的关系更为密切。

在不完全停循环的情况下还可考虑行逆行性脑灌注。逆行性脑灌注通过静脉插管、经心房、上腔静脉或颈内静脉插管完成，依靠逆行性脑血流向大脑输送氧气。虽然顺行和逆行脑灌注技术均与可接受的神经和死亡结局相关，但顺行技术通常仅引起较轻的暂时性神经功能障碍[58]。

硬膜外冷却导管 作为一种辅助手段，使用鞘内导管技术冷却脊髓在动物模型中效果良好[61-64]。硬膜外冷却导管也显示出令人满意的效果[65,66]。该技术的首要问题在于向硬膜外腔注入大量冷生理盐水后导致的脑脊液压力骤增。尽管一些较新的导管技术已经得到了很好的应用[67-69]。

识别 Adamkiewicz 动脉 由于在脊髓前灌注中的重要性，目前正在对 Adamkiewicz 动脉进行更深入的研究。术前和术中识别 Adamkiewicz 动脉并进行再植是保护脊髓功能的重要技术[70-72]。虽然缺乏数据，但有若干研究小组报告了识别和保存这条血管用于脊髓保护的良好效应[73,74]。

序贯阻断 序贯阻断是一种利用大动脉瘤的节段修复来更快地恢复重要器官的血液供应的技术。如果从近端开始以节段性方式替换主动脉，则随着主动脉的替换，其分支血管的灌注即可恢复，从而缩短缺血时间。

远端缺血预处理和后处理 远端缺血预处理（RIPC）是指在神经系统发生缺血性事件前，将远端组织暴露于缺血刺激。而远端缺血后处理（RIPoC）则是在神经系统发生缺血性事件后，利用相同的技术进行缺血处理[100]。即使在远离最初缺血刺激的部位，这种远距离暴露也可能对以后的缺血损伤起到保护作用[75,76]。

虽然其机制尚未完全阐明，但有观点认为，缺血组织向其他组织传递了一种保护作用的信号[77]。两项研究表明，实施循环性猪后肢缺血模型具有脊髓保护作用[78,79]。尽管 RIPC 和 RIPoC 已被充分证明对脊髓保护具有辅助作用，但在将这种干预方法确立为人类标准护理前仍需进一步的研究。

神经保护药物 除少数个案外，药理干预已被证明效果不佳。有研究者证明，鞘内给予罂粟碱作为一种直接刺激血管舒张和增强脊髓灌注的方法是有效的[80]。辛伐他汀对脊髓缺血大鼠具有神经保护作用[81]。右美托咪定可提高缺氧和低血糖环境下星形胶质细胞的存活率[82]。米诺环素在缺血状态下可提供一定的小胶质细胞保护[83]。从脊柱创伤人群中推断出使用类固醇有益[84]，但是减少体外循环相关全身炎症反应的努力尚未取得成果[85,86]。此外，补充镁剂可能不会产生临床意义上的神经保护效应，在极端情况下增加镁剂用量还会导致血小板功能障碍[87]。

用于脊髓缺血的监测指标有哪些，如何解读？

运动诱发电位 运动诱发电位（MEP）涉及一种神经功能监测技术。在该技术中刺激信号被提供给大脑皮层，可检测由此产生的运动反应。通过从运动信号的振幅和潜伏期收集到的电子信息，可以确定脊髓前降支运动通路的完整性。这使临床医生能够确定脊髓运动通路有无损伤，尽管尚不能确定损伤的具体位置。

我们对 MEP 变化的了解多来自复杂的脊柱手术。体温过低使信号振幅的降低和潜伏期的增加变得更加不可预测[88]。另外，神经肌肉阻滞剂可影响 MEP，应谨慎使用。

躯体感觉诱发电位　躯体感觉诱发电位（SSEP）是由外周电刺激引出的大脑皮层信号，可监测上行的脊髓后感觉神经束。SSEP 可与 MEP 结合使用。其数据的质量对麻醉剂非常敏感，特别是吸入性麻醉剂，麻醉深度的变化会影响信号。

脊髓监测是一种应用广泛的监测技术，能够发现早期神经信号的变化，预警主动脉术中可能存在的脊髓缺血[89-91]。遗憾的是，MEP 和 SSEP 的数据在主动脉手术中很难解释，尤其是在低温和深低温情况下。当 MEP 和 SSEP 的振幅和潜伏期同时受到影响时，不可逆神经损伤的阳性预测值较高，同时无神经功能缺损的阴性预测值也将升高[92]。

用于监测脑缺血的监护仪器有哪些？

主动脉手术期间脑监测的主要方式包括脑电图（EEG）、脑氧测量及经颅多普勒（TCD）。

脑电图　在主动脉手术期间，脑电图监测到等电位或脑电静止（ECI），表明在循环停止前最大限度的脑代谢降低。这一状态可以通过对患者逐步降温和增加麻醉药物剂量来实现，通常使用的药物包括高浓度的麻醉气体、大剂量的异丙酚、苯二氮䓬类或巴比妥类药物[93]。

脑氧测量　近年来利用 NIRS 进行脑氧测量被广泛应用。NIRS 可以反映主动脉弓手术期间大脑皮层双额叶区的氧饱和度[94,95]。尽管一些研究显示，NIRS 与持续的颈静脉球部静脉饱和度相关性较差[96]。这可能是由于 NIRS 使用方便，提供的数据相对易于理解。通常情况下，应将手术过程中的脑组织氧饱和度维持在基线水平的 25% 以内[97]。由于脑氧测量主要依赖于脑血流量和组织氧合，可以通过增加脑血流量、增加患者血红蛋白浓度或增加吸入氧浓度来提高脑氧测量数值。

经颅多普勒（TCD）　TCD 可更直接地显示在低温停循环后常见的脑血管自动调节障碍[98]。尽管证据有限，但 TCD 仍可作为主动脉术中及术后脑监测的辅助手段[99]。然而，正如动脉瘤性蛛网膜下腔出血后血管痉挛的监测一样，在 TCD 的解读中，阅片者的可靠性也是一个值得关注的问题。

TAA 修复术中血流动力学管理的基本原则是什么？

患者术中血流动力学管理的目标与术前相似。麻醉药物会减少内源性肾上腺素的产生，通常需要药物来维持全身血管阻力和心输出量。简明扼要地说，我们的目标是通过平衡平均动脉压（高于正常值）及椎管内脑脊液压力（低于正常值）来维持脊髓灌注压力，确保足够的血容量和血红蛋白浓度维持组织氧供，必要时还应维持一定的心输出量。

术中经食道超声心动图的作用是什么？

经食道超声心动图在主动脉修复术中具有重要意义，特别是病变侵犯胸主动脉时。主动脉瓣环的完整性在升主动脉疾病的评估中尤为重要。血管环在动脉瘤时会发生扩张，同时还可能因血管剥离而受损，两者都会导致主动脉供血不足。在这些情况下，通常需同时行主动脉瓣置换术。

借助 TEE 识别血管内的假腔和真腔对于处理主动脉夹层至关重要。当选择介入手术时，这一点尤为重要，因为确认导丝位于血管腔内有助于防止移植物定位错误和移植物附着点以外的血流中断。使用 TEE 检查主动脉根部时，如主动脉窦和冠状动脉口受累则需行冠状动脉再植术。TEE 还可应用于指导心肺分流术后的脱机、血管升压素，以及正性肌力药物的选择、血管内容量复苏及心脏舒张功能障碍的评估。另外 TEE 可用于评估开放或介入手术后移植物吻合口近端和远端可能导致的渗漏。

与 TAA 修复相关的各种术后并发症有哪些？

TAA 修复术后，患者多被转入重症监护室进行密切的血流动力学和神经功能监测。该类患者通常需要一段时间的机械通气且可能会经历大量液体复苏。此外使用血液及血制品也会导致肺损伤。因此，需密切关注患者的呼吸状况。

该类患者术后的主要问题之一是潜在的出血。手术部位的出血可因凝血功能障碍而进一步加重。严重者可危及生命，须严密监测患者的凝血因子、血小板、纤维蛋白原及血小板激活剂（离子型钙和血管性血友病因子）浓度。

此外，术后须进行连续神经功能评估，尤其要注意患者的精神状态和运动功能。由于低血容量、炎症、血管麻痹及镇静可能降低术后平均动脉压，因此持续脑脊液引流以维持 SCPP 就显得尤为重要。

TAA 修复术后血流动力学管理的原则是什么？

术后早期，新的主动脉移植物与患者自身组织间的吻合口尚未完全愈合。外科医生、麻醉医生和监护室医生之间应进行沟通并确立严格的血流动力学管理目标，并在术后予以维持。假设 MEP 和 SSEP 在术中保持不变，维持相同的参数可以在一定程度上保证 SCPP 以避免术后缺血性损伤。

结　论

胸 – 腹主动脉瘤作为一组疾病而存在，在需要手术治疗的患者中有很高的发病率和死亡率。心胸麻醉医生的主要关注点包括外科手术入路及技术、血流动力学监测、神经功能监测，以及脑、脊髓和内脏保护策略。

复习题

1. 对于一个即将接受开放手术治疗的慢性 Sanford A 型 TAA 患者，多次尝试行脑脊液引流未成功，下一步治疗方案是什么？
   A. 继续安排手术
   B. 取消手术并重新制定计划，术前在透视引导下放置脑脊液引流管
   C. 术中使用更多的脊髓监测技术
   D. 取消手术并安排行胸主动脉血管内修复术（TEVAR）
2. 对于 Sanford A 型动脉瘤急性撕裂合并左锁骨下动脉闭塞的患者，麻醉诱导前外科医生计划在循环停止期间对无名动脉进行顺行性脑灌注插管。以下哪种有创血压监测策略最理想？
   A. 左肱动脉
   B. 右股动脉
   C. 右腋动脉和左股动脉
   D. 双侧桡动脉
3. 一例正在接受 Debakey Ⅰ型动脉瘤手术的 68 岁男性患者，手术过程包括全弓置换和 TEVAR。在循环停止前，保护大脑的最佳策略是什么？
   A. 用冰块包裹患者头部，静脉注射甲泼尼龙 1g、镁剂 5mg、咪达唑仑 10mg
   B. 深低温停循环至 18℃，右侧腋窝动脉顺行脑灌注，用冰块包裹患者头部
   C. 深低温停循环，脑电图显示等电位波形
   D. 用冰块包裹患者头部，冷却至 32℃，静脉注射丙泊酚 200mg，脑电图显示等电位波形
4. 术中评估急性撕裂的 Debakey Ⅰ型主动脉瘤时，需要确定的 3 个最重要特征是什么？
   A. 左心室功能，剥离程度，主动脉瓣闭锁不全程度
   B. 卵圆孔未闭，左心室功能，冠状动脉口受累
   C. 真实血管腔的剥离，主动脉瓣闭锁不全程度，冠状动脉口受累
   D. 真实血管腔的剥离，主动脉瓣闭锁不全程度，卵圆孔未闭
5. 对 Stanford A 型动脉瘤撕裂修复术进行麻醉时，外科医生将一根导线插入降主动脉，以便随后进行动脉插管建立体外循环。如何在 TEE 评估中区分血管真腔和假腔？
   A. 真腔在 TEE 上通过 CFD 可识别液体流动，而假腔识别不到液体流动

B. 真腔比假腔大

C. 在评估腔的大小时，假腔会随着 QRS 波的出现而扩张

D. 在评估腔的大小时，真腔会随着 QRS 波的出现而扩张

6. 对接受 Stanford A 型动脉瘤撕裂修复术的患者进行麻醉时，外科医生无法在体外循环停止前充分清空左心室。外科医生已在左心室放置了两个排气孔，目前患者在大剂量血管升压药作用下，仅表现为 MAP 35mmHg 的低血压状态。术前超声心动图检查显示中度主动脉瓣闭锁不全。应建议外科医生采取什么措施？

A. 行选择性顺行心脏停搏或逆行心脏停搏，钳夹主动脉，启动深低温停循环程序，而后通过 45min 手术纠正该问题

B. 通知外科医生这是一种无法处理的危重情况，然后将患者转入重症监护病房，让患者在家人的陪伴下结束生命

C. 通知外科医生这是一种无法处理的危重情况，在手术室结束患者的生命

D. 实施顺行性心脏停搏，钳夹主动脉，启动深低温停循环程序，而后通过 45min 手术纠正该问题

7. 在为 Crawford Ⅱ型主动脉瘤的修复进行麻醉时，于 L_3~L_4 间隙放置了引流管。每小时引流脑脊液的上限是多少？

A. 50mL/h

B. 0.5mL/（kg·h）

C. 30mL/h

D. 10mL/h

8. 对一例接受 Stanford A 型动脉瘤撕裂修复术的 82 岁男性患者进行麻醉的过程中，可辨认出真正的动脉管腔并能看到撕裂的血管瓣与左主动脉和 RCA 开口相连。患者存在轻到中度的慢性主动脉瓣闭锁不全。该患者应接受哪种类型的治疗？

A. 仅替换升主动脉

B. 更换机械瓣的 Bentall 手术（机械主动脉瓣置换、升主动脉置换、冠状动脉口再植入人工升主动脉）

C. 如有需要，行包括冠状动脉再植和主动脉瓣置换的升主动脉替换术

D. 更换生物瓣的 Bentall 手术

9. 在为 Crawford Ⅰ型主动脉瘤的患者行血管内介入治疗实施麻醉时，提前在 L_3~L_4 间隙放置了脊髓引流管。患者平卧后，引流管无法抽出脑脊液。下一步该如何处理？

A. 在患者坐位下评估引流管是否阻塞。如果排水管没有阻塞或扭结且脑脊液仍无法抽出，则应更换引流管

B. 继续进行手术，如果继续抽吸，并逐步增加抽吸负压，将最终抽出脑脊液

C. 继续进行手术，如果术后引流管仍无法抽出脑脊液，则应在重症监护病房更换引流管

D. 取消手术

10. 一例 51 岁男性患者，胸部撕裂痛，已放射到背部 2h，经救护车送往急诊科，抵达后 10min 心脏停止跳动。为患者插管，进行两轮心肺复苏，给予 1mg 肾上腺素、2L 晶体液后患者恢复自发循环。床边 TEE 显示中等程度的心包积液和左心室肥大。下一步如何处理？

A. 放置心包引流并行 CT 扫描

B. 放置心包引流并行 TEE 检查

C. 急诊外科手术

D. 放置心包引流，进行 CT 扫描，开放中心静脉输液通道并行有创动脉监测，待患者病情稳定后转入重症监护病房

答　案

1. B。 2. C。 3. B。 4. C。 5. D。 6. A。
7. D。 8. C。 9. A。 10. C。

参考文献

[1] Braverman A. Diseases of the aorta//Mann DL, Zipes DP,

Libby R, Bonow RO, et al. Braunwald's Heart Disease: A Textbook of Cardiovascular Medicine. 10th ed. Philadelphia, PA: Elsevier, 2015, 1277–1306.

[2] Wynn MM, Acher CW. A modern theory of spinal cord ischemia/injury in thoracoabdominal aortic surgery and its implications for prevention of paralysis.J Cardiothorac Vasc Anesth, 2014, 28(4):1088–1099.

[3] Kuzmik GA, Sang AX, Elefteriades JA. Natural history of thoracic aortic aneurysms.J Vase Surg, 2012, 56(2): 565–571.

[4] Davies R, Goldstein L, Coady M, et al. Yearly rupture or dissection rates for thoracic aortic aneurysms: simple prediction based on size. Ann Thorac Surg, 2002, 73: 17–28.

[5] Shimizu H, Yozu R. Current strategies for spinal cord protection during thoracic and thoracoabdominal aortic aneurysm repair. Gen Thorac Cardiovasc Surg, 2011, 59(3):155–163.

[6] Coady M, Rizzo J, Goldstein L, et al. Natural history, pathogenesis, and etiology of thoracic aortic aneurysms and dissections. Cardiol Clin, 1999, 17:615–635.

[7] Davies RR, Kaple RK, Mandapati D, et al. Natural history of ascending aortic aneurysms in the setting of an unreplaced bicuspid aortic valve. Ann Thorac Surg, 2007, 83(4):1338–1344.

[8] Albornoz G, Coady MA, Roberts M, et al. Familial thoracic aortic aneurysms and dissections—incidence, modes of inheritance, and phcnotypic patterns. Ann Thorac Surg, 2006, 82(4): 1400–1405.

[9] Pape LA, Tsai TT, Isselbacher EM, et al. Aortic diameter > or=5.5cm is not a good predictor of type A aortic dissection: observations from the International Registry of Acute Aortic Dissection (IRAD). Circulation, 2007, 116(10): 1120–1127.

[10] Trimarchi S, Jonker FH, Hutchison S, et al. Descending aortic diameter of 5.5cm or greater is not an accurate predictor of acute type B aortic dissection. J Thorac Cardiovasc Surg, 2011, 142 (3):e101–e107.

[11] Kim JB, Kim K, Lindsay ME, et al. Risk of rupture or dissection in descending thoracic aortic aneurysm. Circulation, 2015, 132(17):1620–1629.

[12] Elsayed RS, Cohen RG, Fleischman F, et al. Acute type A aortic dissection. Cardiol Clin, 2017, 35(3):331–345.

[13] Hagan P, Nienaber A, Isselbacher E, et al. The International Registry of Acute Aortic Dissection (IRAD): new insights into an old disease. JAMM, 2000, 283(7):897–903.

[14] Czerny M, Schoenhoff F, Etz C, et al. The impact of pre operative malperfusion on outcome in acute type A aortic dissec tion: results from the GERAADA Registry. J Am Coll Cardiol, 2015, 65 (24):2628–2635.

[15] Evangelista A, Garcia-del-Castillo H, Gonzalez-Alujas T, et al. Diagnosis of ascending aortic dissection by transesophageal echocardiography: utility of M-mode in recognizing artifacts. J Am Coll Cardiol, 1996, 27(1): 102–107.

[16] Weigang E, Hartert M, Siegenthaler MP, et al. Perioperative management to improve neurologic outcome in thoracic or thoracoabdominal aortic stent-grafting. Ann Thorac Surg, 2006, 82(5): 1679–1687.

[17] Griepp RB, Griepp EB. Spinal cord protection in surgical and endovascular repair of thoracoabdominal aortic disease. J Thorac Cardiovasc Surg, 2015, 149(2, suppi):S86–S90.

[18] Tanaka H, Minatoya K, Matsuda H, et al. Embolism is emerging as a major cause of spinal cord injury alier descending and thoracoabdominal aortic repair with a contemporary approach: mag netic resonance findings of spinal cord injury. Interact Cardiovasc Thorac Surg, 2014, 19(2): 205–210.

[19] Bavaria J, Appoo J, Makaroun M, et al. Endovascular stent grafting versus open surgical repair of descending thoracic aortic aneurysms in low-risk patients: a multicenter compar ative trial. J Thorac Cardiovasc Surg, 2007, 133(2):369–377.e364.

[20] Findeiss LK, Cody ME. Endovascular repair of thoracic aortic aneurysms. Semin Intervent Radiol, 2011, 28(1):107–117.

[21] Adams JD, Garcia LM, Kern JA. Endovascular repair of the thoracic aorta. Surg Clin North Am, 2009, 89(4): 895–912, ix.

[22] Etz CD, Zoli S, Mueller CS, et al. Staged repair significantly reduces paraplegia rate after extensive thoracoabdominal aortic aneurysm repair. J Thorac Cardiovasc Surg, 2010, 139 (6): 1464–1472.

[23] Coselli J, LeMaire S. Left heart bypass reduces paraplegia rates after thoracoabdominal aortic aneurysm repair. Ann Thorac Sur, 1999, 67:1931–1934.

[24] Sail H, Hess K, Randel M, et al. Cerebrospinal fluid drainage and distal aortic perfusion: reducing neurologic complications in repair of thoracoabdominal aortic aneurysm types I and II, 1996, 23: 223–229.

[25] Bavaria J, Woo YJ, Hall RA, et al. Retrograde cerebral and distal aortic perfusion during ascending and thoracoabdominal aortic operations. Ann Thorac Surg, 1995, 60: 345-353.

[26] Schepens M, Vermeulen F, Morshuis W, et al. Impact of left heart by pass on the results of thoracoabdominal aortic aneurysm repair. Ann Thorac Surg, 1999,

67:1963–1967.

[27] Coselli JS, de la Cruz KI, Preventza O, et al, et al. Extent II thoracoabdominal aortic aneurysm repair: how I do it. Semin Thorac Cardiovasc Surg, 2016, 28(2):221–237.

[28] Acher C, Wynn M, Mell M, et al. A quantitative as sessment of the impact of intercostal artery reimplantation on paralysis risk in thoracoabdominal aortic aneurysm repair. Ann Surg, 2008, 248(4):529–540.

[29] Kawaharada N, Ito T, Koyanagi T, et al. Spinal cord protection with selective spinal pcrfusion during descending thoracic and thoracoabdominal aortic surgery. Interact Cardiovasc Thorac Surg, 2010, 10(6):986–990; discussion 990–981.

[30] Cina C, Abouzahr L, Arena G, et al. Cerebrospinal fluid drainage to prevent paraplegia during thoracic and thoracoabdominal aortic aneurysm surgery: a systematic review and meta-analysis. J Vasc Surg, 2004, 40(1):36–44.

[31] Estrera A, Rubenstein E, Miller C III, et al. Descending thoracic aortic aneurysm: surgical approach and treatment using the adjuncts cerebrospinal fluid drainage and distal aortic perfusion. Ann Thorac Surg, 2001, 72:481–486.

[32] Wallace L. Con: cerebrospinal fluid drainage does not protect the spinal cord during thoracoabdominal aortic reconstruction surgery. J Cardiothorac Vasc Anesth, 2002, 16(5):650–652.

[33] Khan S, Stansby G. Cerebrospinal fluid drainage for thoracic and thoracoabdominal aortic aneurysm surgery [Review]. Cochrane Library, 2003, (4): 1–19.

[34] Ling E, Arellano R. Systematic overview of the evidence supporting the use of cerebrospinal fluid drainage in thoracoabdominal aneurysm surgery for prevention of paraplcgia. Anesthesiology, 2000, 93:1115–1122.

[35] Svensson L, Hess K, D' Agostino R, et al. Reduction ofneurologic in jury after high-risk thoracoabdominal aortic operation. Ann Thorac Surg, 1998, 66:132–138.

[36] Hollier L, Money S, Naslund T, et al. Risk of spinal cord dysfunction in patients undergoing thoracoabdominal aortic replacement. Am J Surg, 1992, 164:210–214.

[37] Murray M, Bower T, Oliver W, et al. Effects of cerebrospinal fluid drainage in patients undergoing thoracic and thoracoabdominal aortic surgery. J Cardiothorac Vase Anesth, 1993, 7(3):266–272.

[38] Safi H, Winnerkvist A, Miller C III, et al. Effect of extended cross clamp time during thoracoabdominal aortic aneurysm repair. Ann Thorac Surg, 1998, 66: 1204–1209.

[39] Estrera AL, Sheinbaum R, Miller CC, et al. Cercbrospinal fluid drainage during thoracic aortic repair: safety and current manage ment. Ann Thorac Sur, 2009, 88(1):9–15; discussion 15.

[40] Bigelow W, Lindsay W, Greenwood W. Hypothermia: its possible role in cardiac surgery: an investigation of factors governing survival at low body temperatures. Ann Surg, 1950, 132(5):849–866.

[41] Lewis F, Taufic J. Closure of atrial septal defects with the aid of hypothermia: experimental accomplishments and the report of one successful case. Surgery, 1953, 33: 52–59.

[42] Drew C, Keen G, Benazon D. Profound hypothermia. Lancet, 1959, 1:745–747.

[43] Griepp R, Stinson E, Hollingsworth J, et al. Prosthetic replace ment of the aortic arch.J Thorac Cardiovasc Surg, 1975, 70:1051–1063.

[44] Kamiya H, Hagl C, Kropivnitskaya I, et al. The safety of moderate hypothermic lower body circulatory arrest with selective cerebral perfusion: a propensity score analysis. J Thorac Cardiovasc Surg, 2007, 133 (2):501–509.

[45] Pacini D, Leone A, Di Marco L, et al. Antegrade selective cerebral perfusion in thoracic aorta surgery: safety of moderate hypothermia. Eur J Cardiothorac Surg, 2007, 31(4):618–622.

[46] Sasaki H, Ogino H, Matsuda H, et al. Integrated total arch replacement using selective cerebral perfusion: a 6-year experience. Ann Thorac Surg, 2007, 83(2):S805–S810; discussion S824–S831.

[47] Kazui T, Yamashita K, Washiyama N, et al. Aortic arch replacement using selective cerebral perfusion. Ann Thorac Surg, 2007, 83(2):S796–S798; discussion S824–S731.

[48] Spielvogel D, Etz C, Silovitz D, et al. Aortic arch replacement with a trifurcated graft. Ann Thorac Surg, 2007, 83(2):S791–S795; discussion S824–S731.

[49] Etz CD, Luehr M, Kari FA, et al. Selective cerebral perfusion at 28 degrees C—is the spinal cord safe? Eur J Cardiothorac Sur, 2009, 36(6):946–955.

[50] Percy A, Widman S, Rizzo J, et al. Deep hypothermic circulatory arrest in patients with high cognitive needs: full preservation of cognitive abilities. Ann Thorac Surg, 2009, 87(1):117–123.

[51] Ergin MA, Uysal S, Reich DL, et al. Temporary neurological dysfunc. tion after deep hypothermic circulatory arrest: a clinical marker of long-term functional deficit. Ann Thorac Surg, 1999, 67:1887–1890.

[52] Reich DL, Uysal S, Sliwinski M, et al. Neuropsychologic outcome after deep hypothermic circulatory arrest in adults.J Thorac Cardiovasc Surg, 1998, 117(1):156–163.

[53] Fischer GW, Benni PB, Lin HM, et al. Mathematical

model for describing cerebral oxygen desaturation in patients undergoing deep hypothermic circulatory arrest. Br J Anaesth, 2010, 104(1): 59–66.

[54] Fischer GW, Lin HM, Krol M, et al. Noninvasivc cerebral oxygenation may predict outcome in patients undergoing aortic arch surgery. J Thorac Cardiovasc Surg, 2011, 141(3): 815–821.

[55] Straueh JT, Lauten A, Spielvogel D, et al. Mild hypothermia protects the spinal cord from ischemic injury in a chronic porcine model. Eur J Cardiothorac Surg, 2004, 25 (5):708–715.

[56] Kazui T, Inoue N, Yamada O, et al. Selective cerebral pcrfu sion during operation for aneurysms of the aortic arch: a reassessment. Ann Thorac Surg, 1992, 53:190–214.

[57] Hagl C, Ergin MA, GallaJ D, et al. Neurologic outcome after ascending aorta-aortic arch operations: effect of brain protection technique in high-risk patients.J Thorac Cardiovasc Surg, 2001, 121(6): 1107–1121.

[58] Okita Y, Minatoya K, Tagusari O, et al. Prospective comparative study of brain protection in total aortic arch replacement: deep hypothermic circulatory arrest with retro grade cerebral perfusion or selective antegradc cerebral perfusion. Ann Thorac Surg, 2001, 72:72–79.

[59] Di Eusanio M, Schepens M, Morshuis WJ, et al. Brain protection using antegradc selective cerebral perfusion: a multicenter study. Ann Thorac Surg, 2003, 76 (4): 1181–1189.

[60] Griepp RB. Cerebral protection during aortic arch surgery. J Thorac Cardiovasc Surg, 2001, 121 (3):425–427.

[61] Berguer R, Porto J, Fedoronko B, et al. Selective deep hypothermia of the spinal cord prevents paraplegia after aortic cross clamping in the dog model. J Vasc Surg, 1992, 15: 62–71.

[62] Inoue S, Mori A, Shimizu H, et al. Combined use of an epidurai cooling catheter and systemic moderate hypothermia enhances spinal cord protection against ischemic injury in rabbits.J Thorac Cardiovasc Surg, 2013, 146(3):696–701.

[63] Tabayashi K, Niibori K, Konno H, et al. Protection from postischemic spinal cord injury by perfusion cooling of the epidural space. Ann Thorac Surg, 1993, 56:494–498.

[64] Martelli E, ChoJ, Mozes G, et al. Epidural cooling for the prevention of ischemic injury to the spinal cord during aortic occlusion in a rabbit model: determination of the optimal temperature. J Vasc Surg, 2002, 35(3):547–553.

[65] Cambria RP, Clouse WD, Davison JK, et al. Thoracoabdominal aneurysm repair: results with 337 operations performed over a 15-year interval. Ann Surg, 2002, 236(4):471–479; discussion 479.

[66] Tabayashi K, Motoyoshi N, Saiki Y, et al. Efficacy of perfusion cooling of the epidural space and cerebrospinal fluid drainage during repair of extent I and II thoracoabdominal aneurysm. J Cardiovasc Surg (Torino), 2008, 49:749–755.

[67] Mori A, Ueda T, Hachiya T, et al. An epidural cooling catheter protects the spinal cord against ischemic injury in pigs. Ann Thorac Surg, 2005, 80(5):1829–1833.

[68] Yoshitake A, Mori A, Shimizu H, et al. Use of an epiduralcoolingcatheter with a closed countcrcurrent lumen to protect against ischemic spinal cord injury in pigs.J Thorac Cardiovasc Surg, 2007, 134(5):1220–1226.

[69] Shimizu H, Mori A, Yamada T, et al. Regional spinal cord cooling using a countercurrent closed-lumen epidural catheter. Ann Thorac Surg, 2010, 89(4):1312–1313.

[70] Adamkiewicz A. Die blutgef€asse des menschlichen r€uckenmarkes, II: diev gef€asse der r€uckenmarksoberfl€ache. Sitzungsberichte der Kaiserlichen Akademie der Wissenschaften Mathematisch-Naturwissenschafiliche Classe, 1882, 85:101–130.

[71] Yamada N, Yutaka O, Minatoya K, et al. Preoperative demonstration of the Adamkiewicz artery by magnetic resonance angiography in patients with descending or thoracoabdominal aortic aneurysms. Eur J Cardiothorac Surg, 2000, 18:104–111.

[72] Yoshioka K, Tanaka R, Kamada T, et al. Three-dimensional demonstration of the collateral circulation to the artery of Adamkiewicz via the thoracodorsal artery with multi-slice computed tomography angiography. Eur J Cardiothorac Surg, 2010, 37(5):1234.

[73] Uehara K, Matsuda H, Inoue Y, et al. Simple identification of the Adamkiewicz artery in extended thoracoabdominal aortic aneurysm repair. Ann Thorac Surg, 2017, 103(6): e567–e569.

[74] Tanaka H, Ogino H, Minatoya K, et al. The impact of preoperative identification of the Adamkiewicz artery on descending and thoracoabdominal aortic repair. J Thorac Cardiovasc Surg, 2016, 151(1):122–128.

[75] Jensen HA, Loukogeorgakis S, Yannopoulos F, et al. Remote ischemic preconditioning protects the brain against injury after hypothermic circulatory arrest. Circulation, 2011, 123(7):714–721.

[76] Ali ZA, Callaghan CJ, Lim E, et al. Remote ischemic preconditioning reduces myocardial and renal injury after elective abdominal aortic aneurysm repair: a randomized controlled trial. Circulation, 2007, 116(11, suppi):I98–I 105.

[77] Tapuria N, Kumar Y, Habib MM, et al. Remote ischemic preconditioning: a novel protec tive method from

ischemia reperfusion injury—a review. J Surg Res, 2008,150(2):304–330.

[78] Haapanen H, Herajarvi J, Arvola O, et al. Remote ischemic preconditioning protects the spinal cord against ischemic insult: an experimental study in a porcine model. J Thorac Cardiovasc Surg, 2016, 151(3):777–785.

[79] Herajarvi J, Anttila T, Sarja H, et al. Exploring spinal cord protection by remote ischemic preconditioning: an experimental study. Ann Thorac Surg, 2017, 103(3): 804–811.

[80] Lima B, Nowicki ER, Blackstone EH, et al. Spinal cord protective strategies during descending and thoracoabdominal aortic aneurysm repair in the modern era: the role of intrathecal papaverine. J Thorac Cardiovasc Surg, 2012, 143(4):945–952, e941.

[81] Saito T, Tsuchida M, Umehara S, et al. Reduction of spinal cord ischemia/reperfusion injury with simvastatin in rats. Anesth Analg, 2011, 113(3):565–571.

[82] Freeman KA, Fullerton DA, Foley LS, et al. Spinal cord protection via alpha-2 agonist-mediated increase in glial ceil-line-derived neuro trophic factor. J Thorac Cardiovasc Sur, 2015, 149(2):578-584; discussion 584–576.

[83] Smith PD, Bell MT, Puskas F, et al. Preservation of motor function after spinal cord ischemia and reperfusion injury through microglial inhibition. Ann Thorac Surg, 2013, 95(5):1647–1653.

[84] Sunshine JE, Dagal A, Burns SP, et al. Methylprednisolone therapy in acute traumatic spinal cord injury: analysis of a regional spinal cord model systems database. Anesth Analg, 2017, 124(4): 1200–1205.

[85] Whidock RP, Devereaux PJ, Teoh KH, et al. Methylprednisolone in patients undergoing cardiopulrnonary bypass (SIRS): a randomised, doubleblind, placebo-controlled trial. Lancet, 2015, 386(10000):1243–1253.

[86] Dieleman JM, Nierich AP, Rosseel PM, et al. Intraoperative highdose dexamethasone for cardiac surgery: a randomized controlled trial. JAMA, 2012, 308(17): 1761–1767.

[87] Bhudia SK, Cosgrove DM, Naugle RI, et al. Magnesium as a neuroprotectant in cardiac surgery: a randomized clinical trial. J Thorac Cardiovasc Surg, 2006, 131(4): 853–861.

[88] Shinzawa M, Yoshitani K, Minatoya K, et al. Changes of motor evoked potentials during descending thoracic and thoracoabdominal aortic surgery with deep hypothermic circulatory arrest. J Anesth, 2012, 26(2):160–167.

[89] Jacobs MJ, Mess W, Mochtar B, et al. The value of motor evoked potentials in reducing paraplegia during thoracoabdominal aneurysm repair. J Vasc Surg, 2006, 43(2):239–246.

[90] Kawanishi Y, Munakata H, Matsumori M, et al. Usefulness of transcranial motor evoked potentials during thoracoabdominal aortic surgery. Ann Thorac Surg, 2007, 83(2):456–461.

[91] Achouh PE, Estrera AL, Mille CC, 3rd, et al. Role of somatosensory evoked potentials in predicting outcome during thoracoabdominal aortic repair. Ann Thorac Surg, 2007, 84(3):782–787; discussion 787–788.

[92] Keyhani K, Miller CC, Estrera AL, et al. Analysis of motor and somatosensory evoked potentials during thoracic and thoracoabdominal aortic aneurysm repair. J Vasc Surg, 2009, 49(1):36–41.

[93] Mezrow CK, Midulla PS, SadeghiAM, et al. Evaluation ofcerebral metabolism and quantitative electrocncephalography after hypothermic circulatory arrest and low-flow cardiopulmonary bypass at different temperatures. J Thorac Cardiovasc Surg, 1994, 107(4): 1006–1019.

[94] Urbanski PP, Lenos A, Kolowca M, et al. Near-infrared spectroscopy for neuromonitoring of unilateral cerebral perfusion. Eur J Cardiothorac Surg, 2013,43(6): 1140–1144.

[95] Olsson C, Thelin S. Regional cerebral saturation monitoring with near-infrared spectroscopy during selective antegrade cerebral perfusion: diagnostic performance and relationship to postoperative stroke.J Thorac Cardiovasc Surg, 2006, 131 (2):371–379.

[96] Leyvi G, Bello R, Wasnick JD, et al. Assessment of cerebral oxygen balance during deep hypothermic circulatory arrest by continuous jugular bulb venous saturation and near-infrared spectroscopy. J Cardiothorac Vasc Atnesth, 2006, 20(6):826–833.

[97] Murkin JM, Adams SJ, Novick RJ, et al. Monitoring brain oxygen saturation during coronary bypass surgery: a randomized, prospective study. Anesth Analg, 2007,104(1):51–58.

[98] Neri E, Sassi C, Barabesi L, et al. Cerebral autoregularion after hypothermic circulatory arrest in operations on the aortic arch. Ann Thorac Surg, 2004, 77(1):72–79.

[99] Ghazy T, Darwisch A, Schmidt T, et al. The transcranial Doppler sonography for optimal monitoring and optimization of cerebral perfusion in aortic arch surgery: a case series. Heart Surg Forum, 2017,20(3):4.

[100] Zhao J, Xiao H, Zhao W, et al. Remote ischcmic postconditioning for stroke: a systematic review and meta-analysis of randomized controlled trials. Chin Med J, 2018, 131(8):956–965.

（邢 东译，聂 煌审）

第2部分 胸 科

PART II

第 29 章
机器人辅助胸腔手术

D. Keegan Stombaugh, Allison Dalton

典型案例和关键问题

40 岁女性患者，因咯血数小时急诊入院，既往有高血压、胃食管反流性疾病，自诉最近数月体重下降约 9kg，伴乏力、盗汗。检查后诊断为右肺上叶腺癌，肿瘤分期 T1b。胸腔外科评估后认为该患者适行机器人辅助肺叶切除术。

患者职业为会计师，日常久坐工作，缺乏锻炼，否认烟、酒、药物滥用史；长期服用赖诺普利，血压控制良好，居家监测血压为 110/70mmHg 左右。

烧心症状每周发作 4~5 次，数月前开始服用质子泵抑制剂后有所缓解。患者身高 159cm，体重 63kg，体重指数（BMI）24.9kg/m^2，舌咽 Mallampati Ⅰ级，甲颏间距 >3cm，颈椎活动无异常。

■ 该患者拟行机器人辅助胸腔手术，术前主要应该关注其基础疾病的哪些方面，需要完善哪些术前检查？

血型与抗体筛查、全血细胞计数、基本代谢指标检测结果均在正常范围内。胸部 X 线片可见右肺上叶高密度影，未见肺过度充气、实变、渗出，脊柱侧凸，心脏增大等。

手术当日清晨，确认患者禁食、水时间足够，仅在 1h 前含小口水吞服降压药赖诺普利。全麻诱导前，患者咨询了术后镇痛的相关问题。

■ 哪些类型的局部麻醉和神经阻滞技术可应用于机器人辅助胸腔手术？应对患者采取哪些监护手段，建立何种血管通路？

连接 ASA 推荐的标准监护设备后，全麻诱导开始。患者无面罩通气困难，应用直接喉镜显露声门，多次尝试均为Ⅲ级，且按压环状软骨后无改善。继续面罩通气后，采用纤维支气管镜引导插入左侧双腔气管导管（DLT）。第一次尝试时，选取的左侧双腔管未能通过声门；换用小一号的左侧双腔管，再次尝试后成功通过声门。确认双腔管准确对位后固定。

■ 进行第一次插管尝试时，应该为患者选择哪个型号的双腔管，为什么选择左侧而非右侧双腔管？还有哪些单肺通气技术？

将患者摆放为左侧卧位，输液管路、监护设备及线路、患者均妥善固定。消毒铺单后，支气管套囊充气并夹闭气管腔，开始单肺通气。进入胸腔并保证足够肺隔离后，对接机器人，开始向胸膜腔内注入 CO_2 气体。

■ 侧卧位会出现哪些生理改变？术中机器人的位置会对液体通路和术中监护产生什么影响？单肺通气会引起哪些生理改变？

开始胸膜腔内注气后 5min，患者平均动脉压（MAP）从 84mmHg 下降至 63mmHg，吸气峰压由 20cmH$_2$O 升高至 45cmH$_2$O。加快输液并给予患者血管升压药，但 MAP 继续下降，脉搏氧饱和度为 95%，呼气末二氧化碳（EtCO$_2$）为 45mmHg。告知上述情况后，手术医生反馈此时胸腔内 CO_2 充气压为 15cmH$_2$O。

■ 机器人辅助胸腔手术中，CO_2 充气压通常设定为多少？单肺通气情况下，人工气胸会对心肺生理功能产生哪些影响？该患者吸气峰压升高的原因是什么？

与手术医生简短讨论后，将 CO_2 充气压降至 5cmH_2O。随后，MAP 升至 83mmHg，吸气峰压降至 26cmH_2O。30min 后，EtCO_2 升至 55mmHg。抽取动脉血进行血气分析，提示 PaCO_2 为 73cmH_2O。

机器人辅助胸腔手术中，单肺通气时出现高碳酸血症的原因是什么，如何处理高碳酸血症？

提高潮气量和呼吸频率后 EtCO_2 和 PaCO_2 得到改善。PIP 突然升高，患者呛咳并有体动表现；心电图提示患者突然由窦性心律转为宽 QRS 波心动过速；有创动脉血压和 EtCO_2 波幅急剧降低。

此时出现了什么类型的心律失常，原因是什么？在机器人手术过程中遇到这种紧急情况应该如何处理？

关闭吸入性麻醉剂，FiO_2 调整为 100% 并恢复双肺通气。撤除机械臂的同时，静脉适当给予高级心脏生命支持（ACLS）相关药物。机械臂撤除后，立即将患者改为平卧位并开始心肺复苏（CPR）。首次脉搏和心律检查提示为室性心动过速，实施电复律后，监护提示已转为窦性心动过速；患者的血流动力学改善，EtCO_2 波形变为正常。打开吸入性麻醉剂，并摆放合适体位、消毒铺单，手术重新开始。手术开始后，氧饱和度由 97% 缓慢降至 87%。

单肺通气时低氧血症的预测信号是什么，单肺通气时的低氧血症应该如何处理？

给予适当处理后，患者的氧饱和度有所改善。此后再无其他异常情况发生，手术结束后恢复双肺通气，撤除机械臂，置入胸腔引流管，关闭手术切口，将患者改为平卧位。给予肌松拮抗剂舒更葡糖 15min 后，患者潮气量为 3mL/kg，呼吸频率 6 次 / 分，EtCO_2 55mmHg，动脉血气分析提示 PaCO_2 为 71mmHg。术中阿片类和苯二氮䓬类药物仅使用了最低要求量。考虑到患者当前的情况和术中心律失常病史，决定暂不拔除气管导管。

如果要保留气管插管，在插入导管为双腔管的情况下如何处理？

考虑到患者此前喉镜暴露声门分级为Ⅲ级，存在插管困难，麻醉团队决定借助视频喉镜和气道交换管芯更换双腔管。双腔管拔除后，在视频喉镜直视下置入气管交换管芯，通过气管交换管芯引导置入有套囊的单腔气管导管。听诊双肺呼吸音并查看 EtCO_2 波形，确认气管导管位置正确。该过程中无任何异常事件发生，换管后患者被转送至重症监护病房（ICU）。

讨　论

机器人辅助胸腔手术的优势

目前，应用达·芬奇外科系统®（Intuitive Surgical Inc., Sunnyvale, CA, USA）开展的机器人辅助胸腔手术（RTS）已经越来越多。该系统由 3 个部分组成：供外科医生操作的控制台，4 个臂组成的床旁交互式机械臂系统，摄像和光学设备组成的成像系统。主刀医生坐在控制台前借助机械臂进行手术操作，助手在床旁帮助控制机械臂和更换器械。与传统的开胸手术相比，RTS 和视频辅助胸腔镜手术（VATS）有很多优势，包括术后疼痛减轻、并发症减少、术后住院时间缩短、失血量和输血量降低、疤痕轻微等，在肿瘤预后方面则并无明显差异 [1]。且 RTS 较 VATS 还有很多优势。VATS 术野显露相对有限，手术器械活动相对受限。RTS 中手术器械的活动度更大，甚至可超过开胸手术中外科医生手的活动度。目前可开展的 RTS 包括：胸腺切除术、纵隔肿瘤摘除术、胃底折叠术、食管夹层手术、食管切除术及肺叶切除术等。RTS 的缺点在于费用昂贵、学习曲线陡峭，以及无法直接碰触术野和操作触感较弱等 [1]。另外，当紧急情况发生时，患者不能快速脱离机器人，可能给抢救带来一定困难。

机器人辅助胸腔手术的适应证

RTS 的适应证包括肺叶切除、淋巴结清扫、食管手术及小于 $5cm^2$ 的纵隔肿物切除等[2]。其他准入条件还包括：患者身高 >130cm，体重 > 30kg，能够耐受单肺通气，无急性冠脉综合征、心力衰竭、严重的心律失常、严重的心瓣膜疾病、肾功能不全、肝病等严重并存疾病。患者同时需满足常规开胸手术或 VATS 的适应证[2]。RTS 的相对禁忌证包括：患者有重度插管困难的风险（可预料的或有记录的）、重度阻塞性或限制性肺病、胸膜粘连、胸部外照射放疗史、心脏或胸部手术史[2]。脊柱侧凸或脊柱疾病伴神经根性症状的患者，需考虑其能否耐受长时间的侧卧位手术[3]。Gold Ⅱ级或Ⅲ级的慢性阻塞性肺疾病（COPD）患者常在静息状态下即有 $PaCO_2$ 升高[4]。拟行 RTS 且有阻塞性肺疾病病史的患者在呼吸空气条件下不应有低氧血症（PaO_2 < 65mmHg）或高碳酸血症（$PaCO_2$>50mmHg），因其可能无法耐受人工气胸情况下的单肺通气[2,5]。

术前评估和准备

胸腔手术患者预后不良和死亡的最常见原因是肺不张、肺炎及呼吸衰竭等呼吸系统并发症[4]。因此，术前评估需要重点关注患者的心肺功能。

试验室检查　RTS 术前应进行血型与抗体筛查、全血细胞计数、基本代谢指标检测（评估肾功能和有无电解质紊乱）。如患者有凝血功能障碍疾病史或正在服用抗凝药物，应检测凝血因子。

肺部检查　术前的影像学检查应包含胸部计算机断层扫描（CT）和胸部 X 线，以确定是否存在解剖异常或肿物，这些情况可能导致插管困难或肺隔离困难。进一步检查可进行动脉血气分析（ABG）、诱发性肺量计 / 肺功能测试（PFT）[2,5]。呼吸空气条件下的 ABG 有助于确定患者能否耐受人工气胸情况下的单肺通气，此时出现低氧血症（PaO_2<65mmHg）或高碳酸血症（$PaCO_2$>50mmHg）是 RTS 的禁忌证[2,5]。PFT 用于评估患者并存肺疾病的严重程度，同样有助于确定患者能否耐受人工气胸情况下的单肺通气。Berry 及其同事发现，肺对一氧化碳的弥散能力（DLCO）和第 1 秒用力呼气量（FEV_1）是开胸手术组而非 VATS 组患者术后肺部并发症的重要预测指标[6]。该结论是否适用于肺功能受损患者的 RTS 还有待进一步研究。

心脏检查　RTS 的术前关注点与 VATS 和开胸手术类似，应根据现行的胸腔内非心脏手术指南确定心脏检查的内容[3]。值得注意的是，约 50% 的 COPD 患者伴有一定程度的右心功能不全，因此要根据患者的功能状态来确定进一步的心脏检查内容，如超声心动图或应激试验等。

术前干预　术前应正确评估可能存在基础疾病的患者并给予适当处理。在考虑为 COPD 患者行 RTS 前，应给予适当的支气管扩张剂、皮质醇等药物或物理治疗以改善肺功能。肥胖患者应尽量减轻体重。有吸烟史或烟草依赖的患者术前应停止吸烟至少 1~2 周。

术前检查	RTS 相对禁忌证
代谢指标	· 存在严重肝、肾疾病
胸部 X 线	· 存在脊柱侧凸或其他脊柱及胸廓畸形 · 肿物导致气道受压或偏移
胸部 CT	· 肿物导致气道受压 · 气道解剖异常 · 存在胸膜粘连
诱发性肺量计 / 肺功能测试	· 重度阻塞性肺疾病
动脉血气分析	· $PaCO_2$>50mmHg · PaO_2<65mmHg
超声心动图	· 心室功能不全，尤其是右心室功能不全，提示可能存在肺动脉高压 · 严重的心瓣膜疾病
心电图	· 存在心律失常
冠脉造影	· 严重的冠状动脉疾病

局部麻醉

胸段硬膜外间隙阻滞、肋间神经阻滞、胸膜内注药、椎旁阻滞等均可用于 RTS。胸段硬膜外阻滞一般不作为 VATS 和 RTS 的常规术中或术后镇痛手段，多用于中转开胸手术的患者。相应节段的肋间神经阻滞可阻断腔镜开孔或胸腔引流出口位置的神经传导，为 VATS 或 RTS 患者提供有效镇痛[4]。这种方法存在误入肋间脉管系统的风险，加上在腋线附近进行阻滞操作，使肋间神经阻滞的应用具有一定困难。一项关于 RTS 肺叶切除术的研究中，通过胸膜下导管向第 2~8 肋间注入丁哌卡因，为患者提供了有效的术后镇痛[7]。胸膜内注药的镇痛效果不确切，根据患者的体位、注入药物体积及胸腔引流的不同有较大的差异，因此在 RTS 中不是一个可靠的镇痛选择[4]。椎旁阻滞可提供可靠的单侧、多节段肋间神经阻滞，能够产生与硬膜外阻滞等同的镇痛效果，且因药物不易扩散至硬膜外间隙，较少引起低血压、恶心、尿潴留等不良反应，因此在 VATS 和 RTS 中得到广泛应用[4]。

术中管理

所有行 RTS 的患者均应接入符合 ASA 标准的术中监护系统。心电图导联的放置位置应考虑到手术体位和术区暴露的影响。进行左侧胸腔手术时，横向导联的位置可能需要调整。胸腔内充气可能引起 ECG 电轴和波幅的改变，导致无法有效判断心肌梗死(MI)或侧壁/前壁心肌缺血[2]。手术器械操作、人工气胸再加上单肺通气很可能引发器官损伤、出血及心肺生理功能的改变。因此，术前必须开放足够的血管通路，包括两条大口径静脉通路和一条动脉通路[2,4,7]。动脉置管能够对每搏动脉血压进行连续监测，同时为频繁的动脉血气分析提供取血途径；在下侧的支撑臂或上侧的非支撑臂进行动脉穿刺置管均可。肺切除术、复杂手术、预计术中需使用血管升压药/强心药等情况，可考虑建立中心静脉通路[4]。

RTS 通气策略

RTS 术中要求单肺通气，以减轻鞘管插入胸膜腔可能导致的肺损伤，并为手术医生提供良好的视野。实施单肺通气的方法之一是置入双腔气管导管。合适型号的双腔管有助于确保足够的肺隔离。术前可通过 CT 扫描的气道直径测量值预估双腔管的型号。Slinger 及其同事提出了一种更为简单易行的方法。身高不足 160cm 的女性应采用 35F 双腔管，高于 160cm 则使用 37F；身高不足 170cm 的男性采用 39F 双腔管，高于 170cm 则应插入 41F 双腔管[4]。左侧双腔管的支气管端应较患者的左主支气管小 1~2cm[4]。

由于插管技术相对容易掌握，左侧双腔管较右侧双腔管更为常用。右肺上叶开口距隆突仅 1.5~2cm，右侧双腔管插入过深可能阻塞右肺上叶开口而不影响上叶通气时，则可能由于位置过浅而使套囊疝出到支气管口以外，导致容易脱出右主支气管。左侧双腔管的相对禁忌证包括左主支气管解剖形态扭曲、手术部位包含左主支气管（如左肺移植、左侧支气管破裂修补术、左肺切除、左侧肺袖状切除术等）[4]。

对难以插入双腔管的困难气道，也可使用支气管封堵器来实现单肺通气[2,7]。支气管封堵器经由普通的单腔管插入手术侧主支气管，套囊充气后即可实现单肺通气。

机器人辅助胸腔手术时的体位摆放

侧卧位可导致静脉回流显著减少，目前认为这是为显露手术野而使肢体屈曲所导致的。这种体位将患者的胸腔置于手术台的最高点，下肢位置低于心脏，因而使静脉回流减少[3,8]。侧卧位需要置入腋垫时，患者手臂的位置应予以斟酌。上肢摆放不正确可导致出现臂丛神经牵拉伤，尤其是当两臂均外展过度时更易发生[2,7]。下肢摆放不正确则可能导致下侧腿的腓肠神经损伤和血液循环障碍[4]。头部的位置同样需要注意，机器人机械臂移动时可能导致头部挤压伤，侧卧位时位于下方的眼睛和耳廓也有受伤的风险[4,7]。以上事项均应在机器人就位前进行，机器人完全对接后将无法较大范围地调整患者的位置[9]。

根据所要进行的胸腔手术类型不同，机器人可围绕患者以各种角度放置。RTS 时，患者通常处于相对麻醉医生旋转 90°~180° 的体位[2,3]。由于手术操作入路角度的严重限制，术中难以对患者的躯干上部和头部进行检查及调整。因此气道和血管通路的建立必须在摆放体位和消毒铺单之前完成。所有的血管通路、麻醉回路、监护线路均应妥善固定并放置好外延部分，以避免在手术台或机器人移动时发生移位[3]。

单肺通气

单肺通气（OLV）引起心肺生理功能的显著改变（表 29.1）。OLV 导致肺内分流增加（20%~30%）、通气 / 血流比值（V/Q）失调、肺不张及非通气侧肺的缺氧性肺血管收缩（HPV）[2,4]，可使 PaO_2 下降多达 51%[10]。HPV 被认为可使非通气侧肺血流下降达 50%，且这种影响呈双相模式，第一个高峰相发生于 OLV 后 20~30min，第二次则发生于 OLV 后 40~120min。HPV 可在 OLV 结束后仍持续数小时[4]。侧卧位时由于重力的影响，循环血量更多分布于位置较低的通气侧肺，但非通气侧肺的 HPV 也可引起肺血管阻力（PVR）增加、肺动脉压（PAP）升高[9]，进一步导致右心室做功增加、右心室充盈压升高[2]。最终，这些变化可导致严重的低氧血症和高碳酸血症。

OLV 时心输出量（CO）改变带来的影响是可变的。CO 较高时 PAP 升高、静脉血氧饱和度（SvO_2）升高、肺血管床被动扩张、动静脉分流增加。但随着 CO 的增加，当肺血管床扩张引起的肺内分流超过了 SvO_2 的升高时，上述叠加效应可导致 PaO_2 降低，正性肌力药物可加剧这种效应。相反，CO 较低时肺内分流减少、SvO_2 降低，同样可使 PaO_2 降低。因此，OLV 时将 CO 维持在正常范围是非常重要的[4]。

表 29.1　单肺通气时的生理改变[2,4,9]

V/Q 失调	增加
肺不张	增加
缺氧性肺血管收缩	增加
肺血管阻力	升高
肺动脉压力	升高
右心室后负荷	升高
PaO_2	降低
非通气侧肺血流	降低

人工气胸

为优化 RTS 的术区暴露和显像，需要向胸膜腔内充气以建立人工气胸。人工气胸时胸腔内 CO_2 充气压力通常在 5~15mmHg[2,3,8,9]。

人工气胸的生理影响与张力性气胸基本类似（表 29.2）。有证据显示，人工气胸可通过降低静脉回流并同时抑制收缩和舒张功能而使 CO 降低 10%~30%[2,9]，因此所导致的心功能不全会严重影响 MAP 和混合静脉血氧饱和度[10]。人工气胸还可能使患者发生静脉空气栓塞、纵隔积气、皮下气肿、通气侧肺通气困难、高气道峰压及双腔管移位等风险[2,8,9]。人工气胸是通过向胸膜腔内充入 CO_2 建立的，充入的 CO_2 被胸腔内组织吸收，可加重呼吸性酸中毒。由于单肺通气所导致的严重分流，此时发生的呼吸性酸中毒很难被代偿。呼吸性酸中毒可导致低血压、心动过速及冠状动脉收缩[2,10]。鉴于上述影响，建议在准备建立人工气胸时应在 1min 内缓慢注气，并仔细观察各项生理指标，以评估患者适应上述生理改变的能力[2]。一项关于机器人辅助心脏手术的研究建议，可考虑置入胃管以缓解胃扩张，从而降低胸腔内 CO_2 充气压力[10]。若患者不能耐受人工气胸，则应降低 CO_2 充气压或暂时中止充气，

表 29.2　人工气胸的生理影响[2,3,8,10]

心输出量	减少
静脉回流	减少
气道峰压	升高
$PaCO_2/EtCO_2$	升高

必要时应恢复双肺通气。

气道峰压升高

RTS 中存在多种使气道压升高的机制。人工气胸可通过压迫气道和通气侧肺内支气管套囊位置改变而导致吸气峰压升高[2,3,9]；手术医生操作时误伤对侧胸膜可能导致通气侧胸腔的张力性气胸[9]，表现为持续升高的吸气峰压，这导致通气极度困难。RTS 术中，应该通过调整 CO_2 充气压、呼气末正压（PEEP）及潮气量等手段，将气道压力维持在 20~30mmHg[2]。发生张力性气胸时，最佳处理方法是立即进行排气[9]。

高碳酸血症和低氧血症

建立人工气胸时向胸膜腔内充入的 CO_2 可通过弥散入血，导致 $PaCO_2$ 升高，出现高碳酸血症[2]。同时，OLV 引起的 V/Q 失调和患者本身可能存在的阻塞性肺病，会使这种情况更为复杂和严重。高碳酸血症可快速导致低血压、心动过速、心律失常、冠状动脉痉挛、呼吸性酸中毒及高钾血症的发生[2,10]。高碳酸血症可以通过增加每分通气量或降低 CO_2 充气压来纠正。每分通气量需较常规增加 20% 才能维持正常的血碳酸水平[4]，潮气量应维持在 5~6mL/kg[4]。OLV 时 V/Q 失调，$EtCO_2$ 并非提示 $PaCO_2$ 水平的可靠指标，需进行动脉血气分析确认，$PaCO_2$ 的目标值为 40mmHg 左右[9]。如果难以维持相对正常的 $PaCO_2$，可考虑恢复双肺通气。

OLV 时发生低氧血症的危险因素包括：通气侧肺进行通气灌注试验时出现低 PaO_2、右肺手术、双肺通气时 PaO_2 低于正常值，以及反常的、更高的肺活量[4]。关于最后一项，其机制被认为是由于阻塞性肺疾病可产生自发性 PEEP，使功能残气量增加，从而貌似提高了 PaO_2 的值[4]。人工气胸会使非通气侧肺的持续性气道正压（CPAP）效果减弱[10]。为尽量优化氧合，FiO_2 应始终维持在 100%[4,9]。如果出现无法纠正的氧饱和度下降或 PaO_2 下降，应使用纤支镜确认双腔管或支气管封堵器的位置。停用大剂量血管扩张药或吸入性麻醉剂可通过减少分流改善 PaO_2[4]。发生低氧血症时还应检查胸腔 CO_2 充气压和手术器械的位置，人工气胸和手术器械可能造成腔静脉梗阻而使 CO 下降。低氧血症的处理包括：非通气侧肺施加 1~2cmH_2O 的 CPAP，通气侧肺施加 5cmH_2O 的 PEEP，通气侧肺进行手法复张，或非通气侧肺进行间断性复张[2,4,9]。手法复张时肺内压力增加，可能影响手术医生的视野。如果氧饱和度下降比较严重或发生比较突然，应告知手术医生并恢复双肺通气。若以上处理均不起作用，可嘱手术医生钳夹非通气侧肺动脉，限制其血流，能够显著减少 V/Q 失调并改善氧合。

心血管影响

机器人辅助胸腔手术中，患者易发生心律失常，包括房性心律失常和室性心律失常。手术操作、人工气胸、高碳酸血症、心肌缺血/心肌梗死、肺栓塞、静脉空气栓塞、电解质紊乱（如低钾、高钾、低镁、低钙等）都可能增加术中心律失常的风险。

机器人手术中发生上述紧急情况时应如何处理？

如本章病例所示，心律失常和其他心血管事件可能会危及生命。在危及生命的情况下，应立即停用麻醉药，FiO_2 升至 100%，停止人工气胸，撤除手术器械，恢复双肺通气，并根据具体情况给予适当的 ACLS 药物。最重要的是，需立即撤离机器人。手术团队应该非常熟悉机器人的功能，紧急情况下能够在 60s 内将机器人撤离[3]。考虑到机器人未撤离时患者体动可能导致巨大风险，因此在机器人撤离前不得进行体外除颤。此外，在恢复双肺通气和停止人工气胸前，任何模式的体外除颤都不太可能获得成功[11]。与任何微创胸腔手术一样，RTS 时外科和麻醉团队应始终做好准备，在遇到手术困难、患者不耐受或上述紧急情况时，可随时转为开胸手术[2,4]。

术后管理

大多数机器人胸腔手术结束后可成功拔管，拔管前应拮抗肌松剂的效应，给予适当镇痛，并将患者唤醒。若患者不符合拔管标准，麻醉医生可能需要将患者带管转运至 ICU。如果要保持气管插管状态，双腔管应更换为普通的单腔管。拔管前需检查气囊有无漏气。对于之前不存在面罩通气困难或插管困难、也不存在气道水肿风险的患者，可拔管后在直接喉镜下再次插管。对于存在困难气道风险的患者，建议使用气管交换管芯进行换管。全部换管过程应在视频喉镜或直接喉镜的直视下进行，有助于保证气管交换管芯的位置正确，还可作为气管交换管芯引导插管失败时的抢救手段[10]。

结　论

- RTS 在改善患者结局方面优于传统开胸手术，包括可缩短术后住院时间、减轻术后疼痛、减少伤口并发症、减少输血量、更加美观，以及肿瘤预后相同等。
- 完善的术前检查包括：完整的代谢指标以排除肝、肾损伤；胸部 X 线和 CT 扫描以确定任何解剖异常或其他 RTS 的禁忌证；根据患者的功能状态选择诱发性肺量计 / 肺功能测试，以确定患者耐受人工气胸和 OLV 的能力。
- 患者应被摆放为适当的体位以避免软组织或神经损伤；对接机器人前应建立好所有气道和血管通路并固定，对接后将难以接触到患者身体。
- OLV 可导致非通气侧肺严重的 V/Q 失调和缺氧性肺血管收缩。OLV 期间发生低氧血症可通过对非通气侧肺施加 CPAP、对通气侧肺施加 PEEP、钳夹非通气侧肺动脉或恢复双肺通气来进行治疗。
- 人工气胸可减少 CO，升高 PIP，并导致严重的高碳酸血症。
- 紧急情况发生时，手术团队必须在 60s 内将机器人撤离，并准备进行紧急开胸手术。

复习题

1. 71 岁男性患者，因肺结节拟行机器人辅助右上肺叶切除术。患者既往有冠心病、COPD、糖尿病、高脂血症病史。其有 40 年的吸烟史，诊断肺结节后已戒烟。患者入室后，麻醉诱导、插管顺利，摆放体位，手术开始并对接机器人。$EtCO_2$ 突然由 45mmHg 左右下降至 22mmHg，血压一过性降低后恢复正常，$EtCO_2$ 也很快恢复正常。之后，患者心率突然增快，监护仪上可见宽 QRS 波心动过速，收缩压降至 60mmHg。首先应该开始下列哪项 ACLS 措施？
   A. 开始胸外按压
   B. 手术医生开始胸内心脏按压
   C. 电除颤
   D. 静脉注射肾上腺素
2. 57 岁男性患者，新近检查出肺部肿物，行 RTS。机器人对接、单肺通气开始后，患者氧饱和度 10min 内下降至 88%。FiO_2 为 100%，单肺通气时潮气量为 5mL/kg（理想体重）。动脉血气分析结果与指脉氧一致。支气管镜下确认双腔管位置正确，手术医生确认肺隔离良好。对于该患者，改善氧和的最佳方法是什么？
   A. 非通气侧肺施加 5cmH_2O 的 PEEP
   B. 通气侧肺施加 1~2cmH_2O 的 CPAP
   C. 通气侧肺进行手法复张
   D. 钳夹通气侧肺动脉
3. 42 岁男性患者，有限制性肺疾病病史，因肺部新生病灶拟行机器人辅助肺叶切除术。全麻诱导并插管后，机器人及手术器械均顺利就位，开始单肺通气并确认足够的肺隔离。外科医生开始手术后，患者的氧饱和度很快下降至 68%。对于这位患者，改善氧合的最佳选择是什么？
   A. 确保 FiO_2 为 100%，通气侧肺施加 PEEP
   B. 确保 FiO_2 为 100%，非通气侧肺施加 CPAP
   C. 确保 FiO_2 为 100%，钳夹非通气侧肺同侧的肺动脉

D. 确保 FiO_2 为 100%，恢复双肺通气

4. 27 岁男性患者，行机器人辅助胸内淋巴结清扫术，计划放置左侧双腔管进行肺隔离。诱导顺利，直接喉镜下插入双腔管，通过双腔管的支气管腔置入支气管镜。为确保双腔管的支气管腔位置正确，下一步应该做什么？

A. 双腔管适当置入左主支气管内

B. 双腔管先置入右主支气管，然后退回至气管内

C. 纤支镜和双腔管向下进入右主支气管

D. 纤支镜和双腔管向下进入左主支气管

5. 80 岁男性患者，新近检查出肺结节，就诊后拟行左肺下叶切除术。患者有冠心病病史，曾多次植入药物洗脱支架，最近一次在 14 个月前。患者有阻塞性睡眠呼吸暂停病史，遵医嘱接受 CPAP 治疗。经皮冠状动脉介入（PCI）术后，患者在其心脏医生处接受了经胸超声心动图（TTE）检查，显示左室射血分数（LVEF）55%，室间隔变薄，二尖瓣轻度反流（MR），三尖瓣轻度反流（TR），右室收缩压（RVSP）50mmHg。肺功能提示 FEV_1/FVC 为 65% 预计值，FEV_1 为 60% 预计值。该患者还存在明显的颈椎病病史，颈椎严重过伸，已出现神经根性症状。另外，气道检查提示舌咽 Mallampati Ⅲ级，甲颏间距 >6cm。外科医生认为该患者不适合接受 RTS。这一论断最可能是基于哪个器官或系统的问题做出的？

A. 心脏

B. 气道

C. 神经

D. 肺脏

6. 52 岁男性患者，因肺部大块肿物拟行机器人辅助左肺上叶切除术。患者有非阻塞性冠心病、高血压、糖尿病病史；身高 168cm，体重 84kg；心率 82 次 / 分，血压 128/76mmHg，呼吸频率 14 次 / 分，呼吸空气条件下氧饱和度 98%。入室后给予标准的麻醉诱导，面罩通气顺利，准备插管后行单肺通气。对于该患者的气道管理，以下哪一项是最合适的？

A. 37F 左侧双腔管

B. 39F 左侧双腔管

C. 41F 左侧双腔管

D. 41F 右侧双腔管

7. 46 岁女性患者，拟行机器人辅助胸内淋巴结清扫术，有气道高反应性疾病病史，日常吸入糖皮质激素和长效 β 受体激动剂治疗。由于自小有哮喘症状，该患者从未接受过气管插管。最近一次哮喘发作于 3 周前，当时被诊断患有上呼吸道感染。气管导管插入后，气道峰压 23mmHg，收缩压 110mmHg。人工气胸开始 15min 后，气道峰压 42mmHg，平台压 33mmHg。此时潮气量为 5mL/kg（理想体重），收缩压 90mmHg。气道压升高最可能的原因是什么？

A. 通气侧肺过度膨胀引起的自发性 PEEP

B. 上呼吸道感染引起分泌物增多导致的黏液堵塞

C. 气道高反应性疾病

D. 张力性气胸

8. 68 岁女性患者，左肺大块肿物，有 COPD 病史，为行左肺切除术接受术前评估。患者已行新辅助化疗，化疗过程中出现贫血，4 个月前接受了输血治疗。患者有非阻塞性冠心病病史，服用阿司匹林、他汀、β 受体阻滞剂治疗；有高血压病史，服用血管紧张素转化酶抑制剂（ACEI）控制血压；糖尿病病史，服用二甲双胍控制血糖；高脂血症，服用他汀治疗。患者否认其他疾病和用药史，能一口气上两层楼，否认胸痛、气短等不适；心率 72 次 / 分，血压 131/75mmHg，呼吸频率 16 次 / 分，呼吸空气条件下氧饱和度 99%。查体发现 S1、S2 正常，收缩期Ⅲ / Ⅳ级杂音。这位患者需要进行哪些术前检查？

A. 全血细胞计数（CBC），基本代谢指标（BMP），血型和抗体筛查

B. CBC，BMP，血型和抗体筛查，肺功能测试

（PFT）

C. CBC，BMP，血型和抗体筛查，PFT，超声心动图

D. CBC，BMP，血型和抗体筛查，PFT，超声心动图，应激试验

9. 63 岁男性患者，因肺部结节且连续多次影像学检查发现其逐渐增大而拟行 RTS。患者有心力衰竭（LVEF 50%）、高血压、糖尿病、甲状腺功能减退、高脂血症病史。诱导、插管顺利，正确摆放体位，通过双腔管开始单肺通气，开孔穿刺成功后开始建立人工气胸。以下哪项不是人工气胸的影响？

A. 心输出量降低 5%

B. 中心静脉压升高

C. 呼吸性酸中毒

D. 混合静脉血氧饱和度下降

10. 31 岁女性患者，因肺结节拟行 RTS，曾有服用阿片类药物后严重恶心呕吐史。患者提到一位朋友的朋友说他接受胸腔手术时，被"打了一针麻醉药"，因此患者希望能有避开阿片类药物的麻醉和镇痛选择。对于这位患者，下列哪项是最合适的术后镇痛方案？

A. 氢吗啡酮 PCA+ 加巴喷丁 +NSAID

B. 胸膜内注射局麻药

C. 椎旁阻滞

D. 胸段硬膜外间隙阻滞

答 案

1. D。RTS 过程中，紧急情况下可能需要 ACLS。由于机器人手术的特殊性，标准的 ACLS 难以实施。在机器人位于患者头胸部之上、手术器械位于患者胸腔内的情况下，不建议进行胸外按压；胸内心脏按压需要将胸壁上的小切口延长，也不宜使用；经皮心脏电复律或电除颤会诱发患者体动，机器人对接情况下，体动时位于患者体内的手术器械可能引起损伤，因而经皮心脏电复律或电除颤也是禁忌的；除给予肾上腺素外，还应停用麻醉药并恢复双肺通气。外科团队需快速撤出手术器械并移开机器人，此时可以开始胸外按压，必要时进行电复律 / 电除颤。

2. C。低氧血症在 OLV 时并不少见。多种方法可用于 OLV 改善氧合，包括通气侧肺施加 PEEP（通过麻醉呼吸机），非通气侧肺施加 CPAP（通过外接呼吸回路），通气侧肺手法复张以减少肺不张。在氧饱和度突然或严重降低的情况下，钳夹非通气侧肺同侧的肺动脉也可能有效。

3. D。对于 OLV 时氧饱和度严重或突然下降的患者，应考虑恢复双肺通气以减少肺内分流。氧饱和度严重降低时，施加 PEEP 或 CPAP 无法快速纠正低氧血症；尽管 OLV 时钳夹非通气侧肺动脉可能有助于手术顺利完成，但在氧合状态稳定前患者仍应该实施双肺通气。

4. D。支气管镜的图像是倒置的，支气管镜位于气管内直视隆突的水平，因此支气管镜和双腔管应向前进入左主支气管以确保左侧双腔管的位置准确。

5. A。尽管这些器官系统的疾病都可能成为患者接受 RTS 的风险因素，但该患者最大的问题在右心功能。患者的 TTE 提示其存在右室压力超负荷（室间隔变薄）和肺动脉高压（RVSP 升高）；RTS 时的低氧血症和高碳酸血症可加重肺动脉高压和右心衰竭，导致心输出量下降。PFT 结果（FEV_1/FVC 为 65% 预计值，FEV_1 为 60% 预计值）提示中度 COPD，并非 RTS 的禁忌证；尽管患者有颈椎病且伴神经根性症状，但术中正确的体位摆放能够保证合适的脊柱对位；除了颈椎病可能导致的颈椎活动受限外，该患者不存在禁忌 RTS 的气道问题。

6. B。对大多数 RTS 来说，均建议使用左侧双腔管（VATS、开胸手术类似）。右上肺叶在右主支气管的开口距隆突仅 1.5~2cm，可能被右侧双腔管阻塞而影响通气。使用右侧双腔管的指征主要是涉及左主支气管的手术（如左肺

切除、左肺移植、左侧肺袖状切除术、左主支气管破裂等），无法插入左侧双腔管。身高低于 170cm 的男性患者，建议使用 39F 双腔管；高于 170cm 的男性则用 41F。身高低于 160cm 的女性患者，建议使用 35F 双腔管，高于 160cm 的女性则用 37F。

7. D。向胸膜腔内充气可产生类似张力性气胸的生理影响，气道峰压和平台压均升高，收缩压和平均动脉压则可能都下降。尽管自发性 PEEP 在阻塞性肺疾病患者中很常见，但在潮气量为 5mL/kg 理想体重时不太可能引起肺的过度膨胀；黏液堵塞和哮喘发作可引起气道峰压升高，但平台压基本保持不变，因此该病例中这些情况发生的可能性较低；气道峰压和平台压同时升高并伴明显的血流动力学改变时，应考虑降低 CO_2 充气压或终止人工气胸。

8. C。该患者拟行全肺切除术，有 COPD 病史，应行 PFT 以确定其能否耐受该手术；考虑到该患者有贫血和输血史，应该进行全血细胞计数、血型和抗体筛查；对于其高血压并服用 ACEI 治疗及糖尿病病史，应进行基本代谢指标的检测以评估电解质、肾功能及血糖控制情况；有收缩期杂音，应进行经胸超声心动图检查。尽管患者有冠心病病史，但鉴于其可进行超过 4 个代谢当量的体力活动而无明显不适症状，因此不需要进行应激试验。

9. A。人工气胸导致胸膜腔内压和肺内压均升高，升高的胸膜腔内压使静脉回流减少，中心静脉压升高，静脉回流减少可导致心输出量下降 10%~30%；人工气胸可引起氧合下降，包括使混合静脉血氧饱和度下降；还可引起高碳酸血症，进而导致呼吸性酸中毒。

10. C。RTS 后，术后疼痛常会限制患者进行深呼吸和有效咳嗽，不利于肺复张和肺功能的恢复，而有效的术后镇痛可尽量将这种影响降到最低。考虑到该患者有严重的阿片类药物不良反应史，应尽可能避免或少用阿片类药物；胸膜内注射局麻药在某些情况下可能是有利的，但在 RTS 中其效果差异较大，尤其是在改变体位和术后需留置胸腔引流的情况下效果不佳；胸段硬膜外间隙阻滞是胸腔手术的有效镇痛手段，但多用于有更高镇痛要求的开胸手术；椎旁阻滞可提供单侧、多节段的神经阻滞，恶心、呕吐等全身性并发症的发生率较硬膜外阻滞显著降低。因而对 RTS 患者来说，椎旁阻滞是最佳的镇痛选择。

参考文献

[1] Veronesi G, Cerfolio R, Cingolani R, et al. Report on first international workshop on robotic surgery in thoracic oncology. Front Oncol, 2016, 6:214.

[2] Zhang Y, Wang S, Sun Y. Anesthesia of robotic thoracic surgery. Ann Transl Med, 2015, 3:71.

[3] Steenwyk B, Lyerly R 3rd. Advancements in robotic-assisted thoracic surgery. Anesthesiol Clin, 2012, 30: 699–708.

[4] Slinger PD, Campos JH. Anesthesia for thoracic surgery// Miller RD, Cohen NH, Eriksson LI, et al. Mriller's Anesthesia. 8th ed. Philadelphia, PA: Elsevier/Saunders, 2015, 1942–2006.

[5] Malik V, Jha A, Kapoor P. Anesthetic challenges in minimally invasive cardiac surgery: are we moving in the right direction. Ann Card Anaesth, 2016, 19:489–497.

[6] Berry MF, Villamizar-Ortiz NR, Tong BC, et al. Pulmonary function tests do not predict pulmonary complications after thoracoscopic lobectomy. Ann Thorac Surg, 2010, 89:1044–1052.

[7] Campos JH. An update on robotic thoracic surgery and anesthesia. Curr Opin Anaesthesio1, 2010, 23:1–6.

[8] Lee JR. Anesthetic considerations for robotic surgery. Korean J Anesthesio, 2014, 66:3–11.

[9] Sullivan MJ, Frost EAM, Lew MW. Anesthetic care of the patient for robotic surgery. Middle East J Anaesthesiol, 2008, 19: 967–982.

[10] Bernstein WK, Walker A. Anesthetic issues for robotic cardiac surgery. Ann Card Anaesth, 2015, 18:58-68.

[11] Hatton KW, Kilinski LC, Ramaiah C, et al. Multiple failed external defibrillation attempts during robot-assisted internal mammary harvest for myocardial revascularization. Anesth Analg, 2006, 103:1113–1114.

（李 新 译，杨谦梓 审）

第30章 纵隔肿瘤切除

Alan Schurle, Junaid Nizamuddin

典型案例和关键问题

一位55岁的女性患者，因需要切除一个8cm的前纵隔肿块从外院转入，考虑为胸腺瘤，现已到达术前准备区域。

纵隔的解剖结构是什么，它对鉴别诊断和肿块定性检查有何影响？

该患者最近开始出现复视、虚弱、全身乏力及呼吸短促等症状，仰卧位时最为明显。临床高度怀疑是一种神经肌肉疾病，她被转诊到神经科，诊断为新发的重症肌无力（MG）。血清中乙酰胆碱受体结合抗体（AChR-Ab）阳性。接下来，她接受了增强CT扫描，显示有一个8cm的前纵隔肿块。考虑到重症肌无力血清抗体阳性，初步诊断为胸腺瘤。

当决定对前纵隔肿块进行手术时，是否需要组织活检？

在转诊和检查期间，患者呼吸系统症状恶化，需要住院和无创正压辅助通气。入院后静脉注射免疫球蛋白（IVIG），口服吡啶替明，静脉注射甲强龙；患者的呼吸窘迫有所改善，停用正压辅助通气。在改善和稳定之后，她被转移到三级护理机构进行手术治疗，使用的药物方案是每6h口服90mg吡啶替明，口服50mg/d强的松。经过神经内科咨询和胸外科医生的评估，手术被认为是最佳治疗选择。

伴有副肿瘤综合征的胸腺瘤切除的最佳手术时机是什么？

在术前检查时，患者自诉感觉回到了她的基本健康状态，并否认坐位时有呼吸短促、复视、呼吸疲劳、吞咽困难、声音嘶哑、胸痛、晕厥、心悸、面部肿胀、咳嗽或头晕。她承认仰卧位时呼吸困难，并说她一直是“笔直”地坐在椅子上睡觉。她否认有胃灼热、凝血障碍或其他任何症状。她的手术史很重要，肌瘤切除术和关节镜检查均在全麻下进行，无并发症。她否认任何过敏反应。她的常用药物包括每6h的90mg吡啶替明和口服50mg/d的强的松。患病之前，她曾是一名图书管理员，否认吸烟或使用违禁药物，每周喝几次酒。距离她最后一次进食时间超过12h。

从病史中获得的哪些具体症状是重要的？

患者是一名瘦弱的非裔美国女性，她端坐在床上，没有痛苦，神志清楚，回答流利。生命体征：身高155cm，体重53kg，心率90次/分，血压123/ 82mmHg，呼吸17次/分，室内吸空气脉搏氧饱和度97%。头颈部检查正常，没有充血或面部肿胀。气道检查，颈部活动度正常，张口正常，齿列良好，无缺牙或松动牙，甲颏间距约4cm，Mallampati气道分级Ⅱ级。肺部检查，在双侧肺基底部可闻及呼气相细湿啰音，但整个呼吸相胸廓活动度正常，可听到呼吸音。向后躺到30°出现呼吸急促和呼吸困难。心脏检查正常，心律正常，72次/分，没有杂音或摩擦。右肘窝有一条20G外周静脉通路。

体格检查的特点有哪些？

实验室检查显示基本代谢组的碳酸氢根为27mmol/L，但其他结果均在正常范围内。全血细胞计数显示小细胞低色素性贫血，血红蛋白为10.5g/dL，平均红细胞体积（MCV）78fL，白细胞增多15×10^3/μL，血小板计数在正常范围内。在血型抗原的鉴定和筛查实验中，与所有抗体均无反应性。

术前实验室检查的结果有哪些是重要的？

考虑到患者在症状出现之前的健康状况及其年龄，胸外科医生计划采用经颈胸联合入路胸腺切除术。

胸腺切除术有哪些不同的手术方法，每种手术方式的优势和麻醉影响是什么？

根据影像学结果，术者认为不太可能出现广泛的出血，主张术前胸椎硬膜外置管以控制术后疼痛，加快术后恢复。患者同意硬膜外置管，给予患者2mg咪达唑仑静脉注射后，在T_6/T_7水平安全放置硬膜外导管。给予试验剂量含5μg/mL肾上腺素的1.5%利多卡因3mL，未出现脊髓鞘内或入血的迹象。追加2mL后出现了T_4~T_{11}水平的冰感觉减退。

经胸骨胸腺切除术后，患者术后疼痛控制有哪些选择？

在手术室，患者半卧位，并使用标准的监护仪。给予50μg芬太尼镇痛。预先对患者的左手腕行氯己定消毒和2mL 1%利多卡因麻醉，行桡动脉置管。再于左股静脉部位行局部麻醉，在无菌条件下，在超声引导下于股静脉内放置一个9F导管。

什么解剖位置更适合静脉注射，为什么？哪种诱导前的监护和通路是必须的？

考虑到该患者不能仰卧，但CT检查提示除了轻度的气道压迫外基本正常，因此决定进行清醒纤支镜插管。除了芬太尼和咪达唑仑外，静脉注射0.5mg/kg的氯胺酮和0.5mg/（kg·h）的右美托咪定。患者口咽部逐步使用4%利多卡因胶浆和喉气管局部麻醉（LTA）套装行局部麻醉。放置一个Ovassapian气道，并通过它放置纤维支气管镜。进入声门开口；没有迹象显示气管压迫到隆突水平。将一根8.0的气管导管置于支气管镜上，并固定在隆突顶上4cm处。

诱导过程中存在哪些血流动力学和通气问题？应该考虑哪些其他的气道管理策略？

患者保持自然呼吸，没有任何呼气末正压（PEEP）。维持麻醉是通过吸入浓度为3.0%的七氟醚来实现的。未使用神经肌肉阻滞。

胸骨切开手术能避免使用神经肌肉阻滞吗？

放置经食管超声心动图（TEE）探头。交叉匹配4个单位红细胞和新鲜冰冻血浆被送到手术室。

应该考虑哪些其他有创性监测？

手术顺利，没有发生失血，也不需要输血，输注2.5L的乳酸林格液，患者的血流动力学始终维持稳定。TEE显示收缩功能维持正常，心脏内容积减少，因此，增加500mL 5%的白蛋白可改善心室充盈量。

纵隔肿物切除术中如何应用TEE？

动脉血气，贯穿整个病例，血红蛋白略下降至8.6g/dL，电解质、乳酸、pH值及氧合稳定。关胸前约1h，硬膜外注入含5μg/mL芬太尼的0.1%丁哌卡因，起始速度为5mL/h。关皮期间，首先将通气模式调整为压力支持，然后为自发通气。自主潮气量400~450mL，但没有充分达到预期指令。术者决定将该患者转到重症监护病房（ICU），插管并输注丙泊酚。

重症肌无力患者拔管时哪些决定因素是重要的？

术后第1天，患者拔管改为无创正压通气，

很快由禁食、水改行鼻饲管置管。患者自诉胸椎硬膜镇痛效果很好，并于术后第 2 天从 ICU 转到下一级病房。她的硬膜外置管在术后第 4 天被移除，然后开始口服阿片类药物镇痛。她在术后第 5 天出院回家，但仍继续规律使用嗅吡的明和强的松。

讨 论

解剖与鉴别诊断

纵隔肿块是一种位于纵隔内的罕见肿瘤，纵隔是位于胸骨与脊柱、胸膜、胸廓入口及横膈膜之间的解剖腔室（图 30.1）。该区域可分为前、中、后三部分[1-5]。

- 前区包括胸腺、脂肪及淋巴结。该区域的肿块可由位于该区域的组织产生，包括胸腺瘤、淋巴瘤、淋巴管瘤及脂肪瘤；它们可能是异位的，如生殖细胞肿瘤、甲状旁腺腺瘤及甲状腺肿大；或者它们可能来自疝出的结构，如胸骨后疝或主动脉瘤。
- 中间腔室包括心脏、心包、升主动脉和主动脉弓、头臂血管、气管、支气管及淋巴结。肿块起源于局部组织，包括淋巴结病或淋巴瘤、肉芽肿及囊性病变（支气管、食管、心包）。
- 后腔室包括胸降主动脉、食道、奇静脉、自主神经节和神经、淋巴结、脂肪。该区域的肿块可能来自神经组织，包括神经源性肿瘤，或来源于脊柱，如脑膜膨出和椎旁脓肿感染[1,2]。在这些区域中，前纵隔是原发肿瘤最常见的部位（图 30.2、图 30.3）[1]。

许多纵隔肿块可无症状，常在影像学上偶然发现[3]。在这些有症状的肿块中，症状可能与肿瘤的局部效应或并发症相关，包括自身免疫性疾病、感染或副肿瘤综合征。与麻醉医生最相关的症状被描述为纵隔肿块综合征（MMS），对气道和血管的压迫相关[4, 5]。其他症状包括对副肿瘤 MG 的评估，这发生在

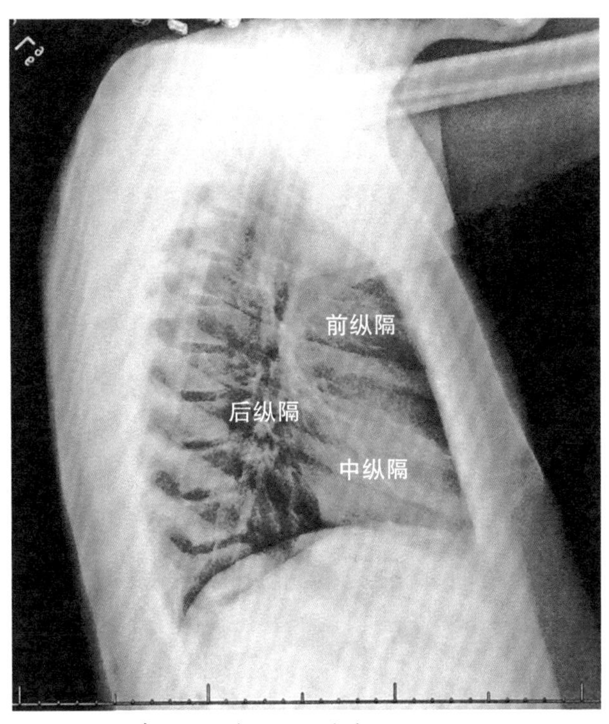

图 30.1 标有纵隔区域的侧位胸片

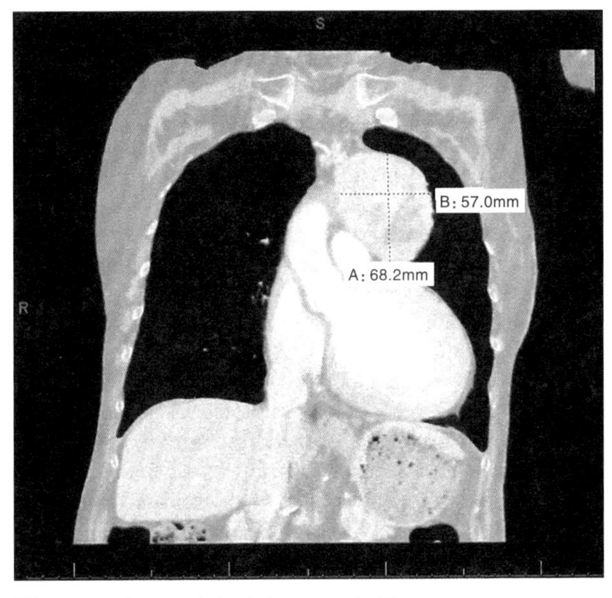

图 30.2 前纵隔肿瘤冠状面 CT 扫描

20%~40% 的胸腺瘤中[6-8]。

检查和诊断

纵隔肿块的检查通常需要通过增强 CT 或磁共振成像（MRI）进行成像[9]。在确定有无血管、气道及神经结构的压迫和侵犯程度时，麻醉医生有必要回顾这一影像表现。其他成像包括经胸超声心动图（TTE），以评估心脏受压或心

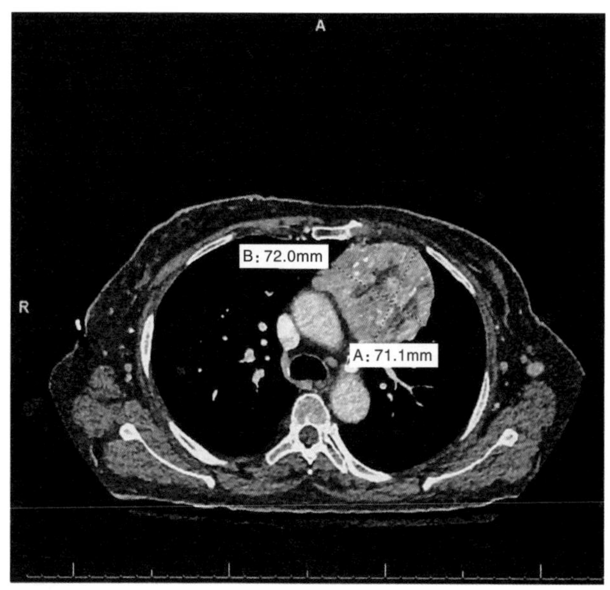

图 30.3 前纵隔肿瘤轴位 CT 扫描

包积液的程度；氟脱氧葡萄糖正电子发射断层成像（FDG-PET）或专门的心脏成像（如心脏 MRI），以更彻底地评估任何肿块相关的心脏受累情况[10, 11]。如果存在气道压迫，术前应谨慎进行进一步的有创性检查，使用柔性支气管镜评估狭窄程度，并进行肺功能测试（PFT），评估限制性和阻塞性通气障碍的程度。气管压迫超过 50% 和 PFT 检查有联合阻塞性和限制性的混合型通气功能障碍与术后呼吸道并发症的风险增加独立相关[12]。在血管受压的情况下，确定侧支循环的程度和位置对术前的手术计划很重要，可以帮助麻醉师选择静脉通路的位置。此外，广泛的血管造影有时对诊断可能是有用的，可以更准确地绘制肿瘤的血供和栓塞血管，以减少手术中出血的风险[13]。最后，MRI 可能是一种更有用的方法，可以观察神经结构的压迫，如膈肌、迷走神经或胸交感神经干。

实验室检查包括标准检测，如基础代谢水平、全血细胞计数、血型及表面抗体，以及专业血清学肿瘤标记物（如在生殖细胞肿瘤的情况下的 α-胎儿蛋白或人绒毛膜促性腺激素）。组织诊断很重要，但并非总是必要的。怀疑胸腺瘤的病例，根据其影像学发现和临床证据，可以在完整的手术切除后做组织诊断[14]。在其他不太明确的病例中，可以通过经胸或经支气管穿刺抽吸、纵隔镜检查、前纵隔镜检查或胸腔镜手术（VATS）来获得明确的诊断[2]。

围手术期计划和优化措施

由外科、麻醉科、肿瘤科、病理放射科医生及其他相关专业医生（如放疗肿瘤、放射介入、心脏、呼吸及内分泌和神经内科医生）组成的多学科团队，对于确保安全和有效管理是十分必要的。一旦确诊，团队就可以通过化疗、放射、栓塞的方法在术前缩小肿瘤或使用药物控制副瘤综合征，如 MG。鉴于纵隔肿瘤引起的损伤和伴随症状差异，多学科团队确定手术时间点的时机显得格外重要。总体来讲，副瘤综合征的任何伴随症状，尤其是 MG 引起的呼吸和眼球肌肉后遗症，必须在术前维持到最小化，要平衡及时手术干预与有效医疗管理之间的关系[15]。

对于麻醉医生来说，术前评估主要围绕在 MMS 是否存在或加重。病史询问要集中在体位性呼吸困难、咳嗽、声嘶及晕厥的情况，这些都是肿瘤压迫不同纵隔结构的特殊症状。许多专家建议将患者摆在"复苏体位"，这样患者可以舒服地呼吸[4,5,16]。除针对气道、呼吸机、心脏的检查外，还要进行有针对性的体格检查，包括患者不同体位下（如仰卧位或侧卧位）的呼吸耐受情况。除颈部和上肢静脉扩张外，要格外注意患者的脸部充血及水肿的情况，也就是上腔静脉（SVC）综合征，SVC 综合征是围手术期并发症发生的高危因素，同时与选择建立正确静脉位置密切相关[12,17]。

危险分级

许多学者尝试对每个患者进行风险分级，以帮助确定如何耐受全麻的诱导和维持[4,5,16]。通常，这种方法是基于影像学表现和患者症状的结合。

纵隔包块危险分级[5,16]：

- 低危：无症状，或轻度症状不伴有体位性呼吸困难，或有结构压迫的影像学证据。

- 中危：轻度或中度体位症状（仰卧位出现轻微咳嗽或压迫感，可以短时间耐受，但间期不定）或影像证明气管压迫 <50%。
- 高危：严重体位症状（任何时候都不能耐受仰卧位）或喘鸣；影像证明气管压迫 > 50%，或伴随支气管压迫；心包积液或填塞，存在 SVC 综合征。

病例分析表明，低危患者可以很好地耐受全身麻醉，在没有其他并发症的情况下，需要标准的监护和可靠的静脉通路。然而，中高危险的患者需要个体化的管理来保证气道的安全：自主与正压通气；静脉通路，可能包括准备体外循环（ECC）；特殊的监护，可能包括 TEE，也可能包括 TEE 操作需要的监测。

手术路径

纵隔和胸腔的各种手术路径，从机器人辅助手术和 VAST，从胸廓切开手术到胸骨切开术，再到经典的掀盖式或半掀盖切口，创伤性逐渐增加。内窥镜技术不太适合大肿块，特别是大于 10cm 的肿块[18]。内窥镜技术通常需要支气管阻滞剂或双腔插管的肺隔离技术。更有创伤性的手术技术，如胸骨切开术，可在发生循环衰竭或无法通气时紧急实施纵隔减压术或在全麻诱导后实施。

术后疼痛管理

胸段硬膜外麻醉是胸外科术后疼痛控制的常用方法，有助于降低开胸术后疼痛，加快康复[19-21]。在计划硬膜外麻醉时，应考虑患者偏好、外科医生偏好、术前纵隔肿瘤综合征低血压的存在、血流动力学耐受试验剂量的能力、MG 引起的辅助呼吸肌使用的需要、术前凝血障碍、抗凝剂的使用、出血的可能性和随后凝血障碍的发展，以及 ECC 体外循环全身肝素的需要。

麻醉管理

绝大多数术前计划的重点是患者对诱导期血流动力学的耐受性和麻醉医生安全保护气道的能力。对于低风险患者，使用多种药物和标准监护可以安全地进行诱导。气道管理也可以是常规的，肌松也可以按照典型的全身麻醉。然而，高危患者需要更详细的计划，随后的讨论集中在这些患者身上。

总　结

考虑到快速和严重的血流动力学不稳定的可能性，诱导前动脉通路是常规的。此外，麻醉师和患者应确保能够在手术台上迅速将患者转移到先前确定的抢救体位。患者必须保持足够的清醒以提供反馈，说明该体位最适合有呼吸系统症状的患者。接下来，根据上腔静脉压迫的存在和严重程度，下肢可能需要大口径静脉通路。在考虑股静脉入路时，应考虑对侧股血管入路，以便计划或紧急实施体外循环[5, 22, 23]。在这种情况下常用药物包括用于清醒插管的咪达唑仑和右美托咪定等镇静剂及短效催眠剂或阿片类药物，包括氯胺酮和瑞芬太尼[5, 16]。由于氯胺酮的血流动力学稳定性和没有呼吸抑制而被广泛用于低危和高危患者[16]。

气道管理

在连接监护仪，包括适当的动脉导管并获得静脉通路后，下一步是保持自主通气时保护气道。严重并发症的病例报告通常包括缺乏自主通气[24-27]，许多高危患者的安全管理报告描述了维持自主通气[12, 17, 28-34]。因此，对于高危患者，通过清醒插管或吸入诱导最安全地实现插管，如果患者的血流动力学能够耐受，可以通过纤维支气管镜插管或直接喉镜插管。需要考虑的附加气道设备包括小的加强型气管导管和刚性支气管镜，以通过气管阻塞。根据肿块的位置，如果气管支气管阻塞发生在远端，急诊环甲膜切开术可能无效。抢救操作包括将患者置于预先设定的急救体位，快速实施体外循环，或使用紧急胸骨切开术直接移除或抬起阻塞物。氦 – 氧混合已经被用于改善喘鸣音和促进吸入诱导，但在紧急情况下未必能提供抢救性通气策略。

经食道超声心动图

诱导后，如果有不明原因的血流动力学不稳定或术前存在已知的心脏压迫或积液，可考虑增加 TEE。除了放置 TEE 探头的典型禁忌证外，应再次查看影像，以确保引入刚性 TEE 探头不会损伤被压缩的食管或进一步压缩气管。

维　持

使用吸入药物维持全身麻醉，同时不使用神经肌肉阻滞而继续允许自主通气，可以提供安全麻醉，直到胸骨切开，此时正压通气和肌松剂可以安全使用，因为外科医生可以直接缓解肿块的影响[16]。在副肿瘤性的 MG 病例中，一些学者主张完全不使用神经肌肉阻滞的麻醉技术[35]。

拔　管

当一个纵隔肿块被切除后，许多患者的心肺症状也随之消失，因此术后可以立即在手术室拔管，以避免其他并发症和手术并发症。然而，在 MG 的情况下，患者最好在所有残留的吸入麻醉剂消耗后在 ICU 拔管，如果使用了肌松剂，则在完全神经肌肉阻滞逆转后拔管。根据潮气量、快速浅呼吸指数（RSBI）及负吸气力（NIF）等呼吸参数，这些患者拔管后可能需要无创正压通气。

结　论

- 纵隔肿块是一种罕见的胸腔肿瘤，最常位于前胸部。
- 纵隔肿块对气道、血管及心脏的直接压迫作用，以及任何相关的副肿瘤综合征，给麻醉医生提出了挑战。
- 围手术期多学科合作可为患者提供最佳治疗。
- 根据症状和影像学表现，患者可以分为低、中、高风险三类。
- 低风险患者可以毫无困难地接受全身麻醉。
- 高危患者需要一个专门的麻醉计划来确保气道的安全、静脉通路的位置，以及包括体位、体外循环和胸骨切开术在内的抢救措施。
- 保持自主通气直到胸骨切开是至关重要的，因为大多数情况下循环或呼吸衰竭发生于正压通气或神经肌肉阻滞。
- 术后拔管通常可以在手术室安全进行，一部分接受切除术的患者术后需要机械通气。

复习题

1. 一位 62 岁女性患者，有一无症状、边界清楚的 6cm × 4cm × 5cm 的前纵隔肿块，最符合胸腺瘤特征，乙酰胆碱受体抗体阳性提示重症肌无力。以她的状况，下一步最好的选择是什么？
   A. 经支气管针吸活检做组织诊断
   B. 立即经胸骨切开手术切除肿块
   C. 胸骨切开包块切除术后重症肌无力的医疗优化
   D. 纵隔镜手术活检获得组织诊断
2. 在记录前纵隔肿瘤患者术前病史时，下面哪种症状最重要？
   A. 体位性呼吸困难
   B. 声音嘶哑
   C. 咳嗽
   D. 晕厥
   E. 以上都是
   F. 以上都不是
3. 以下哪一个患者最可能耐受常规诱导和监测的全身麻醉？
   A. 一位无症状的 50 岁女性，在胸片上偶然发现胸腺瘤，而在 CT 上没有气管压迫的迹象
   B. 一位 60 岁男性有肥胖、轻度慢性阻塞性肺疾病（COPD）和一个大的淋巴瘤，在 CT 扫描中气管受压大约有 60%

C. 一位 55 岁的女性患有胸腺瘤，不能平卧，但当保持在大约 30° 的高度时无症状，TTE 显示少量心包积液

D. 一位 45 岁男性，最近从外医院转来，他有需要紧急无创正压通气的喘鸣音，并有一个巨大的纵隔肿块，但没有影像学检查

4. 诱导全身麻醉前，下列哪一个患者应该在股静脉建立静脉通路？

A. 一位 19 岁男性，有一考虑为畸胎瘤的纵隔肿块，正接受前纵隔小切口手术活检

B. 一位 75 岁男性，面部肿胀，双上肢水肿，前纵隔肿块 9cm

C. 一位 70 岁男性，因大的淋巴瘤而出现上腔静脉综合征，合并有深静脉血栓形成（DVT），其中包括几乎完全闭塞的单侧股静脉血栓

D. 一位 60 岁女性，有一小的胸腺瘤，重症肌无力，需要无创正压通气

5. 以下哪一种常用的诱导剂可以最安全地用于有非常大的阻塞性肿瘤和高风险心肺衰竭的患者？

A. 丙泊酚

B. 氢吗啡酮

C. 罗库溴铵

D. 氯胺酮

6. 以下哪一种方法不适合在高危患者纵隔肿块切除术诱导后的心肺骤停中紧急使用？

A. 将患者移至术前确定的“抢救体位”

B. 给予 70/30 氦氧混合气

C. 急诊胸骨切开纵隔减压术

D. 股动静脉置管建立体外循环

7. 自主通气下清醒纤支镜插管适合下面哪种患者？

A. 一位 30 岁女性，有无症状的前纵隔肿块，可能是胸腺瘤，CT 上没有气管压迫的迹象

B. 一位 67 岁的男性，有一大的胸腺瘤，气管压迫大约 60%，倾斜不超过 40° 时没有呼吸困难

C. 一位 72 岁女性，患有淋巴瘤，面部水肿，但能仰卧而无呼吸困难

D. 一位 63 岁男性，患有小的胸腺瘤及副肿瘤性重症肌无力，需要双水平气道正压（BiPAP）进行通气支持，并有多次直接喉镜下插管的病史

8. 以下哪一位患者在术中使用 TEE 最有益处？

A. 无症状的 64 岁男性，偶发性发现胸腺瘤，无相关心脏病史

B. 22 岁女性，经 CT 扫描，疑似畸胎瘤，声音嘶哑，但无呼吸困难、晕厥或心脏受累

C. 65 岁男性，淋巴瘤，在 TTE 上显示心包积液生理性压塞，但 CT 扫描没有气道损害的迹象

D. 一位 75 岁女性，有一个巨大的心包囊肿，导致 CT 扫描上的远端气管压迫，TTE 上显示的心脏压迫

9. 下列哪个患者在纵隔肿块切除术后最有可能在手术室安全地拔管？

A. 一位 55 岁女性，术前患有胸腺瘤及副肿瘤性重症肌无力，需要 BiPAP

B. 一位 32 岁男性，患有大的淋巴瘤，术中无合并症心肺出血，需要输注 10 单位的红细胞及 8 单位的新鲜冰冻血浆

C. 一位 72 岁女性有一个巨大的支气管囊肿和严重的慢性阻塞性肺病，需要吸 2L 氧流量

D. 一位 16 岁的男性，有一个巨大的畸胎瘤，做了一个简单的切除术

10. 以下哪种抢救方法最适合在全身麻醉诱导后呼吸停止的纵隔腔肿块压迫隆凸的患者？

A. 环甲膜切开术

B. 建立体外循环

C. 纤维支气管镜检查

D. 刚性支气管镜检查

E. A 和 C

F. B 和 D

G. 以上都是

H. 以上都不是

答　案

1. C。考虑到影像学证实前纵隔肿块与血清学证实的重症肌无力，极有可能的诊断是胸腺瘤。当高度怀疑胸腺瘤时，在对任何副肿瘤综合征进行医学优化后，进行大范围切除是合适的。答案 B 是不正确的，因为患者的肿瘤没有症状，有时间对她的重症肌无力进行医学优化。如果诊断有问题，A 和 D 可能是正确的，但是，考虑到重症肌无力伴胸腺瘤的高患病率和影像学表现，这种诊断最有可能是胸腺瘤，并且进行完全切除（医学优化后）和术后组织诊断是最合适的[2,14]。

2. E。所有的症状都是纵隔肿块压迫结构的表现。体位性呼吸困难可能是气管、支气管压迫，当患者仰卧或半卧时，气管支气管压迫会增加。声嘶可能是喉返神经受压的一个指标。咳嗽可能是由于肿块侵犯或直接压迫肺实质引起的气道刺激所致。晕厥可发生于上腔静脉综合征和直接刺激心肌引起的心律失常[4,5,16]。

3. A。A 患者风险低，因为她没有症状，而且她的影像学检查没有气道压迫的迹象。B 患者因其 CT 表现气管阻塞超过 50% 为高危。C 患者由于体位症状及超声心动图上心包积液的证据被认为是高危患者。由于 D 患者明显的严重呼吸系统症状，即使在没有任何影像学检查的情况下，他也会有同样高的风险[4,16]。

4. B。A、D 患者无上腔静脉综合征或上肢静脉回流障碍。C 患者有一个完全阻塞的股静脉深静脉血栓，因此将体外循环的可能插管部位限制在一个末端。这个患者可能是大隐静脉大口径入路的适应证，但是考虑到急诊外周体外循环插管的潜在需要，如果可能的话，他的股静脉应该避免静脉置管。

5. D。尽管所示的任何药物都可以安全和明确地使用，但氯胺酮对血流动力学和呼吸驱动力的影响最小，是最谨慎的诱导选择。深大肿块及涉及或毗邻大血管时丙泊酚可引起低血压。氢吗啡酮作为一种长效阿片类药物，通常会被瑞芬太尼或芬太尼等短效药物所替代。对于高危患者，应避免神经肌肉阻滞，以尽可能长时间地持续自主通气[4,6,35]。

6. B。在诱导前，建立一个患者呼吸最舒适的“抢救体位”是至关重要的，因为在患者失去肌肉张力后，患者可能会失代偿，需要快速进入一个更有利于静脉回流和气管支气管通畅的体位。胸骨切开术可以在紧急情况下对纵隔减压，恢复气道和血管的通畅。体外循环是辅助循环和氧合的一种选择，尽管这个过程可能需要 5~20min 来实施。尽管文献报道氦氧混合气有助于诱导或症状控制，但文献报道表明它们有助于诱导或症状控制，并不代表一种合适的方法来挽救大血管或气道的紧急压迫。

7. B。A 患者的风险较低，可耐受标准诱导和直接喉镜检查以确保气道安全。根据症状和影像学表现，B 患者是高危患者。虽然 C 患者有上腔静脉综合征的症状，但她能够仰卧而不出现呼吸窘迫，这使她比 B 患者的风险更低（尽管镇静光纤插管对她来说可能也是一种安全的气道计划）。对于 D 患者，考虑到正压通气的要求及先前插管的已知简易喉镜检查，在继续正压通气的同时进行吸气诱导，然后进行直接喉镜检查，可能会使没有正压通气的时间最短[16]。

8. C。A 患者是低风险患者，除非在手术室出现低血压，否则不需要 TEE。B 患者是一个中等风险的患者，但经胸超声心动图上没有任何心脏受累证据，术中不需要 TEE。尽管 D 患者可能会从 TEE 上获得的信息中受益，但将探头放置在食管中可能会进一步压缩气管，导致气管导管末端远端阻塞[4]。

9. D。A 患者可能需要时间来代谢所有麻醉药物或进一步优化其重症肌无力以安全地拔管。B 患者在术中进行大容量复苏时，发生肺水肿的风险更高。C 患者有严重的潜在肺部疾病，可能需要拔管后正压通气支持。

10. F。考虑到肿块的位置，环甲膜切除术允许头侧气道开口处受压而不能通过肿块通气。在因气管支气管压迫而呼吸停止的情况下，柔性支气管镜将无法绕过梗阻。熟练的操作人员可以使用刚性支气管镜绕过压迫，或者在清除阻塞物的同时使用外周体外循环给患者充氧。

参考文献

[1] Kim JY, Hofstetter WL. Tumors of the mediastinum and chest wall. Surg Clin N Am, 2010, 90:1019–1040.

[2] Duwe BV, Sterman DH, Musani AI. Tumors of the mediastinum. Chest, 2015, 128:2893–2909.

[3] Davis RD Jr, Oldham HN Jr, Sabiston DC Jr. Primary cysts and neoplasms of the mediastinum: recent changes in clinical presentation, methods of diagnosis, management, and results. Ann Thorac Surg, 1987, 44:229–237.

[4] Li WWL, van Boven WJP, Annema JT, et al. Management of large mediastinal masses: surgical and anesthesiological considerations.J Thorac Dis, 2016, 8:175–284.

[5] Erdös G, Tzanova I. Perioperative anaesthetic management ofmediastinal mass in adults. Eur J Anaesthesiol, 2009, 26:627–632.

[6] Safieddine N, Liu G, Cuningham K, et al. Prognosis factors for cure, recurrence and long-term survival after surgical resection of thymoma. J Thorac Oncol, 2014, 9:1018–1022.

[7] Sperling B, Marschall J, Kennedy R, et al. Thymoma: a review of the clinical and pathological findings in 65 cases. Can J Surg, 2003, 46:37–42.

[8] Abel M, Eisenkraft JB. Anesthetic implications ofmyasthenia gravis. Mt Sinai J Med, 2002, 69:31–37.

[9] Takahashi K, A1-Janabi NJ. Computed tomography and magnetic resonance imaging ofmediastinal tumors.J Magn Reson Imaging, 2010, 32:1325–1339.

[10] Taylor AJ, Cerqueira M, Hodgson JM, et al. ACCF/SCCT/ ACR/ AHA/ASE/ASNC/NASCI/SCAI/SCMR 2010 appropriate use criteria for cardiac computed tomography. A report of the American College of Cardiology Foundation Appropriate Use Criteria Task Force, the Society of Cardiovascular Computed Tomography, the American College of Radiology, the American Heart Association, the American Society of Echocardiography, the American Society of Nuclear Cardiology, the North American Society for Cardiovascular Imaging, the Society for Cardiovascular Angiography and Interventions, and the Society for Cardiovascular Magnetic Resonance. Circulation, 2010, 122:e525–e555.

[11] American College of Cardiology Foundation Task Force on Expert Consensus Documents, Hundley WG, Bluemke DA, et al. ACCF/ ACR/AHA/NASCI/SCMR 2010 expert consensus document on cardiovascular magnetic resonance: a rcport of the American College of Cardiology Foundation Task Force on Expert Consensus documents. Circulation, 2010, 121:2462–2508.

[12] Béchard P, Létourneau L, Lacasse Y, et al. Perioperative cardiorespiratory complications in adults with mcdiastinal mass: incidence and risk factors. Anesthiology, 2004, 100:826–834.

[13] Liu F, Wang M, Fan Q, et al. Interventional embolization of giant thoracic tumors before surgical resection. Acta Radiol, 2013, 54:61–66.

[14] Morgenthaler TI, Brown LR, Colby TV, et al. Symposium on intrathoracic neoplasms: part IX. Mayo Clin Proc, 1993, 68:1110–1123.

[15] Gilhus NE. Myasthenia gravis. N Engl J Med, 2016, 375:2570–2581.

[16] Blank RS, de Souza DG. Anesthetic management of patients with an anterior mediastinal mass: continuing professional development. Can J Anesth, 2011, 58: 853–867.

[17] Anghelescu DL, Burgoyne LL, Liu T, et al. Clinical and diagnostic imaging findings predict anesthetic complications in children presenting with malignant mediastinal masses. Pediatr Anesth, 2007, 17:1090–1098.

[18] Bodner J, Wykypiel H, Greiner A, et al. Early experience with robot- assisted surgery for mediastinal masses. Ann Thorac Surg, 2004, 78:259–265; discussion 265–266.

[19] Bos EM, Hollman MW, Lirk P. Safety and efficacy of epidural analgesia. Curr Opin Anesth, 2017, 30:736–742.

[20] Teeter EG, Kumar PA. Pro: thoracic epidural block is superior to paravertebral blocks for open thoracic surgery. J Cardiothorac Vasc Anesth, 2015, 29:1717–1719.

[21] Pöpping DM, Elia N, Van Aken HK, et al. Impact of epidural analgesia on mortality and morbidity after surgery: systematic review and meta-analysis of randomized controlled trials. Ann Surg, 2014, 259: 1056–1067.

[22] Anderson DM, Dimitrova GT, Awad H. Patient with posterior mediastinal mass requiring urgent cardiopulmonary bypass. Anesthesiology, 2011, 114: 1488–1493.

[23] Inoue M, Minami M, Shiono H, et al. Efficient clinical application of percutaneous cardiopulmonary support for perioperative management of a huge anterior mediastinal tumor. J 7horac Cardiovasc Surg, 2006, 131:755–756.

[24] Neuman GG, Weingarten AE, Abramowitz RM, et al. The anesthetic management of the patient with an anterior mediastinal mass. Anesthesiology, 1984, 60:144–147.

[25] Hall KD, Friedman M. Extracorporeal oxygenation for induction of anesthesia in a patient with an intrathoracic tumor. Anesthesiology, 1975, 42:493–495.

[26] Goh MH, Liu XY, Goh YS. Anterior mediastinal masses: an anaesthetic challenge. Anaesthesia, 1999, 54:670–674.

[27] Ng A, Bennett J, Bromley P, et al. Anaesthetic out-come and predictive risk factors in children with mediastinal tumours. Pediatr Blood Cancer, 2007, 48:160–164.

[28] Abdelmalak B, Marcanthony N, Abdelmalak J, et al. Dexmedetomidine for anesthetic management of anterior mediastinal mass. J Anesth, 2010, 24:607–610.

[29] Dilworth K, Thomas J. Anaesthetic consequences for a child with complex multilevel airway obstruction—recommendations for avoiding life-threatening sequelae. Pediatr Anesth, 2003, 13:620–623.

[30] Capdeville M. The management of a patient with tracheal compression undergoing combined resection of an anterior mediastinal mass and aortic vane replacement with coronary artery bypass graft surgery: utility of the laryngeal mask airway and Aintree intubation catheter. J Cardiothorac Vasc Anesth, 2007, 21:259–261.

[31] Polaner DM. The use ofheliox and the laryngeal mask airway in a child with an anterior mediastinal mass. Anesth Analg, 1996, 82:208–210.

[32] Galway U, Doyle DJ, Gildea T. Anesthesia for endoscopic palliative management ora patient with a large anterior mediastinal mass.J Clin Anesth, 2009, 21:150–151.

[33] Shamberger RC, Holzman RS, Griscom NT, et al. Prospective evaluation by computed tomography and pulmonary function tests of children with mediastinal masses. Surgery, 1995, 118:468–471.

[34] Stricker PA, Gurnaney HG, Litman RS. Anesthetic management of children with an anterior mediastinal mass. J Clin Anesth, 2010, 22:159–163.

[35] Baftiu N, Hadri B, Morina M, et al. Anesthesia for transsternal thymectomy: modified non-muscle relaxant technique. Med Arh, 2011, 65:317.

（柴 薪译，苏斌虓审）

第 31 章
微创食管切除术

Brandon Merling, Frank Dupont

典型案例和关键问题

67 岁男性患者，有冠状动脉疾病、胃食管反流及长期饮酒、吸烟的病史，现在吞咽困难逐渐加重。他去找了他的主治医生，随后他被转到消化科，最终被诊断为Ⅱ期鳞状细胞食管癌。他已经接受了新辅助化疗和放疗，现在正计划进行微创食管切除术（MIE）。

在术前麻醉门诊，你会问患者什么问题，会做哪些术前实验室检查？

在初始诊断和监测其对化疗的反应的过程中，患者已经进行了全面的医学评估。胸部 CT 显示，治疗后病变体积缩小，没有侵犯或压迫附近的胸部结构。实验室检测结果大多正常，仅显示轻度慢性贫血。然而，患者自述在放化疗开始后，局部的胸痛和呼吸短促加重。他从未做过心脏评估，但肺功能测试（PFT）显示，放化疗后，肺的一氧化碳弥散量（DLCO）从 80% 降至 60%。

DLCO 下降的原因和意义是什么？

经过额外的心肺评估，你认为患者的胸痛是由放射治疗引起的肌筋膜性痛。呼吸急促消失，重复 PFT 显示 DLCO 有轻微改善。你推荐按照计划进行手术。外科医生选择行 MIE 手术。

外科医生为什么选择 MIE，这与其他食管切除术有何不同？

手术当天上午，你正在准备手术室对该患者进行麻醉。你与外科医生讨论了共同的管理目标，他最近有几个患者术后发生了吻合失败和急性呼吸窘迫综合征（ARDS），他认为术中麻醉管理可能与这些并发症相关。

你会用哪些监测手段，如何进行全身麻醉诱导，如何减轻术后疼痛？

在术前等待区，你要确认患者没有经口摄入任何食物，并遵照了你的门诊管理建议。然而，在再次气道评估时，你意识到可能会有插管困难。

考虑到单肺通气需要，你会如何根据困难气道调整麻醉方案？

你把患者带到手术室。在检查凝血功能正常后，你成功地在 T_7~T_8 水平进行了胸段硬膜外置管。然后，患者以头高位躺在手术台上，在充分的表面麻醉后，你应用光纤引导下的清醒插管技术进行了单腔气管内插管，进而进行全身麻醉诱导，使用导管更换器将单腔气管内插管换成了双腔气管内插管（DLT）。动脉和静脉的通路建立后，手术团队将患者改为左侧卧位以方便进行手术的胸腔内操作。通过支气管镜再次确认 DLT 的位置正确后，患者开始单肺通气。

你会用哪种通气模式来进行单肺通气？

外科医生开始胸腔内手术操作。肺隔离良好，手术条件理想。但是约 30min 后，你注意到患者的氧合逐渐下降，脉搏氧仅为 88%。

单肺通气时缺氧的鉴别诊断是什么，下一步该怎么做？

你将吸入氧浓度增加至 100%，并通过支气管镜检查确认 DLT 的位置正常。在对下肺进行肺复张和正呼气末压（PEEP）后，氧合改善。外科医生继续手术，但你注意到增加 PEEP 后，患者的血压一直在缓慢下降。

如何保持术中的液体平衡和血流动力学稳定？哪些信息可以帮助指导治疗？

患者恢复仰卧位，并完成了腹内手术部分，通过颈部入路连接胃管进行吻合。在外科医生关闭伤口的过程中，硬膜外注射用于控制术后疼痛。患者出现肌肉功能恢复的迹象，包括自主呼吸、潮气量充足，血流动力学等方面也很平稳。

你会在手术室为患者拔管还是带管送到重症监护病房？

当神经肌肉阻滞被逆转，患者从全身麻醉中苏醒后，医生拔管并放置了鼻插管让患者吸氧。患者呼吸平稳舒适，未感到疼痛。当患者被送往重症监护病房（ICU）时，你注意到他的氧合逐渐下降。

此时患者缺氧的鉴别诊断有哪些？

在 ICU 内，你为患者戴上了非再吸入面罩，并叮嘱患者进行深呼吸。但氧饱和度继续下降，呼吸变得越来越费力。

你会考虑此时进行无创正压通气吗？

你与外科医生讨论无创正压通气（NIPPV），共同认定插管是更好的选择。插管后，当你给 ICU 团队交接时，发现患者有新发的房颤。

心律失常的原因是什么，如何治疗？

考虑到血流动力学的稳定性，ICU 工作人员选择推迟进行抗心律失常治疗。患者在术后第 1 天拔管，自发转换为正常的窦性心律，并在 ICU 和住院期间病情平稳。然后，患者出院回家。

讨　论

简　介

食管癌是世界第八大常见癌症，而微创食管切除术主要是为了切除食管癌变[1]。食管癌的发病率和死亡率较高，其严重程度也体现在围手术期，即使使用微创食管切除术，其术后死亡率仍维持在 5%~8%[2, 3]。因为食管癌与长期饮酒及吸烟相关，所以患者常有影响围手术期和麻醉护理的并发症。吸入性肺炎、呼吸衰竭及 ARDS 等肺部并发症仍然是术后并发症发生和死亡的最常见原因[4]。麻醉医生必须能够在术中处理患者的多种并发症，同时减轻导致肺部不良预后的因素的影响。

手术方式

传统上，开放式食管切除术是通过胸腹联合切口或经裂孔进行食管切除的。而 MIE 通过内镜技术切除食管，其中，胸腔镜将食道从纵隔胸膜上游离下来，腹腔镜下进行胃的游离及胃管重建[5]。一些 meta 分析比较了 MIE 与开放食管切除术，发现 MIE 可减少失血、缩短住院时间、减少疼痛和肺部并发症。但两组患者 30d 后的死亡率相似[6]。图 31.1 显示了腹腔镜和胸腔镜的套管位置。胸腔镜下的套管位置尤其重要，因为血液和肺会阻碍视线，使手术难以进行。

在 MIE 过程中缝合的胃管最终要么在胸腔镜下吻合，要么上拉至颈部切口在直视下进行吻合。肿块的位置和大小、症状的严重程度和外科医生的偏好通常会影响所选择的吻合部位，因此也会导致手术步骤的顺序不同。如果在颈部吻合，则先进行胸腔镜部分手术，然后再进行腹腔镜。对于行胸段吻合的手术，则手术顺序正好相反。胸段吻合可降低术后吻合口瘘和食管狭窄的发生率[7]。虽然颈部吻合口瘘更为常见，但因为通常可在床旁打开吻合口，所以术后处理也更为

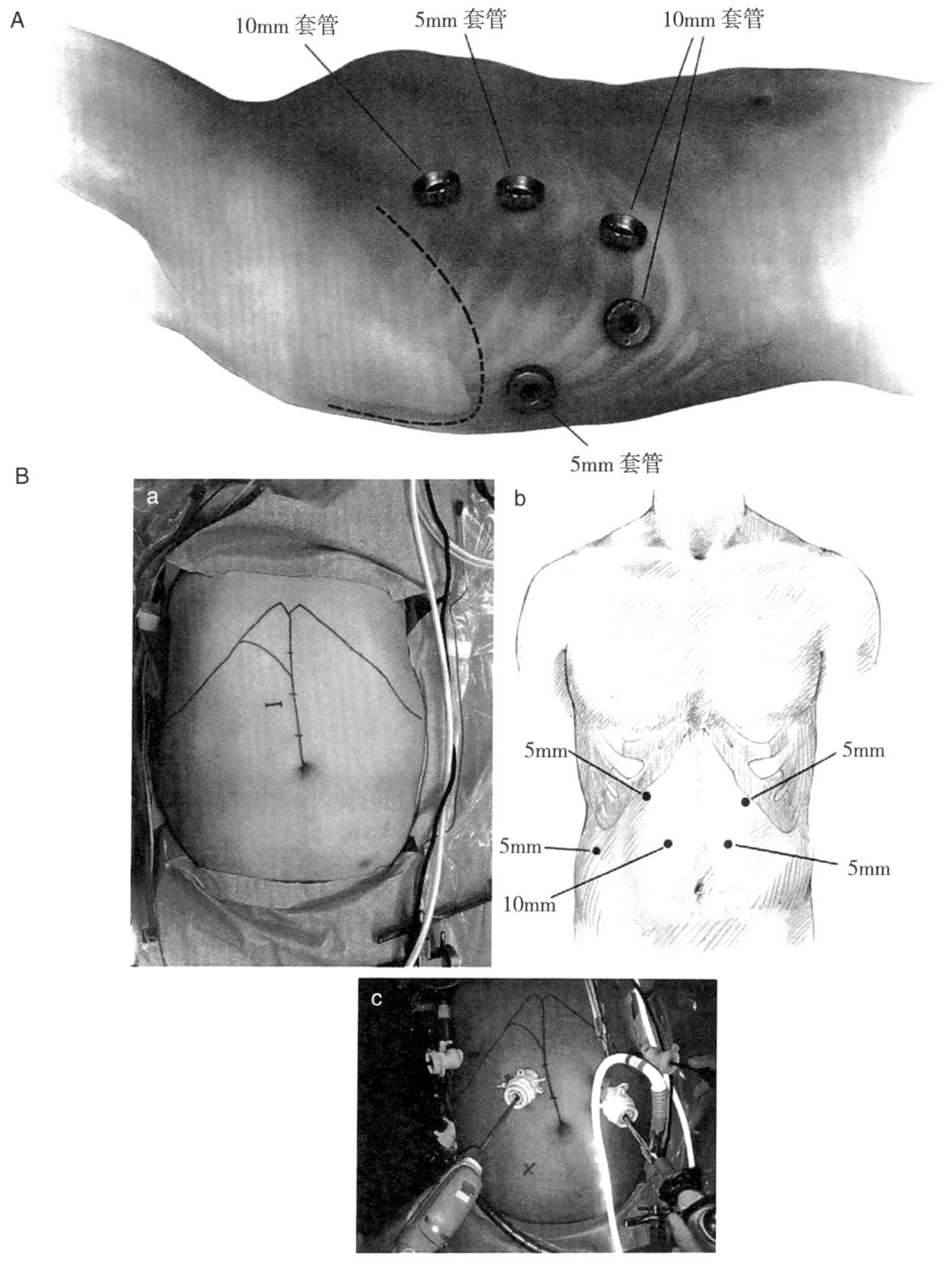

图 31.1 胸腔镜和腹腔镜套管位置的放置。A. 胸腔镜下的套管位置。B. 腹腔镜下的套管位置：（a）腹部描绘；（b）套管布局示意图；（c）术中照片显示套管位置。首先在右中腹使用开放的 Hassan 套管穿刺技术置入 10mm 套管。右下象限再置入 5~11mm 的套管，以助于幽门成形术和胃管制作过程中的回缩

容易[8]。手术操作可引起喉返神经损伤，增加误吸的风险。相反，胸腔吻合既减少了常见的喉返神经损伤，又减少了吻合口瘘的风险；但一旦吻合口瘘发生，就可能发展为纵隔炎，需要急诊手术再探查[9]。

俯卧体位改善了术野暴露情况，减少了所需的手术套管数量。同时，俯卧位更具挑战性，需要更长的时间来准备，增加了单肺通气不良的风险，并且在紧急情况下可能导致转开胸手术的困难[10]。

术前注意事项

经过一般病史和体格检查后，医生回顾了患者的特殊病理情况。通常情况下，患者要接受外

科和血液团队的大量实验室检测和影像学检查，作为诊断检查的一部分。需要考虑的因素包括肿瘤的大小和位置，以及之前的化疗和放疗史。应明确患者吞咽困难或伴随胃食管反流症状的严重程度，以指导麻醉的防误吸管理。CT 可为误吸及伴随的其他肺部疾病提供证据。如果恶性肿瘤已经扩散到纵隔，应该评估患者能否平躺，因为这也会影响麻醉管理。必须对患者饮酒和吸烟的情况进行讨论，两者经常是基本病理改变的相关因素或直接原因 [11]。

应根据合并症和基本病理改变进行个性化制定实验室和影像学检查。通常检查包括全血细胞计数、生化全项检查、血型鉴定和抗体筛查、部分凝血活酶时间（PTT）、凝血酶原时间 / 国际标准化比值（PT/INR）、胸部 X 线、CT、肺功能检测 [12]。常见的合并症及其相关诊断检查的摘要信息详见表 31.1。对有新发局部胸痛和呼吸短促的患者，应考虑冠状动脉疾病和慢性阻塞性肺疾病（COPD）。还可以进行额外的医疗评估以确定放、化疗导致的心脏毒性 [13]，已有亚临床冠状动脉疾病或充血性心力衰竭的恶化，或新发肺栓塞的情况。

肺功能检测虽然不是手术麻醉所必需的，但可能已被主治外科医生预约，并会提供有用的临床信息。先前未诊断的阻塞性或限制性肺疾病可被确诊并开始术前治疗。DLCO 下降可以协助鉴别化疗后肺炎或放疗导致肺损伤所引起的扩散障碍。肺功能异常的患者肺储备功能较差，因此围手术期更容易发生缺氧，尤其是单肺通气期间 [14]；同时，也存在术后肺部预后不良的风险。有研究显示，术前第 1 秒用力呼气容积（FEV_1）或 DLCO 的异常会增加术后肺部并发症的风险 [15]。如果 PFT 结果异常的病因是放、化疗，除了术前等待几周以改善肺功能外，没有其他更好的干

表 31.1 系统的评价和术前检查

系统	合并症	病史	体检	检查
心脏	冠状动脉疾病 心力衰竭 肺动脉高压和右心室功能障碍 心房纤颤	心绞痛，劳力性呼吸困难，端坐呼吸，阵发性夜间呼吸困难 心悸	S_3、S_4、S_2 固定性分裂，最大搏动点异位，水肿 节律异常	心电描记法 压力测试 血管造影术 超声心动图
肺	慢性阻塞性肺疾病（COPD） 限制性肺疾病 肺纤维化 放射性肺炎	呼吸短促 / 运动耐力，咳嗽，吸烟 咳痰；复发性肺炎 吸氧治疗 放化疗治疗	呼吸延长 喘息 吸气爆裂音 杵状指	胸部 X 线片 肺功能测试 6 分钟步行试验
中枢神经系统	酗酒	饮酒	戒断症状	
胃肠道	吞咽困难 肝硬化 胃食管反流病（GERD）	经口进食受限 烧心、反流	脱水，毛细血管充盈迟缓，直立性低血压 黄疸	上消化道内镜 肝功能检测
泌尿生殖系统	肾功能不全	排尿		基础生化检测
血液系统	贫血 凝血障碍	疲劳 容易出血 / 淤血	苍白 瘀青	全血细胞计数 铁离子检测 凝血检查
总体情况	虚弱	营养不良	肌肉消耗	白蛋白 前白蛋白

预措施。

术中监测

由于 MIE 会进行胸腔内操作并与大血管邻近，所以充足的静脉通路和监控是必不可少的。两个大口径静脉内插管就可提供足够的静脉通路。如果需要中心静脉通路，则需与外科医生讨论插管位置，以确保颈内静脉中心导管不会干扰颈部吻合部位。除了美国麻醉医师协会（ASA）推荐的常规监测，还应进行动脉插管以监测血流动力学，并方便长时间手术时进行血气分析采样，因为其可能显著影响肺部气体交换。考虑到手术的来源和特征，经食管超声心动图是明显禁忌使用的。因此，可考虑放置肺动脉导管，以助于对严重左心室功能障碍或肺动脉高压的患者进行围手术期血流动力学管理 [16]。

诱　导

由于食道肿瘤导致的食道下段括约肌功能不全，患者有较高的误吸风险。围手术期误吸可导致不良的肺部预后，包括术后肺炎和 ARDS[17]。一项对患者术前症状的深入综述明确了疾病的严重程度与其对误吸预防所需等级的指导。诱导过程中，应先静脉和口服非颗粒抗酸剂，然后进行环状软骨压迫和快速诱导插管。此时，患者应头高位或 30° 倒转头低脚高位。术前最好减少抗焦虑药物的使用，以进一步降低诱导前的误吸风险。诱导前放置鼻胃管可清除肿物上的残留内容物 [18]。

肺隔离技术

为了实现胸腔镜下的胸腔内食管游离，完全的肺隔离对于保证手术视野是必要的。可通过左侧 DLT 插管或使用带支气管内封堵器的单腔气管内插管实现肺隔离。对于食管切除术来说，多为右侧入路，最好使用左侧 DLT 实现高质量和快速的肺隔离 [19]。在直接喉镜下 DLT 通过喉口并继续前进，然后在纤维支气管镜直视下将支气管腔置入左主支气管，从而降低气道损伤风险，并减少气管内导管位置不正的可能性。通过这项技术确认导管位置适当和肺隔离也比听诊更为有效，因为听诊的失败率为 35%[20]。预测 DLT 的正确大小也具有挑战性。过大的 DLT 可能无法通过声带，导致气道损伤，增加术后喉痛的发生率。相反，较小的 DLT 可导致支气管气囊脱出和肺隔离不充分。理想的 DLT 与支气管主干大小适宜，仅有少量漏气并在气囊充气后消失。患者的身高和性别可以指导 DLT 的初始尺寸，而通过 CT 影像测量支气管直径可以帮助鉴别意外的大或小的支气管 [21]。图 31.2 阐明了实现肺隔离的多重必要重叠因素，表 31.2 列出了肺隔离失败不同病因的不同解决方案。

如果患者有困难气道或可能需要术后机械通气，使用单腔气管内插管，然后用支气管内封堵器进行肺隔离可能是更好的选择。有很多不同的支气管内封堵器，但总体设计都包含一种末端可充气的柔性导管。像 DLT 一样，支气管内封堵器可在纤维支气管镜直视下放置。支气管内封堵器虽然不像 DLT 那样容易造成气道损伤，但也不太可能实现完全、快速的肺隔离。使用支气管内封堵器时需选用内径较大的气管内插管，因为封堵器导管会降低有效腔径，从而提高气道峰值压力，导致通风困难。MIE 需要右侧肺隔离，但因为右肺上叶的开口起始较近，右侧支气管内封堵器难以放置。而如果封堵器放置不当，就可能阻塞右肺上叶开口，导致肺塌陷不良 [22]。表

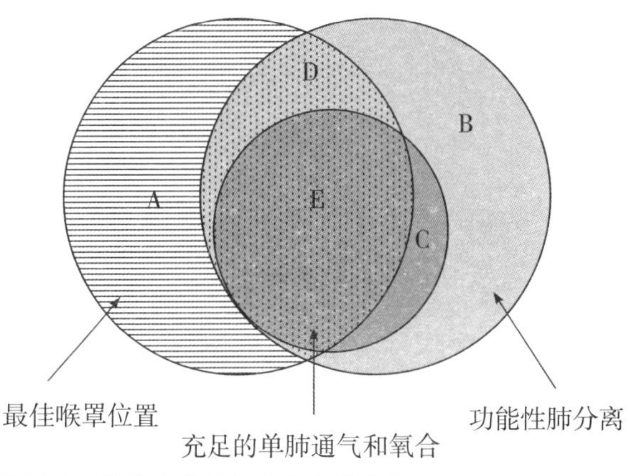

图 31.2　单肺麻醉的临床终点的重合

表 31.2 单肺麻醉的临床注意事项 [a]

区域	举例	典型解决方案
A	非气密的气囊密封——肺未隔离	气囊继续充气或更大的DLT
B	左 DLT 太深，阻塞左上肺肺叶入口	调整 DLT 位置至最佳
C	右 DLT 气囊阻塞了右上肺叶入口	调整 DLT 位置至最佳
D	低氧血症	DLT 通气侧阻塞 100% 纯氧正压通气，呼气末正压，双肺通气（TLV）
E	没问题	

a: 此表格与图 31.2 相关

31.3 比较了 DLT 与支气管内封堵器在肺隔离技术中的临床优势。

气道管理

接受胸外科手术的困难气道患者对于医生是一个独特的挑战。考虑到 DLT 的尺寸和硬度，在技术上放置更加困难。虽然可视喉镜和 DLT 的大小适当的导丝为直接喉镜提供了替代方法，但是清醒状态下的光纤插管仍然是真正困难气道的首选技术。局部麻醉必须充分，考虑到误吸风险较高，患者应采用坐位或半卧位。DLT 的光纤操作在技术上具有挑战性，因为 DLT 的长度和硬度都可能会阻碍操作。DLT 的单腔内径较小，所以只能使用更小直径的支气管镜，而它在结构上更软，因此更不容易引导气管内导管通过喉部。由于这些因素，通常在最初选择单腔气管内导管实现通风，而在术中通过支气管内封堵器或使用气道更换导管为 DLT 以实现对术侧肺脏的隔离。如果选择后者，气道更换导管应足够长以易于 DLT 通过，还应有标记控制插入深度，并有一个灵活的尖端以尽量减少气道损伤。直视下或可视喉镜可辅助导管更换。如果预期需要术后机械通气或初始气管内插管非常困难，则使用支气管内封堵器可能是更好的选择，以预防气管插管更换相关的风险 [23]。图 31.3 总结了需单肺通气患者的困难气道管理所需的可能技术。

表 31.3 双腔支气管导管和支气管内封堵器在肺隔离技术中的优缺点

双腔支气管导管		支气管封堵器	
优点	缺点	优点	缺点
更容易放置和更快的肺隔离	咽喉痛和声嘶的发生率更高	如需术后换气，无须更换气管导管	正确的放置较慢
隔离肺排气	增加气道损伤风险	用于儿科和困难气道	移位频率更高
比 BB 便宜	可能难以放置甚至不能放置	EZ 封堵器更易放置，且术中移位风险小	比 DLT 更贵
加快了肺排气的速度	如需要术后通气，需额外的气道操作更换气管内插管	一篇文章报道设备间的肺萎陷评分无差异	术中需要更频繁地调整位置
双侧肺都可用支气管镜检查	上气道或下气道解剖异常的患者会难以进行插管和定位	Cohen BB 有多个吸引口，可以加速肺萎陷	一旦管芯从 Arndt 封堵器中取出，再插入困难
使 ICU 独立肺通气成为可能		可进行选择性肺叶阻塞	大多数不允许连续的侵入
术中可对塌陷肺进行放气和再充气			无效腔面积和肺阻力轻度增加
OLV 时可对对侧肺进行持续正压通气			BB 气道峰压（19cmH$_2$O）DLT（16cmH$_2$O）显著增加
允许麻醉医生在术中根据需要对术侧肺进行安全地放气和充气			

BB：支气管封堵器；DLT：双腔支气管导管；ICU：重症监护病房；OLV：单肺通气

疼痛管理

MIE 术后疼痛比传统的开胸食管切除术轻。但是多个手术部位及胸腔引流管的存在形成了躯体痛和内脏痛的混合痛。若术后痛控制不良不仅给患者带来心理痛苦，还会进一步增加生理压力。疼痛可引起腹部痛觉过敏性肌痉挛，导致肺通气不足，继而诱发肺部不良事件。术后急性期疼痛控制不佳也更容易发展成为慢性疼痛。因此，可考虑在 MIE 前放置胸段硬膜外导管或椎旁导管来镇痛 [24]。胸椎硬膜外镇痛还可降低呼吸系统并发症及吻合口瘘的发生率 [25]。虽然有争议，但有研究认为血管扩张以改善胃管循环，可能会逆转吻合口漏发生率的降低 [26]。

如果因为患者拒绝或合并症不适合使用神经轴镇痛，可考虑使用多模式镇痛方案。可使用乙酰氨基酚、神经病理性药物及非甾体类药物来实现预防性镇痛。术中合理使用阿片类药物可有助于平稳觉醒并立即提供术后镇痛，但在使用时也必须权衡呼吸抑制和镇静的风险。低剂量氯胺酮输注也被用作食管切除术的有效镇痛辅助手段 [27]。任何多模式镇痛策略都应在术后持续使用，为患者受限制的阿片类药物镇痛提供补充。

单肺通气

胸腔手术麻醉医生的最重要的目标之一就是围手术期肺部并发症的预防。食管切除术尤其会引起全身和肺实质内的显著炎症反应，其病理生理受多因素影响，其致病机制包括单肺通气时的非应变和氧化应激、过度水合、手术操作及萎陷肺再扩张时的缺血再灌注损伤 [28]。炎性环境加剧可引起手术、萎陷肺及对侧肺脏的损伤，这种损伤被认为会导致术后的肺部不良事件。最佳实践建议中推荐使用肺保护性通气策略，使肺部炎症负担最小化 [29]。

在单肺通气期间，潮气量将最小化至 4~5mL/kg（理想体重），平台压力维持在小于 35cmH_2O，存在允许性高碳酸血症（在无右心室功能障碍或肺动脉高压时），吸入氧气最小化至可耐受，并滴定 PEEP 以维持氧合。单肺通气完成后，吸入氧维持在最低耐受水平，通过稳定地增加气道压力和循环操作来逐步实现双肺通气，并减轻肺损伤风险。通过这些技术也可实现较低的全身炎症标记物，并改善术后换气 [30]。

MIE 手术中，胸腔镜操作和单肺通气时低氧血症并不少见。虽然血氧的急剧下降可能会中断手术立即复张术侧肺脏，但血氧逐步下降会更加危险。图 31.4 展示了处理单肺通气期间缺氧的治疗策略。首先，增加吸入氧浓度，并对下肺实施 PEEP 通气作为对其肺复张的补充。同时，麻醉医生须考虑到缺氧的常见病因，如肺隔离技术失败、肺不张或分泌物阻塞气道。可行支气管镜检查以确认气管内导管或支气管内封堵器的位

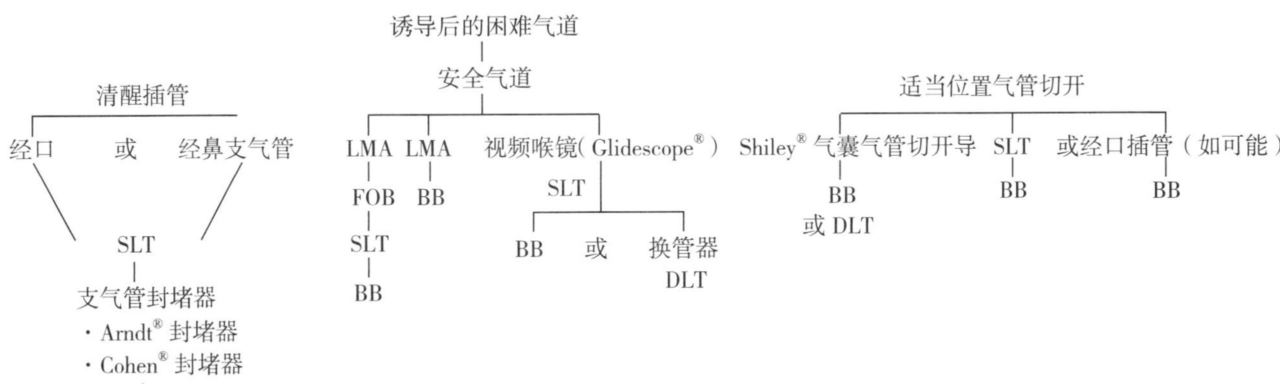

图 31.3 气道困难患者的肺隔离技术。BB：支气管封堵器；DLT：双腔支气管导管；FOB：纤维支气管镜；LMA：喉罩；SLT：单腔支气管导管

置，或吸出阻塞的分泌物和血液。在维持限制性肺通气策略的同时，调整通气参数至最佳氧合状态。如果对上肺进行持续气道正压通气（CPAP），会阻碍胸腔镜下的手术术野。也可以考虑那些不影响术野的方式，如一氧化氮和前列腺素类似物。对于难治性缺氧，可能需要考虑让外科医生放置肺动脉钳[31]。手术腹腔镜操作时可能因为气胸导致缺氧和低血压，而气胸可能与手术操作接近膈肌，以及连续的腹腔和胸腔充气相关。此时，若血流动力能够耐受，应使用 PEEP 来实现跨横膈压力梯度的最小化；若情况更为严重，则应中断手术以释放气腹[32]。

液体管理

围手术期给予患者过量液体会增加肺部并发症和吻合口瘘的风险。肺间质内存在一种多糖蛋白复合物膜组成的网状结构，称为内皮多糖蛋白复合物层（EGL），其被认为可通过复杂的渗透滤过系统来维持肺部液体平衡。但 EGL 容易因手术创伤、炎症、缺血及血容量过多而受损。尽管前 3 个在手术操作过程中不可避免，但高血容量完全可以通过术中审慎的液体复苏进行预防。为尽量减少肺部并发症，临床共识声明建议晶体液输注应控制在 2L 以内。除非需要输血，否则应以 1∶1 比例的胶体液替代失血[33]。通过输液

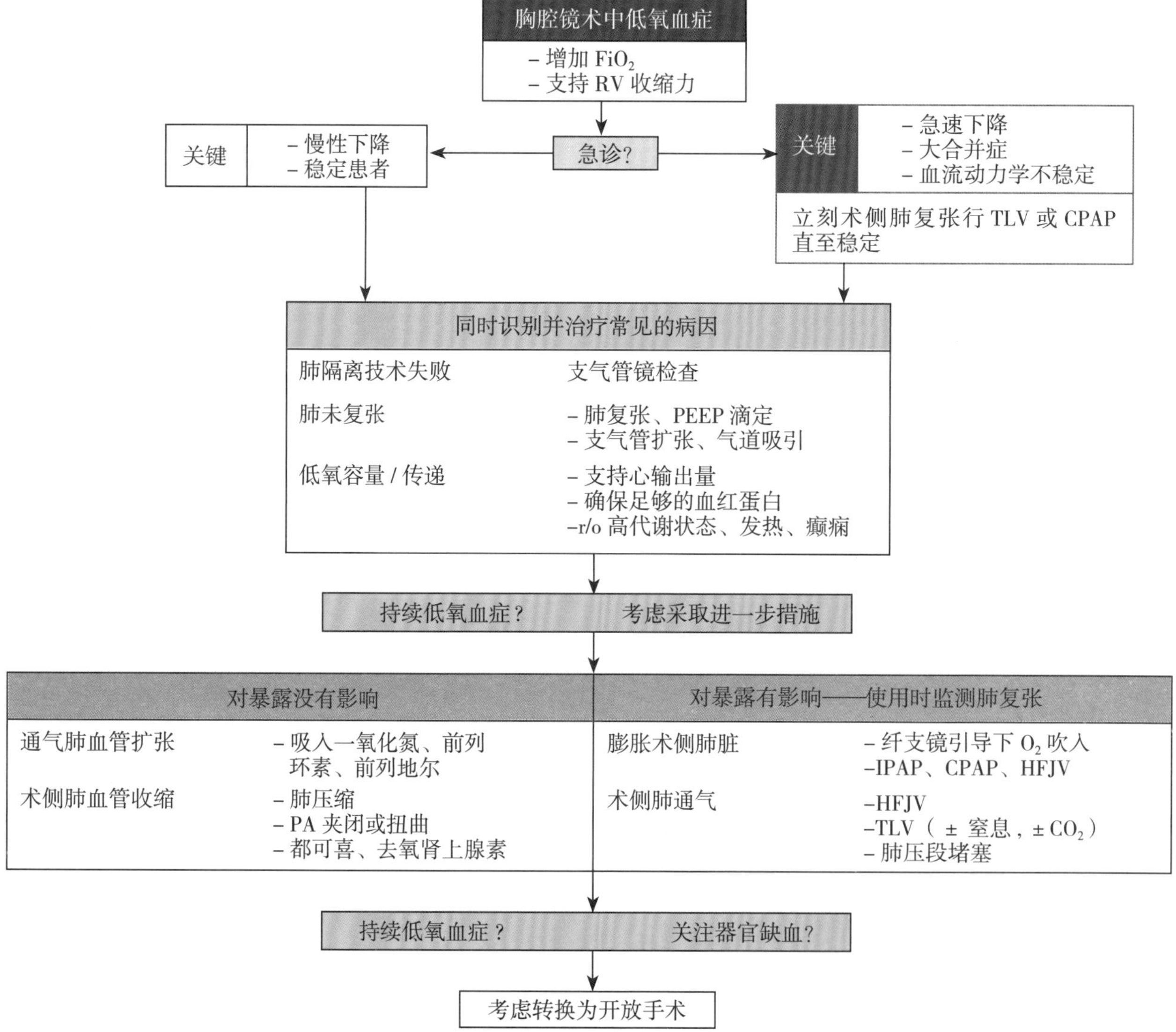

图 31.4 胸腔镜手术下单肺通气时低氧血症的治疗路径。CPAP：持续气道正压；FiO_2：吸入氧的浓度；HFJV：高频喷射通气；IPAP：间歇性气道正压；PA；肺动脉；PEEP：呼气末正压；RV：右心室；TLV：双肺通气

使尿量大于 0.5mL/（kg·h）并不能降低术后急性肾损伤的风险。当然，对于已经存在肾功能不全的患者，应该慎重在低血压时使用血管升压药维持血流动力学稳定[34]。麻醉医生永远需要平衡高血容量相关并发症的风险与复苏不足时重要器官低灌注的风险。

每搏输出量变异（SVV）和脉压变异（PPV）等动态血容量参数可用于指导液体管理。双肺正压通气时动脉压波形随呼吸周期的波动（即 PPV 大于 13%，SVV 大于 12%）与液体反应能力相关，并可以指导容积治疗[35，36]。在保护性单肺通气期间，也发现了类似的趋势，但是还需要进一步的研究来确定其对液体反应的最佳阈值[37]。

早期拔管

食管切除术患者早期拔管可以改善肺部预后，降低发病率和死亡率。咳嗽、诱发性肺活量测定和自主呼吸是比气管内插管吸痰更有效的肺脏清洁方法。早期活动和物理治疗也会降低肺部并发症[38]。一如既往，临床情况应该指导拔管的决定。心功能不稳定、术中复苏的高液体量、持续出血、困难气道，或者怀疑气道水肿或缺氧可能需要持续的机械通气。如果进行气管拔管，应将患者置于头高位，吸出口咽分泌物以减轻误吸的风险。

术后肺部并发症

食管切除术患者的术后肺部并发症发生率可高达 30%，包括低氧呼吸衰竭、再插管、吸入性肺炎及 ARDS。肺部并发症延长了住院时间，提高了医疗费用，增加了发病率和死亡率[39]。与开放式食管切除术相比，MIE 降低了肺部并发症的风险，但呼吸不良事件的发生率仍可高达 20%。如表 31.4 所示，年龄、肺功能下降（表现为术前 FEV_1 以及 DLCO 不良）、目前的吸烟状况、慢性肾脏疾病及一般状态欠佳都与术后肺部并发症较多相关。虽然许多术后并发症是由于手术本身且无法预防，但术中液体管理和肺保护策略仍对患者有益[40]。

术后即刻缺氧非常常见，其最可能的原因是全身麻醉所致的肺不张或疼痛所致的肌痉挛。应该鼓励患者进行深呼吸，使用刺激性肺活量测定法，并应积极治疗疼痛。相反，也应考虑到阿片类镇痛药物过量引起的通气不足，必要时进行逆转。如果出现上气道阻塞，应该及时发现，并改变体位或使用装置进行处理。如果气胸或纵隔气肿在鉴别诊断中可能性较大，行胸腹 X 线检查。其他可能的缺氧原因有误吸、食道穿孔、支气管痉挛、肺水肿、肺出血、肺血栓栓塞或空气栓塞[41]。

急性呼吸窘迫综合征可能是另一个可能出现的严重术后肺部并发症。ARDS 被定义为 7d 内出现的低氧性呼吸衰竭，而胸片显示双肺浸润不伴心脏衰竭。尽管术中采用了肺保护通气策略，仍有多达 10% 的食管切除术患者会发展为 ARDS，这些患者的死亡率接近 50%[42]。一旦确诊，ARDS 的处理十分具有挑战性。虽然尝试了许多不同的通气策略，但治疗仍以低潮气量机械通气和支持性治疗为主[43]。

吻合口瘘

吻合口瘘是食管切除术后的常见并发症，发生率高达 35%。吻合口瘘可导致纵隔炎、败血症，

表 31.4　与术后并发症相关的变量

变量	OR（90%CI）	*P* 值
年龄（每增加 10 年）	1.242（1.045，1.476）	0.014
FEV_1%（增加 10%）	0.862（0.772，0.963）	0.009
D_{LCO}%（增加 10%）	0.821（0.720，0.937）	0.003
血清肌酐（升高 0.5mg/dL）	1.892（1.315，2.721）	0.001
性能状态（2~4）	2.624（1.567，4.393）	<0.001
吸烟者	1.941（1.266，2.974）	0.002
胸廓切开术	2.160（1.377，3.388）	0.001

CI：可信区间；D_{LCO}%：以百分比表示一氧化碳的扩散能力；FEV_1%：以百分比表示第一秒用力呼气容积；OR：比值比

并延长住院时间。其死亡率占食管切除术后所有死亡率的1/3，尤其是胸腔内吻合口瘘的风险最高。术前合并症、病理阶段晚期、营养状态不良、新辅助治疗及放、化疗可能都与吻合口瘘的发生相关，具体病因是多方面的，包括外科手术技术、胃管的血流情况及吻合口缝线的张力[44]。

维持吻合部位的血流是必须的。平衡液体输注与术中使用升压药以获得足够的血流量仍存在争议。在动物模型中，去甲肾上腺素用于在低血容量时维持血压正常，可导致外科吻合口的血流受限[45]。使用血管升压药维持平均动脉压大于70mmHg，并不能改善胃管的微循环[46]。但在临床上，并未发现术中给予去氧肾上腺素或麻黄与术后吻合口漏的发生率相关。考虑到低血压会减少血流，液体输注就可以改善低血容量的状态。但是，过多的液体复苏会增加组织水肿而可能减少血流。通过明智的、动态容积参数指导下的液体输注，可以预防低血容量导致的低血压。必要时，补充使用血管升压药，以维持血流动力学稳定和系统灌注充足[47]。

吻合失败的另一个考虑因素是术后呼吸窘迫时使用经鼻间歇性正压通气（NIPPV）。虽然仍有争议，但外科医生普遍担心正压可使食管吻合部位紧张，并增加吻合口失败的发生率。NIPPV因导致大量分泌物和误吸风险增加，还升高了并发症的发生率[48]。因此，对于即将发生的呼吸衰竭，下一步应再次插管，而不是行NIPPV。再次插管时，不推荐压迫环状软骨，因为可能会导致吻合口破裂[49]。

心律失常

室上性心律失常，尤其是房颤，在食管切除术后患者中的发生率多达40%。其确切的原因不明，但迷走神经传入的刺激和炎症，以及对右心的操作可能是其机制。术后心律失常增加全因死亡率的相对风险达20%。这种相关性的解释是多因素的，因为患者广泛胸部切开、老龄、既往心功能不全更容易发生心律失常[50]。

术后心律失常患者的下一步行动方案应根据血流动力学的稳定性而定。如果患者心室率快，血流动力学不稳定，必须立即进行复律。但更常见的情况是，患者血流动力学稳定，心律失常自行恢复。在控制心率治疗前进行短时间的观察等待是合理的，具体的治疗包括β受体阻滞剂、钙通道阻滞剂或胺碘酮[51]。

结　论

- 尽管采用了微创技术，食管癌切除术仍是一种高风险的操作，围手术期死亡率维持在5%~8%。
- 考虑到长期饮酒和吸烟与食管癌相关，食管切除术患者常常有影响麻醉管理的显著的合并症。
- 术前关注的重点是肿瘤的部位和大小及其导致的反流症状。其他应考虑的因素是放、化疗引起的后遗症，以及心脏和肺合并症。
- 麻醉管理的目的是：将误吸风险最小化，实现最佳单肺通气，在肺保护策略的范围内维持氧合，提供足够的镇痛及维持最佳液体平衡。
- 术后患者出现并发症的风险很高。肺不良事件和吻合失败是尤为严重的后果。虽然很多并发症是固有的病理过程导致的，与麻醉操作并不相关，但理想的围手术期麻醉技术还是可以减少并发症的发生。

复习题

1. 一位56岁的男性食道癌患者需行MIE。患者自诉有固体食物吞咽困难，以及夜间平躺时反酸。下面哪个不是该患者麻醉诱导的常规部分？
   A. 环状软骨加压
   B. 用琥珀胆碱实现肌松
   C. 吸入七氟醚
   D. 头高位

2. 外科医生决定行颈部吻合的 MIE 手术。下列哪项是胸腔吻合的优点？
   A. 不需要术中改变体位
   B. 术后吻合口漏率降低
   C. 降低喉返神经损伤的风险
   D. 更容易处理术后吻合口瘘
3. 你正在与另一个值班 24h 后的麻醉医生交接班。她已经开始了一台 MIE 手术的麻醉，并成功在右主支气管内使用带支气管内封堵器的单腔气管内导管进行了气管插管，患者已置于侧卧位。外科医生准备开始手术。与左侧 DLT 相比，下列哪项不是该患者使用支气管内封堵器进行肺隔离的优点?
   A. 术后可将气管内插管留在原位进行通气
   B. 肺分离可更快实现、效果更好
   C. 术后气道损伤和喉痛的发生率降低
   D. 在困难气道中更容易放置气管导管
4. 长期使用阿片类药物镇痛的纤维肌痛患者，需行 MIE 切除食管肿物。对于本患者，以下哪一项是最不合适的镇痛方案？
   A. 胸硬膜外麻醉
   B. 术后继续输注氯胺酮
   C. 口服和注射阿片类药物
   D. 多模式镇痛方案，包括 A、B、C
5. 65 岁男性，体重 70kg，既往无明显病史，因腺癌拟行胸廓内吻合的 MIE 手术。全麻快速序贯诱导平稳进行，放置左侧 DLT。经支气管镜检查确定导管位置，无气囊漏气，后夹闭右支气管内导管。选择容量控制通气。术侧肺萎陷后，什么样的呼吸机参数设置最合适？
   A. 潮气量 700mL，呼吸频率 10 次 / 分，PEEP 为 5mmHg，吸入氧浓度（FiO_2） 60%
   B. 潮气量 350mL，呼吸频率 14 次 / 分，PEEP 为 0，吸入氧浓度（FiO_2）100%
   C. 潮气量 350mL，呼吸频率 14 次 / 分，PEEP 为 5mmHg，吸入氧浓度（FiO_2） 60%
   D. 潮气量 700mL，呼吸频率 10 次 / 分，PEEP 为 0，吸入氧浓度（FiO_2） 100%
6. 一位因食道癌接受新辅助化疗的 COPD 女性患者正在行 MIE 手术。患者目前正在接受单肺通气下胸腔内手术操作，在过去的 30min 里氧合缓慢下降。支气管镜检查证实 DLT 位置合适。吸入氧气浓度已经增加到 100%，但仍无改善。其通气频率为 14 次 / 分，潮气量 6mL/kg，PEEP 为 3mmHg。她的动脉二氧化碳分压（$PaCO_2$）为 55mmHg，呼吸机平台压稳定在 30mmHg 左右。下列哪一项是下一步合理的操作？
   A. 停止手术，术侧肺脏复张
   B. 开始吸入一氧化氮
   C. 将潮气量增加到 10mL/kg
   D. 肺复张，增加下肺的 PEEP
7. 外科医生已经完成了胸腔内 MIE 操作，并开始着手制作胃管。在患者改仰卧位并开始气腹约 1h 后，你注意到患者血压逐渐下降至 85/43mmHg，伴心率稳步升高至 95 次 / 分。并无大量失血。以下哪项不属于 MIE 的液体管理？
   A. 替代容量损失，使尿量大于 0.5mL/（kg·h）
   B. 使用动态容量参数来指导液体输注
   C. 术中限制晶体液输注不超过 2L
   D. 用胶体液或输血 1∶1 代替失血
8. 问题 7 中讨论的患者现在接受了共 2L 的晶体液和 500mL 的白蛋白。PPV 已经从 17% 下降到 8%。外科医生已经完成了手术的腹腔内部分，并气腹放气。但血压没有改善。下面哪项是最合适的下一步操作？
   A. 经食管超声心动图
   B. 开始输注去氧肾上腺素
   C. 使用 500mL 晶体液行容量负荷试验
   D. 此时不需要任何干预
9. 行 MIE 的 70 岁男性患者。在多次尝试后，胸段硬膜外腔置管失败。患者被带到手术室，诱导过程很顺利。放置 DLT，肺隔离充足。手术过程无并发症发生，术中输注 1500mL 晶体液。术后，他在手术室拔除了气管导管，呼吸舒适。其诉深呼吸时疼痛。到达 ICU 时，鼻插管吸氧下其氧饱和度下降到85%。以下哪一个是MIE术后即刻缺氧最不可能的原因？

A. 急性呼吸窘迫综合征

B. 肺不张

C. 疼痛

D. 气胸

10. 65岁男性，长期酗酒及吸烟，有冠心病和COPD病史，接受过新辅助放疗，拟行胸腔内吻合的MIE手术。麻醉和手术处理进展顺利，患者拔管。术后吻合口瘘发生，并进展为纵隔炎及感染性休克。他在一次误吸后紧急插管，随后发展为ARDS。患者最终于术后7d死亡。下列哪项导致了这种情况？

A. 预先存在的合并症

B. 麻醉技术

C. 手术技术

D. 术后ICU及病房管理

E. 以上都是

答 案

1. C。食管癌患者存在明显的胃食管反流症状时增加了麻醉诱导时的误吸风险，因此，有术后肺部不良并发症的危险。应行快速顺序诱导插管（选项A和B），并以头高位（选项D）使风险最小化。吸入挥发性麻醉剂（选项C）诱导通常不是快速顺序诱导的组成部分，可能增加误吸的风险，因此应被忽略。

2. D。在MIE手术过程中形成的胃管最终要通过胸腔镜吻合或向上拉至颈部切口在直视下吻合。两种方法都需要术中改变体位（选项A）。胸腔吻合减少了吻合口瘘的风险（选项B），尽管当胸腔内吻合口瘘确实发生时可能是灾难性的。颈部吻合口瘘更常见，但也更容易进行术后管理，经常可以进行床旁处理（选项D）。喉返神经损伤更多见于颈部吻合时（选项C），因为神经穿过颈部的手术部位。

3. B。尽管DLT和支气管内封堵器都可用于在胸腔内操作时实现肺隔离，但不同的临床需要可能需要使用其中之一。如果术后机械通气的风险较高，支气管内封堵器更为有利（选项A），因为它们更容易被移除并转运至ICU，不用像DLT一样进行气管内插管换管。与DLT相比，支气管内封堵器减少了呼吸道损伤和喉痛的风险（选项C），但快速肺隔离（选项B）的可能性较小，因为术侧肺脏排气的导管腔内径更小。因为支气管内封堵器是通过一个单腔气管内导管放置，所以在困难气道时更容易实现（选项D）。详见表31.3比较DLT和支气管内封堵器进行肺隔离的临床优势。

4. C。与传统的开放性食管切除术相比，MIE患者的疼痛减轻。但多个手术切口和胸腔引流管的存在产生了一个躯体痛和内脏疼痛混杂的疼痛。术前服用阿片类药物的患者更易发生术后疼痛控制不良、阿片类药物耐药性及阿片诱发的痛觉过敏。因此，应该避免单纯的阿片类镇痛药方案（选项C）。更常使用多模式镇痛方案（选项D），包括对乙酰氨基酚、神经病理性药物及非甾体抗炎药。胸椎硬膜外镇痛（选项A）和椎旁阻滞对食管切除术患者也疗效确定。对那些有区域阻滞技术禁忌证的高危患者来说，可考虑将氯胺酮（选项B）作为传统阿片类药物方案的辅助镇痛药物。

5. C。食管切除术时，肺保护性通气策略使肺部炎症负担最小化，并减少了术后肺部并发症的风险。在单肺通气期间，潮气量应最小化至4~5mL/kg理想体重，平台压保持在35cmH_2O以下，允许性高碳酸血症（在没有先前存在的右心室功能障碍或肺动脉高压的情况下），吸入氧气在可耐受的情况下最小化，并滴定PEEP以维持氧合。通常并不推荐约10mL/kg的高潮气量（选项A）和增加的FiO_2（选项B和D）。

6. D。低氧在胸腔镜手术时很常见，特别是在有肺部疾病病史的患者中。尽管氧含量急剧下降可能需要停止手术并对术侧肺进行复张（选项 A），更有可能发生潜藏的危险。典型的第一步包括支气管镜检查以确认 DLT 或支气管封堵器位置，增加 FiO_2 并提醒外科医生。对下肺进行肺复张并应用 PEEP（选项 D）常能改善氧合。如果不成功，可能在必要时更多复杂的操作 （选项 B）。增加潮气量（选项 C）可以在换气不足时改善氧合，但有增加术后肺部并发症的风险。请参考图 31.4 术中缺氧的管理路径。

7. A。围手术期液体输注过多会增加术后肺部并发症的风险。为尽量减少肺部并发症，建议将术中晶体液输注控制在 2L 以内（选项 C）。除非需要输血，否则以 1∶1 的胶体液替代失血（选项 D）。输液以达到尿量超过 0.5mL/（kg・h），并未被证明可以降低术后急性肾损伤的风险（选项 A），并可能导致高血容量。动态容量参数，如 SVV 和 PPV，可以帮助指导术中液体管理（选项 B）。
8. B。患者持续低血压，将会降低手术吻合口及身体重要脏器的灌注。因此，治疗干预是必要的（选项 D）。经食管超声心动图（选项 A）可以用于缩小术中低血压的鉴别诊断范围，但在这种情况下是明显禁忌的。可进行经胸超声心动图或下腔静脉超声替代鉴别低血压的病因。患者已经接受了适当的容积复苏，PPV 证明了这一点，并且可能不会从进一步输液中受益（选项 C）。在最小的手术刺激阶段，下一步最合适的方法是开始使用升压药物支持（选项 B）以抵消全身麻醉的血管舒张作用。
9. A。术后即刻缺氧很常见，最可能的原因是全身麻醉引起的肺不张（选项 B）或疼痛导致的肌痉挛（选项 C）。应鼓励患者做深呼吸并使用刺激性肺量测定法。应该积极治疗疼痛。因为手术部位靠近横膈膜，左侧气胸（选项 D）也是可能发生的。ARDS（选项 A）一般在术后第 2 天出现，并非立即。
10. E。食管切除术原本就是一种高风险手术，围手术期死亡率保持在 5%~8%。术后，患者出现并发症的风险很高，而不同的围手术期管理者进行有效的合作是十分必要的。肺部不良事件和吻合失败是特别不好的结局。因其病理过程本身及因此产生的独立的管理选择，许多并发症在本质上是不可避免的。最佳管理包括一个多学科团队以尽量减少术前合并症，实施理想的术中麻醉，优化手术操作以协助减轻这些严重并发症。

参考文献

[1] Ferlay J, Shin HR, Bray F, et al. Estimates of worldwide burden of cancer in 2008: GLOBOCAN 2008. Int J Cancer, 2010, 127:2893−2917.
[2] Jamieson GG, Mathew G, Ludemann R, et al. Postoperative mortality following ocsophagectomy and problems in reporting its rate. Br J Surg, 2004, 91:943−947.
[3] Zhou C, Zhang L, Wang H, et al. Superiority of minimally invasive oesophagectomy in reducing in-hospital mortality of patients with resectable oesophageal cancer: a meta-analysis. PLoS One, 2015, 10(7):c0132889.
[4] Law S, Wong KH, Kwok KF, et al. Predictive factors for postoperative pulmonary complications and mortality after esophagectomy for cancer. Ann Surg, 2004, 240(5):791−800.
[5] Levy RM, Trivedi D, Luketich JD. MinimaLly invasive esophagectomy. Surg Clin North Am, 2012, 92(5): 1265−1285
[6] Lv L, Hu W, Ren Y, et al. Minimally invasive esophagectomy versus open esophagectomy for esophageal cancer: a meta-analysis. Onco Targets Ther, 2016, 9: 6751−6762.
[7] Nguyen NT, Hinojosa MW, Fayad C, et al. Minimally invasive management of intrathoracic leaks after esophagogastrectomy. Surg Innov, 2007, 14:96−101.
[8] Blewett CJ, Miller JD, Young JE, et al. Anastomotic leaks after esophagectomy for esophageal cancer: a comparison of thoracic and cervical anastomoses. Ann Thorac Cardiovasc Surg, 2001, 7(2):75−78.
[9] Biere SS, Maas KW, Cucsta MA, et al. Cervical or thoracic anastomosis after esophagectomy for cancer: a systematic review and meta-analysis. Dig Surg, 2011, 28:29−35.
[10] Palanivelu C, Prakash A, Senthilkumar R, et al. Minimally invasive esophagectomy: thoracoscopic mobilization of the esophagus and mediastinal lymphadenectomy in prone

position-experience of 130 patients. J Am Coll Surg, 2006, 203: 7–16.

[11] Congedo E, Aceto P, Petrucci R, et al. Preoperative anesthetic evaluation and preparation in patients requiring esophageal surgery for cancer. Rays, 2005, 30(4): 341–345.

[12] Carney A, Dickinson M. Anesthesia for esophagectomy. Anesthesiol Clinics, 2015, 33(1): 143–163.

[13] Lund M, Alexandersson von Döbeln G, Nilsson M, et al. Effects on heart function of neoadjuvant chemotherapy and chemoradiotherapy in patients with cancer in the esophagus or gastroesophageal junctiona prospective cohort pilot study within a randomized clinical trial. Rad One, 2015, 10:16.

[14] Zito A, Valente S. Preoperative pulmonary risk assessment in esophagectomy. Rays, 2006, 31(1):73–76.

[15] Ferguson MK, Celauro AD, Prachand V. Prediction of major pulmonary complications after esophagectomy. Ann Thorac Surg, 2011, 91(5):1494–1500.

[16] American Society of Anesthesiologists Task Force on Pulmonary Artery Catheterization. Practice guidelines for pulmonary artery catheterization: an updated report. Anesthesiology, 2003, 99(4):988–1014.

[17] Nason KS. Acute intraoperative pulmonary aspiration. Thorac Surg Clin, 2015, 25(3):301–307.

[18] Robinson M, Davidson A. Aspiration under anaesthesia: risk assessment and decision-making. Cont Edu Anaest Crit Care Pain, 2014, 14(4):171–175.

[19] Bauer C, Winter C, Hentz JG, et al. Bronchial blocker compared to double-lumen tube for one- lung ventilation during thoracoscopy. Acta Anaesthesiol Stcnd. 2001, 45(2): 250–254.

[20] Falzon D, Alston RP, Coley E, et al. Lung isolation for thoracic surgery: from inception to evidence-based. J Cardiothorac Vase Anesth, 2017, 31(2) :678–693.

[21] Klafta JM. Strategies for success in one-lung anesthesia// American Society of Anesthesiologists 60th Annual Refresher Course Lectures. Park Ridge, IL: American Society of Anesthesiologists, 2009, 430–432.

[22] Neustein SM. The use of bronchial blockers for providing onelung ventilation.J Cardiothorac Vasc Anesth, 2009, 23(6):860–868.

[23] Campos JH. Lung isolation techniques for patients with difficult airway. Curr Opin Anaesthesiol, 2010, 23 (1): 12–17.

[24] Flisberg P, Tornebrandt K, Walther B, et al. Pain relief after esophagectomy: thoracic epidural analgesia is better than parenteral opioids.J Cardiothorac Vase Anesth, 2001, 15:282–287.

[25] Tsui SL, Law S, Fok M, et al. Postoperative analgesia reduces mortality and morbidity after esophagcctomy. Am J Surg, 1997, 173 (6):472–478.

[26] Michelet P, Roch A, D'Journo XB, et al. Effect of thoracic epidural analgesia on gastric blood flow after oesophagectomy. Acta Anaesthesiol Scand, 2007, 51:587–594.

[27] Laskowski K, Stirling A, McKay WP, et al. A systematic review of intravenous ketamine for postoperative analgesia. Can J Anaesth, 2011, 58(10):911–923.

[28] Verhage RJ, Boone J, Rijkers GT, et al. Reduced local immune response with continuous positive airway pressure during one-lung ventilation for oesophagectomy. Br J Anaesth, 2014, 112(5):920–928.

[29] Lohser J, Slinger P. Lung injury after one-lung ventilation: a review of the pathophysiologic mechanisms affecting the ventilated and the collapsed lung. Anesth Analg, 2015, 121(2):302–318.

[30] Lytle FT, Brown DR. Appropriate ventilatory settings for thoracic surgery: intraoperative and postoperative. Semin Cardiothorac Vasc Anesth, 2008, 12(2):97–108.

[31] Lohser J. Managing hypoxemia during minimally invasive thoracic surgery. Anesthesiol Clin, 2012, 30(4):683–697.

[32] McConkey PP, Moore PG, Nguyen NT. Haemodynamic compromise during thoracoscopic/laparoscopic oesophagectomy. Anaesth Intensive Care, 2001, 29(6):631–633.

[33] Chau EH, Slinger P. Perioperative fluid management for pulmonary resection surgery and esophagectomy. Semin Cardiothorac Vasc Anesth, 2014, 18(1):36–44.

[34] Assaad S, Popescu W, Pcrrino A. Fluid management in thoracic surgery. Curr Opin Anaesthesiol, 2013, 26(1): 31–39.

[35] Michard F. Changes in arterial pressure during mechanical ventilation. Anesthesiology, 2005, 103(2):419–428.

[36] Marik PE, Cavallazzi R, Vasu T, et al. Dyuamic changes in arterial waveform derived variables and fluid responsiveness in mechanically ventilated patients: a systematic review of the literature. Crit Care Med, 2009, 37(9):2642–2647.

[37] Lee JH, Jeon Y, Bahk JH, et al. Pulse pressure variation as a predictor of fluid responsiveness during one-lung ventilation for lung surgery using thoracotomy: randomised controlled study. Eur J Anaesthesiol, 2011, 28(1):39–44.

[38] Lanuti M, de Delva PE, Maher A, et al. Feasibility and outcomes of an early extubation policy after esophagectomy. Ann Thorac Surg, 2006, 82(6): 2037–2041.

[39] Shirinzadeh A, Talebi Y. Pulmonary complications due to esophagectomy. J Cardiovasc Thorac Res, 2011, 3 (3):93–96.

[40] Sengupta S. Postoperative pulmonary complications after thoracotomy. Indian J Anaesth, 2015, 59(9): 618–626.

[41] Michelet P, Blayac D, Jaber S. Case scenario: management of postesophagectomy respiratory failure with noninvasive ventilation. Anesthesiology, 2010, 113(2):454–461.

[42] Bartels K, Fiegel M, Stevens Q, et al. Approaches to perioperative care for esophagectomy. J Cardiothorac Vase Anesth, 2015, 29(2):472–480.

[43] Brower RG, Matthay MA, et al. Acute Respiratory Distress Syndrome Network. Ventilation with lower tidal volumes as compared with traditional tidal volumes for acute lung injury and the acute respiratory distress syndrome. N Engl J Med, 2000, 342(18): 1301–1308.

[44] Michelet P, D'Journo XB, Roch A, et al. Perioperative risk factors for anastomotic leakage after esophagectomy: influence of thoracic epidural analgesia. Chest, 2005, 128(5):3461–3466.

[45] Theodorou D, Drimousis PG, Larentzakis A, et al. The effect of vasopressors on perfusion of gastric graft after esophagectomy. An experimental study. J Gastrointest Surg, 2008, 12:1497–1501.

[46] Klijn E, Niehof S, de Jonge J, et al. The effect of perfusion pressure on gastric tissue blood flow in an experimental gastric tube model. Anesth Analg, 2010, 110: 541–546.

[47] Jaeger JM, Collins SR, Blank RS. Anesthetic management for esophageal resection. Anesthesiol Clin, 2012, 30 (4): 731–747.

[48] Hess DR, Fessler HE. Respiratory controversies in the critical care setting: should noninvasive positive-pressure ventilation be used in all forms of acute respiratory failure? Respir Care, 2007, 52:568–581.

[49] Black DR, Thangathurai D, Senthilkumar N, et al. High risk of aspiration and difficult intubation in post-csophagectomy patients. Acta Anaesthesiol Scand, 1999, 43(6): 687.

[50] Hahm TS, Lee JJ, Yang MK, et al. Risk factors for an intraoperative arrhythmia during csophagectomy. Yonsei Med J, 2007, 48(3) :474–479.

[51] Murthy SC, Law S,Whooley BP, et al. Atrial fibrillation after esophagectomy is a marker for postoperative morbidity and mortality. J Thorac Cardiovasc Surg, 2003, 126(4): 1162–1167.

（霍 佳 译，钟海星 审）

第 32 章

肺移植手术的麻醉：一种基于问题的学习方法（PBL）

J. Devin Roberts

经典案例和关键问题

Miller 是一位 48 岁的男性，有慢性阻塞性肺疾病（COPD）病史，因低氧性呼吸功能不全、继发性肺动脉高压及即将发生的右心室（RV）功能衰竭拟行序贯式双肺移植。在过去的一年中，患者对家庭氧疗的需求不断增加，目前每天需通过鼻导管进行 24h 不间断的氧气吸入，氧流量达 4L/min。患者的吸烟指数为 45 包 / 年，但在过去 5 年已戒烟。目前的生命体征如下：心率 90 次 / 分，血压 110/78mmHg，氧饱和度 93%。查体见桶状胸，身体瘦弱，中度呼吸窘迫症。之前有颈椎融合手术史，气道检查显示甲颏间距缩短，颈椎活动受限，颈部细瘦，Mallampati Ⅱ级。其他既往病史包括原发性高血压和偶发的胃食管反流。

最近的肺功能测试提示重度阻塞性通气功能障碍 [第 1 秒用力呼气容积（FEV_1）<20% 预计值]；心电图提示电轴右偏、不完全性右室传导阻滞；经胸超声心动图（TTE）提示右心室中度扩张，右室射血功能显著下降，室间隔变薄，三尖瓣中度反流，左室射血功能、大小、室壁厚度均在正常范围；右心导管测出平均肺动脉压为 36mmHg。

用药史包括氟替卡松 - 沙美特罗吸入剂、沙丁胺醇吸入剂、呋塞米、美托洛尔、泮托拉唑及泼尼松等。

基于该患者的基本情况和手术考虑，术前评估和准备工作的重点是什么？

根据现行指南，肺移植候选患者应患有终末期肺疾病，2 年内死亡率 >50%，接受移植 90d 后的生存率 >80%，移植物功能良好情况下 5 年生存率 >80%[1]。患者可能表现为各种类型的肺部基础疾病。COPD 和特发性间质性肺炎 [包括特发性肺纤维化（IPF）和囊性纤维化] 是全球范围内肺移植手术的主要病因，原发性肺动脉高压和其他一些疾病也可能发展至需要肺移植。仔细了解患者的病理基础是非常重要的，这是进行手术类型（单 / 双肺移植）和术中循环支持技术 [体外膜肺氧合（ECMO）/ 心肺旁路体外循环（CPB）] 选择的依据。这些决定会进一步影响术中麻醉管理策略的选择，包括对肺隔离技术类型和是否使用硬膜外间隙阻滞的选择。例如，与囊性纤维化相比，COPD 和 IPF 患者更有可能接受单肺移植。囊性纤维化的病理过程提示，若接受单侧肺移植，未移植侧残存病肺会污染移植侧的新肺，因而此类患者需接受双肺移植[2]。

1995—2016 年国际心肺移植学会（ISHLT）肺移植患者最常见的疾病种类（数据来自国际心肺移植学会官网 http://www.ishlt.org/，2017 年 10 月 1 日；总数 *N*=48 200）包括：肺气肿 /COPD（31%）；特发性间质性肺炎（IIP），包括特发性肺纤维化（24.8%）；囊性纤维化（15.6%）；间质性肺疾病（非 IIP；5.5%）；α_1- 抗胰蛋白酶缺乏（5%）；二次移植（4%）；原发性肺动脉高压（2.9%）。

由于供体肺保存时间极为有限，因而肺移植手术要依照急诊流程进行。尽管如此，只要移植团队间相互做好沟通，在确认供体后到开始移植手术前，仍有足够长的时间去了解患者病史、实验室检查结果及其他资料（肺功能测试、超声心动图等）。器官获取团队和移植团队、麻醉医生及其他相关人员之间的持续沟通极其重要，能够最大限度地减少移植器官缺血时间，并有利于建立合适的工作节奏，如确定麻醉诱导、手术切开和阻断血流的开始时间等。

向患者和家属说明麻醉方案时，应告知其接下来的手术流程。供体方等待手术室取肺、支气管镜检查供体肺的活力等操作均会使等待的时间延长，甚至导致手术取消。如果无法获得最近的检查结果，应在建立静脉通路或诱导前行动脉穿刺置管时取血，进行基本的实验室检查及血型检测和交叉配血。

如何进行术后镇痛，该患者是否适合硬膜外间隙阻滞？如果可行，操作时如何镇静？

硬膜外间隙阻滞可改善术后镇痛和移植后肺功能，因而所有肺移植患者均应考虑进行[3,4]。硬膜外麻醉的并发症之一是硬膜外血肿，可导致永久性的神经损伤。因此，若患者存在术中进行 CPB（要求抗凝）的可能性，或患者正在使用抗凝药，则术前不宜进行胸段硬膜外置管[5]。该患者拟行双肺移植且有右心功能不全的基础病史，极有可能需要进行计划性或术中紧急 CPB，因此应避免使用硬膜外麻醉。

术前硬膜外置管、动脉置管、中心静脉置管等操作宜在镇静、镇痛的情况下进行，但肺移植患者中镇静药的使用需要极为谨慎。该类型患者较正常人群需氧量增加、心功能受损、呼吸驱动力减弱，使用镇静药可能引起低氧血症、二氧化碳潴留，甚至心脏骤停。充分发挥局部麻醉药的作用以替代镇静药，并在操作前将硬膜外穿刺置管的操作流程和相关问题适当向患者解释和说明，能够最大限度地减少患者的不适。

应该如何为该患者实施麻醉诱导？

在肺移植手术患者中，全麻诱导及其引起的血流动力学不稳定导致心脏骤停的事件并不罕见，发生时需要紧急行 CPB 支持[6,7]。多数肺移植手术患者较正常人肺动脉压升高，动脉血二氧化碳分压（$PaCO_2$）升高。预诱导和诱导过程中可能的缺氧会诱发肺血管阻力进一步急剧增加，从而导致右心衰竭。因此，在这个过程中，足够的预充氧、避免呼吸暂停和二氧化碳潴留对防止诱导过程中的不良事件至关重要。在这个病例中，相对平稳的“心脏诱导”可能更加合适，该方案由高剂量的对血流动力学干扰较少的药物（如芬太尼和咪达唑仑）和低剂量的丙泊酚组成；所有药物均需在有创动脉血压监测下缓慢给药，使其在可控的情况下逐步产生所需要的麻醉状态。某些麻醉医生主张在诱导前建立中心静脉通路，并放置右心室导管以获得更多的预示右室劳损和功能衰竭的血流动力学指标。

在该病例中，应使用哪种类型的气管内导管？

如果不采取 CPB 支持，则肺移植手术过程中始终需要进行单肺通气。作者所在机构更倾向使用左侧双腔气管内导管（ETT），因为这种导管使用时相对容易，且适合各种类型的肺移植手术（单 / 双肺移植）。右侧双腔管即使在准确放置时，也可能由于解剖结构变异而阻碍右上肺通气，还可能干扰手术医生进行支气管吻合。因此，在肺移植手术中，应尽量避免使用右侧双腔管[8]。插管后需使用纤维支气管镜（FOB）确认 ETT 的位置准确。与单腔管和支气管封堵器相比，双腔管的优势在于能够进行更有效的吸引和施加连续性气道正压（CPAP）。但是，手术结束后通常需要将双腔管更换为单腔管，这可能会给术前存在插管困难的患者带来极大风险。如果插入的是带有支气管封堵器的单腔管，则可通过移除封堵器轻松实现双肺通气，而无须再次进行喉镜下操作。

假定要置入左侧双腔管，具体应该如何实施？

术前气道评估结果提示，该患者可能容易实施面罩通气但存在插管困难。双腔管尺寸较大、可操作性低，会使困难插管更为复杂化。此外，由于其长度、直径、硬度均较大，无论是清醒患者还是诱导后插管，纤支镜引导下的双腔管置入都很难在首次尝试时就获得成功。另一种方法是先置入单腔管，然后用气道交换管芯引导完成双腔管的更换。使用视频喉镜，在直视下借助气道交换管芯的引导，使双腔管通过口咽和喉部[9]。

术中将进行经食管超声心动图监测，移植前应对哪些结构和数据进行评估？

肺移植术中使用经食管超声心动图（TEE）监测是Ⅱb级证据（提示其可能对患者结局有益）[10]，在评估前负荷和容量状况方面较肺动脉导管更为准确[11]。术中TEE还可评估右心室功能、容量状况及吻合后肺静脉向左心房的血流情况[12]，并可识别潜在的并发症，如空气栓子的存在和血栓形成[13,14]。移植前TEE检查应该侧重于评估右心室功能，确定其能否承受肺动脉阻断后增加的后负荷。这些数据可以指导术中相关手术方案的制定，如是否可能需要ECMO或CPB支持。卵圆孔未闭（PFO）或其他左、右心房沟通的情况可导致显著的右向左分流，这种情况下在单肺通气和肺动脉阻断时氧合将难以维持。最后，使用脉冲多普勒测定4支肺静脉的基线血流速度，移植后若怀疑有肺静脉吻合口扭折、狭窄或血凝块，可与基线进行比较。肺静脉正常基线速度 <100cm/s，肺静脉直径测量值 >0.5cm（图32.1）[15]。

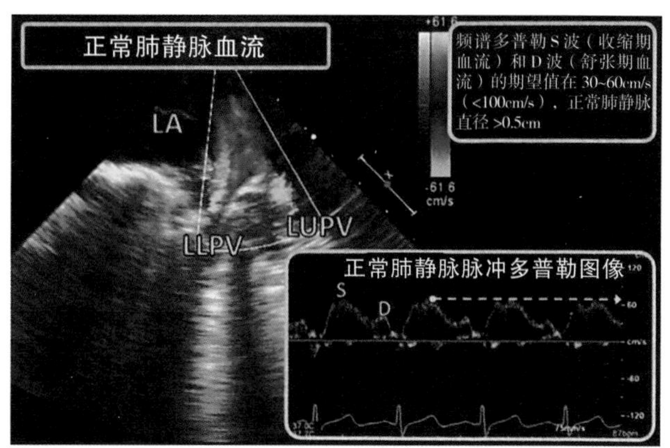

图32.1 正常肺静脉血流。LA：左心房；LLPV：左下肺静脉；LUPV：左上肺静脉

如何进行麻醉维持，是否有“更好的技术”？

很多医疗中心分享了他们关于肺移植术中麻醉维持的经验[16-18]。多数文献中均描述了苯二氮草类和麻醉性镇痛药的大剂量使用（所谓的心脏诱导和维持）。20年前，Myles等人描述了他们使用丙泊酚静脉输注或吸入性麻醉剂进行麻醉维持的经验。大量的文献表明，早期的吸入性麻醉药（如氟烷）可剂量依赖性地抑制缺氧性肺血管收缩，但新的吸入麻醉药似乎在低于1个最低肺泡浓度（MAC）时几乎没有影响[19]。移植过程中切除病肺会影响吸入性麻醉剂的摄入，可能会增加患者术中知晓和手术医生吸入性麻醉剂暴露的风险。含大剂量镇痛药的麻醉策略具有减轻手术应激/交感反应、避免吸入性麻醉剂心脏抑制作用的优势。目前，在心胸麻醉领域，关于静脉麻醉药和吸入性麻醉药的最佳平衡尚无共识，因为研究结果显示其效果基本类似[20]。氧化亚氮可增加肺血管阻力，应避免使用[21]。

在涉及CPB的手术中，麻醉医生需要考虑旁路对药物药代动力学的影响。CPB对药物代谢的影响与血液稀释、药物分布容积改变、蛋白结合及器官温度变化引起的代谢改变等因素有关[22]。此外，肺部本身也对麻醉性镇痛药有“首过”效应。这些因素的综合效应导致病肺移除和移植肺再灌注时，某些药物的浓度可能降低，患者可能发生术中苏醒 。这段时期患者极易出现血流动力学不稳定，患者可能无法耐受吸入性麻醉药浓度或丙泊酚药量的增加；因此，麻醉医生应该准备好追加苯二氮草类和麻醉性镇痛药，以患者能耐受的程度为标准。

如何对该患者进行液体管理，“液体限制”是否是最好的策略？

文献中通常认为限制液体入量有利于减少肺部并发症[17]。中心静脉压升高与机械通气时间延长和死亡率增加有关[21]。越来越多的文献表明，术中液体管理是原发性移植物功能不良（PGD）的可变危险因素。最近的一项回顾性研究发现，术中胶体液用量与早期 PGD 和拔管率降低之间成反比关系[24]。Geube 及其同事的研究纳入了近 500 例患者，结果表明术中液体量增加与最严重类型的 PGD 有关[25]。但是严格的液体限制策略可能导致低血压的发生，因此一定要仔细平衡液体的入量，并使用缩血管药或正性肌力药来优化终末器官灌注，尤其是在肺动脉高压、慢性右心室肥大及前负荷增加的患者中。

患者的氧饱和度在开始单肺通气后立即降至 85% 并继续缓慢下降。考虑到该患者肺部的基础病理状况，此时应采用哪种通气策略？

最佳的通气策略很大程度上取决于患者的基础病理状况。该患者具有长期的阻塞性肺疾病病史，有发生动力性过度充气和张力性气胸的风险。在谨慎使用呼气末正压（PEEP）的同时，应考虑压力控制（PC）模式以最大限度地减少过度充气并延长呼气时间。单肺通气的建议一般包括：

① 潮气量 4~6mL/kg（理想体重）。

② 呼气末正压 3~10cmH_2O，逐步调整至肺顺应性最佳状态。

③ 逐步调整 FiO_2，使氧饱和度维持在 92%~96%（由于肺移植人群严重的肺部病理状况，低于 90% 的氧饱和度通常能够被患者耐受，因此也是被允许的）。

④ 最大限度地降低气道峰压和平台压（如气道峰压 <30cmH_2O，平台压 <20cmH_2O）[26]。

⑤ 允许适度的高碳酸血症。

⑥ 需要时手法复张。

值得注意的是，在胸腔手术患者中，采用压力控制通气而非容量控制模式，可能更有利于降低病肺的气道压[27,28]。一些随机临床试验比较了这两种通气模式的效果，发现术前肺功能良好的患者中，单肺通气时采用压力控制模式并未提高氧合情况[29]；而其他的一些研究则发现，有严重肺部基础疾病的老年患者，应用压力控制通气能够改善氧合情况[30]。这些研究的样本量都相对较小，限制了其结果的可适用性，因此该领域还需要做更多的工作。

单肺通气能够引起显著的氧饱和度降低和血流动力学不稳定。肺内分流会加重缺氧、二氧化碳潴留及酸中毒，这些因素可通过增加肺血管阻力而对右心室功能产生不利影响。单肺通气情况下低氧血症的治疗策略包括：非通气侧肺施加 CPAP（减少肺内分流）和通气侧肺施加 PEEP（可改善肺不张），但是这两种方法均存在缺点。非通气侧肺施加 CPAP 可使肺组织重新膨胀，从而影响手术暴露。PEEP 的弊端包括：可能降低静脉回流，抑制缺氧性肺血管收缩，增加肺血管阻力，从而导致右心室劳损，同时还会增加不必要的分流。在阻塞性肺部病理状态下，还可能导致呼气末气道压力增高，形成严重的“自发性 PEEP”。

如何使用 TEE 指导血流动力学管理和术中手术策略制定？

食管中段四腔心切面、经胃乳头肌中部切面及食管中段右室流入 – 流出道切面可用于评估右心室功能不全。慢性右室压力超负荷（该患者源于肺动压升高）可导致房间隔向左侧弓形膨出和室间隔变薄，通常还伴有三尖瓣关闭不全[15]。该病例中，外科医生拟行非体外循环下双肺移植，因此反复评估右心室功能（尤其是肺动脉夹闭期间）是极其重要的，能够对右心衰竭做出早期诊断，为及时建立体外循环提供更多的时间和更稳定的血流动力学状态。

如何对该患者进行血流动力学管理？哪些血管活性药物有助于防止患者发展至需要体外循环支持？

肺移植手术过程中的各个阶段都有可能发

生血流动力学不稳定。如该病例所示，通常肺移植手术患者的左心室功能基本正常，但右心室功能可能降低，尤其是在右室后负荷增加期间。还可能出现低血压，主要是因为缺血供体肺中的灌洗液和代谢产物进入受体循环及空气进入冠状动脉所致。由于解剖位置的不同，空气更有可能进入右冠状动脉，这会进一步损害右心室功能。这段时间通常需要使用血管活性药物来维持足够的灌注压。

多巴胺和多巴酚丁胺可增强右室收缩力，还可升高体循环血压。肺移植手术患者对低血压的耐受性较差，灌注不足可使右心室功能进一步恶化，尤其是在右心室压力升高的患者中。在左心室功能基本正常的情况下，使用缩血管药物（如去甲肾上腺素或去氧肾上腺素）能够增加体循环血管阻力从而升高血压。磷酸二酯酶抑制剂也具有正性肌力作用，同时可降低肺循环血管阻力，但降低体循环血管阻力的效应可能会限制其应用。

还有哪些治疗措施能够防止患者发展至需要体外循环支持？

吸入性一氧化氮（iNO）能够降低肺动脉压而不影响体循环血压，从而在保持心室灌注的同时降低右室工作负荷，因此可以防止心功能恶化，使手术在不需要体外循环支持的情况下得以进行[31-33]。但是 iNO 的常规应用还存在争议。一项纳入了 30 例双肺移植患者的小型随机对照试验中，并未发现 iNO 能够使血管外肺水减少或改善气体交换[34]。其他的一些临床研究也基本没有为 iNO 在预防或减轻缺血再灌注损伤中的作用提供证据[35-37]。目前尚没有随机对照临床试验证实 iNO 能够促进术后恢复（缩短拔管时间、ICU 停留时间或住院时间等）或降低死亡率[38]。因此还需要进行更多的研究才能确定 iNO 对该患者群的作用。

开始单肺通气后，TEE 监测提示氧合难以维持并出现右心功能不全，手术医生决定移植前先放置上－下腔静脉双腔导管并开始 ECMO 支持。这种 ECMO 技术的优点和缺点分别是什么？

Avalon Elite®上－下腔静脉双腔导管（Maquet Cardiopulmonary AG, Ardon, France）是一种可供实施静脉－静脉 ECMO 的双腔套管。该套管插入右颈内静脉后，允许同一静脉同时进行静脉血引流和氧合血回输；在 TEE 的引导下，套管留置于上、下腔静脉之间。该套管的设计理念是为患者提供创伤更少的解决方案（仅需插入一根导管），同时最大限度地减少再循环并增加血流量。但与放置其他任何类型的深静脉导管一样，该套管存在损伤静脉和误入右心室的风险。此外，静脉－静脉 ECMO 能够改善氧合情况，但并不是通过支持或改善右室功能，而是通过提高整体的血氧饱和度从而降低心脏缺血的风险（图 32.2）。

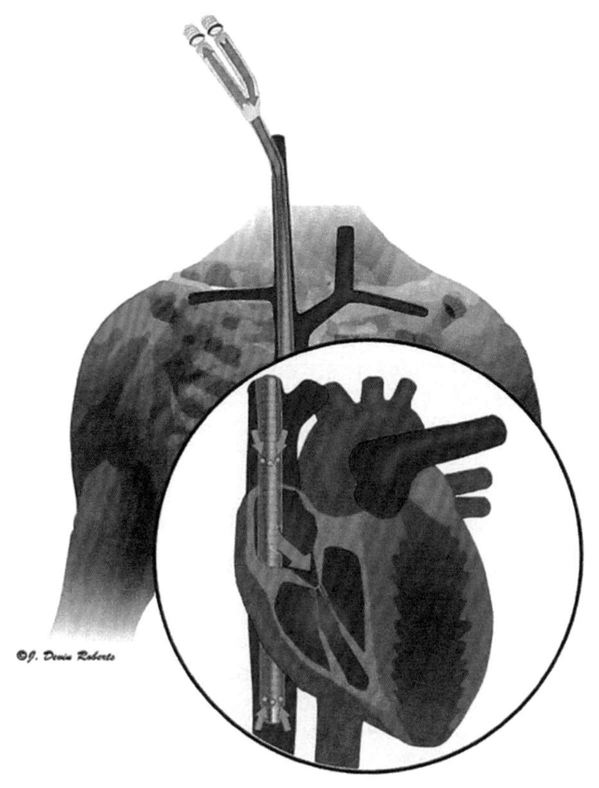

图 32.2 引自 Choice of percutaneous mechanical assistance during cardiopulmonary instability: heart, lungs, or both? Journal of Cardiothoracic and Vascular Anesthesia, 2016，30:1104–1117. 经许可使用

尽管已经建立了 ECMO 支持，但患者在肺动脉夹闭期间还是发生了严重的低血压，手术医生决定改为心肺旁路（CPB）体外循环支持。CPB 对该患者可能产生什么影响？

在肺移植手术中应用 CPB 引发过很多争论[39-43]。支持者认为，CPB 提供的血流动力学更稳定，可避免单肺通气（对于某些患者，在技术上很难实施，生理上无法耐受），使再灌注期更为安全可控。反对者则指出，CPB 的使用与术后机械通气时间延长、输血量增加、肺水肿增加及早期 PGD 有关。与该患者特别相关的是，一些针对 COPD 患者的早期研究表明，应用 CPB 可以提高生存率，且无不良后果[44,45]。然而目前尚无将 CPB 应用于肺移植手术的随机对照临床试验，多数文献都是小型的回顾性研究。由于患者的病理基础和疾病严重程度存在异质性，再加上 ECMO 技术不断革新，很难将已有的研究结果广泛应用于当前的临床实践中。越来越多的证据表明，如果需要机械性循环支持，静脉－动脉 ECMO 可能比 CPB 更可取。与 CPB 相比，ECMO 术后的 PGD 发生率、输血量、二次手术率均较低，肾脏并发症较少，住院时间也较短[46-48]。

植入第一个供体肺后，手术医生要求开始进行通气。此时机械通气的最佳方案是什么？

在供体肺植入和吻合完成后，逐步开放肺动脉可以使血流顺行通过移植物，并使肺柔缓地复张。肺脏快速过度复张可能会导致肺水肿或气压伤[49]。研究表明，再灌注期间生理性升高的 FiO_2 水平与严重 PGD 的风险密切相关。因此，应尽可能使用最低的 FiO_2 将动脉血氧分压（PaO_2）和血红蛋白氧饱和度分别维持在 70mmHg 和 92% 以上[50,51]。

该患者成功接受了序贯式双肺移植并断开 ECMO/CPB。此时需要借助 TEE 获得哪些术后信息？

据报道，肺静脉吻合异常发生率高达 29%[52]。因此，肺移植手术结束后，需使用脉冲多普勒对全部 4 支肺静脉进行仔细检查和测量（如果可能）。血流速度 >100cm/s、偏离正常的肺静脉收缩期主型（S>D），以及彩色多普勒上明显的肺静脉湍流，均是需要关注的 TEE 表现，提示可能发生了移植物扭折、吻合口狭窄或存在血凝块。肺静脉直径 <0.25cm 被认为即将面临移植失败的可能。当然仅凭这些标准，不能始终准确地预测出移植后血管吻合异常问题的存在，但有必要根据术前、术中历次的 TEE 结果和患者当前的临床血流动力学情况对 TEE 表现做出合理的解释。

不同于该患者，在非体外循环支持的序贯式双肺移植手术中，当一侧肺移植完成后，脉冲多普勒会检测到已吻合肺静脉流速暂时增加，因为在进行第二侧肺移植时，所有的心脏输出都会流经先移入的肺。因此当双肺均成功移植后，应重复 TEE 检查。在单肺移植中，供体肺的肺静脉血流速度应较残存病肺低（图 32.3）[12]。

术后支气管镜检查和向 ICU 转运时的气道管理如何实施？

肺移植手术结束后，患者仍需保持插管状态以进行支气管镜检查并转移至 ICU 接受术后监护。丙泊酚或右美托咪定适用于转运过程中维持镇静。ICU 拔管前拮抗肌松的残余作用极为重要，拮抗在手术室或 ICU 进行均可，应在肌松被拮

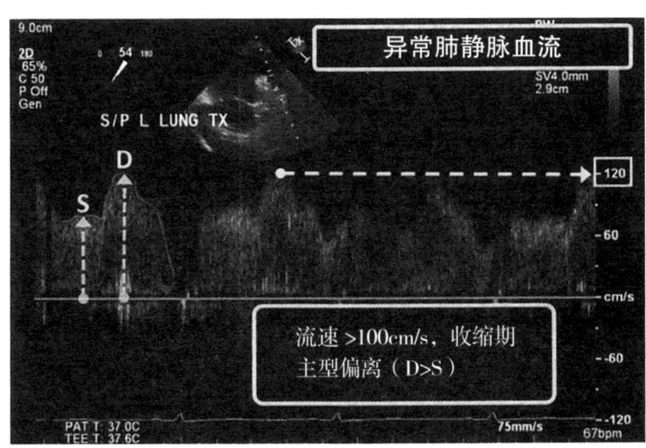

图 32.3　房颤消融术中左心房电解剖图。小点提示肺静脉隔离期间肺静脉周围的消融区域

抗后再停止镇静。

手术结束后有必要将双腔管更换为单腔管，可使 ICU 中支气管镜检查吻合口、清除分泌物及通气支持等措施更为有效。然而，换管过程中失去安全气道可能带来灾难性的后果。因此，在进行 ETT 更换时，麻醉医生必须充分考虑到手术前插管的条件和困难、术中液体输注、体外循环的使用及患者的抗凝状态等情况。换管前应借助胃管将胃液排空，在喉镜直视下完成双腔管的更换，需要时可借助气道交换管芯。使用气道交换管芯时需格外小心，因为支气管吻合口极易被外力损伤[53]。如上所述，借助视频喉镜使整个换管过程在直视下进行，有助于确认 ETT 经气道交换管芯滑入并通过声带[9]。若暂时不能换管，则需保留双腔管，直到水肿、抗凝等问题得到纠正。这种情况下，ICU 团队可能不像熟悉单腔管一样了解双腔管，因此有必要就双腔管的管理向他们进行相关的培训。

成功转运至 ICU 后，应该如何向 ICU 团队移交患者情况？术后的交接是否重要？

最后，将患者移交给 ICU 团队（包括护士、医生助理及监护医生），移交内容应包含详细的术中情况和当前的血流动力学状态等。不幸的是，根据文献描述，不完善的术后交接非常常见，且可能导致不良后果[54]。借助于交接清单或备忘录能够降低交接不完善带来的风险。呼吸机设置应以肺保护性策略为目标，在维持氧合的同时使气道压最小化。如果术前已经放置或术后计划放置硬膜外导管，交接内容还应包括急性镇痛服务。麻醉医生签字确认前应记录移交时患者的血流动力学状况。

结 论

- 未来，随着技术、药物及临床护理水平的进步，以及供体和受体标准的放宽，将有越来越多的患者受益于肺移植手术。
- 在心胸麻醉界，关于肺移植手术的“最佳”麻醉维持方法尚无共识，不同策略的结果看起来基本类似。
- 经食管超声心动图通过提供有关心脏功能、氧合及循环支持需求，以及移植后血管吻合口异常等情况的即时数据，在改善预后方面发挥核心和不可或缺的作用。麻醉医生应尽可能限制术中液体的使用，采用低潮气量和低 FiO_2 策略改善移植后通气。
- 关于体外循环和 iNO 对肺移植长期预后的影响仍然存在很大争议。
- 最近的研究表明，与 CPB 相比，ECMO 可能是更好的循环支持方法。

复习题

1. 在肺移植手术历史上，哪一种肺部疾病是最常见的适应证？
   A. 特发性间质性肺炎（IIP）
   B. COPD
   C. 原发性肺动脉高压
   D. 囊性纤维化
2. 具有以下哪一种肺部疾病的患者最有可能接受双肺移植？
   A. IIP
   B. COPD
   C. 原发性肺动脉高压
   D. 囊性纤维化
3. 关于肺移植的硬膜外麻醉，以下哪一项不正确？
   A. 研究显示，硬膜外阻滞可改善肺移植术后的镇痛效果和肺功能
   B. 在该患者人群中，硬膜外置管前需谨慎使用镇静药
   C. 硬膜外阻滞适用于大多数情况下的双肺移植
   D. 硬膜外置管操作前应仔细了解患者的用药情况

4. TEE 检查肺静脉的正常基线值不包括以下哪一项？
   A. 脉冲多普勒血流速度 30~60cm/s
   B. 左下肺静脉和右下肺静脉彩色多普勒为加速性湍流
   C. 肺静脉直径 >0.5cm
   D. 肺静脉的脉冲多普勒频谱呈收缩期优势型
5. 关于肺移植手术的液体限制策略，哪一项是错误的？
   A. 文献中通常认为液体限制不能减少肺部并发症
   B. 有证据表明，液体管理和 PGD 有关
   C. 中心静脉压升高与机械通气时间延长和死亡率增加有关
   D. 严格限制液体会导致血流动力学不稳，需使用血管活性药物帮助维持
6. 关于单肺通气期间的 PEEP，以下哪一项不符合？
   A. 最常用于通气侧肺
   B. 能够减少通气侧肺的肺不张从而改善氧合
   C. 可减少向非通气侧肺的分流
   D. 可抑制缺氧性肺血管收缩
7. 最近的研究表明，关于 CPB 和 ECMO，以下哪一项是正确的？
   A. CPB 术后肾脏并发症发生率较低
   B. ECMO 术后 PGD 较少
   C. ECMO 要求更高水平的抗凝效果
   D. CPB 提供的血气交换界面较小，全身性炎症反应较轻
8. 慢性右室压力超负荷的 TEE 表现不包括以下哪一项？
   A. 显著的右心室肥大
   B. 房间隔向左弓形膨出
   C. 仅在舒张期出现室间隔变薄
   D. 三尖瓣关闭不全
9. 具有肺动脉高压的患者中，肺动脉开放和供体肺再灌注时最常出现的情况，不包括以下哪一项？
   A. 缺血性代谢产物导致的低血压
   B. 一过性心脏缺血
   C. 若使用 CPB，则血流动力学情况更稳定
   D. 肺动脉压和右室后负荷显著升高
10. 关于移植后 TEE 检查，以下哪一项是正确的？
   A. 对于非 CPB 支持的序贯式双肺移植，第一侧肺植入后肺静脉血流速度可暂时升高
   B. 肺静脉的脉冲多普勒血流速度 >180cm/s 是不正常的
   C. 肺静脉直径 <0.5cm 被认为即将面临移植失败的可能
   D. 在单肺移植中，移植肺的肺静脉流速应高于残存病肺

答　案

1. B。目前 COPD 仍占全球所有肺移植手术病因的 40%，包括 IPF 在内的 IIP 持续增加，已成为肺移植的第二大适应证。
2. D。尽管其他常见适应证患者进行双肺移植已经越来越多见，但囊性纤维化仍是最常需要双肺移植的疾病，若只进行单肺移植，残存病肺能够继续感染移植新肺，从而导致移植失败。
3. C。大多数双肺移植均适合硬膜外麻醉。但在有可能需要 ECMO 或 CPB 支持及严重凝血功能不良的双肺移植患者中，使用硬膜外阻滞需要极为谨慎。
4. B。正常的肺静脉血流不应在彩色多普勒上显示为加速性湍流，这是扭结、狭窄或梗阻的表现。
5. A。文献中通常认为液体限制有助于减少肺部并发症，但可能由于前负荷减少而使血流动力学不稳定。
6. C。PEEP 可使非通气侧肺的分流增加。PEEP 过高可能会增加通气侧肺的血管阻力，从而促使血液流向非通气侧肺。PEEP 还可抑制缺氧性肺血管收缩。PEEP 最常用于通气侧肺，而 CPAP 最常用于非通气侧肺。

7. B。ECMO 术后 PGD 发生率较低。越来越多的证据表明，如果需要机械性循环支持，静脉－动脉 ECMO 可能比 CPB 更为适合。与 CPB 相比，ECMO 术后 PGD、需要输血及二次手术的发生率均较低，肾脏并发症更少，住院时间也更短。ECMO 的其他优势还包括抗凝要求较低，血－气交换界面较小因而免疫反应较轻，以及转为术后支持相对容易。
8. C。急性右室压力超负荷很难与容量超负荷区别开来，因为两者都可能导致舒张期室间隔变薄。慢性右室压力超负荷及其所致的右心室肥大可使右心室产生更高的压力（有时可超过左室压），室间隔变薄出现于整个心动周期内。
9. D。在供体肺植入后开放肺动脉的过程中，由于缺血供体肺中的灌洗液和代谢产物进入受体循环，空气进入冠状动脉，可能导致低血压的发生。假定供体肺接受了足够的气体复张和血液再灌注，则右心压力应降低，因为与受体不同，供体肺的肺血管阻力是正常的。
10. A。对于非 CPB 支持的序贯式双肺移植，肺静脉血流速度可暂时升高，因为在进行第二侧供体肺移植时，所有的心脏输出都会流经先移入的肺。脉冲多普勒血流速度 >100cm/s 需要关注，提示可能发生了移植物扭折、吻合口狭窄或存在血凝块。肺静脉直径 <0.25cm 被认为即将面临移植失败的可能。在单肺移植中，移植肺的肺静脉流速应低于残存病肺。

参考文献

[1] Weill D,Benden C, Corris PA,et al. Aconsensusdocument for theselection of lung transplant candidates: 2014—an update from the Pulmonary Transplantation Council of the International Society for Heart and Lung Transplantation .J Heart Lung Transplant, 2015, 34:1−15.

[2] International Society for Heart and Lung Transplantation. Home page[2017-10-1]. https://www, ishlt.org/.

[3] Baez B, Castillo M. Anesthetic considerations for lung transplantation. Semin Cardiothorac Vasc Anesth, 2008, 12:122−127.

[4] Ballantyne JC, Carr DB, deFerranri S, et al. The comparative effects of postoperative analgesic therapies on pulmonary outcome: cumulative meta-analyses of randomized, controlled trials. Anesth Analg, 1998, 86:598−612.

[5] Chaney MA. Intrathecal and epidural anesthesia and analgesia for cardiac surgery. Anesth Analg, 2006, 102: 45−64.

[6] Horan BF, Cutfield GR, Davies IM. Problems in the management of the airway during anesthesia for bilateral sequential lung transplantation performed without cardiopulmonary bypass. J Cardiothorac Vasc Anesth, 1996, 10:387−390.

[7] Myles PS, Hall JL, Berry CB, et al. Primary pulmonary hypertension: prolonged cardiac arrest and successful resuscitation following induction of anesthesia for heart lung transplantation. J Cardiothorac Vasc Anesth, 1994, 8:678−681.

[8] Singh H, Bossard RF. Perioperative anesthetic considerations for patients undergoing lung transplantation. Can J Anaesth, 1997, 44:284−299.

[9] Chen A, Lai HY, Lin PC, et al. GlideScope assisted double-lumen endobronchial tube placement in a patient with an unanticipated difficult airway. J Cardiothorac Vase Anesth, 2008, 22:170−172.

[10] Cheitlin MD, Armstrong WF, Aurigemma GP, et al. ACC/AHA/ ASE 2003 guideline update for the clinical application of echocardiography: summary article: a report of the American College of Cardiology/American Heart Association Task Force on Practice Guidelines (ACC/AHA/ASE Committee to Update the 1997 Guidelines for the Clinical Application of Echocardiography). Circulation, 2003, 108:1146−1162.

[11] Della Rocca G, Brondani A, Costa MG. Intraoperative hemodynamic monitoring during organ transplantation: what is new? Curr Opin Organ Transplant, 2009, 14: 291−296.

[12] Myles PS, Snell GI, Westall GP. Lung transplantation. Curt Opin Anaesthesiol, 2007, 20:21− 26.

[13] Huang YC, Cheng YJ, Lin YH, et al. Graft failure caused by pulmonary venous obstruction diagnosed by intraoperative transesophageal echocardiography during lung transplantation. Anesth Analg, 2000, 91:558−560.

[14] Cywinski JB, Wallace L, Parker BM. Pulmonary vein thrombosis after sequential double-lung transplantation. J Cardiothorac Vase Anesth, 2005, 19:225−227.

[15] Evans A, Dwarakanath S, Hogue C, et al. Intraoperative echocardiography for patients undergoing lung trans-

plantation. Anesth Analg, 2014, 118(4):725–730.

[16] Myles PS, Weeks AM, Buckland MR, et al. Anesthesia for bilateral sequential lung transplantation: experience of 64 cases. J Cardiothorac Vasc Anesth, 1997, 11:177–183.

[17] Raffin L, Michel-Cherqui M, Sperandio M, et al. Anesthesia for bilateral lung transplantation without cardiopulmonary bypass: initial experience and review of intraoperative problems.J Cardiothorac Vase Anesth, 1992, 6:409–417.

[18] Miranda A, Zink R, McSweeney M. Anesthesia for lung transplantation. Semin Cardiothorac Vasc Anesth, 2005, 9:205–212.

[19] Pruszkowski O, Dalibon N, Moutafis M, et al. Effects of propofol vs sevofiurane on arterial oxygenation during one-lung ventilation. Br J Anaesth, 2007, 98(4):539–544.

[20] Modolo NS, Modolo MP, Marton MA, et al. Intravenous versus inhalation anaesthesia for one-lung ventilation. Cochrane Database Syst Rev, 2013, (7):CD006313.

[21] Schulte-Sasse U, Hess W, Tarnow J. Pulmonary vascular responses to nitrous oxide in patients with normal and high pulmonary vascular resistancc. Anesthesiology, 1982, 57:9–13.

[22] Hall RI, Kent B. Changes in the pharmacokinetics and pharmacodynamics of drugs administered during cardiopulmonary bypass//Davis RF, Stammers AH, Ungerleider RM, eds. Cardiopulmonary bypass, principles and practice. 3rd ed. Philadelphia, PA: Lippincott Williams & Wilkins, 2007, 190–260.

[23] Pilcher DV, Snell GI, Scheinkestel CD, et al. A high central venous pressure is associated with prolonged mechanical ventilation and increased mortality following lung transplantation. J Thoracic Cardiovasc Surg, 2005, 129: 912–918.

[24] McIlroy DR, Pilcer DV, Snell GI. Does anaesthetic management affect early outcomes after lung transplant? An exploratory analysis. Br J Anaesth, 2009, 102: 506–514.

[25] Geube MA, Perez-Protto SE, McGrath TL, et al. Incr-eased intraoperative fluid administration is associated with severe primary graft dysfunction after lung transplantation. Anesth Analg, 2016, 122(4):1081–1088.

[26] Brassard CL, Lohser J, Donati F, et al. Step-by-step clinical management of one-lung ventilation: continuing profcssional development. Can J Anaesth, 2014, 61(12):1103–1121.

[27] Schilling T, Kozian A, Huth C, et al. The pulmonary immune effects of mechanical ventilation in patients undergoing thoracic surgery. Anesth Analg, 2005, 101: 957–965.

[28] Michelet P, D'Journo XB, Roch A, et al. Protective ventilation influences systemic inflammation after esophagectomy: a randomized controlled study. Anesthesiology, 2006, 105:911–919.

[29] Unzucta CM, Casas JI, Moral VM. Pressure-controlled versus volume-controlled ventilation during one-lung ventilation for thoracic surgery. Anesth Analg, 2007, 104:1029–1033.

[30] Lin F, Pan L, Huang B, et al. Pressure-controlled versus volumecontrolled ventilation during one-lung ventilation in elderly patients with poor pulmonary function. Ann Thorac Med, 2014, 9:203–208.

[31] Rocca GD, Coccia C, Pugliese F, et al. Intraoperarive inhaled nitric oxide during anesthesia for lung transplant. Transplant Proc, 1997, 29:3362–3366.

[32] Ardehali A, Laks H, Levine M, et al. A prospective trial of inhaled nitric oxide in clinical lung transplantation. Transplantation, 2001, 72:112–115.

[33] Germann P, Braschi A, Della Rocca G, et al. Inhaled nitric oxide therapy in adults: European expert recommendations. Intensive Care Med, 2005, 31(8): 1029–1041.

[34] Perrin G, Roch A, Michelet P, et al. Inhaled nitric oxide does not prevent pulmonary edema after lung transplantation meas ured by lung water content: a randomized clinical study. Chest, 2006, 129:1024–1030.

[35] Shah RJ, Bellamy SL, Localio AR, et al. A panel of lung injury biomarkers enhances the definition of primary graft dysfunc tion (PGD) after lung transplantation. J Heart Lung Transplant, 2012, 31(9):942–949.

[36] Khan TA, Schnickel G, Ross D, et al. A prospective, randomized, crossover pilot study of inhaled nitric oxide versus inhaled prosra cyclin in heart transplant and lung transplant recipients. J Thorac Cardiovasc Surg, 2009,138(6):1417–1424.

[37] Moreno I, Vicente R, Mir A, et al. Effects of inhaled nitric oxide on primary graft dysfunction in lung transplantation. Transplant Proc, 2009, 41(6):2210–2212.

[38] Tavare A, Tsakok T. Does prophylactic inhaled nitric oxide re duce morbidity and mortality after lung transplantation? Interact Cardiovasc Thorac Surg, 2011, 13:516–520.

[39] Marczin N, Royston D, Yacoub M. Pro: lung transplantation should be routinely performed with cardiopulmonary bypass. J Cardiothorac Vasc Anesth, 2000, 14:739–745.

[40] Nagendran M, Maruthappu M, Sugand K. Should double lung trans plant be performed with or without cardiopulmonary bypass? Interact Cardiovasc Thorac

Surg, 2011, 12(5):799–804.

[41] Guillén RV, Briones FR, Marin PM, et al. Lung graft dysfunction in the early postoperative period after lung and heart lung transplantation. Transplant Proc, 2005, 37: 3994–3995.

[42] Dalibon N, Geffroy A, Moutafis M, et al. Use of cardiopulmonary bypass for lung transplantation: a 10-year experience. J Cardiothorac Vasc Anesth, 2006, 20:668–672.

[43] McRae K. Con: lung transplantation should not be routinely performed with cardiopulmonary bypass. J Cardiothorac Vasc Anesth, 2000, 14:746–750.

[44] De Boer WJ, Hepkema BG, Loef BG, et al. Survival benefit of cardi opulmonary bypass support in bilateral lung transplantation for emphysema patients. Transplantation, 2002, 72:1621–1627.

[45] Szeto WY, Kreisel D, Karakousis GC, et al. Cardiopulmonary bypass for bilateral sequential lung transplantation in patients with chronic obstructive pulmonary disease without adverse ef fect on lung function or clinical outcome. J Thorac Cardiovasc Surg, 2002, 124:241–249.

[46] Biscotti M, Yang J, Sonett J, et al. Comparison of extracorporeal membrane oxygenation versus cardiopulmonary bypass for lung transplantation. J Thorac Cardiovasc Surg, 2014, 148(5):2410–2415.

[47] Bermudez CA, Shiose A, Esper SA, et al. Outcomes of intraoperative venoarterial extracorporeal membrane oxygenation versus cardiopulmonary bypass during lung transplantation. Ann Thorac Surg, 2014, 98(6): 1936–1942.

[48] Machuca TN, Collaud S, Mercier O, et al. Outcomes of intraoperative extracorporeal membrane oxygenation versus cardio pulmonary bypass for lung transplantation. J Thorac Cardiovasc Surg, 2015, 149(4):1152–1157.

[49] Trachiotis GD, Vricella LA, Aaron BL, et al. Reexpansion pulmonary edema. Ann Thorac Surg, 1997,63:1206–1207.

[50] Diamond JM, Lee JC, Kawut SM, et al. Clinical risk factors for primary graft dysfunction after lung transplantation. Am J Respir Crit Care Med, 2013, 187: 527–534.

[51] Eberlein M, Reed RM, Bolukbas S, et al. Lung size mismatch and primary graft dysfunction after bilateral lung transplantation. J Heart Lung Transplant, 2015,34:233–240.

[52] Leibowitz DW, Smith CR, Michler RE, et al. Incidence of pulmonary vein complications after lung transplantation: a prospective transesophageal echocardiographic study. J Am Coll Cardiol, 1994, 24(3):671–675.

[53] Thomas V, Neustein SM. Tracheal laceration after the use of an airway exchange catheter for double-lumen tube placement. J Cardiothorac Vasc Anesth, 2007, 21:718–719.

[54] Nagpal K, Arora S, Abboudi M, et al. Postoperative handover: problems, pitfalls and prevention of error. Ann Surg, 2010, 252:171–176.

（李 新译，杨谦梓审）

第3部分 其他特殊案例

PART

第 33 章

产科患者的心脏手术

Lauren Powlovich, Amanda M. Kleiman

经典案例和关键问题

32 岁女性，孕 3 产 1，现妊娠 22 周，既往有二叶主动脉瓣病史，现自诉呼吸急促、心悸、胸背痛，发烧加重 2 周来院。经食道超声心动图（TTE）显示严重的主动脉瓣关闭不全，左心室（LV）收缩功能正常，轻度主动脉狭窄，考虑为主动脉瓣赘生物。她被收入院，开始静脉使用广谱抗生素，并计划进行主动脉瓣置换术。

妊娠患者的心脏疾病有多普遍，在产妇中最常见的心脏病的类型是什么，孕妇行心脏手术的指征是什么？

在术前等候区对该患者的检查显示，无发热，心率为 120 次 / 分，血压 96/50mmHg，呼吸频率 18 次 / 分，吸入室内空气时氧饱和度 96%。患者无须使用任何血管活性药物，并保持警觉和定向力。

术前，你会关注该患者的哪些方面？妊娠导致的正常生理改变会如何影响你的麻醉管理？围手术期如何监测胎儿？

患者被带到手术室并连接监护仪，包括心电图（ECG）、脉搏血氧仪及无创血压袖带。产科医生检查了胎儿心脏多普勒超声，表现正常。

患者妊娠是否会影响你的诱导计划，你会如何为心脏手术的妊娠患者诱导？

诱导前在局部麻醉下放置动脉导管。行静脉麻醉诱导，用药包括咪达唑仑 4mg，舒芬太尼 50μg，利多卡因 80mg，异丙酚 30mg，以及罗库溴铵 50mg。插管很容易，8.0 的气管内插管（ETT）固定到位。随后，在右颈内静脉置入多孔中心导管，并放置肺动脉导管，插入 TEE 探头。

在此患者体外循环前要达到怎样的血流动力学目标？妊娠患者的正常动脉血气是怎样的？

在开始体外循环（CPB）之前，患者血流动力学稳定。使用了儿童的体外循环环路，由于患者贫血，在 CPB 管路中预充了 2U 红细胞（PRBC）。

对该患者如何实施体外循环？为了降低胎儿缺氧的风险，体外灌注医生是否需要患者达到特殊的血流动力学目标？体外循环还有哪些其他注意事项？

主动脉瓣和主动脉根部的检查显示为主动脉瓣心内膜炎，伴有右主动脉根部（包括冠状静脉窦）脓肿。总 CPB 时间为 86min，主动脉交叉钳钳夹时间为 73min。CPB 的泵流量为 2.8~5.5L/min，平均动脉压（MAP）保持在 57~76mmHg。患者 CPB 期间体温维持正常。患者需要 2μg/min 的去甲肾上腺素输注以维持 MAP 大于 70mmHg，血流动力学稳定。术后患者被送到心胸外科重症监护病房（ICU），并进行了气管插管。术后在心胸外科 ICU 闻及胎儿心音正常。

术后需要监测该患者和胎儿的哪些指标？

患者术后 6h 内拔管，到达 ICU 后几乎立即停用了血管活性药物。血培养和瓣膜培养显示粪肠球菌和凝固酶阴性的葡萄球菌阳性。静脉抗生素改为窄谱的达托霉素，并进行了经外周静脉穿刺中心静脉置管（PICC）以便于长期输注抗生素。患者的术后病程并不复杂，于术后第5天出院，医嘱指示继续使用达托霉素完成6周的疗程。

心脏手术和体外循环如何影响孕产妇与胎儿的预后，是否有一些危险因素预示了不良后果？

大约1个月后，患者因胎儿运动减少于产科门诊就诊。床旁超声检查考虑胎儿水肿，经正规超声检查确诊。第2天，短间隔超声扫描显示宫内胎儿死亡。患者接受了医学引产，娩出27周6天的死胎。

讨　论

背　景

据估计，大约4%的妊娠患者合并心脏病，在发达国家主要是由于先天性心脏缺陷[1]。随着外科技术和医学的不断进步，先天性心脏病患者的寿命也不断延长，因此先天性心脏病患者达到育龄并妊娠的人数也在增加。妊娠患者合并心脏病还可见于获得性疾病，大多数继发于风湿热。虽然由于对风湿热及其后遗症的预防改善将很快改变现状，但二尖瓣狭窄仍是孕妇中最常见的瓣膜病变。孕妇主动脉瓣疾病通常继发于心内膜炎，其发生率约为1/8000[2]。在育龄期罕见严重主动脉狭窄。

妊娠期心脏疾病可显著影响母体和胎儿的并发症发生率和死亡率，占孕产妇总死亡率的10%~15%[3]。以下主要危险因素可预测心脏病患者新生儿的不良预后：妊娠前纽约心脏病学会（NYHA）心力衰竭分级Ⅲ级或Ⅳ级、左心梗死、妊娠期进行抗凝、吸烟及多次妊娠[4]。同样，以下4个主要危险因素可预测孕产妇的不良预后：①短暂性脑缺血发作、脑卒中或心律失常病史；②妊娠前NYHA心力衰竭分类大于Ⅱ级；③左心梗死（二尖瓣口面积<2cm^2，主动脉瓣口面积<1.5cm^2，左流出道梯度峰压>30mmHg）；④左室射血分数小于40%[5]。但是，外科干预并非没有风险。可以想象，产妇行CPB下的心脏手术会升高胎儿的并发症发生率和死亡率。因此，只有在合理的药物治疗失败后，才考虑在妊娠期进行开胸心脏手术。如果确实需要进行心脏手术，麻醉医生需要了解很多重要的细节以确保孕妇和胎儿在围手术期尽量安全。

妊娠期的生理变化

手术前必须考虑到，妊娠会引起患者心脏、呼吸、血液及胃肠道的生理变化。虽然这些生理变化主要是为了改善胎儿的供氧，但在有心脏病的孕产妇中，妊娠的有些变化会导致母体心脏状况的恶化，如果不纠正会最终导致胎儿死亡[4]。

心血管系统　在第一个妊娠期结束时，孕妇的心输出量（CO）已经增加了35%~40%，并于第二妊娠期结束时达到50%，随后维持至生产。妊娠最初的4~5周，心输出量的最初增加是继发于心率的增加。随后每搏输出量增加，在第一妊娠期可增加20%，第二妊娠期增加30%。有潜在的心脏病的患者，可能直到妊娠时才被发现，此时由于心输出量升高给心脏带来额外的压力，才出现症状。

妊娠中期（>16周），妊娠子宫可压迫下腔静脉（IVC）。临产时，仰卧位可导致右房压下降，心输出量可降低25%。仰卧位时，主动脉压迫也发生在40%的足月孕妇中。由于妊娠期循环前列腺素增加，继发全身血管阻力（SVR）下降，通常会导致妊娠期血压下降（表33.1）[6]。

表33.1　妊娠期的心脏生理学变化

变量	改变
血容量	增加
心率	增加
心搏量	增加
心输出量	增加
血压	减少
外周血管阻力	减少

呼吸系统　妊娠第 7 周分钟和肺泡通气量可增加 30%，到临产时达 50%。这种增长主要是由于潮气量的增加和呼吸频率的降低。功能性残气量在妊娠第 5 个月开始下降，在临产时下降达 20%。由于分钟通气量的变化，动脉血二氧化碳分压（$PaCO_2$）降低至 32mmHg 左右，进而出现代偿性代谢性碱中毒（HCO_3 降低至 22mEq/L 左右）（表 33.2）。氧合血红蛋白的解离曲线轻微右移，由此 P50 正常：50% 血红蛋白氧合的情况下氧分压可以从 27mmHg 增加到临产时的 30mmHg，以协助胎儿氧供[6]。

血液变化　从第 1 到第 3 妊娠期，血容量分别增加了 10%、30% 和 45%。由于血浆容积的增加及红细胞的少量增多，可能会出现红细胞比容的下降，导致相对性贫血。妊娠期生理性贫血加重了妊娠期心血管变化对心脏病患者的影响。一般来说，妊娠导致凝血因子Ⅰ、Ⅶ、Ⅷ、Ⅸ、Ⅹ及Ⅻ的增加，继发高凝状态。除了促凝因子增多外，抗凝因子包括Ⅺ、ⅩⅢ和抗凝血酶Ⅲ都在妊娠期减少。妊娠期的高凝状态增加了患者病变瓣膜或人工心脏瓣膜血栓形成的风险，也增加了心脏扩张和射血无力的风险[4,6]。

肠胃道变化　胃被妊娠子宫顶向上、向左移位。胃排空在妊娠期不会改变，但在分娩时下降。胃容量和 pH 值在妊娠期也没有变化。腹腔内空间改变导致食道下括约肌张力（LES）下降[6]。

妊娠患者非产科手术的麻醉

为妊娠患者的手术提供麻醉时，麻醉医生不仅要根据上述变化注意为母体提供安全的麻醉，还必须考虑到胎儿，注意所用药物的潜在致畸性、胎儿窒息并预防早产[7]。如果胎儿已达 24 孕周及以上，则可考虑在心脏手术前行全身麻醉下剖宫产。如果不能进行剖宫产，则应遵循以下内容给出建议。

表 33.2　呼吸 /ABG 的妊娠期改变

	$PaCO_2$	PaO_2	HCO_3	pH
妊娠期	30mmHg	103mmHg	20mEq/L	7.44
非妊娠期	40mmHg	100mmHg	24mEq/L	7.4

胎儿监测　心动过缓是胎儿对体外循环最常见的反应，最多见继发于胎盘灌注不足，可通过增加灌注压力至正常或高于正常水平来改善症状[8]。CPB 时，由于母体 SVR 降低、子宫血流量减少、血液稀释、低体温、体外循环时间延长或母体麻醉药物使用，可导致胎盘灌注不足的发生[9]。胎心率（FHR）监测可以分析胎儿的情况，对于早期发现和处理胎心功能改变十分重要，处理措施包括调整灌注流量、MAP 及孕妇的体温。CPB 过程中的 FHR 监控应该集中精力将 FHR 维持在 110~160 次 / 分[10]。

对于妊娠患者的大多数非心脏和非产科手术，在围手术期正确和安全监护胎儿时都应考虑胎儿的胎龄。孕 16~22 周时，建议在麻醉诱导前、手术结束时和麻醉苏醒后监护胎心音。如果是孕周在 23 周及以上的成活胎儿，通常推荐持续 FHR 监测以评估变异性和 FHR 减速。持续监测时，如果依据持续胎心监测产生了对胎儿安全的严重担忧，可以紧急行剖宫产手术[7, 8]。

然而，在接受心脏手术和体外循环的女性患者和报告中，大多数文献建议在妊娠 16 周及之后在持续监测 FHR 的同时，进行体外超声检测或心脏分娩力描绘[11-13]。体外循环期间持续胎儿监护的基本原理是，即使胎儿不能成活，监控也能够指导管理决策。也就是说，如果 FHR 在术中下降，麻醉医生、心脏外科医生及灌注医生可以采取措施改善胎儿氧合，包括增加泵流量或脉动指数。如果有专门的超声医生或产科医生，也可以通过阴道超声来监测 FHR[13]。

体外循环期间的子宫收缩很常见，也是胎儿死亡最重要的预测因素[14]。可使用贴在孕妇腹部的分娩力计监测患者的子宫活动，以早期对其治疗，防止其导致的胎盘低灌注和胎儿心动过缓[15]。宫缩最常见于年龄较大的孕妇，合并显著低体温及复温期间。血液稀释后的黄体酮活性增加也增强了子宫的兴奋性。子宫收缩时，血压对于升高足够的胎盘灌注十分必需，所以应升高血压或体外循环血流以维持灌注[15]。β$_2$受体激动剂、镁、孕激素补剂及静脉酒精注射等保胎治疗曾经成功地用于维持CPB期间的子宫稳定，但使用这些保胎药物并不能改善预后[16]。

诱导麻醉 在其他健康孕妇的非心脏手术中，考虑到LES张力的降低，可以选择快速顺序诱导（RSI）来降低误吸的风险[7]。然而，对于有严重心脏疾病需要紧急干预的妊娠患者，考虑到大量、迅速注射丙泊酚很可能导致血流动力学崩溃，真正的RSI可能是不安全的。因此，麻醉医生有责任去平衡RSI与较慢、更有控制、密切监测患者血流动力学（血压、心率、心电图）的诱导间的风险和收益。尽管如此，也可给予患者柠檬酸钠和H_2受体阻断剂以防止误吸肺炎或其他肺炎[7]。如果是胎儿的孕周大于16周时，患者应左侧卧位等，使子宫向左侧移位以缓解妊娠子宫对腔静脉的压迫。

麻醉维持 妊娠诱发的器官功能改变影响了药代动力学和药效动力学，此外血管内容积的增加也增加了药物的分布容积[4]。体外循环时的血液稀释会进一步加重上述情况。应该用尽可能少的药物来维持麻醉，以尽量减少胎儿接触不必要的化合物。大部分用于维持心脏手术期间麻醉的麻醉药物都是高脂溶性的，可经胎盘通过浓度梯度从母体进入胎儿循环，如挥发性麻醉药、非去极化肌肉松弛剂及阿片类药物。在动物实验中，所有这些药物都是非常高水平的致畸物[4,7]。然而，在临床剂量下，只要维持正常的母体生理状态，所有这些药物都是安全的[7]。因此，可以使用挥发性麻醉药来维持麻醉。还可使用芬太尼或舒芬太尼等阿片类药物输注，以降低最低肺泡浓度，防止血管扩张。

麻醉医生最重要的工作，其实就是确保完成了一切措施以避免胎儿窒息，措施包括维持正常的母体氧合、血压及子宫张力。长时间的母体缺氧会导致子宫胎盘血管收缩，从而引起胎儿低氧血症，胎儿酸中毒，最终导致胎儿死亡。母体高碳酸血症也可导致胎儿酸中毒和子宫动脉血管收缩，所以再次强调应进行细致的母体生命体征监测，包括毛细血管造影和动脉血气。虽然挥发性麻醉药是有效的子宫松弛剂，并可减少子宫血流量，但妊娠期心脏手术的大多数并发症与体外循环本身有关，而与麻醉药物无关[4]。

妊娠期的体外循环

体外循环会导致几种非生理性血流动力学效应，并对母亲和胎儿产生负面影响。最坏的结果是观察到持续的子宫收缩，尤其是在降温和复温的过程中。此外,CPB血流是无搏动的，会产生子宫胎盘血管收缩。其他影响包括血液稀释、凝血障碍、栓塞事件、低体温、低血压、补体激活、血管活性介质的释放，都会造成对胎儿不利的环境[15, 17]。

如果药物治疗失败，计划进行外科手术（包括CPB）干预，可以尝试一些方法来改善胎儿和产妇的预后（表33.3）。即使在CPB时，都应维持患者的正常体温。在一项回顾性研究中对比了CPB时的低体温和正常体温的影响，发现低体温与胎儿死亡率高度相关[18]。其原因之一是低体温可引起子宫收缩，降低呼吸气体（主要是O_2）在胎盘的有效交换[11, 12]。此外，体温过低会破坏胎儿调节心率的能力，增加心律失常和心脏骤停的风险[19]。

泵流量和MAP是胎儿氧供的最重要决定因素。为了降低体外循环时子宫胎盘低灌注的风险，MAP/灌注压应维持在70mmHg以上，泵血流量应该大于2.5L/（min·m^2）。子宫动脉血流没有自动调节能力，因此子宫胎盘单位的灌注与MAP直接成正比。如果MAP低于70mmHg，应该增加泵流量。如果此时MAP增加不理想，应使用交感神经药物（如去氧肾上腺素或麻黄素）进行治疗。如果可能，应避免使用纯血管收缩剂，

表33.3 孕妇CPB的目标

泵流量	≥ 2.5L/min
MAP	≥ 70mmHg
体温	正常

因为它们会减少子宫胎盘血流[10]。

体外循环时的血液稀释对胎儿尤其有害，会加重妊娠生理性贫血，减少子宫胎盘氧供。孕妇的红细胞比容应维持在 28% 以上，还应避免孕妇缺氧和低血糖[15,20]。如果连续使用 FHR 监测，应适当调整泵流量以保持 FHR 在 110~160 次 / 分。使用脉动流和 stat pH 管理似乎可以改善预后[10]。

大量病例报告都描述，在 CPB 启动后会立即发生胎儿心动过缓，并在大多数情况下与母亲的低血压同时发生[13]。因此，灌注医生和麻醉医生在 CPB 开始时的合作预防母体低血压尤为重要。CPB 开始后不久，母体出现低血压是由于 SVR 降低、血液稀释及血管活性物质的释放。缓慢启动 CPB 可能有助于改善这一现象。胎儿心动过缓则可能是胎儿缺氧、胎儿酸中毒、低体温或使用了可通过胎盘的药物造成的。胎儿缺氧最可能的原因是母体缺氧或子宫胎盘灌注不足。因此，如果母亲的 MAP 大于 70mmHg，应该考虑其他可能导致胎儿心率过低的原因。有趣的是，在某些情况下尽管母体 MAP 有所改善，但 FHR 仍然较低，此时应考虑其他因素才是导致胎儿心动过缓的主要原因。继发于停搏液的高血钾水平也可能诱发胎儿心动过缓，因此推荐从右心房抽吸心脏停搏液，以避免其与血液混合后回输至患者[12]。

如有可能，应采用脉动的体外循环以增加胎盘血流量。众所周知，非脉动性血流会改变子宫动脉血流速度，增加胎盘血管阻力，最终导致胎盘血流不能满足胎儿循环的需要[21]。脉动流可预防胎盘灌注下降，限制非脉动流导致的胎盘血管阻力的增加。与非脉动血流相比，脉动血流还可通过维持一氧化氮的合成，降低胎儿肾素 - 血管紧张素系统活性及稳定乳酸水平来改善胎儿胎盘单元的血流[22]。如果不能使用脉动血流，可使用血管扩张剂降低胎盘血管阻力，改善血流。此外，还可使用主动脉内球囊泵来模拟脉动流，改善子宫血流[23]。

因为凝血功能异常在心脏手术，尤其是 CPB 下心脏手术中十分常见，所以常用抗纤溶药物来减少失血，如阿米诺昔采用盐酸（Amicar）或氨甲环酸（TXA）。但是对于妊娠患者，因为妊娠相关的高凝状态与围手术期静脉血栓栓塞的风险较高，最好避免使用抗纤溶药物。对于产妇和胎儿，要谨慎衡量凝血障碍和出血风险，以避免血栓栓塞[10,18,24]。

不幸的是，即使体外循环结束，其对胎儿的影响也并未终止。体外循环后 60min 内，严重呼吸性酸中毒仍可继发于胎盘血管阻力增加[25]。由于胎儿心输出量下降和 SVR 升高，酸中毒会进一步恶化为呼吸性酸中毒合并代谢性酸中毒[26]。很大程度上 SVR 的增加被认为是胎儿对手术、麻醉及低灌注的应激反应，以及循环儿茶酚胺水平的增加[26]。体外循环后 6~8h，可能发生严重的代谢性酸中毒，并可能导致胎儿死亡。

心肺转流术的替代方法

经皮介入治疗的改进，使得不使用 CPB 的干预成为可能，改善了胎儿的预后。经皮瓣膜介入术和血管内主动脉修复术都可避免体外循环，并可能在非全麻下进行，减少了胎儿对麻醉药物的暴露[27-29]。二尖瓣、肺动脉瓣及主动脉瓣的瓣膜成形术和瓣膜切除术已有成功报道。总体来说，经皮瓣膜切开术和瓣膜成形术在妊娠期是安全的，并且随着技术的进步，这些干预措施可能在妊娠期间需要进行治疗的患者中更为常见[29-30]。另外，在妊娠期，也有在非体外循环下行冠状动脉旁路移植术治疗严重多血管病变冠状动脉疾病的报道[31]。

预后 / 改善预后

妊娠患者的 CPB 死亡率与非妊娠患者相似[3, 11, 13]。不幸的是，行 CPB 孕妇的胎儿死亡率仍然很高，据报道为 9%~33%。目前最大的妊娠期 CPB 患者的回顾性研究发现，早产率为 52%，死亡率为 14%[3]。体外循环后新生儿的其他并发症还包括呼吸窘迫综合征、发育迟缓和宫内生长缺陷。

降低孕产妇和胎儿死亡率始于预防手术发生。对已知心脏疾病患者，特别是有人工瓣膜和先天性心脏病的患者，应在妊娠期定期进行心脏随访[24]。精心优化药物治疗，改善母体功能状态，并预防妊娠期功能恶化，将有助于降低死亡率和并发症发生率。所有患者医疗方向相关的多学科管理，包括心脏内科和心脏外科都应避免急诊手术，以改善对母体和胎儿的预后。

尽管心脏疾病妊娠患者的并发症发生率和死亡率都很高，但医务工作者也应考虑危险因素并采取行动，来更好地与患者沟通，让其充分了解自身和胎儿的风险。首先，从胎儿预后的角度来说，延迟手术以增加胎儿的胎龄可能改善预后。多个案例研究表明，相比于胎龄较小的胎儿，大胎龄胎儿的存活率更高，而妊娠中期手术的胎儿预后最好，因为此时胎儿比第一妊娠期和早产更不易发生畸形，母体血流动力学改变较小，以及妊娠晚期死亡率更低[3]。

妊娠中期的 CPB 下心脏手术是最安全的，因为此时母体的血液学 / 血流动力学变化未达高峰，子宫兴奋性降低，不存在主动脉腔静脉的压迫，胎儿器官发生也已进入后期。虽然事实如此，但考虑到疾病的过程和延期手术对母亲和胎儿的潜在风险，通常手术推迟并不可行。孕产妇的并发症发生率和死亡率与术前的功能状态密切相关。在心脏手术期间，产妇死亡的风险因素包括使用血管活性药物、年龄、手术类型、再次手术、母体功能分级；而导致胎儿死亡的危险因素包括母亲的年龄大于 35 岁、功能分级降低、再次手术、急诊手术、心肌保护方法及缺氧时间。如果在经验丰富的心脏中心进行手术，可能会改善母体和胎儿的存活[24]。

伦理关怀

确定心脏外科手术的最佳时机是一个具有挑战性的工作，应该基于孕妇和胎儿个体的风险。早期干预可降低孕产妇风险，但可能导致胎儿死亡。鉴于包括胎儿死亡在内的潜在并发症的高发生率，应该与患者及其家庭成员彻底讨论手术和非手术治疗的风险。通常产妇的心脏手术是一个紧急或急诊手术，因此决策时间有限。精神指导及社会工作者和受过伦理培训的临床医生的帮助，可能对患者和参与患者护理的医务工作者都很有意义。

结　论

只有在药物治疗失败的孕妇中，才应保守进行心脏手术。如果胎儿孕周大于 24 周，应考虑在手术和体外循环之前行剖宫产手术。如不进行剖宫产，应在手术中通过外部超声检查或经阴道检查持续监测 FHR。必要时应小心实施 CPB，保证血流不少于 2.5L/（min·m^2），MAP 大于 70mmHg。在整个手术中应该维持体温正常。孕妇心脏手术相关的死亡率与非妊娠患者相似，但胎儿死亡率在 9%~33%。

复习题

1. 妊娠患者的正常血气是：

	pH	PCO_2	PO_2	HCO_3
A.	7.4	40mmHg	100mmHg	24mEq/L
B.	7.45	30mmHg	105mmHg	20mEq/L
C.	7.3	45mmHg	105mmHg	28mEq/L
D.	7.35	35mmHg	100mmHg	20mEq/L

2. 妊娠患者的手术体位应该是：
   A. 子宫左侧移位
   B. 俯卧位
   C. 右侧卧位
   D. 仰卧位
3. 妊娠患者 CPB 的 MAP 目标应该是：
   A. >50mmHg
   B. >60mmHg
   C. >70mmHg
   D. >80mmHg

4. 在妊娠中期开始的时候，心输出量增加了多少？

A. 20%

B. 30%

C. 40%

D. 50%

5. 如果患者已妊娠 26 周，应在心脏手术期间采用哪项胎儿监测策略?

A. 持续 FHR 监测

B. 手术过程中间断胎心音监测

C. 不需要胎心音监测

D. 诱导前和手术后胎心音

6. 妊娠过程中下列哪个参数减小？

A. 血容量

B. 心输出量

C. 每分通气量

D. 全身血管阻力

7. 下列哪项是胎儿氧供的最大决定因素？

A. 胎儿 SVR

B. 母体红细胞比容

C. 泵流量

D. 温度

8. 在 CPB 时，下列哪一项的增加与胎盘血流量增加最相关？

A. 红细胞比容

B. 血氧饱和度

C. 二氧化碳分压

D. 脉动流

9. 避免下列哪一项最有可能改善胎儿预后？

A. 体外循环

B. 胎儿心动过缓

C. 体温过低

D. 挥发性麻醉剂

10. 下列哪项是胎儿死亡的最重要预测因素？

A. 心动过缓

B. 体外循环时间

C. 体温过低

D. 持续子宫收缩

答　案

1. B。 2. A。 3. C。 4. C。 5. A。 6. D。
7. C。 8. D。 9. A。 10. D。

参考文献

[1] Khandelwalk M, Rasanen J, Ludormirski A, et al. Evaluation of fetal and uterine hemodynamics during maternal cardiopulmonary bypass. Obstet Gynecol, 1996, 88(4, Pt 2): 667−671.

[2] Patel A, Asopa S, Tang AT, et al. Cardiac surgery during pregnancy. Texas Heart Inst J, 2008, 35: 307−312.

[3] John AS, Gurley F, Schaff V, et al. Cardiopulmonary bypass during pregnancy. Ann Thorac Surg, 2011, 91: 1191−1197.

[4] Chandrasekhar S, Cook CR, Collard CD. Cardiac surgery in the parturient. Anesth Anal, 2009, 108: 777−785.

[5] Klein LL, Galan HL. Cardiac disease in pregnancy. Obstet Gynecol Clin North Am, 2004, 31: 429−459, viii.

[6] Chestnut, D. H. Chestnut's Obstetric Anesthesia: Principles and Practice. Philadelphia, PA: Mosby/Elsevier, 2009.

[7] Van de Velde M, De Buck F. Anesthesia for non-obstetric surgery in the pregnant patient. Minerva Anestesiol, 2007, 73:235−240.

[8] Koh KS, Friesen RM, Livingstone RA, et al. Fetal monitoring during maternal cardiac surgery with cardiopulmonary bypass. Can Med Assoc J, 1975, 112: 1102−1104.

[9] Karahan N, Oztürk T, Yetkin U, et al. Managing severe heart failure in a pregnant patient undergoing cardiopulmonary bypass: case report and review of the literature. J Carttiothorac Vasc Anesth, 2004, 18: 339−343.

[10] Kapoor MC. Cardiopulmonary bypass in pregnancy. Ann Card Anaesth, 2014, 17(1): 33−39.

[11] Pomini F, Mercogliano D, Cavalletti C, et al. Cardiopulmonary bypass in pregnancy. Ann Thorac Surg, 1996, 61: 259-268.

[12] Kikon M, Choudhury KD, Prakash N, et al. Mitral valve replacement in a young pregnant woman: a case report and review of literature. Res Cardiovasc Med, 2014, 3(2): e 17561.

[13] Mishra M, Sawhney R, Kumar A, et al. Cardiac surgery during pregnancy: continuous fetal monitoring using umbilical artery Doppler flow velocity indices. Ann CardAnaesth, 2014, 17(1): 46−51.

[14] Bernal JM, Miralles PJ. Cardiac surgery with cardiopulmonary bypass during pregnancy. Obstet Gynecol

Surg, 1986, 41: 1–6.

[15] Parry AJ, Westaby S. Cardiopulmonary bypass during pregnancy. Ann Thorac Surg, 1996, 61(6): 1865–1869.

[16] Dodd JM, Reid K. Tocolysis for assisting delivery at caesarean section. Cochrane Database Syst Rev, 2006, (4): CD004944.

[17] Mahli A, Izdes S, Coskun D. Cardiac operations during pregnancy: review of factors influencing fetal outcome. Ann Thorac Surg, 2000, 69: 1622–1626.

[18] Kaplan JM, Reich DL, Savino JS. Kaplan's Cardiac Anesthesia. St. Louis, MO: Elsevier, 2011.

[19] Hess OW, Davis CD. Electronic evaluation of the fetal and maternal heart rate during hypothermia in a prcgnant woman. Am J Obstet Gynecol, 1964, 89: 801–807.

[20] Kole SD, Jain SM, Walia A, et al. Cardiopulmonary bypass in pregnancy. Ann Thorac Surg, 1997, 63:915–916.

[21] Champsaur G, Parisot P, Martinot S, et al. Pulsatility improves hemodynamics during fetal bypass. Experimental comparative study of pulsatile versus steady flow. Circulation, 1994, 90(5, Pt 2): 1147–1150.

[22] Vedrinne C, Tronc F, Martinot S, et al. Better preservation of endothelial function and decreased activation of the fetal renin-angiotensin pathway with the use of pulsatile flow during experimental fetal bypass. J Thorac Cardiovasc Surg, 2000, 120: 770–777.

[23] Willcox TW, Stone P, Milsom FP, et al. Cardiopulmonary bypass in pregnancy: possible new role for the intra-aortic balloon pump. J Extra Corpor Technol, 2005,37: 189–191.

[24] Elassy S, Elmidany A, Elbawab H. Urgent cardiac surgery during pregnancy: a continuous challenge. Ann Thorac Surg, 2014, 97: 1624–1629.

[25] Bradley SM, Hanley FL, Jennings RW, et al. Regional blood flows during cardiopulmonary bypass in fetal lambs: thc effect of nitroprusside. Circulation, 1990, 82(Suppl 3):413.

[26] Fenton KN, Heinemann MK, Hickey PR, et al. Inhibition of the fetal stress response improves cardiac output and gas exchange after fetal cardiac bypass.J Thorac Cardiovasc Surg, 1994, 107: 1416–1422.

[27] Galal MO, Jadoon S, Momenah TS. Pulmonary valvuloplasty in a pregnant woman using sole transthoracic echo guidance: technical considerations. Can J Cardiol, 2015, 31:103.e5–103.e7.

[28] Brener MI, Keramati AR. Type B dissection in a pregnant woman managed with peripartum thoracic endovascular aortic repair. Circulation, 2016, 133: e369–e373.

[29] Vinayakumar D, Vinod GV, Madhavan S, et al. Maternal and fetal outcomes in pregnant women undergoing balloon mitral valvotomy for rheumatic mitral stenosis. Indian Heart Journal, 2016, 68: 780–782.

[30] Dawson J, Rodriguez Y, De Marchena E, et al. Aortic balloon valvuloplasty in pregnancy for symptomauc severe aoruc stenosls. Int J Cardiol, 2012, 162(1): e12–e13.

[31] Nwiloh JO, Oduwole AM. Off pump coronary artery bypass surgery for multivessel disease in pregnancy. Ann Thorac Cardiovasc Surg, 2016, 22: 57–59.

（霍 佳 译，钟海星 审）

第 34 章 破坏性行医者

Mohammed M. Minhaj

经典案例和关键问题

62 岁男性患者，既往有明确的肾衰竭、糖尿病、高血压、冠心病及二尖瓣反流病史，拟行冠状动脉旁路移植术备二尖瓣置换术，手术由最近从外部医疗机构聘用的外科医生 X 进行。他被当地一家杂志评为本市“最好的”心脏外科医生，拥有良好的患者转诊基础。由于他是从一个非常具有竞争力的医疗机构招募来的，医院领导层对他重组心脏手术团队的潜力非常期待。

然而，一些护士却在与 X 医生前同事们交谈后表示了对 X 医生的担忧。据说 X 医生虽然技术优异，但却在手术室里表现苛刻。如果任何事情不符合他的标准，他就会对同事喊叫，只有一小组护士和技术人员能常规与他配合工作。

破坏性行医者的定义是什么？在医学界，破坏性行医者或不专业行为者有多常见？

在医院的前几个月， X 医生对所有的工作人员和医生同事都很友好。最初，他只辅助了一些手术，作为外科主治医师主刀进行了两个小手术。在多学科会议和与心脏麻醉团队会面时， X 医生对目前团队的工作也表现出了礼貌和赞赏。

在一次平稳的全麻诱导后，麻醉团队正努力建立中心静脉通路，患者的中心静脉因之前放置的透析导管存在狭窄。最终，只能建立锁骨下静脉通路，并放置了肺动脉导管。外科受训医生对患者消毒、铺单，切皮前 X 医生才“漫步”进入手术室。

破坏性行医者对他人和医疗健康体系有什么影响？

当护士启动手术暂停程序时，X 医生打断她并低声说：“我们不必这么做。患者是来做心脏手术的。不必多说，别再浪费时间了。”

外科受训医生开始切皮了，但还没有给予患者抗生素。因为对青霉素过敏和抗生素抗菌谱的顾虑，你的团队和外科受训医生进行了一些讨论。这是该受训医生到该医院的第一轮轮转，他要求 X 医生到达后与其一起回顾抗生素的抗菌谱。

在让那位受训医生停止操作 1min 后，你和 X 医生一起回顾了本医院对怀疑青霉素过敏患者的抗生素使用方案，并达成共识：静脉注射万古霉素。你还提出了对患者血压不稳和糖尿病的担忧。

是否有发展为破坏性行为的预测因素？

这个手术技术上具有挑战性，该外科受训医生暴露和剥离乳内动脉时非常费力。X 医生对他有时鼓励，但有时也明显地对手术的进度和这位外科受训医生的费力操作表示无奈和沮丧。最后，在放置二尖瓣成形环的过程中，受训医生的手指滑了一下，一针缝线断了。X 医生怒斥并让他离开手术室，言明“他准备好不会杀死患者时再回来”。后来，X 医生大声抱怨器械护士给他递器械的速度太慢了。

其余操作顺利进行。成功脱离体外循环后，X 医生离开了手术室，并感谢了大家的付出。他让护士通知那位外科受训医生回来帮助助理医生关闭胸腔。他离开手术室后，巡回护士和洗手护士交换了一下眼神。当那位外科医生回来时，他避开了与团队中其他成员的眼神接触，并明显表现出不安。

一个遭受了破坏性行为的人有什么资源可用呢？

几天后，首席医疗官通知你讨论一件关于手术室发生的专业事件的匿名投诉。在你与他的谈话中，他描述了发生的事情，并问你是否认同。然后，他问你患者管理是否受到了影响，以及你是否认为X医生应该受到纪律处分。你认为工作环境不是非常理想，个别医生很紧张，而且被中止的术前暂停可能会导致沟通错误，并最终可能会对患者管理产生不利影响。

有哪些可用的措施可帮助破坏性行医者？雇主在处理破坏性行医者时有哪些义务，他们有什么选择？

2周后在X医生的下一次择期手术时，一开始他就说他将被送到“坏男孩集中营”，所以大家都应该松一口气，因为他们的投诉得到了认真的对待。然后，他挖苦道，“我明白为什么这个地方几十年来都没有一个像样的心脏治疗方案了”,在手术暂停时间里,他又要求所有人做到“落针可闻的静默”。虽然手术进展顺利，但医院又接到了另一项关于X医生对医院评论的投诉。

医院领导层与X医生共事过的手术室工作人员进行了面谈，向他们保证正在采取措施解决一些医生的不专业行为，在不泄露机密的情况下，重申他们致力于营造一个合作的、安全的工作环境。几周内，医院对X医生的同事和辅助工作人员进行360度评估、面谈。X医生接受了广泛的管理训练，并回顾了与医院领导层和辅导员的面谈结果。他的专业执业评估（FPPE）将被延长，超过最初常规6个月的期限，若持续被投诉将导致纪律处分，甚至解雇。

不幸的是，X医生仍偶尔表现出破坏性行为，包括对护士、洗手护士及住院医师咆哮。在收到几次关于他行为的投诉之后，医学院暂停了学生在心脏重症监护病房和心脏手术室的轮转。在几名护士和技术人员辞职后,医院告诉X医生,他们正在对他的行为展开另一项正式调查。X医生在调查期间提交了辞呈，医院向国家从业者数据库（NPDB）报告了X医生的相关情况。

医院开始寻找另一位心脏外科主任。

讨　论

医学职业化已经被广泛定义，社论中包含了维持认证、对持续改进及监管的个人责任等要素，而组织则是定义的一部分[1,2]。《美国医学会杂志》（*Journal of the American Medical Association*）于2015年5月出版了一期专刊，专门介绍了医学职业化的不同方面，但并未侧重于破坏性行为[3]。他们的重点是董事会认证、利益冲突、受托责任和不断的自我改进[3]。在麻醉学方面，几十年来David Chestnut一直是麻醉学领域的领军人物。2016年度他在美国麻醉学会聚焦这一主题的年度会议Rovenstine讲座上发表了演讲。他的演讲题目是“在专业之路上”，并在随后公开发表[2,4]。Chestnut医生评论，作为一名领导者，随着时间的推移，他感到自己的同理心下降了，这反映在他与他人沟通或对待他人的方式上[2,4]。他表示，职业化是一种需要持续关注各方面的能力，是科室文化的主要贡献者[4]。

可以说，组织文化是建立在职业化的基础上的，如果没有坚定的承诺来维护一个尊重他人的环境，文化就会受到影响。组织文化的重要性不容小觑，传奇管理专家Peter Drucker对此进行了最好的总结，他评论说，“文化把策略作为早餐”[5]。不幸的是，在医学界，颠覆性行为不仅经常被接受，而且在我们的职业历史和媒体中也经常被美化。电视节目、电影及书籍中的人物表现出了我们大多数人都不会接受的行为，但这些人物也经常被称为“才华横溢”，造成了一种悖论，在这种矛盾中，才华横溢和不专业这两个特征经常被联系在一起。

在我们自己的职业史上，社论评论说，贬低培训学习人员的目的是为了成就更强大的临床医生[6]。曾经受到赞扬的行为现在变得不可接受，这一事实对医院领导者和管理人员来说是一个挑战。美国医师高管学会（ACPE）对其成员进行了调查，发现绝大多数（>90%）的成员遇到过医生的破坏性行为，并在处理这个问题上举步维艰[7]。尽管有文献表明，破坏性行为者仅占医生总数的 3%~5%，但这仍然是事实[8]。最常见的破坏性行为包括公开的言语辱骂和与肢体语言有关的被动攻击行为或忽视安全预防措施。表 34.1 是常见行为的列表。

美国医师学会（AMA）和联合委员会已经描述了识别和解决破坏性行为的重要性。美国医师学会通过其关于破坏性行为的医德守则发表了一份声明，声明说指出，“医生有责任解决个别医生行为破坏性的情况，即可能对患者管理产生负面影响的话语或行为，包括干扰个人与医疗团队其他成员合作的能力的行为，或干扰其他人与某医生合作的行为[9]。”这份声明鼓励医生在看到破坏性行为时直言不讳，但也区分出来，即“为了改善患者病情管理而提出的善意批评不应被解释为破坏性行为”[9]。不幸的是，一些行为者利用后一种说法来保护破坏性行为，而且很容易混淆这一界限。与 AMA 类似，联合委员会在 2009 年发布了一则“哨兵事件警报”，规定了破坏行为可威胁患者的安全，因为它们助长了医疗差错的发生[10]。该预警鼓励医疗保健机构在这一领域采取“零容忍”政策，以促进最好的患者管理和员工的士气。

表 34.1　经常遇到的破坏性行为事件

叫喊
令人紧张不安的姿势、言语
居高临下的语言、贬低的评论或公开羞辱
不恰当的批评
报复
被动攻击性行为（不回复传呼、拒绝回答问题、对个人视若无睹等）

多项研究中描述了破坏性行为所致的医疗差错和患者预后的联系，这些都是与破坏性行为相关的一系列潜在后果（表 34.2）[11-14]。Rosenstein 对围手术期环境进行了一项调查研究，发现大多数受访者，无论他们是护士、医生还是团队的其他人院，都证明目睹了团队其他成员的破坏性行为。这些行为对包括团队活力、绩效及团队成员之间的沟通等方面产生了负面影响[12]。

一项产科的随访研究得到了更令人震惊的结果[15]。与围手术期研究相似，大多数受访者报告目睹或成为破坏性行为的受害者，但这些破坏行为因行为者的不同而有所不同。医生可能更多地表现为公开的行为（如大喊大叫），而护士更多表现被动攻击性行为[15]。这些行为与压力、注意力分散及沟通恶化有关，大多数受访者认为它们通过促成或直接导致差错而对患者管理产生不利影响[15]。

Cochran 和 Elder 表明，与之前的研究类似，外科主治医师的破坏性行为影响了下属人员，增加了医疗差错，并使学习环境恶化。他们还评论说，外科医生和程序主义者被过多地认为是破坏性的[14]。有趣的是，他们还报告认为这些行为降低了受访者对外科医生的尊重，降低了医科学生对追求外科职业生涯的兴趣[14]。从教育和团队合作的角度来看，粗鲁或破坏性行为已被证明会降低医疗团队的表现，并对学习产生负面影响，即使是在习惯于合作的团队中也是如此[16,17]。事实上，即使经常在高强度状态下运作良好的团队，引入“粗鲁的”陌生人也会对

表 34.2　破坏性行为 / 行为者的潜在后果

用药差错
术后并发症 / 住院时间增加
减少员工留任
责任诉讼
员工士气低落，压力和倦怠感增加，情绪低落等
患者满意度下降 / 患者投诉增加
这种破坏性行为使医学生对亚专科的兴趣下降

模拟情景中团队合作、沟通及患者管理质量产生明显的不利影响[16,17]。

破坏性行为者对他们的同事和机构的影响也是需要关注的。据报道，如果容许破坏性行为者继续受聘而不承担任何后果，则会对其他员工的士气造成负面影响[18]。这对医疗机构的启示更大。据估计，12% 的工作人员因破坏性行为离开医院，70% 的医生每月会上报目睹不良行为（10% 医生会每天报告），7% 的用药差错可能归因于破坏性行为[8]。在一家拥有 400 个床位的医院，破坏性行为的成本估计为每年 100 万美元，主要与工作人员更替及用药和医疗行为差错有关，不包括与这些不良事件相关的诉讼[19]。在 ACPE 报告中，大量调查问卷还指出收到了因非专业医疗行为引起的患者投诉[8]。Vanderbilt 小组的数据也支持了这一点，这些数据将并发症和潜在的医疗事故索赔与非专业行为联系起来[20]。

对于医疗机构来说，不解决员工对破坏性行为的担忧也会使他们处于一个充满敌意的工作环境中。这种情况下的个人和机构已被成功起诉[21]。破坏性行为被描述为霸凌行为[21]。鉴于主流媒体对霸凌行为的关注，以及霸凌行为与抑郁、暴力及自杀的关系，这种联系着实令人担忧。

在医学生中，抑郁症和职场贬低之间的联系已经确立[22]。2006 年发表的一篇里程碑式的文章中，大多数医学生报告提到，他们在实习轮转期间受到住院医师或带教老师的贬低。经历过这种行为的医学生患抑郁症的风险增加，职业选择满意度也降低[22]。最近，一份医学生和住院医师的请愿书要求美国医师协会和医学研究生教育认证委员会的管理机构解决导致医学生 / 住院医师自杀的“虐待文化”的“去人性化”医学教育问题[23]。与普通人群相比，医生患抑郁症和自杀的风险更高，这一现象在新近受到了更多关注[24-26]。虽然在工作场所经历破坏性行为与自杀之间没有因果联系，但表现出的抑郁症状、工作压力与自杀之间的联系是很难忽视的。如果破坏性行为在这些症状的发展或进程中起到了任何作用，那么解决不专业的行为者就变得更加重要。

与破坏性行为和行为者打交道是具有挑战性的。有效处理与这些人沟通的障碍已经被很好地描述过了，包括“沉默守则”、财务压力（特别是表现显著的人）、上报机制和程序的不到位及利益冲突[27]。如前所述，其中一些破坏性行为者是专业技术非常优秀的临床医生之一，拥有很大的患者转诊量，或者拥有一支优秀的合作团队。他们经常打着关心患者或想要改善制度的幌子使自己的行为正当化。然而，他们没有认识到，文献中明确指出，这些行为在增加医疗差错，减少沟通、团队合作和工作效率等方面的作用恰恰相反，对员工也造成不利的影响。

医生和医院领导不仅应该对破坏性行为实行零容忍政策，而且应该向员工展现他们期望的行为模式，树立榜样。产生高效、专业的工作环境的原则可以归结为以下两点：

① 创建大家期望的文化并起模范带头作用。

② 不要聘用具有破坏性行为的人。

关于文化，John Tetzlaff 为麻醉医生撰写了一篇关于职业精神的社论，他提倡创造和维护适当的文化[28]。David Chestnight 表明，职业精神的主要特征包括人文主义、友善、利他主义及自我意识[2]。

破坏性行为者是可以预测的。Papadakis 及其同事发表了一篇开创性的论文，审查了受到州委员会纪律处分的医生的医学院记录[29]。他们发现，与其他类似专业未受纪律处分的医生相比，受到州医疗委员会处罚的医生在医学院期间发生非专业事件的风险要高得多。在一项对 60 000 多名内科住院医师进行的后续研究中，那些收到州医学委员会处分的人在随后的培训期间专业能力得分明显较低[30]。

R. Sutton 医生在他里程碑式的著作《不做蠢事的规则》（*The No Asshole Rule*）中，描述了他所在的学术部门如何拒绝聘用被认为具有破坏性行为的人[31]。在这本书和《哈佛商业评论》（*Harvard Business Review*）上的文章中，他描述了这些人在工作中表现出的常见行为（“The Dirty Dozen”），并强调为保持最佳的组织文化应该不惜一切代价杜绝这些行为。他建议，即使已经有了破坏性行为者，也不应该迎合他们，因为这会给其他人带来不正当的激励，而且永远不应该给这些人提供领导职位，因为他们会倾向于招聘有类似行为的人[31]。

然而，组织机构特别是医疗保健机构，将很可能不得不与破坏性行为者打交道。有几个项目和文章描述了关于恢复或摆脱破坏性行为者的有效方法（表 34.3）[32–34]。一般而言，组织机构需要有明确的政策、监督委员会及能在适当的时候提供咨询或指导的内部 / 外部资源。Hickson 描述了一种金字塔方法，根据破坏性行为的严重程度或重复性，干预措施可以从非正式的同伴咨询（“一杯咖啡”）到采取的纪律处分不等[32]。在我们的机构，有一个专业委员会（该委员以首字母缩写的形式出现），由来自不同专业的中、高级教员组成，负责审查所有专业人员的投诉，然后根据 Hickson/Vanderbilt 模式提供不同程度的干预措施。依据针对任何个人的行动严重程度或投诉事件的数量，逐级上报科室负责人、主任或医务人员管理机构。风险管理、法律部门积极参与委员会的治理，以确保采取的所有措施都遵循政策、法规。

Ⅰ级违规指孤立的事件（例如，对护士大喊大叫），根据我们的经验，这些违规通常在与委员会成员初次会面后得到解决。这些医生中的大多数都不会被再次投诉或有更严重的投诉。

Ⅱ级违规指个人被反复投诉或有严重的独立事件。通常在这些情况下，需要部门的主任 / 主席参与，并在行为者的雇佣档案中做正式的标注。也可能采取纪律处分，但如果采取纪律处分，则需要向 NPDB 报告[35]。

Ⅲ级违规是指特别恶劣的事件或顽固不化的个人的重复某种行为模式。这些情况需要主席、法律援助，还可能需要医院领导层参与决定，因为可能涉及有关提供者特权的决策。

除了内部机制，医疗保健机构还可以得益于该领域的外部专家。有一些公开可用的方案，旨在为有破坏性行为的医疗保健从业者提供咨询和康复服务[36, 37]。接触这些人及使其改过的过程，也有助于我们了解可能触发这些行为的因素。通常，个人或职业压力、对医疗体系的不满或其他一些因素都会导致不良行为。然而不应该把它们当作借口，识别、解决及改进体制问题是合理的，与此同时又不能纵容这些行为，这对医疗机构的领导者来说是一个挑战。一个旨在干预破坏性行医者的理论模型旨在识别与个体人格、动机及灵魂相关的因素[34]。目标是拥有和模拟“建设性冲突”，并雇用具有与这三点相关的积极特征的个人。

不幸的是，尽管进行了最好的干预，一些人仍然有破坏性的行为。在这些情况下，唯一的办法是禁止破坏性行为者的权限。这增加了针对医院的诉讼，并需要向 NPDB 上报。这些可能导致组织机构不愿采取这一步措施。然而，法院已经认可，破坏性行为是终止、拒绝其临床权限的合法理由，并在这些问题上服从医院的内部审查程序[18]。破坏性行为者不能通过《美国残疾人法》寻求庇护，因为该法案规定不会为破坏性行为提供保护。

表 34.3　破坏性行为 / 行为者的处理机制

用明确的政策定义零容忍的文化
提高认知度和警觉性，包括建立一个易于使用且可以匿名的上报系统
建立一个允许同事咨询的专业委员会
建立预防机制
确定内部和外部资源适当地进行培训

结　论

Desmond Tutu 曾说过，“不要提高嗓门，要加强你的论点”。不幸的是，医学史上经常称赞破坏性行为者。但是在过去 20 年，越来越多的数据显示这些破坏性行为者和破坏性行为导致了团队合作和沟通的减少、员工签约率的降低、医疗差错的增加，并影响了患者的护理。医疗保健机构需要创建和塑造一种文化，既促进建设性的冲突和批评，又不会被诋毁为破坏性行为。通过创建以问题为中心的政策，明确处理破坏性行为或行为者，并酌情利用内、外部资源，就有可能创建出一个所有人都愿意促进的更优化的职场文化建设体系。

复习题

1. 在以下专业中，哪一个最不可能出现破坏性行为者?
   A. 外科
   B. 产科 / 妇科
   C. 儿科
   D. 介入放射科
2. 预估在医学上有破坏性行为的医生所占的百分比是多少?
   A. 1%~2%
   B. 3%~5%
   C. 6%~8%
   D. 10%~12%
3. 上报目睹过医疗过程中的破坏性行为的医生比例为多少?
   A. 10%
   B. 33%
   C. 50%
   D. 90%
4. 以下哪种行为被认为是被动攻击型的破坏性行为?
   A. 大喊大叫
   B. 扔器械
   C. 贬低
   D. 无视他人
5. 美国医师学会关于破坏性行为的声明是什么?
   A. 所有批判都是破坏性行为
   B. 破坏性行为只能是身体上的
   C. 破坏性行为不利于患者的管理
   D. 医生不会是破坏性行为者
6. 以下哪项与破坏性行为无关？
   A. 增加员工的失误
   B. 降低员工士气
   C. 用药差错
   D. 增加交流
7. 以下哪项是外科医生破坏性行为的结果？
   A. 提高了团队协作能力
   B. 降低了学生对外科专业的兴趣
   C. 改善了患者的预后
   D. 降低了员工的流失率
8. 以下哪些不是由破坏性行为引起的?
   A. 患者投诉
   B. 个人诉讼
   C. 提高了手术室的工作效率
   D. 增加员工流失率
9. 在一家有 400 张床位的医院里，预计每年与破坏性行为相关的间接成本是多少？
   A. $250 000
   B. $500 000
   C. $1 000 000
   D. $2 000 000
10. 如果破坏性行为者的权限因其破坏性行为的调查而终止，则必须上报到国家从业者数据库。
   A. 对
   B. 错

答　案

1. C。 2. B。 3. D。 4. D。 5. C。 6. D。 7. B。 8. C。 9. C。 10. A。

参考文献

[1] Bauchner H, Fontanarosa PB, Thompson AE. Professionalism, governance, and self-regulation of medicine. JAMA, 2015, 313(18): 1831–1836.

[2] Chestnut DH. On the road to professionalism. Anesthesiology, 2017, 126(5):780–786.

[3] Bauchner H, Fontanarosa PB. Professionalism and governance. JAM A, 2015, 313(18).

[4] Chestnut D. Emery A. Rovenstine lecture: on the road to professionalism[2018-5-5]. https://education.asahq.org/totara/mod/pagc/view. php?id=11476. Last modified December 12, 2016.

[5] AZ Quotes. Peter Drucker quotes[2018-5-6]. http://www, azquotes.com/author/4147-Peter_Drucker.

[6] Parasuraman D. Belittlement and harassment ofmedical students: the roots of education are bitter but the fruits are sweet. BMJ (Clinical research ed), 2006, 333(7574):920.

[7] Weber DO. Poll results: doctors' disruptive behavior disturbs physician leaders. Physician executive, 2004, 30(5):6–14.

[8] MacDonald O. Disruptive physician behavior[2018-5-12] http://www. quantiamd.com/q-qcp/Disruptive_ Physician_ Behavior.pdf. Published May 15,2011.

[9] American Medical Association. Physicians with disruptive behavior[2018-5-11]. https://www, ama-assn.org/delivering-care/physicians-disruptivebehavior.

[10] Joint Commission. Sentinel event alert, issue 40: behaviors that undermine a culture of safety[2018-5-2]. https://www.jointcommission.org/ sentinel_event_alert_ issue 40 behaviors_that_undermine a culture of safety/. Published July 9, 2008.

[11] Rosenstein AH, O'Daniel M. Disruptive behavior and clinical outcomes: perceptions of nurses and physicians. The American Journal of Nursing, 2005, 105(1): 54–64; quiz 64–65.

[12] Rosenstein AH, O'Daniel M. Impact and implications of disruptive behavior in the perioperative arena. Journal of the American College of Surgeons, 2006, 203(1):96–105.

[13] Rosenstein AH, Russell H, Lauve R. Disruptive physician behavior contributes to nursing shortage. Study links bad behavior by doctors to nurses leaving the profession. Physician Executive, 2002, 28(6):8–11.

[14] Cochran A, Elder WB. Effects of disruptive surgeon behavior in the operating room. American Journal of Surgery, 2015, 209(1): 65–70.

[15] Rosenstein AH. Managing disruptive behaviors in the health care setting: focus on obstetrics services. American Journal of Obstetrics and Gynecology, 2011, 204(3): 187–192.

[16] Riskin A, Erez A, Foulk TA, et al. The impact of rudeness on medical teanl performance: a randomized trial. Pediatrics, 2015, 136(3):487–495.

[17] Riskin A, Erez A, Foulk TA, et al. Rudeness and medical team performance. Pediatrics, 2017,139(2). pii:e20162305, DOI:10.1542/ peds.2016–2305.

[18] Grogan MJ, Knechtges P. The disruptive physician: a legal perspective. Academic Radiology, 2013, 20(9): 1069–1073.

[19] Rawson JV, Thompson N, Sostre G, et al. The cost of disruptive and unprofessional behaviors in health care. Academic Radiology, 2013, 20(9): 1074–1076.

[20] Cooper WO, Guillamondegui O, Hines OJ, et al. Use of unsolicited patient observations to identify surgeons with increased risk for postoperative complications. JAMA Surgery, 2017, 152(6):522–529.

[21] Martin WF. Is your hospital safe? Disruptive behavior and workplace bullying. Hospital Topies, 2008, 86(3):21–28.

[22] Frank E, Carrera JS, Stratton T, et al. Experiences of belittlement and harassment and their correlates among medical students in the United States: longitudinal survey. BMJ (Clinical Research Ed.), 2006, 333(7570):682.

[23] Maltz A, Wible P. Demand AAMC and ACGME put an end to medical student and resident suicide [Petition][2016-12-2]. https://www. thepetitionsite.com/869/066/029/demand-aamc-and-acgme-putan-end-to-medical-student-and-resident-suicide/. Published 2016.

[24] Ecldeberry-Hunt J, Lick D. Physician depression and suicide: a shared responsibility. Teaching and Learning in Medicine, 2015, 27(3):341–345.

[25] Ungerleider N. The hidden epidemic of doctor suicides[2018-6-1]. https:// www. fastcompany, com/3056015/the-hidden-epidemic-of-doctorsuicides. Published February 4, 2016.

[26] Graham J. Why are doctors plagued by depression and suicide? A crisis comes into focus. https://www, stamews.com/2016/07/21/ depression-suicide-physicians/. Published July 21, 2016.

[27] Rosenstein AH. Physician disruptive behaviors: Five year progress report. World Journal of Clinical Cases, 2015, 3(11):930–934.

[28] Tetzlaff JE. Professionalism in anesthesiology: "what is it ?" or "i know it when I sec it." Anesthesiology, 2009, 110(4):700–702.

[29] Papadakis MA, Teherani A, Banach MA, et al. Disciplinary action by medical boards and prior behavior in medical school. The New England Journal of Medicine, 2005, 353(25):2673–2682.

[30] Papadakis MA, Arnold GK, Blank LL, et al. Performance during internal medicine residency training and subsequent disciplinary action by state licensing boards.

Annals of Internal Medicine, 2008, 148(11):869–876.

[31] Sutton R. The No-Asshole Rule: Building a Civilized Workplace and Surviving One That Isn't. New York, NY: Business Plus, 2010.

[32] Hickson GB, Pichert JW, Webb LE, et al. A complementary approach to promoting professionalism: identifying, measuring, and addressing unprofessional behaviors. Academic Medicine, 2007, 82(11): 1040–1048.

[33] Swiggart WH, Dewey CM, Hickson GB, et al. A plan for identification, treatment, and remediation of disruptive behaviors in physicians. Frontiers of Health Services Management, 2009, 25(4):3–11.

[34] Piper LE. A theoretical model to address organizational human conflict and disruptive behavior in health care organizations. The Health Care Manager, 2006, 25(4):315–320.

[35] National Practitioner Data Bank. Is it reportable. Archive[2018-4-28]. https:// www. npdb.hrsa.gov/helpCenter/reportable.jsp.

[36] Vanderbilt Health. Vanderbilt comprehensive assessment program[2018-1-25]. https://www.vanderbilthealth.com/v-cap/.

[37] LifeWings ®. Home page[2018-1-26]. https://www.saferpatients.com.

（崔园园 译，钟海星 雷 翀 审）

第 35 章 心脏创伤患者的评估与麻醉管理

Daniel Smith, Eric Ness, Amanda M. Kleiman

典型案例和关键问题

一名健康的 36 岁女性，胸部有一处自己造成的枪伤，通过急救医疗服务入院。最初发现时患者无生命体征，在现场启动心肺复苏（CPR），并进行快速序贯气管内插管。患者脉搏微弱，被送到急诊科。

创伤患者的诱导目标是什么？插管和正压通气对创伤患者的潜在作用是什么，这些效应在胸部创伤患者中有变化吗？

患者入急诊科时脉搏微弱，血流动力学不稳定。初步检查显示胸骨外侧有一个单一的穿入伤口，无明显的穿出伤口。复苏工作继续进行，给予 4U 的浓缩红细胞（PRBC）和 1L 的乳酸林格液；然而，患者仍表现为低血压。在股动静脉建立动脉和中心静脉通路，并在双上肢开放大口径外周静脉。由于严重的血流动力学不稳定和心脏压塞的顾虑，患者入手术室进行紧急探查手术。

就诊时无脉搏 /CODING（代码）对创伤患者的发病率和死亡率有什么影响？哪些临床症状表明外伤后心脏受累？对创伤患者的快速评估使用什么影像学方法最有用？外伤时，哪些附加检查可用于评估心脏损伤？胸部穿透伤或钝挫伤可发生哪些类型的心脏损伤？

在手术室，患者症状提示可能存在休克和血管麻痹 / 全身血管阻力降低，组织灌注减少，麻醉团队启用去甲肾上腺素开始血管活性支持。给予患者 2mg 咪达唑仑、60mg 氯胺酮。用呼气末 0.6% 七氟醚维持麻醉。放置经食道超声心动图（TEE）探头，初步显示心包大量积液，伴有弥漫性心室运动减退。考虑到 TEE 显示严重的左心室运动减退，给予患者肾上腺素输注进行正性肌力支持。为测量麻醉深度，放置了双谱指数（BIS）监测。为了保持常温，使用液体加温器和加温毯。

创伤患者常见的血流动力学紊乱是什么？疑似心脏创伤的患者如何进行麻醉诱导？血流动力学目标是什么？疑似心脏压塞的患者 TEE 检查发现有什么？为什么体温调节在创伤，特别是心脏创伤中起重要作用？

创伤外科团队进行了紧急开胸手术，发现了大量血胸。在进一步的探查中，患者被发现有继发于右心室撕裂伤的心包积液，严重影响血流动力学。心脏外科团队紧急会诊，以进行右心室损伤的一期手术修复。打开心包，在右心室裂伤处放置一个球囊止血。此时患者脉搏停止。在最初尝试心肺复苏，包括给予药物治疗后，患者自主循环恢复，并继续手术。

心脏压塞的病理生理特征是什么，心脏压塞患者的典型诊断征象是什么？

此时，心脏外科团队放置了动静脉插管，建立体外循环（CPB）。在体外循环辅助下修复了右心室撕裂伤。对纵隔的其余部分进行了探查，未发现其他心肺损伤。弹道从右心室的顶端穿出通过膈肌进入腹部。在手术探查过程中，心脏灌注团队注意到回路储液罐的容量明显减少，需要额外输注5U的PRBC和3L晶体液。外科团队寻找出血源，发现在他们集中精力处理心脏损伤时患者腹部已经膨隆。创伤外科团队进行了剖腹探查，发现患者的脾和胃已经发生损伤，随实施了脾切除和胃损伤修复术。

心脏创伤患者应如何进行液体管理？潜在的射血分数降低如何改变你在创伤中的液体管理？

在此期间，患者血流动力学持续不稳定，需要增加血管活性药物，将去甲肾上腺素和肾上腺素增加到30μg/min。开始输注升压素，最终滴定到0.08U/min。需要继续输血，总共再输入6U PRBC、4U新鲜冰冻血浆（FFP）、2U冷沉淀、2U血小板。患者凝血功能障碍加重，出现弥漫性非手术性出血。根据院内大量输血流程治疗患者，每15min给予5U PRBC、5U FFP、一袋血小板及冷沉淀。为了根据患者需要给予相应的血制品，检测了旋转血栓弹力图（ROTEM）（图35.1）。血栓弹力图结果显示基本无凝血功能，内源性凝血途径旋转式血栓弹力仪检测

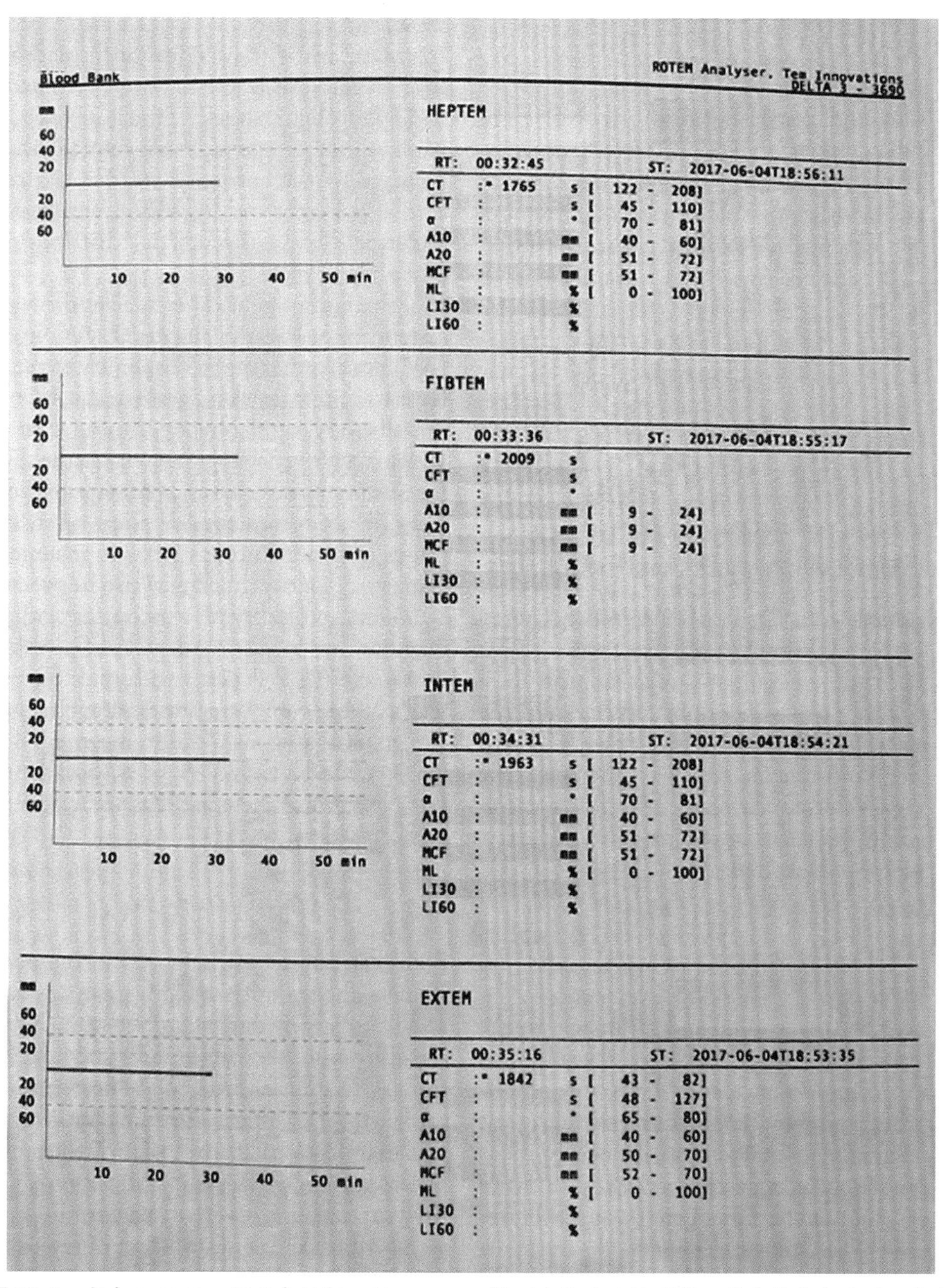

图35.1 术中ROTEM显示在任何一项ROTEM监测中均无血块形成，所有检查都呈现一条直线

（INTEM）、外源性凝血途径旋转式血栓弹力仪检测（EXTEM）、纤维蛋白原功能性旋转式血栓弹力仪检测（FIBTEM）、肝素酶对比旋转式血栓弹力仪检测（HEPTEM）结果都呈直线，所有凝血时间延长（f）。在接下来的 1h 内输入 10U FFP、5U 冷沉淀及 4U 血小板。

ROTEM 在创伤中的作用是什么？对于该患者，什么样的危险因素可能导致凝血功能障碍？

脾切除和胃损伤修复完成后，决定转换体外膜式氧合（ECMO）对患者进行支持，以使心肌恢复。为了治疗持续的难治性凝血功能障碍，在向 ECMO 过渡期间给予Ⅶ因子。

ECMO 在心脏创伤患者中的作用是什么？重组Ⅶ因子的适应证和禁忌证是什么？给予患者重组Ⅶ因子的并发症是什么？在体外循环或 ECMO 体外循环中给予患者重组因子Ⅶ的关注点是什么？

几分钟后，发现 ECMO 回路有血栓，灌注团队无法向患者输送流量。更换回路，部分闭合胸部切口，伤口放置负压引流后，患者被送往重症监护病房（ICU）接受进一步治疗。然而，到达 ICU 后，ECMO 回路再次出现血栓。由于无法维持 ECMO 回路，医生决定撤除 ECMO 支持，患者很快死亡。

讨 论

患者因钝挫伤或穿透伤后在医院就诊，并最终到达手术室或其他诊疗单元时，不能只关注明显的损伤。彻底检查的重点是排除需要紧急干预的创伤，特别是那些可能无法立即识别的创伤，这是至关重要的。创伤造成的心肌损伤，可能是穿透性或钝挫性，导致一系列的病理异常，从心律失常到心力衰竭。30% 胸部钝挫伤患者发生心脏创伤[1]。所有麻醉科医生、重症监护医生及创伤后最初几小时为患者提供治疗医护人员，早期认识和了解心脏创伤的病理生理学是必不可少的。本章主要介绍心脏创伤患者的诊断和麻醉处理，包括心脏压塞。

穿透性心脏损伤

穿透性心脏损伤最常见于枪伤或刺伤后，但也可见于汽车或其他高速事故[2]。任何高速推进的物体都可穿透胸腔（包括心脏），导致多发损伤，最常见的是心室或心房破裂[3]。其他损伤包括瓣膜相关结构、冠状动脉、心包或主动脉的损伤，包括创伤性主动脉横断或夹层[4]。穿透性心脏损伤可导致严重出血、血胸及低血容量性休克。如果损伤局限在心包内，心脏压塞可导致阻塞性休克。冠状动脉损伤与心肌缺血和梗死相关，导致动脉分布区域的室壁运动异常，并可能导致急性心力衰竭。

穿透性损伤也会损伤传导系统，包括窦房结（SA）、房室（AV）结或房室束。传导系统损伤导致心输出量急剧下降，全身和心脏灌注不足，并伴有终末器官损伤。胸部穿透伤患者也有气胸和脊髓损伤的风险，在确定低血压原因时必须考虑到这一点，因为张力性气胸和神经源性血管扩张性休克也可能存在。

由于严重程度不同，穿透性心脏损伤的总死亡率很难量化，但范围在 21.9%~67%[5-8]。多发性损伤患者及就诊时无脉 / 抢救的患者预后最差[6,8]。穿透性心脏损伤的平均年龄为 23.6~30.5 岁，多见于男性。幸运的是，这些患者中的大多数相对健康，很少有合并症。

钝挫性心脏损伤

钝挫性心脏损伤比穿透性损伤更常见。大多数钝挫伤是由于机动车事故造成的，主要是由于与方向盘的碰撞，但也可能在被袭击和摔倒后发生。胸部钝挫伤可将外力传递到心脏，导致闭合性胸部心脏损伤，不幸的是，第一次检查并不总是能被发现。这种力的传导可导致心肌挫伤、室壁破裂、瓣膜破裂、冠状动脉破裂及升主动脉和主动脉弓的严重损伤[9]。对于以钝性胸部创伤就诊的低血压患者应高度怀疑严重心脏损伤。

当心脏被压缩在椎体和胸骨之间时，胸骨钝挫损伤可导致主动脉瓣和二尖瓣或心室壁受损，导致心内压升高。如果发生于等容收缩期，心室内压力可升高至320mmHg以上，导致心室壁、室间隔、二尖瓣或主动脉瓣破裂[10]。心室壁破裂的严重程度从缓慢渗漏到快速出血发生压塞。如果心室壁破裂太严重，可能会立即死亡。急性瓣膜损伤严重程度差异相似，从轻度和无症状到严重急性心力衰竭需要紧急瓣膜成形术。因为左心室压力较高，主动脉瓣和二尖瓣比三尖瓣和肺动脉瓣更容易破裂。创伤性冠状动脉剥离或破裂可通过同样的机制发生，并呈现缺血或梗死的症状和体征[11]。

心肌挫伤是钝性挫伤最常见的心脏损伤之一[12]。心肌挫伤或瘀伤在组织学上表现为心肌纤维间的细胞水肿和出血，可导致细胞坏死。由于右心室位于胸骨后方，所以发生心肌挫伤的风险最大。心肌挫伤临床表现多样，从心电图（ECG）异常到大面积心肌功能障碍，导致收缩功能减弱和心输出量降低。心律失常常见，包括T波倒置、ST段抬高/压低、心动过速、心脏传导阻滞、室性心动过速或心室颤动[13]。室壁运动异常可由超声心动图检测，心肌生物标记物的升高经常发生，尽管这对心肌缺血缺乏敏感性和特异性[14]。

心脏创伤的诊断

心脏创伤的快速诊断至关重要，因为需要早期干预。其诊断主要基于损伤机制和患者的血流动力学状态。确定机动车事故中的损伤程度及患者在车内的位置对钝性心脏损伤的识别具有重要意义[15]。穿透性损伤可能明显，但也可能单凭体格检查也很难识别。应检查伤口的出入口，并应考虑枪支口径或刀型和长度的所有情况。任何血流动力学不稳定且具有相应损伤机制的患者，在未被排除之前，应怀疑有心脏创伤，初步检查应寻找任何心功能不全和急性心力衰竭的迹象，如颈静脉扩张、肺充血及远端水肿[16]。

快速成像对于鉴别疑似存在心脏创伤的创伤患者不同类型的休克至关重要。对于心脏损伤的评估，聚焦心脏超声（FOCUS）已被开发用于对出现症状患者进行快速评估[17]。FOCUS是心脏创伤患者评估的关键部分，作为创伤超声聚焦评估（FAST）的一部分纳入美国创伤生命支持培训和创伤治疗流程。FOCUS作为FAST的一部分被认为是大的创伤中心创伤患者评估的标准治疗。FOCUS/ FAST检查用于需要紧急开胸或剖腹手术的患者中，通过减少诊断和治疗创伤性心脏、胸部损伤所需的时间，改善了钝挫伤和穿透伤患者的预后[18-21]。

FOCUS包括评估心室相对大小、全心功能、心室扩大或破裂、患者容量状况，以及心包积液和心脏压塞[18]。FOCUS对心包积液/心脏压塞的诊断具有较高的敏感性和特异性[19, 20]。外伤性心脏挫伤可通过室壁运动异常和收缩力降低来诊断；然而，这在许多情况下缺乏敏感性和特异性，必须通过更全面的超声心动图检查来证实。右心房压可反映中心静脉压（CVP），可通过测定呼吸周期中IVC的大小和塌陷率来估计。在吸气相发生呼吸性塌陷可迅速识别低血容量患者，以便迅速复苏[22]。此外，FOCUS可用于紧急有创操作，包括心包穿刺，评估经静脉起搏器放置位置[17]。FOCUS应根据临床情况进行调整，但通常包括5个基本视图，如表35.1和图35.2所示。

麻醉医生和其他接受过高级超声心动图培训的人员，除进行FOCUS检查外，还可进行心内压、瓣膜病理学及舒张功能等血流动力学评估[17]。TEE对心脏功能的综合评估更为准确，但要求患者镇静，并且经常插管。此外，由于面部、口腔或颈椎受到创伤，TEE可能很困难，甚至是禁忌证，必须权衡风险与更彻底检查的益处[23]。

胸片通常是创伤的一线影像学检查方法，但不幸的是，胸片对心脏创伤的敏感性和特异性较

表 35.1 FOCUS 超声心动图视图

视野	探头方向	可视结构	评估内容
胸骨旁长轴	左胸骨旁第 3 或第 4 肋间隙；标记点向右肩（11 点方向）	LV、LA、MV、AV、主动脉根部	LV 大小、功能、穿孔；MV/AV 瓣膜异常；左胸腔积液；心包积液；主动脉夹层
胸骨旁短轴	左胸骨旁缘第 3 或第 4 肋间隙；标记点向左肩（2 点钟方向）；朝向左心尖倾斜或向下滑动	LV、RV、乳头肌	LV 大小、功能、室壁厚度、穿孔；RV 大小、功能；心包积液
心尖四腔	锁骨中线第 4 或第 5 肋间隙或心尖冲动点；标记点向左（3 点钟方向）	LA、LV、RA、RV、MV、TV	LV 大小、功能，动脉瘤；RV 大小、功能，起搏导线放置；心包积液；室间隔缺损
肋下四腔	腹部的剑突下区域；探头放平下压向患者右侧轻微倾斜；标记点向左（3 点方向）	LA、LV、RA、RV、MV、TV、肝脏	LV 大小、功能；RV 大小、功能；心脏运动；心包积液；起搏导线
肋下下腔静脉	腹部的剑突下区；患者左侧倾斜；标记点指向头部（12 点）	IVC、肝脏、RV、肝静脉	IVC 大小（正常 <2.1cm），IVC 大小随呼吸变化

AV：主动脉瓣；IVC：下腔静脉；LA：左心房；LV：左心室；MV：二尖瓣；RA：右心房；RV：右心室；TV：三尖瓣

低。胸片有助于胸骨骨折的诊断和评估，胸骨骨折可以刺穿右心室，在有“球状”或“水瓶”心包的情况下可能有助于诊断心脏压塞。胸部 X 线检查也有助于发现气胸和纵隔增宽，提示创伤性主动脉夹层。计算机断层扫描（CT）和 CT 血管造影对发现心脏压塞和主动脉结构损伤具有更高的敏感性和特异性，但其便携性较差，可能无法对不稳定患者进行评估。

心电图可用于由心肌挫伤引起的心律失常，以及检测创伤导致的心肌缺血或梗死 [24]。心肌梗死的传统实验室标记物，包括肌钙蛋白和肌酸激酶 -MB（CK-MB），可能因肌肉损伤和急性肾功能不全而虚高 [14]。幸运的是，在顽固性低血压患者，可结合 ECG 改变、升高的生物标记物、经胸超声心动图（TTE）或 TEE 及创伤机制提示心脏创伤进行诊断，灵敏度接近 100%[14]。

复苏性开胸

在钝挫性或穿透性胸部创伤后进入急诊室（ER）的患者，就诊时出现心脏骤停或抵达后发生骤停，可以进行复苏性开胸手术，以恢复心输出量 [25]。复苏性或“ER 开胸手术”旨在控制出血，缓解压塞，修复任何损伤，为开放性心脏按压提供入路，并在降段胸部损伤时控制主动脉。回顾性分析 10 238 例接受复苏性开胸手术的穿透性胸外伤患者，其生存率为 21.3%，如就诊时可测出生命体征，11.7% 的患者神经功能完全恢复 [26]。若患者出现心脏骤停，上述比例分别降至 8.3% 和 3.9%。接受开胸手术的钝挫伤预后更差。在一项对 1369 例接受复苏性开胸手术的钝性胸腹部损伤患者的研究中，只有 1.5% 的患者存活，但神经功能恢复良好 [27]。ER 开胸手术对有可测量生命体征的穿透性损伤患者尤其有益，但这种益处并非毫无风险。由于手术的敏锐性和速度对患者和手术医生来说都是必需的，因此有很高的意外伤害风险。与类似的择期手术相比，针扎、患者肋骨撕裂及手术器械刺穿的风险更高。此外，体液飞溅伤害的风险特别高。应权衡复苏性开胸手术的潜在益处和对患者和术者的潜在风险 [25]。

麻醉管理

心脏创伤患者的麻醉管理针对修复心脏结构手术或治疗完全不同损伤的手术。正确的术前评估对于了解患者的心肌功能、瓣膜功能及其他损伤，包括心脏压塞的存在是必要的；但是，鉴于

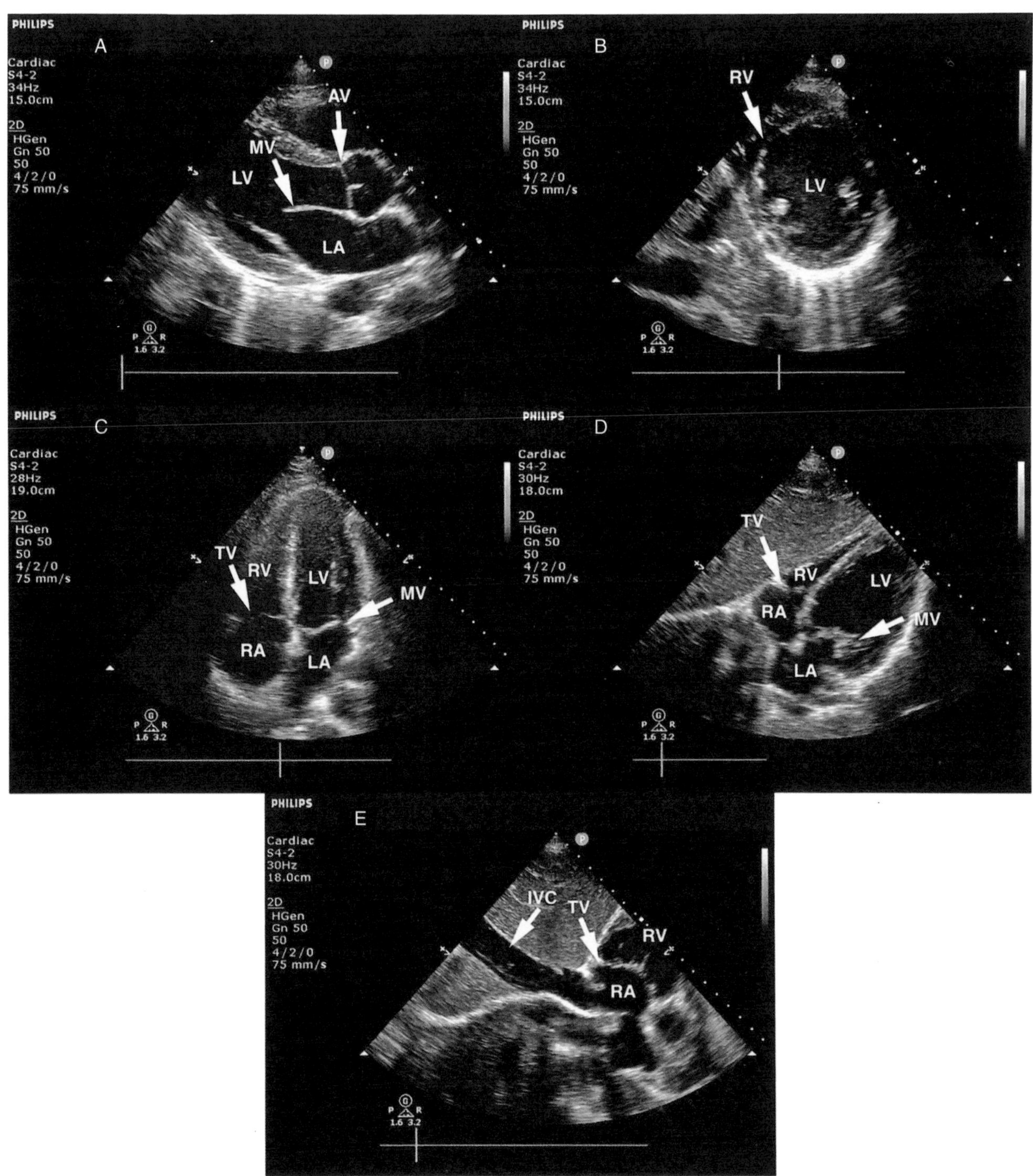

图 35.2　5 个 FOCUS TTE 视图。A. 胸骨旁长轴；B. 胸骨旁短轴；C. 心尖四腔；D. 肋下四腔；E. 肋下 IVC。AV：主动脉瓣；IVC：下腔静脉；LA：左心房；LV：左心室；MV：二尖瓣；RA：右心房；RV：右心室；TV：三尖瓣

手术的紧急性质，彻底甚至粗略的术前评估可能都无法实现。了解患者的所有损伤、心脏及其他损伤，以及由此产生的生理学变化可以帮助指导治疗，包括正性肌力和血管收缩剂支持、容量复苏和监测选项[28]。除缓解心包积液外，任何心脏结构的修复都可能需要 CPB，而其他损伤的管理可以不需体外循环进行。鉴于这些患者及其受伤的不稳定性质，医疗服务提供者必须做好准备，一经通知立即从创伤病例转为心脏病例，包括 CPB。

正确的静脉通路在所有创伤病例中都是必不可少的，主要包括用于液体复苏的大口径静脉通

路，以及用于给予血管收缩剂和正性肌力药物的中心通路[29]。根据心功能不全的严重程度，尤其是在射血分数严重下降或严重室壁运动异常的情况下，考虑诱导前动脉置管。麻醉诱导的目标包括注意维持足够的前负荷和后负荷，同时注意创伤患者误吸的风险。氯胺酮、依托咪酯或阿片类药物的滴定诱导都是合理的选择，除非怀疑有心脏压塞，否则应使用肌松药来帮助插管[30]。维持麻醉通常包括挥发性麻醉药，包括七氟醚和地氟醚，但由于严重的血流动力学不稳定，需要仔细滴定。包括咪达唑仑、氯胺酮及东莨菪碱在内的辅助药物，都具有有效的遗忘效应，阿片类药物主要用于镇痛。效果更均衡的麻醉药，包括苯二氮䓬类和阿片类药物，可能对需要 CPB 的患者有用，以降低术中苏醒的风险，因为患者血流动力学情况无法耐受高浓度挥发性麻醉药。BIS 可能有助于确保足够的麻醉深度，同时避免过度的血管舒张和心肌抑制[31]。

一些独特的术中标记物已被作为心脏创伤患者帮助预测生存率的有用工具进行研究。呼气末二氧化碳（$ETCO_2$）用作适当通气的指标，但也用于监测心输出量。尽管分钟通气量没有变化，但 $ETCO_2$ 的急性下降表明灌注不足。在 OR 机械通气的第一个 5min 内，$ETCO_2$ 低于 20mmHg 与死亡率增加相关[32]。碱缺乏是评估复苏充分性的另一个全身灌注指标。在穿透性创伤患者，与单纯的生命体征相比，碱缺乏似乎是一个更好的生理状态标志[33]。联合 $ETCO_2$ 和碱缺乏在创伤患者早期评估持续复苏的管理中可能特别有用。

经食道超声心动图在心脏创伤患者的管理中是必不可少的[10]。在滴定血管活性药和给予容量时，用 TEE 实时评估心肌功能和容量状态是至关重要的[5]。TEE 在诊断和调整这些患者的手术管理方面也很有用，可能显示创伤检查、TTE 或 CT 未发现的损伤[6]。此外，TEE 与其他生理监护仪结合，改善已知或疑似心脏创伤患者的管理，特别是在顽固性低血压的情况下，区分原发性心功能不全还是低血容量导致的心输出量减少[6]。如前所述，TEE 虽然有用，但在创伤患者中可能是禁忌证，必须在放置前评估风险。

目标导向复苏疗法

容量复苏是创伤管理的重要组成部分。任何心脏创伤，特别是穿透性创伤患者，都有出血和低血容量性休克的风险。出血不仅可能来源于心脏，也可能源于其他复合伤。创伤患者早期死亡的 50% 是由于出血，也是继发于低灌注的远期器官功能的一个重要因素[34]。患者可能会失去大量血管内和血管外容量，同时也可能在剖腹术、开胸术或胸骨切开术中存在第三间隙丢失。晶体液是容量复苏的一线治疗选择，但在创伤环境下，还必须考虑输血治疗。过度复苏可导致肺水肿、输血相关的急性肺损伤（TRALI）、输血相关的循环过载（TACO）、稀释性凝血功能障碍，尤其是在心肌功能改变的情况下，还会加重急性心力衰竭[35]。

目标导向液体管理根据脉搏压变异、每搏量变异或 TEE 可以很容易实施。与使用传统方法，包括心率、血压、CVP 及尿量相比，目标导向复苏已被证明能降低创伤患者的死亡率[36]。平衡适当的容量复苏在心功能改变的患者比其他创伤患者更为重要，因为此类患者 Starling 曲线下移和易于发生容量超负荷。TEE 和 TTE 的使用是心脏外伤患者容量复苏的理想工具，可实时评估心脏功能及前负荷 / 容量状态[37]。

凝血功能障碍

大约 25% 的严重创伤患者入院时存在一定程度的凝血功能障碍[15]。我们对创伤相关的凝血功能障碍理解还不全面，但可能是多因素的，涉及稀释性低凝状态、内皮细胞及血小板细胞功能障碍，以及纤溶系统的失调。在创伤患者中主要存在稀释和消耗两种类型的凝血功能障碍[38]。当患者以不平衡的方式复苏，即主要依赖于晶体液或 PRBC 时，没有适当给予 FFP、血小板或冷沉淀，发生稀释性凝血功能障碍。消耗性凝血功能障碍是由于暴露于受损组织中的组织因子导致凝血级联反应的激活而发生的。凝血级联反应的激活导致血小板、纤维蛋白原及凝血因子的消耗，严重创伤时这些因子被耗尽[39]。创伤相关凝血功能障碍的其他机制包括低温引起的血小板功能障碍、高纤维蛋白溶解及蛋白C活化的增加[40,41]。

适当的复苏是必要的，但必须谨慎地实施，以防止常见的稀释性凝血功能障碍，尤其是当使用不平衡的液体管理和输血策略时。在紧急情况下，建议采用PRBC、FFP、血小板1∶1∶1的输注策略，间断使用冷沉淀或纤维蛋白原浓缩物来维持足够的成分浓度[42,43]。在时间允许的情况下，最好采用更有针对性的输注，以防止过度输注，并降低TRALI和TACO的风险。

凝血功能障碍的传统标志物，如国际标准化比值（INR）、部分凝血活酶时间（PTT）、凝血因子水平及纤维蛋白原，用于定量而非定性评估凝血状态。这些测试不反映体内功能或多个系统之间的相互作用。血栓弹力图（TEG）和旋转血栓弹性测定（ROTEM）是更好的凝血指标，检测的目标是导致凝血功能障碍发生的成分[44]。表35.2讨论了常见的ROTEM结果及其意义。有一些研究探讨了在创伤时同时ROTEM和TEG；这些研究表明，由于进行了针对性的补充，患者死亡率降低，血制品用量减少[45,46]。为了快速评估凝血功能障碍，有一些证据表明，早期振幅，特别是TEG，与最大振幅相关性良好，可能允许更快的时间来诊断凝血功能障碍[47]。

创伤患者中可见外源性途径的重要组成部分Ⅶ因子的水平较低，与这些患者中观察到的凝血功能障碍相关[48]。重组Ⅶa因子（rF Ⅶa）已被用于治疗穿透性和钝性创伤中的凝血功能障碍，具有良好的疗效[49–51]。使用重组Ⅶa因子的主要顾虑是增加了血栓栓塞的风险。关于创伤中使用重组Ⅶa因子的安全性的一些研究表明，总死亡率、器官系统衰竭或严重不良事件方面没有差异[49,50]。两组血栓栓塞事件也相似，最大的风险是胸部损伤需要机械通气超过3d[51]。有报道称，重组Ⅶa因子在接受ECMO的患者中使用并取得了一些成功[52]。考虑在ECMO患者中使用重组Ⅶa因子的临床医生应意识到，重组Ⅶa因子可能导致危及生命的全身血栓形成、栓塞或循环凝血。

纤溶和抗纤溶治疗

凝血系统的激活也会导致纤溶系统的激活。在创伤期间，凝血和纤维蛋白溶解之间的平衡打破，从而导致以血凝块降解速度超过形成特征性纤维蛋白溶解的亢进状态[53]。纤维蛋白溶解亢进在使用ROTEM中发现，特别是在EXTEM，可被使用抑肽酶的APTEM分析校正

表35.2　潜在ROTEM结果

ROTEM检测	测试	试剂	异常结果	处理
INTEM	接触激活（类似于aPTT）	磷脂和鞣花酸	凝血时间延长而HEPTEM凝血时间正常：提示残余肝素	鱼精蛋白
EXTEM	组织因子活化（类似于PT）	组织因子	凝血时间延长：提示凝血因子降低；最大凝块硬度低：提示血小板功能受损	FFP/凝血酶原复合物浓缩物；血小板
HEPTEM	肝素效应	肝素酶	异常INTEM标准化：提示残余肝素效应	鱼精蛋白
FIBTEM	纤维蛋白原作用的定性分析	细胞松弛素D	最大凝块硬度低：提示纤维蛋白原浓度低	冷沉淀或纤维蛋白原浓缩物
APTEM	纤溶	蛋白酶抑制剂	异常EXTEM标准化：提示纤溶	抗纤溶药

aPTT：活化部分凝血活酶时间；PT：凝血酶原时间

（图 35.3）。

治疗纤维蛋白溶解亢进包括控制出血、补充凝血因子和抗纤维蛋白溶解治疗。抗纤溶，包括氨基己酸和氨甲环酸（TXA）是赖氨酸的类似物，可停止纤溶，使平衡向止血和血块形成方向移动。抗纤溶药物在心胸手术中有很长的使用历史，现在已经将它们的使用扩展到创伤外科领域。临床随机抗纤溶用于大出血 2（CRASH-2）试验，研究 TXA 用于创伤患者的最大随机对照试验之一，显示大出血后死亡率和出血风险显著降低[54]。每 1000 例创伤患者拯救了 755 生命年，每年节约 64 美元（约为 423 元人民币）。进一步研究显示，TXA 可安全用于所有创伤患者，不受损伤机制、损伤部位及损伤类型影响[55]。由于效果明确、相关风险低，应考虑作为心脏创伤患者管理的标准治疗。

体外膜式氧合

体外膜式氧合已经在手术室作为高级 CPR 被使用，它在创伤患者中的作用也在不断扩大。其在难治性心脏骤停和心胸外科手术中的应用已被证实[56]。在创伤，特别是心脏创伤时，心脏的损伤导致灌注、通气及氧合的改变，ECMO 是一种潜在的挽救生命的干预手段[57]。ECMO 的支持可使受创伤的心脏得到休息，从而使心脏得以恢复之前维持的心输出量和灌注。在创伤情况下，ECMO 已被证实可以改善氧合、通气、血压及灌注，改善难治性低血压患者的乳酸水平[58]。

ECMO 使用的一个合理的顾虑是需要全身抗凝。对于以出血和凝血功能障碍为主的创伤患者使用肝素会带来一定的风险。在出血患者中，ECMO 可安全启用无须肝素化，因为出血

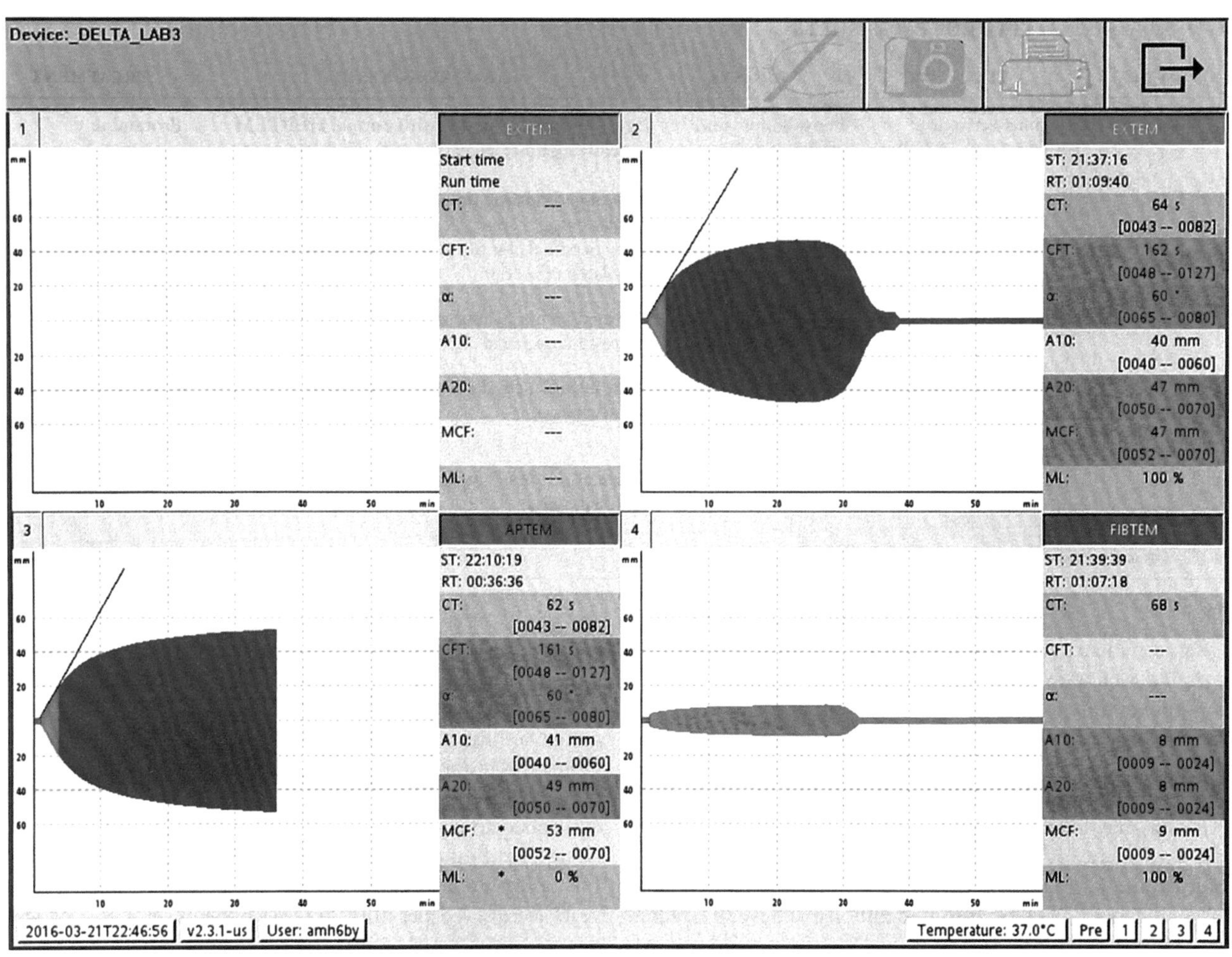

图 35.3 ROTEM 显示纤维蛋白溶解亢进，EXTEM 和 FIBTEM 中血块溶解，但有抑肽酶存在时（APTEM），血块不溶解

的风险超过了血栓形成的风险[59]。一旦外科完成止血，并且患者已经平稳，可以重新开始抗凝治疗。

心脏压塞

由于创伤是常见原因，需要特别考虑上文提及的心脏压塞。当液体（最常见的是血液充满心包腔）导致心包压力增高时，就会发生压塞[6]。心包压力升高导致心室充盈压力升高，心肌舒张减弱，从而心室前负荷降低。心包压力的进一步升高导致心内压力的均衡，从而进一步改变心肌功能伴有室间隔的功能障碍[60]。这种恶性循环最终会导致心输出量恶化和梗阻性休克。

心脏压塞的患者会出现不同程度的休克，并发展为心血管衰竭。患者将出现典型的贝克三联征，即低血压、中心静脉压升高及心音减低。压塞常出现奇脉，吸气时收缩压急剧降低超过10mmHg。当每搏量下降时，患者会出现心动过速，以维持心输出量。超声心动图显示出现心包积液，分级从少量到大量，并显示心室大小和心室功能障碍的变化。右心房和心室衰竭常见于心脏压塞患者[60]。

心脏压塞的麻醉

对于情况不平稳的患者，应在局部麻醉下进行经皮心包穿刺术，以暂时缓解心包内压并在麻醉诱导和修复手术之前使心室内压正常[4]。心包穿刺术不能减压的患者需要通过剑突下入路或胸骨切开的方式进行心包开窗。如果压塞是由创伤引起的，可能需要开放外科手术修复潜在的缺损并防止复发。麻醉诱导和维持直至心包引流是非常危险的时间段，需要谨慎滴定麻醉药物用量。

对心脏压塞患者，麻醉诱导必须谨慎，推荐避免使用术前药物以防止呼吸抑制[61]。应在诱导前建立有创动脉以便在诱导期间和诱导后进行密切的血流动力学监测。建立大口径的静脉通路对于容量管理非常必要，中心静脉通路是非常有用的，但是在心血管衰竭的情况下不应该因放置中心静脉耽误治疗[62]。若患者已出现循环衰竭，诱导前，应完成消毒铺单及外科团队刷手[62]。

由于压塞生理中主要的血流动力学改变之一是前负荷的减少，对血容量不足的耐受性极差，适当的液体管理对维持前负荷是必要的。心动过速有利于维持心输出量，增加收缩力。为了维持心肌收缩力，大多数医生尽可能避免直接使用心肌抑制剂[30]。血流动力学目标可概括为快速、充分、紧密，维持心动过速、前负荷及全身血管阻力。正压通气的耐受性差，因为它增加了肺血管阻力和右心室后负荷，降低了左心室前负荷，并导致室间隔向左移位，进一步导致左心室功能障碍。自主呼吸是首选的方法，直到打开心包并可以安全地逐步建立正压通气进行呼吸支持。

为了达到心脏压塞的血流动力学指标，常用氯胺酮进行麻醉诱导，缓慢滴定避免呼吸和直接心肌抑制。如果没有氯胺酮，也可以使用七氟醚吸入诱导[62]。麻醉诱导后，在保持自主通气的同时进行气管内插管。如果自主通气不足，为防止高碳酸血症，使用所需的最小潮气量/气道压力，慢慢地进行机械通气[63]。用吸入麻醉药物维持麻醉。由于肾上腺素具有很强的 β_1 受体激动作用，它可以加强对血流动力学支持，进一步补充血管升压素或去甲肾上腺素增加全身血管阻力，两者都可以增加左心室后负荷，应小心滴定。TEE 对评估容量状态和对干预的反应性很有用，并且如果时间允许，对于大多数压塞患者也是必不可少的[62]。

心包切开术后，压塞的许多生理变化将得到缓解。心室内压应开始恢复正常，射血分数恢复正常。应注意这些变化不是立即发生的，可能会随着心包压力的减轻而延迟。此外，心包切开后，接受大剂量正性肌力药物或需要升压药物支持的患者的血压可能会大幅升高，有继续出血或发生颅内出血的风险。心包引流后应立即使用降低血压的药物。如果压塞的原因是由于穿透伤，可能需要进一步修复。

心脏震荡

心脏创伤的一种罕见形式是心脏震荡，拉丁语的意思是“心脏的晃动”，是由于对前胸的钝性撞击而导致的心源性猝死[23]。通常发生在 14~22 岁左右的男性，常发生于体育赛事，例如棒球击中胸部后心源性猝死。这种冲击通过心肌传导能量，如果在复极过程中发生，在 T 波之前，它可能导致室颤或停搏[64]。用传统的高级心脏生命支持（ACLS）措施，包括 CPR、肾上腺素及除颤（有条件时），进行复苏。

术后治疗

心脏创伤患者接受手术后，患者血流动力学可能不稳定，一般保留气管插管至其生理功能恢复正常。拔管的禁忌证常见于心脏创伤后，包括需要持续的血管活性药物维持和术中大量液体复苏。这些患者很需要持续或分阶段的外科手术，也支持保留插管。进行外科手术修复后，应在 ICU 中对患者进行适当的血流动力学监测，并配备医护人员，以治疗创伤患者和心功能不全的患者。术后心脏创伤患者持续凝血功能障碍、急性呼吸窘迫综合征（ARDS）、TRALI 、心律失常、心力衰竭及感染的风险增加，均需要精心的 ICU 管理。

结 论

心脏创伤患者是围手术期最困难的患者之一，其病理生理变化多样且病情进展迅速。对这些复杂患者的麻醉管理需要对正常和异常生理机制有深入了解，以便快速诊断和处理术中出现的问题。尤其麻醉诱导是一个伴有血流动力学变化的特殊过程。心脏创伤患者常见的问题包括血流动力学不稳定、凝血障碍、心律失常及缺血。负责心脏创伤患者的麻醉医生必须能够迅速地将创伤对心脏的多种不同影响及患者的其他损伤进行分类和治疗，以便保障这些患者围手术期的安全。

复习题

1. 穿透性心脏损伤后最常见的损伤是什么？
   A. 冠状动脉破裂
   B. 主动脉夹层
   C. 心包损伤
   D. 心室或心房破裂
2. 钝性心脏损伤后哪种心脏结构最危险？
   A. 左心室
   B. 右心室
   C. 右心房
   D. 下腔静脉
3. 在诊断心脏创伤时，最初的创伤评估哪一部分不重要？
   A. 聚焦心脏超声心动图
   B. 可疑指标
   C. 经食道超声心动图
   D. 初步检查
4. 以下哪一项是真正需要 ER 开胸术的心脏创伤？
   A. 与不开胸手术相比，术者受伤的风险降低
   B. 与穿透伤相比，心脏骤停者生存率降低
   C. 与穿透伤相比，接受手术钝挫伤患者的预后更好
   D. 现有证据指出所有情况都应行 ER 开胸手术
5. 以下哪一项对预测患者生存率最有效？
   A. 收缩压
   B. 平均动脉压
   C. 经食道超声心动图
   D. $ETCO_2$
6. 以下哪项对指导心脏创伤后的复苏最有用？
   A. 脉压变异度
   B. 心率
   C. 中心静脉压
   D. 平均动脉压
   E. 尿量

7. 以下哪项在心脏创伤的凝血功能障碍和复苏方面是错误的？
   A. 在心脏创伤的早期死亡中，有一半是由于出血造成的
   B. 血栓弹性测定并没有显示出对死亡率的益处或减少血制品用量
   C. 抗纤溶药已经证实可减少创伤患者死亡率
   D. 创伤患者可能同时患有稀释性和消耗性凝血病
8. 以下哪项是心脏压塞的症状？
   A. 贝克三联征（低血压、CVP 升高、心音减低）
   B. 奇脉
   C. 心动过速
   D. 心包积液及超声心动图上的右心房和右心室塌陷
   E. 以上均是
9. 哪项血流动力学目标不适合心脏压塞的患者？
   A. 避免低血容量
   B. 相对心动过缓
   C. 增加收缩力
   D. 维持正常心律
10. 在 ECG 心动周期的哪个阶段，钝性撞击前胸会引起心脏振荡？
   A. 在 P 波之前
   B. 在 PR 间期
   C. 在 QRS 波期间
   D. 在 T 波之前

答　案

1. D。 2. B。 3. C。 4. B。 5. D。 6. A。
7. B。 8. E。 9. B.。 10. D。

参考文献

[1] LoCicero J 3rd, Mattox KL. Epidemiology of chest trauma. Surg Clin North Am, 1989, 69(1): 15–19.
[2] Campbell NC, Thomson SR, Muckart DJ, et al. Review of 1198 cases of penetrating cardiac trauma. Br J Surg, 1997, 84(12): 1737–1740.
[3] Ivatury RR, Nallathambi MN, Rohman M, et al. Penetrating cardiac trauma: quantifying the severity of anatomic and physiologic injury. Ann Surg, 1997, 205(1): 61–66.
[4] Christopher J, O'Connor K, Tuman J. The intraoperative management of patients with pericardial tanaponade. Anesthesiol Clin, 2010, 28(1): 87–96.
[5] Leichtle S, Singleton A, Singh M, et al. Transesophageal echocardiography in the evaluation of the trauma patient: a trauma resuscitation transesophageal echocardiography exam. J Crit Care, 2017, 40: 202–206.
[6] Griffee MJ, Singleton A, Zimmerman JM, et al. The effects of perioperative rescue transesophageal echocardiography on the management of trauma patients. A A Case Rep, 2016, 15(6): 387–390.
[7] Mandal A, Sanusi M. Penetrating chest wounds: 24 years of experience. World J Surg, 2001, 25(9): 1145–1149.
[8] Asensio J, Berne JD, Demetriades D, et al. One hundred five penetrating cardiac injuries: a 2-year prospective evaluation. J Trauma, 1998, 44(6): 1073–1082.
[9] Embrey R. Cardiac trauma. Thorac Surg Clin, 2017, 17(1): 87–93.
[10] Pasquier M, Sierro C, Yersin B, et al. Traumatic mitral valve injury after blunt cardiac trauma: a case report and review of the literature. J Trauma, 2010, 68(1): 243–246.
[11] Harada H, Honma Y, Hachiro Y, et al. Traumatic coronary artery dissection. Ann Thorac Surg, 2002, 74(1): 236–237.
[12] Tenzer M. The spectrum of myocardial contusion: a review. J Trauma, 1985, 25(7): 620–627.
[13] Potkin R, Werner JA, Trobaugh GB, et al. Evaluation ofnoninvasive tests of cardiac damage in suspected cardiac contusion. Circulation, 1982, 66(3): 627–631.
[14] Gautam PL, Luthra N, Kaur M, et al. Evaluation of myocardial injury using standard diagnostic tools and tissue Doppler imaging in blunt trauma chest. J Clin Diagn Res, 2017, 11 (6): OC33–OC36.
[15] Hanschen M, Kanz KG, Kirchoff C, et al. Blunt cardiac injury in the severely injured—a retrospective multicentre study. PLoS One, 2015, 10(7): e0131362.
[16] Pretre R, Chilcott M. Blunt trauma to the heart and great vessels. N Engl J Med, 1997, 336(9): 626–632.
[17] Labovitz AJ, Noble VE, Bierig M, et al. Focused cardiac ultrasound in the emergent setting: a consensus statement of the American Society of Echocardiography and American College of Emergency Physicians. J Am Soc Echocardiogr, 2010, 23(12): 1225–1230.
[18] Rozycki GS, Feliciano DV, Ochsner MG, et al. The role

ofultrasound in patients with possible penetrating cardiac wounds: a prospective multi-center study. J Trauma, 1999, 46(6): 543–551.
[19] Rozycki GS, Ballard RB, Feliciano DV, et al. Surgeon-performed ultrasound for the assessment of truncal injuries: lessons learned from 1540 patients. Ann Surg, 1998, 228(4): 557–567.
[20] Plummer D, Brunette D, Asinger R, et al. Emergency department echocardiography improves outcome in penetrating cardiac injury. Ann Emerg Med, 1992, 21(6): 709–712.
[21] Symbas NP, Bongiorno PF, Symbas PN. Blunt cardiac rupture: the utility of emergency department ultrasound. Ann Thorac Surg, 1999, 67(5): 1274–1276.
[22] Brennan JM, Blair JE, Goonewardena A, et al. Reappraisal of the use of inferior vena cava for cstimaring right atrial pressure. J Am Soc Echocardiogr, 2007, 20(7): 857–861.
[23] Spangenthal E, Sekovski B, Bhayana JN, et al. Traumatic left ventricular papillary muscle rupture: the role of transesophageal echocardiography in diagnosis and surgical management.J Am Soc Echocardiogr, 1993, 6(5): 536–538.
[24] Illig KA, Swierzewski MJ, Feliciano DV, et al. A rational screening and treatment strategy based on the electrocardiogram alone for suspected cardiac contusion. Am J Surg, 1991, 162(6): 537–544.
[25] Pust GD, Namias N. Resuscitative thoracotomy. Int J Surg, 2016, 33(Pt B): 202–208.
[26] Seamon MJ, Haut ER, Van Arendonk K, et al. An evidence-based approach to patient selection for emergency department thoracotomy: a practice management guideline from the Eastern Association for the Surgery ofTrauma.J Trauma Acute Care Surg, 2015, 79(1): 159–173.
[27] Slessor D, Hunter S. To be blunt: are we wasting our time? Emergency department thoracotomy following blunt trauma: a systematic review and meta-analysis. Ann Emerg Med, 2015, 65(3): 297–307.
[28] Litofe T, Muehlschlegel J, Peng Y, et al. The diagnosis process and perioperative and anesthetic management of an undiagnosed congenital cyanotic cardiac defect in an adult for trauma surgery. J Clin Anes, 2009, 21 (6): 454–458.
[29] Karrel R, Shaffer MA, Franaszek JB. Emergency diagnosis, resuscitation, and treatment of acute penetrating cardiac trauma. Ann Emerg Med,1982, 11(9): 504–517.
[30] Aye T, Milne B. Ketaminc anesthesia for pericardial window in a patient with pericardial tamponade and severe COPD. Can J Anesth, 2002, 49(3): 283–286.
[31] Chhabra A, Subramaniam R, Srivastava A, et al. Spectral entropy monitoring for adults and children undergoing general anaesthesia. Cochrane Database Syst Rev, 2016, 14(3): CD010135.
[32] Dudaryk R, Bodzin DK, Ray JJ, et al. Low end-tidal carbon dioxide at the onset of emergent trauma surgery is associated with nonsurvival: a case series. Anesth Analg, 2017, 125(4): 1261–1266.
[33] Dunham MP, Sartorius B, Laing GL, et al. A comparison of base deficit and vital signs in the early assessment of patients with penetrating trauma in a high burden setting. Injury, 2017, 48(9): 1972–1977.
[34] Harris, T, Davenport R, Mak M, et al. The evolving science of trauma resuscitation. Emerg Med Clin North Am, 2018, 36(1): 85–106.
[35] Kapoor PM, Kakani M, Chowdhury U, et al. Early goal-directed therapy in moderate to high-risk cardiac surgery patients. Ann Card Anaesth, 2008, 11(1): 27–34.
[36] Bednarczyk JM, Fridfinnson JA, Kumar A, et al. Incorporating dynamic assessment of fluid responsiveness into goal-directed therapy: a systemic review and meta-analysis. Crit Care Med, 2017, 45(9): 1538–1545.
[37] Geisen M, Spray D, Nicholas Fletcher S. Echocardiography-based hemodynamic management in the cardiac surgical intensive care unit. J Cardiothorac Vasc Anesth, 2014, 28(3): 733–744.
[38] Armand R, Hess J. Treating coagulopathy in traumapatients. Transfus Med Rev, 2003, 17(3): 223–231.
[39] Stensballe J, Henriksen H, Johansson P. Early haemorrhage control and management of trauma-induced coagulopathy: the importance of goal-directed therapy. Curr Opin Crit Care, 2017, 23(6): 503–510.
[40] Brown LM, Call MS, Margaret Knudson M, et al. A normal platelct count may not be enough: the impact of admission platclct count on mortality and transfusion in severely injured trauma patients. J Trauma, 2011, 71 (2, suppl 3): S337–S342.
[41] Brohi K, Cohen MJ, Ganter MT, et al. Acute traumatic coagulopathy: initiated by hypoperfusion: modulated through the protein C pathway? Ann Surg, 2007, 245(5): 812–818.
[42] Fox EE, Holcomn JB, Wade CE, et al. Earlier endpoints are required for hemorrhagic shock trials among severely injured patients. Shock, 2017, 47(5): 567–573.
[43] Holcomb JB, Zarzabal LA, Michalek JE, et al. Increased platelet:RBC ratios are associated with improved survival after massive transfusion. J Trauma, 2011, 71 (2, suppl 3): S318–S328.
[44] Prat NJ, Meyer AD, Ingalis NK, et al. Rotational

thromboelastometry significantly optimizes transfusion practices for damage control resuscitation in combat casualties. J Trauma Acute Care Surg, 2017, 83(3): 373–380.

[45] Tapia NM, Chang A, Norman M, et al. TEG-guided resuscitation is superior to standardized MTP resuscitation in massively transfused penetrating trauma patients. J Trauma Acute Care Surg, 2013, 74(2): 378–385.

[46] Fahrendorffl M, Oliveri R, Johansson P. The use of viscoelastic haemostatic assays in goal-directing treatment with allogeneic blood products—a systematic review and meta-analysis. Scand J Trauma Resusc Emerg Med, 2017, 25(1): 39.

[47] Laursen TH, Mayer MAS, Meyer ASP, et al. Thrombelastography early amplitudes in bleeding and coagulopathic trauma patients: results from a multicenter study. J Trauma Acute Care Surg, 2018, 84(2): 334–341. DOI: 10.1097/TA.0000000000001735.

[48] Wu X, Du Z, Yu J, et al. Activity of factor VII in patients with isolated blunt traumatic brain injury: association with coagulopathy and progressive hemorrhagic injury. J Trauma Acute Care Surg, 2014, 76(1): 114–120.

[49] Boffard KD, Riou B, Warren B, et al. Recombinant factor VIIa as adjunctive therapy for bleeding control in severely injured trauma patients: two parallel randomized, placebo-controlled, double-blind clinical trials. J Trauma, 2005, 59: 8–15.

[50] Hauser CJ, Boffard K, Dutton R, et al; for the CONTROL Study Group. Results of the CONTROL trial: efficacy and safety of recombinant activated factor VII in the management of refractory traumatic hemorrhage. J Trauma, 2010, 69: 489–500.

[51] Dutton RP, Parr M, Tortella BJ, et al. Recombinant activated factor VII safety in trauma patients: results from the CONTROL trial. J Trauma, 2011, 71(1): 12–19.

[52] Repessé X, Au SM, Bréchot N, et al. Recombinant factor VIIa for uncontrollable bleeding in patients with extracorporeal membrane oxygenation: report on 15 cases and literature review. Crit Care, 2013, 17(2): R55.

[53] Madurska MJ, Sachse KA, Jansen JO, et al. Fibrinolysis in trauma: a review. Euro J Trauma Emerg Surg, 2018, 44(1): 35–44. DOI: 10.1007/s00068-017-0833-3.

[54] Roberts I, Shakur H, Coats T, et al. The CRASH-2 trial: a randomized controlled trial and economic evaluation of the effects of tranexamic acid on death, vascular occlusive events and transfu sion requirements in bleeding trauma patients. Health Technol Assess, 2013, 17(10): 1–79.

[55] Roberts I, Perel P, Prieto-Merino, et al. Effect of tranexamic acid on mortality in patients with traumatic bleeding: prespecified analysis of data from randomised controlled trial. BMJ, 2012, 345: e5839.

[56] Fagnoul D, Combes A, De Backer D. Extracorporeal cardiopulmonary resuscitation. Curr Opin Crit Care, 2014, 20(3): 259–265.

[57] Burke CR, Crown A, Chan T, et al. Extracorporeal life support is safe in trauma patients. Injury, 2017, 48(1): 121–126.

[58] Bonacchi M, Spina R, Torracchi L, et al. Extracorporeal life support in patients with severe trauma: an advanced treatment strategy for refractory clinical settings. J Thorac Cardiovasc Surg, 2013, 145(6): 1617–1626.

[59] Arlt M, Philipp A, Voelkel S, et al. Extracorporeal membrane oxygenation in severe trauma patients with bleeding shock. Resuscitation, 2010, 81(7): 804–809.

[60] Ameli S, Shah P. Cardiac tamponade. Pathophysiology, diagnosis, and management. Cardiol Clin, 1991, 9(4): 665–674.

[61] Fox J, Smith MM, Nuttall GA, et al. Uncommon cardiac diseases//Kaplan J, ed., Kaplan's Cardiac Anesthesia: For Cardiac and Noncardiac Surgery. Philadelphia, PA: Elsevier, 2017, 945–948.

[62] Grocott HP, Gulati H, Srinathan S, et al. Anesthesia and the patient with pericardial disease. Can J Anaesth, 2011, 58(10): 952–966.

[63] DiNardo J, Zvara D. Pericardial Disease in Anesthesia for Cardiac Surgery. 3rd ed. Malden, MA: Blackwell, 2008, 294–296.

[64] Maron B, Gohman TE, Kyle SB, et al. Clinical profile and spectrum of commotio cordis. JAMA, 2002, 287(9): 1142–1146.

（柴 薪 译，雷 翀 审）

第 36 章

ICU 内心脏病患者的管理

Vijal Patel, Junaid Nizamuddin

典型案例和关键问题

76 岁男性患者因急性心肌梗死入院，既往有糖尿病、高脂血症及高血压病病史。左心导管显示多冠状动脉病变，其中左前降支中段狭窄 90%，无明显瓣膜异常，左室射血分数（LVEF）约为 40%。给予肝素治疗后症状好转，第 2 天在非体外循环下行冠状动脉旁路移植术（CABG）。手术过程平稳，术中经食管超声心动（TEE）未发现室壁运动异常，心功能无变化。术后镇静状态下带管送入心脏重症监护室。

在患者移交过程中，需要获得哪些信息?

到达重症监护病房（ICU）后，患者的监护治疗即由 ICU 接管。中间除了空间位置、便携式监测设备及药物治疗的交接改变，还应注意工作人员间的口头移交，以方便 ICU 人员接手。标准化的交接过程已被证明可以提高患者的安全性和团队沟通，减少错误发生 [1]。

到达 ICU 后，需进行哪些实验室检查及影像学检查?

最初的实验室检查应涵盖动脉血气分析、血红蛋白、血钾、血钙及血糖水平。其他经常进行的包括乳酸、中心或混合静脉血气、凝血检查 [凝血酶原时间 / 国际标准化比值（PT/INR）]、部分凝血活酶时间（PTT）、血小板计数、胸部 X 线检查（CXR）及 12 导联心电图。

到达 ICU 后不久，患者血压越来越低。你的鉴别诊断是什么?

鉴别诊断的内容很多，需要对包括查体在内的现有数据分析整理，以快速缩小鉴别范围。低血压可能突然发生，多是患者活动引起残余在心内的空气进入冠状动脉（最常见的是气体进入右冠状动脉），引起局部缺血导致。其他需要排除的重要因素是出血，包括手术原因和凝血相关问题，另外就是气胸或心脏压塞问题。冠状动脉移植失败也可能会导致心肌缺血。实验室和影像检查可以帮助缩小这种广泛的鉴别诊断。

ICU 滞留期间，是否需要每日进行 CXR 检查?

对患者进行常态化的 CXR 可能有用，尤其是在刚刚收住 ICU 时，能够方便确认各种治疗设备、管路的位置，但每日进行检查的价值有限。总的来说，与每日进行 CXR 相比，根据症状、按需进行 CXR 不会带来额外伤害，并节省花费与时间 [2]。

应该什么时候给患者拔管?

在手术室或 ICU 内均可拔管。随着“快速通道”方案的普及，ICU 内拔管可能在 6h 内完成 [3]。无论是在手术室还是 ICU，拔管时都要考虑到 3 个基本原则，即患者的神志是否恢复、血流动力学是否稳定，以及是否具备保护气道的能力。心血管功能障碍、拔管时机及气道状态的细微差别会影响提前或延迟拔管的决定。下文中提供了进一步的指导。

讨　论

心脏手术患者的术后管理是一项复杂的跨学科工作，其总体目标是尽早进行急性期的手术恢复、稳定血流动力学指标及加速康复出院。

患者的转运与交接

一旦患者到达 ICU，监护设备和护理团队均会改变。口头交接非常重要，以保证患者的术后管理团队了解到术前和术中的各项事件。

手术室与 ICU 交接关键信息 [1,4,5]：

- 患者姓名 / 住院号 (患者的关键识别标志)。
- 相关的既往史 / 手术史，过敏史。
- 现病史。
- 术中麻醉过程。
  - 气道管理。
  - 血管通路。
  - 术后经食管超声心动图。
  - 麻醉相关问题。
  - 围手术期抗生素使用计划。
  - 强心药物和血管活性药物输注。
  - 手术室总液体平衡（净进 / 净出、血液制品、尿液）。
- 手术过程。
- 正在输注的药物（镇静药物、升压药物、强心药物）。
- 肌松残留 / 逆转情况。
- 设备设置（呼吸机、起搏器、ECMO 流量、心室辅助装置速度、其他支持设备）。
- 各种连接线、管路、引流管。
- 最近的生化指标（血糖、血钾、血红蛋白、乳酸、酸碱度、氧分压）。
- 术后关注点（血流动力学指标，具体的出血 / 灌注问题）。

最初的实验室监测通常在患者到达 ICU 时进行，包括动脉血气分析、血红蛋白及电解质测定。其他监测可包括乳酸、中心或混合静脉血气、凝血指标及血小板计数。12 导联心电图被推荐用于发现心肌缺血和术后传导异常 [6]。如果手术期间调整过起搏器，术后可能需要重新编程。最后，常规进行仰卧位 CXR 以确认气管内导管、血管导管、引流管及其他装置位置（图 36.1）。

到达 ICU 后应进行体格检查，注意引流量、心律及血流动力学参数。如果患者仍处于镇静状态，应进行特定的神经系统检查（停止镇静后，还应进行更为详细的检查）。由于动、静脉插管部位及其他导管部位可能形成血栓，医生还应检查肢体远端脉搏。应注意保暖，特别是当患者体温低于 36℃时。低温可引起很多并发症，最明显的是凝血功能障碍，增加心律失常的风险，以及肌颤引起的耗氧量增加 [7]。

心脏功能和功能障碍

心脏手术可引起特殊的生理改变，影响 ICU 的初始管理。手术指征和手术方式对生理学的影响，会决定术后心脏休克的程度。术前射血分数低于 35%、近期发生过缺血事件需要紧急手术、围手术期缺血或手术时间长的患者可能会经历更长时间和更为严重的术后心功能障碍 [8]。

心肺转流术（CPB）本身会引起多器官效应，使术后管理更为复杂。CPB 可在早期诱发炎症

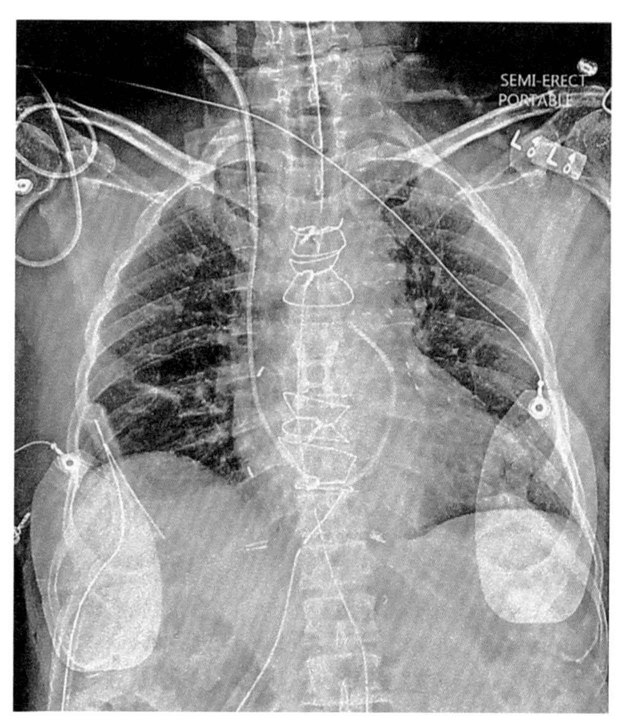

图 36.1 患者进入 ICU 后胸部 X 线检查（CXR）。冠状动脉旁路移植 / 主动脉瓣置换术后于 ICU 进行床旁 CXR 检查。可以看到带有中心静脉内的肺动脉导管、气管导管、胸腔引流管、胸骨导线、临时起搏器导线及外部除颤器电极片

反应，25%~44% 的患者可因此出现血管麻痹。尽管血管麻痹通常在手术过程中发生，但很可能持续到转运至 ICU 后[9, 10]。血管麻痹会增加患者的死亡率，可能与严重的低血压、微血管功能障碍及相关脏器灌注不足，需要大量血管收缩剂来维持足够的灌注压力有关[9, 10]。此外，获得旁路通道所需的操作可能会产生不利影响：主动脉置管、交叉夹闭可导致栓塞和主动脉夹层，旁路本身可引起全身血管舒张的炎症反应和微栓塞形成，心脏停搏可导致泵后心肌功能障碍。心脏手术术中事件和相关的术后并发症包括[5,11-13]：

- CPB（回路预充）、抗凝作用（接入点）——贫血、凝血功能障碍、血管扩张（潜在血管麻痹综合征）、全身炎症反应综合征、空气栓塞、微小或大栓子形成（神经功能障碍）。
- 心脏保护不完善（如在不完全停跳期间，对仍有跳动的心脏诱发室颤）——术中心脏缺血、术后心脏功能障碍增加、心律失常。
- 股血管通路——腹股沟血肿、腹膜后出血、远端肢体缺血、房室畸形。
- 冠状动脉旁路移植术（CABG）——血管通路血肿、旁路移植失败、心源性休克。
- 血管手术——瓣膜周围渗漏、传导阻滞、心室负荷变化（取决于瓣膜病变改善程度）。
- 机器人心脏手术——心脏停搏液不完全和术后心脏功能障碍、旁路移植失败、心脏压塞、出血、疼痛控制。
- 经导管主动脉瓣/二尖瓣置换术——神经功能障碍，瓣膜周围渗漏。
- 主动脉内球囊反搏（IABP)——增强不同步、栓塞、远端血管缺血、肾动脉闭塞、血小板减少症。
- 左心室辅助装置（LVAD)——右心室衰竭、心脏压塞、栓塞、血小板减少症。
- 右心室辅助装置（RVAD）——左心室衰竭、心脏压塞、栓塞、血小板减少症。
- 体外膜氧合（ECMO）——全身炎症反应综合征、微小/大栓子形成、凝血功能障碍、输出不足无法保障器官灌注、插管错位、南北综合征、血小板减少症。

术后早期血流动力学管理很复杂。目标导向治疗可能有用，一些先前的研究显示目标导向治疗可减少术后并发症、缩短住院时间及强心和血管活性药物的输注时间[14, 15]。一些研究使用了多种不同的血流动力学参数、目标和监测仪器，结果各不相同[15, 16]。血流动态管理的目标如下[14,16-19]：

①休克征象：平均动脉压（MAP）<65mm Hg 或收缩压（SBP）< 95mmHg；正常/管理目标：MAP > 65mmHg 或 SBP > 95mmHg。

②休克征象：心指数（CI）< 2.2L/（min·m^2）；正常/管理目标：CI 为 2.2~2.5 L/（min·m^2）。

③休克征象：肺动脉搏动指数（PAPI）< 2；

④休克征象：静脉血氧饱和度（SvO_2）<60%；正常/管理目标：SvO_2>60%；PaO_2>60 或 SaO_2>92%。

⑤休克征象：冰冷、湿冷、花斑状的皮肤；毛细血管再充盈不良；正常/管理目标：皮肤温暖，毛细血管再充盈时间 2s 内。

⑥休克征象：尿量（UOP）< 0.5mL/（kg·h）；正常/管理目标：UOP > 0.5mL/（kg·h）。

⑦休克征象：乳酸≥ 2mmol/L；正常/管理目标：乳酸呈下降趋势。

⑧休克征象：神志改变。

⑨休克征象：肝功能障碍。

虽然平均动脉压（MAP）是一个总体目标，但应理解其与前负荷、全身血管阻力（SVR）及心输出量（CO）的关系。治疗的总目标是维持 MAP>65mmHg，CI>2.2 L/（min·m^2），混合 SvO_2>60%。必须保证终末器官灌注，并注意患者的精神状态、尿量、肢端改变及实验室指标[17]。评估心源性休克时，PAPI 可用于检测即将发生的右心室衰竭事件，由（收缩期肺动脉压 – 舒张期肺动脉压）/中心静脉压计算得出[18]。

休克管理　早期低血压常见，ICU 医生应区分休克类型，实施适当的干预。休克类型及相应指标如下[19-21]：

- 低容量性：循环容量不足导致前负荷降低。SVR 高，CO 低，肺毛细血管楔压（PCWP）低，CVP 低。常见病因有失血、尿量过多。需补充容量。
- 分布性：循环容量不足，心输出量增加。SVR 低，CO 正常或高，PCWP 正常或低，CVP 低。常见病因有 CPB 后 SIRS 反应、感染。需补充容量，给予缩血管药物。
- 心源性：泵衰竭导致心输出量下降。SVR 高，CO 低，PCWP 正常或高，CVP 高。常见病因有术后心脏功能障碍、急性右心衰竭、旁路移植失败。需给予强心药物，机械支持（IABP、ECMO、VAD）。
- 梗阻性：流出道梗阻导致心输出减少。SVR 高，CO 低，PCWP 正常或高，CVP 正常或高。常见病因为心脏压塞、气胸、大面积肺栓塞。需手术干预。
- 混合性：两种及两种休克共存。常见病因为严重感染导致混合的分布性和心源性休克。需联合治疗（缩血管药物、强心药物、容量补充）。

床边实施目标导向超声心动图，包括经胸和经食管超声心动图，可以实时提供对心脏功能的快速、直接评估，有助于评估预负荷和发现心脏压塞（图 36.2）和评估整体功能[20]。其他可能有用的监测措施包括肺动脉导管和心输出量评估。复苏期间需要保持警惕，因为休克状态可能很快出现交叉改变：过量复苏可引起心源性休克，而低血容量休克也可导致冠状动脉灌注减少，发生心源性休克。

可酌情使用胶体液、晶体液或血液制品优化前负荷。虽然没有一种液体替代品被证明效果非常理想，但羟乙基淀粉和明胶与死亡率及肾衰竭发生率升高有关[22]。收缩功能可以通过药理手段（如多巴酚丁胺、肾上腺素及米力农）控制，并通过机械支持（IABP 或 ECMO）进一步改善。严重的血管麻痹（如血管麻痹综合征）可能需要逐步增加血管收缩剂的使用，亚甲蓝或血管紧张素Ⅱ类似物可作为挽救措施[10, 23]。也应注意优化心率和节律：可能需要起搏器来最大限度地控制心输出量及心律失常。

术后出血可能导致低血容量休克。术后出血风险与年龄、急诊手术、低体表面积、延长 CPB 时间（> 150min）、联合瓣膜手术、5 次或更多旁路移植、再次手术及术前抗血小板药物应用有关[24, 25]。因此，应密切监控胸腔导管和引流量。

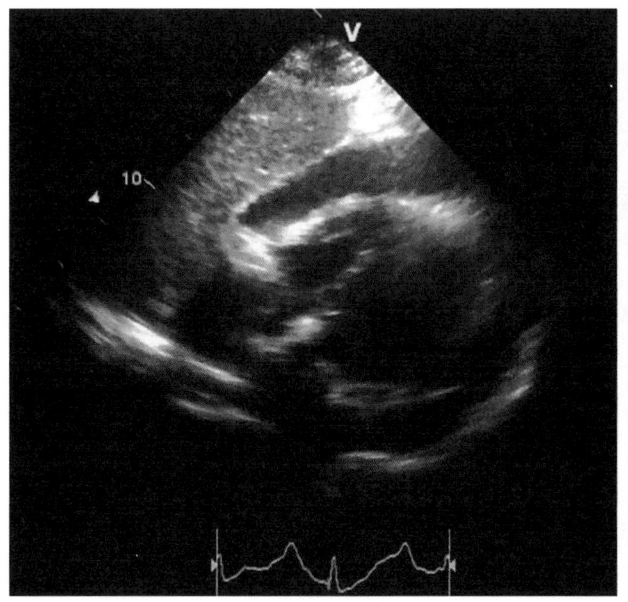

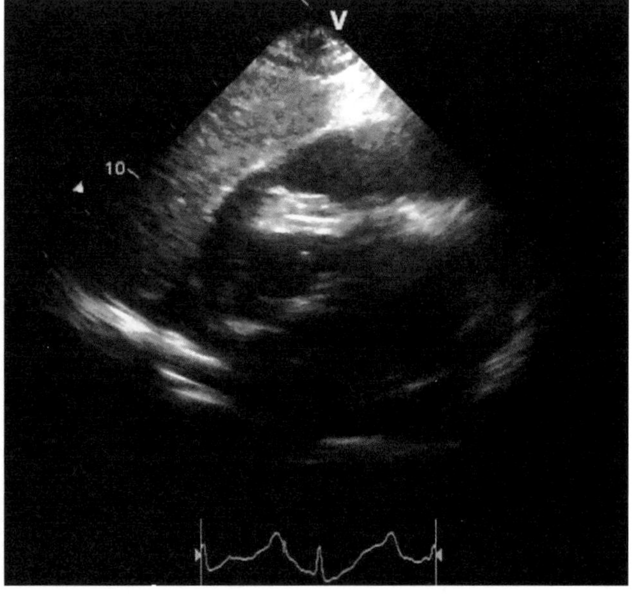

图 36.2　心脏压塞。TTE 下胸骨旁长轴心脏压塞视图。右侧图可见右室舒张期塌陷

心脏手术后的出血可分为手术性（如未识别的血管出血或缝合处出血）或非手术性（凝血功能异常）因素。严重出血的患者需要立即复苏，纠正凝血功能，并评估是否需要再次探查。

对于术后的心源性休克，应正确识别和处理其潜在的病因。有时，由于无法脱离 CBP，患者可能在机械循环辅助支持（MCS）下直接从手术室转入 ICU，如 ECMO 和 VAD（图 36.3、图 36.4）。血管麻痹综合征或严重的心源性休克可能是撤机失败的原因。超声心动图是失代偿期进行诊断和治疗的有效工具。出现新的局部室壁运动异常可能意味着冠状动脉缺血，需要再次手术或紧急冠状动脉导管置管术。考虑心肌收缩力时，需要对右心室、左心室及双心室衰竭进行鉴别。右心室衰竭可通过吸入一氧化氮或磷酸二酯酶抑制剂舒张肺血管而受益[26]。在强心药物增加和心源性休克恶化的情况下，应考虑 MCS 支持策略[11]。

心脏压塞是术后发生梗阻性休克的一个重要原因，任何心脏术后患者都应考虑。心脏压塞需要及时诊断，可能需要再次紧急手术，如情况危急、病情不稳定也可能在床边进行。临床症状恶化可出现在心脏压力平衡之前[27]。超声心动图可用于评估压塞情况（图 36.2）。然而，由于术后胸内气体和纵隔移位的原因，技术上可能存在困难，对心脏后方积液检测不敏感[27, 28]。经食管超声心动图更具体，但阴性回声不能排除压塞，如果临床高度怀疑心脏压塞，可能需要早期手术干预[27]。

心律失常是常见的术后并发症。心房颤动是术后最常见的室上性心律失常，与术后卒中、住院时间、医疗费用及死亡率增加有关[29]。快速型心律失常的治疗包括抗心律失常药物或电复律/除颤。术后心动过缓也是一种常见的并发症，可以通过心外膜、经静脉或经皮起搏处理。如果症状性心动过缓持续存在，需要放置永久性起搏器[30]。

呼吸功能和功能障碍

心脏手术后的患者通常会在呼吸机辅助下带管送入 ICU。根据术中麻醉管理和基础状态，患者有 6h 内快速拔管的可能[31]。术中使用短效麻醉剂和肌肉松弛剂能够使意识和呼吸驱动更早恢复，促进早期拔管。大多数患者机械通气不超过 72h；持续性呼吸衰竭可能与肺炎、肺水肿、急性呼吸窘迫综合征（ARDS）或膈神经损伤有关[13]。心脏手术本身是 ARDS 的一个危险因素，瓣膜手术会进一步增加风险[32]。这些患者 ARDS 的风险增加是多方面的，包括 CPB 效应、大量输血、

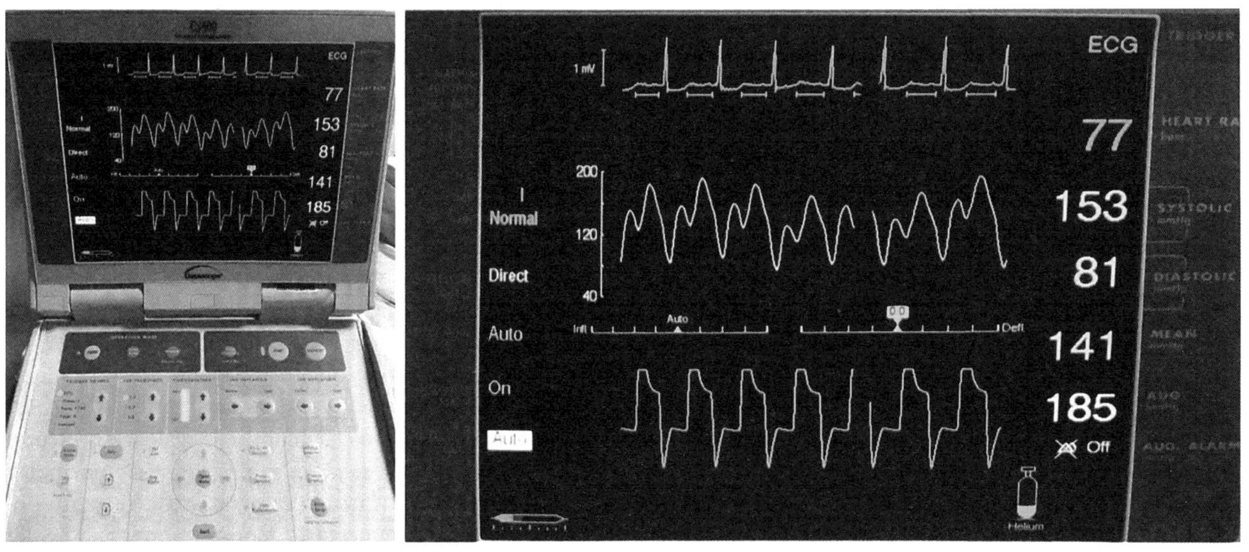

图 36.3　Maquet CS300^{TM} IABP（Maquet, Wayne, NJ, USA）。控制板和监护仪可见动脉波形显示舒张压、ECG 及 MAP，经控制板可控制波幅

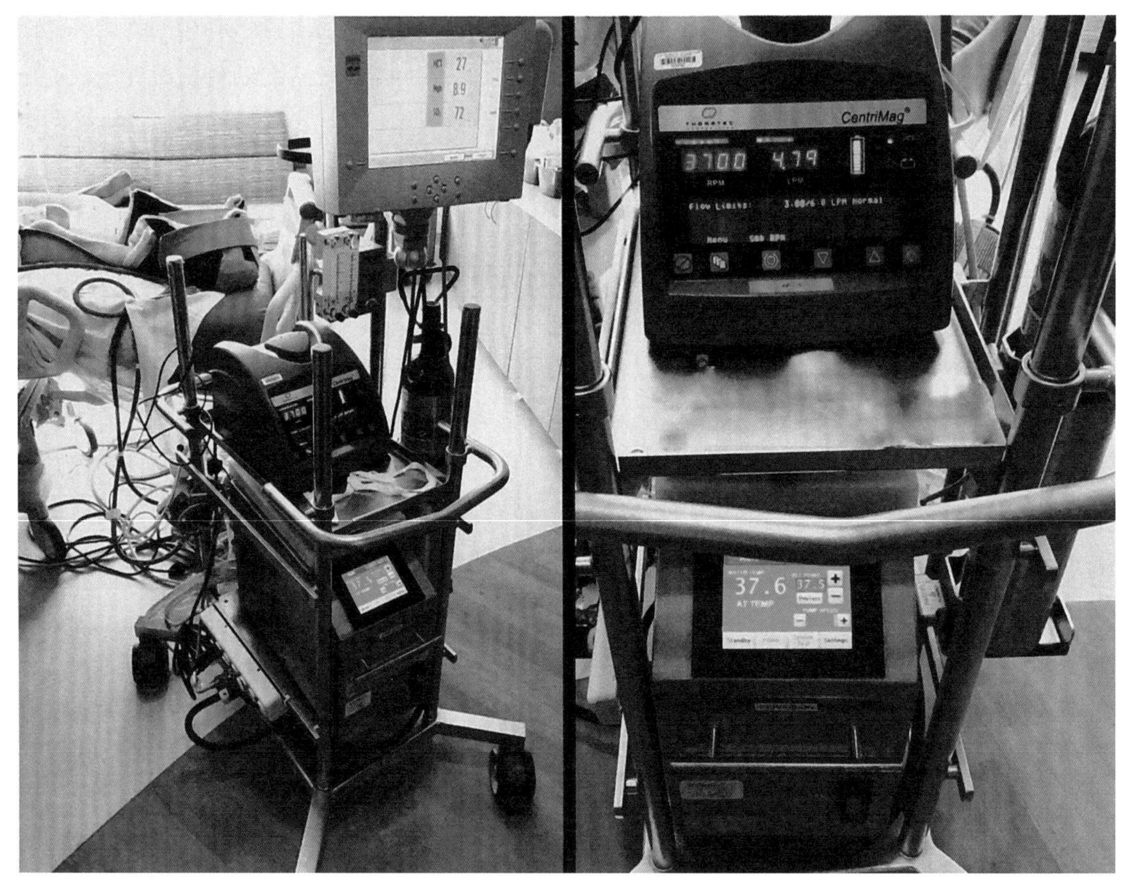

图 36.4 Thoratec CentriMag™（Thoratec, Pleasanton, CA, USA）型右室辅助装置（RVAD）。ICU 内 CentriMag RVAD 的线路如图，患者侧管路延伸至仪器。显示屏上可显示流量、速度，并可进行调节

容量置换、机械通气及手术直接损伤[33]。

心脏外科患者的机械通气无特殊性。低潮气量（按预测体重以 6mL/kg 计算）的肺保护通气策略已被证明对心脏外科患者有益，可降低 ARDS 和器官功能障碍的风险，并可能加快拔管[34, 35]。在难治性低氧血症的情况下，应考虑抢救性治疗，如肺复张动作、俯卧位通气、一氧化氮、高频振荡通气及 ECMO[35]。

心脏手术人群的拔管指证同样没有特殊性，拔管时的注意事项包括[36–38,41]：

- 患者的意识状态；
- 血流动力学稳定（或在强心药物或辅助装置支持下情况改善）；
- 充足的氧合及气体交换功能；
- 没有明显的酸碱失衡；
- 通过 SBT 试验（RSBI 指数 $<10^5$）。

其他需要考虑的问题：

- 肌松拮抗情况；
- 是否存在困难插管；
- 是否需要其他操作（再次手术、支气管镜检、TEE）；
- 时间、人员、仪器设备。

对于不能早期拔管的患者，应每天进行自主呼吸试验（SBT）[36, 37]。具体指标，如快速浅呼吸指数（RSBI），可作为成功拔管的客观预测指标[38]。对于拔管后出现呼吸衰竭的患者，可考虑高流量经鼻导管吸氧，在防止再插管方面与无创的双水平气道正压通气一样有效[39]。以前的研究认为在工作人员缺乏的情况下，夜间拔管的安全性存在差异；为了在需要时能够安全地进行再插管，应考虑到各项支持和设备的可用性[40, 41]。

神经系统的注意事项

应使用已验证的指标仔细滴定镇静深度，如

RASS 评分量表（RASS）[42]。目标导向使用镇静剂和镇痛剂可减少机械通气时间、ICU 停留时间，提高脱机的成功率，并改善疼痛、躁动情况[43]。此外，每天进行 SBT 试验可缩短 ICU 停留和机械通气时间，建议每日实施[36]。

考虑镇静深度的一个重要方面能够尽快进行彻底的神经系统评估。神经系统并发症是导致心脏术后死亡的第二大原因，早期识别和管理极为重要[44]。并发症可分为 3 类：卒中和大面积栓塞、神经精神系统改变及周围神经病。

病种和手术操作不同，心脏术后卒中的发病率不同，从 1.7% 到 9.7% 不等，随着更多高危患者接受心脏手术，卒中发病率持续上升[45]。卒中的诊断可以通过体格检查或紧急影响检查进行。头部 CT 扫描可能是最快、最可行的选择；具有扩散加权图像的脑磁共振成像（MRI）则最为敏感和特异。及时诊断可极大改善预后，非常重要[46]。

脑病和认知功能障碍是主要的神经精神系统并发症。高达 32% 的患者会出现术后脑病，表现从谵妄、躁动到癫痫发作和昏迷，程度不等[45]。急性术后谵妄可能与外科手术及麻醉管理有关，或继发于代谢紊乱、器官功能障碍及内分泌异常[45]。卒中也可以表现为谵妄，应结合具体情况进行考虑。

术后认知功能障碍（POCD）非常普遍，50%~70% 的患者可在术后 1 周内出现，POCD 的程度和持续时间可能有很大差异。POCD 可表现为记忆、运动技能或人格障碍，病因较多，包括微栓塞形成、低灌注及全身炎症反应[47]。各种术中的干预措施，如注射利多卡因、诱导低温、使用 CPB 或脑血氧计，均未发现能够减轻 POCD[47,48]。高龄、教育水平低及先前存在脑血管疾病与 POCD 严重程度及持续时间相关[49]。虽然大多数患者会在 3~12 个月内恢复到先前的认知水平，但高达 65% 的 POCD 患者在术后 3 个月时已表现出永久性的认知功能下降[49]。

其他不太常见的神经系统并发症包括周围神经病变和眼部损伤。胸骨牵引和患者术中体位可能导致臂丛神经损伤[50]。眼动脉栓塞或前部缺血性视神经病变可导致术后视觉功能障碍。

肾功能的注意事项

高达 30% 的心脏外科术后患者出现急性肾损伤（AKI），其中 5% 的患者在 ICU 期间需要透析治疗[51]。多种因素可导致 AKI 发生，如围手术期肾缺血、再灌注损伤、CPB 诱发的溶血和色素性肾病、氧化应激及炎症反应[52]。预防策略在于减少肾毒素物质暴露，维持肾灌注和充足的营养支持[52]。应用多巴胺、利尿剂或糖皮质激素对防止心脏外科术后的 AKI 发生并无益处，甚至有可能是有害的[53]。早期识别肾损伤和发现 AKI 风险人群，有益于调整患者的管理策略。目前正在发展研究利用生物学标志物对 AKI 进行早期诊断，如商品化的 NephroCheck®（Astute Medical Inc., San Diego, CA, USA）能够测定血内的 TIMP-2 和 IGFBP-7[54]。对需要肾脏替代治疗的患者，早期开始治疗可能有利于降低死亡率和缩短 ICU 住院时间[55]。

肝脏功能的注意事项

心脏手术的全身效应也会影响肝脏功能。非体外循环 CABG 术后 3d 内，肝功能指标经常出现短暂升高[56]。既往肝脏功能异常的患者可能出现更严重的肝损害，导致休克性肝及其相关并发症发生，如凝血异常、肝性脑病、血管扩张，甚至伴有循环衰竭的低血压[57]。

内分泌系统的注意事项

心脏外科术后患者推荐进行标准的血糖控制。术后高血糖与胸骨深部伤口感染发生率、住院时间及死亡率增加有关[58]。目标血糖通常低于 180mg/dL，不建议采用更严格的阈值标准，后者可能会导致低血糖的频繁发作[59]。由于心脏手术后患者存在喂养不足和营养不良问题，应密切关注再进食综合征，提供早期营养支持[60]。

血液学注意事项

虽然贫血在此类群体中通常被认为有害，但血红蛋白的具体目标水平仍有争议。2010 年的 TRACS 研究表明，将输血阈值限定在血细胞比容为 24% 并不比 30% 的阈值临床效果差；然而，最近的 TITRe2 研究显示，在并发症发病率和花费方面，限制性阈值并不优于更宽松的阈值，并且可能与更高的死亡率相关 [61, 62]。在采用限制性输血策略时，如有持续缺血的迹象，包括乳酸升高、混合静脉血氧饱和度下降及血管升压药物使用增加，应考虑输血 [63]。

凝血功能障碍需要及时诊断、治疗。血栓弹力图（TEG）可能有助于指导心脏手术后的复苏治疗。近期的 meta 分析显示 TEG 有助于减少血液制品输注和再次手术的风险（图 36.5）[64]。但这取决于凝血功能问题的及时发现：先前的研究表明，TEG 检测对 CPB 相关的出血没有益处，因为标准的实验室凝血检测时间为 15min，而 TEG 检测需要 45min[65]。

如果发生大出血，应进行大量输血方案。2015 年在严重创伤患者中进行大量输血的 PROPPR 试验，比较了血浆、血小板及红细胞分别按 1∶1∶1 和 1∶1∶2 输注的临床效果，结果没有发现两种比例对死亡率的影响有显著差异；尽管在 1∶1∶1 输注组中，患者的凝血功能有所改善，并且死于未控制出血的人数较少 [66]。

心脏手术后是否进行静脉血栓栓塞（VTE）预防尚存争论。心脏手术患者 VTE 的风险增加，但由于出血风险高，预防启动时间通常会延迟 [67]。一旦出血风险能够接受，应尽快开始 VTE 的药物预防 [68]。

结　论

- 术后监护计划应考虑到术前和术中的管

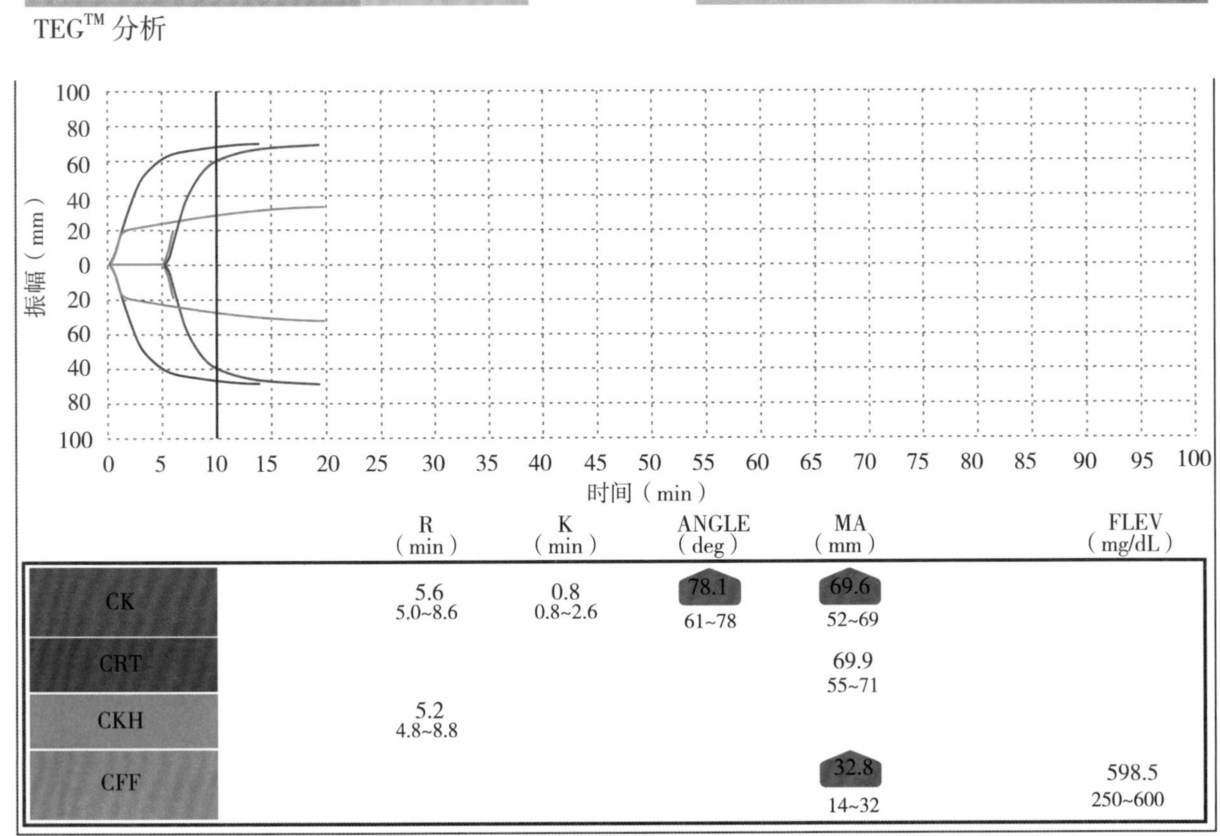

图 36.5　Haemonetics ® TEG ® 6s (Haemonetics Corp., Braintree, MA, USA)。图为 Haemonetics TEG 6S 仪器显示的 TEG 分析结果。凝血、血栓及纤溶数值可基于相应的参数范围进行解释分析

理目标与管理过程。

- 心脏手术会引起多系统改变，每一个都需要考虑。
- 应基于诱发休克的潜在病因进行复苏和干预。
- 重症超声心动图是有效的床旁指导工具。
- 临床怀疑心脏压塞时可能需要进行手术探查，并在床旁进行。
- 术后卒中发病率高，死亡率高，应注意早期识别。
- 无论是否进行体外循环，心脏手术后发生的 POCD 均是重要问题。
- ICU 的管理策略应贯穿整个心脏外科期间，包括保护性肺通气策略、最小化镇静、早期拔管和活动、营养支持及 VTE 预防。

复习题

1. 哪一项是术后患者的血糖目标？
   A. <110mg/dL
   B. 120~140mg/dL
   C. <180mg/dL
   D. <220mg/dL
2. 二尖瓣置换术后患者出现缓慢性心律失常。以下哪一项不是首选的处理方法？
   A. 异丙肾上腺素输注
   B. 临时起搏导线（术中放置）
   C. 外部起搏垫
   D. 经静脉放置起搏导线
3. 为何心脏术后患者易发生 ARDS？
   A. CPB 效应
   B. 血制品输注增加
   C. 大量容量补充转移
   D. 机械通气
   E. 手术直接损伤
   F. 以上全部
4. 下列哪项是诊断心脏压塞最敏感的方法？
   A. 查体发现颈静脉扩张，心音模糊
   B. 经胸超声心动图
   C. 经食管超声心动图
   D. 肺动脉导管显示压力正常
5. 哪些干预措施可降低心脏手术后 POCD 的发病率？
   A. 术中持续利多卡因输注
   B. 体外循环
   C. 非体外循环
   D. 以上都不是
6. 术后心脏病患者可能出现什么类型的休克？
   A. 心源性的
   B. 低温性
   C. 分布性
   D. 上述全部
   E. A 和 C
7. 患者到达 ICU 后，发现胸导管、切口部位，胸骨周围出血超过 100mL/h，伴随低血压。应如何处理？
   A. 采用 1∶1∶1 输血方案进行复苏
   B. 纠正体温过低
   C. 再次急诊手术探查
   D. 上述全部
8. POCD 与以下所有方面都有关联，除了：
   A. 高龄
   B. 教育水平低
   C. 既往脑血管疾病
   D. 使用 CPB
9. 减少术后 AKI 发病率的措施包括：
   A. 术中多巴胺输注
   B. 使用呋塞米和甘露醇清除自由基
   C. 早期给予糖皮质激素
   D. 休克复苏，包括升压药，以维持肾灌注压力
10. 哪些策略可以改善 ICU 中使用呼吸机的患者的预后？
   A. 每日 SBT 试验
   B. 肺保护通气策略，按实际体重给予 8~10mL/kg 的潮气量实施
   C. 机械通气时持续给予镇静和肌松药物
   D. 目标 RSBI 小于 130

答 案

1. C。术后高血糖与胸骨伤口深部感染率、住院时间及死亡率增加有关[58]。血糖目标通常低于180mg/dL，不建议使用更严格的阈值标准[59]。
2. A。瓣膜手术后缓慢型心律失常通常是由于手术和炎症反应损伤传导系统所致。首选方法是直接电起搏，通过拟交感神经药和抗胆碱能药进行药物治疗可能无效或导致快速心律失常[30]。
3. F。所有选项都是ARDS的风险因素[33,35]。心脏手术本身也是ARDS的一个危险因素，尤其是瓣膜手术的风险增加[32]。
4. C。心脏病患者术后的心脏压塞可能较为隐匿，低血压和少尿是最常见的临床特征[27, 28]。典型的压塞症状罕见。TEE仍然是最敏感的方法，能够评估经胸超声心动图可能检测不到的心包后积液[27]。
5. D。没有明确的术中干预措施被证明能降低心脏手术后的POCD。利多卡因输注、诱导低温、CPB使用、动脉压靶向管理，甚至脑血氧计的使用，结果均存在矛盾性[47, 48]。
6. E。有4种不同的休克状态（心源性、分布性、低血容量性及梗阻性），同时有可能出现混合性休克。各种体格检查和诊断监测设备可帮助区分休克状态，如SVR、CO、肺毛细血管楔压及中心静脉压（CVP）[19, 21]。“低温休克”不是休克状态的一种，但低体温本身可能加剧现有的休克。体温过低会影响凝血功能，导致心律失常、耗氧量和心肌顺应性改变[7]。
7. D。心脏手术后出血可分为手术性出血（如未识别的血管出血或缝线处出血）和非手术性出血（凝血功能障碍）。严重出血的患者需要立即复苏，纠正凝血功能，并评估是否需要再次手术探查。大量输血方案可能是有用的，特别是对于大出血。凝血检查，包括TEG，可能有助于指导复苏[64, 66]。
8. D。与POCD相关的因素包括高龄、教育水平较低及既往脑血管疾病[49]。虽然减少CPB可降低POCD的发病率，但非体外循环与体外循环下的CPB发病率相似[48]。
9. D。多种因素可引起AKI，如围手术期肾缺血、再灌注损伤、氧化应激及炎症[52]。预防策略包括维持肾灌注和避免肾毒素药物。多巴胺、利尿剂及糖皮质激素在预防AKI方面没有显示出任何益处[53]。
10. A。低潮气量（按预测体重给予6mL/kg）的肺保护通气策略可降低ARDS和器官功能障碍的风险[34, 35]。每日SBT试验能够降低住院时间和机械通气时间，目标RSBI小于105次可用于预测拔管成功与否[36, 38]。镇静时应仔细滴定，目标导向的镇静和止痛能够缩短机械通气时间、ICU停留时间。提高脱机成功率，改善疼痛、躁动症状[43]。

参考文献

[1] Kaufmann J, Twite M, Barrett C, ct al. A handoffprotocol from the cardiovascular operating room to cardiac ICU is associated with improvements in care beyond the immediate postoperative period. Jt Comm J Lual Patient Saf, 2013, 39 (7):306–311.

[2] Evans AS, Yee M-S, Hogue CW. Often overlooked problems with handoffs: from the intensive care unit to the operating room. Anesth Analg, 2014, 118(3):687–689. DOI:10.1213/ ANE.0000000000000075.

[3] Stephens RS, Whitman GJR. Postoperative critical care of the adult cardiac surgical patient. Part I: routine postoperative care. Crit Care Med, 2015, 43(7):1477–1497. DOI:10.1097/ CCM.0000000000001059.

[4] Ganapathy A, Adhikari NK, Spiegelman J, et al. Routine chest x-rays in intensive care units: a systematic review and meta-analysis. Crit Care, 2012, 16(2):R68. DOI: 10.1186/ccl 1321.

[5] Cheng M, Davy CH. Fast track cardiac surgery pathways early extubation, process of care, and cost containment. Anesthesiology, 1998, 88(6):1429–1433.

[6] Wajon P, Lindsay G. Detection of postoperative myocardial ischemia by bedside ST-segment analysis in coronary artery bypass graft patients.J Cardiothorac Vasc Anesth, 1998, 12(6):620–624.

[7] Harper CM. Maintaining perioperative normothermia. BMJ, 2003, 326(7392) :721–722. DOI: 10.1136/bmj.326.7392.721

[8] Widyastuti Y, Stenseth R, Berg KS, et al. Preoperative and intraoperative prediction of risk of cardiac dysfunction following open heart surgery. Eur J Anaesthesiol, 2012, 29 (3): 143–151. DOI: 10.1097/EJA.0b013e32834de368

[9] Fischer GW, Levin MA. Vasoplegia during cardiac surgery: current concepts and management. Semin Thorac Cardiovasc Surg, 2010, 22(2):140–144. DOI: 10.1053/j.semtcvs.2010.09.007.

[10] Omar S, Zedan A, Nugent K. Cardiac vasoplegia syndrome: patho- physiology, risk factors and treatment. Am J Med Sci, 2015, 349 (1): 80–88. DOI:10.1097/MAJ.0000000000000341.

[11] Shekar K, Gregory SD, Fraser JF. Mechanical circulatory support in the new era: an overview. Crit Care, 2016, 20(1):80. DOI:10.1186/ s13054-016-1235-3

[12] Cao C, Indraratna P, Doyle M, et al. A systematic review on robotic coronary artery bypass graft surgery. Ann Cardiothorac Surg, 2016, 5(6):530–543. DOI: 10.21037/acs.2016.11.08.

[13] Stephens RS, Whitman GJR. Postoperative critical care of the adult cardiac surgical patient: part II. Crit Care Med, 2015, 43(9):1995–2014. DOI: 10.1097/CCM.0000000000001171.

[14] Aya HD, Cecconi M, Hamilton M, et al. Goal-directed therapy in cardiac surgery: a systematic review and meta-analysis. Br J Anaesth, 2013, 110(4):510–517. DOI: 10.1093/bja/aet020.

[15] Kapoor P, Magoon R, Rawat R, et al. Goal-directed therapy improves the outcome of high-risk cardiac patients undergoing off-pump coronary artery bypass. Ann Card Anaesth, 2017, 20(1):83. DOI:10.4103/ 0971 O784.197842.

[16] Giglio M, Dalfino L, Puntillo F, et al. Haemodynamic goal-directed therapy in cardiac and vascular surgcry. A systematic review and meta-analysis. Interact Cardiovasc Thorac Surg, 2012, 15(5):878–887. DOI:10.1093/icvts/ivs323.

[17] Jansen TC, van Bommel J, Schoonderbeek FJ, et al. Early lactate- guided therapy in intensive care unit patients: a multicenter, openlabel, randomized controlled trial. Am J Respir Crit Care Med, 2010, 182(6):752–761. DOI: 10.1164/rccm.200912-1918 OC.

[18] Korabathina R, Heffernan KS, Paruchuri V, et al. The pulmonary artery pulsatility index identifies severe right ventricular dysfunction in acute inferior myocardial infarction. Catheter Cardiovasc Interv, 2012, 80(4):593–600. DOI: 10.1002/ccd.23309.

[19] Kumar A, Parrillo J. Shock: classification, pathophysiology, and approach to management//Parrillo J, Dellinger RP, eds. Critical Care Medicine: Principles of Diagnosis and Management in the Adult. 3rd ed. New York, NY: Elsevier/Saunders, 2008:104.

[20] Walley PE, Walley KR, Goodgame B, et al. A practical approach to goal-directed echocardiography in the critical care setting. Crit Care, 2014, 18(6). DOI:10.1186/s13054-014-0681-z.

[21] Hauffe T, Krüger B, Bettex D, et al. Shock management for cardio-surgical ICU patients—the golden hours. Card Fail Rev, 2015, 1(2):75. DOI: 10.15420/cfr.2015.1.2.75.

[22] Zarychanski R, Abou-Sctta AM, Turgeon AF, et al. Association of hydroxyethyl starch administration with mortality and acute kidney injury in critically iii patients requiring volume resuscitation: a systematic review and meta-analysis.JAMA, 2013, 309 (7):678. DOI: 10.1001 / jama.2013.430.

[23] Khanna A, English SW, Wang XS, et al. Angiotensin II for the treatment of vasodilatory shock. N Engl J Med, 2017, 377(5):419–430. DOI: 10.1056/NEJMoal704154.

[24] Whitlock R, Crowther MA, Ng HJ. Bleeding in cardiac surgery: its prevention and treatment—an evidence-based review. Crit Care Clin, 2005, 21(3):589–610. DOI: 10.1016/j.ccc.2005.04.003.

[25] Karthik S, Grayson AD, McCarron EE, et al. Reexploration for bleeding after coronary artery bypass surgery: risk factors, outcomes, and the effect of time delay. Ann Thorac Surg, 2004, 78 (2): 527–534. DOI: 10.1016/j.arhoracsur.2004.02.088.

[26] Lahm T, McCaslin CA, Wozniak TC, et al. Medical and surgical treatment of acute right ventricular failure. J Am Coll Cardiol, 2010, 56(18):1435–1446. DOI: 10.1016/j.jacc.2010.05.046.

[27] Price S. "Tamponade" following cardiac surgery: terminology and echocardiography may both mislead. Eur J Cardiothorac Surg, 2004, 26(6):1156–1160. DOI: 10.1016/j.ejcts.2004.08.020.

[28] Carmona P, Mateo E, Casanovas I, et al. Management of cardiac tamponade after cardiac surgery. J Cardiothorac Vase Anesth, 2012, 26(2):302–311. DOI:10.1053/j.jvca.2011.06.007.

[29] Arsenault KA, Yusuf AM, Crystal E, et al. Interventions for preventing post-operarive atrial fibrillation in patients undergoing heart surgery. Cochrane Database Syst Rev, 2013, 1:CD003611. DOI:10.1002/ 14651858.CD003611.pub3.

[30] Peretto G, Durante A, Limite LR, et al. Postoperative

arrhythmias after cardiac surgery: incidence, risk factors, and therapeutic management. Cardiol Res Pract, 2014, 2014:1–15. DOI:10.1155/2014/615987.

[31] Fitch ZW, Debesa O, Ohkuma R, et al. A protocol-driven approach to early extubation after heart surgery. J Thorac Cardiovasc Surg, 2014, 147(4):1344–1350. DOI: 10.1016/j.jtcvs.2013.10.032.

[32] Chen S-W, Chang C-H, Chu P-H, et al. Risk factor analysis of post- operative acute respiratory distress syndrome in valvular heart surgery. J Crit Care, 2016, 31(1): 139–143. DOI:10.1016/j.jcrc.2015.11.002.

[33] Rong LQ, Di Franco A, Gaudino M. Acute respiratory distress syndrome after cardiac surgery. J Thorac Dis, 2016, 8(10):E1177–E1186. DOI:10.21037/jtd.2016.10.74.

[34] Gu W-J, Wang F, Liu J-C. Effect of lung-protective ventilation with lower tidal volumes on clinical outcomes among patients undergoing surgery: a meta-analysis of randomized controlled trials. Can Med Assoc J, 2015, 187(3):E101–E109. DOI:10.1503/cmaj.141005.

[35] Stephens RS, Shah AS, Whitman GJR. Lung injury and acute respiratory distress syndrome after cardiac surgery. Ann Thorac Surg, 2013, 95(3):1122–1129. DOI: 10.1016/j.arhoracsur.2012.10.024.

[36] Kress JP, Pohlman AS, O'Connor MF, et al. Daily interruption of sedative infusions in critically ill patients undergoing mechanical ventilation. N Engl J Med, 2000, 342(20):1471–1477. DOI:10.1056/NEJM200005183422002

[37] Ouellette DR, Patel S, Girard TD, et al. Liberation from mechanical ventilation in critically iii adults: an official American College of Chest Physicians/American Thoracic Society clinical practice guideline. Chest, 2017, 151(1):166–180. DOI:10.1016/j.chest.2016.10.036

[38] Yang KL, Tobin MJ. A prospective study ofindexes predicting the outcome of trials of weaning from mechanical ventilation. N Engl J Med, 1991, 324(21): 1445–1450. DOI:10.1056/NEJM 199105233242101.

[39] Stéphan F, Barrucand B, Petit P, et al. High-flow nasal oxygen vs noninvasive positive airway pressure in hypoxemic patients after cardiothoracic surgery: a randomized clinical trial. JAMA, 2015, 313(23):2331. DOI: 10.1001/jama.2015.5213.

[40] Gershengorn HB, Scales DC, Kramer A, et al. Association between overnight extubations and outcomes in the intensive care unit. JAMA Intern Med, 2016, 176(11):1651. DOI:10.1001/ jamainternmed.2016.5258.

[41] Kerlin MP, Adhikari NKJ, Rose L, et al. An official American Thoracic Society systematic review: the effect of nighttime intensivist staffing on mortality and length of stay among intensive care unit patients. Am J Respir Crit Care Med, 2017, 195(3):383–393. DOI:10.1164/rccm.201611–2250ST.

[42] Sessler CN, Gosnell MS, Grap MJ, et al. The Richmond Agitation- Sedation Scale: validity and reliability in adult intensive care unit patients. Am J Respir Crit Care Med, 2002, 166(10):1338–1344. DOI: 10.1164/rccm.2107138

[43] DeGrado JR, Anger KE, Szumita PM, et al. Evaluation of a local ICU sedation guideline on goal-directed administration of sedatives and analgesics. J Pain Res, 2011, 4:127–134. DOI: 10.2147/JPR.S 18161.

[44] Hogue CW, Murphy SF, Schechtman KB, et al. Risk factors for early or delayed stroke after cardiac surgery. Circulation, 1999, 100(6):642-647. DOI:10.1161/01.CIR.100.6.642.

[45] McKhann GM, Grega MA, Borowicz LM, et al. Stroke and encephalopathy after cardiac surgery: an update. Stroke, 2006, 37(2): 562–571. DOI: 10.1161/01. STR.0000199032.78782.6c.

[46] Haider AS, Garg P, Watson IT, et al. Mechanical thrombectomy for acute ischemic stroke after cardiac surgery. Cureus, 2017, 9(4):e 1150. DOI:10.7759/cureus.1150.

[47] Patel N, Minhas JS, Chung EML. Risk factors associated with cognitive decline after cardiac surgery: a systematic review. Cardiovasc Psychiatry Neurol, 2015, 2015:1–12. DOI:10.1155/2015/370612.

[48] Kennedy ED, Choy KCC, Alston RP, et al. Cognitive outcome after on- and off-pump coronary artery bypass grafting surgery: a systematic review and meta-analysis. J Cardiothorac Vasc Anesth, 2013, 27(2) :253–265. DOI: 10.1053/j.jvca.2012.11.008.

[49] Monk TG, Weldon BC, Garvan CW, et al. Predictors of cognitive dysfunction after major noncardiac surgery. Anesthesiology, 2008, 108(1):18–30. DOI: 10.1097/01.anes.0000296071.19434.1e.

[50] Sharma AD, Parmley CL, Sreeram G, et al. Peripheral nerve injuries during cardiac surgery: risk factors, diagnosis, prognosis, and prevention. Anesth Analg, 2000, 91 (6): 1358-1369.

[51] Lagny M-G, Jouret F, Koch J-N, et al. Incidence and outcomes of acute kidney injury after cardiac surgery using either criteria of the RIFLE classification. BMC Nephrol, 2015, 16(1):76. DOI:10.1186/ s12882-015-0066-9.

[52] O'Neal JB, Shaw AD, Billings FT. Acute kidney injury following cardiac surgery: current understanding and future directions. Crit Care, 2016, 20(1):187. DOI:10.1186/s13054-016-1352-z.

[53] Zacharias M, Mugawar M, Herbison GP, et al. Inter-

ventions for protecting renal function in the perioperative period. Cochrane Database Syst Rev, 2013, (9):CD003590. DOI:10.1002/14651858. CD003590.pub4.

[54] Oezkur M, Magyar A, Thomas P, et al. TIMP-2*IGFBP7 (Nephrocheck') measurements at intensive care unit admission after cardiac surgery are predictive for acute kidney injury within 48 hours. Kidney Blood Press Res, 2017, 42:456–467, DOI: 10.1159/000479298.

[55] Liu Y, Davari-Farid S, Arora P, et al. Early versus late initiation of renal replacement therapy in critically iii patients with acute kidney injury after cardiac surgery: a systematic review and meta-analysis. J Cardiothorac Vasc Anesth, 2014, 28(3):557–563. DOI: 10.1053/j.jvca.2013.12.030.

[56] Sabzi F, Faraji R. Liver function tests following open cardiac surgery. J Cardiovasc Thorac Res, 2015, 7 (2): 49–54. DOI: 10.15171/jcvtr.2015.11.

[57] Masabni K, Rafael A, Soltesz EG, et al. Rolc of hepatic dysfunction in outcomes after cardiac surgery. J Am Coll Surg, 2014, 219(3):S28. DOI: 10.1016/j.j am collsurg.2014.07.056.

[58] Furnary AP, Wu Y, Bookin SO. Effect of hyperglycemia and continuous intravenous insulin infusions on outcomes of cardiac surgical procedures: the Portland Diabetic Project. Endocr Pract, 2004, 10(suppl 2):21–33. DOI: 10.4158/EP. 10.S2.21.

[59] The NICE-SUGAR Study Investigators. Intensive versus conventional glucose control in critically ill patients. N Engl J Med, 2009, 360(13):1283–1297. DOI: 10.1056/NEJMoa0810625.

[60] Stoppe C, Goetzenich A, Whitman G, et al. Role of nutrition support in adult cardiac surgery: a consensus statement from an international nmhidisciplinary expert group on nutrition in cardiac surgery. Crit Care, 2017, 21(1):131. DOI: 10.1186/s13054-017-1690-5.

[61] Hajjar LA, Vincent J-L, Galas FRBG, et al. Transfusion requirements after cardiac surgery: the TRACS randomized controlled trial. JAMA, 2010, 304(14):1559. DOI:10.1001/jama.2010.1446.

[62] Murphy GJ, Pike K, Rogers CA, et al. Liberal or restrictive transfusion after cardiac surgery. N Engl J Med, 2015, 372(11):997–1008. DOI:10.1056/NEJMoa1403612.

[63] Hovaguimian F, Myles PS. Restrictive versus liberal transfusion strategy in the perioperative and acute care settings: a context-specific systematic review and meta-analysis of randomized controlled trials. Anesthesiology, 2016, 125 (1):46–61. DOI: 10.1097/ALN.0000000000001162.

[64] Deppe A-C, Weber C, Zimmermann J, et al. Point-of-care thromboelastography/thromboelastometry-based coagulation management in cardiac surgery: a recta-analysis of 8332 patients. J Surg Res, 2016, 203(2): 424–433. DOI:l 0.1016/).jss.2016.03.008.

[65] Welsh KJ, Padilla A, Dasgupta A, et al. Thromboelastography is a suboptimal test for determination of the underlying cause of bleeding associated with cardiopulmonary by-pass and may not predict a hypercoagulable state. Am J Clin Pathol, 2014, 142(4):492–497. DOI: 10.1309/AJCPVB73TMIDFNCB.

[66] Holcomb JB, Tilley BC, Baraniuk S, et al. Transfusion of plasma, platelets, and red blood cells in a 1:1:1 vs a 1:1:2 ratio and mortality in patients with severe trauma: the PROPPR randomized clinical trial. JAMM, 2015, 313(5):471. DOI:10.1001/jama.2015.12.

[67] Aziz F, Patel M, Orrenzi G, et al. Incidence of postoperative deep venous thrombosis is higher among cardiac and vascular surgery patients as compared with general surgery patients. Ann Vasc Surg, 2015, 29(4): 661–669. DOI: 10.1016/j.avsg.2014.11.025.

[68] National Clinical Guideline Centre—Acute and Chronic Conditions (UK). Venous Thromboembolism: Reducing the Risk of Pknous Thromboembolism (Deep Vein Thrombosis and Pulmonary Embolism) in Patients Admitted to Hospital. London, England: Royal College of Physicians (UK), 2010:15. (NICE Clinical Guidelines, No. 92.) https://www, ncbi.nlm.nih.gov/books/NBK 116529/.

（陈 宇 译，苏斌彪 审）